TRAITÉ

CLINIQUE ET PRATIQUE

DES

MALADIES DES ENFANTS

TOME PREMIER.

LIBRAIRIE MÉDICALE GERMER BAILLIÈRE

17, RUE DE L'ÉCOLE-DE-MÉDECINE.

BARTHEZ. **Nouveaux éléments de la science de l'homme,** par J. Barthez, médecin de S. M. Napoléon Ier. *Troisième édition*, augmentée du discours sur le génie d'Hippocrate, de Mémoires sur les fluxions et les coliques iliaques, sur la thérapeutique des maladies, sur l'évanouissement, l'extispice, la fascination, le faune, la femme, la force des animaux ; collationnée et revue par M. E. Barthez, médecin de S. A. le prince impérial et de l'hôpital Sainte-Eugénie, etc. 2 vol. in-8 de 1010 pages.　　　　　　　　　　　　　　12 fr.

BECQUÉREL. **Traité clinique des maladies de l'utérus et de ses annexes,** par M. L. Becquerel, médecin de l'hôpital de la Pitié, professeur agrégé à la Faculté de médecine de Paris, etc. 1859, 2 vol. in-8 de 1061 pages, avec un atlas de 18 planches (dont 5 coloriées) représentant 44 figures.　　20 fr.

BECQUEREL. **Des applications de l'électricité à la thérapeutique médicale et chirurgicale.** 1860, 2° édition, 1 vol. in-8, fig.　　　　　　7 fr.

CASPER. **Traité pratique de médecine légale,** rédigé d'après des observations personnelles, par Jean-Louis Casper, professeur de médecine légale de la Faculté de médecine de Berlin ; traduit de l'allemand sous les yeux de l'auteur, par M. Gustave Baillière, 2 vol. in-8. 1862.　　　　　　15 fr.

BÉRAUD (B.-J.) ET ROBIN. **Manuel de physiologie de l'homme et des principaux vertébrés,** répondant à toutes les questions physiologiques du programme des examens de fin d'année, par M. Béraud, chirurgien des hôpitaux de Paris, revu par M. Ch. Robin, agrégé de la Faculté de médecine de Paris. 1856-1857, 2 vol. gr. in-18, 2° édition entièrement refondue.　　12 fr.

DUPUYTREN. **Leçons orales de clinique chirurgicale** faites à l'Hôtel-Dieu de Paris, par le baron Dupuytren, chirurgien en chef, recueillies et publiées par MM. les docteurs Brierre de Boismont et Marx, 1839, 2° édition entièrement refondue, 6 vol. in-8.　　　　　　　　　　　　14 fr.

GINTRAC (E.). **Cours théorique et clinique de pathologie interne et de thérapie médicale,** 1853-1859, 5 vol gr. in-8 de 2250 pages.　　35 fr.
— Les tomes IV et V se vendent séparément.　　　　　　　　　　14 fr.

PHILLIPS. **Traité des maladies des voies urinaires.** 1860, 1 fort vol. in-8 avec 97 fig. intercalées dans le texte.　　　　　　　　　　10 fr.

REQUIN. **Éléments de pathologie médicale.** 1843-1861, 4 forts vol. in-8.
Les tomes I à III sont parus. Prix de ces trois volumes.　　　　22 fr.
Le tome III se vend séparément.　　　　　　　　　　　　　6 fr.
Le tome IV et dernier est sous presse.

ROBERT. **Conférences de clinique chirurgicale** faites à l'Hôtel-Dieu de Paris pendant l'année 1858-1859, par M. A.-C. Robert, chirurgien de l'Hôtel-Dieu, membre de l'Académie de médecine, etc., recueillies et publiées sous sa direction par le docteur A. Doumic. 1 vol. in-8 de 550 pages avec 4 planches.　　7 fr.

SANDRAS (feu) ET BOURGUIGNON. **Traité pratique des maladies nerveuses.** 1860-1861, 2° édition, entièrement refondue, 2 vol. in-8.　　12 fr.

VELPEAU. **Leçons orales de clinique chirurgicale** faites à l'hôpital de la Charité, par M. le professeur Velpeau, recueillies et publiées par MM. les docteurs Jeanselme et P. Pavillon. 1840-1841. 3 vol. in-8.　　21 fr.

PARIS. — IMPRIMERIE DE L. MARTINET, RUE MIGNON, 2.

TRAITÉ

CLINIQUE ET PRATIQUE

DES

MALADIES DES ENFANTS

PAR MM.

E. BARTHEZ ET F. RILLIET

Médecin de S. A. le prince impérial
et de l'hôpital Sainte-Eugénie.

Ancien médecin en chef de l'hôpital
de Genève.

Ouvrage couronné par l'Académie des Sciences et par l'Académie de Médecine,

et autorisé par le Conseil de l'Instruction publique

POUR LES FACULTÉS ET LES ÉCOLES PRÉPARATOIRES DE MÉDECINE.

DEUXIÈME ÉDITION

ENTIÈREMENT REFONDUE ET CONSIDÉRABLEMENT AUGMENTÉE.

2ᵉ Tirage.

Nous devons préférer la connaissance
de quelque peu de vérité, à la vanité de
paraître n'ignorer rien.

DESCARTES.

TOME PREMIER.

PARIS

GERMER BAILLIÈRE, LIBRAIRE-ÉDITEUR,

17, RUE DE L'ÉCOLE-DE-MÉDECINE.

LONDRES, | NEW-YORK,
H. BAILLIÈRE, 219, Regent-Street. | BAILLIÈRE BROTHERS, 440, Broadway.

MADRID, C. BAILLY-BAILLIÈRE, CALLE DEL PRINCIPE, 11.

1861

PUBLICATIONS DE MM.

E. BARTHEZ,

Médecin de S. A. le prince impérial et de l'hôpital Sainte-Eugénie ; chevalier des ordres : de la Légion d'honneur, des saints Maurice et Lazare, de l'Aigle rouge de Prusse, de Léopold de Belgique. Membre des Académies de médecine de Belgique, de Saint-Pétersbourg, Turin, Ferrare, Naples, New-York, Madrid, Montpellier ; des Sociétés de médecine de Genève, d'Athènes, d'Édimbourg, de Suède, Marseille, Zurich, Dresde, Lyon, Strasbourg, Bordeaux, Toulouse, Lisbonne, Berne, Leipzig, Vienne ; de la Société médicale d'observation, de la Société anatomique, de la Société des Hôpitaux. Lauréat des hôpitaux de Paris (médaille d'argent), de l'Académie des sciences (prix Montyon), de l'Académie impériale de médecine (prix Itard).

F. RILLIET,

Ancien médecin en chef de l'hôpital de Genève, ancien président de la Société médicale ; chevalier de la Légion d'honneur, de l'ordre des saints Maurice et Lazare, de l'ordre de saint Stanislas de Russie. Membre des Académies de médecine de Saint-Pétersbourg, Turin, Ferrare, Naples, New-York, Madrid, Montpellier, des Sociétés de médecine d'Édimbourg, de Suède, Marseille, Zurich, Dresde, Lyon, Strasbourg, Bordeaux, Toulouse, Lisbonne, Berne, Neuchâtel, Leipzig, Vienne ; de la Société médicale d'observation, de la Société anatomique ; de la Société des hôpitaux, de la Société des médecins allemands à Paris, et de la Société de physique et d'histoire naturelle de Genève. Lauréat des hôpitaux de Paris (médaille d'or), de l'Académie des sciences (prix Montyon), de l'Académie impériale de médecine (prix Itard).

BARTHEZ. Des avantages de la marche et des exercices du corps dans les cas de tumeurs blanches, caries, nécroses des membres inférieurs chez les scrofuleux (Thèse, 1839).

RILLIET. De la fièvre typhoïde chez les enfants (Thèse, 1840).

B. Mémoire sur les abcès des grandes lèvres (*Journ. hebdomadaire*, 1836).

R. Mémoire sur la pseudo-mélanose des poumons (*Archives de médecine*, 1838).

R. et B. De la pneumonie chez les enfants, 1 vol. in-8, 1838.

R. et B. Recherches sur quelques points de l'histoire de la fièvre typhoïde chez les enfants (*Archives de médecine*, octobre 1840).

R. et B. Recherches anatomico-pathologiques sur la tuberculisation des ganglions bronchiques (*Archives de médecine*, janvier 1840).

B. et R. Recherches sur la déformation rachitique de la poitrine (*Journal des connaissances méd.-chirurg.*, avril-mai 1841).

B. et R. Observations relatives à quelques points de l'histoire de l'affection typhoïde (*Journal des connaissances méd.-chirurg.*, avril 1841).

R. et B. Essai sur le traitement de la fièvre typhoïde par le sulfate de quinine (*Archives*, juin 1841).

R. et B. Mémoire sur quelques points de l'histoire des angines et des gangrènes du pharynx (*Archives*, décembre 1841).

B. et R. Observation d'hydrocéphale chronique (*Archives*, janvier 1842).

B. et R. Mémoire sur les hémorrhagies de la grande cavité de l'arachnoïde (*Gazette médicale*, novembre 1842).

R. et B. Recherches symptomatologiques sur la tuberculisation des ganglions bronchiques (*Archives*, décembre 1842).

R. Du traitement de la goutte par les eaux de Vichy (*Archives*, 1842).

R. De l'inflammation franche des méninges chez les enfants (*Archives de médecine*, 1846-1847).

R. De l'inflammation limitée à la membrane séreuse ventriculaire et sur sa terminaison par une hydrocéphalie chronique (*Archives*, 1847).

R. Nouvelles recherches sur la méningite tuberculeuse (*Gazette méd.*, 1846).

R. Mémoire sur l'épidémie de rougeole qui a régné à Genève dans les premiers mois de l'année 1847 (*Gazette médicale*, 1847).

R. Mémoires sur les hémorrhagies intestinales chez les nouveau-nés (*Gazette médicale*, 1848).

R. Mémoire sur deux cas nouveaux de sclérème observé dans la seconde enfance et dans l'âge adulte (*Revue médico-chirurgicale*, 1848).

B. Rapports entre les affections inflammatoires et les affections bilieuses (Thèse de concours, Montpellier, 1848).

R. Mémoire sur une épidémie d'oreillons qui a régné à Genève pendant les années 1848, 1849 (*Gazette médicale*, 1850).

B. Considérations générales sur les maladies de l'enfance. (*Supplément au Dictionnaire des dictionnaires de médecine*, 1851).

R. De la paralysie essentielle chez les enfants (*Gazette médicale*, 1851).

B. Considérations sur les maladies des enfants et notamment sur la fausse méningite et sur le traitement de la diarrhée à propos des leçons faites sur ce sujet par le docteur Ch. West (*Archives*, 1851).

B. et R. Mémoire sur quelques parties de l'histoire de la bronchite et de la broncho-pneumonie chez les enfants (*Archivés de médecine*, 1851).

B. et R. Mémoire sur quelques points de l'histoire de la broncho-pneumonie chez les enfants (*Gazette des hôpitaux*, 1851).

R. Mémoire sur la trachéo-bronchite chez les enfants du premier âge (*Revue médico-chirurgicale*, 1851).

B. et R. Mémoire sur la broncho-pneumonie vésiculaire (*Revue méd.-chir.*, 1852).

B. Communication sur l'anatomie de la pneumonie (*Actes de la Société médicale des hôpitaux*, 2ᵉ fascicule, 1852).

R. Mémoire sur l'invagination chez les enfants (*Gazette des hôpitaux*, 1852).

B. et R. Mémoire lu à la Société médicale des hôpitaux sur quelques symptômes stéthoscopiques rares dans la pleurésie chronique (respiration caverneuse ou amphorique, pectoriloquie, gargouillement) (1852), et *Archives* 1853.

R. Mémoire sur les maladies gastro-intestinales chez les enfants (*Gazette médicale*, janvier 1853).

R. Mémoire sur l'encéphalopathie albuminurique dans l'enfance (*Recueil des travaux de la Société de médecine de Genève*, 1853).

R. Remarques sur la dyspepsie et l'apepsie (*Journal des connaiss. méd.-chir.*, 1ᵉʳ décembre 1854).

R. De la chlorose simulant la phthisie (*Archives de médecine*, février 1855).

R. Le choléra à Genève (*Union médicale*, mars 1856).

R. Influence de la consanguinité sur les produits du mariage (Note adressée à l'Académie de médecine, le 15 mai 1856).

B. Communications diverses à la Société médicale des hôpitaux (*Union médicale*). — Cancer encéphaloïde du rein, d'un volume énorme, chez un enfant de trois ans et demi, 1856. — Rougeole anomale, bronchopneumonie double avec récidive, gangrène double de la bouche, terminée par guérison, 1856. — Phthisie ganglionnaire bronchique, 1857. — Kystes du col, 1857. — Sur l'emploi du chlorate de soude en instillation dans la trachée après la trachéotomie, 1858. — Action des chlorates de soude et de potasse sur les fausses membranes dans la diphthérie, 1858. — Lettre sur la diphthérie, 1858.

R. Compte rendu des travaux de la Société médicale de Genève pour l'année 1856 (*Écho médical*, juin 1857).

B. Discours sur la trachéotomie, 1858.

R. Mémoire sur la dilatation de l'estomac (*Gazette hebdomadaire*, 1858).

R. Quelques mots sur l'intoxication iodée (*Bulletin de l'Académie*, octobre 1858).

R. Recherches historiques sur l'auscultation céphalique chez les enfants (*Gazette médicale*, décembre 1859).

B. Mémoire sur la diphthérie (*Clinique européenne*, 1859).

B. Des résultats comparés du traitement du croup par la trachéotomie et par les moyens médicaux, lettre adressée au docteur Rilliet (*Gazette hebdomadaire*, 1859).

R. Mémoire sur l'iodisme constitutionnel, etc. Paris, 1860, 113 pages.

B. Lettre au docteur Simplice sur l'iodisme (*Union méeicale*, 1860).

B. Traitement du croup par les inhalations des liquides pulvérisés (*Revue médicale*, 1860).

PRÉFACE

DE LA SECONDE ÉDITION.

Dix années se sont écoulées depuis que nous avons fait paraître la première édition de ce Traité. Dès lors, séparés par la distance, mais toujours unis par la communauté de la pensée, nous avons continué à travailler avec une parfaite conformité de vues au perfectionnement de notre ouvrage.

L'un de nous, demeuré sur le théâtre de nos premiers travaux, s'est trouvé dans Paris activement mêlé au mouvement scientifique qui anime la jeune génération médicale, et il a pu s'associer aux progrès de cette branche de la pathologie à l'avancement de laquelle nos propres recherches n'ont peut-être pas été tout à fait étrangères. L'autre, appelé à exercer la médecine dans une des villes de l'Europe où l'étude des maladies de l'enfance a été cultivée avec le plus de succès, s'est efforcé de suivre, quoique de loin, les bonnes traditions dont les Odier et les Jurine ont transmis l'héritage à la Faculté de Genève.

Cependant, si le but vers lequel nous avons dirigé nos efforts est resté le même, les moyens qui nous ont été offerts pour l'atteindre ont en partie changé de nature. La pratique civile s'est ajoutée pour chacun de nous à celle des hôpitaux, et elle a introduit dans notre expérience médicale de nouveaux éléments qui nous ont permis de corriger plusieurs imperfections, et de combler certaines lacunes de notre premier ouvrage.

En effet, et cette remarque est surtout applicable aux maladies de l'enfance, si les recherches faites au sein des hôpitaux forment la base d'une médecine savante, les observations recueillies en ville sont le fondement solide de la médecine pratique. Le médecin de la famille voit l'enfant naître et se développer : il connaît ses antécédents héréditaires, il peut le suivre dans la vie, et par son passé juger de son avenir. Appelé le plus souvent au début du mal, il observe par lui-même les symptômes fugitifs mais importants qui caractérisent la première période de la maladie; une mère attentive veille elle-même à l'exécution ponctuelle des prescriptions qu'il donne, et le met au courant de tout ce qui s'est passé dans l'intervalle de ses visites.

Une grande partie de ces avantages est refusée au médecin de l'hôpital, mais il peut en revanche exercer dans l'établissement qu'il gouverne un pouvoir incontesté, expérimenter sur une grande échelle, et se livrer à des investigations anatomiques plus nombreuses et plus complètes.

Il résulte des ces différences générales d'observation et de pratique, que la position la plus favorable pour un médecin est de pouvoir puiser les éléments de son savoir à deux sources aussi diverses. Quant à nous, nous pouvons dire que notre pratique civile, en étendant la sphère de notre expérience, a servi tout à la fois de sanction et de complément à nos premières recherches, et a démontré que la plupart des résultats auxquels nous étions arrivés, étaient bien le fruit d'une observation rigoureuse et d'une sévère analyse.

La manière dont nous avions envisagé notre sujet dans la première édition de ce Traité nous a valu le reproche d'être trop anatomistes ; on nous blâmera peut-être aujourd'hui d'avoir réservé une trop grande place aux questions de doctrine et à l'étiologie ; mais nous répondrons qu'en nous éloignant des bancs de l'école, nous avons reconnu, avec un grand nombre de nos plus illustres devanciers, que l'autopsie n'est pas le dernier mot de la médecine et que l'étude du cadavre ne saurait seule donner la clef des phénomènes de la vie.

Nous ne voudrions pas cependant qu'on se méprît sur le sens de ces paroles, et qu'on nous accusât de professer pour l'anatomie pathologique un dédain qui est bien loin de notre pensée. Nous regardons toujours cette partie de la médecine comme une des plus précieuses conquêtes de la science moderne. La place étendue que nous lui avons conservée dans cet ouvrage servirait, à défaut d'une profession de foi plus explicite, à nous justifier pleinement.

Mais à mesure que les années s'écoulent, à mesure aussi l'horizon s'étend, l'esprit s'élargit, et l'on se demande si l'influence de préoccupations trop exclusivement anatomiques n'a pas souvent fait prendre l'effet pour la cause, le résultat de l'affection pour l'affection elle-même.

Éclairés par les progrès du temps et par l'expérience, nous avons, sans quitter entièrement la voie du solidisme, fait un pas de plus vers l'humorisme et vers le vitalisme, ou, pour mieux dire, nous avons puisé dans chaque doctrine ce qu'elle nous a offert d'essentiellement pratique et de vraiment utile.

Ce n'est pas une transformation que nous avons fait subir à nos idées, c'est une simple évolution. La plus grande partie des vues que nous développons aujourd'hui étaient contenues en germe dans nos premières recherches ; car dès l'origine nous avons toujours accordé beaucoup plus de valeur à l'altération de l'ensemble de la santé qu'à la maladie locale elle-même.

Aujourd'hui, guidés par ce principe que la nature est avare de causes et prodigue de résultats, nous sommes convaincus que les maladies locales si nombreuses et, d'après les idées dominantes, si nettement séparées, ne sont le plus souvent que le résultat d'un petit nombre d'états morbides généraux.

La médecine française tend évidemment à s'engager dans cette voie, et, après s'être illustrée pendant la première moitié de ce siècle par l'étude des maladies des organes, elle signalera ses progrès futurs en s'attachant à caractériser les affections générales. Pour un grand nombre de maladies l'importance de l'état local ira chaque jour en s'effaçant devant celle de la cause, et l'époque n'est peut-être pas très éloignée où un homme de génie, renouant la chaîne des temps, rajeunira les doctrines des anciens en leur donnant pour appui les admirables découvertes de la science moderne.

> Multa renascentur quæ jam cecidere, cadentque
> Quæ nunc sunt in honore.

Mais ce n'est pas nous, humbles travailleurs, qui pouvons nourrir la prétention de changer ainsi la face de la science. Notre rôle est plus modeste. « Nous laissons, comme le disait Stoll, à celui qui veut construire l'édifice, le soin de régler ce qui concerne l'ordre et la distribution ; quant à nous, qui ne sommes qu'au service de l'architecte, nous croyons avoir rempli notre tâche en rassemblant quelques matériaux dont il puisse faire usage. »

Si le temps et la réflexion ont modifié nos doctrines, ils n'ont rien changé à notre méthode ; nous avons, comme par le passé, pris pour règle de nos travaux l'observation et l'analyse ; mais, tout en conservant dans l'étude des faits la rigueur et la précision du procédé scientifique, nous avons pu imprimer à notre ouvrage ce caractère d'utilité pratique qu'une plus longue expérience pouvait seule lui donner.

On trouvera dans l'*Introduction* l'exposition de nos idées sur la manière dont l'ensemble de la médecine de l'enfance doit être envisagé, ainsi que l'énoncé des principes qui nous ont servi de guides. Cette partie de notre livre, où nous traitons de la pathologie générale, a reçu de nombreuses additions.

Des modifications bien plus nombreuses encore ont été faites dans la pathologie spéciale. La plus considérable est l'incorporation dans notre cadre nosologique de la plupart des maladies de la première enfance, auxquelles le défaut d'observations personnelles nous avait engagés à refuser une place dans notre précédente édition.

Si nous avons continué à faire de notre expérience la base de nos études, nous n'avons pas négligé pour cela de profiter des éléments d'instruction qui, placés à notre portée, pouvaient servir de complément et de contrôle à nos propres travaux. La lecture attentive de la littérature médicale contemporaine et de fructueuses conversations avec nos confrères nous ont permis d'utiliser bien des renseignements précieux, en sorte que nous pouvons dire, comme Fuller, qui avait puisé à toutes les sources :

« *Non pauca ex optimis auctoribus decerpsi, quædam ab amicis impetravi, partem longe maximam e propria praxi selegi.* »

Paris et Genève, avril 1853.

PRÉFACE

DE LA PREMIÈRE ÉDITION.

Dès les premiers temps de la médecine, on avait reconnu que plusieurs affections sont spéciales à l'enfance ; mais on avait trop oublié que celles qui sont communes à tous les âges subissent de nombreuses modifications, suivant l'époque de l'existence à laquelle elles se manifestent. C'est avec raison qu'un savant médecin de l'Allemagne a dit : *In libris ut egregiis qui morbos infantiles pertractant, ii inprimis et unice fere exponuntur, qui huic œtati peculiares sunt et alias quidem rarissime occurrunt.*

Depuis quelques années, cependant, on accorde une attention plus sérieuse aux traits particuliers qu'offrent dans le premier âge les maladies qui lui sont communes avec les autres périodes de la vie. Cette tendance s'est relevée en Angleterre, en Allemagne et en France par un grand nombre de publications. Mais tandis que les médecins étrangers cherchaient à réunir en un corps de science leurs connaissances sur cette branche de la pathologie, les médecins français se bornaient à quelques recherches partielles, et négligeaient les travaux d'ensemble. Des recueils de mémoires, des traités généraux ont été publiés à Berlin, à Leipzig, à Prague, à Vienne, à Dublin et à Londres, tandis qu'à Paris, à l'époque où nous avons commencé nos recherches (janvier 1837), il n'existait aucun traité sur les maladies de cette période de l'enfance qui s'étend de la fin de la première année à la puberté.

Il y avait là une grande lacune à remplir ; et dans le dessein d'en combler une partie, nous commençâmes à rassembler des matériaux. C'est en 1838 que fut publié le premier fragment de nos recherches (1). Nous prîmes alors l'engagement de faire paraître une série de monographies sur les principales affections du jeune âge ; nous déplorions de voir la pathologie de l'enfance manquer d'un historien, et nous nous adressions à l'avenir en disant : *Un bon livre sur les maladies des enfants est encore un ouvrage à faire.* Cet ouvrage, que nous appelions de tous nos vœux, nous avons hésité longtemps à l'entreprendre nous-mêmes, car nous étions les premiers à reconnaître qu'un travail de si longue haleine exigeait une expérience plus étendue que la nôtre.

Jaloux toutefois de remplir nos promesses, nous n'avions pas cessé de recueillir de nombreuses observations, et nous aurions probablement poursuivi nos publications en prenant la voie de la presse médicale périodique, ou en suivant la méthode que nous avions précédemment adoptée, si une circonstance spéciale, en agrandissant le champ de nos études, ne nous eût permis de donner plus de développement à nos recherches. L'administration générale des hôpitaux civils de Paris, à la suite d'un concours favorable, accorda à l'un de nous une prolongation de deux années d'internat à l'hôpital des Enfants malades ; nous pûmes ainsi légitimement entreprendre une œuvre dont le défaut de matériaux suffisants nous avait d'abord détournés. Cependant, nous défiant toujours de nos propres forces, nous avons attendu longtemps qu'un plus habile que nous publiât un ouvrage

---

(1) *Maladies des enfants*, affections de poitrine, 1re partie, Pneumonie, 1838.

que la science réclamait à bon droit. Mais notre attente ayant été vaine, nous nous sommes décidés à réunir dans un traité tous les résultats de notre observation.

Du moment où nous avons pris cette détermination, nous en avons fait part au public dans quelques articles publiés dans un des principaux organes de la presse médicale de Paris (*Archives de médecine*, 1840). En même temps, notre éditeur annonçait de son côté notre ouvrage par une autre voie de publicité. Ce n'est qu'une année plus tard, et au moment même où nous mettions la dernière main à nos travaux, que nous avons vu successivement annoncer plusieurs traités sur le sujet de nos recherches. Les dates que nous venons de rappeler indiquent suffisamment que l'idée première et l'exécution de notre ouvrage nous appartiennent en entier.

Faciliter aux médecins l'étude si difficile des maladies des enfants et leur fournir un guide qui puisse leur être utile au lit des malades, a été le principal but que nous nous sommes proposé ; mais ce n'a pas été le seul. De l'aveu des meilleurs esprits, la science réclame un ouvrage qui embrasse la pathologie dans toute son étendue. Or, les éléments d'une entreprise aussi considérable ne peuvent être réunis par un seul homme, et en France surtout, les divisions nosocomiales s'opposent à ce qu'un même médecin puisse être l'auteur d'un travail original sur la pathologie de tous les âges. Nous avons donc pensé faire une chose utile en apportant notre part de matériaux pour la construction de ce vaste édifice. Dans ce but, nous avons dû entrer dans des détails circonstanciés pour fournir à celui qui voudra doter la science d'un traité de médecine des éléments de comparaison aussi complets que possible. Et si l'on nous reprochait d'avoir trop insisté sur les maladies communes à toutes les périodes de la vie, nous répondrions que ces recherches, fruit de notre expérience personnelle, sont exclusivement applicables à l'enfance, et que nous re—

mettons à l'avenir le soin de signaler les rapports et les différences qui existent dans la pathologie de tous les âges.

On comprendra qu'envisageant ainsi notre sujet nous
n'avons jamais dû conclure de ce qui *est* chez l'adulte à ce
qui *doit être* chez l'enfant. Cette méthode facile a été trop
souvent mise en usage par les médecins qui, n'ayant pu
réunir un nombre de faits suffisants, ont néanmoins voulu
décrire les maladies du jeune âge. Une pareille manière de
procéder est essentiellement vicieuse, et conduit à des résultats erronés. Si nous l'avions adoptée, nous aurions pu, il
est vrai, toucher à tous les sujets ; mais, guidés par la maxime
citée en tête de cet ouvrage, *nous avons préféré la connaissance de quelque peu de vérité à la vanité de paraître
n'ignorer rien.*

En restreignant notre travail aux seules maladies que
nous avons observées, nous avons l'avantage d'offrir à nos
lecteurs des descriptions sur l'exactitude desquelles il nous
est permis de compter ; et si nous n'avons fait souvent que
confirmer les opinions de nos devanciers, nous n'avons pas
néanmoins regardé nos recherches comme inutiles ; car,
ainsi que l'a dit Stoll : *Est non infimum meritum aliorum
præclara observata firmare suis, et illorum præceptis
subscribere.*

L'histoire d'une maladie résultant de l'analyse et de la
comparaison des faits particuliers, nous avons dû nous attacher à recueillir tous ceux qui ont passé sous nos yeux, et à
n'omettre aucun de leurs détails. Quelque fatigant que soit
un pareil travail, nous nous y sommes astreints, en raison
des nombreux avantages qu'il présente. En rassemblant
pendant plusieurs années et dans différentes saisons les observations de tous les malades admis dans un même service,
nous avons obtenu des éléments de comparaison qui nous
auraient manqué si nous nous étions bornés à ne diriger
notre attention que sur les faits les plus saillants. De cette

manière, nous avons pu acquérir des notions exactes sur la fréquence et la forme des maladies, suivant les conditions au milieu desquelles elles se développent. Nous avons ainsi évité l'écueil de tracer une description générale d'après quelques faits exceptionnels. Le soin que nous avons pris de noter tous les détails, même les plus insignifiants en apparence, nous a permis d'établir la valeur de chaque phénomène pathologique, et de recueillir des indications précieuses pour la pratique.

Obligés de voir dans la même journée un grand nombre de malades, nous n'avons pas tardé à reconnaître que, malgré l'attention la plus soutenue, il nous arrivait fréquemment d'omettre dans nos observations quelques particularités importantes. Pour obvier à cet inconvénient, et pour guider sûrement l'attention, qui a peine à se concentrer pendant plusieurs heures de suite sur des objets de même espèce, nous avons fait imprimer des feuilles détachées où étaient inscrits d'avance la plupart des points sur lesquels nos investigations devaient se porter : nous en donnerons le modèle à la fin de cet ouvrage. Enfin, pour assurer encore mieux l'exactitude des recherches que nous publions, nous avons laissé de côté une partie des faits recueillis à une époque où nous ne possédions pas une connaissance suffisante de l'état physiologique, et où nous n'étions pas encore familiarisés avec les difficultés que présente la pathologie de l'enfance.

Nos observations une fois complètes, nous y avons ajouté d'ordinaire les remarques qu'elles nous suggéraient au moment même où elles passaient sous nos yeux ; car les faits récents inspirent à celui qui vient d'en être témoin des réflexions qu'il lui est souvent difficile de retrouver plus tard. L'observateur est ainsi mis sur la voie de recherches nouvelles, et parvient à saisir des rapports qui lui eussent peut-être échappé, si, se bornant à enregistrer les faits sans en tirer immédiatement aucune conclusion, il eût attendu pour les méditer que le hasard lui en eût offert d'analogues.

Nous avions terminé la partie la plus difficile de notre travail en achevant de recueillir nos observations : restait encore la tâche de les analyser. Opération longue et fatigante, l'analyse des faits a l'avantage de faire saisir les rapports qui les unissent et les différences qui les séparent. M. Louis, auquel la science est redevable de l'application rigoureuse de cette méthode à la médecine, a insisté sur les règles à suivre pour la mettre en pratique. Nous avons, à son exemple, réuni les cas de la même espèce dans de grands tableaux analytiques ; puis, lorsque nous avons voulu étudier une maladie en particulier, nous avons dressé pour chaque partie de l'observation des tableaux secondaires dans lesquels les phénomènes pathologiques étaient envisagés sous toutes leurs faces. Pour les maladies importantes, nous avons fait ce travail chacun à part ; lorsqu'il a été terminé, nous avons comparé et contrôlé les résultats auxquels nous étions arrivés ; nous nous sommes ensuite partagé également les divers sujets pour les soumettre à une rédaction définitive.

Désireux d'imprimer à notre travail le cachet de la vérité, nous avons dû appuyer nos assertions sur deux ordres de preuves, l'analyse numérique et les observations particulières. Afin de donner la mesure de notre expérience personnelle, nous avons eu soin d'indiquer pour chaque monographie le nombre des cas qui ont servi à sa composition. Les développements dans lesquels nous a entraînés la rédaction seule de cet ouvrage nous ont mis dans l'impossibilité de reproduire tous les résultats numériques sur lesquels il s'appuie ; le défaut d'espace nous a aussi obligés de remplacer souvent par des extraits succincts les faits détaillés que nous avions recueillis.

Dans la conviction qu'un moyen de donner une plus grande utilité à notre travail et d'en augmenter l'intérêt, serait de placer à côté de nos résultats ceux auxquels sont parvenus les auteurs qui nous ont précédés, nous avons compulsé les thèses les plus importantes de la Faculté et la plus grande partie des recueils périodiques de médecine publiés en France. La plupart des mémoires ou des observations consignés dans les journaux depuis une vingtaine d'années sont dus aux médecins ou aux internes de l'hôpital des Enfants malades. Il n'est pas une des collections que nous avons consultées, depuis le *Journal de Vandermonde* jusqu'à celles dont l'origine est toute récente, qui ne nous ait fourni quelques faits intéressants.

Nous regrettons de n'avoir pas pu faire les mêmes recherches dans les recueils périodiques étrangers ; nous avons été obligés de nous contenter des extraits, trop souvent incomplets, publiés par les journaux français ; mais nous avons pu consulter dans les originaux mêmes les traités les plus importants qui ont paru en Allemagne et en Angleterre depuis le commencement de ce siècle. Nous citerons, en Allemagne, ceux de Hufeland, Fleisch, Goelis, Wendt, Henke ; en Angleterre, la dernière édition d'Underwood par Marshal Hall, l'ouvrage de MM. Evanson et Maunsell. Nous avons aussi trouvé textuellement reproduites dans les recueils de mémoires publiés à Stuttgardt (1) et à Prague (2) la plupart des recherches faites durant ces dernières années dans les différents pays de l'Europe sur la pathologie de l'enfance. Nous nous plaisons à reconnaître que la médecine allemande nous a été d'un précieux secours ; nous avons largement puisé dans sa riche thérapeutique.

Notre manière de travailler, on vient de le voir, est loin d'être expéditive. Mais un livre de la nature de celui-ci ne peut pas s'improviser. Bien que six années entières aient

---

(1) *Analecten über Kinderkrankheiten.* Stuttgardt, 1835.
(2) *Sammlung auserlesener Abhandlungen über Kinderkrankheiten.* Prag., 1836.

été absorbées par sa composition, si nous éprouvons un regret, c'est de n'avoir pu consacrer un plus long espace de temps à un ouvrage sur les imperfections duquel nous ne nous faisons pas d'illusion. Et cependant, qu'il nous soit permis de le dire, nous avons été placés dans les circonstances les plus favorables pour mener à son terme une entreprise dont l'étendue nous avait d'abord effrayés. Attachés pendant plusieurs années en qualité de médecins internes à l'hôpital des Enfants malades de Paris, nous avons pu rassembler d'abondants matériaux. Animés du même esprit et du même zèle, unis par la plus étroite amitié, nous n'avons jamais été arrêtés dans nos recherches par cet esprit de rivalité qui divise parfois ceux que la même carrière et les mêmes devoirs devraient toujours réunir. L'exactitude des résultats auxquels nous sommes parvenus s'est trouvée encore mieux assurée par le mutuel contrôle que nous exercions l'un sur l'autre, et la division du travail nous a permis d'exécuter le plan que nous nous étions tracé. Enfin, nous le disons avec le sentiment de la plus vive reconnaissance, nous avons trouvé dans ceux des médecins auxquels nous avons été spécialement adjoints, MM. Baudelocque, Bouneau et Jadelot, un intérêt et une bienveillance qui ont grandement contribué à faciliter nos études. Nous devons aussi de sincères remercîments à M. le professeur Trousseau, qui a bien voulu enrichir notre traité d'un précieux article sur la trachéotomie, et à plusieurs de nos anciens collègues, MM. Piet, Fauvel, Durand et Legendre, qui ont eu l'obligeance de mettre à notre disposition plusieurs faits intéressants qu'ils avaient recueillis.

L'ouvrage que nous livrons aujourd'hui au public pourra, s'il est accueilli avec quelque faveur, recevoir un jour d'autres développements; le champ que nous avons exploité est assez vaste pour qu'il y ait encore d'abondantes moissons à recueillir. En poursuivant à l'avenir nos travaux dans la même direction, nous dirons avec un des plus habiles médecins qui se soient occupés de la pathologie de l'enfance : « Aussi longtemps que la Providence nous conser- » vera la vie, l'activité d'esprit et la santé, nous continuerons » à faire des recherches, à recueillir des observations, et à » étendre la portée de notre expérience sur la nature et le » traitement des maladies des enfants (1).

(1) HENKE, *Handbuch zur Erkenntniss und Heilung der Kinderkrankheiten.* Vorrede, S. XII.

TRAITÉ CLINIQUE ET PRATIQUE

DES

MALADIES DES ENFANTS

INTRODUCTION

L'enfance est dans la vie de l'homme l'époque la plus fertile en observations précieuses pour le philosophe et pour le médecin, et cependant c'est une des moins bien connues. « Il est, ce me semble, étonnant, a dit une femme célèbre (1), que, tandis qu'on a porté dans les sciences d'observation une constance si admirable, on n'ait jamais étudié l'enfance méthodiquement. Le problème le plus important de tous est peut-être celui auquel on a le moins consacré d'attention persévérante et rigoureuse. Même pour la partie physique, qui semble devoir tomber plus immédiatement sous l'inspection des savants, que d'incertitudes encore!... Des doutes innombrables sur la manière de soigner la santé se présentent à l'esprit des mères ; elles réussissent à s'en distraire plus aisément qu'à se décider, et, faute de savoir se transmettre leurs expériences, les générations successives se transmettent leurs hésitations. »

Ces doutes, qui, suivant madame Necker, assiégent l'esprit des mères, ne sont pas étrangers aux médecins, à ceux surtout qui débutent dans la carrière et qui ont eu rarement l'occasion d'étudier un enfant dans l'état de santé ou de maladie. Pour eux, tout est nouveau, tout est confus, et leur embarras redouble quand à la difficulté de l'examen se joint l'incertitude sur la valeur de son résultat.

Il est donc indispensable que le médecin connaisse l'état normal avant d'étudier l'état morbide, et c'est pour éviter au jeune praticien de longues recherches et de pénibles hésitations que nous avons réuni, dans les pages qui vont suivre, quelques considérations générales sur la physiologie et la pathologie de l'enfance, et sur les liens intimes qui les unissent l'une à l'autre.

(1) Madame Necker de Saussure, *Éducation progressive*, t. I, p. 116.

I.   1

CHAPITRE PREMIER.

CONSIDÉRATIONS SUR L'ÉTAT PHYSIOLOGIQUE.

Les modifications qui s'opèrent dans l'organisme sont plus nombreuses, plus complètes et plus rapides dans l'enfance qu'à toute autre époque de la vie. L'enfant qui vient de naître ne sera plus comparable à lui-même au moment où il atteindra l'âge de la puberté; les quatorze ou quinze années qui se seront écoulées auront déterminé une transformation plus complète que celle produite, dans un espace de temps plus étendu, par le passage de la jeunesse à l'âge mûr, et de l'âge mûr à la vieillesse.

Au moment de la naissance, le corps de l'homme est remarquable par sa faiblesse et par l'impossibilité absolue où il est de satisfaire à la plupart de ses besoins. La position que l'enfant avait dans le sein de sa mère est encore celle qu'il tend à donner à ses membres disproportionnés avec la longueur du tronc et le volume de la tête. Le squelette, en partie cartilagineux, offre peu de points d'appui à l'action de muscles faibles ou impuissants; aussi l'enfant demeure-t-il à peu près immobile dans la position où on le place, incapable, non-seulement de se mouvoir, mais même de soutenir sa tête dont le poids est trop lourd pour ses forces. Sa figure est calme, mais sans expression; son œil ouvert, mais terne et comme inanimé, regarde sans voir; son sommeil est presque continu, et il ne se réveille que pour manifester par des cris aigus et prolongés ses besoins ou ses douleurs : *Flens animal cæteris imperaturum.*

Le développement incomplet des organes de la digestion ne permet l'usage que d'une petite quantité d'aliments liquides et peu réparateurs, qui souvent encore sont rejetés avant d'être digérés. La difficulté avec laquelle l'enfant lutte contre les causes de refroidissement indique l'imperfection de l'hématose, malgré la fréquence de la respiration et la rapidité des battements du cœur. Les organes des sens sont imparfaits; les fonctions de relation n'existent pas, la vie est toute végétative. C'est bien à la première période de l'enfance que peuvent s'appliquer ces paroles du philosophe de Genève. « Y a-t-il au monde un être plus faible, plus misérable, plus à la merci de tout ce qui l'environne, qui ait si grand besoin de pitié, qu'un enfant? Ne semble-t-il pas qu'il ne montre une figure si douce et un air si touchant, qu'afin que tout ce qui l'approche s'intéresse à sa faiblesse et s'empresse à le secourir. » (J.-J. Rousseau, *Émile.*)

Dans les années qui précèdent la puberté, le spectacle est tout contraire; et si les forces du corps n'ont point encore atteint leur apogée, elles sont assez énergiques cependant pour satisfaire à ce besoin incessant de locomotion, rarement suivi de fatigue, qui est caractéristique de cet heureux âge. Le sommeil est moins prolongé, quoique toujours impérieux et profond ; mais il est aussi réparateur que la veille est active. La prédominance du tronc a disparu, celle de la tête a diminué ; les membres, au contraire, sont devenus souvent disproportionnés par leur longueur. L'appétit est vif, les dents broient des substances dures et résistantes ; la digestion est rapide. La réaction contre le froid s'établit avec promptitude ; car une hématose complète est le résultat d'une respiration profonde et d'une circulation facile. Les sens, sans avoir cette perfection qu'ils pourront acquérir plus tard, sont cependant en pleine activité. L'intelligence est vive, la compréhension rapide et précise, la mémoire d'une extrême docilité ; le sens moral existe et se développe. L'accomplissement régulier de toutes les fonctions, la vivacité dans le progrès, sont les attributs de cet âge privilégié.

Un petit nombre d'années a suffi pour déterminer cette transformation, qui a rendu l'enfant méconnaissable à tous les yeux ; et cependant quelque grande, quelque absolue qu'elle paraisse, la mère, qui en a suivi le développement graduel, retrouve encore, à l'approche de la puberté, les tendances physiologiques des premières années, comme elle reconnaît le germe développé des instincts, du caractère et des passions. L'individualité existe, en effet, dans le jeune âge, moins apparente, sans doute, qu'elle ne le sera plus tard, mais assez cependant pour que le médecin doive toujours en tenir compte.

Il est certain, toutefois, que cette transformation est assez complète pour qu'il soit utile de séparer l'étude de ces deux époques extrêmes de l'enfance ; on s'exposerait, en effet, à commettre de grossières erreurs en appliquant indistinctement, à toutes les périodes du jeune âge, les remarques générales consignées dans les ouvrages où l'on traite de sa pathologie : ces périodes, bien qu'artificielles, ont l'avantage de mettre en évidence l'âge auquel correspondent les principales phases de l'évolution organique, physiologique et morbide.

L'accroissement est incessant, mais il n'est pas régulier. A certaines époques il se fait avec plus d'activité qu'à d'autres, et porte spécialement sur certains organes ; cette excitation momentanée n'est pas toujours sans danger.

Puis, comme si l'enfant, fatigué par ce travail, avait besoin de repos, on voit succéder à ces temps d'orage une période d'accroissement plus calme et plus régulière.

La première, la plus courte, et en même temps la plus accidentée de ces époques, est, sans contredit, la *naissance*. Des changements brusques et importants surviennent alors dans la vie de l'enfant. Le contact de l'air froid sur toute la surface du corps, son introduction subite dans les organes respiratoires ; les modifications qu'exige dans la circulation l'hématose qui devient directe ; le contact jusqu'alors inusité des substances alimentaires sur la membrane muqueuee digestive ; en un mot, la séparation de la mère et de l'enfant, et l'établissement d'une existence toute personnelle au lieu de cette vie à deux, dont la mère faisait les principaux frais : telles sont les modifications aussi rapides que fondamentales qui caractérisent cette époque.

Quelques mois à peine sont employés à accoutumer l'enfant à cette nouvelle vie, et déjà un autre travail se prépare ; la nourriture jusqu'alors liquide ne suffira bientôt plus à l'augmentation incessante du corps. Des aliments solides vont devenir nécessaires ; mais les dents manquent pour les broyer : il faut qu'elles se développent, et cette période de la vie est encore pleine de dangers. Le changement, toutefois, n'est pas brusque comme le premier, et ne porte pas sur un aussi grand nombre de fonctions. Commencé vers l'âge de cinq à six mois, le travail de la première dentition est terminé, d'ordinaire, vers l'âge de deux ans et demi, après avoir souvent entraîné à sa suite tout un cortége de souffrances et de susceptibilités pathologiques. Quelques années de repos succèdent à ce second travail ; et, jusqu'à l'âge de six ou sept ans environ, l'accroissement se fait avec régularité. Bien que l'enfant soit très différent de ce qu'il était à son entrée dans la vie, on trouvera encore en lui les principaux traits de son premier âge, adoucis et embellis. Les muscles ne sont pas très puissants ; le squelette est encore petit et disproportionné ; mais cette disproportion est agréablement dissimulée par une enveloppe fraîche et rosée, soutenue par un tissu cellulaire ferme et rebondi. L'absence de douleurs, les joies de la vie sans les soucis qui la troubleront plus tard, l'intelligence qui se développe et se manifeste autant par l'expression de la figure que par un gracieux, quoique incorrect langage, donnent à ces quelques années un charme tout particulier.

Mais bientôt se prépare et s'accomplit une autre transformation. Les dents, qui étaient proportionnées à la forme et à l'étendue des mâchoires, sont devenues insuffisantes ; elles tombent successivement pour être remplacées par d'autres. En même temps le squelette prend un accroissement plus rapide que les autres organes ; les membres s'allongent et perdent leurs formes rondes et potelées ; le bassin s'élargit de manière à mieux contenir les organes abdominaux ; la disproportion s'efface entre la poitrine et le ventre. A cette époque l'apparition du sens moral fait perdre à l'enfant une partie de l'abandon du jeune âge ; ses paroles sont moins vives et plus embarrassées ; son intelligence semble étonnée ; il indique, par ses interrogations répétées, le besoin qu'il éprouve de connaître. Cette transition s'effectue graduellement, sans secousses, sans dérangement dans l'accomplissement normal des fonctions, dans l'espace de six à huit années, et conduit ainsi l'enfant jusqu'à une dernière période caractérisée spécialement par la mise en action des organes génitaux : c'est l'époque de la puberté qui termine l'enfance.

Ainsi trois époques remarquables par d'importantes modifications de l'organisme sont séparées par des temps plus calmes d'accroissement régulier pendant lesquels l'enfant semble s'accoutumer aux nouvelles conditions de son développement. On peut, en conséquence, établir les périodes suivantes :

1° La naissance et les quelques jours qui lui succèdent ;

2° Les cinq ou six mois qui suivent, ou première époque de transition ;

3° La première dentition, dont la durée est de dix-huit mois à deux ans ;

4° Les quatre ou cinq années qui succèdent, ou seconde époque de transition ;

5° La seconde dentition, dont le travail lent et facile se confond avec celui de la transformation complète de l'enfant dans un intervalle de six à huit années.

Si le tableau que nous venons de tracer est fidèle, les conclusions suivantes ne sont pas moins exactes :

1° Plus l'enfant est jeune, plus ses organes sont faibles et imparfaits ;

2° Plus l'enfant est jeune, plus les fonctions s'exécutent avec rapidité, et d'une manière incomplète ou irrégulière ;

3° La prépondérance en volume du système nerveux, très grande chez les jeunes enfants, existe encore, mais moindre, chez les plus âgés ;

4° Cette prépondérance matérielle coïncide avec une grande impressionnabilité, et par suite avec une grande facilité à la réaction sur plusieurs organes dès que l'un d'eux est en jeu ;

5° Les fonctions sont donc dans une grande dépendance réciproque, que l'on exprime très bien, en disant que l'unité vitale est mieux caractérisée dans l'enfance que dans l'âge adulte, et surtout que dans la vieillesse ;

6° Un admirable travail de composition et d'accroissement imprime à l'enfance un cachet tout particulier ;

7° Ce travail, d'une remarquable activité, est incessant ; mais il n'est pas toujours régulier, et il se fait comme par secousses ;

8° L'accroissement n'a pas lieu simultanément et d'une manière égale dans tous les organes ;

9° Les changements que ce travail détermine dans l'organisme sont d'autant plus nombreux, d'autant plus importants, et se font dans un espace de temps d'autant plus court que l'enfant est plus jeune.

La citation suivante (1) termine et complète ces propositions : « Chez

____

(1) P.-J. Barthez, *Nouveaux éléments de la science de l'homme*, t. II, p. 293.

les enfants la nature ébauche, pour ainsi dire, la vie par traits rapides et souvent répétés. Elle en essaye faiblement et moins parfaitement toutes les fonctions ; elle y prodigue des forces dont les pertes exigent une prompte réparation, et elle semble vouloir revenir d'autant plus souvent à son ouvrage, qu'il a pris moins de consistance. »

Ainsi la faiblesse et l'imperfection des organes coïncide avec une grande activité dans le travail de la vie : d'où l'on peut conclure, avec le docteur Barrier, que dans l'enfance la force vitale est plus énergique que dans l'âge adulte, mais qu'elle trouve pour support des instruments moins parfaits. Car, ainsi qu'il le dit très bien, le degré de la force vitale peut être évalué d'après la quantité du mouvement qui s'opère dans les organes.

CHAPITRE II.

CONSIDÉRATIONS SUR L'ÉTAT PATHOLOGIQUE.

Si l'influence d'une force considérable, agissant sur des organes faibles et imparfaits dans le double but de les développer et de leur faire remplir leurs fonctions, rend compte de toutes les particularités physiologiques de l'enfance, elle suffit aussi à expliquer un bon nombre des faits pathologiques spéciaux à cet âge. Là, en effet, est la raison de la connexité qui existe entre sa physiologie et sa pathologie et la justification de cette idée, que c'est dans les conditions physiologiques des âges que se trouve l'origine de l'influence qu'ils exercent sur les maladies (Gendrin). Aussi dans les pages suivantes nous nous efforcerons de faire voir quelle influence l'enfance exerce sur la production des maladies ; comment la physiologie de cet âge sert à expliquer la fréquence de certaines affections, leurs caractères anatomiques et symptomatiques, leurs complications, leurs terminaisons spéciales.

ARTICLE PREMIER.

INFLUENCE EXERCÉE PAR LE JEUNE AGE SUR L'ACTION DES CAUSES MORBIFIQUES.

L'action des causes morbifiques est dans l'enfance plus directe et plus énergique qu'à une période plus avancée de la vie. Le diagnostic et le pronostic reçoivent de leur étude une plus vive lumière ; aussi quelques considérations pratiques sur l'influence puissante de l'hérédité, de l'hygiène, de l'épidémie et de la contagion, ne seront pas superflues. Le rôle que joue l'hérédité doit être pris dans sa plus large acception. Le beau travail de Lugol sur l'affection scrofuleuse est un modèle sous ce rapport.

En procédant à ce genre de recherches, il ne faut pas oublier les difficultés de toute espèce dont il est hérissé. Une des principales est cette vanité mal inspirée qui pousse les parents à cacher au médecin les circonstances de santé qu'il lui serait le plus utile de connaître. Ce n'est pas seulement sur l'hérédité proprement dite, directe ou collatérale, que l'homme de l'art doit être éclairé, mais aussi sur l'âge des parents au moment de la conception, et plus encore sur les liens de parenté qui les unissent. Un jour peut-être nous aurons le loisir de traiter cette dernière question dans toute son étendue. Qu'il nous suffise de poser ici en principe que, dans la grande majorité des cas, les alliances entre proches parents sont funestes. Nous en voyons tous les jours des résultats si fâcheux, que nous comprenons les motifs des législateurs religieux qui les avaient prohibées. Les maladies engendrées sous cette influence sont :

1° Pour quelques enfants un défaut de vitalité qui les fait périr avant terme ou en bas âge.

2° Pour d'autres plus nombreux encore, des maladies du système nerveux, et en première ligne l'épilepsie et l'idiotie; pour d'autres, mais en plus petit nombre, la scrofule et toutes ses conséquences.

Les enfants nés dans les conditions dont nous venons de parler ne subissent pas tous la funeste influence de leur origine; mais le nombre en est assez grand pour nous engager à appeler sur ce point délicat l'attention des médecins et celle des parents.

Les causes antihygiéniques sont toutes-puissantes dans le jeune âge. Sous ce rapport, il existe une assez grande différence entre les maladies des enfants que l'on observe au sein de leur famille, et celles des jeunes sujets couchés dans les salles des hôpitaux spéciaux. Ces établissements, ceux surtout qui sont consacrés aux très jeunes enfants, sont une cause permanente de maladies infectieuses. Sous l'influence d'une détestable hygiène, on voit naître et se propager cette interminable série de maladies graves, que l'on retrouve bien plus rarement en ville. Quelques-unes de ces affections sont évidemment le résultat du séjour prolongé dans des salles encombrées. Nous avions jadis créé pour elles un mot qu'on nous permettra de rappeler ici, bien que son étymologie ne soit pas rigoureusement grammaticale, celui d'*hôpitalité*. Il en est des maladies comme des productions de la nature : par des artifices de culture, de température et de terrain, on peut modifier profondément les caractères des plantes, favoriser le développement de certains organes, en atrophier d'autres, changer leurs formes et leurs couleurs. De même, dans des hôpitaux d'enfants, et surtout d'enfants nouveau-nés, l'atmosphère miasmatique, la réunion des causes antihygiéniques créent un véritable climat pathologique : c'est bien là le mot qui peint le mieux notre pensée, et ce climat fait germer certains produits morbides qui ne se seraient pas développés dans d'autres conditions.

L'épidémie et la contagion sont les causes du plus grand nombre des maladies aiguës de l'enfance. Mais il y a sous ce rapport une différence bien tranchée entre les maladies épidémiques et celles qui sont à la fois épidémiques et contagieuses. Les premières peuvent se développer chez l'enfant qui vient de naître aussi bien que chez celui qui a atteint la puberté, témoin les catarrhes trachéo-bronchiques et gastro-intestinaux ; tandis que les maladies contagieuses proprement dites, celles que nous décrirons sous le nom de maladies générales aiguës spécifiques, sont presque spéciales aux enfants qui ont dépassé la première et même la seconde année : les fièvres éruptives, la fièvre typhoïde, la coqueluche, les oreillons en sont la preuve. On a cherché à expliquer l'immunité des très jeunes enfants pour la contagion par les conditions hygiéniques qui leur sont spéciales. Sans doute leur isolement, comparé aux rapprochements de toute espèce qui mettent en rapports journaliers les enfants plus âgés, doit entrer en ligne de compte ; mais cette explication n'est pas suffisante, et il faut admettre qu'au début de la vie le corps n'est pas préparé pour l'éclosion du germe morbide que la contagion y dépose. N'est-il pas remarquable que la même observation soit applicable à la tuberculisation et à quelques autres diathèses héréditaires qui exigent un certain développement des organes avant de pouvoir se faire jour au dehors.

ARTICLE II.

INFLUENCE EXERCÉE PAR LE JEUNE AGE SUR LA PRODUCTION ET LA FRÉQUENCE DES MALADIES.

On a dit que, sauf quelques maladies particulières à l'enfance, les affections de la première période de la vie sont, à peu de chose près, les mêmes que celles de l'adulte, et reconnaissent les mêmes causes.

Si cette remarque est exacte, prise dans un sens aussi général, il n'est pas moins vrai que, si on l'admettait sans restrictions, on se ferait une idée bien fausse de la pathologie du jeune âge. Celle-ci est spéciale comme sa physiologie. En effet, certaines maladies sont tellement exceptionnelles dans l'enfance, qu'en réalité elles ne font pas partie de son domaine pathologique; de même certaines affections particulières à cet âge sont presque inconnues dans les années qui suivent. Mais la plupart de celles qui sont communes à tous les âges (et elles sont les plus nombreuses) présentent dans l'enfance des formes et une physionomie différentes de celles qu'elles auront à une autre époque de la vie.

En éliminant de notre cadre les maladies qui sont une exception dans le jeune âge, sa pathologie est renfermée dans un cercle assez restreint. Cependant des divisions y sont nécessaires; car il est quelques maladies qu'on n'observe guère que dans l'un ou l'autre des âges extrêmes dont nous avons parlé plus haut; et celles qui sont communes à toutes les périodes présentent souvent à chaque âge des différences considérables. Aussi on peut dire avec raison que la pathologie du nouveau-né diffère plus de la pathologie de l'enfant pubère que celle-ci ne diffère de la pathologie de l'adulte.

Faisons rapidement connaître les différences que détermine le développement graduel des organes dans la fréquence et dans l'espèce des affections pathologiques.

A. *Naissance.* Les maladies de l'enfant nouveau-né sont tantôt antérieures à sa naissance, tantôt la conséquence de son entrée dans la vie.

1. Les monstruosités, les vices de conformation, les maladies congénitales prouvent que l'enfant, dans le sein maternel, n'est pas à l'abri de l'action des causes morbifiques. On comprend aisément que le tempérament, les habitudes, l'hygiène, les maladies de la mère ou les accidents qui lui arrivent, puissent occasionner au fœtus une maladie interne ou externe, ou seulement lui imprimer une prédisposition à des affections qui se développeront après la naissance. Mais, indépendamment des lésions extérieures et des maladies de la mère, le produit de la conception, par cela seul qu'il est un être organisé et vivant, est sujet à des maladies qui lui sont propres.

Quelles que soient leur nature et leur origine, ces maladies ont un temps d'évolution, et elles suivent une marche toute spéciale en rapport, d'une part, avec le milieu dans lequel le fœtus vit à l'abri du contact de l'air, et, d'autre part, avec son organisation et sa force vitale. Or celle-ci a une triple mission à remplir : la création des organes, leur conservation et leur rapide accroissement.

Lorsqu'un organe du fœtus a été le siége d'une lésion grave, trois cas se présentent : 1° le travail d'accroissement est suspendu ou diminué, et l'organe reste et demeure au degré d'organisation dans lequel la maladie l'a surpris, ou bien il se développe incomplétement : on dirait que la force destinée à l'accroissement de l'organe a été supprimée ou au moins diminuée, et qu'il n'en reste plus que la portion strictement nécessaire pour le maintien de la vie de cette partie du corps; 2° le travail d'accroissement peut être dévié, et la nutrition ne se fait pas dans le sens de l'accroissement régulier et normal ; 3° enfin, une perte de substance est suivie d'un travail réparateur analogue à celui de la cicatrisation.

Ces considérations suffisent pour expliquer l'existence et la forme particulière d'un bon nombre de monstruosités et de vices de conformation. Mais ce n'est pas ici le lieu de développer ces idées, ni de donner une énumération de ces lésions qui sont des faits accomplis et des conséquences de maladies, plutôt que des maladies réelles.

II. Il en est d'autres qui souvent n'ont pas encore parcouru toutes leurs périodes lorsque l'enfant vient au monde. Telles sont :

1° Des inflammations diverses : pneumonie, pleurésie, entérite, péritonite; 2° des hydropisies : hydrocéphale, hydrothorax, ascite, anasarque; 3° des hémorrhagies; 4° des convulsions; 5° des fièvres continues et notamment la variole et la rougeole; 6° la fièvre intermittente; 7° des maladies organiques, telles que les tubercules et le rachitisme; 8° les entozoaires; 9° diverses formes de la syphilis; 10° enfin des maladies chirurgicales : contusions, plaies, fractures, luxations, hernies et même amputations spontanées. Plusieurs de ces maladies peuvent déterminer la mort prématurée du fœtus.

Ainsi donc, la vie intra-utérine, si différente qu'elle soit de la vie à l'air libre, ne met pas le fœtus à l'abri des maladies qu'il pourra contracter après sa naissance. Le degré peu avancé de son organisation donne, il est vrai, aux lésions des conséquences toutes particulières sous le point {de vue du développement ultérieur; mais ici encore l'analogie existe entre le fœtus et le jeune enfant; car des arrêts de développement peuvent être constatés après la naissance, et il n'est pas de médecin qui n'ait eu l'occasion de voir la croissance d'un membre arrêtée ou retardée par le fait d'une maladie ou d'un accident.

III. La naissance, cette période de transition si rapide, n'est pas exempte de dangers ni de maladies qui lui soient propres. La plupart sont sous la dépendance de la parturition. La mort est fréquente par le fait même de l'accouchement; elle est souvent simulée par ces états de morts apparente connus sous les noms assez impropres d'*apoplexie*, et d'*asphyxie* des *nouveau-nés*. On voit aussi les diverses hémorrhagies, et surtout le céphalæmatome; puis les luxations, les fractures, la paralysie faciale, etc.

B. *Première époque de transition.* La plupart des maladies qui se développent peu après la naissance trouvent leur raison d'être dans la faiblesse des organes, dans leur imperfection, dans les entraves apportées à leur libre jeu, dans les changements nombreux et rapides que détermine dans chacun d'eux leur mise en action, et enfin dans les conditions extérieures plus ou moins favorables à l'entretien de la vie.

Les maladies propres à cette époque transitoire sont surtout :

L'établissement incomplet de la respiration (atelectasis), les hémorrhagies, l'érysipèle ombilical, la péritonite, l'entérite, l'ictère, le sclérème, la gangrène des extrémités, les coliques ou tranchées, le muguet, le coryza, l'ophthalmie purulente, la syphilis, l'hypertrophie du thymus.

En outre, le spasme de la glotte, les convulsions toniques ou cloniques et les catarrhes ne sont pas rares à cet âge et lui sont communs avec la période suivante, c'est-à-dire avec le temps de la première dentition.

C. *Première dentition.* On a longtemps attribué à l'évolution de
l'appareil dentaire la plupart des maladies du jeune âge; aujourd'hui
cette idée encore populaire commence à s'effacer de l'esprit des médecins. Bien qu'il soit démontré que cette période de la vie est pleine
de dangers par le fait même de la dentition, on sait qu'un petit nombre
de maladies seulement se développent sous son influence.

Mais il n'est pas moins vrai que cette période de l'enfance est féconde
en actes morbides qui, sans dépendre directement de la dentition, s'y
rattachent cependant. L'activité du travail physiologique met alors
l'enfant dans un état notable de susceptibilité maladive. Il y a en effet
une plus grande facilité au développement des maladies chez un enfant
souffrant que chez celui qui est en pleine santé.

Le sevrage est, à nos yeux, une cause plus puissante de maladies
que la dentition·

Si la prudence ne guide pas la mère dans le choix de la nouvelle
nourriture, si elle ne saisit pas le moment le plus opportun pour faire
ce changement d'alimentation, une profonde perturbation dans la
santé de l'enfant sera la conséquence de son défaut d'expérience.

Aussi ne sera-t-on pas étonné que, sous la double influence de la
dentition et du sevrage, les maladies de l'appareil digestif, les aphthes,
la stomatite, la diarrhée, les entérites aiguës et chroniques, l'invagination, soient si fréquentes; mais ces maladies ne sont pas les seules :
les gourmes, les affections convulsives diverses essentielles ou sympathiques, la méningite simple, les catarrhes laryngés, trachéaux,
bronchiques, et la broncho-pneumonie, se présentent souvent aussi à
l'observation. Le rachitisme n'est pas rare; la tuberculisation commence à paraître, mais c'est principalement dans les âges suivants
qu'elle atteint son maximum de fréquence.

D. *Seconde époque de transition.* Quelques affections sont presque
spéciales à l'âge de deux à six ans : telles sont la stomatite ulcéro-
membraneuse, l'angine couenneuse, la laryngite spasmodique, le
croup, la coqueluche, les oreillons, la gangrène de la bouche, les
vers intestinaux, le favus, l'impétigo du cuir chevelu, la tuberculisation, les fièvres éruptives et les maladies qui en dérivent.

E. *Seconde dentition.* Ces deux dernières espèces sont aussi assez
fréquentes de sept à quinze ans; alors on rencontre plus spécialement la pneumonie lobaire, le rhumatisme, la pleurésie, la péricardite, les inflammations primitives du tube digestif, la méningite simple,
la chorée et la fièvre typhoïde.

L'énumération rapide et incomplète qui précède a eu pour seul but de faire voir quelles sont les maladies les plus habituelles et pour ainsi dire spéciales aux diverses périodes de l'enfance.

En général, plus l'enfant est jeune, plus fréquentes sont les affections qui résultent d'une organisation faible et incomplète. Dans l'âge plus avancé, au contraire, elles se rapprochent davantage de celles de l'adulte.

S'il est utile d'étudier l'influence que l'âge exerce sur la production des maladies, il est difficile de trouver dans cette étude les éléments d'une classification. Le classement philosophique et méthodique des maladies ne peut être basé que sur la triple considération de leur siége, de leur forme, et de leur nature :

1° *Du siége.* Quel est l'organe ou la partie solide ou liquide du corps qui est malade ? ou bien aucun organe n'est-il spécialement atteint ?

2° *De la forme anatomique et symptomatique*, c'est-à-dire quelle est l'espèce de lésion dont l'organe est atteint ; ou bien n'existe-t-il aucune lésion appréciable, et alors quels sont les troubles fonctionnels ?

3° *De la nature.* Quelle est la modification de l'économie inappréciable à nos sens, inconnue dans son essence et dans son siége, qui, effet ou cause, accompagne les lésions matérielles (scrofule, rhumatisme, état inflammatoire, etc.)? ou bien la maladie est-elle toute locale, et cette modification de l'économie entière n'existe-t-elle pas?

Pour que notre opinion à cet égard soit nettement posée et bien comprise, nous devons y insister.

Nous l'avons dit ailleurs, la nature est avare de causes et prodigue de résultats. Si l'on applique ce principe à la pathologie et en particulier à la classification, on est forcement amené à n'admettre que deux grandes classes de maladies : les *maladies locales*, les *maladies générales*.

Les premières sont le résultat, circonscrit à un organe, d'une cause qui elle-même a agi localement et directement. Dans ce cas, la maladie succède en général rapidement à la cause qui l'a engendrée.

Les dernières, de toutes les plus nombreuses, sont la conséquence d'une perturbation de la santé à laquelle participent également les solides et les liquides, et qui est produite par une cause unique, une modification, inappréciable dans son essence, de la force régulatrice qui maintient l'harmonie fonctionnelle ; de cette force, à laquelle on a donné le nom de *force vitale*, et qui gouverne la machine humaine par l'intermédiaire du système nerveux.

Une fois que l'homme a été soumis à l'influence des causes morbifiques, il naît en lui un état particulier de l'économie auquel il est quelquefois originellement prédisposé, qui peut rester en puissance pendant un temps plus ou moins long, et que la cause la plus légère suffit à faire éclater au dehors. On ne peut mieux comparer l'homme chez lequel cet état n'a pas produit d'acte morbide, qu'à un malade empoisonné. Sans doute, si le poison est violent ou pris en grande dose, ses effets sont immédiats; mais si l'agent toxique a été pris en petites doses souvent répétées, il pénètre lentement l'organisme; pendant quelque temps l'intoxication reste latente, puis elle passe à l'état actif par gradation insensible ou par transition brusque. C'est ce que l'on voit, par exemple, dans la syphilis, dans les empoisonnements saturnins et alcooliques.

Ces altérations de la santé générale, dont nous ignorons l'essence, mais dont nous voyons tous les jours les résultats, ont été désignées sous les noms d'*affections* si elles sont transitoires, de *diathèses* si elles sont permanentes.

Elles constituent la nature des maladies; et les maladies elles-mêmes sont l'ensemble des lésions anatomiques et des troubles fonctionnels.

Toute classification qui ne s'appuie pas sur les trois considérations de la nature, de la forme et du siége des maladies, est incomplète et fausse : on peut seulement préférer l'une à l'autre pour point de départ. La classification par organes est sans doute la plus simple, peut-être la plus commode, et elle a une utilité pratique réelle. Mais il ne faut pas de longues réflexions pour se convaincre que cette base est, scientifiquement parlant, secondaire, que s'il est utile d'indiquer comment des affections de nature et d'espèces très diverses revêtent quelques caractères analogues en se rapprochant par la communauté du siége, il est plus important d'embrasser l'ensemble étiologique, pathologique et thérapeutique d'une seule et même affection, pour établir ensuite les différences pratiques résultant de l'organe qu'elle occupe.

Sans entrer plus avant dans cette discussion, qui serait mieux placée dans un traité de pathologie générale, nous pouvons dire que le classement des maladies par nature est celui qui satisfait le mieux notre esprit. Prenant pour exemple l'affection scrofuleuse, et remarquant que les formes morbides par lesquelles elle se manifeste sont surtout des phlegmasies et des tuberculisations, qui peuvent avoir pour siége presque tous les organes de l'économie, nous voudrions étudier d'une manière générale l'affection scrofuleuse et ses manifestations, puis la considération du siége nous servirait pour l'étude des détails. Il en serait de même pour le catarrhe, le rhumatisme, l'inflammation, etc.

Mais nous reconnaissons que la science n'est pas encore assez avancée pour qu'on puisse suivre cette voie : la plupart des médecins confondent encore (partiellement au moins) les maladies catarrhales, rhumatismales, diphthériques avec les inflammatoires; beaucoup veulent qu'on sépare la diathèse tuberculeuse de la diathèse scrofuleuse. Nous ignorons en outre la nature réelle d'un grand nombre de maladies dont nous connaissons plus ou moins bien le siége et la forme, etc.

Cette ignorance, jointe à la multiplicité des recherches anatomiques faites dans ces dernières années, et aux préoccupations systématiques d'un grand nombre de médecins, a produit une étrange confusion entre la forme et la nature des maladies, et rend aujourd'hui tout à fait impossible une classification régulière basée exclusivement sur l'un ou l'autres de ces principes. Toutes celles des auteurs modernes portent la trace de cette confusion qui disparaîtra peut-être un jour, mais qui a été l'origine d'une foule d'idées fausses contre lesquelles on voudrait vainement lutter.

Dans l'impossibilité de suivre dès à présent la seule voie qui nous paraisse vraiment logique, travaillant d'ailleurs sur un terrain beau-coup plus restreint que les pathologistes qui embrassent l'ensemble de la science, et désirant seulement tracer un cadre dans lequel puissent se grouper les faits particuliers que nous avons recueillis, nous nous croyons justifiés de conserver en grande partie la classifica-tion adoptée dans notre première édition. Elle est fondée sur la na-ture et la forme confondues des maladies, et, en seconde ligne, sur leur siége.

Nous décrirons donc successivemement les *phlegmasies*, les *hydro-pisies*, les *hémorrhagies*, les *gangrènes*, les *névroses*, les *maladies géné-rales aiguës spécifiques*, les *tuberculisations*, les *entozoaires*.

Toutes les maladies qui rentrent dans ces huit classes offrent une lésion locale ou des symptômes locaux que nous avons pris pour point de départ de nos divisions secondaires. Nous pouvions suivre l'ordre par tissus, par appareils ou par régions. La classification par tissus est plus scientifique, et prête à des remarques intéressantes ; mais nous la croyons peu utile pour l'application au lit du malade. La division par appareils est plus physiologique que celle par régions. Cette der-nière est peut-être plus pratique ; mais toutes deux nous ont paru avoir l'inconvénient soit de séparer des maladies qu'il est utile d'étu-dier l'une après l'autre, soit d'en rapprocher d'autres qui n'ont entre elles que peu de rapports.

Nous avons donc cru devoir suivre un ordre mixte, qui se rapproche plus de celui par régions que de celui par appareils. Ainsi, dans cha-cune des huit classes, nous étudions les maladies : 1° de l'encéphale et du rachis ; 2° dés fosses nasales, de la bouche et du cou ; 3° de la poitrine ; 4° de l'abdomen ; 5° des organes externes, tels que la peau, les articulations, les parties génitales, les oreilles, etc. Les maladies de chaque organe feront le sujet d'un chapitre dans chacune de ces sections. Nous savons que cette division n'est pas à l'abri de tout re-proche ; mais elle nous a paru tout à la fois commode et utile, parce qu'elle nous a permis de rapprocher quelques maladies que toute autre classification nous aurait forcé de séparer. Nous donnons ci-près (pages 16-17) le plan de notre ouvrage, afin que l'on puisse en saisir l'ensemble d'un seul coup d'œil.

Nous n'avons pas besoin d'expliquer ce tableau ; les détails dans lesquels nous sommes entrés suffisent pour le faire comprendre.

En adoptant la classification par nature de maladies, nous avons cependant pensé que quelques personnes trouveraient plus commode de parcourir notre ouvrage en suivant uniquement l'ordre des régions ; aussi trouvera-t-on à la fin du troisième volume un tableau analogue à celui-ci, mais déposé par ordre d'organes, avec le renvoi au volume et à la page où se trouvent décrites leurs maladies.

	ENCÉPHALE. — RACHIS.	NEZ. — BOUCHE. — COU.	POITRINE.	ABDOMEN.	ORGANES EXTERNES.
CATARRHES. **PHLEGMASIES,** etc.	**A. Encéphale.** Méningite. Congestion cérébrale. Encéphalite. Ramollissement du cerveau. Induration du cerveau. Phlébite des sinus. **B. Rachis.** Méningite. Ramollissement de la moelle. Induration.	**A. Nez.** Coryza catarrhal. Coryza pseudo-membraneux. Coryza inflammatoire. **B. Bouche.** Stomatite ulcéro-membraneuse. Aphthes. Muguet. Dentition. **C. Pharynx.** Pharyngite érythémateuse. Hypertrophie des amygdales. Abcès rétropharyngiens. Pharyngite pseudo-membraneuse. **D. Larynx.** Laryngite pseudo-membraneuse. Laryngite spasmodique. Laryngite érythémateuse aiguë. Laryngite chronique. Laryngite sous-muqueuse.	**A. Voies respiratoires.** I. *Maladies catarrhales.* Trachéo-bronchite. Bronchite suffocante. Broncho-pneumonie aiguë. Broncho-pneumonie cachectique. Bronchite chronique. II. *Maladies inflammatoires.* Pneumonie. Pleurésie. III. *Maladies diverses.* Bronchite pseudo-membraneuse chronique. Emphysème. Pneumo-thorax. **B. Voies circulatoires.** Péricardite. Endocardite aiguë. Concrétions polypiformes. Maladies organiques du cœur.	**A. Tube gastro-intestinal.** I. *Maladies catarrhales.* Fièvre catarrhale gastro-intestinale. Embarras gastrique. Catarrhe chronique de l'estomac. Catarrhe et phlegmasies catarrhales aiguës des intestins. Catarrhe et phlegmasies catarrhales chroniques des intestins. Catarrhe et entérite cholériformes. Catarrhe et entérite ataxiques. II. *Maladies catarrhales douleuses.* Entérite typhoïde. Dysenterie. III. *Maladies non catarrhales.* Gastrite grave. Gastro-entérite. Invagination. **B. Annexes du tube digestif.** Péritonite. Hépatite. **C. Organes urinaires.** Néphrite, etc. Pyélite calculeuse. Maladie de Bright.	**A. Peau.** Impétigo. Eczéma. Favus. Roséole. Érysipèle. Sclérème. **B. Articulations.** Rhumatisme articulaire. **C. Oreilles.** Otite. **D. Organes externes de la génération.** Inflammation des organes génitaux.

	ENCÉPHALE. — RACHIS.	NEZ. — BOUCHE. — COU.	POITRINE.	ABDOMEN.	ORGANES EXTERNES.
HYDROPISIES.	Hydrocéphalie.	OEdème du larynx.	OEdème du poumon. Hydrothorax. Hydropéricarde.	Ascite.	Anasarque.
HÉMORRHAGIES.	Hémorrhagies céphaliques. Hémorrhagies rachidiennes.	Épistaxis.	Hémorrhagies pulmonaires. Hémorrhagies pleurales.	Hémorrhagies gastro-intestinales. Hémorrhagies rénales.	Purpura.
GANGRÈNES.		Gangrène de la bouche. Gangrène du pharynx.	Gangrène des bronches. Gangrène du poumon. Gangrène de la plèvre.		Gangrène de la peau et des parties génitales externes.
NÉVROSES.	Convulsions. Chorée. Contracture. Paralysie.	Spasme de la glotte.			
MALADIES GÉNÉRALES AIGUES SPÉCIFIQUES.		Oreillons.	Coqueluche.	Fièvre typhoïde.	Vaccine. Variole. Scarlatine. Rougeole.
TUBERCULISATIONS.	Tuberculisation méningée. Tuberculisation cérébrale. Tuberculisation latente des centres nerveux. Tuberculisation des os du crâne.	Laryngite tuberculeuse.	Tuberculisation des ganglions bronchiques. Tuberculisation des poumons. Tuberculisation des plèvres. Tuberculisation du péricarde.	Tuberculisation du péritoine. Tuberculisation des ganglions mésentériques. Tuberculisation de l'estomac et des intestins. Tuberculisation du foie. Tuberculisation des reins. Tuberculisation de la rate. Vers intestinaux.	
ENTOZOAIRES.					

ARTICLE III.

INFLUENCE EXERCÉE PAR LE JEUNE AGE SUR LES LÉSIONS ANATOMIQUES.

Les lésions anatomiques des organes sont d'ordinaire identiques ou analogues chez les enfants et chez les adultes ; mais les cas dans lesquels la mort survient sans que l'ouverture du cadavre révèle aucune altération, sont peut-être plus fréquents dans l'enfance qu'à tout autre âge. Il en est de même de ceux dans lesquels la lésion peu étendue et peu profonde ne rend pas un compte suffisant de la terminaison funeste. Ainsi on voit des enfants succomber après avoir eu des diarrhées abondantes et continues, ou présenter des symptômes nerveux graves, tandis que les intestins et le système encéphalo-rachidien paraissent à l'état normal ou sont trop peu malades pour expliquer la violence des symptômes. Ces cas sont les analogues de ceux plus nombreux encore où une maladie parcourt ses périodes et se termine heureusement, sans qu'on puisse affirmer qu'aucun organe ait été réellement lésé. Telles sont certaines affections bâtardes et sans nom, les fièvres éphémères si fréquentes, les diarrhées catarrhales, la plupart des névroses, etc. L'explication des faits de cette nature n'a rien de spécial à l'enfance. Elle appartient à la pathologie de tous les âges et soulève des questions de doctrine que nous ne devons pas aborder ici. Peut-être, cependant, faut-il chercher la cause de la fréquence des faits de cette nature dans la facilité et la rapidité avec lesquelles tout l'organisme ressent l'influence des moindres actions exercées sur lui et réagit contre elles.

Cette extrême impressionnabilité organique peut rendre compte de la fréquence des altérations anatomiques aiguës, comparée au petit nombre des altérations chroniques. En effet, les tubercules, quelques inflammations de la peau et des intestins, l'hydrocéphalie et le rachitisme, sont presque les seules lésions à marche lente ; et même le tubercule, expression anatomique de la plus fréquente des diathèses, revêt bien plus souvent la forme miliaire chez l'enfant que chez l'adulte.

Les lésions aiguës marchent avec une grande rapidité ; elles sont quelquefois foudroyantes, et la maladie se termine sans que l'altération de l'organe ait eu le temps de parcourir toutes ses phases.

Enfin, il est bien rare que l'ouverture du corps ne montre de lésions que dans un seul organe ; presque toujours, en effet, plusieurs sont simultanément atteints de maladies, soit de même espèce, soit d'espèce différente.

Ainsi les principaux caractères des altérations des organes sont :

Le petit nombre des espèces de lésions chroniques ;

La fréquence des lésions aiguës ;

Leur développement rapide ;

Leur terminaison prompte ;

Leur tendance à ne pas parcourir toutes leurs périodes ;

Leur dissémination dans plusieurs organes à la fois.

La plupart de ces caractères sont facilement expliqués par les considérations physiologiques ci-dessus émises. En effet, de la faiblesse de l'organe résulte son peu de résistance à l'action des causes morbifiques ; de l'activité vitale dont il est doué résulte la marche rapide des lésions organiques. La prédominance du travail de composition fait comprendre pourquoi elles tendent à ne pas parcourir les périodes de désorganisation habituelles aux autres âges. Enfin, l'unité vitale, la facilité de la réaction, expliquent le nombre et la dissémination des lésions.

Les détails minutieux d'anatomie pathologique n'ont pas une importance bien réelle pour le praticien. Qu'il ait une notion précise sur l'altération du tissu, qu'il connaisse son siége habituel et quelques autres particularités, c'est là, en général, tout ce qui lui est nécessaire pour les applications thérapeutiques. Mais une étude plus approfondie est utile lorsqu'on veut établir les rapports exacts des symptômes et des lésions, lorsqu'on veut tirer quelques conséquences théoriques, et mettre la science médicale au niveau des autres sciences naturelles. Nous avons donc cru devoir profiter de la position dans laquelle nous nous sommes trouvés pour tracer les descriptions anatomiques avec tout le soin possible, sans nuire à l'exposé des autres parties plus pratiques de notre sujet ; nous avons pu ainsi confirmer les recherches de nos devanciers, mieux préciser certaines descriptions, et faire connaître des détails qui nous ont paru nouveaux ou intéressants.

Ceux de nos lecteurs qui n'attachent que peu d'importance à cette portion de la pathologie pourront laisser de côté ou se contenter de parcourir les pages qui lui sont destinées, sans qu'il en résulte aucune obscurité pour la lecture des articles suivants.

ARTICLE IV.

INFLUENCE EXERCÉE PAR LE JEUNE AGE SUR LES SYMPTÔMES, LA MARCHE ET
LA DURÉE DES MALADIES.

Les symptômes locaux par lesquels se révèlent les altérations des organes sont loin d'être toujours en rapport avec elles. Ce fait qui n'est pas rare dans l'âge adulte, est bien plus fréquent dans l'enfance. En effet, à côté des cas cités plus haut où des symptômes existent sans lésion adéquate des organes, il en est d'autres dans lesquels certains symptômes importants manquent là où l'on trouve des lésions notables. On voit, en effet, des fièvres éruptives sans prodromes, des pneumonies sans toux, des lésions intenses des intestins sans douleurs ou avec peu de diarrhée, des altérations cérébrales graves aiguës ou chroniques que rien ne faisait soupçonner. Les faits de cette nature paraissent en contradiction avec l'idée que nous avons émise sur la facilité de la réaction dans l'enfance; aussi faut-il dire qu'on les rencontre presque uniquement lorsque la maladie est secondaire et cachectique, c'est-à-dire lorsque la force vitale est déprimée, lorsqu'enfin l'enfant a pris quelques-uns des caractères physiologiques de la vieillesse. Nous aurons bientôt l'occasion d'insister sur ce curieux phénomène.

Mais tant que les tendances physiologiques normales existent, les rapports entre les lésions des organes et les symptômes locaux sont bien plus exacts qu'entre ceux-ci et les symptômes généraux ou réactionnels. Ici, en effet, la rapidité des phénomènes, leur intensité et leur caractère trompeur sont remarquables : vous verrez un enfant bien portant être pris tout à coup d'un accès de fièvre intense, accompagné d'agitation extrême, de délire, d'assoupissement ou de convulsions, et cet appareil effrayant de symptômes subitement développés disparaîtra de même; dès le lendemain l'enfant sera presque revenu à son état normal, tandis que dans d'autres cas ces mêmes symptômes, qui semblent indiquer une maladie cérébrale, marqueront le début d'une pneumonie ou d'une fièvre éruptive.

Ailleurs, vous verrez l'enfant, qui s'est couché à peine un peu enrhumé, être éveillé au milieu de la nuit par un violent accès de suffocation, et cet accident, en apparence formidable, se terminera par une laryngo-trachéite des plus légères.

Les maladies aiguës de l'enfant sont remarquables par la fréquence des symptômes nerveux, par l'irrégularité et l'inattendu dans la marche, par l'apparence grave des symptômes réactionnels, par une sorte de rayonnement du mal sur un grand nombre d'organes et de fonctions.

Ces caractères spéciaux de la réaction dans les maladies sont évidemment sous la dépendance de l'activité vitale qui domine tout l'organisme, de l'impressionnabilité extrême et de l'action aussi vive qu'inégale du système nerveux. Une maladie insignifiante par son peu d'étendue et de gravité excite dans toute l'économie un trouble pareil à celui que peut déterminer une affection aiguë et sérieuse. Cet incendie soudain s'éteint avec autant de rapidité qu'il a pris naissance, et se termine par le retour à la santé ou par la mort; car la faiblesse des organes et la mobilité du système nerveux ne permettent pas la continuité de pareilles secousses.

Il est remarquable de voir avec quelle facilité un état tout local peut disséminer son influence sur les organes les plus éloignés : ainsi tout le monde sait que le travail de la dentition peut non-seulement s'accompagner d'une inflammation de la bouche, mais encore réagir sur les intestins, sur le système nerveux, et mêmes sur les voies respiratoires.

Quelque violents que soient les phénomènes réactionnels, les modifications de température ne présentent pas de différences notables dans les maladies de l'enfance et de l'âge de l'adulte; c'est là du moins la conséquence générale de l'intéressant travail du docteur H. Roger (1).

Un phénomène habituel dans les maladies des enfants est la *croissance* rapide et exagérée. Elle est considérable dans les affections fébriles un peu prolongées. On dirait que le travail morbide surexcite l'activité vitale et double l'énergie avec laquelle se fait l'accroissement. Ce phénomène, réellement maladif par sa rapidité, est loin d'être indifférent; les organes n'ont pas assez de force, et la nature ne leur fournit pas assez de matériaux pour qu'ils obéissent à ce surcroît d'excitation sans en souffrir. Aussi n'est-il pas étonnant qu'il y ait là une cause de douleurs, d'amaigrissement, d'affaiblissement, surajoutée à toutes les autres, et que l'enfant ait souvent de la peine à y résister.

La plupart des considérations qui précèdent concernent surtout les affections aiguës qui sont, en effet, les plus fréquentes. Les maladies chroniques sont bien plus rares et moins variées. Mais ici ennore on retrouve quelquefois le caractère d'acuité que nous avons déjà signalé. Ainsi les maladies qui sont d'ordinaire chroniques ont bien plus fréquemment que chez l'adulte une marche rapide. La tuberculisation aiguë n'est pas rare, et présente quelquefois les symptômes d'une fièvre continue analogue, à certains égards, à la fièvre typhoïde et aux fièvres éruptives. Enfin, quand la maladie marche chroniquement, son allure est encore souvent plus vive que chez l'adulte, et sa durée moins longue. Cette remarque est particulièrement vraie pour la tuberculisation.

L'indocilité de l'enfant, les obstacles qu'il oppose à l'examen, l'impossibilité où il se trouve souvent de faire connaître ses sensations, joints aux caractères trompeurs de ses maladies, rendent le diagnostic très difficile, surtout au début.

Les médecins des adultes, habitués à causer avec leurs malades et à recevoir de leur bouche des indications presque toujours suffisantes pour diriger leur attention vers l'organe souffrant, sont souvent étonnés et déroutés lorsqu'il s'agit d'un enfant, soit par la nécessité de marcher sans direction préalable à la recherche des symptômes extérieurs, soit par la nature de ces symptômes eux-mêmes. Il est donc indispensable que le praticien apprenne à saisir les nuances délicates qui font soupçonner si des symptômes graves annoncent une affection sérieuse ou légère. Cela est d'autant plus nécessaire que, pour un assez grand nombre de maladies, il existe un rapport inverse entre leur gravité réelle et leur gravité apparente : témoin, d'un côté, le croup et la méningite tuberculeuse; de l'autre, la laryngite spasmodique et la fièvre éphémère. Il faut aussi que le médecin puisse déter-

<hr>

(1) *Archives générales de médecine*, 1844-45.

miner si la souffrance d'un organe n'est pas le résultat de la lésion
d'un organe éloigné. Il faut qu'il sache distinguer de toutes les autres
maladies les prodromes des fièvres éruptives, ou reconnaître s'il s'agit
seulement de ces malaises sans nom si fréquents dans le jeune âge.
La connaissance de tous ces détails exige une grande habitude, un
savoir étendu et une attention soutenue.

Le soin tout particulier que nous avons mis dans la rédaction de
nos articles de séméiologie et de diagnostic aidera nos jeunes confrères
à surmonter une partie de ces difficultés. Mais pour leur faciliter ce
travail, nous donnerons bientôt quelques considérations sur la manière dont ils doivent procéder à l'examen des enfants malades et sur
le parti qu'ils peuvent tirer de cet examen.

Malgré les détails que nous ajouterons à ceux dans lesquels nous
venons d'entrer, nous ne pouvons pas nous flatter d'avoir levé tous
les obstacles qui s'opposent à ce que le médecin puisse arriver à la
connaissance exacte de la maladie; aussi dans les cas embarrassants
il devra appeler l'étiologie à son aide.

En effet, pour toutes les maladies, la connaissance de l'âge; pour
les maladies chroniques, celle de l'hérédité, du tempérament et de
l'hygiène; pour les maladies aiguës, des notions précises sur la contagion, sur l'épidémie et sur l'influence saisonnière, sont le plus souvent indispensables pour apprécier ce diagnostic. Bien souvent, il nous
est arrivé de trouver dans l'âge, dans l'hérédité et dans les renseignements fournis par l'ensemble des maladies observées dans un temps
donné, la clef du problème que l'examen le plus attentif de tous les
organes et de toutes les fonctions nous avait refusée.

D'après ces vues d'ensemble sur la symptomatologie, on doit comprendre quelle importance nous avons dû attacher à son étude. Elle
est, en effet, la pierre fondamentale du diagnostic; et la thérapeutique ne serait souvent qu'un danger de plus en l'absence d'un diagnostic certain.

Nous avons consacré trois articles à la *symptomatologie.*

Dans le premier, nous avons étudié chaque symptôme en particulier, et nous nous sommes livrés à des développements étendus sur
ses caractères, sa fréquence, son époque d'apparition et de disparition, sur sa valeur diagnostique et pronostique, sur ses rapports avec
les autres symptômes et avec l'anatomie pathologique, sur les différences qu'il offre suivant la forme de la maladie et l'époque à
laquelle elle est arrivée. Cet article, comme le précédent, ne devra
pas toujours être lu en son entier. C'est une sorte de dictionnaire à
consulter, nécessaire au médecin qui voudra connaître à fond la
maladie dont il s'occupe, il sera utile au praticien qui désirera
s'éclairer sur la valeur d'un symptôme en particulier, ou qui, au lit
du malade, se trouvera embarrassé par quelque phénomène insolite
ou irrégulier.

Nous avons destiné l'article suivant à tracer le *tableau de la maladie*, c'est-à-dire à présenter l'ensemble que forment les symptômes par leur réunion et leur enchaînement. Nous avons pensé que cet article était de la plus grande utilité pour le praticien qui a besoin de voir d'un coup d'œil rapide le tableau complet de l'affection contre laquelle il doit diriger un traitement, et qui n'a pas le temps d'en faire une étude approfondie; aussi avons-nous mis tous nos soins à sa composition, en insistant particulièrement sur cette vérité si importante, que la même maladie se présente sous plusieurs formes très différentes les unes des autres. Nous sommes convaincus, en effet, que dans la médecine de l'enfance, plus que dans celle de l'adulte, il faut que l'indication thérapeutique soit tirée de l'état général autant que de l'altération des organes.

Nous avons donc exposé en détail les diverses formes symptomatiques sous lesquelles se présente la même affection, et c'est dans l'article intitulé *tableau, formes, marche, durée,* que l'on trouvera surtout réunies et opposées les unes aux autres les distinctions que nous nous serons contentés d'indiquer dans les articles précédents. Ainsi nous mettrons en relief, autant que chaque sujet pourra s'y prêter, les différences que présente la maladie, suivant qu'elle est primitive ou secondaire, aiguë, chronique ou cachectique; selon qu'elle suit une marche régulière ou anormale.

L'utilité de ce tableau synthétique l'emporte sur les inconvénients qu'entraînent les répétitions qu'il nécessite. D'une part, en effet, l'analyse des symptômes serait tout à fait insuffisante pour donner une idée de l'ensemble et de la marche de la maladie ; et, d'autre part, le tableau auquel on se borne souvent ne saurait comprendre assez de détails pour fournir des renseignements suffisants sur les irrégularités et les exceptions.

Dans un dernier article, nous avons étudié le *diagnostic*, et exposé les différences souvent difficiles à saisir qui séparent les maladies dont plusieurs caractères offrent une similitude trompeuse.

ARTICLE V.

INFLUENCE EXERCÉE PAR LE JEUNE AGE SUR LA SIMPLICITÉ ET LA COMPLICATION DES MALADIES.

Les maladies graves des enfants, à l'hôpital surtout, sont assez rarement simples, c'est-à-dire que si elles se développent pendant le cours de la bonne santé, il n'est pas ordinaire de les voir parcourir leurs périodes sans qu'aucune autre leur succède et aggrave le pronostic. Bien souvent même cette première complication en crée une seconde, et toutes ces affections successives constituent une série non interrompue d'états morbides dont la mort est le dernier terme. D'autres fois ces maladies, au lieu de se succéder, prennent naissance avant la terminaison de celle qui a ouvert la marche, et il résulte de leur coexistence un mélange de symptômes inextricables au premier abord.

Les considérations qui se rattachent à ce sujet nous ont paru assez importantes pour que nous en ayons fait l'une des bases principales de notre travail sur chacune des maladies.

Nous insisterons donc sur quelques propositions générales qui nous paraissent dignes d'attention, parce qu'elles donnent la clef d'une partie des phénomènes propres à la pathologie de l'enfance.

Plus l'enfant est âgé, plus forte est sa constitution, plus il est probable que la maladie dont il est atteint restera simple. Cette probabilité augmentera beaucoup s'il est entouré des soins hygiéniques les plus judicieux, s'il appartient à des parents aisés, s'il ne vit pas au milieu de l'encombrement et de toutes les causes débilitantes qu'entraîne la pauvreté.

Les conditions contraires favorisent le développement des maladies secondaires : ainsi le très jeune âge, la débilité constitutionnelle ou acquise, la malpropreté, la mauvaise nourriture habituelle, l'encombrement, le séjour dans les hôpitaux, la pauvreté en un mot, sont autant de circonstances au milieu desquelles on voit naître ces interminables séries de maladies qui, se succédant les unes aux autres, sont si fréquemment suivies de la mort. A ces causes se joignent la qualité contagieuse de certaines affections et la tendance naturelle qu'ont plusieurs autres à ne pas rester simples.

L'étude attentive de ces faits conduit aux remarques suivantes :

Il est des maladies qui se développent presque exclusivement dans le cours de la bonne santé, c'est-à-dire qu'on ne les voit jamais ou presque jamais survenir comme complications de maladies préexistantes. Ces affections sont en petit nombre; la fièvre typhoïde est la plus importante de toutes.

D'autres au contraire, et celles-là sont plus nombreuses, sont à peu près constamment la conséquence d'un état morbide antérieur : telles sont les gangrènes diverses, la plupart des hydropisies.

Enfin, la plus grande partie, c'est-à-dire les phlegmasies, quelques névroses, les fièvres éruptives, la tuberculisation, naissent tantôt pendant la bonne santé, tantôt pendant le cours ou à la suite d'une autre affection. De là cette division très naturelle et très importante des maladies en primitives et en secondaires, que nous avons les premiers introduite dans la pathologie de l'enfance.

Or, il y a un enchaînement, une sorte de loi dans la succession de ces états morbides; on observe, pour ainsi dire, comme en physique, des attractions et des répulsions; en se compliquant, certaines maladies s'aggravent et d'autres se guérissent : preuve évidente de l'influence réciproque qu'elles exercent.

Quelques mots seulement sur cet intéressant sujet.

1° Chez les enfants comme chez les adultes, il existe des diathèses. Mais il est remarquable que dans le jeuné âge elles se distinguent par la diffusion de leurs actes morbides. En sorte que loin de concentrer leur action sur un seul organe, elles la disséminent sur plusieurs simultanément ou successivement; de là, on le comprend, une série nombreuse de complications. La diathèse tuberculeuse est le type du genre ; tout le monde sait, en effet, aujourd'hui, que chez les enfants les tuberculisations générales sont beaucoup plus nombreuses que les tuberculisations locales. Nous en dirons autant de la diathèse catarrhale. Rarement les phlegmasies qui en sont la conséquence restent isolées : un enfant atteint de coryza prend bientôt une bronchite, puis une pneumonie ; à cette pneumonie succède une entérite, ou réciproquement. En un mot, les inflammations catarrhales se succèdent avec la plus grande facilité, ou mieux, s'appelant pour ainsi dire, elles marchent simultanément.

Les névroses présentent un phénomène analogue, et s'il y a sympathie, il y a sans doute aussi quelque chose de diathésique dans ces faits de convulsions alternant avec la paralysie essentielle; de spasme de la glotte coïncidant avec la contracture des extrémités, etc.

2° Certaines affections ont naturellement des manifestations organiques multiples et d'espèce diverse: telles, par exemple, les fièvres éruptives et la fièvre typhoïde. Les maladies qui les compliquent habituellement sont aussi multiples et de diverse nature.

Tantôt c'est une exagération de la fluxion que la fièvre détermine dans les organes, c'est ainsi que la rougeole se complique si fréquemment de bronchite ou de pneumonie, la scarlatine d'angine, et la variole d'abcès sous-cutanés.

Tantôt les complications paraissent dépendre de l'altération du sang qui, comme la fluxion sur les organes, est un des phénomènes de la fièvre : telles sont les hémorrhagies, les gangrènes.

Tantôt, enfin, la complication est spéciale à la fièvre elle-même, et paraît dépendre de sa nature intime sans que nous puissions saisir le lien qui les unit : ainsi la parotide dans la fièvre typhoïde, les douleurs articulaires et l'albuminurie dans la scarlatine.

3° D'autres fois entre la maladie qui précède et celle qui suit on ne saurait trouver aucun rapport de nature, mais la première est comme une sorte d'épine qui sollicite localement le développement de la complication.

Ainsi le tubercule détermine la phlegmasie de l'organe au sein duquel il s'est développé; l'inflammation, de son côté, peut être le stimulant local qui sollicite le premier dépôt du tubercule chez un enfant prédisposé. Dans les cas de ce genre, la maladie secondaire se développe là où s'exerce l'action locale de l'affection primitive, et elle peut être indépendante d'une diathèse.

4° Dans les cas précédents il y a un rapport assez évident de nature,

de forme ou de siége, entre les maladies qui se compliquent. Il en est
d'autres dans lesquels ces rapports n'existent plus. Ainsi lorsqu'une
ou plusieurs maladies successives ont profondément débilité l'organisme, il peut survenir une maladie nouvelle qui est sous la dépendance de l'affaiblissement de la constitution : telles les hydropisies,
les hémorrhagies, les gangrènes venant à la suite de certaines inflammations.

5° Enfin deux maladies peuvent se réunir ou se succéder par une
simple coïncidence et par le fait seul de l'action simultanée de plusieurs causes.

La distinction des maladies en *primitives* et en *secondaires* est tout
à fait justifiée par les différences considérables qu'elles présentent
dans leurs caractères anatomiques, symptomatiques, et pronostiques,
et dans le traitement qu'elles exigent. En effet, les maladies qui s'en-
chevêtrent, si l'on peut dire, les unes dans les autres, exercent une
influence réciproque et se modifient mutuellement.

Par exemple, tous les médecins connaissent aujourd'hui l'intervalle
qui sépare les pneumomies lobaire et lobulaire. La différence entre
ces maladies qui, d'après le nom, semble n'être qu'anatomique, se
retrouve dans les symptômes, dans le diagnostic, dans la marche,
dans les causes, dans le traitement. Si bien que l'on peut dire qu'il
n'y a de commun entre elles que le nom de pneumonie et que le fait
d'une inflammation. Or, le point de départ presque unique de toute
cette différence est l'état de santé dans lequel l'enfant se trouvait au
moment du début de l'inflammation ; la pneumonie lobulaire est
presque toujours, pour ne pas dire toujours, secondaire à un catarrhe
simple ou compliqué ; la pneumonie lobulaire est presque constamment primitive.

De même pour la laryngite pseudo-membraneuse: la toux rauque,
le sifflement laryngé, l'altération de la voix, l'accès de suffocation, si
apparents dans la maladie primitive, n'existent plus ou bien ont perdu
leur caractère spécial quand elle est secondaire.

Les maladies primitives aiguës ont une allure plus décidée, plus
nette, s'accompagnent d'une réaction plus franche, plus violente, et,
si elles restent simples, se terminent par un retour plus rapide à la
santé que les maladies secondaires; elles ont, en un mot, au plus haut
degré, les caractères indiqués plus haut, et qui marchent de concert
avec l'état physiologique dont ils sont la conséquence. Si la maladie
primitive aiguë est compliquée d'une autre affection, elle conserve le
plus ordinairement sa marche naturelle. Mais il peut arriver qu'elle
en dévie dans le cas où la complication survient pendant la période
croissante. Ainsi, les fièvres éruptives deviennent anormales lorsqu'elles se compliquent d'une autre maladie avant d'arriver à leur période d'état.

Les maladies secondaires sont en général plus insidieuses, moins facilement reconnaissables, plus graves que les primitives, et prolongent plus longtemps l'état maladif. C'est qu'alors, en effet, les organes naturellement faibles sont encore débilités, que la force vitale qui les anime a reçu aussi une atteinte et a perdu une partie de son énergie; de là moins d'intensité dans la réaction , moins de rapidité dans les phénomènes.

Cette modification des maladies aiguës est bien plus profonde et bien plus extraordinaire encore lorsque la débilitation de l'enfant est portée à un haut degré. Il arrive alors que les caractères généraux de ces maladies se confondent tout à fait avec ceux de certaines affections chroniques.

Les maladies aiguës qui revêtent cette forme *cachectique* sont presque spéciales aux plus jeunes enfants. L'influence de l'âge est si réelle que la cachexie, dans la première enfance surtout, est la conséquence essentielle et rapide non-seulement des affections secondaires, mais quelquefois aussi des primitives. Il en résulte une uniformité d'aspect que ne peuvent modifier les conditions plus ou moins favorables au milieu desquelles la maladie a pris naissance , et lors même que les enfants sont placés aux deux extrémités de l'échelle sociale, l'influence morbide ne tarde pas à produire des effets identiques. Cette égalité de l'enfant devant la maladie est beaucoup plus manifeste qu'elle ne l'est chez l'adulte, dont les organes offrent une résistance plus énergique aux causes de destruction. Dans les cas de cette nature, l'enfant est faible et affaissé dans son lit; ses yeux sont caves , sa peau sèche, terreuse et jaune, sa maigreur extrême; sa figure, couverte de rides, ressemble à celle d'un vieillard. On voit à peine se dessiner quelques saillies musculaires sous la peau sans vie et sans ressort. L'émaciation de la partie moyenne des membres donne aux extrémités articulaires une apparence de tuméfaction morbide; ou bien encore la figure est pâle, comme cireuse, œdématiée; la peau est flasque, mince et semble laisser passer la lumière; les extrémités sont infiltrées , les chairs molles , et en résumé l'enfant présente l'apparence de la cachexie la plus avancée. Si on le touche, la peau est froide; si l'on cherche son pouls, on a peine à le sentir, tant il est petit et filiforme; si on lui offre des aliments, quelque peu appétissants qu'ils soient , il les saisit sou - vent avec avidité. C'est alors surtout qu'est juste la comparaison de l'enfance et de la vieillesse, sur laquelle Guersant insistait avec raison.

Dans ce cas , en effet, les organes ont perdu tout ressort, toute ré - sistance. L'activité vitale est presque anéantie : l'enfant ne se développe pas, il végète, et, comme le vieillard, il s'incline vers la tombe par excès de débilité organique et vitale. L'énergie de la force destinée à l'accroissement est détruite ou au moins momentanément suspendue ; car on ne constate pas l'élongation du corps dont nous parlions naguère à propos des maladies fébriles. Bien plus, si cet état

persiste longtemps et si, par une exception heureuse, l'enfant vient à
guérir, il se passe des années pendant lesquelles il se développe avec
une lenteur extrême, conservant la taille, l'apparence d'un enfant
beaucoup plus jeune, état qui contraste avec l'aspect vieilli de son
visage.

Nous venons de parler des maladies qui s'aggravent en se compliquant; sous l'influence d'une attraction mutuelle, elles ont concouru
à un même résultat, la désorganisation. On conçoit que les complica-
tons de cette sorte soient fréquentes. Mais il est des cas beaucoup plus
rares où, par une simple coïncidence, deux maladies se réunissant sur
le même enfant, la seconde guérit la première ou bien en reçoit une
influence favorable. On peut quelquefois attribuer cet effet à une véritable dérivation : tel est le cas, par exemple, d'une pneumonie faisant disparaître une éruption du cuir chevelu. Mais cette explication
ne saurait être toujours invoquée. Ainsi l'un de nous, dans son mémoire sur la rougeole, a cité des exemples de maladies de la peau
guéries par cet exanthème, et il a attribué la guérison aux modifications qu'imprime à l'organisme la maladie générale elle-même. Nous
insisterons plus tard sur l'influence curative que la variole et la scarlatine paraissent quelquefois exercer sur la marche des tubercules;
nous citerons des observations de chorée, d'épilepsie, d'incontinence
d'urine, etc., s'amendant sous l'influence des fièvres éruptives; il
semblerait qu'on doive admettre dans les cas de ce genre une sorte
d'antagonisme entre ces affections de nature différente; antagonisme
qui n'est pas assez complet pour qu'elles ne puissent pas coexister
quelquefois, mais qui est suffisant pour que l'une diminue ou même
détruise l'autre. Cette idée paraît justifiée d'ailleurs par un fait qui
semble établir l'antagonisme à peu près complet de certaines affections. Ainsi, il est peu de maladies plus fréquentes chez les enfants
que les fièvres éruptives et la fièvre typhoïde. Il en est peu qui soient
plus sujettes à se compliquer d'autres affections; bien plus, les trois
fièvres éruptives coïncident quelquefois; et cependant nous n'avons
jamais vu réunies sur le même sujet la fièvre typhoïde et l'une ou
l'autre des trois pyrexies exanthématiques.

Résumons rapidement les considérations précédentes.

1° Les maladies des enfants sont rarement simples.

2° On doit les distinguer en primitives et en secondaires.

3° C'est surtout dans la nature même des états morbides qu'il faut
chercher les lois de complication des diverses maladies.

4° En l'absence de rapport de nature, la maladie primitive peut
jouer le rôle d'un irritant local pour donner naissance à la maladie
secondaire.

5° La complication peut dépendre de l'état général de débilité qui
succède à d'autres maladies; en sorte que le rapport est indirect entre
les maladies primitive et secondaire.

6° Lorsqu'il y a simple coïncidence entre deux maladies coexistantes, l'une peut guérir ou atténuer l'autre.

7° Il est probable qu'il existe un véritable antagonisme de nature entre certains états morbides.

8° La même affection présente une physionomie toute différente, suivant qu'elle est primitive et consécutive.

9° Les maladies primitives sont aiguës ou chroniques; les maladies secondaires sont aiguës, ou cachectiques, ou chroniques.

10° L'état cachectique, qui imprime le cachet de la ressemblance aux maladies secondaires de toutes les périodes de l'enfance, est surtout fréquent dans le premier âge. A l'origine de la vie, il se manifeste avec une grande promptitude, et se montre même comme conséquence des maladies primitives très aiguës.

En présence de faits pareils, les complications méritaient une étude approfondie, et nous ne devions pas nous borner à une énumération sèche. et par là même presque sans valeur. Après avoir décrit chaque maladie, nous avons passé en revue toutes les affections qui peuvent survenir pendant son cours; nous avons parlé de leur époque d'apparition, de leur forme anatomique et surtout de leur forme symptomatique; de leur durée, de leur influence sur la maladie qu'elles compliquent, des modifications qu'elles éprouvent elles-mêmes, de la gravité qu'elles donnent à l'affection première, etc.

ARTICLE VI.

INFLUENCE EXERCÉE PAR LE JEUNE AGE SUR LA TERMINAISON DES MALADIES.

Après avoir lu les remarques générales qui précèdent, on comprendra aisément combien varie la terminaison des maladies.

Primitives, aiguës et simples, elles se terminent d'habitude par la guérison. On est quelquefois étonné de voir avec quelle rapidité une maladie grave, telle qu'une pneumonie, une fièvre éruptive, est suivie du retour à la santé. Chaque jour l'appétit, la force, la coloration de la vie, l'embonpoint, font des progrès visibles; en un mot, les longues convalescences ne sont pas habituelles au jeune âge, et le contraste est fréquent entre la violence de la maladie et la promptitude du retour à l'état normal.

Il est important de remarquer combien la guérison est facile dans les circonstances que nous indiquons. Si la maladie n'est pas de celles qui, par leur nature, entraînent nécessairement la mort, comme la tuberculisation des viscères; si elle se développe, pendant la bonne santé, chez un enfant bien constitué qui a dépassé la seconde année; si les conditions au milieu desquelles il est placé sont convenables et s'opposent au développement des complications; si son hérédité est favorable, il est remarquable de voir combien sont fréquents les cas de guérison. Il nous paraît même à peu près certain, en ne tenant compte que de faits comparables entre eux, qu'ils le sont plus que chez l'adulte. Nous savons qu'à cet égard il serait indispensable d'avoir une statistique bien faite, qui malheureusement n'existe pas ; mais notre opinion devient très probable, si l'on tient compte de la guérison habituelle de maladies qui, dans l'âge adulte, se terminent souvent d'une manière fâcheuse. Les fièvres éruptives, et notamment la rougeole, en sont des exemples. La fièvre typhoïde doit être rangée dans la même classe.

C'est qu'en effet l'énergie de la force vitale fournit à l'enfant d'inépuisables ressources contre l'influence délétère des maladies. Leur marche naturelle est la guérison.

Dans des cas heureusement plus rares, la terminaison par la mort est aussi foudroyante que le début du mal. Certaines bronchites suffocantes, quelques pneumonies, la péritonite, la méningite, l'hydrocéphale aiguë, le croup, les convulsions, causent parfois la mort avec une désolante rapidité, bien que l'enfant ait été atteint au milieu de la santé la plus florissante.

Ainsi donc, mort foudroyante mais rare, guérison habituelle et rapide, brièveté de la convalescence, tels sont les caractéres de la terminaison d'un bon nombre de maladies primitives aiguës.

Quelques affections chroniques ou subaiguës primitives qui se développent dans les mêmes circonstances se terminent aussi d'habitude par la guérison : la chorée est de ce nombre.

Mais pour peu qu'une maladie se prolonge au-delà de son terme ordinaire, si l'enfant a été antérieurement débilité par une mauvaise hygiène, ou se s'il ne trouve pas actuellement placé dans les conditions les plus favorables à la guérison, la tendance vers une heureuse terminaison est entravée par le développement des maladies secondaires. Dès lors, leur succession déprime rapidement l'énergie vitale, et la mort en est souvent la conséquence.

Si l'on joint à cette considération celle de la fréquence, si grande dans l'enfance, de maladies qui, à tous les âges, sont à peu près audessus des ressources de l'art (tuberculisation sous toutes les formes, gangrènes), on aura l'explication de cette effrayante mortalité qui, dans les hôpitaux surtout, décime les plus jeunes enfants.

Le pronostic des maladies des enfants nouveau-nés en particulier, déduit des observations recueillies à l'hôpital des Enfants-Trouvés, est d'une exactitude parfaite, en tant qu'il s'applique aux malades traités dans cet hospice. Mais on ne peut généraliser sur des faits de cette espèce sans oublier ces sages paroles de Baglivi : *Sub sole romano scripsi.* Plus on s'éloigne de la première enfance, plus les maladies de l'hôpital se rapprochent de celles de la ville ; mais encore est-il nécessaire, pour que les faits recueillis dans les asiles consacrés au traitement des maladies de la seconde enfance puissent être utilisés au profit de la pratique, d'établir une séparation bien tranchée entre les affections primitives et secondaires. Nous n'avons eu qu'à nous féliciter d'avoir tant insisté sur cette distinction capitale: elle nous a épargné bien des tâtonnements et des erreurs.

Ces remarques sur la terminaison des maladies nous ont engagés à ne pas nous borner, dans l'étude du pronostic, à établir si la maladie est grave ou légère, et indiquer approximativement la proportion de la mortalité ; nous avons eu soin d'insister sur la gravité de l'affection suivant ses formes, et de rappeler à quels signes on pouvait prévoir sa marche et ses complications futures, sa terminaison heureuse ou funeste dans un temps plus ou moins éloigné.

CHAPITRE III.

DE L'EXAMEN DES ENFANTS MALADES (1).

Les difficultés que présente l'examen clinique ne sont pas les mêmes aux diverses périodes de l'enfance. L'enfant qui a atteint et dépassé l'âge de six ou sept ans explique lui-même ses souffrances ; ses réponses sont en général nettes, précises, vraies. On n'y trouve pas ces divagations sans fin, ces théories singulières au milieu desquelles bien des adultes noient l'exposé des symptômes qu'ils éprouvent.

L'examen, à cet âge, peut donc le plus habituellement se rapprocher de celui qui est applicable à l'adulte.

Mais si l'enfant est trop jeune ou trop peu intelligent pour répondre et pour supporter patiemment l'ennui d'un long examen, il faut que le médecin sache comment il doit procéder pour arriver à la connaissance de la maladie. Comme le fait très justement remarquer le docteur Valleix, « trois circonstances principales rendent alors l'exploration clinique très difficile: l'absence de la parole, l'agitation souvent très violente que détermine l'exploration des organes, et les cris qui en sont la conséquence. »

L'enfant supplée à la parole par des moyens d'expression qui ont une signification réelle: l'observation et l'étude doivent apprendre au médecin la valeur de ce langage mimique, qui se manifeste par l'attitude et les mouvements, par la mobilité du facies, par les cris, par l'agitation ou le calme. Lorsque l'enfant manifeste ainsi ses besoins ou ses souffrances, l'observateur doit reconnaître si les modifications

(1) Dans le but de faciliter cet examen et de n'omettre aucune de ses particularités importantes, nous avons fait imprimer des feuilles d'observation dont on trouvera le modèle dans notre première édition. Pour la ville, nous nous sommes servis de feuilles composées de la même manière, mais d'une petite dimension.

de ce langage résultent d'une impression accidentelle et fugitive ou d'un état morbide proprement dit.

C'est surtout dans la médecine du jeune âge qu'il faut du coup d'œil. Le tact médical, cette qualité d'intuition rapide que l'on a traitée bien à tort de chimère, est indispensable au médecin des enfants. Il ne faut sans doute pas qu'il se laisse trop influencer par ses premières impressions et qu'il néglige les moyens que la science a mis à sa disposition pour arriver à la vérité. Mais, le praticien mûri par l'expérience ne nous le contestera pas, dans un cas douteux, c'est le coup d'œil qui fait pencher la balance. Le tact médical ne se donne pas, c'est une qualité innée. Aussi nous croyons peu utile la séméiologie fondée uniquement sur l'étude isolée des différents traits du visage ou des divers moyens d'expression : l'ensemble sert plus que les détails.

L'agitation et les cris modifient singulièrement certains symptômes, tels que le pouls, les inspirations, la coloration des téguments, l'expression de la figure ; ils s'opposent à l'examen de quelques organes, tandis qu'ils ne mettent aucun obstacle à d'autres parties de l'investigation pathologique. De là l'impossibilité absolue de suivre un ordre régulier anatomique ou physiologique dans la recherche des symptômes ; de là aussi la nécessité de suivre le conseil, sur lequel Valleix insiste avec tant de raison, et que nous n'avons jamais négligé, de faire l'examen de certains symptômes pendant les moments de sommeil ou de calme, et de réserver, pour un second temps, la recherche de ceux que l'agitation et les cris ne modifient pas, et qui peuvent être convenablement appréciés malgré eux.

Cette réserve une fois faite, nous n'attachons qu'une importance secondaire à l'ordre dans lequel l'étude des symptômes doit être entreprise : ou plutôt cet ordre ne doit pas être le même pour toutes les maladies. Il nous semble utile, surtout si l'enfant se prête facilement à l'examen, de commencer par l'étude des organes dont la souffrance est évidente au premier abord.

ARTICLE PREMIER.

EXAMEN DE LA SURFACE DU CORPS.

Les symptômes qu'il faut rechercher les premiers et qu'il est utile de comparer pendant la veille et pendant le sommeil, sont ceux que fournissent les moyens d'expression sur lesquels nous venons d'insister. On doit s'efforcer de ne pas agiter le petit malade. Si à l'approche du médecin l'enfant ne manifeste pas d'émotion par des cris, des pleurs, ou par la rougeur du visage, il faut examiner d'un coup d'œil l'expression générale du faciès, les traits particuliers qu'offrent les paupières, les narines, les lèvres, puis interroger immédiatement l'état du pouls et des mouvements respiratoires. Il faut redoubler de précau-

tions pour procéder à cette recherche. Valleix a insisté sur les efforts
que l'enfant fait souvent pour se débarrasser de la main qui veut maintenir son poignet, et sur les erreurs qui peuvent en résulter ; il a fait
voir avec raison qu'aucun des moyens qu'on veut employer pour le
calmer n'atteint ce but. Il indique la manière suivante comme la
meilleure : « Je saisis le moment où l'enfant est assoupi, je glisse légè-
» rement l'extrémité d'un doigt sur l'artère radiale : si l'enfant fait
» quelques mouvements, je les suis sans les contrarier ; ils cessent
» bientôt ; le sommeil n'est pas interrompu, et je puis compter le
» pouls même lorsqu'il est à un degré de petitesse extrême. » Si cependant l'enfant s'éveille et s'agite, il faut pour le moment renoncer
à l'exploration qui, dès lors, ne peut fournir que des résultats
erronés.

La connaissance de l'état de la circulation ne pourra être fruc-
tueuse pour le praticien que s'il a quelques notions sur le pouls
normal. Plusieurs pathologistes se sont occupés de cette étude. Leurs
recherches portent presque uniquement sur la fréquence des pulsations
et sur les circonstances qui peuvent la modifier pendant le cours de la
bonne santé. Les résultats obtenus ne concordent pas toujours, et il
faut en chercher la cause dans les soins plus ou moins minutieux
apportés par les auteurs à éviter les chances d'erreur, dans le nombre plus ou moins grand de leurs expériences, dans la manière dont
ils ont apprécié les résultats auxquels ils sont arrivés. Nous nous contenterons ici de donner le résumé des travaux qui nous inspirent le
plus de confiance, et, pour plus de détails, nous renvoyons le lecteur
aux mémoires originaux.

Voici un tableau qui résume les résultats assez disparates obtenus par les auteurs qui se sont récemment occupés de cette question.

Tableau du nombre des pulsations aux divers âges de l'enfance.

AGE.	MAXIMA.	MINIMA.	MOYENNE.	NOMS DES AUTEURS.
Moment de la naissance.	94	72	83	Lediberder.
4 minutes après la naissance.	208	140	160	*Id.*
Premier jour. . . . {	156	96	126	Jacquemier.
	160	100	123	Gorham.
4 à 20 heures. . . .	112	88	101	Farge (1).
1 à 8 jours. . . . . {	160	96	128	Gorham.
	140	76	106	Farge.
1 à 10 jours	180	80		Billard.
8 à 15 jours	124	104	112	Farge.
2 à 21 jours	104	76	87	Valleix.
			avec rectification	
			96 à 100	Valleix.
15 jours à 1 mois. . {	164	120	137	Trousseau (2).
	140	120	127	Farge.
1 à 2 mois . . . . . {	150	60		Billard.
	158	96	136	Trousseau.
2 à 3 mois	100	70		Billard.
2 à 6 mois	162	100	128	Trousseau.
6 mois à 1 an. . . .	140	100	113	*Id.*
5 mois à 2 ans . . .	158	100	130	Gorham.
7 mois à 31 mois. .	140	106	126	Valleix.
Id. avec rectification.	130	115		Valleix.
1 an à 21 mois . . .	140	96	118	Trousseau.
3 à 5 ans.	110	72	98	Rilliet et Barthez (3)
6 à 10 ans.	104	64	84	*Id.* (4).
11 à 15 ans.	80	60	70	*Id.* (5).

(1) Thèse inaugurale, juin 1847. Dans cette thèse, utile à consulter, l'auteur a soigneusement expliqué les circonstances au milieu desquelles il a pris ses observations ; et il a étudié l'influence exercée sur le pouls par l'âge, la saison, la température, l'heure du jour, le sexe, la position, le sommeil, la veille, la digestion.

(2) Nous avons préféré les chiffres de la seconde catégorie établie par M. Trousseau, comme étant les plus exacts d'après sa propre affirmation.

(3) Résultat de l'examen de 7 enfants : 4 filles, 3 garçons.

(4) Résultat de l'examen de 16 enfants : 4 filles, 12 garçons.

(5) Résultat de l'examen de 9 garçons. Les enfants de ces trois séries, tous bien portants, ont été examinés dans l'état de veille, pendant un moment de repos et de calme, dans le décubitus horizontal. Nous avons omis de tenir compte des autres circonstances qui peuvent modifier le pouls.

Ce tableau fait voir que le nombre des pulsations varie beaucoup chez les enfants du même âge (1), et montre, par conséquent, l'inutilité des moyennes pour l'application pratique, si l'on n'y joint pas la connaissance des maxima et des minima ; et encore cette connaissance n'est utile que dans des limites assez restreintes, parce que les chiffres extrêmes sont en général exceptionnels, et parce qu'il est certain qu'un enfant peut avoir la fièvre avec un pouls qui ne dépasse pas les maxima. Le praticien doit, en conséquence, saisir toutes les occasions qui se présentent de constater l'état normal du pouls des enfants auxquels il est appelé à donner des soins ; dans le cas où il n'aurait pas pu le faire, les tableaux qui précèdent lui seront toujours de quelque utilité.

Plusieurs circonstances peuvent faire varier le pouls de l'enfant ; elles ont été bien étudiées par M. Trousseau et surtout par M. Farge et par M. Valleix ; le travail de ce dernier auteur sera toujours consulté avec fruit. Nous donnons quelques conclusions sur ce sujet :

L'élévation de la température accélère constamment le pouls d'une quantité notable par chaque degré.

Le travail digestif augmente le nombre des pulsations.

Il en est de même du moindre mouvement, de l'impatience, d'une émotion quelconque. M. le docteur Bouchut estime que cette accélération chez l'enfant à la mamelle peut être portée à 15, 30 et même 40 pulsations.

Le pouls des petites filles est notablement plus fréquent que celui des garçons. D'après M. Trousseau, cette influence ne se fait sentir qu'à partir du troisième mois.

Pendant le sommeil, le pouls diminue sensiblement de fréquence. La différence peut être de 16 à 20. (Trousseau.)

Enfin le docteur Guy affirme que le pouls diminue de fréquence du matin au soir.

Dans l'état de veille, le pouls est régulier, tranquille ; sa plénitude et sa force, toutes circonstances égales, sont d'autant plus marquées que l'enfant est plus âgé.

Quelques enfants très bien portants ont habituellement le pouls irrégulier en force et en vitesse. Cette particularité est très importante à connaître ; il nous est arrivé plusieurs fois d'être inquiétés par ce symptôme, quand il coïncidait avec un de ces dérangements fonctionnels innominés qui font craindre une affection cérébrale. C'est surtout pour les cas de cette espèce que la connaissance des caractères et du nombre des pulsations artérielles dans l'état de santé est utile.

Il faut profiter du moment où l'on étudie le pouls, pour s'assurer de l'élévation de la température à la surface extérieure du corps. Dans l'état normal, la peau fine et douce donne la sensation d'une chaleur

(1) M. Valleix, plus que tout autre, a restreint l'étendue de ces variations. Le soin avec lequel ce savant pathologiste a recherché les causes qui influent sur le pouls nous fait attacher une grande valeur aux résultats auxquels il est arrivé.

agréable. La température moyenne du corps est de 30°,08, de un à sept jours; de 37°,21, de quatre mois à quatorze ans (1). M. H. Roger a démontré : « Que l'enfant naissant perd constamment quelques degrés de chaleur, mais que le lendemain de la naissance la température a pris son niveau physiologique. Il a fait voir que l'exercice des fonctions, tant qu'il reste normal, n'entraîne, pour la température, que des modifications presque insignifiantes, et enfin, que les diverses parties du corps facilement accessibles au thermomètre ont une température un peu différente. Pour la fixité et l'élévation comparée de cette température, elles peuvent être rangées dans l'ordre suivant : aisselle, abdomen, bouche, plis du coude, mains et pieds. »

Il est certain que les enfants, surtout les plus jeunes, résistent difficilement à l'abaissement de la température; et que, si l'on n'a pas soin d'entretenir sur toutes les parties du corps une chaleur suffisante, les extrémités deviennent violettes, froides, gonflées, les lèvres bleuâtres, les paupières cernées, la figure pâle. Lorsque dans de telles circonstances le pouls est fréquent et s'approche des maxima, on peut avoir quelque peine à décider si cet état est véritablement morbide. La connaissance antérieure du nombre des pulsations et l'examen des autres organes donnent alors les indications nécessaires. Il est rarement utile au praticien de se servir du thermomètre pour s'assurer de la température de la peau. L'application de la main doit suffire, et il faut savoir rectifier par le jugement les sensations trompeuses qu'elle donne. On attendra pour toucher le petit malade que la main ait pris une température moyenne, celle à peu près du milieu environnant. Cette précaution, convenable pour éviter à l'enfant la sensation désagréable du froid, permettra de constater si sa chaleur est naturelle ou bien exagérée, âcre et mordicante, si sa peau est sèche, moite, ou couverte de sueurs, etc.

On peut aussi à ce moment mettre l'enfant à nu et parcourir la surface extérieure du corps; cet examen a pour but de vérifier l'état de la peau, du tronc et des membres; de constater l'anasarque et les éruptions, de palper le ventre, d'en reconnaître la forme, et aussi d'examiner la manière dont s'exécutent les mouvements respiratoires. Car, ainsi que le remarque très justement M. Bouchut, dans le plus jeune âge la respiration est plus abdominale que thoracique.

ARTICLE II.

EXAMEN DE LA TÊTE.

L'examen doit porter sur l'extérieur de la tête aussi bien que sur les symptômes cérébraux proprement dits : l'examen extérieur permettra de constater les éruptions du cuir chevelu et la forme du crâne.

______

(1) Henri Roger, *De la température chez les enfants* (*Archives générales de médecine*, 1844-45).

Forme normale de la tête. — Chez le jeune enfant, le crâne est volumineux, comparé à la figure et au reste du corps. Les progrès de l'âge, et surtout le développement des arcades dentaires, font disparaître ce défaut de proportion. En outre, les membres et le tronc prenant alors un accroissement plus rapide, la tête entière paraît comparativement moins volumineuse.

Le crâne présente de nombreuses variétés de forme et de diamètre. Nous avons fait quelques recherches sur les dimensions de la tête ; mais nous nous abstenons d'en faire mention ici, parce que les cheveux, d'abondance variable chez chaque individu, sont nécessairement une cause d'erreur. Toutes les fois, en effet, que nous avons mesuré comparativement la tête pendant la vie et après la mort, en ayant le soin de couper les cheveux, la différence a été considérable. Avant l'ossification des fontanelles, la tête est assez arrondie, bien que les bosses frontales, et surtout les pariétales, fassent une saillie plus grande qu'à une époque plus avancée de la vie. Toutefois les différences dans la forme et les saillies du crâne sont assez peu nombreuses pour que nous ne trouvions aucun intérêt à les détailler ici.

Déformations de la tête. — Il est certaines maladies qui font perdre à la tête des enfants, surtout des plus jeunes, sa forme et son volume normal : ce sont les épanchements et le rachitisme. Nous dirons seulement quelques mots de la dernière de ces maladies. Lorsque les os du crâne deviennent rachitiques, ils s'épaississent ; leur tissu, plus mou, plus spongieux, s'infiltre d'une grande quantité de liquide sanguinolent et se laisse facilement couper par le scalpel ou même rayer par l'ongle.

L'épaississement est ordinairement plus marqué aux bosses pariétales et frontales qu'à toute autre partie de la voûte crânienne, et très souvent on peut voir qu'il occupe surtout la face externe de l'os ; en sorte qu'on dirait une éminence largement aplatie surajoutée aux bosses naturelles. Alors, en promenant le doigt à la surface, même à travers le cuir chevelu, on sent parfaitement l'endroit où l'os commence à s'épaissir. D'autres fois, la limite n'est pas aussi tranchée, et le doigt ne perçoit pas d'inégalités qui puissent lui faire reconnaître l'altération des os.

Le rachitisme peut occuper une partie ou la totalité de la boîte crânienne. Dans le premier cas, on voit saillir une ou plusieurs des bosses pariétales ou frontales, et il en résulte des déformations irrégulières de la tête ; ses deux côtés sont inégaux, l'un étant porté en avant ou en dehors, tandis que l'autre paraît aplati, ou bien le front semble faire une saillie extraordinaire aux dépens des parties latérales de la tête ; d'autres fois, au contraire, ce sont celles-ci qui prédominent. Ailleurs, la tête a subi une ampliation générale ; elle s'est régulièrement dilatée dans tous les sens, et, au premier abord, on ne saurait distinguer cet état de celui qui résulte de l'hydrocéphalie.

La fréquence des symptômes cérébraux et leur importance doivent engager le praticien à les constater et à les étudier avec soin. Quelques-uns sont difficiles à reconnaître et à apprécier, soit parce que l'âge des enfants les empêche de rendre compte de leurs sensations, soit en raison de la difficulté même de l'examen.

Il est, par exemple, souvent difficile de s'assurer de l'existence de la céphalalgie. Dans certains cas, nous avons pu la reconnaître lorsque les enfants portaient fréquemment leur main au même endroit de la tête. Nous n'avons jamais constaté les bourdonnements, les vertiges, que dans les cas où les enfants les accusaient eux-mêmes.

Les effets de certains corps odorants ne suffisent pas toujours pour prouver la conservation de l'odorat; il faut encore que l'enfant puisse indiquer la nature de substance qu'on lui fait respirer; car la sensibilité tactile peut être conservée dans les fosses nasales, tandis que l'odorat est perdu.

ARTICLE III.

EXAMEN DE LA BOUCHE ET DE LA GORGE.

Cet examen offre parfois des difficultés très réelles en raison de l'indocilité des petits malades qui se refusent à ouvrir la bouche. Le plus ordinairement il suffit, pour vaincre cet obstacle, de leur serrer les narines, et même, chez les plus jeunes, d'appuyer légèrement le doigt sur le menton. Le besoin de respirer ou la contrariété leur fait largement ouvrir la bouche, et l'on peut profiter de ce moment pour faire un examen rapide et même pour introduire le manche d'une petite cuiller qui sert à déprimer la langue, et à mettre en vue toute l'arrière-gorge.

Ce moyen ne suffit pas toujours; quelques enfants serrent obstinément les mâchoires, et bien qu'on leur ferme les narines, ils respirent pendant quelque temps à travers l'intervalle des dents. Puis, exécutant des mouvements brusques et violents de la tête et du corps, ils repoussent les mains qui les maintiennent incomplétement emprisonnés, déplacent le manche de la cuiller, profitent de cet intervalle de liberté pour faire une longue inspiration, et, serrant de nouveau les mâchoires, ils restent vainqueurs dans cette lutte prolongée.

Il est des cas cependant où il est absolument indispensable de connaître l'état de la gorge et même d'y porter des caustiques; d'un autre côté, il est utile de ne pas faire trop durer ces luttes, fatigantes pour les petits malades, pénibles pour les parents, inquiétantes même pour le médecin. Ainsi il nous est arrivé plusieurs fois de craindre l'imminence d'une crise convulsive ou d'un état asphyxique, surtout chez les plus jeunes enfants qui restaient violets et apnéiques après l'ouverture forcée de la bouche : une profonde inspiration faisait tout rentrer dans l'ordre.

Dans les cas où l'indocilité de l'enfant apporte un sérieux obstacle à

l'examen, il est nécessaire d'envelopper tout le corps d'un drap passé
sous le menton et ramené en arrière, de manière à empêcher les mouvements brusques des membres et du tronc. Puis on maintient la tête immobile et l'on renouvelle la manœuvre qui consiste à fermer les narines
d'une main et à appuyer de l'autre le manche d'une cuiller sur l'extrémité libre des dents ; en attendant ainsi le moment forcé d'une inspiration, on réussit presque toujours à introduire l'instrument. Dès lors, la
partie est gagnée, la pression sur la base de la langue suffisant pour forcer l'enfant à écarter les mâchoires. Nous pouvons affirmer qu'en procédant de cette manière, nous avons presque constamment réussi chez
les enfants âgés de moins de six ans, qu'elle qu'ait été leur obstination.

Chez les plus jeunes malades, l'examen de la bouche n'est complet
que si l'on a eu le soin d'y introduire le doigt. On juge ainsi la chaleur
et le degré d'humidité de la muqueuse buccale ; on constate l'énergie
plus ou moins grande avec laquelle l'enfant exerce le mouvement de
succion, ou de mâchonnement, ou bien encore la douleur qu'il
éprouve et qui lui fait écarter les mâchoires en poussant des cris.

Ces cris eux-mêmes sont un symptôme précieux. Mais il faut, avec
Valleix, distinguer ceux qui sont provoqués et ceux qui sont spontanés ; il faut aussi, avec Billard, séparer le cri proprement dit de la
reprise. Ces deux temps de la respiration peuvent présenter chacun
des modifications particulières.

ARTICLE IV.

EXAMEN DE LA POITRINE.

De la respiration. — L'étude de la respiration offre plus d'une difficulté, quand on veut reconnaître le nombre et les caractères des
mouvements respiratoires, la forme et les dimensions de la poitrine, la
nature des bruits normaux que révèle l'oreille appliquée sur le thorax.

Nombre des mouvements inspiratoires. — Depuis l'âge de sept mois
jusqu'à deux ans et demi le nombre des inspirations varie de 24 à 36
par minute, et en moyenne de 30 à 32 (Valleix) ; de deux à cinq ans,
nous avons compté de 20 à 32 mouvements respiratoires par minute
pendant la veille et le calme ; de 20 à 28, à l'âge de six à dix ans ;
de 12 à 28 dans l'âge suivant. Quelques erreurs peu notables peuvent
exister dans les chiffres que nous donnons ici ; ils sont cependant assez
exacts pour pouvoir servir de guide. Les mouvements inspiratoires
sont réguliers, amples, se font sans bruit, et sont quelquefois coupés,
surtout pendant le sommeil, et chez les plus jeunes sujets, par des inspirations longues et profondes, par de véritables soupirs. En général,
les causes qui, pendant l'état de santé, influent sur l'accélération du
pouls, influent aussi, mais d'une manière moins manifeste, sur celle
des mouvements respiratoires. Chez les enfants à la mamelle et pendant la veille, l'aspect de la respiration est tout à fait différent : « Elle

était calme (1), soudain elle devient intermittente, elle s'accélère, se précipite même ; puis arrive un temps d'arrêt, et tout revient à l'état normal. Ces modifications se répètent mille fois par jour ; elles semblent résulter d'une émotion intérieure agréable, traduite par l'expansion des traits et par le sourire, ou d'une distraction causée par les objets extérieurs, car l'enfant reste attentif bouche béante, l'haleine suspendue, et il se dédommage bientôt en précipitant sa respiration. Ces modifications se produisent d'une manière encore bien plus prononcée au moment des cris et des sanglots causés par la souffrance et la colère. »

Forme normale du thorax et de l'abdomen. — La poitrine des enfants, plus ou moins bombée ou aplatie en avant, va en augmentant de dimension de haut en bas, et en s'arrondissant de manière à se continuer presque sans limites avec l'abdomen ; la clavicule, les côtes et les apophyses épineuses font une saillie proportionnée à la maigreur. Il en résulte que la cage thoracique a une forme assez régulièrement conoïde, plus aplatie à la partie postérieure qu'à l'antérieure. Mais cette disposition, qui est très apparente à partir de l'âge de six ans, est différente dans la période de la vie qui précède.

En raison de l'embonpoint plus considérable, ou bien parce que les os et les muscles sont moins accusés, les saillies sont peu prononcées à la surface du thorax, qui est ainsi plus égal. Cependant sa forme est loin d'être régulière : un peu au-dessous du mamelon, il existe le plus ordinairement une dépression circulaire qui, partant de l'appendice xiphoïde, se porte transversalement jusque sur les parties latérales du thorax ; au-dessous, les fausses côtes se relèvent pour former la partie supérieure de la cavité abdominale. Cette dépression des côtes répond aux attaches du diaphragme : elle est le commencement d'une disposition analogue, mais bien plus prononcée, que présente la poitrine des rachitiques, et elle dépend de la souplesse des côtes ou plutôt de leurs cartilages. Le mécanisme par lequel elle se produit est le même que celui de la déformation de la poitrine chez les rachitiques. Cette disposition nous paraît être plus fréquente chez les enfants primitivement faibles que chez ceux dont la constitution est robuste. Ce n'est que lorsque les côtes ont pris, par les progrès de l'âge, une solidité plus considérable, qu'elles résistent suffisamment aux influences qui tendent à déformer la poitrine.

La dépression dont nous venons de parler, le soulèvement des fausses côtes à la base du thorax, l'étroitesse du petit bassin qui fait saillir tous les organes abdominaux, déterminent chez les plus petits enfants une opposition remarquable entre la poitrine et l'abdomen. Celui-ci, volumineux, globuleux, tendu par les gaz, paraît souvent en disproportion avec l'étroitesse du thorax : il ne faut pas s'en laisser imposer par cette disposition qui est normale, et croire avec beaucoup

---

(1) Bouchut, *loc. cit.*, p. 120.

de mères que les plus jeunes enfants sont atteints du carreau ou de toute autre maladie abdominale, parce que leur ventre est plus volumineux que celui des enfants d'un autre âge. C'est, en effet, seulement quelques années plus tard, que le bassin se développe, que les côtes deviennent solides, que le foie lui-même diminue proportionellement de volume, en sorte que les organes abdominaux supérieurs et inférieurs ne faisant aucune saillie, il n'existe plus de délimitation marquée entre la poitrine et l'abdomen.

Diamètres du thorax. — Après cet aperçu sur l'apparence extérieure des deux cavités splanchniques, nous ne croyons pas inutile de dire quelques mots sur les dimensions précises de la cage thoracique, en tenant compte de l'âge et de la taille des enfants. Désireux de ne pas allonger inutilement ce travail, nous donnons le résultat de nos recherches sans commentaires. Nous n'avons pas eu l'occasion de prendre les mesures suivantes chez des enfants âgés de moins de trois ans :

Tableau des diamètres de la poitrine aux différents âges (1).

	3 ans 1/2 à 5.	6 à 10 ans.	11 à 15 ans.
Longueur du sternum.	11 à 13cm.	12 à 15cm.	12,5 à 18cm
Longueur de la colonne dorsale. .	14 à 22	18 à 25,5	23 à 29
Espace intercoracoïdien	13,5 à 17	15 à 20	19,5 à 27
Diamètre sous-axillaire pendant l'expiration .	50 à 60 (2)	54 à 66,5	68 à 85
Diamètre sous-axillaire pendant l'inspiration.	50,5 à 60,5	55,5 à 67,5	69,5 à 86,5
Diamètre sous-mamelonien pendant l'expiration .	52 à 61 (3)	55 à 66	66 à 78
Diamètre sous-mamelonien pendant l'inspiration.	52,5 à 61,25	55,5 à 67	68 à 80
Taille	82 à 95	95 à 127	125 à 134

Les différents diamètres de la poitrine vont en croissant avec l'âge, quand on embrasse dans le même ensemble plusieurs années. Mais il n'en est plus ainsi quand on considère plusieurs enfants du même âge, comparés à ceux d'un autre âge; alors il est facile de reconnaître que les rapports entre les diverses mesures de la poitrine sont loin d'être les mêmes.

(1) Nous avons pris ces mesures sur 37 enfants bien portants et bien constitués. Nous avons mesuré leur poitrine en les faisant asseoir et en maintenant leur tête et leur tronc dans une rectitude convenable, de manière à n'avoir, autant que possible, aucune inclinaison en aucun sens, et une position identique. La longueur du sternum a été mesurée depuis la partie supérieure de cet os jusqu'à celle de l'appendice xiphoïde; la longueur de la colonne dorsale, depuis la septième vertèbre cervicale jusqu'à la douzième dorsale. Le diamètre sous-axillaire est la circonférence du thorax prise horizontalement au-dessous des aisselles, les bras étant rapprochés du corps. Le diamètre sous-mamelonien est la même circonférence prise au-dessous du mamelon.

(2) Une fois nous avons noté 40 chez un enfant de trois ans, très petit et très chétif, mais bien constitué.

(3) Nous avons noté 43 chez le même enfant, dont la taille n'était aussi que de 75 centimètres.

Nous rémārquons encore que le diamètré sous‑axillaire, moindre que le sous‑mamelonien chez les plus jeunes enfants, devient à peu près égal, puis plus considérable chez les plus âgés : cela dépend, d'une part, du développement des épaules chez ces derniers ; d'autre part, de ce que chez les plus jeunes la base du thorax est très évasée malgré la dépression sous‑mamelonienne. En effet, les fausses côtes soulevées par les organes abdominaux, éloignent la base du thorax de la colonne vertébrale, autant que peut le permettre le diaphragme.

Notre tableau montre encore que l'inspiration augmente le diamètre sous‑axillaire de 5 millimètres chez les plus jeunes enfants, de 15 chez les plus âgés. Toutefois ce chiffre est seulement le cas le plus fréquent, car, chez quelques‑uns des premiers, nous avons noté une augmentation de 1 centimètre et une de 2 centimètres chez plusieurs des autres.

Il est assez singulier de voir que l'augmentation n'est pas plus considérable pour le diamètre sous‑mamelonien que pour le sous‑axillaire, si ce n'est peut‑être chez les enfants plus âgés, où elle est plus habituellement, mais non toujours, de 2 centimètres.

Nous ajouterons, en outre, aux résultats fournis par ce tableau, qu'ayant mesuré comparativement les deux côtés de la poitrine, nous les avons trouvés égaux dans la grande majorité des cas ; dans un petit nombre cependant (trois fois sur trente‑sept), nous avons constaté 1 centimètre en plus du côté droit.

Enfin notre tableau montre que les diamètres de la poitrine vont en croissant comme la taille ; mais si nous avions présenté le détail de chaque observation, il eût été facile de voir qu'il n'y a que des rapports très éloignés entre la taille, la dimension de la poitrine et l'âge des enfants. Il est inutile d'insister sur ces faits connus de tout le monde.

Des déformations de la poitrine. — La poitrine des enfants peut subir des changements de forme dont il est utile de connaître la nature et les effets, parce qu'il en peut résulter des erreurs graves de diagnostic. Trois causes seulement peuvent, à notre connaissance, déterminer ces déformations : les maladies de la colonne épinière, le ramollissement rachitique des côtes, et les maladies de la plèvre. Il en résulte tantôt une ampliation anormale, tantôt un rétrécissement de l'un ou de l'autre côté du thorax. Nous parlerons ailleurs des effets exercés sur la cage thoracique par les maladies de la plèvre (voy. *Pleurésie*, *Pneumothorax*, *Tuberculisation de la plèvre*) ; mais n'ayant pas fait rentrer le rachitisme dans le cercle de nos études, nous consignons ici, vu l'importance du sujet, quelques recherches sur les déformations du thorax que cette maladie détermine. Les pages suivantes sont l'extrait d'un mémoire plus détaillé que nous avons publié dans le *Journal des connaissances médico‑chirurgicales* (avril et mai 1840). Elles doivent être considérées comme une sorte d'appendice à l'étude de la poitrine des enfants bien portants. En effet, on est souvent appelé à donner des soins à des sujets rachitiques affectés des mêmes maladies que les enfants dont la poitrine est bien conformée. Il est donc important de connaître ces nouvelles conditions physiologiques, afin d'apprécier les causes d'erreurs auxquelles elles peuvent donner naissance.

Lorsque la déformation rachitique du thorax est portée à un haut degré, le sternum, qui paraît fortement projeté en avant, est bombé, presque anguleux de haut en bas; immédiatement après lui, les cartilages se portent en arrière, comme s'ils allaient toucher la colonne vertébrale; de là résulte une dépression considérable des régions axillaires, qui sont rentrées et concaves.

Ce premier coup d'œil ne suffit pas pour saisir tout l'ensemble des difformités de la poitrine; on voit bientôt que sur les côtés du thorax il existe deux séries de nodosités qui répondent à l'union des cartilages et des côtes, en sorte qu'elles forment deux lignes qui, parties du haut du thorax en avant, se dirigent en bas et en dehors, de manière à circonscrire entre elles une sorte de carapace, soit arrondie, soit anguleuse, plus large à la partie inférieure qu'à la partie supérieure, formée par le sternum, qui est comme poussé en avant par les cartilages costaux. Ces saillies arrondies, mamelonnées, dépendant évidemment des os, sont plus considérables à la base de la poitrine; elles siégent à la partie la plus déprimée du thorax, ou un peu en avant, et semblent toucher les côtes du corps des vertèbres. Le rétrécissement existe dans presque toute la hauteur, depuis la deuxième ou troisième côte jusqu'au-dessous du mamelon; à ce niveau, les fausses côtes se relèvent et forment une saillie qui enveloppe la partie supérieure de l'abdomen; elles augmentent ainsi la dépression thoracique et ajoutent l'apparence à la réalité.

D'autre part, les viscères abdominaux, ne pouvant être déprimés par les parois molles qui les renferment, forment à l'extérieur un relief très évident. Le foie à droite, l'estomac à gauche, soulèvent les fausses côtes, mais presque toujours inégalement, en sorte que la poitrine paraît un peu déjetée, tantôt d'un côté, tantôt de l'autre. Le ballonnement des intestins, habituel au bas âge, complète la forme sphérique de l'abdomen; en sorte que le globe abdominal est comme coiffé par la partie inférieure de la poitrine qu'il dilate, tandis que la partie supérieure de cette dernière cavité reste déprimée : on dirait, s'il nous était permis de nous servir d'une comparaison aussi triviale, un de ces jouets d'enfant connu sous le nom de *poussah*.

Si l'on examine ensuite la poitrine à sa partie postérieure, on voit que toute cette portion du thorax est bien conformée, mais que le bas de la région dorsale présente une courbure qui s'étend sur toute la région lombaire, courbure unique à concavité antérieure, s'effaçant en grande partie lorsqu'on soulève l'enfant, ce qui fait supposer qu'elle est causée par l'affaissement des cartilages intermédiaires; courbure qui, diminuant ainsi la hauteur verticale de l'abdomen, contribue encore à lui donner la forme globuleuse que nous avons notée. Quelquefois cependant la poitrine présente en arrière une légère déformation qui ne tient pas au thorax lui-même: c'est une saillie de la région des omoplates due à l'épaississement rachitique de ces os, circonstance importante, et sur laquelle nous reviendrons bientôt.

La manière dont s'exécutent l'expansion et le rétrécissement de la cage osseuse donne lieu à une série de phénomènes des plus remarquables, qui peuvent expliquer la déformation de la poitrine.

En effet, pendant chaque inspiration, l'abdomen se gonfle considérablement; la poitrine, au contraire, se rétrécit de manière à exagérer la forme que nous avons décrite; le rétrécissement est surtout remarquable un peu au-dessous du mamelon : on dirait qu'une ceinture étrangle circulairement la poitrine et tend à refouler les organes abdominaux. Au-dessus de cette dépression circulaire, il s'en fait une autre verticale qui s'étend depuis le haut de la région axillaire en avant jusqu'au point où les fausses côtes se relèvent, et, dans toute cette étendue, les côtes s'affaissent comme les espaces intercostaux : le sternum seul est un peu chassé en avant et en haut.

Pendant l'expiration, au contraire, les phénomènes inverses ont lieu, et la poitrine revient à l'état que nous avons décrit plus haut.

A la région péricordiale, un autre phénomène frappe l'attention : les battements du cœur s'aperçoivent distinctement, non pas seulement à travers les espaces intercostaux, mais souvent les côtes elles-mêmes sont soulevées, comme si elles cédaient aussi facilement que les tissus membraneux qui les séparent.

Le tableau que nous venons de tracer de la conformation de la poitrine des jeunes rachitiques est celui d'un sujet chez lequel la déformation est arrivée à son summum de développement. Or, ce maximum est loin d'exister chez tous les enfants; on en voit même un assez grand nombre qui présentent seulement à l'union des cartilages et des côtes une saillie à peine apparente et souvent bien plus sensible au toucher qu'à la vue; chez ceux-ci la poitrine n'est pas déformée : à peine existe-t-il au-dessous du mamelon une légère dépression, semblable à celle que nous avons indiquée ci-dessus dans la description de la poitrine normale.

Mais entre ce premier degré et celui que nous avons décrit, tous les intermédiaires sont possibles, depuis la saillie la plus anguleuse du sternum jusqu'à un aplatissement assez considérable de la partie antérieure du thorax.

Quelquefois, en effet, bien que les nodosités chondro-costales existent, la poitrine est large en avant, peu saillante; les régions axillaires sont peu déprimées, ou bien encore la poitrine est très aplatie sur les côtés, et le sternum paraît arrondi, parce que les cartilages costaux suivent sa courbe pour former la carapace antérieure; on voit aussi la saillie anguleuse du sternum être transversale au lieu de verticale. Alors elle siége au niveau de l'appendice, et le sternum, se portant en avant depuis son bord supérieur jusqu'à son extrémité inférieure, se brise là tout à coup comme si une force quelconque avait forcé son appendice à se porter en arrière. La cause de cette brisure est la même que celle de la dépression circulaire, et nous expliquerons ainsi pourquoi, dans ce cas, le sternum n'est jamais coudé au niveau de l'union de la première pièce avec la deuxième, comme on l'observe quelquefois chez l'adulte.

La série des nodosités, au lieu d'être régulièrement croissante en volume de haut en bas, est parfois inégale et irrégulière; en sorte que la saillie la plus considérable repond aux premières côtes et aux côtes moyennes; on voit aussi plusieurs des saillies manquer; il arrive même que l'on n'en rencontre aucune : alors la dépression longitudinale de l'aisselle paraît considérable.

Plusieurs fois nous avons mesuré des poitrines ainsi déformées: jamais le ruban que nous avons employé n'a pu suivre d'une manière continue les parois thoraciques, toujours il formait un pont au niveau de la dépression axillaire.

Nos mesures, trop peu répétées pour que nous puissions en tirer une conclusion générale, nous ont cependant conduits à ce résultat, que la poitrine est déjetée à droite ou à gauche, et que presque toujours le côté droit offre sur le côté gauche une prédominance plus grande à la partie supérieure qu'à l'inférieure, de telle sorte que le diamètre sous-axillaire droit l'emporte de 2 centimètres sur le sous-axillaire gauche, et que le diamètre sous-mamelonien droit ne l'emporte que d'un centimètre sur le gauche. Enfin la mesure totale de la poitrine ne nous a pas donné une différence assez sensible pour que nous puissions affirmer que la circonférence d'une poitrine rachitique soit moindre que celle d'une poitrine à l'état sain. Bien que nous ne puissions pas considérer ce résultat comme positif, il nous prouve cependant que le rétrécissement inférieur est uniquement causé par le creux de la région axillaire, qui ne peut pas influer sur une mesure générale.

La description que nous venons de tracer n'a pu donner qu'une idée imparfaite des désordres qui existent soit dans la cage osseuse, soit dans les organes intérieurs. Ces désordres, bien que remarquables, n'entraînent cependant que rarement la mort du malade; presque toujours quelque affection thoracique ou intestinale vient joindre son action à celle de cette cause incessamment asphyxiante. On conçoit, en effet, qu'il faut alors une lésion bien peu étendue des organes respiratoires pour que l'hématose cesse d'être complète.

Cette déformation de la poitrine a pour effet constant de diminuer l'amplitude de la cavité thoracique et de déformer les organes qu'elle contient. Nous renvoyons, pour tous les détails sur ce sujet, au mémoire que nous avons publié dans le *Journal des connaissances médico-chirurgicales*.

Mécanisme physiologique de la déformation. — Il suffit de considérer avec attention la manière dont respire un enfant rachitique pour concevoir immédiatement le mécanisme et le vice de cette respiration.

L'étranglement circulaire de la base du thorax est évidemment causé par la contraction énergique du diaphragme agissant sur les côtes ramollies.

En effet, ce muscle, dans l'état sain, élève les côtes inférieures et les tourne en dehors au profit de l'inspiration. Mais ce double mouvement nécessite : 1° que les côtes trouvent un appui contre la colonne vertébrale ; 2° que l'articulation costo-vertébrale soit disposée de manière à déterminer le mouvement de rotation (1) ; 3° que le levier costal soit inflexible. Si cette dernière condition vient à manquer, le diaphragme agit sur les extrémités des côtes comme la corde sur les extrémités d'un arc flexible, et les rapproche ; de là la constriction de la base de la cage thoracique.

On pourrait croire que les autres muscles inspirateurs deviennent alors antagonistes du diaphragme ; car ils portent les côtes en dehors et en avant, et leur action est presque indépendante de la rigidité du levier costal, vu la position de leur point fixe. Mais comme ils s'insèrent tous au-dessus de la base de la poitrine, il reste un intervalle assez considérable entre les attaches de ces muscles dilatateurs et celles du diaphragme devenu constricteur. Alors ils exagèrent la déformation plutôt qu'ils ne la diminuent. Il n'est pas nécessaire d'admettre avec M. Rufz une diminution d'action de ces muscles devenus antagonistes. Les forces agissant également, mais en sens inverse, sur deux points éloignés d'un même levier, il suffit que ce levier ne soit pas rigide dans l'intervalle pour que sa déformation ait lieu.

Donc : 1° la poitrine est circulairement rétrécie à sa base par le diaphragme devenu constricteur, à cause du ramollissement des côtes.

2° Les côtes supérieures et le sternum sont maintenus en avant et en dehors par les autres muscles inspirateurs.

3° Les fausses côtes sont redressées au-dessous de la constriction circulaire, à cause de la résistance des organes abdominaux.

Mais ce mécanisme bien réel de la déformation thoracique ne suffit pas pour en expliquer toutes les particularités ; la dépression verticale, qu'on dirait produite par une force invisible et centripète, est évidemment indépendante de l'action du diaphragme, et ne peut mieux être comparée qu'à l'effet produit sur la soupape d'un soufflet, au moment où l'on en écarte les deux branches.

Il faut pour comprendre cette action, rappeler en quelques mots le mécanisme de la respiration.

La pression atmosphérique s'exerce en dehors de la poitrine, sur les parois costales ; en dedans, sur l'arbre bronchique, et se fait ainsi équilibre à elle-même. En même temps que cette puissance

____

(1) Bérard, *Cours de physiologie*, t. III, p. 242.

exerce cette double action, le poumon, par sa contractilité, tend à revenir sur lui - même, et en est empêché par la rigidité des côtes et l'impossibilité de fair le vide dans la cavité pleurale.

C'est donc, en un mot, dans la résistance de la paroi et dans la contractilité du poumon que réside la conservation de la forme de la poitrine, ou plutôt c'est dans le rapport qui existe entre ces deux forces.

Diminuez la solidité de la cage thoracique, à tel point qu'elle soit moindre que n'est la force de contractilité pulmonaire, et vous aurez une dépression aux points où la cage thoracique est plus faible.

C'est ce qui a lieu dans le cas dont nous parlons.

Augmentez la force de contraction pulmonaire, comme cela a lieu dans les épanchements pleurétiques qui ont carnifié le poumon, vous aurez encore, lors de la résorption de l'épanchement, une déformation de la poitrine.

D'où l'on voit que, dans ces cas en apparence si opposés, le mécanisme est le même : dérangement de rapport entre les deux forces qui tendent à produire le vide dans la cavité pleurale ; seulement, dans un cas, c'est la paroi qui est plus faible ; dans l'autre, c'est le poumon qui est plus fort.

En résumé, la déformation de la poitrine, chez les jeunes rachitiques, doit être attribuée à une seule cause, le défaut de consistance des parois costales, et la déformation se produit sous l'influence de deux agents :

1° La contractilité normale du tissu pulmonaire ;

2° La contraction normale des muscles inspirateurs.

Auscultation et percussion du thorax. — Les résultats fournis par l'auscultation et la percussion de la poitrine à l'état normal sont encore plus utiles à connaître que les dimensions de cette cavité.

Il n'est pas toujours facile de pratiquer l'auscultation des plus jeunes enfants. L'application de l'oreille, et à plus forte raison celle du stéthoscope, les contrarie ou les effraye. Ils exécutent alors des mouvements de torsion du tronc en poussant des cris incessants , en sorte qu'on est souvent obligé d'abandonner l'examen et de se contenter d'un résultat incomplet.

Quand l'auscultation est possible, voici les précautions que nous prenons pour la pratiquer. Si les enfants sont assez âgés, la position que l'on doit leur donner est la même que pour l'adulte ; s'ils sont plus jeunes, il est quelquefois utile de les faire tenir par une personne étrangère qui les porte à plat sur ses deux bras en appuyant sur son épaule, et, suivant le besoin, présente à l'oreille du médecin la partie antérieure ou postérieure.

Vous arrivons encore au même but en soulevant d'une main la poitrine de l'enfant, de manière que la tête et le bassin étant moins soutenus , la partie de la poitrine que nous voulons ausculter fasse une saillie sur laquelle l'oreille s'applique avec facilité.

On doit porter une attention toute spéciale sur la manière dont l'enfant respire, afin d'éviter l'erreur qui peut résulter des bruits qui se passent dans la gorge. Les détails dans lesquels nous sommes déjà

entrés à ce sujet sont applicables dans la plupart des cas d'auscultation. Il faut en outre profiter du moment où l'enfant pousse des
cris; quelquefois même il est utile de les solliciter, afin d'étudier leur
retentissement. Il est difficile, en effet, et souvent impossible, de faire
prononcer quelques mots à l'enfant pendant qu'on l'ausculte; le retentissement du cri remplace alors assez convenablement celui de la voix.

La percussion doit être pratiquée après l'auscultation et avec légèreté;
les coups trop violents ne donnent pas un résultat plus positif qu'une
percussion modérée, et font souffrir très inutilement les petits malades.

Auscultation et percussion des poumons. — La sonorité est beaucoup
plus considérable dans le jeune âge que chez l'adulte, excepté peut-
être chez les plus petits enfants. Chez eux, en effet, la résonnance
varie, même dans l'état de santé, suivant l'embonpoint et la maigreur
de la poitrine, suivant le moment de l'inspiration ou de l'expiration (1).
En thèse générale, plus les enfants sont jeunes, moins leur poitrine
résonne. Ce fait est sourtout frappant quand on les percute au moment
où ils sont affaissés sur eux-mêmes et où le tronc est fléchi sur le bassin.

Le murmure respiratoire est intense et présente le caractère particulier qu'a signalé Laennec, sous le nom de *respiration puérile*.
MM. Trousseau et Bouchut insistent beaucoup sur l'inexactitude de
cette dénomination appliquée aux plus jeunes enfants. Ils disent que
la respiration est plus faible, qu'elle n'est ni sonore ni bruyante, à
cause de son peu d'amplitude et de la difficulté que l'air éprouve à
pénétrer dans le poumon. M. Barrier (2) pense au contraire que « cette
remarque n'est juste que dans une certaine limite. La respiration la
plus ordinaire de l'enfant à la mamelle est en effet si courte, que
l'expansion vésiculaire est très bornée, et dès lors le murmure respiratoire faible; mais qu'une cause quelconque, un soupir par exemple,
rende l'inspiration plus profonde, celle-ci s'accompagne d'un bruit
presque soufflant, comme chez les enfants un peu plus avancés en
âge.» Ces remarques et celles de MM. Trousseau et Bouchut sont également vraies.

Le murmure vésiculaire, étant ainsi plus intense que chez l'adulte,
se fait entendre presque exclusivement dans l'inspiration. Il arrive
même souvent, ainsi que l'a fait remarquer M. Becquerel, que l'expiration semble manquer complétement, surtout chez les plus jeunes
enfants. « Une fois que l'inspiration est accomplie, ils l'arrêtent brusquement; on n'entend rien pendant le temps de l'expiration, puis
l'inspiration recommence. »

Si l'on perçoit le murmure respiratoire d'une manière notable pendant le second temps, ce n'est que par exception, et dans certaines
parties de la poitrine. Nous ne pouvons pas attacher une très grande

(1) Bouchut, p. 122.
(2) Tome 1ᵉʳ, p. 73, *Traité des maladies de l'enfance.*

valeur à l'expiration prolongée lorsqu'elle n'est accompagnée d'aucun autre symptôme à l'auscultation ou à la percussion. En effet, quand elle existe seule, elle peut être le résultat de la manière de respirer de l'enfant, du nombre et de la rapidité des mouvements respiratoires, etc. Nous appellerons de nouveau l'attention de nos lecteurs sur ce sujet dans les pages suivantes.

Il est des cas cependant où le murmure respiratoire a des caractères tout opposés : l'expiration est alors forte, dure, longue ; elle est poussée avec effort, tandis que l'inspiration est brève et presque silencieuse. Il peut en être ainsi chez les plus jeunes enfants dans l'état de santé et sous l'influence de quelque émotion ; mais c'est surtout dans l'état de maladie que ce fait peut être observé.

La sonorité et le bruit respiratoire n'ont pas partout la même intensité. La percussion pratiquée sur la clavicule et sous elle, donne un son assez clair ; la respiration s'y fait entendre ; mais la sonorité et le murmure vésiculaire y sont en général moins forts qu'immédiatement au-dessous de cette région. Dans ce dernier point, et jusqu'à la partie inférieure, la sonorité est très grande, égale dans toute la hauteur, sauf à la région précordiale. Très rarement nous avons trouvé la région mammaire droite un peu plus sonore que les parties supérieures. La limite inférieure de la sonorité se trouve à droite de 2 à 5 centimètres au-dessous du mamelon. L'âge n'établit pas d'autre différence dans cette mesure que celle-ci : chez les enfants de onze à quinze ans, la limite est entre 4 et 5 centimètres ; mais le plus ordinairement, et à tous les âges, le foie est distant du mamelon de 4 centimètres. L'estomac, au contraire, remonte un peu plus haut, c'est-à-dire jusqu'à une distance de 2 à 3 centimètres du mamelon. Dans toute cette région, la respiration est très forte, sauf au niveau du cœur. Au-dessous du mamelon droit, elle va en diminuant d'intensité ; mais on la perçoit souvent sur le foie lui-même, à travers lequel elle se transmet. La respiration s'entend ainsi de 1 à 3 centimètres au-dessous de la limite inférieure de la sonorité.

La respiration et la sonorité sont très fortes sur la région sternale : elles le sont autant ou même plus dans la région axillaire.

Dans la fosse sous-épineuse, on constate toujours une faiblesse très notable de la sonorité et du murmure vésiculaire ; ces deux symptômes sont plus intenses dans la fosse sous-épineuse, bien qu'ils restent beaucoup plus faibles qu'à la partie antérieure : cependant les fosses sus ou sous-épineuses sont certainement, avec la région précordiale, les parties de la poitrine qui donnent à la percussion et à l'auscultation les résultats les plus variables : tantôt, en effet, la sonorité et la respiration y sont assez fortes, tantôt elles y sont faibles, et il faut alors une sorte d'attention pour les constater. Ces différences dépendent sans doute de l'épaisseur variable des parties molles et osseuses qui, dans ces points, séparent l'oreille du poumon.

Il n'en est plus de même dans l'intervalle qui existe entre le bord tranchant de l'omoplate et la série des apophyses épineuses ; dans ce point, la sonorité et la respiration sont toujours très fortes, quelquefois même exagérées : c'est, en effet, à une partie de cet espace que répond l'origine des bronches. Chez les plus petits enfants, la sonorité de cette région est égale dans toute son étendue à peu près, sauf peut-être à la partie tout à fait supérieure qui est moins sonore. Depuis l'âge de six ans environ, la moitié inférieure est d'ordinaire plus sonore que la moitié supérieure. La respiration est en même temps très forte, assez souvent l'expiration s'y entend distinctement aussi longue ou un peu plus longue que l'inspiration ; quelquefois même le murmure respiratoire a pris le timbre réellement bronchique. Ces caractères se retrouvent d'un seul côté ou des deux à la fois ; à la partie supérieure de l'espace interscapulaire, le plus souvent au niveau de sa partie moyenne environ.

Dans la région de la poitrine qui est au-dessous de l'angle de l'omoplate, la sonorité et la respiration sont un peu plus faibles, en général, que dans l'espace interscapulaire, mais encore beaucoup plus fortes que chez l'adulte ; leur intensité va diminuant à la partie inférieure jusqu'à ce qu'elles disparaissent complétement. La limite inférieure est très importante à bien établir à cause de la fréquence des maladies thoraciques qui peuvent diminuer ou faire disparaître les symptômes au-dessus du point où l'on cesse normalement de les percevoir. Pour chercher la mesure de cette limite, nous avons établi avec soin l'endroit où cesse la sonorité du poumon à la partie inférieure du thorax ; puis nous avons mesuré, en suivant la colonne vertébrale, la distance qui sépare ce point de l'apophyse épineuse de la septième vertèbre cervicale. En agissant de cette manière, nous avons trouvé que chez les enfants de trois à cinq ans et demi, la hauteur doit être pour la sonorité de 17 à 21 centimètres, et pour la respiration de 2 à 3 centimètres de plus ; chez les enfants de six à dix ans, la sonorité s'étend de 17 à 24 centimètres : la respiration a la même limite ou s'entend de 1 à 2, rarement 3 centimètres au-dessous. Enfin, à l'âge de onze à quinze ans, la limite inférieure est de 22 à 27 pour la première, et à peu près la même ou rarement plus bas pour la seconde. Ces chiffres sont un peu inférieurs à ceux de la longueur de la colonne épinière dorsale, parce que, en effet, la sonorité descend rarement jusqu'à la douzième vertèbre dorsale, et s'arrête le plus ordinairement à la onzième. Cette remarque n'est exacte que pour le côté droit ; car, dans un bon nombre de cas, la sonorité existe, et le bruit respiratoire se fait entendre à 1 ou 2 centimètres plus bas du côté gauche. Il peut même arriver que la sonorité pulmonaire se continue sans limites bien tranchées avec le son tympanique des intestins, et qu'il soit très difficile de dire là où finit le poumon.

Il n'est pas nécessaire, nous le croyons, d'insister sur la valeur de ces détails : il nous suffira de dire que s'ils peuvent guider le praticien dans la recherche d'une altération peu étendue de la plèvre ou du poumon, ils ne doivent pas exercer une influence prépondérante sur le diagnostic.

Dans quelques cas assez rares, on perçoit dans les régions postérieures du thorax une fausse respiration bronchique qui dépend des bruits qui se passent dans la gorge ou dans le nez ; ou encore de la manière dont l'enfant respire. Ce phènomène, bien plus sensible que chez l'adulte, est tout à fait passager, et cesse dès que l'enfant respire moins bruyamment. Le timbre de ce bruit est d'ailleurs assez différent de celui de la respiration bronchique. Si, dans les moments d'anxiété et de pleurs, l'enfant fait des inspirations profondes et retient son expiration, la fausse respiration bronchique est perçue pendant l'inspiration. Dans d'autres moments, au contraire, l'enfant inspire plus doucement ; mais il pousse son expiration avec bruit, et en la crachant, pour ainsi dire. C'est alors, pendant le second temps, que l'on perçoit la fausse respiration bronchique.

Le maximum d'intensité de la sonorité et du bruit respiratoire en avant est sous la clavicule, jusque près du mamelon à droite, et dans un espace moins étendu à gauche. Son minimum est à la région précordiale.

En arrière, son maximum est dans la partie inférieure de l'espace interscapulaire, son minimum dans la fosse sus-épineuse.

Enfin, d'une manière générale, la sonorité est égale en avant et en arrière ; mais dans quelques cas elle est évidemment plus considérable dans l'une ou dans l'autre de ces deux régions.

L'âge ne détermine pas de très grande différences dans ces résultats.

Auscultation et percussion chez les rachitiques. — Lorsqu'on veut explorer la poitrine des jeunes sujets dont les parois thoraciques présentent la déformation que nous avons décrite (p. 42), on éprouve de prime abord de grandes difficultés. L'oreille ne s'applique qu'avec peine sur les saillies ou sur les dépressions antérieures et latérales, et ne repose pas d'une manière immédiate sur les points que l'on veut explorer. Lorsque l'enfant est très jeune, on peut user du procédé employé chez les nouveau-nés ; on le soulève d'une main, et l'on applique alors aisément l'oreille à la partie postérieure. Pour examiner la poitrine en avant, on peut faire tenir l'enfant sur un plan horizontal, dans les bras d'une autre personne. La région thoracique étant portée au niveau de l'oreille de l'explorateur, il éprouve bien moins de difficultés que lorsqu'il est obligé de s'incliner lui-même pour que l'organe de l'audition soit en rapport avec la poitrine du petit malade.

Ces difficultés varient suivant l'étendue et l'intensité de la déformation ; mais en général elles sont assez grandes pour interdire dans presque tous les cas l'emploi du stéthoscope. La mobilité et la dureté de l'instrument l'empêchént d'appuyer solidement sur la surface que l'on veut examiner, et de s'accommoder à sa configuration. Le pavillon de l'oreille, au contraire, étant fixe et formé de parties molles, se prête beaucoup mieux à ce genre d'exploration.

Quel que soit le procédé mis en usage, on ne tarde pas à s'apercevoir que les signes fournis par l'auscultation et la percussion, chez l'enfant rachitique, ne sont pas en tout semblables à ceux que présente l'enfant dont la poitrine est bien conformée.

Nous allons insister sur ces différences, parce qu'elles sont d'une haute importance pour le diagnostic des affections thoraciques, et parce que bien souvent nous-mêmes avons cru à une lésion grave des poumons dans des cas où les signes fournis par l'auscultation dépendaient seulement de la déformation du thorax.

En avant, sur le sternum, et du côté droit, la sonorité est grande, tandis qu'à gauche elle est souvent diminuée, au point que l'on constate de la matité dans une assez grande étendue; la respiration est généralement pure et forte à droite; à gauche elle est obscure ou presque nulle dans les cas où il y a matité, Cette matité et cette absence du bruit respiratoire, faciles à concevoir à cause de la présence du cœur, sont, dans quelques circonstances, assez considérables pour faire croire à une lésion du poumon.

Dans les aisselles et dans les points les plus déprimés, la sonorité est grande, quelquefois autant qu'en avant; la respiration s'y entend forte et pure. Sur les nodosités, la percussion est quelquefois peu sonore; en arrière, le son est en général clair dans les deux régions dorsales inférieures. Cependant cette règle n'est pas constante, et, dans certains cas, la percussion est peu sonore, soit à droite, soit à gauche. Cette diminution de sonorité tient à deux causes, ou bien à la position de l'enfant au moment où l'on pratique l'exploration de la poitrine, ou bien à ce que les côtes sont en arrière plus saillantes d'un côté que de l'autre. Dans le premier cas, la matité n'est pas persistante; il suffit pour la faire disparaître de pratiquer la percussion après avoir mis l'enfant dans une position convenable, en le faisant tenir dans les bras, par exemple. Dans le second cas, au contraire, une meilleure position de l'enfant ne modifie pas les résultats fournis par la percussion; le son reste toujours obscur. Il faut avoir grand soin alors d'examiner attentivement la conformation du thorax: De plus, en pratiquant l'auscultation, on pourra, en général, dissiper toute erreur; cependant il y a des cas où l'auscultation et la percussion semblent s'accorder pour jeter du doute, non-seulement sur la nature de l'affection thoracique, mais encore sur son existence. Nous développerons bientôt cette proposition.

Ce que nous venons de dire des régions dorsales inférieures est en partie applicable à la partie supérieure de la poitrine. Toutefois dans cette région le développement considérable des omoplates est une nouvelle cause d'erreur. Sous l'influence du rachitisme, ces os s'épaississent; ils peuvent doubler, tripler d'épaisseur, et alors la percussion pratiquée dans les fosses sous-épineuses donne une matité presque complète. Si l'on n'a pas soin d'apprécier par le toucher la différence, soit absolue, soit relative de l'épaisseur des omoplates, on peut fort bien croire que la matité dépend d'une hépatisation ou d'une tuberculisation de la partie postérieure ou supérieure des poumons. Nous avons commis et nous avons vu commettre cette erreur par des personnes fort habituées à l'exploration de la poitrine. Il est d'autant plus facile d'y tomber que l'auscultation est loin, dans bien des cas, de dissiper la méprise.

L'auscultation pratiquée à la partie postérieure de la poitrine ne fournit pas toujours les mêmes résultats. Quelquefois la respiration est parfaitement pure des deux côtés en arrière, mais le plus souvent elle présente des caractères qui diffèrent d'avec ceux que l'on constate dans les cas où la poitrine est bien conformée. Ainsi on entend dans toute la hauteur, soit des deux côtés, soit d'un seul, un gros ronflement qui a lieu pendant les deux temps et masque complétement l'expansion vésiculaire ; ce ronflement n'est souvent que le retentissement du bruit qui se passe dans l'arrière-gorge, ce dont il est facile de s'assurer en approchant l'oreille de la bouche de l'enfant, et en examinant avec attention la manière dont il respire. D'autres fois ce gros ronflement est remplacé par un bruit plus sec qui se rapproche du sifflement, et que l'on entend aussi pendant l'inspiration et l'expiration. Une fois nous l'avons comparé à un bruit produit par un soufflet de forge. Dans ce cas il était d'autant plus marqué que les inspirations étaient plus fréquentes. Enfin, quelquefois, le long de la colonne vertébrale, la respiration des rachitiques simule à s'y méprendre la respiration bronchique. Les inspirations sont si brèves, que les vésicules semblent n'avoir pas le temps de se dilater, et que l'air paraît ne pénétrer que dans les gros troncs bronchiques. D'un autre côté, les expirations sont aussi très courtes, se font avec effort et avec bruit : on dirait que l'enfant *crache* son expiration.

De ce double phénomène il résulte que dans certains cas, il est loin d'être facile de distinguer cette respiration pseudo-bronchique de la véritable, puisque l'altération du timbre porte sur les deux temps, et qu'ainsi on manque d'un des moyens les plus aisés de distinguer le souffle de la respiration exagérée. Tout le monde sait, en effet, que dans la première, l'altération du timbre ne porte que sur l'inspiration, tandis que l'expiration s'entend à peine. En outre, si, comme cela arrive assez souvent, quelques bulles de râle viennent se mêler à cette fausse respiration bronchique, il est extrêmement difficile de ne pas commettre d'erreur ; aussi faut-il bien se garder de porter tout de suite un diagnostic positif. Avant tout, il faut chercher à apprécier quelle est la source des bruits qui se passent dans la poitrine. De plus, lorsque l'oreille est habituée au timbre véritablement bronchique de la respiration, elle saisit d'ordinaire des nuances qui lui permettent d'établir la nature de l'altération du bruit respiratoire. Le souffle qui depend de l'hépatisation du poumon a un timbre particulier qui n'existe pas dans la respiration pseudo-bronchique des rachitiques.

Mais comme ces caractères sont difficiles à saisir, il faut d'abord s'efforcer de restituer à la respiration son timbre normal. Ainsi, dans les cas où l'on ausculte l'enfant dans la position assise, il faut se garder d'appliquer l'oreille sur sa poitrine au moment où l'on vient de le mettre sur son séant; car alors il s'agite dans sa nouvelle position, sa respiration s'accélère, devient bruyante, soit dans l'inspiration, soit dans l'expiration, et expose à toutes les causes d'erreur que nous avons énumérées; mais si, au contraire, on a la précaution de n'appliquer l'oreille sur les parois de la poitrine que lorsque l'enfant est calme et tranquille, on parvient aisément à constater la pureté du bruit respiratoire. En auscultant à plusieurs reprises dans la même journée, on parviendra le plus souvent à un diagnostic positif. En effet, il suffit, après avoir placé l'enfant dans les conditions voulues, d'entendre une seule fois les caractères de la respiration vésiculaire pour être fixé sur l'état des organes respiratoires. Rien ne simule le timbre pur, moelleux, de la respiration normale, si bien décrite par Laënnec, tandis que plusieurs causes différentes peuvent produire le caractère bronchique.

On comprendra facilement, d'après tout ce que nous venons de dire, combien, lorsque la fausse respiration bronchique est jointe à la matité simulée par la saillie postérieure d'un des côtés de la poitrine, le diagnostic est difficile. C'est à cette circonstance que nous faisions allusion en disant que l'auscultation ne rectifiait pas toujours les erreurs de la percussion.

Enfin, comme les sujets dont la poitrine est déformée à un haut degré présentent les mêmes symptômes que les malades atteints d'une grave affection des poumons, comme le pouls est accéléré, la respition fréquente, les ailes du nez dilatées, la face congestionnée, le facies anxieux, l'état général concourt encore à tromper l'observateur et à multiplier les chances d'erreur.

Nous devons, avant de terminer cet article, dire quelques mots sur la valeur des râles. Chez les sujets rachitiques, la comparaison d'un grand nombre d'observations nous a démontré que la déformation des parties latérales de la cage thoracique, en rétrécissant la capacité de la poitrine, rend très faciles les congestions pulmonaires, et favorise l'accumulation des mucosités dans la partie postérieure du poumon; de là facilité avec laquelle, sous l'influence des causes les plus légères, se produisent des râles sous-crépitants ou muqueux à la partie postérieure du thorax : aussi faut-il y attacher bien moins d'importance que dans le cas où ils existent chez des sujets dont la poitrine est bien conformée. Comme nous l'indiquerons ailleurs, le râle sous-crépitant entendu pendant quelques jours , soit d'un seul côté , soit des deux côtés en arrière , chez un enfant de deux à quatre ans , est un signe presque crtain du développement d'une broncho-pneumonie. Chez les rachitiques cette loi n'est pas aussi absolue, et le râle sous-crépitant ne possède la valeur que nous lui avons assignée que si les bulles abondantes et égales sont entendues pendant plusieurs jours de suite.

Auscultation et percussion du cœur chez les enfants sains. — La région précordiale présente ordinairement dans une partie de son étendue une diminution de sonorité très rarement absolue , et qui siége entre le mamelon et le sternum ; son étendue est de 4 à 7 centimètres verticalement et de 4 à 8 transversalement. Cette matité relative est donc perçue dans un espace qui a la forme d'un cercle ou d'une ellipse dont le grand diamètre transversal partirait du mamelon pour se porter au sternum, plus rarement à l'appendice xiphoïde, le mamelon répondant ainsi au milieu de la hauteur et à l'extrémité gauche du plus grand diamètre. Chez des enfants âgés de plus de six ans, nous avons quelquefois trouvé le mamelon au-dessus du milieu de la hauteur. L'oreille appliquée sur cette ellipse perçoit facilement les deux bruits du cœur ; le premier est presque constamment plus sourd que le second. Autour de ce point central les battements du cœur vont en s'affaiblissant ; cependant on peut le plus ordinairement percevoir les deux bruits , ou bien le second seulement dans toute l'étendue du thorax en avant. En général, on les entend mieux, ou au moins aussi bien, sous la clavicule droite que sur le mamelon droit, sans doute parce que l'aorte les propage plus facilement à la partie supérieure ; cependant, dans un très petit nombre de cas, les battements du cœur ont été transmis plus facilement à notre oreille sur la région du foie que sur les parties supérieures droites de la cage thoracique. Dans l'état normal, nons n'avons presque jamais perçu les battements du cœur en arrière.

Dans la très grande majorité des cas, les bruits du cœur se succèdent avec régularité , et l'intervalle qui les sépare est toujours le même chez le même enfant ; ce n'a été que par exception que nous avons constaté quelques irrégularités passagères et sans valeur réelle. Enfin le pouls radial, comparé aux battements du cœur, nous a paru se faire toujours sentir au doigt lorsque l'oreille percevait à la région précordiale la fin du premier bruit , ou plutôt le pouls correspondait au commencement de l'intervalle qui sépare les deux bruits.

Mensuration du cœur. — Nous avons cru utile de joindre ici le résultat de la mensuration du cœur chez un grand nombre d'enfants. Cependant ces mesures n'étant pas d'un interêt majeur , à cause de la rareté des affections du système circulatoire, nous nous contentons d'en donner le tableau et d'en tirer quelques conséquences.

TABLEAU *en centimètres et millimètres des mesures du cœur chez 193 enfants de différents âges.*

AGE.		MAXIMUM, MINIMUM, chiffre le plus fréquent,	CIRCONFÉRENCE à la base DES VENTRICULES, le cœur étant pleiu.	vide.	DISTANCE de la base à la pointe, le cœur étant plein.	ÉPAISSEUR MAXIMUM DES PAROIS. Ventricule droit.	Ventricule gauche.	Cloison.	CIRCONFÉRENCE DES ORIFICES. Auriculo-ventriculaire droit.	Auriculo-ventriculaire gauche.	Aortique.	Pulmonaire.
15 mois à 2 ans 1/2, 51 enfants.	plus grand	17	16.1	7.3	0.6	1	1.1	8	6.5	6.5	4.5
	plus petit	10	9.5	3.5	0.15	0.2	0.6	5.2	5	3	3.1
	plus fréquent	12 et 14	11 à 13	5 et 6	0.2	0.7 à 0.9	0.7 et 0.9	6 à 6.7	5 à 5.8	3.5 à 3.9	4 à 4.5
3 ans à 3 ans 1/2, 29 enfants.	plus grand	16.3	15	8	0.5	1	1	7.6	7	4.4	5.5
	plus petit	11	11	4.5	0.1	0.6	0.4	6	5	3.2	3.6
	plus fréquent	12 à 14	11 à 14	6	0.2 et 0.3	0.7	0.7 et 0.9	7	6	4	4
4 ans à 4 ans 1/2, 21 enfants.	plus grand	17	15.5	9	0.4	1	1.2	8	7	5	5
	plus petit	11	11	5	0.25	0.5	0.5	6	5	3.4	3.7
	plus fréquent	12 et 14	12 et 13	6 et 6.5	0.2	0.7 à 0.9	0.7 et 0.9	7	6	4	4 à 4.7
5 ans à 5 ans 1/2, 14 enfants.	plus grand	17	16	9	0.4	1	1	9.5	8.5	4.5	5.4
	plus petit	11.5	11	6	0.2	0.7	0.7	6	5	3.6	3
	plus fréquent	13	12 à 15	6 à 6.9	0.2 et 0.3	0.9	0.9	7.1 à 8.5	6 et 7	4 à 5.4	4 et 5
6 ans à 6 ans 1/2, 6 enfants.	plus grand	22.5	20.5	10.3	0.4	1.1	1.1	9	7.3	4.5	5.5
	plus petit	13	12	5	0.1	0.7	0.8	7	6	3.8	4.4
	plus fréquent	15 et 16	13—15	6—8	0.2	1.1	1.4	7 et 7 6	6 et 7	4	4—4.6
7 ans à 7 ans 1/2, 11 enfants.	plus grand	22	20	9	0.4	0.2	1.4	10	8.7	5	6.7
	plus petit	14	13.5	7	0.2	0.7	0.9	7.7	6.5	4	4.5
	plus fréquent	18—21	14—19	7 et 9	0.3 et 0.4	1	1 à 1.4	8 et 9	7.2 à 7.5	4 à 4.6	4.5—5.3
8 ans à 8 ans 1/2, 15 enfants.	plus grand	20	19	9	0.5	1.1	1.1	10	8	5.2	6
	plus petit	14	13	7	0.2	0.8	0.9	7	6.5	4	4.5
	plus fréquent	16—18	16—18	8	0.3 et 0.4	1	1	7—9	7—8	4—4.6	5—5.5
9 ans à 9 ans 1/2, 4 enfants.	plus grand	20	18	10	0.5	1.2	1	9	8	5	6
	plus petit	15.5	14.75	7.5	0.2	0.9	0.7	7.8	7	4.4	4.6
	plus fréquent	16—18	15—17	8	0.2	0.9	0.9—1	8.5—8.7	8	5	5.5
10 ans à 10 ans 1/2, 10 enfants.	plus grand	20	20	11	0.5	1.1	1.2	10	9	5.2	6.3
	plus petit	15.5	14	7	0.2	0.8	0.8	7.5	6.3	4	4.5
	plus fréquent	16—19	17	7—9	0.3	1 et 1.1	1—1.2	7—9	7 et 8	4—4.6	4.5—5.5
11 ans à 11 ans 1/2, 14 enfants.	plus grand	22	20	10	0.4	1.2	1.4	10	8.9	5.5	6.7
	plus petit	15	14	7	0.2	0.9	0.9	8.5	7.3	4.5	5
	plus fréquent	16—21	16—18	9—8	0.3—0.4	1—1.2	1—1.4	9—9.5	7—8	4 à 5	5 et 6
12 ans à 12 ans 1/2, 9 enfants.	plus grand	20	19	9	0.5	1.2	1.3	9.5	8.5	5.4	6
	plus petit	13.5	15.5	7	0.2	0.9	0.9	8	7.5	4.3	4.3
	plus fréquent	17—18	16 et 17	8 et 9	0.3—0.4	0.9—1	1	9—9.6	7—8.5	4.3—4.9	5.5
13 ans à 13 ans 1/2, 6 enfants.	plus grand	24.5	24	11.5	0.5	1.1	1.5	11.3	9.3	5.7	6.8
	plus petit	16	15.5	7	0.1	0.7	0.8	9	7.4	4.6	5
	plus fréquent	17—21	19—20	8—10	0.2	1	0.9—1	9—10	7 et 9	4.6	5—5.6
14 ans à 14 ans 1/2, 3 enfants.	plus grand	19	16	11	0.4	1.4	1.3	10	9	5.5	6.5
	plus petit	18	»	9	0.2	1.1	1.1	9	7.5	5	6
	plus fréquent	19	»	9	0.4	»	»	10	»	»	»

On peut déduire de ce tableau les conclusions suivantes (1) :

1° La circonférence du cœur n'augmente pas proportionellement avec l'âge ; elle est à peu près la même de quinze mois à cinq ans et demi ; à partir de cet âge elle va en croissant irrégulièrement jusqu'à la puberté. Mais la limite, à l'âge de cinq ans , est surtout tranchée lorsqu'on mesure la circonférence du cœur rempli de caillots ; car lorsqu'il est vide, le progression paraît moins irrégulièrement croissante.

2° La distance de la base à la pointe en avant est à peu près la moitié de la circonférence totale à la base des ventricules.

3° L'épaisseur maximum des parois du ventricule droit est peu variable suivant les âges : elle est en général de 2 millimètres jusqu'à l'âge de six ans ; après cet âge elle est d'ordinaire de 3 ou 4.

4° L'épaisseur maximum du ventricule gauche reste au-dessous de 1 centimètre jusqu'à six ans ; plus tard elle est habituellement de 1 centimètre ou un peu plus.

5° Le rapport d'épaisseur des deux ventricules est en général, ainsi que l'a indiqué Guersant, comme 3 est à 1, ou comme 4 est à 1, plutôt plus que moins.

6° L'épaisseur maximum de la cloison est à peu près la même que celle du ventricule gauche, plutôt un peu plus que moins.

7° Nous ajoutons en outre une remarque qui ne ressort pas de notre tableau, mais que nous trouvons chiffrée dans nos notes : c'est que le lieu où siége le maximum de l'épaisseur est d'habitude, pour le ventricule droit, tout à fait à la base et près l'orifice auriculaire ; pour le ventricule gauche, de 1 à 2 centimètres de la base et pour la cloison, de 2 à 3 centimètres, c'est-à-dire un peu plus bas, et en général, plus près de la partie moyenne. Il en résulte que l'épaisseur maximum est située d'autant plus près du milieu de la hauteur qu'elle est plus considérable.

8° La grandeur de l'orifice auriculo-ventriculaire droit reste à peu près la même jusqu'à l'âge de cinq ans ; elle s'accroît à peine ensuite jusqu'à l'âge de dix ans ; c'est à cet âge seulement qu'elle augmente d'une quantité un peu notable.

9° L'orifice auriculo-ventriculaire gauche, toujours plus petit que le droit, croît un peu plus régulièrement que lui avec l'âge, et présente souvent les mêmes dimensions que la distance de la base du cœur à sa pointe.

10° L'orifice aortique présente à peine une augmentation légère de quinze mois à treize ans.

11° L'orifice pulmonaire éprouve, au contraire, un accroissement notable à partir de l'âge de six à huit ans ; de telle sorte qu'avant

---

(1) Nous tirons ces conclusions surtout d'après le chiffre le plus fréquent, comme exprimant mieux l'état normal que les maxima et les minima.

cette époque, il est égal à l'orifice aortique ou à peine plus grand, tandis qu'après il est d'ordinaire plus considérable.

Dans les conclusions précédentes nous n'avons pas établi de distinction entre les filles et les garçons, parce qu'après avoir disposé des tableaux différents suivant le sexe, nous n'avons pas trouvé de différences assez tranchées pour mériter l'attention (1).

ARTICLE V.

EXAMEN DE L'ABDOMEN.

·Nous n'avons pas besoin d'insister sur le soin qu'on doit apporter à noter la nature des vomissements, des garderobes, des urines, l'état de l'abdomen, son apparence extérieure, le gargouillement, les tumeurs, les douleurs, etc. Ces dernières ne sont pas toujours faciles à constater, surtout chez les plus jeunes enfants. M. Valleix a indiqué un moyen que nous avons employé avec avantage. Nous transcrivons ses paroles : « Je mets l'enfant sur son séant, je le soutiens par derrière, et je fixe avec la main sa tête, qui, sans cette précaution, tomberait sur sa poitrine. Dans cette position je l'expose au grand jour : presque immédiatement ses cris cessent ; il ouvre de grands yeux et regarde fixement. Je palpe alors le ventre, et ordinairement il n'y a pas un mouvement d'impatience lorsque la pression n'est pas douloureuse. J'ai pu presser la paroi abdominale jusqu'à toucher la colonne vertébrale, et cela par secousses brusques, chez des enfants qui, dans cet état, ne donnaient plus aucun signe de sensibilité, tandis qu'auparavant, lorsqu'ils étaient couchés, le moindre attouchement provoquait des cris furieux. Lorsque la pression est douloureuse, elle détermine chaque fois des cris aigus, et l'on a encore cet avantage de les voir cesser avec la pression ; ce qui ne laisse plus aucun doute sur leur cause. Si l'exposition à la lumière ne suffit pas pour calmer un seul instant le petit malade, on peut être sûr que ses douleurs sont aiguës et continuelles. »

CHAPITRE IV.

CONSIDÉRATIONS THÉRAPEUTIQUES.

ARTICLE PREMIER.

REMARQUES GÉNÉRALES.

La médecine des enfants est pour bon nombre de médecins hérissée de difficultés. C'est qu'en effet il faut une grande habitude pour surmonter les obstacles de toutes sortes qui surgissent dès que l'on veut

----

(1) Nous engageons nos lecteurs à comparer les résultats auxquels nous sommes arrivés à ceux contenus dans le remarquable travail du docteur Bizot (*Mém. de la Soc. méd. d'observation*, t. I, p. 278 et suiv.).

instituer un traitement sur des bases solides. Nous ne parlons pas seulement de ceux qu'opposent l'indocilité des jeunes malades et l'indulgence malentendue des parents. C'est là un des points par lesquels l'éducation touche à la thérapeutique, et qui pourrait faire le sujet de considérations utiles. Mais elles s'adressent aux parents plutôt qu'aux médecins, et ne rentrent' pas actuellement dans notre sujet. Nous dirons seulement que le praticien doit connaître cet obstacle, apprendre à distinguer les cas où il peut les vaincre, de ceux où il doit chercher à tourner la difficulté. Il faut qu'il s'arme de patience, qu'il modifie la forme, le volume et le goût des médicaments qu'il prescrit. Dans d'autres cas, il lui faudra faire l'abandon de ses idées thérapeutiques, et il sera forcément réduit à faire de la médecine expectante. Nous ne croyons pas, en effet, qu'il soit toujours prudent de vaincre par la force une obstination qui ne cède pas à la douceur. On risque alors de produire plus de mal que de bien, d'exaspérer certains symptômes, d'augmenter la fièvre et les troubles du système nerveux, et même de déterminer des convulsions. Du reste, nous avons bien souvent eu occasion d'observer' que l'obstination des enfants à refuser certains médicaments existait plus fréquémment dans les affections légères que dans les cas graves. Raison de plus pour tourner la difficulté plutôt que de brusquer le dénoûment.

D'autres obstacles empêchent souvent le médecin d'instituer de prime abord le traitement qui serait le plus avantageux.

Quels que soient, en effet, son savoir, le soin qu'il apporte à s'éclairer et son habitude de traiter les enfants, il lui sera souvent impossible de poser un diagnostic précis, surtout au début de la maladie; il sera souvent désarçonné par la rapidité des symptômes, ou trompé par leur bénignité apparente, ou indécis devant leur caractère insidieux : cependant il est important de décider s'il faut agir ou rester inactif. Dans le cas, où, après avoir pris conseil de tout ce que l'expérience a pu apprendre, il reste un doute fondé sur la nature du mal, il faut chercher dans quelque circonstance accessoire s'il est convenable de faire une médecine active ou expectante.

Dans la grande majorité des cas, nous préférons la dernière. Dès qu'il y a du doute dans notre esprit, dès qu'aucune indication précise ne peut être saisie, nous nous bornons à une thérapeutique peu active. Nous croyons d'ailleurs, avec Hencke et Hufeland, que si jamais on doit préférer une médication expectante et passive, c'est dans bon nombre des maladies de l'enfance.

En effet, c'est surtout chez les enfants les plus jeunes que le doute est fréquent et que les indications sont moins précises ; ce sont eux aussi qui supportent le moins bien la médecine active, et chez lesquels les soins hygiéniques et les petits moyens sont suffisants dans bien des circonstances. Ainsi, plus l'enfant est jeune, et plus la médecine expectante est applicable.

Elle est justifiée encore par la fréquence des indispositions et des dérangements fonctionnels, qui, ne constituant pas une véritable maladie, réclament cependant les secours de la médecine. A cet âge, à côté de la plupart des maladies bien dessinées, on trouve des affections bâtardes que l'on ne peut pas classer dans le cadre nosologique. Là ce sont des vomissements, avec un peu de dévoiement qui disparaît en deux ou trois jours; ici une toux assez fréquente et pénible sans aucun autre symptôme; ailleurs un mouvement fébrile très violent; ou bien encore des douleurs très vives dont la cause est inconnue. Il faut aussi se rappeler que beaucoup d'indispositions légères et passagères résultent de l'évolution organique, et pas plus que les symptômes précédents ne constituent une maladie réelle. Tous ces désordres fonctionnels ne réclament pas une médication énergique. Les petits moyens qui soulagent et font gagner du temps sont encore ici suffisants.

Les fièvres éruptives sont si communes qu'on doit toujours avoir en vue la possibilité de leur apparition dès qu'une maladie aiguë se développe. Dans ce cas encore, sauf indication pressante, la médecine expectante est préférable; car il ne faut pas troubler sans nécessité le début de ces pyrexies.

Enfin, si l'enfant est vigoureux, s'il vit dans de bonnes conditions hygiéniques, si la maladie est primitive, il ne faut pas oublier que la tendance naturelle est la guérison, et que la force vitale agit énergiquement en ce sens. Il n'y a donc pas un grand dommage, dans le cas de cette nature, à attendre que la maladie se dessine et fournisse une indication positive.

Ainsi, en thèse générale, toutes les fois que la nature de la maladie reste douteuse et que la gravité de quelques symptômes n'indique pas le remède qui leur convient, il est préférable de s'abstenir de toute médication active.

D'ailleurs, un régime bien entendu, et l'emploi de moyens simples, peu énergiques, sont pour l'enfant une médication réellement efficace. A cet âge l'organisme est docile, et il ne faut pas un grand effort pour modifier l'impulsion à laquelle obéit l'économie.

Tout en faisant de la médecine expectante, il ne faut pas moins apporter un soin extrême à l'observation du malade.

L'irrégularité de certaines maladies, la rapidité avec laquelle surviennent les accidents graves et marchent certaines lésions aiguës, doivent engager le médecin, par devoir et par intérêt pour sa réputation, à surveiller de près le jeune enfant. On peut dire, en retournant une pensée d'Hufeland : « Si l'on peut tout espérer, il faut aussi tout redouter; on doit s'attendre aux accidents les plus subits et les plus graves. »

Aussi, dès que la nécessité d'une médecine active est démontrée, dès que l'indication à remplir est bien nettement établie, il faut agir avec décision et rapidité, sans oublier qu'à une même maladie ne convient pas toujours le même traitement.

A propos de ce dernier point, le médecin ne saurait trop tenir compte de deux faits capitaux : 1° des circonstances au milieu desquelles la maladie s'est développée ; 2° de la période à laquelle elle est arrivée. A chaque page de notre ouvrage, nous avons cherché à développer cette idée, et nous avons toujours établi que le traitement devait varier suivant que la maladie est primitive, secondaire, aiguë, cachectique ou chronique. Les médecins qui ne voient dans la plupart des maladies de l'enfance qu'un état local morbide, et qui ne tiennent pas compte de l'état général, s'exposent à bien des revers. Même dans les maladies primitives, il arrive une période où l'état général domine l'état local et où celui-ci doit être presque entièrement laissé de côté, tandis que l'autre réclame toute l'attention du praticien. Nous pouvons, sans craindre d'être démentis par l'expérience, appliquer à la plupart des maladies de l'enfance la proposition suivante : « Si, prenant pour seul guide la lésion de l'organe, vous attaquez toujours la maladie par le même remède, vous l'atténuez dans un cas, et l'exaspérez dans l'autre. »

On ne doit pas ignorer non plus que certaines médications créent un véritable état pathologique, et qu'à une époque avancée de la maladie le praticien en a souvent deux à guérir : l'une spontanée, l'autre créée de toutes pièces par une thérapeutique mal entendue. Cette double origine doit engager les médecins à attacher une grande importance au traitement de la dernière période des maladies, et à discerner dans tout état morbide les accidents qui sont l'effet de sa marche naturelle et ceux qui dépendent des fautes de l'art.

Mais si une même maladie à ses différentes périodes ne réclame pas la même médication, à plus forte raison doit-il en être ainsi lorsqu'elle s'est développée sous l'influence de causes débilitantes, chez des sujets déja souffrants ou affaiblis par une mauvaise hygiène. Sous ce rapport certaines affections primitives peuvent être assimilées aux maladies secondaires ; c'est là un fait incontestable sur lequel nous ne saurions trop insister. Si un très jeune sujet est débilité par une mauvaise nourriture, par la viciation de l'air qu'il respire habituellement, par le défaut de soins de propreté, il doit, lorsqu'il contracte une maladie dans de pareilles circonstances, être assimilé par le médecin praticien à un enfant atteint d'une affection secondaire, bien qu'avant le début il n'ait présenté aucune lésion caractérisée.

L'hygiène réclame autant d'attention que la thérapeutique elle-même. L'âge du malade, la nature, le siége et la période de la maladie doivent diriger le médecin dans ses prescriptions hygiéniques. Il ne doit pas oublier que la vitalité de l'enfant, quelque grande qu'elle soit, est tout entière employée pour la nutrition et le développement de ses organes ; et que le besoin de la reconstitution est encore plus impérieux quand il y a des pertes abondantes à réparer. Cette idée théorique est justifiée par l'observation de tous les jours. L'enfant très jeune et dont la nourriture est encore liquide supporte difficilement la diète absolue, même dans les maladies les plus aiguës. Si l'on supprime toute alimentation, il s'affaisse rapidement, ses forces s'épuisent, et il ne peut plus soutenir la lutte avec avantage ; aussi le médecin est-il forcément conduit à ne pas sevrer de toute nourriture le jeune enfant malade, tout en diminuant le nombre et l'abondance de ses repas.

Pour le nourrisson, le lait de la mère est la meilleure tisane, et l'on peut s'en contenter. Il est cependant convenable, le plus souvent, d'y joindre quelque boisson légère et moins nourrissante. A un âge plus avancé, la diète est mieux supportée, et l'on peut, sans inconvénient, supprimer les boissons alimentaires pendant plusieurs jours.

Mais c'est toujours avec précaution qu'il faut soumettre les enfants à cette privation absolue de nourriture, et l'on doit, beaucoup plus promptement que chez l'adulte, joindre aux tisanes un peu de bouillon, ou de lait coupé, auxquels on fera succéder, dès les premiers jours de la convalescence, une alimentation plus solide.

C'est principalement à cette époque des maladies qu'on doit avoir égard à ce besoin de réparation si puissant pendant la bonne santé, et plus impérieux encore pendant la convalescence.

Ces règles ne sont pas absolues ; elles subissent de nombreuses modifications, suivant l'âge, la constitution, les habitudes de l'enfant, et aussi suivant les circonstances qui modifient en général le traitement des maladies. En outre, il faut tenir compte de l'espèce de lésion, de sa nature et de son siége. Il est certain, par exemple, que la plupart des affections gastro-intestinales aiguës ou chroniques réclament un régime plus sévère et une diète plus rigoureuse que l'inflammation des organes thoraciques.

Résumons rapidement les remarques précédentes (1).

1° La médecine expectante doit être employée dans un bon nombre d'indispositions, de maladies légères ou mal dessinées, et toutes les fois qu'il n'existe pas une indication bien précise.

2° Les moyens peu énergiques et l'hygiène bien entendue suffisent alors et font réellement partie de la médecine agissante.

3° Il faut surveiller de près les malades, afin de saisir aussitôt que possible les indications d'un traitement actif.

4° L'indication saisie, il faut agir avec décision, énergie, rapidité.

5° La même maladie ne réclame pas toujours le même traitement. Celui-ci doit varier suivant qu'elle est primitive, secondaire, aiguë, cachectique ou chronique.

6° Certaines maladies primitives développées au milieu de circon-

____

(1) Voy. sur ce sujet le *Suppl. au Dictionn. des dictionn. de méd.*, art. ENFANCE.

stances antihygiéniques doivent être, sous ce rapport, assimilées aux secondaires.

7° Le besoin incessant de réparation exige que les enfants, surtout les plus jeunes, ne soient que rarement et pour peu de temps soumis à une diète absolue.

Ces remarques, applicables à la plupart des maladies de l'enfance, démontrent la nécessité de préciser avec soin le traitement qui convient à chaque espèce; aussi avons-nous mis tous nos soins à donner des règles de thérapeutique utiles et détaillées, et à les présenter sous la forme la plus convenable.

Après avoir cherché et posé dans un premier paragraphe les indications que fournit chaque maladie, nous avons, dans un second paragraphe, étudié l'un après l'autre chacun des médicaments employés ou proposés pour la combattre.

Nous avons insisté sur l'effet que produit chaque remède, sur ses avantages et ses inconvénients, sur les formes morbides auxquelles il est applicable, sur le mode d'administration, sur les doses. Nous y avons joint quelques formules tirées de ouvrages des divers auteurs ou de notre propre pratique.

A la suite de cette étude, aussi détaillée que nous avons pu la faire, nous avons cru qu'il serait utile de présenter au praticien un résumé thérapeutique qui serait à l'analyse des médicaments ce qu'est le tableau de la maladie à l'analyse des symptômes. Pour atteindre ce but, nous avons, dans un troisième paragraphe, récapitulé d'une manière brève les aspects divers que peuvent présenter les enfants affectés d'une même maladie, et nous avons indiqué, sous forme de simples prescriptions, le traitement qui nous a paru le plus convenable pour les formes et les périodes de chaque affection. Nous avons ainsi paré, autant qu'il était en nous, à l'embarras et aux incertitudes que font naître dans l'esprit du médecin les diverses conditions dans lesquelles se présentent les malades.

Pour poser les bases d'un traitement convenable, nous nous sommes appuyés sur nos observations particulières. Nous avons aussi consulté celles publiées par les auteurs, et médité les chapitres sur le traitement conseillé par les différents médecins spéciaux dont nous avons lu les ouvrages; nous nous sommes efforcés de rattacher toutes nos règles thérapeutiques à un ordre logique, à des indications précises et à un diagnostic rigoureux.

ARTICLE II.

DU MODE D'ADMINISTRATION DES MÉDICAMENTS CHEZ LES ENFANTS.

Des médicaments peuvent être administrés de différentes manières : les uns sont mis en contact avec la muqueuse des voies digestives pour y être absorbés ; on les donne, soit par la bouche, soit par l'anus. D'autres sont appliqués sur la peau ou sur la partie des muqueuses accessible à la vue, tantôt dans le but d'être portés dans le torrent circulatoire, tantôt, au contraire, dans le dessein de déterminer une action locale qui peut réagir sur tout l'individu, mais qui ne produit jamais cet effet par absorption.

I. *Médicaments prescrits par la bouche.* — Le médecin doit être prévenu qu'il n'est pas toujours facile de donner aux enfants des médicaments par la bouche : les uns les repoussent à cause de leur odeur ou de leur saveur, d'autres par pur caprice. Nous avons dit tout à l'heure que l'on était quelquefois obligé de céder à ce caprice, de peur d'exaspérer certains symptômes fâcheux, et aussi dans la crainte de voir les remèdes rejetés par le vomissement. On peut alors remplacer le traitement interne par l'externe. Lorsqu'il est d'absolue nécessité que le médicament soit porté dans l'estomac, et que l'enfant se refuse obstinément à ouvrir la bouche, on peut le forcer à avaler par le moyen simple et peu douloureux qu'on emploie pour l'examen de la gorge. (Voyez page 38.)

On procède comme il a été dit, puis on appuie sur l'intervalle des dents le bec d'une cuiller remplit du médicament. Dès que l'enfant les desserre on fait pénétrer la cuiller dans la bouche avant de verser le liquide, et l'on appuie sur la langue en le faisant écouler peu à peu. De cette manière on donne à l'enfant un point d'appui pour avaler et on l'empêche de rejeter le liquide, ce qu'il ferait bien souvent si l'on enlevait la cuiller avant la déglutition. Il est de toute nécessité d'employer pour cette petite opération une cuiller à thé qui, par son petit volume, pénètre sans difficulté dans la bouche et présente cependant assez de surface pour déprimer la langue. Nous nous sommes souvent servis, à l'imitation des Anglais, d'une cuiller couverte d'un opercule qui empêche que l'indocilité du malade ait pour conséquence la perte du remède qu'elle contient.

On comprend que lorsque l'on a à vaincre une pareille difficulté, il faut que les médicaments occupent le plus petit volume possible.

Ils peuvent être liquides, demi-solides ou solides.

Médicaments liquides. — Les potions, les juleps et les loochs doivent réunir les qualités suivantes : 1° la quantité d'excipient ne doit pas être trop considérable, de 45 à 60 grammes pour un enfant de moins d'un an, de 60 à 90 grammes pour l'âge de un à cinq ans, de 90 à 120 grammes pour les enfants plus âgés ; la quantité d'excipient doit aussi être proportionnée à la nature de la substance active ; 2° si cette dernière a un mauvais goût ou une mauvaise odeur, il faudra les masquer par un correctif approprié.

Les sirops peuvent être employés avec avantage dans la médecine de l'enfance. On les donne purs, par cuillerées à thé ou à soupe plus ou moins nombreuses, suivant l'âge des malades ou l'énergie du médicament. La saveur sucrée de ces préparations fait qu'elles sont plus facilement acceptées.

Médicaments demi-solides. — On a l'habitude d'employer dans la médecine infantile un grand nombre de préparations demi-solides, d'électuaires et de conserves, qui sont administrés avec assez de facilité; donnés par cuillerées, ils trompent les jeunes malades qui les prennent pour des confitures.

Médicaments solides. — Les pilules données seules ne conviennent guère, surtout chez les jeunes sujets; aussi est-il préférable de les introduire dans la partie centrale d'une cuillerée de confiture un peu ferme.

Poudres. — Un grand nombre de préparations pharmaceutiques se donnent sous forme de poudre. Quand le médicament n'a ni goût ni saveur, il suffit de mêler la poudre à une cuillerée de sirop ou d'eau gommée, ou d'une tisane quelconque. Dans le cas, au contraire, où sa saveur est désagréable, on l'incorpore à des confitures. Il faut avoir soin, quand on prescrit des poudres à de très jeunes enfants, de ne pas les formuler sous un volume trop considérable. On ne doit guère dépasser la dose de 50 centigrammes pour une seule prise. Il faut aussi avoir égard à la pesanteur spécifique du médicament : ainsi certaines poudres sont très volumineuses avec un poids peu considérable, et par cela même ne doivent pas être employées chez les enfants. Il faut se rappeler aussi, quand on prescrit dans une cuillerée de tisane des poudres qui ne sont pas solubles, que le médicament gagne souvent le fond de la cuiller, et que si l'on n'a pas le soin de le mélanger exactement à l'eau, les enfants boivent toute la partie liquide, et refusent de prendre celle qui s'est précipitée. C'est ce qui arrive en particulier pour le calomel : aussi les poudres dont la pesanteur spécifique est considérable sont-elles bien plus facilement administrées dans une cuillerée de sirop de gomme ou mélangées à du miel.

Il est un certain nombre de médicaments que l'on peut donner aux enfants de façon à tromper leur répugnance, sous forme de bonbons, de pâtes, de gelées, de tablettes de chocolat et même de pain.

II. *Médicaments mis en contact avec la membrane muqueuse des extrémités de l'appareil digestif. — Lavements.* — On peut donner en lavement les médicaments dont le goût ou la saveur désagréable empêchent l'administration par la bouche. Ce moyen est quelquefois le seul qu'on puisse mettre en usage quand les enfants se refusent obstinément à avaler les remèdes qu'on leur prescrit. Les substances actives mises en contact avec la membrane muqueuse du gros intestin agissent dans certains cas comme topiques. Tels sont les lavements que l'on prescrit dans les phlegmasies de la partie inférieure du tube digestif. D'autres fois, ils sont donnés dans le but de solliciter l'action péristaltique de l'intestin, et de déterminer des évacuations alvines. Dans d'autres cas, la partie active du remède doit être absorbée et portée dans le torrent circulatoire.

Le praticien ne doit pas oublier la facilité avec laquelle se fait l'absorption dans le gros, intestin ; aussi devra-t-il toujours mesurer soigneusement les doses, qui, dans certains cas, seront moindres que celles administrées par l'estomac.

Les lavements doivent être donnés tièdes ; la dose de la substance active est variable. D'après quelques praticiens, elle doit être environ la cinquième partie de celle donnée par la bouche. Cette évaluation est tout à fait inexacte ; nous avons indiqué les doses à propos de chaque médicament. La quantité d'excipient est variable suivant l'âge. Si le lavement est donné dans le but de provoquer des évacuations alvines, il faut employer pour les très jeunes enfants environ 60 à 90 grammes de liquide ; pour les enfants de deux à cinq ans, 120 à 180 grammes ; pour ceux de cinq à huit ans, 240 grammes. Si l'on désire que les lavements soient conservés et absorbés, il faut, pour les petits enfants, employer seulement 60 grammes, et pour les plus âgés, 120 grammes d'excipient, suivant le but que l'on se propose. Il est souvent nécessaire de faire précéder le lavement qui doit être absorbé par un lavement émollient ou légèrement laxatif, destiné à évacuer les matières contenues dans l'intestin, et à nettoyer la surface d'absorption. Quand un lavement actif destiné à agir comme topique a été donné, comme il n'atteint souvent que la partie inférieure de l'intestin, il est quelquefois nécessaire de pousser par-dessus un autre lavement d'eau simple assez abondant pour étendre l'action du premier.

Les *gargarismes* ne peuvent être employés que chez des enfants qui ont dépassé l'âge de six ou sept ans.

Chez les plus jeunes, ils sont inutiles, souvent même nuisibles. Ainsi, il arrive quelquefois que l'enfant, ne comprenant pas ce qu'on exige de lui, avale le médicament au lieu de le conserver dans l'arrière-bouche. A cet âge, on est obligé de remplacer les gargarismes par des injections, des insufflations, ou bien par des attouchements avec un pinceau ou une éponge imbibée dans un liquide plus ou moins actif.

III. *Médicaments mis en contact avec la peau.* — La méthode iatraleptique peut rendre de grands services dans le traitement des maladies des enfants.

Les thérapeutistes allemands, et en particulier Hufeland, Muckisch et Tourtual, ont particulièrement insisté sur ce mode d'administration des médicaments à la fois simple, efficace et facile. L'emploi de cette méthode est souvent indiqué ; plusieurs conditions spéciales à l'enfance favorisent sa réussite.

Comme nous avons eu déjà occasion de le répéter, il est souvent impossible de triompher de la répugnance des enfants à prendre certains médicaments. En outre, la susceptibilité des voies digestives s'oppose dans certains cas à ce que l'on mette des substances actives en contact avec la membrane muqueuse. Alors on n'a d'autres ressources que l'emploi de la méthode externe.

Les principales conditions qui favorisent sa réussite sont : la vaste surface d'absorption que présente la peau, sa finesse, la minceur de l'épiderme, l'abondance et l'étendue du réseau lymphatique, et enfin la faculté absorbante bien connue que cette membrane possède dans les premières années de la vie.

Aussi préférons-nous, dans la grande majorité des cas, la méthode iatraleptique à la méthode endermique, qui fait pénétrer les médicaments dans l'économie après les avoir appliqués sur le derme préalablement dénudé. Peu partisans des vésicatoires, nous ne saurions prôner cette méthode.

Les médicaments que l'on prescrit dans le but d'être absorbés sont appliqués sur quelques points du corps sous forme de lotions, de liniments ou de pommades. Chacun sait comment se pratiquent les lotions, les onctions ou les frictions. Nous rappellerons seulement ici que les doses sont loin d'être indifférentes, et que le praticien doit indiquer exactement celles qui doivent être employées. Il faut toujours avoir soin de nettoyer convenablement la peau avant l'application des liquides ou des pommades. Les frictions sont pratiquées pendant quelques minutes, jusqu'à ce que la dose ait été absorbée, et on les répète ordinairement plusieurs fois dans les vingt-quatre heures. Lorsqu'elles doivent produire un effet général, il est convenable de les pratiquer dans les points où les vaisseaux lymphatiques sont nombreux, comme, par exemple, à la partie interne des cuisses. Une bonne méthode consiste à placer les pommades dans le creux de l'aisselle. Dans ce but, on prend un tampon de charpie ou de coton cardé un peu volumineux, et après l'avoir enveloppé de taffetas ciré, on étend sur une de ses faces la portion de la pommade que l'on veut faire absorber, et on le maintient dans l'aisselle au moyen d'un mouchoir que l'on noue de l'autre côté du cou. On laisse ainsi ce petit appareil en place jusqu'à ce qu'on juge à propos de renouveler la dose. On a soin, avant de le réappliquer, de lotionner la peau avec de l'eau de savon tiède.

Un des médecins les plus distingués de Genève, le docteur Prevost, nous a souvent affirmé que la facilité avec laquelle les pommades sont absorbées était singulièrement augmentée quand on y ajoutait une petite quantité d'onguent mercuriel. On ne doit pas dépasser la dose de 1 gramme d'onguent napolitain pour 32 grammes de pommade.

Les *bains* sont d'un emploi fréquent et utile dans les maladies des enfants; tantôt ils sont simples, tantôt ils contiennent en plus ou moins grande quantité des substances actives. D'après Diel et Wetzler, les bains sont :

Froids au-dessous de.	16° R.
Rafraîchissants de.	16 à 20°
Tièdes de.	20 à 26°
Chauds.	26 à 33°

Ce sont les bains de 26 à 28° R. dont on fait le plus fréquemment usage. Les bains médicamenteux sont de différentes espèces, alcalins, salins, aromatiques, gélatineux, etc. Lorsqu'on met en usage les premiers, il faut avoir grand soin que l'eau ne rejaillisse pas ; quelques gouttes introduites dans l'œil pourraient occasionner une ophthalmie. Dans les cas où l'on prescrit des bains aromatiques ou d'autres, préparés avec une infusion ou une décoction de plantes dont l'odeur est forte, il faut avoir soin de recouvrir la baignoire afin que les émanations qui s'en échappent n'incommodent pas les jeunes malades.

Le temps pendant lequel l'enfant doit rester dans l'eau varie suivant la nature de la maladie et celle du bain. On peut, dans certains cas, lorsqu'on prescrit des bains tièdes, y laisser l'enfant pendant une ou deux heures ; lorsqu'au contraire ils sont médicamenteux, le séjour dans le bain ne devra pas dépasser un quart d'heure, une demi-heure, trois quarts d'heure au plus.

Les *pédiluves* sont peu employés dans la médecine des enfants. Hufeland a proposé de les remplacer par des applications de linges trempés dans du lait chaud et renouvelés toutes les deux heures ; il a vu ainsi se produire une transpiration salutaire. Ces topiques conviennent surtout chez les très jeunes enfants.

Les *manuluves* sont d'un usage plus fréquent ; ils sont tantôt émollients, tantôt irritants, tantôt toniques. Ils ont l'avantage de pouvoir être prescrits à l'enfant sans qu'on soit obligé de le déplacer. A cet effet, on se sert d'un vase allongé dont une des extrémités présente une dépression destinée à recevoir une partie de l'avant-bras, dont l'autre partie et la main plongent dans le bain local. Ces vases sont recouverts d'un linge et peuvent être placés dans le lit de l'enfant.

A côté des bains locaux, nous devons placer les cataplasmes et les fomentations, qui sont d'un usage si fréquent dans la médecine de l'enfance. Il n'est pas nécessaire d'insister sur le mode d'administration de moyens aussi simples ; nous nous contenterons de dire qu'il est très important (plus même que chez l'adulte) de renouveler fréquemment ces topiques, afin de prévenir les inconvénients que peut avoir leur refroidissement.

Les *bains*, les *lotions* et les *affusions froides* ont été conseillés dans plusieurs maladies de l'enfance. Nous aurons occasion de parler des cas où ils sont indiqués ; nous nous contenterons ici d'insister sur leur mode d'administration.

Quand on veut appliquer de la glace sur un point du corps, il faut préalablement la concasser ; et pour cela, on met un morceau de glace dans un linge et on le brise au moyen d'un morceau de bois ; de cette façon il est réduit en menus fragments qu'on introduit dans une vessie dégraissée dont la grandeur est proportionnée à l'âge de l'enfant. Quand cette vessie doit être appliquée sur la tête, il faut qu'elle ne soit qu'à moitié pleine, sans cela on aurait de la peine à la maintenir en place ; en outre son extrémité la plus évasée doit correspondre au front. On maintient l'appareil en place au moyen d'une bande.

On peut remplacer les vessies pleines de glace par des compresses trempées dans l'eau froide. Ces linges doivent être assez épais pour ne pas perdre trop vite leur température. Il va sans dire que, lorsque les applications dont nous parlons doivent être faites sur la tête, il faut avoir eu soin de la raser préalablement ou au moins de couper les cheveux très courts. Il faut renouveler les compresses toutes les cinq minutes ou tous les quarts d'heure, suivant l'occurrence. Dans les cas où l'on ne peut se procurer ni glace ni eau suffisamment froide, on peut employer des mixtures réfrigérantes telles qu'une solution d'hydrochlorate d'ammoniaque et de nitrate de potasse dans du vinaigre (Schmuker), ou mieux encore une solution de sel de cuisine dans du vinaigre étendu d'eau. Joerg rejette ces mixtures parce qu'elles ont, dit-il, l'inconvénient d'agir trop fortement sur les nerfs olfactifs. Un autre moyen facile et prompt de produire la réfrigération consiste à laisser tomber goutte à goutte une certaine quantité d'éther sulfurique sur la partie du corps qu'on veut refroidir.

Dans certains cas on fait des lotions réfrigérantes sur tout ou partie de la surface cutanée. Dans ce but, on emploie une éponge ordinaire que l'on trempe dans un mélange d'eau et de vinaigre par parties égales ; on l'exprime légèrement, puis on la promène tantôt sur les bras, tantôt sur les cuisses, tantôt sur le tronc. Ces lotions doivent être faites avec précaution. Il faut avoir grand soin d'essuyer avec un linge sec et modérément chauffé les surfaces qu'on vient de lotionner.

Les *affusions froides* peuvent être partielles ou générales. Dans le premier cas, on les emploie presque exclusivement sur la tête ; on a proposé de les remplacer par l'irrigation continue. Dans les affusions générales, l'enfant sera couché ou assis dans une baignoire garnie à son intérieur de plusieurs draps pliés en double, et placée près du lit, afin d'éviter les déplacements ; puis on versera, tantôt sur toute la surface du corps, tantôt sur la tête seulement, plusieurs litres d'eau à la température de 10 à 15° R. La hauteur et la force avec laquelle l'eau doit être projetée, la manière de la répandre sur la surface du corps, varient suivant l'objet qu'on se propose. Veut-on seulement diminuer la chaleur cutanée, l'intensité du mouvement fébrile et les accidents cérébraux, on doit répandre l'eau à la surface du corps avec douceur. Veut-on, au contraire, produire une vive stimulation, réveiller la contractilité du système musculaire, on doit projeter le liquide avec une certaine force, soit sur les membres, soit sur le tronc.

Vésicatoires. — Plusieurs praticiens font un usage fréquent des vésicatoires dans la médecine de l'enfance. D'autres, M. Guiet, par exemple, les repoussent d'une manière absolue. Ce médecin (1) nous

____

(1) *Gaz. méd.*, 1846, p. 246 et 265.

paraît aller trop loin dans sa répugnance pour les vésicatoires qu'il voudrait bannir complétement de la thérapeutique de l'enfance dans les maladies aiguës ou chroniques. Pour ces dernières, nous sommes assez de son avis; mais quant aux premières, cette interdiction absolue n'est pas suffisamment motivée. Nous devons ajouter qu'une pratique étendue, et dans des conditions favorables, a diminué la répugnance que nous avaient inspirée les vésicatoires, car nous n'avons pas en ville été témoins de ces accidents si fréquents et si graves de l'hôpital des Enfants de Paris. Nous connaissons quelques cas cependant où nos confrères ont vu des effets désastreux succéder à l'application du vésicatoire. Aussi nous persistons dans le conseil que nous donnions jadis de n'employer ce révulsif énergique que dans des circonstances bien déterminées, et avec les précautions que nous indiquerons tout à l'heure.

Ainsi il faut s'en abstenir lorsque l'enfant est amaigri, pendant le cours et la convalescence des maladies chroniques ou de celles qui ont entraîné une notable débilitation, dans certaines constitutions épidémiques, etc. Si l'on ne tient pas compte de ces circonstances, non plus que des indications qui résultent de la nature même de la maladie, on s'expose à déterminer des inflammations simples ou ulcéreuses de la peau, quelquefois même des gangrènes, et à ajouter ainsi une nouvelle maladie à la première.

Lorsqu'on prescrit un vésicatoire, il faut avoir soin de l'appliquer sur une partie du corps qui n'est habituellement soumise à aucune pression. Pour le thorax, ce sera sur la partie antérieure ou latérale, en évitant que l'enfant ne repose sur ce côté; car la pression exercée sur la peau par les matelas d'une part, et les côtes saillantes de l'autre, est une des causes les plus efficaces d'ulcération. Aux membres inférieurs, le vésicatoire sera appliqué à la face interne des mollets ou des cuisses, de préférence à la partie postérieure qui, appuyant sur les draps, s'ulcère avec plus de facilité.

La précaution de choisir le lieu le plus convenable pour l'application des vésicatoires, et celle de les réserver pour des enfants qui ont encore assez d'embonpoint, sont les moyens les plus efficaces pour éviter les accidents qui peuvent résulter de leur emploi.

MM. Evanson et Maunsell recommandent de prévenir l'action trop irritante du papier à vésicatoire, en se servant de celui qui a une force moitié moindre, ou en protégeant la surface cutanée par l'interposition de quelque substance mince, telle qu'une fine mousseline. En outre, ils recommandent de ne jamais laisser le vésicatoire en place plus de deux à quatre heures; pas plus longtemps, disent-ils, qu'il n'est nécessaire pour que la peau soit rougie, et alors la vésication suivra. Cette limite pour la durée pendant laquelle un vésicatoire doit rester appliqué nous semble un peu restreinte : nous aimons mieux suivre le conseil des praticiens allemands, qui disent que, si l'on veut obtenir seulement la rubéfaction de la peau, il faut laisser le vésicatoire en contact avec elle pendant une ou deux heures ; tandis que, si l'on veut déterminer le soulèvement de l'épiderme, il faut au moins de quatre à cinq heures. Nous avons l'habitude d'appliquer un cataplasme de fécule aussitôt après l'ablation de l'emplâtre vésicant. Le soulèvement de l'épiderme se fait très bien, et avec peu douleur, sous l'influence de cette application émolliente.

Les vésicatoires doivent être posés de la même manière et avec les mêmes substances que chez l'adulte. A Genève, on se sert exclusivement chez les enfants d'une pommade connue sous le nom de *pommade de Lausanne*. Ce médicament, qui a pour lui l'épreuve du temps, n'a jamais eu, soit entre nos mains, soit dans celles de nos confrères, les inconvénients que l'on a à juste titre attribués au vésicatoire ordinaire. Nous ne saurions trop le recommander aux praticiens. Son application est facile, son effet est prompt et identique avec celui du vésicatoire.

Le pansement doit être fait avec du cérat simple frais, étendu sur de la charpie, sur du linge ou sur une feuille de papier ou de bette.

Si la surface du vésicatoire est irritée, si elle devient rouge et revêt une apparence inflammatoire, MM. Evanson et Maunsell conseillent de remplacer le pansement par l'application d'une poudre fine, telle que celle de farine ou d'amidon. Elle doit être faite avec soin et continuité, de manière à maintenir constamment la sécheresse de la surface enflammée : fréquemment alors les symptômes d'irritation disparaissent avec rapidité ; mais s'il n'en est pas ainsi et si l'inflammation augmente, un cataplasme émollient sera le meilleur remède.

MM. Evanson et Maunsell recommandent encore, lorsque l'irritation est très vive, la pommade suivante, étalée en couche épaisse sur la charpie :

> ♃ Eau de chaux. . . . . ⎱
> Huile d'amandes douces. . . . . . ⎰ aa 16 grammes.
> Mêlez avec soin et ajoutez :
> Axonge préparée. . . . . 32 grammes.

Les applications émollientes et siccatives ne suffisent pas toujours pour arrêter la marche de l'inflammation cutanée, qui prend alors la forme ulcéreuse diphthéritique ou gangréneuse. Dans les cas de ce genre, les applications émollientes sont inutiles, quelquefois même nuisibles, et l'on doit employer les caustiques peu énergiques, tels qu'une solution de nitrate d'argent. On emploie 50 centigrammes à 1 gramme de nitrate d'argent pour 30 grammes d'eau distillée, et l'on passe sur la plaie un pinceau imbibé de cette solution ; on peut aussi promener sur le vésicatoire ulcéré un crayon de nitrate d'argent. C'est dans les cas de cette espèce que la pommade au tannate de plomb est utile.

Application des sangsues. — Lorsque nous conseillerons les émissions sanguines, nous aurons le soin de dire, à propos de chaque maladie, s'il faut tirer le sang par la phlébotomie ou par l'application des sangsues. Dans ce dernier cas, nous indiquerons leur nombre et le temps pendant lequel on doit laisser couler le sang.

La place la moins dangereuse pour l'application des sangsues est, disent MM. Evanson et Maunsell, la main et le pied, parce que l'on peut arrêter aisément l'écoulement sanguin au moyen d'une compresse et d'une bande. Le même avantage existe, ce nous semble, lorsqu'on les pose derrière les apophyses mastoïdes.

Appliquées sur toute autre partie du corps, comme la poitrine ou le cou, elles peuvent entraîner un grand danger par l'abondance de l'hémorrhagie. Toutes les fois que cet accident a lieu, on y remédie facilement, si l'on peut appliquer un bandage compressif. Mais lorsque ce moyen ne peut être employé, et que la pression du doigt ne suffit pas pour arrêter la perte sanguine, on doit saupoudrer la piqûre avec une poudre sèche, telle que celle d'amidon, de gomme arabique, de colophane, d'alun, d'après les formules suivantes :

℞ Poudre d'alun. . . . . } aa 8 grammes.
   Gomme adragante. . . . . }

Ou bien :

℞ Colophane en poudre . . . . } aa 2 grammes.
   Gomme arabique. . . . . }
   Charbon pulvérisé. . . . .   q. s.
   Mêlez exactement ; étendez sur un morceau d'amadou

Si ce moyen ne réussit pas, on peut appliquer la pince inventée dans le but d'arrêter cette espèce d'hémorrhagie. Si l'on ne peut se procurer cet instrument, il faut saisir la peau entre les deux doigts de manière à faire saillir la piqûre tout en arrêtant l'écoulement sanguin : alors on essuie la petite plaie, et l'on introduit entre ses lèvres un crayon pointu de nitrate d'argent. Cette cautérisation suffit en général pour arrêter l'hémorrhagie.

Dans le *Traité de médecine opératoire* de Sabatier, revu par Dupuytren, on trouve recommandé le procédé suivant : on place sur la piqûre un morceau de linge en quatre doubles, et par-dessus une spatule fortement chauffée. Le sang pénètre le linge, mais il se coagule bientôt par l'effet de la chaleur et par l'évaporation de la partie liquide. Le caillot ainsi formé empêche tout nouvel écoulement.

Cependant, lorsqu'une artériole a été ouverte, la perte sanguine continue ; on peut alors cautériser la petite plaie avec un stylet fin rougi à blanc, ou bien passer un fil ou une aiguille dans les lèvres de la plaie, et faire une suture qui arrêtera certainement l'hémorrhagie.

Les piqûres de sangsues peuvent déterminer d'autres accidents moins graves : telles sont les inflammations simple, furonculeuse ou ulcéreuse. Si un filet nerveux a été entamé, il peut en résulter des convulsions et d'autres accidents, M. Jolly a rapporté l'observation d'un garçon de onze ans chez lequel des sangsues appliquées au cou occasionnèrent des douleurs très vives et une contraction spasmodique de trapèze et du peaucier (1).

Pour prévenir les inflammations, on doit éviter de mettre sur les piqûres aucun topique irritant, tel que l'onguent mercuriel, les sinapismes ou les vésicatoires, ainsi que le pratiquent quelques médecins. Il ne faut pas oublier que les piqûres sont facilement irritables, et que l'application de corps excitants sur les petites plaies qui succèdent à l'application des sangsues peut être le point de départ d'accidents difficiles à guérir.

Il est utile, après la chute des annélides et l'arrêt de l'écoulement sanguin, d'appliquer sur la piqûre un linge fin, maintenu de façon qu'il ne puisse être facilement changé de place. Le frottement des linges contre les petites plaies occasionne facilement leur inflammation, et les démangeaisons qu'éprouvent les jeunes malades contribuent à l'augmenter.

Si malgré ces précautions il survient une phlegmasie, il faut recouvrir toute la partie malade d'un cataplasme émollient, et il est rare que ce remède n'amène pas la résolution. Lorsqu'au contraire les plaies s'ulcèrent ou se gangrènent, il est préférable de les cautériser avec le nitrate d'argent, ou de mettre en usage le traitement dont nous parlerons à propos de la gangrène disséminée de la peau.

Les accidents nerveux qui résultent de la piqûre des sangsues doivent être traités par des applications émollientes et sédatives, et par des bains. Si la douleur est très vive, il faudra prescrire avec précaution une préparation opiacée à l'intérieur.

Si les piqûres ont déterminé des convulsions, on mettra en usage quelqu'une des médications que nous conseillerons plus tard (voyez le chapitre CONVULSIONS), sauf les contre-indications fournies par la maladie qui a nécessité l'emploi des sangsues.

Les nombreux accidents qui peuvent succéder à leur application, notamment la mort rapide qui peut suivre la perte du sang, et que nous avons eu l'occasion de constater plusieurs fois, nous engagent, ainsi que beaucoup d'autres praticiens, à préférer l'emploi des ventouses scarifiées. Appliquées par une personne habituée à ce genre d'opération, et suivant la méthode employée aujourd'hui à Paris, c'est-à-dire avec des verres nombreux et petits chauffés rapidement par une mèche enflammée, préalablement trempée dans l'alcool, elles fournissent une quantité de sang que l'on peut exactement mesurer. L'écoulement cesse immédiatement après l'opération,

____

(1) *Nouv. bibl. méd.*, 1827, p. 184.

qui est elle-même rapide et parfaitement supportée, même par les plus jeunes enfants ; aucune inflammation ne succède aux incisions qui se cicatrisent promptement : nous ne les avons jamais vues déterminer ni douleur très vive, ni accidents nerveux, ni convulsions. Nous préférons donc leur emploi dans tous les cas où les verres à ventouses trouvent une surface qui puisse les recevoir.

Saignée. — La phlébotomie peut être pratiquée avec facilité, même chez les enfants de trois ou quatre ans. Au-dessous de cet âge, il est difficile d'ouvrir les veines du pli de coude. Chez les très jeunes enfants, le docteur Hildreth recommande fortement la saignée de la jugulaire. Voici le procédé opératoire qu'il recommande : « Une bonne ou une nourrice assise sur une chaise basse tient l'enfant entre ses genoux et assujettit ses bras. Le chirurgien, assis à côté, prend la tête du patient et la fixe entre ses genoux ; avec le pouce de la main gauche il comprime la jugulaire vers le lieu où elle croise la première côte, et il emploie les autres doigts de cette main à contenir la poitrine contre le corps de l'assistante. De la main droite, restée complétement libre, il pratique une large ouverture au moyen de la lancette (1). »

Nous croyons qu'en général il faut être très sobre d'émissions sanguines dans les premières années de la vie. Il ne faut jamais oublier, a dit Guersant, que les pertes de sang trop abondantes jettent quelquefois les enfants dans un état de prostration dont il est difficile de les tirer, et qu'un de leurs inconvénients est de prolonger beaucoup la convalescence.

Ici nous terminons les remarques générales que nous avons cru devoir présenter sur l'état physiologique et sur l'état pathologique dans l'enfance ; sur la thérapeutique applicable à cet âge et sur l'examen des jeunes malades.

L'ordre dans lequel nous allons présenter l'histoire particulière de chaque maladie sera celui que nous avons suivi dans l'exposé des généralités pathologiques. Nous consacrerons autant d'articles séparés à l'anatomie pathologique, à la symptomatologie, au diagnostic, aux complications, au pronostic, aux causes, à la thérapeutique. Cet ordre, utile à suivre pour toutes les maladies où il existe une lésion appréciable, n'est pas applicable aux autres. Mais là où les altérations cadavériques manquent ou sont inconnues, nous avons interverti l'ordre des articles, et mis en premier lieu celui qui est destiné au tableau et à la marche de la maladie ; c'est en effet le meilleur moyen de faire comprendre de quelle nature est le trouble fonctionnel qui existe sans lésion d'organes apparente.

Chacune de nos monographies étant presque uniquement le résultat

____

(1) *Gaz. méd.*, 1848, p. 891.

de notre observation personnelle, n'a pu comprendre toutes les opinions des auteurs qui nous ont précédés; une place cependant devait être réservée à quelques-unes de celles que nous n'avions pu contrôler par les faits. Nous devions aussi mentionner ceux des travaux antérieurs aux nôtres qui avaient une importance réelle. Enfin, les différentes dénominations qui ont été appliquées aux maladies et les opinions diverses professées sur leur nature rendant souvent obscures certaines parties de la pathologie de l'enfance, ont nécessité quelquefois un exposé succinct de la marche de la science.

C'est dans un dernier article intitulé *Historique* que nous avons cherché à satisfaire à ces exigences de notre sujet; mais on doit comprendre que dans un traité clinique nous n'avons pas pu avoir la prétention de faire de l'*histoire médicale*. Cette étude, du plus haut intérêt pour celui qui tient à connaître les phases par lesquelles a passé la science, a moins d'utilité pour le médecin praticien. La partie historique de notre ouvrage devait donc être restreinte dans des limites assez étroites; toutefois, quelques maladies importantes ayant soulevé des questions litigieuses qui devaient être discutées et éclairées, nous avons dû consacrer une assez grande étendue à plusieurs de nos principaux articles historiques; nous avons alors jugé convenable de les placer en tête du chapitre, afin de mettre tout de suite le lecteur au courant du sujet.

Nous avons quelquefois, à la fin des chapitres, consigné des observations détaillées, ces pièces justificatives insérées dans le corps même de la description nous ayant paru, en raison de leur étendue, avoir le désavantage de couper l'enchaînement des idées d'une manière incommode pour le lecteur.

PREMIÈRE CLASSE.

CATARRHES. — PHLEGMASIES, ETC.

PRÉLIMINAIRES.

Les maladies dont nous allons entreprendre l'étude doivent attirer l'attention de tous les médecins qui s'occupent de la pathologie de l'enfance. Remarquables par leur fréquence et leur gravité, origine ou conséquence d'affections variées, elles attaquent presque tous les tissus et présentent souvent dans leurs symptômes et leur évolution une physionomie spéciale.

L'inflammation détermine dans les organes de l'enfant des changements de texture dont l'apparence extérieure et le mécanisme paraissent identiques avec ceux qu'on observe à une période plus avancée de la vie, et les différences que l'on peut constater résultent plutôt de la fréquence comparative de certaines formes anatomiques ou symptomatiques que d'une modification dans le travail moléculaire.

Aussi dans ces considérations générales, nous insisterons peu sur ce dernier point : on pourra trouver dans l'ouvrage de MM. Hardy et Béhier (1) un résumé complet et lucide des opinions émises à ce sujet. Ces questions ne nous occuperont pas, parce que, appartenant au domaine de la pathologie générale envisagée à tous les âges, elles n'ont pas une utilité pratique immédiate. Pour nous qui faisons de la médecine spéciale, nous dirons seulement quelques mots sur le siége, l'espèce, la nature, les symptômes des phlegmasies ; sur la thérapeutique qui leur est applicable, en nous bornant autant que possible à ce qui est particulier au jeune âge.

Leurs phénomènes locaux sont, comme on le dit depuis des siècles, la rougeur, la chaleur, la douleur, le gonflement, l'altération de sécrétion et de structure ; leurs phénomènes généraux, un mouvement fébrile d'intensité variable.

On aurait cependant une idée bien fausse de l'inflammation, si l'on croyait que la réunion de ces différents caractères fût invariable et nécessaire. Chez l'enfant comme chez l'adulte, la forme anatomique de l'inflammation change suivant le tissu dans lequel elle se développe ; mais dans le plus jeune âge surtout, la forme symptomatique

(1) *Traité élémentaire de pathologie interne*, t. II, p. 15-89.

et souvent la forme anatomique, le siége et la distribution des phlegmasies se modifient suivant les conditions qui leur ont donné naissance. On comprend que ces différences entraînent d'importantes
modifications dans la thérapeutique.

L'inflammation dans les organes parenchymateux, tels que le poumon, le foie, la rate, les reins, est caractérisée par une congestion
sanguine avec augmentation de volume et en général apparence de
solidité, mais, en même temps, friabilité plus grande à la pression
du doigt ; le plus souvent il ne s'y fait pas de suppuration, c'est-à-dire
que la mort ou la résolution arrivent avant la formation du pus.

Cependant, lorsque l'inflammation a parcouru toutes ses phases, le
pus, tantôt reste combiné avec l'organe dont le tissu n'est pas encore
détruit, tantôt, au contraire, il se réunit en collections isolées. Si
l'abcès siége près de la surface de l'organe, l'inflammation ulcéreuse·
peut se propager à la membrane environnante, et déterminer une
perforation, et par suite une communication avec les cavités ou les
organes voisins.

La phlegmasie des parenchymes laisse rarement après elle une
atrophie, nous dirions volontiers jamais, n'en ayant aucun exemple.
L'hypertrophie en est, au contraire, une conséquence sinon fréquente.
du moins possible.

Les symptômes locaux ou plutôt fonctionnels qui accompagnent
l'inflammation des parenchymes varient suivant l'espèce d'organe.
En général, la douleur est peu vive, limitée ou même nulle. Les fonctions de l'organe sont perverties, ou diminuées, ou annihilées : ainsi
dans la pneumonie, la respiration est incomplète d'abord, nulle ensuite ; dans l'hépatite, on constate un ictère ; dans la néphrite, la
nature et la quantité du produit de la sécrétion rénale présentent de
nombreuses modifications, etc.

L'inflammation des membranes séreuses diffère de celle des parenchymes. Ici, peu ou pas de rougeur ; si elle existe, quelques arborisations seulement, ou quelquefois un pointillé ecchymotique fin et assez
abondant ; en même temps absence de gonflement, au moins à l'état
aigu ; en revanche, sécrétion de liquide séreux, ou séro-purulent, ou
purulent, et de fausses membranes en lames plus ou moins molles ou
denses, minces ou épaisses, sèches ou humides, qui finissent par s'or-
ganiser. Notons cependant que les produits liquides ne sont pas en
général très abondants.

L'inflammation des séreuses est souvent, mais non toujours, accompagnée de douleurs vives, et réagit d'une manière plus ou moins
intense sur les fonctions des organes auxquels ces membranes servent
d'enveloppe et sur l'économie tout entière ; mais cette réaction n'est
pas la même à tous les âges.

La phlegmasie séreuse passe-t-elle à l'état chronique ; la membrane
elle-même s'épaissit, devint opaline, résistante ; les épanchements

augmentent d'abondance et remplissent sa cavité, ou bien les exsudations pseudo-membraneuses changent de nature et passent insensiblement à l'état d'adhérences celluleuses.

Les symptômes locaux persistent dans les cas d'épanchement, s'accroissent même et prennent des caractères tout spéciaux par l'ampliation de la cavité. Ces symptômes, au contraire, disparaissent, et la maladie peut passer pour guérie si l'épanchement est résorbé et s'il ne reste que des adhérences.

Les phlegmasies des membranes séreuses ne sont pas très variées; il n'en est pas ainsi pour l'inflammation des muqueuses. Ici, la lésion porte sur la trame de la membrane elle-même, qui sécrète, en outre, différents produits anormaux.

En général, la muqueuse qui s'enflamme rougit, se tuméfie, et sa sécrétion est en partie supprimée. Ce dernier phénomène est cependant de très courte durée chez les enfants, et bientôt il se fait une sécrétion anormale. Ce produit, formé par du mucus ou du muco-pus, devient, en général, de plus en plus opaque, blanc d'abord, verdâtre ensuite; puis c'est une véritable suppuration ténue, grisâtre, liquide. Alors la membrane elle-même se ramollit; quelquefois elle s'ulcère; mais souvent cette ulcération, indépendante en quelque sorte de la muqueuse elle-même, appartient aux follicules dont elle est parsémée. Si l'ulcération creuse en profondeur au lieu de s'étendre en surface, il peut en résulter une perforation de la membrane et des tuniques sous-jacentes, et une communication avec les cavités ou organes voisins.

Un mode spécial d'inflammation des membranes muqueuses, caractérisé par une exsudation concrète à laquelle on a donné le nom de pseudo-membraneuse, présente des phénomènes qu'il est important d'envisager d'une manière générale. Ces phlegmasies ont été étudiées par M. Bretonneau, qui leur a assigné des caractères particuliers et a embrassé dans une description générale l'ensemble de la maladie à laquelle il a donné le nom de diphthérite. D'après M. Bretonneau, la formation seule d'une fausse membrane ne caractérise pas cette affection, il faut encore que l'inflammation offre des caractères spéciaux, qui consistent dans un pointillé fin, accompagné d'ecchymoses. Au microscope, les taches diphthéritiques les plus animées, et qui paraissent à l'œil nu pointillées de rouge et de blanc, sont dues à une injection vasculaire très fine, et les points d'un rouge plus vif sont autant de petites ecchymoses, tandis que les taches blanches ne sont que les orifices proéminents des follicules muqueux. M. Bretonneau attribue encore à cette inflammation le caractère de se répandre rapidement sur les surfaces comme un acide qn'on y aurait versé. Ses produits sont des fausses membranes qui, à leur état rudimentaire, ne seraient autre chose que du mucus altéré, qui passerait plus tard à l'état de concrétion pseudo-membraneuse. Ces pseudo-membranes jaunâtres ou d'un blanc jaunâtre, assez fermes, résistantes, élastiques, d'une épaisseur variable, souvent formées de plusieurs couches plus ou moins adhérentes aux tissus sous-jacents, sont susceptibles de se développer sur tous les points des membranes muqueuses.

On a assigné à cette affection une marche et des symptômes spéciaux, en disant qu'elle s'étend des parties supérieures aux inférieures, que l'état général n'est nullement en rapport avec l'étendue apparente de l'inflammation, que les ganglions placés au pourtour des parties enflammées sont tuméfiés et douloureux. En un mot, M. Bretonneau a considéré l'inflammation diphthéritique comme une maladie spécifique, une affection *sui generis.* Il l'a nettement séparée d'autres phlegmasies qui s'en rapprochent par la nature des produits, mais qui s'en éloignent par leur expression symptomatique et leur marche.

Nous partageons complétement ces idées, mais nous ajoutons qu'il existe des phlegmasies pseudo-membraneuses dans lesquelles on voit s'unir au même point les caractères de l'inflammation intense de la trame organique et la sécrétion pseudo-membraneuse. Cette dernière alors a quelquefois un aspect un peu différent de celui que nous venons d'indiquer; elle est souvent mélangée à du liquide purulent : et tantôt molle, blanche, lisse, elle forme une pellicule peu étendue et peu adhérente; tantôt grise, presque fauve, grenue, elle adhère à la muqueuse ramollie et s'enlève avec elle par le plus léger attouchement. Enfin, on la voit quelquefois recouvrir de profondes ulcérations. Cette phlegmasie pseudo-membraneuse n'est pas la diphthérite et ne doit pas être confondue avec elle.

Toutes les muqueuses, cependant, ne sont pas également susceptibles de tous ces genres d'inflammations : les unes, comme celles de la langue, de plusieurs parties du pharynx, du larynx, de la trachée, etc., rougissent, se gonflent quelquefois, mais se ramollissent rarement; d'autres, au contraire, telles que celles de l'intestin, se ramollissent avec une extrême facilité : l'inflammation pseudo-membraneuse, plus commune aux gencives, à la bouche, au pharynx, au larynx, est plus rare aux intestins, etc.

La phlegmasie de la muqueuse se propage quelquefois au tissu qui la double, et y détermine des altérations diverses. Elle entraîne aussi, dans certains cas, des modifications de calibre dans les organes creux.

Dans sa période aiguë, l'inflammation des membranes muqueuses est, en général, peu douloureuse, et ses symptômes locaux sont tout à fait en rapport avec les fonctions des organes qu'elle tapisse; ces symptômes persistent quelquefois atténués, d'autres fois plus intenses.

Si l'inflammation passe à l'état chronique, la douleur disparaît presque constamment; mais la lésion anatomique conserve à peu près la même apparence qu'à l'état aigu; toutefois les fausses membranes grenues et les ulcérations sont plus communes dans la forme chronique, qui s'accompagne souvent de l'épaississement du tissu sous-muqueux.

Un des résultats assez fréquents du passage de l'état aigu à l'état chronique, est la décoloration de la muqueuse enflammée dont la turgescence demeure ou disparaît, tandis que le ramollissement persiste. Plus spéciale à la muqueuse gastro-intestinale qu'à toute autre, cette lésion sera étudiée en détail, parce qu'elle est très fréquente dans l'enfance. Nous ne croyons pas toutefois qu'elle soit toujours la suite d'une inflammation. Nous discuterons cette question en temps et lieu.

Les inflammations qui envahissent la peau forment chez les enfants une classe intéressante de maladies, par les considérations thérapeutiques qu'elles entraînent. Là, en effet, se trouvent ces eczémas et ces impétigos du cuir chevelu, dont la rétrocession a été de tout temps regardée comme si funeste : toutefois les maladies cutanées, ne présentant, comme espèce et nature, chez l'adulte et chez l'enfant, que peu de différences, n'attireront pas longtemps notre attention.

On retrouve à tous les âges les formes exanthémateuses, vésiculeuses, bulleuses, pustuleuses, papuleuses, squameuses, tuberculeuses, décrites par Willan, Biett, MM. Rayer, Cazenave et Schedel, Gibert, etc., l'inflammation ulcéreuse et enfin la diphthérite étudiée avec soin dans ces dernières années par MM. Bretonneau et Trousseau. Ne voulant pas anticiper sur les descriptions qui appartiennent à la pathologie spéciale, nous nous contenterons de faire remarquer : 1° que ces phlegmasies ont, dans le jeune âge, une grande tendance à se concentrer sur la face et le cuir chevelu ; 2° qu'elles s'accompagnent d'ordinaire d'une abondante sécrétion ; 3° que les formes squameuses générales, à l'exception de l'ichthyose, sont rares.

Les inflammations de la substance nerveuse elle-même, peu fréquentes chez l'enfant, ne se prêtent à aucune considération spéciale à la période de la vie qui fait le sujet de nos études.

Nous venons de passer rapidement en revue le siége, les symptômes locaux et les caractères anatomiques des inflammations. Nous voudrions pouvoir insister sur leur nature ; éclairer ce sujet serait peut-être dissiper la confusion qui existe encore dans beaucoup d'esprits entre la nature et la forme des maladies. Mais cette question de pathologie générale ne saurait être traitée ici avec tous les détails qu'elle comporte. Nous nous bornons donc à quelques remarques.

La diphthérite, que nous décrivions tout à l'heure d'après M. Bretonneau, nous servira d'exemple. Les lésions locales inflammatoires ne sont que la conséquence, l'expression, la forme extérieure d'une lésion générale, préexistante, inappréciable à nos sens. La diphthérite est une modification de l'économie qui produit une phlegmasie locale, et lui imprime un cachet qui lui est particulier. La phlegmasie

est diphthéritique, et ce dernier mot exprime la nature de l'inflammation.

Toutes les fois donc qu'on a établi l'existence d'une inflammation,
son siége et son espèce, il reste à déterminer sa nature.

Or les autres affections qui, aussi bien que la diphthérite, sont communes chez l'enfant et déterminent des phlegmasies locales, sont
l'inflammation ou état inflammatoire, le catarrhe, les tubercules ou la
scrofule, les fièvres éruptives, la fièvre typhoïde, plus rarement le
rhumatisme. La phlegmasie locale n'est pas alors une complication
de l'affection scrofuleuse, varioleuse ou inflammatoire ; elle en est
l'expression directe. D'ailleurs ces phlegmasies de nature différente,
sont différentes aussi par leur aspect et par leur marche, alors même
que leur siége est identique.

Ces remarques sur la nature des phlegmasies expliquent leur fréquence dans le jeune âge. Au premier abord, la faiblesse des organes
paraît s'accorder peu avec leur inflammation. Et dans le fait, si l'on
veut ne tenir compte que des phlegmasies franches, on trouvera
qu'elles ne sont pas très fréquentes. Au contraire, les autres phlegmasies sont communes et se développent souvent chez des enfants
débilités. Dans ce cas, la faiblesse et l'imperfection des organes,
loin de s'opposer à leur inflammation, la favorisent ; car il faut une
certaine force pour résister aux causes d'irritation. D'autre part, la
facilité avec laquelle se fait la circulation, le finesse des tissus, l'impressionnabilité locale et générale transforment rapidement en une
phlegmasie réelle un état morbide qui, à un autre âge, eût été une
irritation momentanée et souvent inaperçue.

Nous eussions voulu adopter pleinement ces divisions et nous borner
à décrire ici les phlegmasies dont la nature est purement inflammatoire et celles qui, simplement locales, ne sont la conséquence d'aucune cause générale bien déterminée (1) ; mais l'état actuel de la
science nous engage à conserver la marche adoptée dans notre première édition.

Nous ne voulons pas cependant quitter ce sujet sans dire quelques
mots à propos du catarrhe et des maladies catarrhales.

Cette affection, très fréquente dans l'enfance, joue un rôle d'autant
plus important, qu'elle peut s'associer à la plupart des maladies aiguës.
Trois causes principales président à son développement. L'une doit
être cherchée dans la constitution individuelle, l'autre dans la constitution épidémique, la troisième dans les conditions antihygiéniques et
en particulier dans une mauvaise alimentation. Sous les deux premiers

______

(1) Dans le cas de cette espèce, la réaction peut avoir pour résultat le développement d'un véritable état inflammatoire, qui alors est un effet et non plus une
cause. Il y a une grande ressemblance entre ces phlegmasies locales par leur origine
et celles qui sont de nature inflammatoire.

rapports, il existe une certaine analogie entre l'étiologie du catarrhe
et celle de la diphthérite. Le croup sporadique naît sous l'influence
d'une prédisposition constitutionnelle aussi bien que le catarrhe, quel
que soit le nom qu'il porte, coryza, laryngite spasmodique, trachéo-
bronchite, etc.

La diphthérite épidémique, comme la grippe et tous les catarrhes
épidémiques, atteint toutes les constitutions.

La prédisposition catarrhale se reconnaît à la mollesse et à l'exubérance des chairs, qui sont bouffies et comme abreuvées de liquides,
à la pâleur de la peau, à l'abondance de la transpiration, à la facilité
avec laquelle se produisent les écoulements et les flux de toute espèce.
Les enfants prédisposés au catarrhe ont donc tous les attributs du
tempérament lymphatique. Ils ont d'ordinaire les cheveux blonds,
les yeux bleus, les cils longs et recourbés, etc. La prédisposition catarrhale est quelquefois héréditaire; c'est ainsi que l'on voit la laryngite spasmodique atteindre tous les enfants d'une même famille, et les
parents qui ont été sujets dans leur enfance aux maladies catarrhales
les retrouver et les reconnaître chez leurs enfants.

Une autre cause de la fréquence des catarrhes, est la solidarité qui
existe entre la peau et les muqueuses.

Ces dernières membranes sont le siége anatomique des maladies catarrhales; mais il ne faudrait peut-être pas accumuler beaucoup de
preuves pour démontrer que d'autres organes subissent l'influence de
cette affection. Ainsi les enfants prédisposés aux catarrhes le sont aussi
à certains eczémas et impétigos. Il est commun de voir ces éruptions se
développer au voisinage des maladies catarrhales des narines et du conduit auditif; nous verrons aussi certaines fluxions et phlegmasies pulmonaires accompagner les phlegmasies catarrhales des bronches.
Dans ces cas, les inflammations de la peau et du poumon reconnaissent le même principe que celles des bronches; elles ont la même nature catarrhale. Enfin, les douleurs névralgiques, variées et intenses,
qui accompagnent quelquefois le catarrhe, sont une preuve que le système nerveux lui-même n'échappe pas à l'influence morbifique. Nous
verrons même cette influence se localiser sur des parties très diverses
de ce système. (Voir CATARRHES CHOLÉRIFORME et ATAXIQUE.)

Ces idées, que nous émettons sans avoir aujourd'hui la prétention
de les regarder comme démontrées, expliqueraient bien des phénomènes pathologiques difficiles à comprendre autrement.

Les lésions catarrhales dont les muqueuses peuvent être atteinte
sont surtout : une sécrétion exagérée et viciée du mucus, des
fluxions sanguines plus ou moins rapides, quelquefois des flux séreux, plus souvent des phlegmasies aiguës ou chroniques. Ces
diverses lésions déterminent un ensemble de symptômes locaux
qui varient suivant l'organe qui en est atteint; nous les étudierons
dans les chapitres subséquents. Quant à la fièvre qui accompagne sou-

vent les maladies catarrhales, elle nous paraît être presque toujours une conséquence de la lésion locale et varier suivant son siége et son intensité. Il est des cas cependant où la fièvre catarrhale ne parait pas avoir cette origine, et où elle semble être l'expression directe et générale du catarrhe. Ainsi dans la grippe, comme dans la plupart des catarrhes épidémiques, et même dans bien des cas de catarrhe sporadique, les symptômes généraux (malaise, courbature, lassitude, frissons répétés, fièvre) précèdent les symptômes locaux du catarrhe. En outre, la fièvre, qu'elle soit l'accompagnement ou la conséquence des lésions locales, revêt habituellement des caractères différents de celle des phlegmasies franches, et qui ne peuvent pas être entièrement expliquées par la lésion locale du catarrhe (voir BRONCHO-PNEUMONIE et PHLEGMASIES GASTRO-INTESTINALES); c'est alors que la fièvre catarrhale peut être considérée comme une véritable pyrexie.

Qu'est-ce donc que le catarrhe (1)? Dirons-nous avec M. Barrier que l'aptitude des enfants à contracter les maladies catarrhales dépend de l'activité fonctionnelle de la muqueuse, et de son irritabilité? Penserons-nous, au contraire, que cette affection consiste en un vice de la nutrition, que les lésions d'organes qui la caractérisent sont le résultat de l'excrétion par les muqueuses ou la peau de certains produits de l'organisme mal assimilés ou accumulés, et dont l'élimination est devenue nécessaire? Dirons-nous plutôt que le catarrhe est un état morbide dont nous ne connaissons pas l'essence, mais qui, semblable au rhumatisme, à la goutte, à la scrofule, se révèle et se caractérise par ses effets?

Les lignes précédentes doivent faire voir de quel côté penche notre opinion. Mais nous préférons laisser ici un doute, parce que toutes les preuves ne nous semblent pas encore suffisamment rapprochées, parce que la distinction entre le catarrhe et l'inflammation ne nous semble pas complétement établie, parce qu'enfin nous voulons laisser au temps le soin de prouver qu'il existe des phlegmasies franches des membranes muqueuses, lesquelles diffèrent des phlegmasies catarrhales, à peu près autant que des inflammations diphthéritiques ou scrofuleuses de ces mêmes membranes. Aussi croyons-nous convenable de n'insister sur nos idées à cet égard qu'après avoir fait connaître les faits cliniques et anatomiques sur lesquels elles s'appuient; alors nous serons plus explicites. (Voir BRONCHO-PNEUMONIE, PHLEGMASIES GASTRO-INTESTINALES.)

(1) Il ne faut pas croire que la signification du mot *catarrhe* ait été bien précise et bien déterminée dans l'esprit des anciens. Grimaud, en commençant la description des fièvres catarrhales, met cette note : « Et à l'occasion de ce mot *catarrhale* qu'emploient tant de médecins d'une manière si vague, je rapporterai ce que dit Plenciz le fils, professeur de Prague : « Materiæ catarrhalis nomen quidem, sed naturam non nosco: « Je connais le mot et j'ignore la chose. » (*Cours de fièvres*, t. III; p. 70.)

Après cette digression un peu trop longue peut-être sur le catarrhe, nous continuons l'étude des phlegmasies que nous avons déjà considérées sous le point de vue de leur siége, de leurs symptômes locaux, de leurs espèces anatomiques et de leur nature. Nous devons insister maintenant sur les symptômes généraux qui les accompagnent. Cette étude nous servira de guide pour l'établissement de formes symptomatiques très différentes les unes des autres, et qui sont loin d'être les mêmes, ou du moins d'avoir la même fréquence chez l'adulte.

L'inflammation aiguë s'accompagne assez ordinairement d'une réaction fébrile intense; le pouls est fréquent, rapide, plein, résistant et régulier; la peau est chaude, sèche, ou moite, ou couverte de sueur; les yeux sont brillants; la figure colorée, animée; les forces déprimées; et cet ensemble de symptômes persiste un temps plus ou moins long, suivant la nature et le siége de la phlegmasie; on voit déjà, pendant cette période, l'amaigrissement se prononcer. Nous ne pouvons entrer ici dans tous les détails que présente la première période des inflammations. Notons cependant qu'elle est quelquefois précédée ou accompagnée, surtout chez les plus jeunes enfants, d'accidents nerveux qui masquent le début et la nature de l'affection.

Après un temps variable, la période fébrile tombe peu à peu, la chaleur diminue, le pouls devient moins fréquent, la peau moins sèche; la figure pâlit, la maigreur se prononce davantage, l'enfant reste faible et débilité; mais son appétit reparaît promptement, et la guérison s'établit. D'autres fois, le passage entre la maladie et le retour à la santé est plus rapide et s'établit presque sans transition. Dans le cas, au contraire, où la maladie se prolonge et s'aggrave, la fièvre persiste, le pouls est petit tout en restant fréquent, la peau sèche et terreuse; l'enfant est pâle, amaigri, sans force et presque sans mouvement; puis, quand la terminaison doit être fatale, la chaleur disparaît aux extrémités, le pouls est d'une petitesse extrême, la face devient hippocratique, et la mort ne tarde pas à terminer la scène.

Tel est en abrégé, et d'une manière générale, l'aspect d'une phlegmasie aiguë, nous dirions volontiers d'une phlegmasie réellement inflammatoire, chez un enfant encore fort et résistant. Cet aspect, qui peut varier en intensité ou en durée, n'est presque jamais typhoïde, mais il peut être considérablement modifié par les symptômes propres à chaque phlegmasie.

Traitez une pareille inflammation par les antiphlogistiques, les contro-stimulants, les débilitants, et vous la guérirez facilement si elle est simple et primitive, plus difficilement si elle est consécutive.

Cependant, nous ne saurions trop le dire, il existe chez les enfants des inflammations aiguës et redoutables par leur nature et leur siége, qui ne s'accompagnent pas d'une réaction proportionnée à la gravité de la maladie, sur lesquelles le traitement antiphlogistique exclusif a moins de prise, et qui entraînent bien plus souvent une issue funeste; celles-là sont plutôt diphthéritiques et catarrhales qu'inflammatoires.

Toutes les inflammations ne se résument pas dans les types dont nous venons de présenter le tableau.

Elles peuvent revêtir une forme tout opposée, qui se manifeste d'emblée ou succède insensiblement à la forme fébrile aiguë, et que nous avons décrite sous le nom de *cachectique*. (Voir INTRODUCTION, p. 27.)

Dans ces cas, la conservation de l'appétit et la débilitation générale éloignent de prime abord l'idée d'une inflammation récente, et cependant un examen attentif révèle chez ce même malade l'existence d'une phlegmasie aiguë, étendue, profonde, bien qu'elle ne se manifeste à l'extérieur par aucun des symptômes qui lui sont propres. L'enfant meurt, et l'on trouve dans ses organes, là, les traces de cette inflammation aiguë dont on avait reconnu l'existence pendant la vie, ici, d'autres phlegmasies qui avaient échappé à une exploration attentive, et fréquemment enfin, des lésions chroniques sous l'influence desquelles était survenue la cachexie. La débilitation générale était assez profonde pour que la maladie n'ait pas été modifiée d'une manière sensible dans sa manifestation extérieure par le développement d'une lésion aiguë.

Telle est l'apparence chronique ou plutôt cachectique que présentent quelques-unes des phlegmasies de la première enfance principalement. En traitant une pareille inflammation par les antiphlogistiques et les débilitants, on accélère, quelquefois même on provoque une terminaison funeste; en la traitant par les toniques ou seulement par des soins hygiéniques bien dirigés, on prolonge les jours de l'enfant, on peut même obtenir une guérison complète.

Nous appelons cette forme d'inflammation cachectique plutôt que chronique, parce que ces phlegmasies qui, chez l'adulte, sont, anatomiquement parlant, toujours chroniques, sont chez l'enfant tantôt chroniques, tantôt aiguës.

Cette opposition entre l'expression phénoménale de maladies qui paraissent identiques au point de vue de la lésion locale, est si importante que nous ne saurions trop insister sur sa réalité.

Deux causes différentes (excès de tonicité ou atonie) produisent le même effet; et si, prenant pour seul guide la lésion de l'organe, vous attaquez la maladie par le même remède, vous l'exaspérez dans un cas et l'atténuez dans l'autre. Le traitement des phlegmasies, dans l'enfance, doit être fondé plutôt sur les symptômes généraux et sur l'état des forces que sur l'anatomie pathologique, qui sera consultée en seconde ligne.

Rarement les phlegmasies, surtout celles qui ne sont pas purement inflammatoires, restent isolées.

Cette remarque, qui souffre peu d'exceptions, a une grande valeur pronostique et thérapeutique.

Supposons que l'inflammation, développée d'abord dans un organe peu important, passe à un autre qui l'est plus. Ici déjà une distinction doit être établie : la maladie devient plus grave d'une manière absolue ; mais il arrive quelquefois que l'inflammation première disparaît, tandis qu'ailleurs on la voit s'accroître ou rester stationnaire.

Prenons des exemples : un enfant a un impétigo du cuir chevelu ; il est atteint de pneumonie ; l'impétigo disparaît ou reste stationnaire, et l'enfant est dans un état plus grave.

Un enfant a une diphthérite ou même seulement une bronchite ; il est pris de pneumonie : la première maladie restera stationnaire ou augmentera : l'état général sera plus grave.

Ainsi une inflammation existant dans un organe pourra disparaître, rester stationnaire ou augmenter sous l'influence d'une inflammation développée dans un organe plus important : mais notons bien que la disparition de la première inflammation est le cas le plus rare, et que l'état général empire toujours.

La question inverse n'est pas moins importante. Une inflammation existant dans un organe essentiel à la vie, qu'arrive-t-il s'il se déloppe une autre inflammation dans un organe moins important ou d'importance à peu près égale.

Eh bien, nous répondons avec la plus ferme conviction : L'inflammation première ne sera jamais ou presque jamais diminuée, quelquefois elle augmentera, et la seconde inflammation ne sera qu'une cause nouvelle de mort ajoutée à la première.

Ainsi un enfant a une pneumonie ; il est pris d'entérite : les deux maladies marcheront sumultanément, s'aggraveront peut-être mutuellement, mais l'entérite ne guérira pas la pneumonie. Il en sera de même s'il se développe un érysipèle ou une éruption quelconque (1), il en sera quelquefois de même pour l'application des révulsifs cutanés. Un sinapisme, un vésicatoire, seront une douleur, une excitation souvent inutile pour la cure de la maladie intérieure, qui suivra sa marche fatale, ou pourra même s'aggraver sous l'influence de cette nouvelle phlegmasie. Ici cependant apparaît l'importance de la distinction des phlegmasies suivant leur nature. Il est certain, en effet, que celles qui sont catarrhales aiguës résistent moins aux révulsifs cutanés que celles qui sont diphthéritiques ou franchement inflammatoires.

Nous ajoutons que ces idées, vraies quand il s'agit de phlegmasies, ne le sont plus quand il s'agit de congestions. Tant que la fluxion

---

(1) En effet, c'est à peine si nous pourrons citer un exemple où une scarlatine très intense, survenue dans les premiers jours d'une pneumonie, a empêché le développement de cette phlegmasie.

n'est pas *fixée*, les dérivatifs exercent sur elle une influence qui n'est
pas contestable.

Il est nécessaire de faire une distinction nettement tranchée entre
l'inflammation qui naît au milieu de la bonne santé et celle qui survient pendant le cours d'une autre affection, et l'on doit pour les
phlegmasies établir la division que nous avons admise pour les maladies en général. (Voir INTRODUCTION.) Nous appellerons phlegmasies
primitives ou idiopathiques celles qui surviennent au milieu de la
bonne santé ; nous nommerons consécutives ou secondaires celles qui
surviennent pendant le cours d'une autre maladie.

A cette division première nous réunirons celle fournie par l'aspect
aigu ou cachectique des malades ; en sorte que la phlegmasie de
chaque organe en particulier sera étudiée en tant que :

Phlegmasie primitive à forme aiguë ;
—   consécutive à forme aiguë ;
—   primitive à forme chronique, ou cachectique ;
—   consécutive à forme chronique, ou cachectique.

Nous ne pourrons pas rattacher à chaque organe ces quatre formes
d'inflammation ; mais nous aurons toujours soin de les indiquer et de
les décrire chacune à part, lorsque, par leur fréquence ou leur importance, elles mériteront une attention spéciale.

Nous venons de voir les phlegmasies se succéder ; mais elles peuvent aussi se compliquer de toute autre affection, dont la gravité
s'ajoute d'habitude à la leur propre : ainsi nous verrons chacune
des maladies appartenant aux classes établies dans notre plan général s'ajouter aux phlegmasies. Rougeoles, varioles, scarlatines,
hydropisies, gangrènes, hémorrhagies, tubercules, maladies de toute
sorte, se développeront, soit pendant le cours de la phlegmasie, soit
à sa suite ; formant ainsi cet enchevêtrement, cette succession facile
de maladies, source de cette immense mortalité constatée de tout
temps dans le jeune âge.

Cette proposition, déjà développée dans le commencement de cet
ouvrage, ne doit pas nous arrêter ici ; nous en trouverons la confirmation dans l'histoire particulière de chaque phlegmasie.

Les causes qui engendrent les inflammations sont le plus ordinairement spéciales à chaque organe ou à chaque appareil d'organes.

Les phlegmasies primitives aiguës se développent, en général, sous
l'influence d'une cause dont l'action est rapide, instantanée, d'un
changement brusque dans les conditions physiologiques ; le passage
du chaud au froid, par exemple. Toutefois il faut encore mettre en
ligne de compte la nature de l'organe : ainsi le passage rapide du
chaud au froid pourra donner lieu à une pneumonie ; tandis qu'un
changement subit de régime et le sevrage mal dirigé donneront
naissance à une entéro-colite chronique plutôt qu'à une entérite
aiguë.

Avouons cependant que la cause des phlegmasies aiguës primitives nous a le plus souvent échappé.

Les inflammations secondaires, en général, plus fréquentes que les primitives, reconnaissent pour cause presque toutes les.maladies qui rentrent dans les classes suivantes. Cependant elles naissent de préférence à la suite des fièvres éruptives, des tubercules ou d'autres phlegmasies.

Certaines de ces affections prédisposent à quelques phlegmasies plutôt qu'à d'autres ; mais les causes déterminantes sont quelquefois les mêmes que celles des inflammations primitives, et l'on concevra, du reste, que l'histoire de ces phlegmasies consécutives ne pourra être traitée dans les chapitres suivants que d'une manière générale. On trouvera, à l'exposé des complications de chaque maladie, des détails sur les inflammations auxquelles elle peut donner naissance. Nous rappelons seulement qu'une phlegmasie, par cela même qu'elle est secondaire, subit souvent l'influence de la maladie première, et offre ainsi un aspect différent de celui qu'elle présente quand elle est privimitive.

Dans l'étude de l'étiologie, nous ne devons pas oublier l'âge, le sexe, la constitution, la saison, les épidémies, etc. Chacune de ces causes sera suffisamment appréciée dans les chapitres suivants. Bornons-nous à dire que l'âge, le sexe et la constitution établissent une grande différence dans la prédisposition à certaines espèces et certaines formes de phlegmasie ; ainsi, les enfants les plus jeunes, les plus délicats, et les filles, sont plus sujets aux formes cachectiques et chroniques, que les enfants plus âgés, plus sanguins, et que les garçons, etc.

L'étude des causes est d'une grande utilité pour établir le pronostic. Telle phlegmasie primitive est le plus souvent bénigne, qui secondaire offre un haut degré de gravité. La considération du siége n'a pas une moindre importance, et une phlegmasie peu étendue de tel organe peut offrir plus de gravité qu'une phlegmasie très étendue de tel autre.

Les inflammations primitivement chroniques sont graves par elles-mêmes et entraînent la mort du malade par leur évolution naturelle ; mais elles sont surtout dangereuses, en prédisposant l'enfant à contracter d'autres maladies. C'est là la cause la plus active de la mortalité qu'elles déterminent ; c'est au moins ce qui résulte du grand nombre de faits qui ont passé sous nos yeux.

On a déjà prévu quel genre de thérapeutique nous préférons pour les diverses espèces de phlegmasies de l'enfance, en sorte que nous nous arrêterons peu sur ces considérations générales. Dans l'histoire de chaque maladie, nous nous étendrons, au contraire, largement sur les diverses médications employées ou conseillées par les auteurs et sur celles que nous croyons devoir adopter.

D'une manière générale, et sauf les exceptions qui seront appréciées ultérieurement, les phlegmasies primitives aiguës seront traitées par les antiphlogistiques et les débilitants appropriés à l'âge et à la constitution des sujets.

Celles qui sont secondaires aiguës nécessiteront deux ordres de médications, l'une dépendante de la maladie première et subordonnée à ses indications; l'autre dirigée contre l'élément inflammatoire : de là un genre de médication mixte et souvent difficile à préciser.

Enfin les phlegmasies cachectiques nécessiteront le plus souvent un traitement tonique.

En outre, nous repoussons souvent du traitement de l'inflammation, chez les plus jeunes enfants, les révulsifs cutanés ou intestinaux, administrés de manière à provoquer une nouvelle phlegmasie; nous les repoussons, soit comme inutiles, soit comme aggravant la maladie première; nous insistons d'autant plus sur ce précepte que les complications se développent avec plus de facilité dans le jeune âge, autant par le fait d'une nouvelle lésion que par l'agitation et l'anxiété que ces moyens déterminent.

Nous reconnaissons cependant qu'ils peuvent rendre des services réels dans certaines phlegmasies, et lorsqu'ils sont employés avec les précautions convenables.

Il n'en est plus de même pour les médications topiques. Quelques phlegmasies de l'enfance ont besoin pour guérir que l'on change le mode actuel de l'inflammation; celles des muqueuses réclament surtout ce traitement.

Jusqu'ici nous n'avons parlé que des phlegmasies, car elles forment, en réalité, la plus grande partie des maladies qui composent notre première classe. Cependant nous devons dire que plusieurs des idées générales que nous venons d'émettre sont applicables à bien des irritations sécrétoires, à bien des fluxions, à bien des ramollissements trop souvent confondus avec une réelle inflammation. Dès qu'un enfant tousse et présente à l'auscultation quelque peu de sibilance ou de râle muqueux, on dit qu'il est atteint de bronchite ; dès qu'il a de la diarrhée pendant quelques jours, on parle d'entéro-colite. Et cependant la preuve de l'existence d'une phlegmasie réelle n'existe pas toujours. Cette erreur, que nous avons souvent commise avec beaucoup d'autres, perd de sa gravité lorsque l'étude des phlegmasies est présentée comme nous l'avons fait; car alors la nature de la maladie est au moins aussi importante à connaître que son espèce anatomique.

D'ailleurs ces diverses lésions organiques sont peu éloignées l'une de l'autre; elles sont le plus ordinairement l'origine ou la suite des inflammations, et il est rare, chez l'enfant, de constater des ramollissements, des hypertrophies et des congestions qui en soient indépendantes ; en outre, leurs symptômes locaux et généraux ne sauraient le plus ordinairement être distingués de ceux des inflammations.

Elles sont enfin assez peu fréquentes pour ne constituer que des groupes très restreints et qui n'offriraient aucune vue d'ensemble un peu importante ; au contraire , leur réunion aux phlegmasies forme un tout assez complet.

La grande classe des catarrhes , des phlegmasies , des hypérémies, des ramollissements, des hypertrophies, se trouvant ainsi étudiée dans son ensemble , nous entrons dans les détails en suivant l'ordre indiqué dans notre plan général.

ENCÉPHALE. — RACHIS.

Les maladies cérébrales de l'enfance ont été l'objet d'un très grand nombre de travaux. Cependant jusque dans ces dernières années une obscurité assez épaisse couvrait bien des points importants de leur histoire.

Les recherches modernes aidées de l'anatomie pathologique et éclairées par le flambeau de l'analyse, tendent chaque jour à dissiper ces ténèbres.

C'est surtout dans l'étude de ces affections que la question de *nature* acquiert de l'importance. Nous n'avions pas méconnu cette importance quand, dans notre première édition, nous avions rejeté du groupe des phlegmasies pures, la maladie connue sous le nom de méningite tuberculeuse. Aujourd'hui, plus que jamais, nous maintenons l'importance de cette distinction.

La méningite franche trouvera donc seule sa place dans la grande classe des phlegmasies au même titre que la pleurésie et la péritonite. A côté d'elles, et dans la même section, viennent se placer des maladies beaucoup plus rares , dont la nature est aussi évidemment inflammatoire, mais qui, au lieu de siéger anatomiquement dans les membranes, occupent la pulpe cérébrale. Tels sont les ramollissements inflammatoires et les abcès du cerveau, que l'on peut désigner collectivement sous le nom d'encéphalite.

Sur le second plan nous réunissons des affections très disparates au point de vue anatomique, puisque les unes sont caractérisées par une désagrégation de la substance cérébrale (ramollissement blanc), et les autres au contraire par une augmentation de sa consistance (hypertrophie ou induration cérébrale), mais qui toutes deux indiquent par les changements moléculaires survenus dans la structure du cerveau, un trouble profond dans la vitalité de cet organe.

Enfin , sur un troisième plan , nous plaçons des maladies dont le siége anatomique est l'appareil de circulation encéphalique, mais qui sont bien plus souvent le résultat d'autres affections, qu'elles ne constituent par elles-mêmes des maladies essentielles. Telles sont la congestion cérébrale et la phlébite des sinus veineux de la dure-mère.

Des divisions analogues peuvent être adoptées pour les maladies de la moelle épinière qui, chez l'enfant, ont une importance beaucoup moins grande que celles de l'encéphale.

Les maladies que nous venons d'énumérer sont les seules qui seront décrites dans ce volume. A l'exception de l'hypertrophie cérébrale, toutes ces affections suivent une marche aiguë. Dans les volumes suivants nous décrirons des maladies aiguës, sub-aiguës et chroniques du cerveau. Quelques-unes de ces affections se rapprochent, par leur marche et leurs symptômes et même par leurs causes, de celles que nous allons décrire. Ainsi certaines hydrocéphalies aiguës et quelques hémorrhagies cérébrales offrent beaucoup d'analogie avec la méningite franche et les affections inflammatoires du cerveau. L'hémorrhagie arachnoïdienne et l'hydrocéphalie chronique, les tubercules, le cancer, les hydatides du cerveau, simulent l'hypertrophie cérébrale. La méningite tuberculeuse régulière seule est, pour ainsi dire, une maladie sans analogue, et qui représente toutes les affections sub-aiguës de l'encéphale.

Si toutes les maladies qui se révèlent par des symptômes cérébraux étaient renfermées dans le cadre que nous venons de tracer, il n'y aurait plus d'autres difficultés pour le médecin que de distinguer ces différentes affections les unes des autres.

Malheureusement il n'en est pas ainsi, et à côté des maladies cérébrales dont l'expression anatomique consiste dans une altération de la pulpe et de ses enveloppes, on en trouve un grand nombre d'autres caractérisées pendant la vie par des troubles variés et graves du système nerveux, et qui n'y laissent après elles aucune trace de leur passage.

Ces troubles des fonctions cérébrales sans lésion de l'organe central de l'innervation sont d'autant plus fréquents qu'on se rapproche davantage de la naissance. Dans les premiers mois de la vie et pendant tout le cours de la première dentition, quelquefois même jusqu'à l'âge de cinq ans, le système nerveux réagit à la moindre sollicitation. Ainsi l'on voit naître et se développer l'appareil symptomatique d'une affection cérébrale sous l'influence d'une maladie de l'estomac ou des intestins, d'une fièvre typhoïde, d'une simple indigestion, d'une dentition difficile, de certaines formes de pneumonie et de pleurésie, de la coqueluche, des fièvres éruptives, de la maladie vermineuse, etc. C'est aussi à cette période de la vie que l'on observe ces accidents cérébraux foudroyants, tantôt sous forme convulsive, tantôt sous forme ataxique, qui se terminent rapidement par la mort, sans que l'autopsie révèle une lésion appréciable du système nerveux, et sans que l'examen le plus attentif fasse reconnaître une altération des autres organes, ou une maladie à l'occasion de laquelle ils se sont développés.

Ce qui, dans la première enfance, rend la distinction encore plus difficile entre les affections cérébrales organiques et les affections cérébrales sympathiques, c'est que dans cette période de la vie plusieurs symptômes propres à éclairer le diagnostic manquent, et que d'autres sont loin d'avoir la valeur qu'ils possèdent à un âge plus avancé. Le professeur Lallemand a donc eu raison de dire : « L'étude des affections cérébrales présente chez les enfants de grandes difficultés. La prédominance du système nerveux à cet âge les expose pour la moindre cause à des phénomènes spasmodiques qu'on peut facilement confondre avec des symptômes propres aux affections cérébrales. »

C'est dans la classe des névroses que nous décrirons ces accidents sous le nom de convulsions, de contracture, de paralysie essentielle.

Dans ces derniers temps, les affections convulsives ont été envisagées à un nouveau point de vue et considérées non plus comme un symptôme, mais bien comme une maladie complète, c'est-à-dire une affection qui s'accompagne d'une réaction soutenue de tous les appareils de l'économie, et qui au lieu de reconnaître des lésions organiques pour cause, les tient au contraire sous sa dépendance (1). Dans cette doctrine lorsqu'un enfant meurt à la suite d'une attaque d'éclampsie, si l'on constate à l'autopsie une congestion cérébrale, un épanchement séreux sous-arachnoïdien, ventriculaire, ou même une hémorrhagie en quelques points de l'encéphale ou de ses membranes, ces différentes lésions sont considérées comme le résultat, d'une part, de la perturbation du système nerveux, d'autre part, de la gêne de la circulation encéphalique qui est elle-même la conséquence des troubles fonctionnels de l'appareil respiratoire.

Quelle que soit la manière d'envisager la question, elle ne change rien à la place que nous avons assignée à l'éclampsie, et nous discuterons dans le chapitre consacré à cette maladie le point de pathologie que nous nous bornons à signaler pour le moment.

Un mot avant de terminer.

Dans une thèse récente (2) un jeune médecin a soutenu une opinion que nous avions déjà émise en plusieurs endroits de notre ouvrage, savoir : que les maladies qui ont leur localisation dans l'encéphale sont souvent liées à une affection générale. Ainsi la plupart des méningites, certaines hémorrhagies, quelques hydrocéphalies sont sous la dépendance de la tuberculisation. La méningite franche se rattache souvent au rhumatisme, l'hydrocéphalie à la maladie de Bright, les

(1) *Voy.* Ozanam, *Recherches cliniques sur l'éclampsie des enfants. Archives,* 1850.

(2) Racle, *Recherches sur les affections du cerveau dans les maladies générales,* 1848.

hémorrhagies cérébrales au purpura, etc. Nous adhérons pleinement aux vues de l'auteur, elles ont toujours été les nôtres, et elles le sont plus encore aujourd'hui qu'autrefois.

A. ENCÉPHALE.

CHAPITRE PREMIER.

MÉNINGITE FRANCHE [1].

Article premier. — Historique.

Un grand nombre de médecins confondent encore toutes les maladies aiguës du cerveau chez les enfants sous le terme générique d'*hydrocéphale aiguë* (2) ou sous celui de *meningite tuberculeuse* (3). Cependant cette erreur, que l'on peut reprocher même aux auteurs les plus récents, n'a pas été commise par tous ceux qui ont dirigé leurs recherches sur les maladies cérébrales de l'enfance.

Ce n'est pas toutefois dans les ouvrages des anciens, ou même dans ceux des médecins des siècles plus rapprochés du nôtre, que l'on peut trouver les éléments de la question qui nous occupe. Hippocrate, Galien, Celse, Rhazès, ne nous fournissent pas plus de documents sur ce sujet que Willis, Harris, Hoffmann, Stoll, Cullen, etc. Mais parmi les pathologistes qui ont écrit à la fin du siècle dernier, au commencement ou dans le courant de celui-ci, il en est plusieurs qui ont cherché à établir une séparation bien nette entre des maladies que de nos jours encore on s'obstine à confondre. Ainsi Hopfengartner (4) a distingué la méningite de l'hydrocéphale aiguë, et les caractères qu'il

(1) Ce chapitre est la seconde édition d'un mémoire publié par l'un de nous, M. Rilliet, dans les *Archives générales de médecine*, décembre 1846. Six nouvelles observations recueillies à Genève depuis cette époque, n'ont fait que confirmer les résultats consignés dans ce mémoire, et déjà énoncés en grande partie dans notre première édition.

(2) Les mots ayant une grande valeur dans toute discussion scientifique, nous rappellerons ici que la dénomination d'hydrocéphale aiguë est synonyme de celle de méningite tuberculeuse ou de méningite de la base ; il nous arrivera souvent d'employer ces mots l'un pour l'autre.

(3) Voyez une bonne thèse du docteur Duchosal sur l'historique de la méningite aiguë (1846).

(4) *Untersuchungen über die Gehirnwassersucht.* Stuttgart, 1802. Vorrede, § 12, cité dans Fleisch. *Handbuch über die Kinderkrankheiten*, III, B. d. § 40.

attribue à la première de ces maladies indiquent évidemment qu'il avait en vue notre méningite franche ; ils sont pour la plupart assez exacts.

« Dès le premier jour, dit-il, et sans symptômes précurseurs, les enfants se plaignent de céphalalgie et de douleurs de ventre ; dès le second ils sont alités ; à partir du troisième la maladie va constamment en augmentant, sans rémission et sans ces intervalles lucides que l'on observe dans l'hydrocéphale aiguë. Les enfants sont assoupis ; leurs paupières sont fermées convulsivement ; ils ont les dents serrées et la déglutition difficile ; la constipation n'est pas aussi opiniâtre que dans l'hydrocéphale ; elle ne résiste pas aux purgatifs violents comme dans cette maladie. Les vomissements manquent, et dès le premier jour le pouls est très petit et lent, mais le coma arrive bien plus rapidement que dans l'hydrocéphale. Les enfants succombent le cinquième ou le septième jour, tandis que ceux atteints d'hydrocéphale meurent plus tard, et seulement dans la seconde période. A l'autopsie, on trouve les méninges enflammées *dans toute leur étendue :* l'inflammation s'étend dans les anfractuosités et sur les circonvolutions ; les membranes sont plus épaisses que dans l'état normal, et leurs vaisseaux sont gorgés de sang. »

Cette description d'Hopfengartner se rapporte évidemment à la méningite franche. C'est bien là son début, sa marche et sa durée, et les caractères qu'il assigne à cette phlegmasie ont encore plus de valeur par leur comparaison avec les symptômes de l'hydrocéphalie aiguë. Seulement ce médecin a commis une erreur en disant que les vomissements manquent et que le pouls est lent et petit. Les vomissements manquent très rarement dans le méningite franche. Quant au pouls, il est souvent petit, mais il n'est pas lent. On aurait pu désirer aussi qu'une description exacte remplaçât le mot *inflammation ;* mais le fait que les lésions occupent une très grande étendue à la surface des hémisphères nous paraît démontrer qu'il s'agit de la phlegmasie franche des méninges.

Coindet (1), tout en admettant que l'hydrocéphale est le résultat d'une inflammation particulière des parois ventriculaires ou de leur membrane interne, établit une grande différence entre la phrénésie et l'hydropisie des ventricules. Matthey distingue la variété à laquelle il donne le nom d'*hydroméningite*, de l'hydrocéphale qui succède à la scarlatine et de l'hydrocéphale sub-aiguë : cette dernière est l'espèce décrite par Whytt, elle correspond à la méningite tuberculeuse des modernes. L'hydroméningite, au contraire, offre une assez grande analogie avec la maladie dont nous nous occupons ici, et se rapporte aussi à certains cas d'infiltration séreuse des méninges, dont on trouve des exemples dans les *observations* 4 et 6 du mémoire du médecin

____

(1) *Mémoire sur l'hydrocéphale.* p. 148.

génevois. Voici les caractères que Matthey assigne à l'hydroméningite (1).

« Céphalalgie plus ou moins vive, léger mal de cœur, mouvements
spasmodiques des membres, aspect brillant des yeux, délire sourd,
tranquille, quelquefois furieux chez les adultes, contraction·des pupilles, pouls fréquent, serré, perte de connaissance, assoupissement.
Après la mort, épanchement gélatineux sur la surface du cerveau ;
rarement dans les ventricules. »

Le docteur Jahn (2) applique la dénomination d'*encéphalite idiopathique* à une maladie que l'on a, dit-il, confondue sous le nom
d'*hydrocéphale* avec d'autres affections du cerveau. On verra par la
description qu'il en donne que cette phlegmasie offre la plus grande
ressemblance avec l'affection qui fait le sujet de ce chapitre.

L'encéphalite du docteur Jahn est caractérisée par un fièvre intense, accompagnée d'accélération de la respiration et d'une soif vive,
et aussi par une grande agitation, une extrême susceptibilité pour le
bruit et la lumière ; par l'éclat des yeux, la rotation des globes oculaires dont la pupille est très contractée ; par de fréquents vomissements, une constipation opiniâtre, etc. En peu de jours, quelquefois
en peu d'heures, la maladie arrive à son apogée.

Dans les caractères anatomiques, l'auteur signale :

1° L'injection du cerveau et de ses membranes ;

2° La fermeté de la pulpe ;

3° L'effusion d'une lymphe de couleur blanchâtre et blanc grisâtre
dans les anfractuosités et le long des vaisseaux ;

4° L'absence de l'épanchement séreux ventriculaire.

MM. Evanson et Maunsell (3) ont aussi distingué l'arachnitis de la
convexité, de l'inflammation des méninges de la base du cerveau et
de l'hydrocéphale. Voici en quels termes ils s'expriment : « Les enfants ne sont pas exempts de l'arachnitis de la convexité du cerveau,
quoique cette phlegmasie soit plus rare chez eux que les variétés précédentes (l'hydrocéphale et la méningite de la base). Dans un cas
remarquable que nous avons observé, nous avons trouvé un épanchement d'une lymphe épaisse et visqueuse sur l'arachnoïde des lobes
antérieurs du cerveau : l'enfant avait été pris subitement d'une violente attaque de convulsions, la tête était brûlante, la face rouge, les
yeux injectés ; il survint une fièvre intense accompagnée de délire et
de spasme dans les membres, de coma et de paralysie. Le quatrième
jour, l'enfant mourut. Un frère de cet enfant fut pris des mêmes sym-

___

(1) *Mémoire sur l'hydrocéphale*, 1820, p. 60.

(2) *Analekten über Kinderkrankheiten. Elftes Heft* § 63 (1835).

(3) Frankel, *Handbuch f. die Erkenntn. u. Heil. der Kinderkr.*, 1838, 4° liv.,
S. 675. — *A practical Treatise of the management and diseases of children by*
R. Evanson and H. Maunsell, p. 470. 1840.

ptômes, mais il fut traité à temps, et d'abondantes émissions sanguines arrêtèrent la maladie à sa première période. »

Nous aurions pu multiplier les citations ; nous nous contenterons des précédentes qui prouvent suffisamment, comme nous l'avancions en commençant, que plusieurs des médecins qui ont décrit l'hydropisie ventriculaire aiguë ont cherché à séparer cette maladie de l'inflammation franche des membranes cérébrales.

Depuis que l'hydrocéphale a perdu son nom pour prendre celui de *méningite*, la confusion s'est de nouveau établie entre ces différentes espèces, et on le comprend aisément, car le langage lui-même aidait à la méprise. Il n'y avait rien d'irrationnel, en effet, à distinguer une hydrocéphalie d'une inflammation des méninges ; mais à quoi bon créer deux espèces de méningites ? Aussi les médecins qui ont décrit la maladie sous ce nom, Gœlis, MM. Senn, Charpentier etc., ont-ils confondu ces deux formes dans un même tableau. Cependant Parent et Martinet avaient déjà séparé, avec raison, l'inflammation de la base de celle de la convexité, et avaient reconnu que chez les enfants la première espèce est beaucoup plus fréquente que la seconde. Ils s'expriment en ces termes (1) : « L'arachnitis de la base est plus fréquente chez les enfants que chez les adultes, l'épanchement ventriculaire est d'autant plus fréquent que l'arachnitis se rapproche davantage de la base et des ventricules. L'arachnitis générale est beaucoup plus rare chez les enfants que chez les adultes … » Et plus loin.: « Il est un point que nous nous sommes en vain efforcés d'éclaircir, nous voulons parler de la cause en vertu de laquelle l'arachnoïde de la base s'enflamme de préférence à toute autre région dans l'enfance, tandis que l'arachnitis de la convexité se montre davantage dans un âge plus avancé. » (*Loc. cit.*, p. 206.)

Malheureusement l'observation de ces habiles médecins s'était arrêtée là, et ils n'avaient pas reconnu que ces deux espèces de méningites diffèrent de nature aussi bien que de siége. Depuis la découverte de la véritable cause de la maladie dite *hydrocéphale aiguë*, par MM. Papavoine, Gerhard et Rufz, on a ajouté au mot de *méningite* celui de *tuberculeuse*. Cet adjectif devait, ce me semble, ramener le diagnostic dans une meilleure voie, mais il n'en a rien été, et MM. Piet, Green, Becquerel, Coignet, Delcour, etc., ont presque complétement passé sous silence la méningite franche.

M. Rufz (2), dans un mémoire postérieur de plusieurs années à ses recherches sur la méningite tuberculeuse, et aux travaux de quelques-uns des médecins que nous venons de citer, s'exprime en ces termes :

« Je n'ai parlé dans ma thèse que des cas d'affection cérébrale que

______

(1) *Recherches sur l'inflammation de l'arachnoïde*, p. 79.
(2) *Gazette médicale*, 1841, p. 49.

je pouvais considérer comme de nature tuberculeuse ; mais je n'ai pas
nié qu'il ne pût en exister d'une autre nature. Pendant que j'obser-
vais à l'hôpital des Enfants, sur le grand nombre d'affections cérébrales que je trouvai de nature tuberculeuse, une seule me présenta
les caractères d'une méningite inflammatoire, c'est-à-dire avec production de pus véritable. »

M. Rufz rapporte ensuite un fait intéressant de méningite franche
chez un jeune nègre de huit mois. Dans les réflexions dont il accompagne la narration de ce fait, il se demande si l'on aurait pu distinguer pendant la vie cette inflammation franche de l'inflammation
tuberculeuse. Il conclut par la négative.

Avant M. Rufz, Guersant, dans un article du *Dictionnaire de médecine* (1), avait distingué la méningite franche de la méningite tuberculeuse, mais il avait eu principalement en vue celle des adultes, et
surtout la forme épidémique. Dans son article, écrit sous l'inspiration de l'épidémie qui régnait à Versailles, ce médecin s'est plutôt
attaché à indiquer les différences qui séparent les deux espèces qu'à
donner de la méningite franche une description exacte et complète,
et c'est à peine s'il a établi quelques distinctions suivant les âges.

Nous croyons donc être les premiers qui ayons donné une description de la méningite franche des enfants en appuyant nos assertions
sur des faits. Nous pensions que la nécessité de la distinction entre les
deux formes avait été généralement sentie (2) ; mais depuis la publication de notre première édition, plusieurs médecins estimables,
MM. Delcour, Bouchut, Barrier, et l'habile professeur de thérapeutique de la Faculté, dans leurs travaux sur les maladies du jeune âge,
ont presque complétement négligé la méningite franche.

M. Delcour a réuni sous le titre collectif de *méningo-encéphalite*
toutes les affections du cerveau aiguës ou subaiguës, simples ou compliquées, et c'est à peine si, dans son article sur les symptômes, il a
cherché à établir quelques différences entre les méningites simple et
tuberculeuse (3). M. le professeur Trousseau donne le nom de fièvre
cérébrale aux différentes maladies aiguës de l'encéphale chez les enfants, et ne cherche pas à les distinguer les unes des autres (4).

Quant à MM. Berrier et Bouchut, l'un et l'autre renvoient le lecteur
à leur description de la méningite tuberculeuse.

» Les caractères anatomiques de la méningite simple, dit M. Bouchut, sont à peu de chose près les mêmes que ceux de la méningite
tuberculeuse. »

« Nous pensons, dit M. Barrier, que ce ne sera pas laisser une lacune dans notre ouvrage que de ne pas y donner la description com-

(1) *Dictionnaire de médecine*, 2ᵉ édit., t. XIX, p, 410 et suiv., 1839.
(2) *Compendium de médecine*, t. V, p. 615 et suiv., et t. VI, p. 1 et suiv.
(3) *Recherches sur la méningo-encéphalite des enfants*, p. 61.
(4) *Gazette des hôpitaux*, 1842.

plète de la méningite simple. D'ailleurs, pour y suppléer, il suffirait
de séparer dans l'histoire de la méningite tuberculeuse tout ce qui se
rattache à l'élément tuberculeux, de ce qui concerne l'élément phlegmasique, car cette maladie résulte de l'alliance de ces deux éléments
morbides. »

Il nous est impossible de partager l'opinion des médecins dont nous
venons de citer les noms, et leurs doctrines nous paraissent devoir
introduire dans la science et dans la pratique la confusion la plus
fâcheuse. Nous sommes loin d'être partisans des distinctions trop
minutieuses ; mieux que personne, nous savons qu'au lit du malade les
divisions scolastiques ne sont pas aussi tranchées que dans les livres,
et que le diagnostic n'a rien à gagner à trop de subtilité. Mais il est
cependant certaines règles qu'un nosographe ne doit pas transgresser
sous peine de tomber dans le vague et la confusion.

Nous démontrerons, jusqu'à l'évidence, que la méningite franche
et la méningite tuberculeuse diffèrent entièrement. Leurs causes ne
sont pas les mêmes, elles atteignent les enfants placés dans des circonstances différentes ; elles n'ont ni le même mode de début, ni la
même marche, ni la même terminaison, ni les mêmes caractères anatomiques, et très certainement elles ne réclament pas un traitement
en tous points semblable. Si cela ne suffit pas pour établir que ces
deux affections sont deux maladies complétement distinctes, il est
inutile d'établir des espèces en nosologie. Pour nous, la méningite
franche est aussi différente de la méningite tuberculeuse que la pneumonie est différente de la phthisie pulmonaire ; ou pour établir un
point de comparaison entre des maladies siégeant toutes deux dans
l'encéphale, nous affirmons que les caractères qui servent à différencier les deux espèces de méningites sont bien plus tranchés et bien
plus nombreux que ceux qui font de l'hémorrhagie et du ramollissement cérébral deux maladies distinctes.

Deux mots avant d'entrer en matière : ils sont nécessaires, car nous
craignons que les auteurs qui nous ont fait l'honneur de nous lire ou
de nous citer ne nous aient pas compris sur ce point. Pour nous, toute
méningite qui se développe sous l'influence de la diathèse tuberculeuse (1) est une méningite tuberculeuse, que l'on trouve dans les

______

(1) Nous parlons de la méningite qui se développe *sous l'influence de la diathèse
tuberculeuse*, et non pas de la méningite qui se développe *chez les tuberculeux*,
parce qu'il est hors de doute qu'un enfant peut être atteint d'une méningite réellement inflammatoire, malgré la présence de quelques tubercules. C'est ainsi qu'une
pneumonie des plus franches peut se développer à la base d'un poumon dont le
sommet est tuberculeux. Alors la phlegmasie pulmonaire n'est pas une pneumonie
tuberculeuse, et n'est pas l'expression de la diathèse tuberculeuse. Dans ces cas, la
pneumonie, la méningite et les tubercules résultent de la coexistance des deux diathèses inflammatoire et tuberculeuse. Nous reviendrons avec détail sur ce sujet
important en parlant des tuberculisations.

mailles de la pie-mère des granulations au niveau des parties enflam-mées, ce qui est de beaucoup le cas le plus fréquent, ou que l'on n'en trouve en aucun point de ces membranes. Pourquoi? Parce que, à part cette différence, ces deux formes de méningites sont identiques, et parce qu'il n'est pas plus raisonnable d'en faire deux espèces dis-tinctes, qu'il ne serait rationnel de regarder comme franche la ménin-gite de la base lorsque les granulations sont disséminées à la con-vexité, ou lorsque les tubercules siègent dans le cerveau lui-même.

Nous avons dit que la méningite tuberculeuse et la méningite des tuberculeux ne sont qu'une seule et même maladie, nous le prou-vons :

1° *Par leur siége*, toutes deux occupent la base.

2° *Par leur aspect*, elles consistent dans un épaississement de la pie-mère et une infiltration de fausses membranes, ou de pus concret dans ses mailles.

3° *Par les lésions qu'elles déterminent ou avec lesquelles elles coïn-cident*, car elles s'accompagnent d'un épanchement ventriculaire et coïncident souvent avec des tubercules cérébraux.

4° Enfin *le dépôt tuberculeux*, qui ne manque jamais dans les autres organes, achève de démontrer leur identité.

Dans la méningite franche, au contraire, la pie-mère et quelquefois l'arachnoïde de la convexité ou des ventricules (1) sont enflammées le plus ordinairement dans une grande étendue, et infiltrées de pseudo-membranes ou de produits purulents liquides.

Cette inflammation ne s'accompagne d'épanchement ventriculaire que par exception, et enfin elle ne coïncide ni avec des tubercule mé-ningés ou cérébraux, ni avec des granulations miliaires dans les autres organes. Ces différences que nous avons déjà exprimées dans tous leurs détails dans notre première édition (2) sont si tranchées, que si l'on nous présente un cerceau d'enfant dont les scissures de Sylvius sont agglutinées, et dont la base offre une infiltration pseudo-membraneuse ou purulente concrète, tandis que l'arachnoïde et la pie-mère de la convexité ne sont pas enflammées, et que les ventricules ne renferment pas de liquide fortement albumineux, nous n'hésitons pas à dire sur ce simple examen, et sans dissection préalable : que très probablement il y a des granulations dans les méninges, que les ven-tricules sont ou ont été distendus par un épanchement séreux, et que certainement il existe des tubercules, soit dans les poumons, soit dans les ganglions bronchiques, soit ailleurs. Nous nous faisons fort aussi, si l'on nous indique la nature et le nombre des tubercules dans les

(1) Nous entendons, avec Parent et Martinet, par méningite de la convexité, l'inflammation des membranes cérébrales qui tapissent la face supérieure des hémi-sphères, leurs parties latérales, la base des lobes antérieurs et postérieurs, et la face supérieure et postérieure du cervelet.

(2) *Traité clinique et pratique des maladies des enfants*, t. III, p. 487.

organes de la poitrine et du ventre, de dire, sans crainte de nous tromper beaucoup, quels ont été le début, la marche et la durée de la maladie.

Ainsi, si l'on nous apprend que l'on a trouvé chez cet enfant des granulations miliaires assez nombreuses dans les poumons et ailleurs, nous pouvons affirmer que les symptômes aigus ont été précédés de prodromes, que le début a été insidieux, que la méningite s'est annoncée par des vomissements, de la constipation, et une céphalalgie médiocre, sans fièvre vive, que l'intelligence a été conservée au moins pendant la première semaine, et que la maladie a duré deux ou trois septénaires.

D'un autre côté, si l'on nous présente le cerveau d'un enfant dont la convexité des hémisphères est couverte de produits purulents ou de fausses membranes arachnoïdiennes dans une grande étendue, nous affirmons, sans crainte d'être démentis par l'expérience, qu'il n'existe de tubercules ni dans les méninges, ni dans le cerveau, ni ailleurs ; ou, si l'on veut, que la diathèse tuberculeuse n'est pour rien dans le développement de la phlegmasie ; que la maladie a éclaté brusquement et violemment, qu'elle a débuté par des convulsions, si l'enfant est très jeune ; s'il est plus âgé, par des vomissements, de la constipation et une violente céphalalgie ; que les symptômes ont été suivis au bout d'un, deux, trois jours ou plus d'une formidable frénésie ; enfin, que sa durée a été très courte, trois, quatre, six jours.

Nous le demandons à tous les praticiens de bonne foi, y a-t-il beaucoup de maladies que l'on puisse ainsi reconstituer de toutes pièces sur l'inspection d'une simple lésion anatomique ? Et, pour pouvoir établir des différences aussi tranchées que celles que nous venons d'énumérer entre ces deux espèces de méningites, ne faut-il pas que ces maladies soient entièrement distinctes l'une de l'autre ?

Nous nous sommes laissé entraîner par la discussion et nous n'avons pu qu'esquisser à grands traits les différences anatomiques et symptomatiques qui séparent la tuberculisation méningée de la méningite franche.

Dans notre article sur le diagnostic, nous reviendrons sur ce sujet, et nous entrerons dans tous les détails désirables en tenant compte de la forme primitive ou secondaire de la méningite franche, de l'âge des sujets qu'elle atteint, etc.

Art. II. — Caractères anatomiques.

S'il faut une grande habitude pour découvrir les lésions souvent légères et cachées que la méningite tuberculeuse laisse après elle, il n'est pas nécessaire d'être un anatomo-pathologiste consommé, pour reconnaître les altérations organiques que l'inflammation franche des méninges entraîne à sa suite.

A peine, en effet, a-t-on incisé la dure-mère, qui est souvent tendue et remarquablement injectée, et dont les sinus contiennent d'ordinaire, ainsi que les grosses veines cérébrales, des caillots et du sang à demi coagulé, que l'on aperçoit une partie ou la presque totalité de la face convexe des deux hémisphères (très rarement d'un seul), revêtue d'une couche d'une belle couleur jaune d'œuf ou jaune verdâtre. Ce dépôt existe aussi à la face interne des hémisphères, sur la face supérieure du cervelet, au niveau des lobes antérieurs et postérieurs, souvent à la base, qui, dans quelques cas cependant, en est complétement exempte. Un examen même superficiel ne permet pas de méconnaître que c'est à du pus liquide, à du pus concret, ou à des fausses membranes que le cerveau doit sa coloration jaunâtre, et un examen plus attentif démontre que ces produits phlegmasiques siégent toujours dans la pie-mère, assez souvent aussi dans la grande cavité de l'arachnoïde, mais en beaucoup moins grande abondance que dans le tissu sous-arachnoïdien (1).

C'est donc la méningite suppurée qui va faire le sujet de cet article. Nous n'avons pas cru devoir faire entrer dans notre cadre certains cas de vive congestion encéphalique, que quelques médecins regardent comme des exemples de méningite à la première période, ainsi que nous aurons occasion de le dire à l'article *Diagnostic différentiel.*

Les cas de cette espèce ne sont pas en tout semblables à ceux de la méningite, et d'ailleurs, dans cette dernière maladie, la formation des produits inflammatoires est assez rapide pour que l'on ait droit de conclure que l'on a eu affaire à une maladie différente de la méningite, si après la mort on ne trouve ni pus ni fausses membranes dans les méninges. Nous avouerons cependant que ces distinctions, qui ne sont pas très difficiles à établir quand il s'agit de la méningite sporadique, deviennent beaucoup plus délicates quand on a affaire à la méningite épidémique. Dans cette forme, et chez des sujets qui ont succombé à une époque très rapprochée du début, on n'a pas trouvé de pus dans l'arachnoïde ou la pie-mère, mais une simple congestion cérébrale.

Les produits inflammatoires doivent être étudiés séparément dans la membrane séreuse, dans le réseau vasculaire qui lui est sous-jacent, et dans l'encéphale lui-même.

Arachnoïde. — L'arachnoïde qui tapisse la périphérie de l'encéphale, alors même qu'elle contient des produits phlegmasiques, n'offre elle-même aucune trace d'inflammation. Elle a presque toujours conservé son poli et sa transparence normale.

Dans les cas où la mort a lieu à une époque rapprochée du début, on trouve quelquefois du pus dans la grande cavité ; il est peu abon-

____

(1) Une seule fois nous avons trouvé du pus liquide dans la grande cavité de l'arachnoïde sans inflammation de la pie-mère.

dant, une ou deux cuillerées à café ; mais il est bien lié, inodore, d'un beau jaune, et en tout semblable au pus des autres membranes séreuses enflammées. D'autres fois on ne trouve qu'une sérosité jaunâtre, trouble, mélange de sérum et de pus, et qui alors est un peu plus abondante, une ou deux cuillerées à soupe. Chez les très jeunes enfants, la quantité du liquide peut être même beaucoup plus considérable et constituer un véritable épanchement (1).

Lorsque la mort survient à une époque un peu plus éloignée du début (cinquième, sixième, septième jour), le pus a perdu de sa liquidité ; sa partie séreuse est résorbée, il est devenu concret et peut simuler une fausse membrane ; ou bien ce sont de véritables fausses membranes qui tapissent le feuillet viscéral de l'arachnoïde. Ces pseudo-membranes ont aussi une teinte d'un beau jaune ; elles sont minces, molles, et rarement étendues sur une très grande surface ; presque toujours on peut les détacher avec facilité de la membrane séreuse ; il peut arriver cependant que l'on saisisse déjà un commencement d'organisation ou d'adhérence entre la fausse membrane et l'arachnoïde (2).

Pie-mère. — Dans la pie-mère on retrouve des lésions analogues, du pus liquide, ou semi-liquide, ou se liquéfiant au plus léger contact, surtout chez les sujets qui ont succombé avant le quatrième ou le cinquième jour. On peut alors faire cheminer le pus au-dessous de l'arachnoïde en promenant le doigt à sa surface, comme s'il était sécrété aussi bien par la face adhérente de la séreuse que dans les mailles de la pie-mère, et, en piquant l'arachnoïde, on voit sourdre des gouttelettes de pus dans lesquelles on retrouve des globules bien distincts. Plus tard, ce pus est concret, aplati, infiltré, formant une couche générale de plusieurs millimètres d'épaisseur qui descend quelquefois dans le fond des anfractuosités. Cette infiltration purulente, engagée dans les mailles de la pie-mère, boursoufle cette membrane, et paraît en augmenter l'épaisseur et la consistance. Le long des gros vaisseaux, la couche purulente concrète est toujours plus épaisse qu'ailleurs, elle est aussi toujours plus abondante sur les circonvolutions et dans

---

(1) Abercrombie rapporte l'observation d'un enfant de huit mois, atteint de méningite franche, chez lequel on observa dès le début une proéminence remarquable de la fontanelle antérieure. Cette tumeur fut ouverte et donna issue d'abord à un liquide purulent, et ensuite à de la sérosité sanguinolente. A l'autopsie, on reconnut que l'ouverture aboutissait à un épanchement de matière floconneuse, épaisse, qui existait entre l'arachnoïde et la dure-mère (probablement qu'il était dans la grande cavité), et qui couvrait la surface du cerveau dans un étendue considérable. Un épanchement semblable se trouvait entre l'arachnoïde et la pie-mère.

(2) M. Senn a trouvé, chez un enfant qui avait succombé le sixième jour à une méningite franche, « des fausses membranes couenneuses est purulentes entre les deux feuillets séreux dans la grande cavité de la séreuse ; en les enlevant avec précaution, on peut voir se déchirer de petites houppes celluleuses et muqueuses qui les unissent à cette membrane. »

les anfractuosités de la face supérieure et latérale du cerveau que dans les mêmes points de la surface inférieure. A la base, au niveau du chiasma des nerfs optiques et de la protubérance, la pie-mère est quelquefois parfaitement saine. Dans les points qui sont envahis par la suppuration liquide ou concrète, et aussi ailleurs, elle offre une vive injection, formée par un lacis vasculaire très abondant. On dirait que l'on y a poussé une injection au vermillon ; la vivacité de cette injection est en raison directe de la rapidité de la mort. La pie-mère se détache en général facilement de la substance cérébrale, surtout quand la terminaison fatale a eu lieu à une époque rapprochée du début, tandis que, lorsque la mort arrive plus tard, la pie-mère adhère quelquefois à la pulpe.

Substance cérébrale. — L'encéphale est ferme, quelquefois même plus que d'ordinaire. Les substances grises et blanches sont peu colorées, quand la mort est survenue du deuxième au quatrième ou cinquième jour ; plus tard, elles peuvent être encore parfaitement saines, mais plus souvent on trouve la substance grise d'un rose assez vif, la substance blanche abondamment piquetée. Pris dans son ensemble, le cerveau est toujours ferme ; mais la partie superficielle des circonvolutions est quelquefois ramollie, et la pie-mère, qui lui est adhérente, entraine quelques fragments de la substance cérébrale. Cette encéphalite est d'autant plus profonde et plus étendue que la mort a eu lieu à une époque plus tardive (1).

Chés les très jeunes enfants, le cerveau est quelquefois mou dans sa totalité ; cette mollesse dépend très probablement d'un œdème de sa substance.

L'état de la pulpe cérébrale chez les sujets qui succombent dans les premiers jours de la méningite, démontre évidemment que la phlegmasie méningée est la maladie principale, et que la partie superficielle des circonvolutions ne participe que consécutivement à l'inflammation.

Ventricules. — D'habitude on trouve les ventricules vides de sérosité transparente, excepté chez les très jeunes enfants.

A cet âge, en effet, l'effusion séreuse se fait avec une grande facilité soit dans la pie-mère, soit dans le cerveau, soit dans les ventricules ; et de même qu'on trouve quelquefois un hémisphère couvert de fausses membranes, et l'autre de sérosité infiltrée dans les mailles de la pie-mère, en même temps que le cerveau est rendu plus mou par l'absorption de la sérosité, de même aussi les ventricules contiennent quelquefois plusieurs onces de sérosité claire. En disant que les ventricules étaient le plus ordinairement vides de sérosité, nous avons ajouté le

---

(1) Nous citerons comme exception l'observation 6 des recherches du docteur Senn. Dans ce fait (qui n'est pas rentré dans notre résumé), il existait une véritable complication de ramollissement cérébral ; mais il n'est pas dit si la substance encéphalique était ramollie dans les points sous-jacents aux méninges enflammées.

mot *transparente*, parce que nous ne voulions pas dire qu'ils ne contenaient aucun liquide (1). En effet, on peut trouver dans leur cavité une ou deux cuillerées à café, et presque jamais plus d'une ou deux cuillerées à soupe de pus ou de sérosité purulente. Leurs parois sont rarement tapissées par des fausses membranes.

La séreuse ventriculaire et les plexus choroïdes offrent dans quelques cas des signes évidents d'inflammation : ainsi la séreuse est d'un rouge vif; elle est inégale, râpeuse, comme granuleuse, très molle; se déchire à la moindre traction, chez les enfants qui ont succombé à une époque très rapprochée dn début; ou bien elle est pâle, mais terne et un peu épaissie, avec une surface rugueuse au toucher. chez ceux qui sont morts plus tard (2).

Les parties centrales, voûte, *septum lucidum*, ont souvent conservé leur fermeté; d'autres fois elles sont plus molles, quelquefois diffluentes. Le ramollissement a lieu chez les très jeunes enfants dont l'épanchement ventriculaire est abondant; quelquefois aussi chez ceux dont les ventricules ne contiennent que quelques gouttes ou quelques cuillerées à café de pus ou de sérosité purulente. Dans ce dernier cas, le ramollissement ne peut être attribué à la macération de la pulpe dans la sérosité, il est très probablement le résultat de l'inflammation.

Résumons en quelques mots les caractères anatomiques de la méningite suivant : 1° la durée de la maladie ; 2° l'âge des malades; 3° le siége qu'occupe l'inflammation.

1° Dans les cas où la mort survient avant le cinquième jour, on trouve du pus liquide, semi-liquide, ou des fausses membranes, dans l'arachnoïde ou dans la pie-mère, qui est vivement injectée, mais n'adhère pas à la substance cérébrale saine. Plus tard, on ne retrouve le plus ordinairement que du pus concret ou des fausses membranes; la pie-mère est moins injectée à la surface des circonvolutions qui sont quelquefois rouges et molles. Dans quelques cas, la membrane ventriculaire est enflammée, et l'on trouve un peu de pus ou de sérosité purulente dans les ventricules, presque jamais d'épanchement séreux.

2° Chez les très jeunes enfants, le cerveau est mou dans toute son étendue ; les ventricules contiennent souvent une grande quantité de sérosité; on peut aussi rencontrer un épanchement séreux sous-arachnoïdien abondant.

3° La méningite générale, c'est-à-dire celle qui enveloppe toute ou presque toute la surface encéphalique, est la plus fréquente; la méningite de la convexité vient après elle, puis celle de la base et des

(1) En parlant de la terminaison de la méningite, nous discuterons la question de savoir si certaines hydrocéphalies, subaiguës ou chroniques, ne sont pas le résultat de l'inflammation de la membrane ventriculaire, et si dans les cas de cette espèce le liquide ne possède pas des qualités spéciales qui permettent de reconnaître son origine inflammatoire.

(2) M. Gendrin, dans sa traduction d'Abercrombie, p. 80 et note.

ventricules réunis, qui est beaucoup plus rare qué les deux autres.

Moelle épinière. — L'inflammation des enveloppes du cerveau s'étend quelquefois à celles de la moelle, et il est probable que cette complication n'est pas rare. Malheureusement, dans les faits dont nous avons pu disposer, l'examen du cordon rachidien n'a été qu'exceptionnellement pratiqué. Nous renvoyons, pour la description de cette complication, à notre chapitre sur la méningite rachidienne.

Organes thoraciques et abdominaux. — La méningite étant quelquefois secondaire, nous n'avons rien à dire ici des lésions organiques qui ont précédé son apparition ; nous en parlerons dans notre article sur les causes. Dans la forme idiopathique, il n'existe aucune lésion spéciale dans les viscères du ventre et de la poitrine ; deux fois seulement nous avons constaté la présence de quelques ulcérations dans l'estomac. Mais le fait important qui ressort de l'examen des organes contenus dans les cavités splanchniques, c'est que dans la forme primitive aussi bien que dans la forme secondaire, on ne rencontre presque jamais de tuberclues dans les viscères qui en contiennent toujours chez les sujets qui succombent à la méningite de la base.

Art. III. — Symptômes.

Les symptômes nerveux isolés ou réunis sont dans la meningite, à toutes les périodes de l'enfance, ceux qui offrent le plus d'importance ; aussi est-ce par leur étude que nous allons commencer.

La *céphalalgie* est un symptôme constant de la méningite primitive chez les sujets qui ont dépassé l'âge de deux ou trois ans. Au-dessous de cet âge, et aussi dans certains cas d'inflammation secondaire, elle est inappréciable (1). La céphalalgie existe dès le début, et coïncide avec la fièvre et les vomissements, ou les précède de quelques heures ou d'un jour.

Elle occupe presque toujours le front. Elle est remarquable par son intensité ; elle arrache des cris aux jeunes malades ; elle est beaucoup plus violente que dans la fièvre typhoïde et dans la plupart des cas de méningite tuberculeuse, et surtout elle offre ceci de particulier, que dès le début elle a atteint son apogée, tandis que dans la méningite tuberculeuse, elle n'est jamais aussi intense les premiers jours. Nous avons cru remarquer aussi que la céphalalgie était plus continue et moins sujette aux exacerbations et au retour par accès. La durée de la douleur de tête ou tout au moins de la période pendant laquelle on peut la reconnaître, est assez exactement mesurée par l'époque d'apparition de l'agitation, du délire et du coma, c'est-à-dire qu'elle dure peu, un, deux, trois jours, rarement plus. Dans les cas où l'intelli-

---

(1) Les cris déchirants que poussait un enfant de dix mois, et en même temps la manière dont il se frappait la tête avec ses mains, nous ont semblé devoir être l'indice d'une violente céphalalgie.

gence reparaît après un accès de délire, on peut aussi voir reparaître la céphalalgie.

Les *troubles de l'intelligence* arrivent très rapidemnt ; jamais ils ne manquent, que l'inflammation soit primitive ou secondaire, qu'elle atteigne de très jeunes enfants ou des enfants plus âgés.

Dans presque tous les cas, chez les sujets qui ont dépassé l'âge de quatre à cinq ans, la perversion des facultés intellectuelles précède les désordres de la motilité. Elle se montre à une époque très voisine du début ; le plus souvent le premier ou le second jour, au plus tard le troisième ou le quatrième jour (1). Chez les plus jeunes enfants il n'en est pas de même ; les convulsions marquent quelquefois à cet âge le début de la méningite.

Les premiers désordres de l'intelligence consistent, en général, dans une vive anxiété, une excessive agitation : les enfants n'ont aucune bonne place ; ils changent sans cesse de position. Ils ne répondent aux questions que d'une manière incomplète ou refusent de répondre, puis survient un délire violent, suraigu, furieux. Dans des cas rares, chez les plus jeunes sujets, la somnolence ou le coma précède l'agitation et les autres désordres du système nerveux ; mais le plus souvent le coma succède au délire et alterne avec lui. Vers la fin, c'est la somnolence ou le coma qui domine. Il est très rare, une fois que l'agitation et le délire se sont montrés d'une manière désordonnée, de voir les enfants reprendre connaissance. Ces altérations de l'intelligence diffèrent de celles de la méningite tuberculeuse régulière, parce qu'elles sont en général plus intenses, et surtout parce qu'elles se montrent à une époque beaucoup plus rapprochée du début.

Troubles de la motilité. — Le symptôme le plus important que nous ayons à étudier sous ce titre sont les convulsions. Comme nous l'avons dit, elles marquent quelquefois le début chez les enfants du premier âge ; elles sont remarquables alors par leur intensité, se répètent coup sur coup jusqu'à la mort, et impriment à la maladie un cachet tout particulier.

Chez les enfants plus âgés, les convulsions manquent au début ou à une époque qui en est voisine. Lorsqu'elles existent (ce qui n'est pas rare, puisqu'on les observe dans la moitié des cas environ), elles se montrent deux ou trois jours avant la mort, ou bien elles sont terminales. Elles sont aussi souvent partielles que générales, et ne se répètent pas coup sur coup, comme chez les plus jeunes enfants.

Nous citerons comme exception aux règles que nous venons de poser l'observation d'une jeune fille de quatre ans rapportée par M. le docteur Gendrin (2). Cette enfant, après vingt-quatre heures de nau-

______

(1) Un seul malade, dont l'observation appartient à M. Hache, n'eut du délire que le septième jour ; mais la phlegmasie n'était pas simple.

(2) Traduction d'Abercrombie, p. 79, note.

sées, de vomissements, de fièvre et de céphalalgie, fut prise d'une violente attaque de convulsions qui se répéta à plusieurs reprises. Dans ce cas, il existait une méningite ventriculaire intense jointe à une méningite de la base.

Les autres désordres de la motilité remplacent les convulsions quand elles manquent, ou leur succèdent quand elles ont disparu. Ainsi chez quelques sujets il y a, à une époque rapprochée du début (premier ou second jour, quelquefois plus tard) de la roideur du tronc et des membres, des soubresauts des tendons; chez d'autres, le dernier ou l'avant-dernier jour, on observe une véritable hémiplégie. Quelques-uns de ces symptômes, la roideur permanente du tronc avec rachialgie, le renversement de la tête en arrière, appartiennent probablement à la méningite rachidienne qui complique souvent la méningite cérébrale.

Organes des sens. — La crainte du bruit et de la lumière existe au début; à une époque qui n'est pas très éloignée, il y a quelquefois du strabisme et de la contraction des pupilles. Plus tard, elles sont le plus souvent énormément dilatées, insensibles à la lumière : alors aussi la sensibilité tactile est émoussée.

Facies. — Au début le facies est animé, coloré, puis tantôt pâle, tantôt rouge; ensuite il est hagard, grimaçant, exprimant à un haut degré l'anxiété et l'agitation, ou bien hébété et stupide; le regard est fixe par moments, et peu d'instants après l'expression devient celle de l'égarement.

Circulation. — La fièvre existe dès le début, elle est assez forte; le pouls est fréquent et la chaleur vive. En général, le mouvement fébrile dure jusqu'à la fin. Cependant il peut arriver qu'il y ait une espèce d'intermittence dans la fièvre. Ainsi nous l'avons vue tomber le quatrième jour, le cinquième le pouls être intermittent et battre de 88 à 100, puis s'accélérer de nouveau. Chez un autre malade dont la méningite était secondaire, le pouls se ralentit d'une manière remarquable, et de régulier qu'il était devint irrégulier. Du reste, l'irrégularité du pouls, son accélération et sa petitesse la veille de la mort ont été des caractères constants.

Respiration. — La respiration est en général très irrégulière; les inspirations varient de nombre d'un jour à l'autre; elles sont inégales, suspirieuses.

Plusieurs de nos jeunes malades nous ont offert une accélération considérable de la respiration. Nous avons trouvé ce symptôme mentionné dans deux autres observations qui appartiennent à Abercrombie, et nous croyons qu'il a quelque importance. Dans deux cas de méningite secondaire chez des enfants plus âgés, il y a eu au contraire une diminution considérable du nombre des inspirations.

Digestion. — Les vomissements dans la méningite primitive de la seconde enfance ne manquent presque jamais; ils existent en général au début, le premier et le second jour; ils sont spontanés, fréquents, aboudants et bilieux. Ils peuvent se reproduire sans relàche jusqu'à une époque voisine de la mort, c'est une exception.

Chez les jeunes enfants dans la forme convulsive, et chez les plus àgés dans quelques cas d'inflammation secondaire, ils manquent souvent. Ce fait est assez singulier pour les plus jeunes sujets surtout qui vomissent avec tant de facilité. Cela tient peut-être à la brusque compression de l'encéphale, d'où résulte la paralysie des nerfs pneumo-gastriques.

La constipation est assez fréquente; mais elle n'est pas aussi constante, surtout chez les jeunes enfants, et aussi opiniàtre que dans la méningite tuberculeuse. En effet, il n'est pas très rare de voir les enfants aller à la garderobe tous les jours à une époque où la méningite est bien déclarée.

Le *ventre*, à un moment voisin de la mort, se rétracte comme dans la méningite tuberculeuse ; chez les plus jeunes enfants, et dans la méningite secondaire, il conserve sa forme.

La perte de l'appétit, l'intensité de la soif, sont des symptômes qui indiquent aussi la nature fébrile de la maladie.

Art. IV. — Tableau de la maladie. Forme, durée, terminaison.

La méningite franche se présente sous deux formes distinctes, l'une à laquelle nous donnerons le nom de *convulsive*, l'autre que nous désignerons sous celui de *phrénétique*. En nous servant de ces deux dénominations, nous ne voulons pas dire 'qu'il n'y ait de convulsions que dans la forme convulsive, et que la forme phrénétique soit exclusivement caractérisée par l'altération de l'intelligence; mais nous indiquons par ces termes la prédominance des symptômes convulsifs dans la première, et des troubles de l'intelligence dans la seconde.

L'inflammation peut aussi être primitive ou secondaire, simple ou compliquée, sporadique ou épidémique, périphérique ou ventriculaire.

A. La *forme convulsive* appartient plus spécialement aux très jeunes enfants, à ceux qui sont encore dans leur première ou seconde année.

La maladie débute brusquement, ou après une nuit agitée par une attaque de convulsions violentes et prolongées, plus souvent générales que partielles, accompagnées d'un mouvement fébrile intense, et quelquefois d'une accélération considérable de la respiration dont l'état de la poitrine ne peut rendre compte. La céphalalgie est inappréciable; les vomissements et la constipation manquent. Les convulsions, momentanément suspendues, laissent après elles de l'accablement, de l'assoupissement et du coma; mais cette suspension est en général de courte durée, et les accès ne tardent pas à se reproduire avec une nouvelle intensité; on les voit alors se répéter toutes les heures, toutes les deux heures ou dans un intervalle plus éloigné.

Quand les convulsions cessent, l'enfant est agité ou assoupi, ou dans un demi-coma accompagné de tressaillements; il y a du strabisme, de la contraction des pupilles, du trismus, quelquefois une hémiplégie bien caractérisée. La peau conserve sa chaleur, le pouls est moins accéléré, irrégulier et inégal; la face est pâle, les selles sont spontanées ou se produisent aisément sous l'influence des purgatifs. Il est rare de voir dans [l'intervalle des convulsions, ou après le coma et le développement des accidents cérébraux qui lui succèdent, les enfants reprendre connaissance, fixer les objets qui les entourent et être disposés à jouer. Cette intermission, dans les cas même où elle existe, n'est que momentanée et la mort ne tarde pas à survenir.

La mort arrive tantôt au milieu du coma, tantôt au milieu d'une violente attaque de convulsions. Cette forme de méningite, dans laquelle les convulsions marquent le début, est de courte durée; elle ne dépasse pas quatre jours.

La variété que nous venons de décrire débute dans certains cas d'une autre manière, et marche quelquefois avec plus de lenteur. Les convulsions prédominent toujours, mais elles se montrent à une époque plus éloignée du début.

Ainsi, chez de très jeunes enfants, on n'observe pendant quelques jours qu'un mouvement fébrile intense accompagné d'accélération ou d'inégalité de la respiration ou d'un assoupissement presque continuel, précédé ou suivi d'agitation, de cris, de fixité du regard, de dilatation des pupilles. Tantôt il y a des vomissements et de la constipation, tantôt ces symptômes manquent; puis, après un temps variable, la forme convulsive se montre telle que nous l'avons décrite; dès le moment où les convulsions générales se sont produites la maladie marche avec une assez grande rapidité.

Cette variété, dont la durée est quelquefois la même que celle de la forme ci-dessus décrite, peut cependant durer environ deux septénaires.

B. La *méningite phrénétique* ou *comateuse* est celle que nous avons décrite dans notre première édition. Elle se manifeste d'ordinaire dans la seconde enfance entre cinq et quinze ans, cependant nous l'avons observée chez de plus jeunes enfants; elle a beaucoup plus d'analogie avec la méningite franche de l'adulte que la forme précédente.

Dans la seconde enfance, elle débute le plus souvent instantanément par un mouvement fébrile assez intense, précédé ou non d'un violent frisson; la peau est chaude et sèche, le pouls accéléré, la face colorée, animée : en même temps les enfants se plaignent d'une violente céphalalgie frontale ou sus-orbitaire qui leur arrache quelquefois des cris aigus; ils craignent la lumière; l'appétit est perdu; les vomissements bilieux abondants manquent rarement; la constipation est constante.

Chez les jeunes enfants, aux symptômes précédents se joignent quelquefois, dès le premier jour de l'excitation, de l'irritabilité ou un profond assoupissement accompagné d'une accélération de la respiration, que l'on ne peut expliquer par les symptômes pectoraux, qui font défaut.

Dès la fin du premier jour, au commencement du second ou du troisième, rarement plus tard, l'intelligence est pervertie. On peut déjà s'en apercevoir au regard qui exprime l'égarement, au facies qui est grimaçant ; puis survient une agitation souvent désordonnée. Si l'assoupissement existait, il *augmente*. Ces deux symptômes alternent à plusieurs reprises. Mais en général l'agitation l'emporte ; elle dégénère bientôt en un délire suraigu ; le malade ne reconnaît plus les personnes qui l'entourent ; il refuse de répondre ou répond des mots sans suite. A la même époque, ou un peu plus tard, on peut observer déjà du trismus, des grincements de dents, des soubresauts de tendons, des mouvements convulsifs partiels, de la roideur des membres ou du tronc, du renversement de la tête en arrière (surtout dans les cas où il y a une complication de méningite rachidienne), du strabisme, de la contraction, puis de la dilatation des pupilles, plus rarement une violente attaque de convulsion suivie d'un coma profond. Quelques sujets succombent à cette période.

Lorsque la maladie poursuit sa marche du quatrième au sixième jour, ou au plus tard au huitième, les mêmes symptômes persistent ; quelques-uns augmentent d'intensité, d'autres ont disparu : ainsi les vomissements sont en général suspendus ; la céphalalgie ne se fait plus sentir, mais la fièvre continue ; le pouls est irrégulier ; la respiration, inégale, grande ou petite, ralentie ou accélérée ; le ventre est rétracté, les évacuations sont involontaires ; l'agitation est excessive, comparable dans certains cas à celle qui précède les fièvres éruptives ; elle est accompagnée de soubresauts des tendons, de carpologie, de mouvements convulsifs partiels. Le délire est violent, on est obligé d'attacher les enfants dans leur lit. Il est bien rare de pouvoir, même pour quelques instants, rappeler une lueur d'intelligence. Les malades tombent dans le collapsus, la sensibilité générale est obtuse, la sensibilité spéciale s'éteint ; la respiration devient stertoreuse, et l'asphyxie, le coma ou une attaque de convulsions violentes et prolongées termine la scène. La maladie suit en général une marche continue ; dans des cas très rares, il y a des rémissions momentanées. L'enfant recouvre l'intelligence ; il reconnaît les personnes qui l'entourent ; la fièvre est très irrégulière, le pouls tantôt médiocrement tantôt très accéléré, mais l'*agitation persiste au même degré*. Puis les symptômes ataxiques reprennent leur première violence, et la mort ne tarde pas à arriver.

Dans des cas tout à fait exceptionnels on observe, après les symptômes les plus graves, un arrêt de la maladie, une quasi-convalescence, qui peut se prolonger pendant bon nombre de jours, puis survient une rechute, et la mort. Nous citerons comme exemple, mais très en abrégé, l'observation suivante (1).

« Un enfant de dix mois jouissant d'une parfaite santé est pris tout à coup d'une fièvre intense accompagnée d'assoupissement et d'une grande accélération de la respiration sans autre symptôme thoracique. Pendant dix jours, évolution de tous les symptômes de méningite : vomissements, cris aigus déchirants, facies cérébral au plus haut degré, strabisme, contraction, puis dilatation des pupilles ; pouls très irrégulier, soupirs profonds, abolition complète de tous les sens ou de toute connaissance, roideur du tronc et de la nuque. A partir du ouzième jour, amélioration sensible; les pupilles redeviennent naturelles; apparition de larmes dans les yeux ; le 13, la roideur du tronc a disparu ; le 14, retour du goût ; le 16, réapparition de l'ouïe et de la vue. Cette amélioration persiste et augmente les jours suivants. Le 17, la connaissance est entièrement revenue ; l'enfant reprend ses anciennes habitudes et joue avec son pied comme il faisait avant d'être malade ; sa mère lui ayant fait une plaisanterie, il se met à sourire. Cette amélioration persiste jusqu'au vingt-troisième jour. Ce jour elle est stationnaire, et reste telle jusqu'au vingt-neuvième jour.

» Le 29, à la suite d'une grave imprudence (on avait exposé pendant plus d'une heure l'enfant à l'éclatante lumière d'un toit garni de fer-blanc sur lequel dardait un ardent soleil), rechute, réapparition du strabisme, des soupirs, de la dilatation des pupilles; depuis lors, aggravation progressive jusqu'à la mort, qui a lieu le trente-troisième jour. A l'autopsie, méningite générale, infiltration purulente et pseudo-membrane sous-arachnoïdienne, fausse membrane dans la grande cavité. Pas de tubercules. »

C. *Méningite secondaire.* — L'inflammation simple des méninges est quelquefois le résultat direct ou éloigné d'une lésion du crâne, ou bien elle se développe dans le cours d'une maladie. Ainsi on trouve des exemples de phlegmasie des méninges survenue pendant une pneumonie (2), dans le cours d'une maladie de Bright compliquée de pleuropneumonie (3), au milieu d'accidents intestinaux qui avaient succédé à la scarlatine (4), chez un enfant atteint d'un abcès du grand pectoral en voie de guérison (5), chez un autre qui avait une affection ulcéreuse du gros intestin (6), chez un dernier à la suite d'une fracture du crâne (7).

Dans tous ces cas, l'existence d'une affection antérieure a jeté du doute sur le diagnostic et un peu modifié la physionomie de la maladie. Cependant chez tous les malades, sauf chez un seul qui était en

____

(1) Ce fait, recueilli (par M. Rilliet en 1847) avec le plus grand soin et jour par jour, aurait été inséré ici en entier, si l'espace dont nous pouvons disposer l'eût permis ; mais le résumé est très exact.

(2) Rilliet et Barthez.

(3) Rilliet et Barthez.

(4) Abercrombie, *loc. cit.*, p. 73.

(5) Charpentier, *loc. cit.*, p. 75.

(6) Hache, *loc. cit.*

(7) Parent, *loc. cit.*, p. 322.

proie à quelques accidents, suite de la scarlatine, et chez lequel la
forme comateuse a prédominé, on a vu paraître cette agitation désordonnée, cette anxiété excessive, ce délire suraigu, qui sont caractéristiques de la méningite inflammatoire. L'apparition de ces symptômes chez des enfants dont la maladie ne peut pas rendre compte d'une
pareille phrénésie devrait, en cas pareil, éveiller l'attention des médecins sur la possibilité de l'invasion d'une méningite.

. La méningite s'est d'autant plus rapprochée de la description que
nous avons donnée de la forme phrénétique, que l'affection, dans le
cours de laquelle elle survenait, était elle-même plus récente et moins
sérieuse. Chez les enfants déjà gravement malades, l'inflammation
méningée ne s'est guère révélée que par l'excessive agitation et le délire dont nous avons parlé, et aussi par l'influence qu'elle a exercée
sur quelques-uns des symptômes de la maladie antérieure. Nous citerons en abrégé et comme exemple les deux faits suivants :

Chez deux enfants atteints l'un d'une pneumonie primitive, l'autre d'une
pneumonie secondaire et d'une albuminurie, la maladie débuta par une agitation excessive, sans céphalalgie appréciable ni vomissements ; le dévoiement
qui existait persista, la forme de l'abdomen ne fut pas modifiée ; le pouls, de
régulier qu'il était, devint inégal, irrégulier et diminua de fréquence, et dans
un autre cas sa petitesse fut extrême ; les inspirations se ralentirent, la face pâlit,
le facies fut anxieux. L'agitation ne diminua pas d'intensité ; elle dura jusqu'à
la mort, qui termina rapidement la scène. La maladie dura dans un cas, un
jour, dans l'autre, deux.

D. *Méningite épidémique.* — **A** plusieurs reprises, la méningite a
sévi épidémiquement en Europe, mais ses atteintes n'ont jamais été
plus fréquentes que dans ces dernières années. Depuis 1837, cette funeste maladie a décimé les garnisons de Bayonne, Versailles, Metz,
Strasbourg, etc., sans épargner la partie civile de la population, mais
en frappant de préférence les adultes aux enfants (1). La méningite
épidémique de l'enfance n'est cependant pas inconnue dans la science ;
mais il ne faut pas croire que toutes les relations qui portent le titre
de fièvre cérébrale ou d'hydrocéphale épidémique aient pour objet
notre méningite franche. Ainsi nous ne pouvons partager l'opinion
des pathologistes qui regardent comme une méningite l'épidémie qui
a régné à Genève en 1805, et dont on doit la description à Vieusseux.
D'après l'exposé des lésions anatomiques, il nous semble qu'il s'agit
plutôt d'une congestion cérébrale que d'une véritable inflammation
des méninges. Les termes dont se sont servis Matthey et Vieusseux
rendent notre interprétation la plus probable (2).

« L'ouverture des cadavres, disent ces médecins, montra le plus
» souvent un engorgement sanguin dans le cerveau sans aucune alté-

(1) Voyez un excellent article du *Compendium de médecine* sur ce sujet, t. VI, p. 17.
(2) Ozanam, t. II, p. 131.

» ration particulière des autres viscères. Dans quelques-uns, cet en-
» gorgement était peu considérable ; dans un petit nombre, le cerveau
» était dans son état naturel. »

Le docteur Albert a publié la relation d'une méningite épidémique
qui a régné à Wiesenthied en 1825. Ce médecin a rapporté plusieurs
faits particuliers qui ne peuvent laisser de doutes sur la nature de
l'affection qu'il a eu à traiter.

On doit au docteur Mistler (1) la description d'une épidémie de
méningite qui a sévi à Schelestadt (Bas-Rhin) en 1841. Comme elle paraît avoir plus spécialement atteint les enfants, nous transcrivons ici
la description qu'il en a donnée dans la *Gazette médicale de Strasbourg*.

« Le malade, ordinairement après s'être livré aux plaisirs de son
âge, se plaint subitement de frissons, de lassitude dans les membres.
Il a des inquiétudes vagues, et parfois des terreurs paniques. Il se
réfugie volontiers sur le giron de sa mère; il accuse une douleur sourde
vers la nuque, qui est plus ou moins prononcée suivant l'intensité des
frissons. La face est décolorée et les traits sont fortement altérés. A
ces symptômes qui se déclarent toujours vers la chute du jour, et qui
durent d'une à deux heures, succède une réaction extraordinaire,
suivie de chaleur âcre à la peau, de congestion vers la tête; la face,
de pâle qu'elle était, devient rouge injectée ; les yeux pleurent, la
pupille se contracte extraordinairement, et le malade ne tarde pas à
entrer en délire. Ce dernier devient parfois tellement violent qu'on est
obligé de maintenir les malades avec une camisole de force.

» En portant l'attention vers la partie supérieure du cou, on remarque une légère tuméfaction tantôt à la nuque, tantôt le long des artères carotides. Ces artères, ainsi que les temporales, battent avec une
grande force. Le malade se débat comme un furieux. La force musculaire se développe extraordinairement. Elle paraît se concentrer dans
les extrémités supérieures et le tronc. Chez deux malades, j'ai constaté
le trismus et l'opisthotonos. La circulation est extrêmement accélérée ; le cœur frémit sous la main ; les pulsations sont petites, serrées,
et il est impossible de les compter. A l'auscultation du cœur, on entend
un bruit qui ressemble aux sanglots légers et précipités d'un enfant.
La respiration est fréquente, courte et pénible, à cause de la contraction spasmodique des muscles de la poitrine. Les malades ne
toussent pas. L'estomac rejette avec force tout ce qu'il contient. L'abdomen se resserre, se creuse pour ainsi dire en s'appliquant contre
la colonne vertébrale; les déjections alvines ainsi que l'excrétion des
urines se suppriment. En un mot, toutes les fonctions sont perverties
ou suspendues. Une particularité que l'on rencontre chez les deux
tiers des malades, c'est une éruption aphtheuse au pourtour des lè-

(1) *Encyclographie de Bruxelles*, t. II, p. 63, 1841. — Extrait de la *Gazette
médicale de Strasbourg*, n° 7, 1841.

vres de la bouche, ainsi qu'aux grandes lèvres des parties génitales.
Elle se manifeste subitement par une vésicule remplie de lymphe ;
cette vésicule crève au bout d'une ou deux heures et est convertie
immédiatement après en croûte herpétique.

» L'état sthénique ou de surexcitation dure de dix à douze heures.
Alors les malades tombent dans une prostration et dans un coma
très prononcés. Ils poussent des cris plaintifs, et sont incapables de
répondre aux questions qu'on leur adresse. Les traits de la face, qui
étaient d'abord contractés, se relâchent ; la pupille se dilate d'une
manière extraordinaire ; les yeux sont tournés en dedans comme dans
un véritable strabisme double convergent. Les convulsions diminuent d'intensité ; de permanentes qu'elles étaient, elles deviennent
cloniques, et ne se manifestent plus que par saccades. Le pouls, toujours petit et misérable, est de plus irrégulier et intermittent. C'est
durant cette période adynamique que la mort a lieu dans la plupart
des cas. Parfois elle arrive déjà pendant l'état de contraction ; c'est
ainsi que deux individus ont rendu le dernier soupir six heures après
l'invasion des premiers symptômes. »

Cette description offre une grande analogie avec la forme phrénétique ; la seule différence est qu'il ne paraît pas que la céphalalgie et
les vomissements précèdent les symptômes nerveux, et que la maladie
marche avec une beaucoup plus grande rapidité.

On a aussi publié des relations de méningite épidémique qui ont
régné dans une maison de travail en Irlande et à la colonie agricole
du Petit-Bourg (1). Nous regrettons de n'avoir pu consulter ces publications. Nous-même avons observé au mois de mars 1848, dans
un institut de jeunes filles au voisinage de Genève, une petite épidémie de méningite. Sur une trentaine d'enfants, quatre furent atteints.
Une jeune fille, âgée de quinze ans, succomba au bout de trois jours.
A l'autopsie, nous trouvâmes du pus liquide dans la grande cavité
de l'arachnoïde. Les trois autres, âgées de sept à quatorze ans, guérirent ; chez elles la maladie ne dépassa pas la première période,
et fut presque exclusivement caractérisée par une céphalalgie très
intense.

E. *Méningite ventriculaire.* — La phlegmasie franche des méninges
n'est pas toujours bornée aux membranes qui tapissent la périphérie
du cerveau ; elle envahit quelquefois aussi la séreuse qui tapisse l'intérieur des ventricules. Cette méningite externe et interne n'offre pas
de symptômes qui diffèrent sensiblement de ceux de la méningite
périphérique seule.

En est-il de même de l'inflammation isolée de la membrane des
ventricules comparée à celle de l'arachnoïde et de la pie-mère périphérique ?

(1) *Bulletin de l'Académie de médecine.* t. XIV, p. 952.

Pour résoudre cette question, il faudrait posséder des observations
de phlegmasie franche limitée à la membrane des ventricules. Or
les cas de cette espèce sont excessivement rares ; pour notre part nous
n'en avons trouvé aucun dans les auteurs, et nous serions obligés de
laisser cette question sans réponse, si l'un de nous, M. Rilliet, n'avait
pas recueilli un fait (1) de méningite ventriculaire aiguë terminée par
une hydrocéphalie chronique, et dont voici le résumé.

« Une jeune fille de dix ans et demi, intelligente et bien développée, est prise
subitement d'une vive céphalalgie accompagnée de vomissements, de fièvre,
de crainte du bruit et de la lumière. Au bout de quatre jours, survient une violente attaque de convulsions générales. Le septième jour, l'ouïe est dure.
Depuis lors la céphalalgie, les vomissements et surtout les convulsions continuent. Le dix-huitième jour le pouls est irrégulier et ralenti. Le vingt et unième
la surdité est complète. Le cinquante-deuxième seulement l'intelligence commence à décroître ; les convulsions s'éloignent. Le soixante-troisième l'idiotisme
est presque complet. Le soixante-dix-huitième il y a une diminution de forces
du côté droit. A la fin du troisième mois les convulsions ont disparu. Huit jours
plus tard, les vomissements se montrent de nouveau avec des crises convulsives intermittentes. Une dernière attaque occasionne la mort. La maladie a
duré quatre mois.

» A l'autopsie, inflammation de la membrane ventriculaire, épanchement
considérable (300 gram.) de liquide transparent, mais fortement albumineux. »

Sans entrer ici dans la discussion dont nous avons dans notre mémoire fait suivre l'observation précédente, nous nous contenterons de
reproduire les conclusions qui terminent ce travail.

1° La membrane ventriculaire peut s'enflammer sans que l'arachnoïde et la pie-mère périphérique participent à cette inflammation.

2° Cette méningite, dans la seconde enfance, est caractérisée par de
la céphalalgie, des vomissements, de la constipation, une fièvre intense, puis surviennent des convulsions qui se répètent à plusieurs
reprises et pendant plusieurs semaines sans que l'intelligence soit altérée.

3° La phlegmasie peut se terminer par une hydrocéphalie chronique ; la déchéance de l'intelligence, et plus tard l'idiotisme en sont les
symptômes.

4° Dans cette forme d'hydrocéphalie, le liquide épanché est fortement albumineux.

Art. V. — Diagnostic.

Les maladies que l'on peut confondre avec la méningite simple sont
très nombreuses, et cela est facile à comprendre ; les convulsions et la
phrénésie, qui donnent à nos deux variétés leur cachet spécial, faisant

(1) Voy. *Archives de médecine*, t. XV, 4° série, p. 434.

partie des symptômes qui se manifestent dans un grand nombre des affections de l'enfance.

Avant de faire l'énumération de ces maladies, rappelons, pour fixer d'avance l'attention des praticiens, les symptômes qui, dans les formes convulsives et phrénétiques, peuvent, le plus utilement, servir à faire reconnaître l'invasion d'une méningite.

A. *Dans la forme convulsive.* — On doit attacher une grande importance : 1° à la répétition coup sur coup des convulsions générales et violentes, apparaissant instantanément ou précédées de fièvre et d'assoupissement sans toux et sans diarrhée, et ne laissant pas dans leurs intervalles de moments lucides. Si ces convulsions se répètent pendant plus d'un ou deux jours, et si elles sont accompagnées ou suivies de contraction des pupilles, d'hémiplégie, d'assoupissement ou de jactitation, elles ont une valeur diagnostique encore plus grande.

2° A la fièvre et à l'accélération de la respiration sans qu'il y ait de lésion pulmonaire.

3° A l'absence de toute phlegmasie viscérale et de tout indice d'une affection éruptive.

B. *Dans la forme phrénétique*, les symptômes capitaux pour le diagnostic sont : une céphalalgie très intense, accompagnée de vomissements bilieux abondants et de constipation, et suivie au bout de douze, vingt-quatre, quarante-huit heures, rarement plus tard, de l'apparition d'un délire très aigu, d'une agitation désordonnée, continue ou alternant avec de l'assoupissement, et quelquefois aussi des grincements de dents, des soubresauts des tendons, du strabisme, de la contraction des pupilles, de la roideur des membres et du tronc.

Diagnostic différentiel de la forme convulsive. — 1° Les convulsions, surtout dans le cours de la première année, sont très souvent essentielles ou sympathiques : mais dans les cas de cette espèce, elles sont d'ordinaire peu violentes, ne durent guère plus de quelques minutes, se manifestent souvent à l'occasion d'une cause appréciable, et se répètent rarement à plusieurs reprises pendant un ou deux jours. La crise passée, *le malade reprend très vite connaissance.* C'est là un point capital pour le diagnostic ; s'il reste de l'assoupissement ou des désordres du mouvement, ils ne durent pas en général plus de quelques heures (1), et l'enfant est parfaitement rétabli, ou ne conserve plus que de l'angoisse ou de l'anxiété. La respiration n'est pas accélérée d'une manière continue ; le pouls, s'il avait été fréquent, reprend rapidement son rhythme ordinaire, et les organes des sens sont à l'état normal.

Les remarques que nous venons de présenter au sujet des convul-

---

(1) Des cas assez nombreux de paralysie permanente, suite d'éclampsie, font exception à cette règle ; mais dans ces cas le diagnostic n'est pas difficile, la paralysie étant le seul symptôme cérébral qui persiste.

sions essentielles sont applicables aux convulsions sympathiques ; mais
en outre les symptômes propres aux maladies qui sont la cause occasionnelle de la convulsion (fièvre éruptive, entérite, indigestion,
phlegmasie thoracique, etc.) mettent le praticien sur la voie du
diagnostic. Nous ferons, cependant, au sujet de quelques phlegmasies
pulmonaires ou pleurales, la remarque suivante : un certain nombre
de ces inflammations débutent chez les jeunes enfants par de violentes
convulsions, de la fièvre, et, ce qui ne contribue pas peu à embrouiller le diagnostic, par une accélération considérable de la respiration.
Il semblerait qu'il suffise d'appliquer l'oreille sur la poitrine pour voir
l'erreur se dissiper. Quelquefois, cependant, il n'en est rien. La difficulté de l'auscultation chez les jeunes sujets, le siége de l'inflammation au 'sommet ou aux parties centrales du poumon, peuvent laisser
l'observateur dans le doute. Dans les cas de cette espèce, il faut accorder une grande importance à l'intensité de la chaleur qui est beaucoup
plus vive dans la pneumonie que dans la méningite ; à l'absence de
coma et des autres symptômes cérébraux ; à la non-répétition des convulsions, et aux caractères indiqués ci-dessus.

Malgré les considérations que nous venons de présenter, il pourra
arriver que, pendant un ou deux jours, le diagnostic reste obscur ;
cependant il finira bientôt par s'éclaircir.

La distinction entre la méningite convulsive et les affections cérébrales proprement dites est bien plus difficile, quelquefois même elle
est tout à fait impossible. L'erreur est ici moins fâcheuse, car il s'agit
de maladies qui suivent la même marche, réclament le même traitement, et ont, malheureusement trop souvent, la même terminaison.

Nous placerons en première ligne certains cas d'hydrocéphalie par
infiltration de la pie-mère, dont on trouve quelques observations dans
les auteurs (1).

A côté de l'hydrocéphalie de la pie-mère ou des ventricules, nous
devons placer l'hémorrhagie méningée. Son point de départ anatomique étant, comme celui de l'hydrocéphalie et de la méningite, une
congestion, il doit y avoir une grande analogie dans les effets.

Ainsi, dans l'*hémorrhagie arachnoïdienne*, on observe aussi le début par des convulsions qui se répètent coup sur coup ; mais elles sont
en général moins violentes que celles de la méningite ; il n'y a pas
non plus cette agitation ou ce coma qui survient si rapidement dans
cette phlegmasie. D'après les faits rapportés par M. Legendre, on ob-
serverait chez les enfants atteints d'hémorrhagie arachnoïdienne une
contracture des doigts et des orteils qui manque dans la méningite,
tandis que l'accélération du pouls et de la respiration qui accompagne l'inflammation des méninges, ne se trouve pas dans l'hémorrhagie arachnoïdienne ; enfin, l'hémorrhagie est souvent secondaire,

(1) Voy. HYDROCÉPHALIE.

tandis que la méningite est primitive. L'*hémorrhagie de la pie-mère* peut aussi simuler la méningite convulsive, mais cet accident est tellement rare que sa rareté même doit en éloigner l'idée. Lorsque cette affection existe, les accidents cérébraux offrent une si grande analogie que nous ne voyons guère de moyen de distinguer ces deux maladies.

Ce que nous venons de dire de l'hémorrhagie de la pie-mère est également applicable au ramollissement inflammatoire du cerveau. Dans les cas de cette nature, peut-être que la prompte apparition d'une hémiplégie et sa persistance pourraient mettre sur la voie du diagnostic. Cependant, on comprendra combien ce symptôme a peu de valeur, en voyant qu'on le retrouve dans la méningite elle-même.

On ne peut pas dire non plus que des convulsions coup sur coup soient plus spéciales à la méningite, car elles ont existé dans des cas de ramollissement du cerveau chez de jeunes enfants, témoin l'observation suivante du docteur Raichem :

« Un enfant mâle, ayant les fontanelles ossifiées, ne pouvait soutenir sa tête, dont le volume s'était singulièrement accru depuis quelque temps ; il eut à plusieurs reprises des accès de mouvements convulsifs, avec une roideur générale ; stupeur léthargique de courte durée. Les accès devinrent plus rapprochés, et il mourut dans le coma et de violentes convulsions tétaniques.

Autopsie. — Les vaisseaux de la pie-mère sont extraordinairement gorgés de sang ; quelques gros de sérosité limpide dans les ventricules et à la base du crâne ; la substance corticale du cerveau est, dans toute son étendue, rosée, ramollie, sans être pourtant pultacée. »

Nous terminons ici les considérations que nous avions à présenter sur le diagnostic différentiel de la méningite convulsive. Nous avons dû les développer dans tous leurs détails ; mais nous rappelons que, pour le praticien, la partie réellement importante du diagnostic consiste à distinguer les convulsions produites par une méningite de celles qui sont essentielles ou sympathiques, parce que le pronostic et le traitement sont très différents dans ces deux cas, tandis que la confusion entre une méningite, une hydrocéphalie, une hémorrhagie, un ramollissement cérébral, n'a pas pour le malade de conséquences graves.

B. *Forme phrénétique.* — Ce que nous venons de dire au sujet de la forme convulsive est applicable à la forme phrénétique ; ainsi, l'hémorrhagie du cerveau et des ventricules, l'encéphalite, toutes ces maladies rares, peuvent, sans grand dommage, être confondues avec l'inflammation franche. Mais il n'en est pas de même quand il s'agit de la congestion cérébrale, de la méningite tuberculeuse ou des affections sympathiques du cerveau qui se développent au début ou dans le cours des fièvres typhoïdes, éruptives, ou intermittentes. Le paragraphe suivant mérite donc toute l'attention de nos lecteurs.

Congestion cérébrale. — Il est une question que nous nous sommes souvent adressée : doit-on classer au nombre des méningites les accidents cérébraux violents, qui se terminent rapidement par la mort ou par la guérison, et dont les symptômes ressemblent tout à fait à ceux qui marquent le début de l'inflammation des méninges ? L'examen cadavérique, dans les cas de cette espèce, ne fait découvrir ni pus ni fausses membranes dans l'arachnoïde ou dans la pie-mère, mais une simple congestion encéphalo-méningée.

Cette congestion est-elle le premier degré de l'inflammation, et, si la maladie s'était prolongée, les produits phlegmasiques ne se seraient-ils pas montrés ? La question est difficile à résoudre : cependant nous croyons que les cas de cette espèce ne doivent pas être rangés dans les méningites, et voici nos motifs : les produits inflammatoires se forment avec une grande rapidité, puisqu'au bout de vingt-quatre ou trente-six heures de maladie, le cerveau peut être couvert de pus et de fausses membranes ; par conséquent, les accidents auxquels nous faisons allusion, bien que très analogues à ceux de la méningite franche, doivent en être distingués anatomiquement et aussi symptomatiquement, ce qui est bien plus difficile. Voici, ce nous semble, quelques-uns des caractères sur lesquels on peut baser le diagnostic. Nous nous servons pour l'établir des observations publiées par le docteur Blaud, qui sont des types de congestion cérébrale.

Congestion cérébrale.— *Mode de début.*	*Méningite.*
Instantanément il survient un assoupissement profond , une immobilité et une insensibilité absolues, avec la dilatation des pupilles, ou bien un délire aigu, avec gêne de la respiration, accélération et petitesse du pouls, ou bien encore des soubresauts ou de légers mouvements convulsifs d'un seul côté du corps. Balbutiement, perte de la parole, respiration stertoreuse, ou bien douleurs dans les bras et le côté correspondant de la face ; les doigts laissent échapper les objets que l'enfant veut saisir.	Dans la forme phrénétique, le premier symptôme est en général la céphalalgie, que nous ne trouvons notée dans aucune des observations de M. Blaud. L'altération de l'intelligence et des mouvements arrive promptement sans doute, mais elle ne se montre pas avant la fin du premier jour ou le commencement du second ; tandis que, dans la congestion cérébrale, l'apparition du délire ou du coma, des soubresauts des tendons, ou de la paralysie partielle, est instantanée, foudroyante, véritablement apoplectique, et, autant qu'on peut en juger, ne s'accompagne pas de vomissements, symptôme qui manque rarement dans la méningite.

Il est cependant des cas où toute l'habileté du médecin ne peut pas le mettre à l'abri de l'erreur, tant les symptômes de la congestion sont analogues à ceux de la méningite. Nous citerons comme exemple, le fait suivant, que nous empruntons à Matthey (*Mémoire sur l'hydrocéphale*, p. 127).

« L'enfant Jaquet, âgé de six ans, d'une forte constitution, se plaignit d'un léger mal de tête vingt jours après avoir reçu un coup de pierre à l'occiput.

» La céphalalgie augmenta pendant la nuit ; le lendemain la douleur diminua dans la matinée ; le soir, à cinq heures, céphalalgie fort augmentée, le malade ne peut tenir les yeux ouverts ; mal de cœur, vomissements, pouls fréquent, régulier, langue saburrale (sangsues derrière les oreilles, sinapismes à la plante des pieds).

» Le troisième jour le malade parut beaucoup mieux ; il s'était levé dans la nuit pour boire une écuelle d'eau ; le mal de tête s'était dissipé. A neuf heures du matin il demande à manger et à se lever ; à dix heures, mouvements convulsifs de tous les membres, cris hydrocéphaliques, perte de connaissance ; à midi, pupilles très dilatées, oscillantes à la lumière, pouls petit, fréquent ; à deux heures, assoupissement ; mort à trois heures, trente-huit heures environ après le début de la maladie.

» *Examen du cadavre.* — Adhérence très forte de la méninge (dure-mère) au crâne sous l'occipital ; les vaisseaux sanguins de l'arachnoïde et de la surface du cerveau sont injectés ; point d'épanchement nulle part ; tissu cérébral dans l'état sain. »

Bien que cette observation manque de détails, il est évident que les lésions anatomiques étaient celles de la congestion cérébrale ou plutôt méningée, et cependant les symptômes ont offert une bien grande ressemblance avec ceux de la méningite.

La céphalalgie intense du début, la crainte de la lumière, les vomissements, la fréquence du pouls, et plus tard les convulsions, la perte de connaissance, la dilatation des pupilles, le coma, sont des symptômes qui, par leur existence et leur enchaînement, dénotent l'inflammation des méninges. Il serait impossible, si des faits analogues s'offraient à l'observation, que le médecin ne commît pas une erreur de diagnostic. Les cas de cette espèce sont d'autant plus trompeurs qu'ils se montrent en général chez des enfants bien portants, et qu'on les observe au milieu des conditions qui donnent naissance à la méningite franche.

Hémorrhagie cérébrale. — Dans quelques cas, l'hémorrhagie cérébrale ou ventriculaire simule la méningite aiguë. La céphalalgie, les mouvements convulsifs, le délire, les vomissements, la constipation, marquent le début de ces maladies aussi bien que de la méningite. Dans l'état actuel de nos connaissances, il est bien difficile d'établir des caractères différentiels. Le praticien ne peut guère se guider, pour asseoir son diagnostic, que sur l'extrême rareté des hémorrhagies cérébrales dans l'enfance, et sur ce que dans la forme phrénétique de la méningite il n'y a pas de convulsion au début, tandis que, dans quelques observations d'hémorrhagie, les symptômes phrénétiques ont été précédés d'une crise convulsive le premier jour. Cependant ce caractère lui-même n'est pas constant. Peut-être que l'intensité de la fièvre dans la méningite, la rapidité de la marche de la maladie dans l'hémorrhagie, pourraient plus utilement servir au diagnostic.

Encéphalite. — Les cas d'apoplexies capillaires compliquées de ramollissement cérébral et les encéphalites terminées par abcès, offrent aussi la plus grande analogie avec la méningite. Le manque d'observations un peu nombreuses nous empêche de présenter des considérations générales sur le diagnostic, et nous oblige de renvoyer le lecteur aux observations consignées dans les chapitres qui renferment la description de l'encéphalite et des hémorrhagies cérébrales, et à un fait rapporté par Abercrombie dans son *Traité des maladies de l'encéphale*, p. 135.

Méningite tuberculeuse. — Nous voici arrivés à la partie la plus importante de cet article : il s'agit de démontrer les différences capitales qui séparent les méningites franche et tuberculeuse.

Pour être aussi clairs que possible, nous rappellerons :

A. Que le médecin ne doit pas tant puiser les éléments de ses convictions dans les symptômes envisagés isolément, que dans leur enchaînement et dans leur ensemble ;

B. Que le point capital pour le diagnostic est l'époque d'apparition des désordres de l'intelligence et du mouvement ;

C. Que l'invasion de la méningite tuberculeuse peut avoir lieu au milieu de trois états de santé différents, qui sont, par ordre de fréquence :

1° Des prodromes plus ou moins prolongés ;

2° Une phthisie confirmée ;

3° Une santé en apparence parfaite ;

D. Que la première et la troisième espèce ne peuvent que rarement être confondues avec la méningite franche, mais qu'il n'en est pas de même de celle qui se développe dans le cours d'une phthisie confirmée, cette variété, par sa marche et sa durée, offrant quelquefois une assez grande ressemblance avec la maladie qui fait le sujet de ce travail.

C'est, en effet, presque exclusivement dans la méningite des phthisiques que les symptômes convulsifs ou phrénétiques se montrent à une époque rapprochée du début. Mais la préexistence bien constatée d'une tuberculisation cérébrale, thoracique, abdominale ou générale chronique, suffit à elle seule pour fixer le diagnostic. Ces préliminaires une fois établis, nous allons mettre en parallèle, dans un tableau synoptique, la description abrégée des méningites franche et tuberculeuse.

Méningite franche.	*Méningite tuberculeuse régulière.*
I. Les enfants atteints de méningite franche sont en général vigoureux, bien développés, ne présentent aucune trace d'affection tuberculeuse interne ou externe. Ils sont nés de parents bien portants.	I. Les enfants atteints de méningite tuberculeuse sont délicats, chétifs, ont souvent l'intelligence et la sensibilité très développées. Ils ont eu quelquefois dans leur enfance des glandes engorgées ou des éruptions cutanées chroniques ; leurs

II. La maladie peut réguer épidémiquement.

III. *État avant le début.* — La maladie débute au milieu de la santé la plus florissante, ou, si elle est secondaire, elle survient d'ordinaire dans le cours ou dans la convalescence d'une maladie aiguë non tuberculeuse, ou à la suite d'une cause externe.

IV. *Mode de début.* — Violentes convulsions accompagnées d'un mouvement fébrile intense, et d'une respiration très accélérée chez les jeunes enfants, ou bien céphalalgie frontale très vive accompagnée de fièvre, de vomissements bilieux, et dès la fin du premier jour, dans le cours du second ou du troisième au plus tard, agitation excessive précédée ou non de somnolence; délire suraigu; ataxie formidable.

V. *Symptômes.* — Céphalalgie *très intense*, vomissements *très répétés*, constipation *peu opiniâtre, fièvre vive, délire furieux.*

VI. Dès le début, apparence de maladie grave à forme ataxique.

VII. Marche rapide, aggravation progressive et incessante ; convulsions coup sur coup, ou bien délire violent, agitation extrême, fièvre vive, etc.

---

parents ou leurs frères et sœurs offrent, dans bien des cas, le stigmate des affections tuberculeuses.

II. La maladie est toujours sporadique.

III. *État avant le début.* — Pendant quelques mois ou quelques semaines, les enfants languissent, perdent leurs forces; leur teint se décolore, ils maigrissent, leur caractère se modifie, ils sont tristes, leur appétit diminue, leur digestion se dérange, etc. L'absence des prodromes est rare.

IV. *Mode de début.* — Jamais de convulsions au début ; le passage des prodromes à la période aiguë est quelquefois insensible. Il a lieu par l'augmentation progressive des symptômes sus indiqués, et par l'apparition de la céphalalgie; d'autres fois l'état aigu se dessine mieux par de la céphalalgie, des vomissements et de la constipation; le plus souvent l'intelligence est parfaitement nette; l'ataxie manque complétement. Dans les cas rares où il existe de l'ataxie au début des symptômes aigus, on a pu observer la période de prodromes que nous avons signalée, ou bien la méningite est survenue dans le cours d'une phthisie avancée. Dans les cas où les prodromes ont manqué, la méningite débute par des vomissements, de la constipation, une céphalalgie médiocre, une mouvement fébrile léger ; l'ataxie, si elle doit venir, n'arrive que plus tard, et la confusion n'est pas possible.

V. *Symptômes.* — Céphalalgie *peu intense*, vomissements *plus éloignés*, constipation *très opiniâtre, peu de fièvre,* ralentissement et irrégularité du pouls, délire le plus souvent tranquille.

VI. Début insidieux, apparence de maladie légere.

VII. Marche lente, conservation de l'intelligence jusqu'à une période avancée, fièvre légère et bientôt ralentissement et irrégularité du pouls, soupirs, changement de coloration du visage, œil triste ou étonné, etc.

Durée. — Maladie courte pouvant se terminer en vingt-quatre ou trente-six heures, mais durant ordinairement de trois à six jours, allant très rarement au delà.	*Durée.* — Toujours beaucoup plus longue dans la forme normale.

Accidents cérébraux intermittents. — Nous venons de parcourir la liste des affections qui ont leur siége dans le cerveau et qui peuvent être confondues avec la méningite franche. Mais il arrive souvent, chez les enfants plus encore que chez les adultes, que de formidables symptômes se déclarent sans qu'il existe aucune lésion appréciable dans l'encéphale. C'est ce que l'on peut observer dans les fièvres éruptives, et dans certains cas de fièvre intermittente, ou tout au moins de symptomes cérébraux intermittents qui, cédant parfaitement au sulfate de quinine, ne peuvent pas être assimilés à une méningite inflammatoire. L'observation suivante, que nous empruntons à M. Mazade d'Anduze, est un exemple bien caractérisé de cette maladie.

« Le 22 mars au matin, je fus appelé à donner des soins à un enfant de sept ans d'une constitution grêle, d'un développement intellectuel très avancé pour son âge. On me rapporta que pendant quelques jours il avait éprouvé des maux de tête fréquents, de l'anorexie, de la tristesse, de l'inquiétude, de l'inaptitude au mouvement ; que la veille, dans la soirée, il était survenu de la fièvre, une douleur frontale intense, de la somnolence, et que pendant la nuit il avait eu du délire et beaucoup d'agitation. Je constatai l'état suivant : Céphalalgie sus-orbitaire violente, douleur à l'occiput, assoupissement profond qui, de temps en temps, alternait avec une agitation que caractérisaient des cris aigus, des gémissements, des mouvements brusques, désordonnés et du délire. La figure offrait tantôt une coloration très accusée, tantôt une pâleur extrême ; l'impression de la plus faible lumière excitait à un très haut degré la susceptibilité des yeux ; les paupières étaient presque continuellement rapprochées ; les pupilles resserrées ; plusieurs fois les muscles de la face et des paupières se contractè-rent convulsivement ; il y avait de fréquents soubresauts dans les tendons ; les mains étaient tremblantes, le pouls fréquent et plein, la peau chaude et sèche, la soif vive, la langue blanche, le ventre un peu tendu, mais indolent.

» L'ingestion des tisanes déterminait le plus ordinair ment des nausées et des vomissements ; constipation (douze sangsues aux apophyses mastoïdes ; calo-mel, 0,40 ; cataplasmes sinapisés aux pieds). Les symptômes de nature grave commencèrent à s'amender vers midi, et à cinq heures du soir, il ne restait plus qu'un peu de somnolence, une légère céphalalgie et un mouvement fébrile à peine sensible. Quelques heures après, cet état d'amélioration fut interrompu par le retour des mêmes phénomènes morbides qui l'avaient précédé ; ils per-sistèrent jusqu'au lendemain avec leur intensité première, et s'apaisèrent aux mêmes heures que la veille. Le traitement auquel j'attribuais le mieux du jour précédent fut de nouveau prescrit : il resta également impuissant. Après la troisième manifestation de symptômes cérébraux aussi intenses, je profitai du temps de rémission qu'ils offrirent dans la soirée pour administrer 0,50 de sulfate de quinine en potion, et une dose égale en lavement. L'accès suivant se

montra beaucoup moins intense, sa durée fut tellement abrégée que dès le lendemain matin, lorsque je revis le jeune malade il n'existait plus d'agitation ni
de tendance au sommeil, ni du délire; seulement il restait un peu de céphalalgie et de fièvre qui ne tarda pas à disparaître.

» Même dose de sulfate de quinine que la veille. Dès lors il ne survint plus
de nouveaux accidents. Par surcroît de précaution, une troisième et dernière
dose de sel de quinine fut administrée. » (*Revue médicale*, 1841, cité dans
Delcourt, p. 81.)

Variole. — On trouve dans les auteurs plusieurs cas de variole
qui, au début, ont été pris pour des méningites. Les caractères les
plus importants pour le diagnostic sont : la contagion, l'épidémie régnante, l'absence de vaccination et de variole antérieure, les douleurs
lombaires et l'époque d'apparition du délire, qui, dans la variole, ne
se montre presque jamais avant le troisième jour. Les signes diagnostiques sont plus importants que ceux tirés de la céphalalgie, des
vomissements, de la constipation ou de la fièvre, qui marquent souvent le début de la variole.

Scarlatine. — Dans la scarlatine ataxique, qui n'est pas toujours
accompagnée d'une angine intense, l'ataxie se manifeste souvent à
une époque très rapprochée du début, le premier jour par exemple ;
en même temps les enfants se plaignent de mal de tête et ont des
vomissements répétés. Indépendamment des circonstances dont il
faut tenir compte comme pour la variole (épidémie, contagion), l'enduit épais de la langue, la rougeur de la gorge, l'élévation considérable de la température, la respiration fortement nasale, peuvent,
avant l'apparition de l'exanthème, mettre le praticien sur la voie du
diagnostic.

Fièvre typhoïde. — Ce que nous venons de dire de la variole et de
la scarlatine est en partie applicable à la fièvre typhoïde très grave ;
mais en outre il ne faudra pas oublier que, dans la fièvre typhoïde la
céphalalgie est moins vive que dans la méningite, que les vomissements sont moins fréquents, l'agitation moins violente, et surtout
moins hâtive ; il faut aussi tenir compte de la sécheresse des lèvres et
de la langue, du liséré blanc des gencives, de la chaleur mordicante
de la peau, de l'épistaxis, du développement et des douleurs du ventre, du gargouillement de la fosse iliaque, de la diarrhée, de la toux,
du râle sibilant, qui appartiennent exclusivement à la fièvre typhoïde
au début. Enfin, les désordres de la motilité qui, dans la méningite
phrénétique, apparaissent quelquefois à une époque très rapprochée
de l'invasion, les mouvements convulsifs partiels, le strabisme, le trismus, les soubresauts des tendons, n'existent jamais dans les premiers
jours de la dothiénentérie.

Art. VI. — Terminaison. — Pronostic.

La méningite franche des enfants peut avoir différentes terminaisons. La mort est de beaucoup la plus fréquente.

Les auteurs modernes sont, pour la plupart, d'avis que la méningite franche est moins grave que la méningite tuberculeuse ; mais ils n'apportent en faveur de leur opinion aucune preuve numérique. Nous ignorons entièrement, par exemple, d'après quelles données Guersant a pu avancer que « la mort arrive dans le tiers des cas » au moins, si la maladie règne d'une manière épidémique, et que « *la maladie sporadique* est peut-être un peu moins meurtrière (1). »

Si l'absence de l'élément tuberculeux et le début au milieu d'un état de santé parfaite donnent de légitimes espérances de voir la méningite se terminer par la guérison, on ne peut se dissimuler, d'un autre côté, que l'étendue de la phlegmasie et la rapidité avec laquelle elle marche ne laissent au praticien que bien peu de ressources, et surtout bien peu de temps pour agir.

Les épidémies de méningite qui ont sévi sur les enfants ont été fort graves, mais cependant tous ceux qui ont été frappés ne sont pas morts. Ainsi, dans l'épidémie dont on doit la description au docteur Albert, un assez grand nombre de malades ont été guéris.

Si plusieurs enfants sont épargnés lorsque la méningite règne épidémiquement, on peut espérer aussi que lorsqu'elle est sporadique elle pardonne quelquefois. En parcourant les ouvrages des auteurs qui ont écrit sur l'hydrocéphale et la méningite, nous avons trouvé, au milieu d'un nombre considérable de *pseudo-méningites* terminées par le retour de la santé, quelques faits qui nous semblent démontrer la possibilité de la guérison de la phlegmasie franche des membranes cérébrales. Ces faits appartiennent à Gœlis, aux docteurs Charpentier, Constant, Delcourt, etc. Dans l'impossibilité de les reproduire, nous indiquons les plus saillants qui se trouvent dans l'ouvrage du docteur Charpentier, et dont nous devons nous contenter de donner l'indication, en priant le lecteur que cette question intéresse, de consulter l'original (2). Nous pouvons aussi ranger parmi les cas de guérison le fait cité article IV. Il est évident que la maladie se serait terminée d'une manière heureuse, sans la rechute, qui fut le résultat d'une cause occasionnelle bien appréciable.

Il est une foule de questions concernant le pronostic que le petit nombre de cas que nous avons eu à notre disposition ne nous permet pas de résoudre. Ainsi la méningite franche est-elle plus grave suivant l'âge des malades, suivant le sexe, suivant la saison, selon qu'elle

(1) *Dict. de méd.*, t. XIX, p. 419.
(2) *De la nature et du traitement de la méningo-céphalite des enfants*, par Charpentier, p. 264-338.

est épidémique ou sporadique, etc. ? De nouvelles observations sont nécessaires pour donner une solution à ces questions.

La guérison ou la mort ne sont pas les seules terminaisons de la méningite franche. Quelques auteurs ont avancé que cette inflammation pouvait passer à l'état chronique. Lorsque la phlegmasie a envahi la membrane ventriculaire, elle peut être suivie d'une hydrocéphalie chronique; c'est, suivant nous, la seule manière dont la méningite puisse passer à l'état chronique. Nous ne connaissons pas en effet, chez les enfants, d'exemple de méningite chronique simple. Toutes les fois qu'il existe des symptômes de phlegmasie méningée chronique, primitive ou secondaire à un état aigu, on doit penser à une affection tuberculeuse des méninges ou du cerveau, et non à une méningite simple.

Nous n'ignorons pas cependant que quelques pathologistes regardent les fausses membranes et les épanchements arachnoïdiens chez les jeunes enfants comme des méningites chroniques; mais nous démontrerons ailleurs que ces lésions sont les restes d'une ancienne hémorrhagie.

Art. VII. — Causes.

Les causes de la méningite sont encore enveloppées d'une assez grande obscurité : la rareté de la maladie et la confusion qui a régné jusque dans ces derniers temps dans l'histoire des affections cérébrales de l'enfance expliquent l'imperfection de son étiologie; aussi ne donnons-nous les détails suivants qu'à titre de renseignements.

Les auteurs sont d'accord sur la grande fréquence de la méningite tuberculeuse comparée à la méningite franche dans l'enfance, mais ils diffèrent d'opinion sur l'âge auquel cette dernière maladie sévit le plus ordinairement. Guersant, par exemple (d'accord avec nous), admet que chez les enfants du premier âge elle est plus fréquente que la méningite tuberculeuse; M. Bouchut professe l'opinion contraire. Sur huit observations de méningite recueillies chez des enfants de huit jours à trente mois, il a vu six méningites tuberculeuses et deux méningites simples.

Il résulte des observations analysées pour ce travail, que la méningite franche peut atteindre les enfants de tous les âges, mais qu'elle est surtout fréquente dans le cours de la première et de la neuvième année. Un coup d'œil jeté sur le tableau suivant nous épargnera de plus amples commentaires.

Age.	Nombre.	Primitive.	Secondaire.
4 à 6 mois......	3	3	0
8 à 10 mois......	5	5	0
2 à 5 ans.......	6	4	2
5 à 10 ans.......	14	12	2
11 à 15 ans.......	4	2	2
	32	26	6

Ce résultat semblerait indiquer que le travail de la dentition n'est pas étranger au développement de la méningite, puisque cette affection est surtout fréquente dans les années de la germination, ou de l'évolution des premières ou des secondes dents.

Les constitutions les plus robustes sont plus particulièrement exposées à la méningite franche, c'est du moins ce que nous avons observé chez nos malades; l'hérédité ne fournit que des renseignements négatifs. Les garçons y sont un peu plus sujets que les filles (18 garçons, 14 filles).

La méningite peut sévir dans toutes les saisons; mais il faudrait des faits beaucoup plus nombreux que ceux dont nous avons pu disposer pour décider si elle est plus fréquente à certaines époques de l'année qu'à d'autres. Dans les observations qui servent de base à notre travail, les malades sont ainsi répartis suivant les saisons :

Janvier............	1	Juillet...........	0
Février...........	3	Août............	3
Mars.............	4	Septembre........	2
Avril.............	1	Octobre..........	4
Mai..............	5	Novembre.........	1
Juin	3	Décembre.........	3

Il semblerait résulter de ce tableau que ce n'est pas pendant les plus fortes chaleurs de l'été que la méningite est surtout fréquente. Cependant il est incontestable que l'insolation est une cause efficace de méningite. Nous en avons observé un exemple très positif. Guersant a insisté sur l'influence de cette cause : « L'action prolongée du soleil sur la tête, dit ce médecin, est une des causes les plus ordinaires de la méningite simple, surtout chez les jeunes enfants. J'en ai eu plusieurs fois la preuve évidente, et notamment chez un jeune enfant de six mois qu'on avait exposé en plein soleil au milieu d'un jardin, couché dans son berceau ; il a succombé à une méningite cérébrale et cérébelleuse des plus étendues qu'on puisse voir (1). » Un médecin anglais, le docteur James Whitehead (2), attache aussi une grande importace à l'influence de l'insolation. Suivant lui c'est de toutes les causes de la méningite celle qui rend la phlegmasie la plus dangereuse, surtout chez les très jeunes sujets. Il rappelle, d'après Esquirol, que les maladies mentales en sont quelquefois le résultat éloigné.

Ce n'est pas seulement l'action directe du soleil sur la tête, c'est aussi la réverbération de sa lumière qui peut être dangereuse. Nous nous rappelons avoir vu un enfant pris des accidents cérébraux les plus graves pour avoir lu pendant quelque temps, la tête couverte il est vrai, mais son livre exposé à l'ardeur du soleil.

(1) *Dict. de méd.*, t. XIX, p. 412-413.
(2) *London med. Gaz.*, janvier 1844.

Au nombre des autres causes occasionnelles, on a cité la disparition brusque des maladies chroniques du cuir chevelu. Plusieurs des malades dont nous avons analysé les observations étaient atteints, ou avaient été récemment guéris, d'eczéma, de favus ou d'impétigo. Chez l'un deux, l'influence de la répercussion nous a paru évidente. Il s'agit d'un enfant convalescent de fièvre typhoïde qui était atteint d'un impétigo chronique. On appliqua des cataplasmes qui provoquèrent la chute des croûtes. Le cuir chevelu resta rouge, enflammé, et peu de temps après apparurent les symptômes de la méningite.

Des causes plus directes encore, telles que des coups, des chutes, etc., peuvent, chez les enfants comme à tout âge, occasionner la phlegmasie des méninges. On trouve dans l'ouvrage de Parent l'observation d'un enfant de dix ans chez lequel une inflammation générale de l'arachnoïde de la partie supérieure des hémisphères cérébraux fut la conséquence d'une fracture de la voûte orbitaire gauche. Tout en admettant la réalité de l'influence des causes externes, reconnaissons cependant qu'il faut que les coups et les chutes soient bien violents pour produire de pareils résultats. Il n'y a en effet aucun rapport entre le nombre des accidents auxquels les enfants sont exposés par leur pétulance et celui des inflammations des méninges, qui en sont la conséquence. La disposition anatomique des parois crâniennes dans l'enfance explique en partie ce résultat.

La méningite ne se développe pas constamment dans le cours d'une parfaite santé; comme toutes les inflammations, elle peut être secondaire. Nous avons indiqué plus haut un certain nombre de maladies qui s'étaient compliquées de méningite, sans vouloir prétendre qu'elles avaient agi comme cause prédisposante efficace. D'après les auteurs, le rhumatisme et la scarlatine seraient deux affections qui, attaquant de préférence les tissus séreux, exposent le plus souvent aux chances · d'une méningite secondaire. Le rhumatisme est si rare dans l'enfance, que son influence, comme cause prédisposante, est par elle-même bien restreinte. Quant à la scarlatine, elle s'accompagne quelquefois, il est vrai, soit dans les premiers jours, soit dans la convalescence, d'accidents cérébraux très graves; mais les symptômes ne dépendent pas d'une phlegmasie méningée : ils résultent, les premiers, d'une congestion encéphalique ; les autres, d'une hydrocéphalie ventriculaire ou d'une altération du sang.

Art. VIII. — Traitement.

Ce que nous avons dit en parlant des causes, nous le répétons *à fortiori* au sujet du traitement. Il nous est impossible, dans l'état actuel de la science, d'indiquer la méthode qui a été le plus souvent suivie de succès.

En recourant aux faits particuliers, nous avons pu en trouver plusieurs qui nous ont permis de résoudre la plupart des questions relatives à la nosographie de la maladie ; mais il en faudrait un nombre bien plus considérable pour baser sa thérapeutique sur la méthode analytique.

A.peu d'exceptions près, soit que la maladie n'ait pas été reconnue, soit que le praticien n'ait pas assisté à son début, la médication a été incertaine ou peu active pendant les premiers jours. C'est peut-être à ces négligences qu'il faut attribuer l'insuccès du traitement, la marche foudroyante de la méningite n'autorisant aucun délai.

Il serait inutile autant que fastidieux d'analyser au point de vue thérapeutique des faits qui ne peuvent donner qu'un enseignement négatif. La seule conséquence que nous voulions tirer de leur examen, comparé à celui des observations que nous avons citées plus haut (voy. *Pronostic*), c'est que' l'on ne saurait, dans une maladie aussi prompte et aussi grave, agir trop tôt et trop activement. Nous voyons en effet que, chez les malades qui ont succombé, le traitement a été commencé trop tard et mené avec mollesse, tandis qne chez les enfants guéris il a été commencé de bonne heure et suivi avec vigueur; c'est à la fois un enseignement et un encouragement pour l'avenir.

Le traitement de la méningite doit être prophylactique et curatif.

I. *Prophylaxie.* — Les règles d'hygiène que nous exposerons en parlant de la prophylaxie de la méningite tuberculeuse ne sont qu'en partie applicables à la méningite franche.

On comprend en effet que l'élément tuberculeux étant celui sous l'influence duquel la maladie prend naissance, et certains caractères tirés de l'hérédité, de la constitution, des maladies antérieures et des symptômes précurseurs pouvant faire prévoir pour un avenir plus ou moins rapproché l'invasion d'une affection cérébrale, le traitement préservatif de la tuberculisation sera aussi celui qui convient le mieux à la méningite tuberculeuse. Il n'en est plus de même pour la méningite franche. Autant la médication tonique et quelquefois excitante, les préparations de fer, de quina, d'iode, d'or, l'huile de foie de morue, etc., sont indiquées chez les enfants qui paraissent prédisposés à la tuberculisation, autant une pareille hygiène chez des enfants sanguins, vigoureux, irritables, prédisposés aux congestions et aux accidents cérébraux aigus, serait peu convenable. A ceux-ci il faut une diète rafraîchissante, légèrement antiphlogistique. Le ventre doit être tenu libre ; les extrémités inférieures seront entretenues dans un état de chaleur convenable ; les cheveux seront coupés ras, afin que la tête soit toujours suffisamment fraîche ; des bains tièdes seront fréquemment administrés. Nous ne sommes pas partisans de l'hydrothérapie appliquée d'une manière banale: nous avons vu des inconvénients assez graves en être le résultat chez des enfants placés dans les conditions de tempérament que nous indiquions tout à l'heure. Les lotions et les immersions d'eau froide leur répugnent, les surexcitent et leur sont plus nuisibles que salutaires.

Avant de terminer, nous devons insister sur deux points : Nous
avons vu que, parmi les causes occasionnelles, la guérison trop
prompte et sans précaution des maladies du cuir chevelu, et l'insolation exercent une influence bien positive sur. le développement de
la méningite ; aussi nous conseillons de procéder avec prudence dans
le traitement des maladies du cuir chevelu ; et comme la gravité des
phénomènes morbides est en raison directe de l'étendue de la surface
malade exposée à l'air libre, il est nécessaire de n'attaquer la maladie
que partiellement, d'éviter l'emploi des topiques trop chauds, et
d'exercer une dérivation sur le canal intestinal qui atténue la fluxion
inflammatoire du cuir chevelu.

Les dangers de l'insolation doivent aussi engager les parents à
veiller attentivement à ce que leurs enfants ne soient pas exposés au
soleil la tête découverte. Le docteur Whitehead insiste beaucoup sur
les accidents auxquels sont exposés les jeunes garçons qui, en sortant d'un bain froid, courent au grand air pour sécher leur cheve-
lure ; et nous ajouterons aussi ceux qu'on laisse lire en plein air à
l'ardeur du soleil.

Il est un dernier conseil de prophylaxie relatif à la méningite épidémique, c'est d'éloigner au plus vite les enfants d'une localité dans
laquelle sévit un pareil fléau. Si l'on peut avoir quelque hésitation
quand il s'agit des fièvres éruptives ou typhoïdes, il n'en est plus de
même quand on se trouve en présence d'une maladie aussi meurtrière que la méningite.

II. *Traitement curatif.* — La méningite franche, la plus formidable des phlegmasies de l'enfance, réclame, comme nous l'avons
dit, un traitement énergique. Il doit être employé à l'époque la
plus rapprochée du début. Nous espérons qu'en éclaircissant le
diagnostic, nous aurons donné au praticien la facilité d'agir assez à
temps.

Les indications à remplir sont générales ou spéciales. Les indications générales sont : 1° d'attaquer la phlegmasie par un traitement
antiphlogistique énergique ; 2° de favoriser la résorption des produits
épanchés ; 3° de faire succéder un traitement révulsif vigoureux au
traitement antiphlogistique dans la période de collapsus ; 4° de placer
les malades à l'abri de tous les excitants du système nerveux.

Les indications spéciales sont relatives à la cause occasionnelle et à
la forme de la maladie. Ainsi lorsque la méningite succède à la disparition brusque d'une affection du cuir chevelu, lorsqu'elle affecte la
forme convulsive ou phrénétique, lorsqu'elle est primitive ou secondaire, sporadique ou épidémique, son traitement ne doit pas être en
tout point semblable.

Émissions sanguines. — Les auteurs qui ont écrit sur la méningite
tuberculeuse ne sont pas d'accord sur les avantages des émissions
sanguines. C'est en effet une question contestable ; mais il n'en est

plus de même pour la méningite franche primitive ; leur utilité ne saurait être méconnue ; l'expérience appuie ici le raisonnement, témoin les faits publiés par M. Charpentier.

Doit-on employer les saignées générales ou locales? à quelles doses? quel est le lieu d'élection?

Chez les très jeunes enfants, les sangsues doivent être préférées à la saignée générale ; chez ceux qui ont dépassé quatre ans, on peut débuter par une saignée du bras de deux à trois palettes.

Les sangsues seront appliquées au nombre de 2 à 10 , suivant l'âge, au siége ou aux extrémités inférieures ou à la tête. Si l'on veut obtenir un écoulement de sang continu, il n'y a pas d'inconvénient à les poser au voisinage du siége du mal, aux narines, comme le conseille M. Cruveilhier, ou le long des sutures, comme le veulent MM. Costat et Prus. Ce dernier médecin a rapporté l'observation d'un enfant de quatorze mois qui a été guéri par plusieurs applications de sangsues sur la suture sagittale incomplétement réunie.

Quelques médecins anglais ont poussé les émissions sanguines, dans les affections cérébrales chez les enfants, à un degré inouï. Ainsi le docteur Maxwell, de Dumfries, pratique la saignée de la jugulaire et entretient l'écoulement jusqu'à ce que le pouls soit sur le point de disparaître (1). Bien peu de médecins oseront suivre un pareil exemple; mais il n'est pas douteux qu'une seule saignée ou une seule application de sangsues n'est pas suffisante, il faut y avoir recours deux ou trois fois, le premier, le second ou , au plus tard, le troisième jour. Employées à une période plus avancée, les émissions sanguines ont l'inconvénient d'avancer le terme fatal, en diminuant les forces du malade.

Emploi du froid, révulsifs cutanés, etc. — Ce n'est pas seulement en soustrayant du sang, c'est aussi en le déplaçant, en l'empêchant d'aborder le cerveau en trop grande quantité, et en le refoulant vers la périphérie ou vers les extrémités inférieures, que l'on peut s'opposer efficacement aux progrès de la phlegmasie cérébrale. Sous ce rapport, l'application du froid et les irritants cutanés peuvent rendre d'utiles services.

Le docteur Heim est un des premiers qui ait employé les affusions froides dans la méningite, et il a une telle confiance dans ce traitement, qu'il considère tous les autres comme indifférents ou inutiles. Toutes les heures il fait arroser la tête, pendant dix à quinze minutes, avec de l'eau glacée.

Les procédés pour l'application du froid varient : dans tous les cas la tête doit être rasée, ou les cheveux coupés très près de la peau; puis on applique des compresses froides, fréquemment renouvelées, ou des vessies remplies de glace pilée; ou bien encore on a recours aux

____

(1) Voy. Delcour, p. 232

affusions ou à l'irrigation continue. Ce dernier moyen est celui que nous préférons ; il n'a pas les inconvénients de la glace, que les enfants supportent très difficilement ; il est plus avantageux que les simples applications réfrigérantes, et plus commode à employer que les affusions.

Ce mode d'application du froid, dont on doit l'indication à M. Piet, se pratique, comme en chirurgie, au moyen d'un seau d'eau suspendu sur le lit de l'enfant, percé à son fond d'un trou par lequel on fait passer un fil épais, le long duquel l'eau coule goutte à goutte. On a eu soin d'entourer le cou de l'enfant d'une toile cirée qui fait godet en arrière, de façon que l'eau s'écoule avec facilité et n'inonde pas le lit du malade.

Les applications froides devront être employées à une période voisine du début, le premier ou le second jour. Les auteurs sont unanimes sur la nécessité de les interrompre au moment où le coma ou la faiblesse succède à la période convulsive ou délirante. Quelques médecins conseillent alors de remplacer les lotions froides par des applications chaudes. Romberg (1) se montre très partisan de cette méthode. Le moment, dit-il, où il faut passer du froid au chaud demande beaucoup de tact : les cheveux doivent être rasés, et l'on enveloppe la tête avec de grands morceaux de flanelle trempés dans l'eau chaude ou dans une infusion de camomille chaude ; on a soin de renouveler l'application avant le refroidissement ; ce traitement doit être continué pendant plusieurs jours. Le succès de cette méthode dans les maladies analogues à la méningite, la péritonite, par exemple, doit, dit Romberg, encourager les praticiens à l'employer ; il ajoute que, dans plusieurs cas où il en a fait usage, il n'a eu qu'à s'en louer, les crises de convulsions ayant promptement cessé, et l'absorption s'étant opérée facilement.

M. Guersant conseille aussi, dans les cas où il y a peu de chaleur à la tête et peu d'excitation fébrile, et où cependant la douleur n'est point calmée par les réfrigérants, de recourir aux cataplasmes émollients sur le cuir chevelu. En l'absence d'expérience personnelle sur l'efficacité des applications chaudes, nous nous sommes demandé si ce remède n'aurait pas le grand inconvénient d'augmenter la congestion de l'encéphale, sans avoir une influence évidente snr la phlegmasie elle-même. Le rapprochement que fait Romberg entre la méningite et la péritonite est plus apparent que réel, les épaisses et solides parois du crâne ne pouvant être comparées aux parois molles et souples de l'abdomen.

L'action continue du froid a pour effet de refouler le sang de la tête vers les gros vaisseaux. Par d'autres moyens on attire dans le réseau capillaire de la peau une partie considérable de la masse sanguine.

____

(1) *Wochenschrift für die gesammt. Heilk.*, 1834, n⁰ˢ 30 et 31.

Pour atteindre ce but, nous employons souvent chez les enfants de larges cataplasmes de farine de lin et de vinaigre, qui forment des espèces de bottes enveloppant les extrémités inférieures du haut de la cuisse à l'extrémité du pied; on a soin de les renouveler toutes les heures.

Le docteur Bauer (1) dit avoir employé avec beaucoup de succès un singulier remède, dont le mode d'action paraît se rapprocher des révulsifs.

« Il fait frictionner toute la surface du corps du malade (la tête exceptée, croyons-nous) avec une éponge fine imbibée d'huile légèrement chauffée, ensuite il enveloppe l'enfant dans une couverture de laine, où il le laisse pendant deux heures. Dans la plupart des cas, des sueurs abondantes répandues sur toute la surface du corps sont le résultat de cet enveloppement; quelquefois on observe une éruption semblable à la rougeole; en outre, le système nerveux est calme et les sécrétions sont augmentées. » Le docteur Delcour cite à l'appui de cette méthode une observation de méningite convulsive bien caractérisée qui s'est terminée par le retour à la santé; mais comme les frictions d'huile n'ont été pratiquées que sur la fin de la maladie, après l'emploi des sangsues, de l'huile de croton, du mercure, etc., il est difficile d'estimer l'efficacité de la méthode dans un traitement aussi compliqué.

Bon nombre de praticiens n'attendent pas la période de collapsus pour employer des révulsifs plus énergiques que ceux que nous venons de passer en revue. Le docteur Charpentier veut que la révulsion soit pratiquée dès le début, qu'elle soit active, soutenue et mise en action sur des parties convenables (2). Il fait appliquer des vésicatoires aux jambes, après huit à dix heures de traitement; ces vésicatoires sont pansés dix-huit ou vingt heures après leur application, de manière à les faire suppurer; puis, si la maladie ne s'améliore pas, il en fait appliquer deux autres aux cuisses; si elle persiste encore, deux aux bras, puis enfin un sur la nuque.

M. Guersant ne partage pas l'opinion de M. Charpentier sur le point d'application des vésicatoires; souvent il les a fait poser avec succès sur la tête, dans les méningites ou les méningo-céphalites simples. Chez un enfant de dix mois qui entra en convalescence (voy. art. IV), un vésicatoire appliqué sur la tête nous a paru exercer l'action la plus heureuse.

Il est un cas où il ne faut pas hésiter à employer une vigoureuse révulsion sur le cuir chevelu, c'est celui où la méningite s'est developpée après la suppression brusque d'une maladie de cette portion de l'enveloppe cutanée. L'application des vésicatoires, des frictions

____

(1) *Bull. de la Soc. méd. de Gand*, février 1842, p. 26, cité par Delcour, p. 267.
(2) *Loc. cit.*, p. 258.

avec la pommade stibiée ou avec l'huile de croton, sont tout à fait indiquées : nous donnons la préférence à ce dernier remède. On verse sur la tête, préalablement rasée, 15 à 20 gouttes d'huile de croton que l'on étend au moyen d'un gant; ces frictions sont renouvelées trois, quatre ou six fois par jour ; elles produisent une éruption pustuleuse, confluente, ayant quelque analogie avec ces pustules de la variole qui, se touchant par leurs bords, soulèvent au loin l'épiderme. La tête tout entière finit par être recouverte d'une calotte purulente. Il faut avoir soin, en pratiquant ces frictions, de recouvrir les paupières d'un bandeau, pour éviter l'introduction de l'huile dans les yeux, il pourrait en résulter une ophthalmie aiguë douloureuse.

Nous n'avons pas observé que l'huile de croton, ainsi employée produisît des superpurgations; elle a sur les vésicatoires l'avantage de ne pas occasionner de strangurie, et sur la pommade stibiée, celui de ne pas déterminer d'ulcérations du cuir chevelu, souvent profondes et difficiles à guérir.

Ce traitement nous a paru avoir une efficacité bien marquée dans un fait publié par l'un de nous (1).

Purgatifs. — Ce n'est pas seulement sur la peau, c'est aussi sur le canal intestinal que les auteurs ont conseillé l'emploi des révulsifs. On sait que nous sommes peu partisans de ce genre de traitement chez les enfants, et que nous croyons qu'une phlegmasie intestinale, résultant d'une médication irritante, non-seulement n'exerce aucune influence sur la maladie principale, mais ne fait qu'ajouter une phlegmasie à une autre phlegmasie, et diminuer ainsi les chances de guérison ; nous devons avouer cependant qu'en parcourant plusieurs des observations particulières contenues dans l'ouvrage d'Abercrombie, ou dans celui de M. Delcour, nous n'avons pas vu que les purgatifs aient eu d'inconvénients graves, quelquefois même au contraire, ils ont paru contribuer à la guérison. C'est à l'huile de croton qu'Abercrombie et le docteur Delcour donnent la préférence. Voici la formule qu'emploie ce dernier médecin, d'après le docteur Cory : Huile de croton, deux gouttes ; poudre de sucre, 8 grammes; poudre de gomme, teinture de petit cardamome, de chaque, 1 gramme et demi; eau, 64 grammes. Quelques cuillerées à café suffisent pour produire des selles promptes et abondantes.

Les purgatifs doivent être administrés au début en lavements, parce que, à cette époque, donnés par la bouche, ils seraient très probablement rejetés par le vomissement. Les lavements seront composés avec une infusion de 2 à 6 grammes de séné, ou 15 grammes de sulfate de soude ou de magnésie, ou bien encore une à deux cuillerées à soupe de vinaigre.

Altérants. — La rapidité de la marche de la méningite, la prompte

(1) *Archiv.*, 4ᵉ série, 1847, t. XIV, p. 304.

formation des produits morbides (pus, fausses membranes), la prédominance de la fibrine dans le sang, tout indique l'emploi d'une méthode qui modifie promptement et facilement la crase du sang, en même temps qu'elle favorise la résorption des produits épanchés. L'âge des malades doit encourager dans l'emploi des altérants, parce que dans l'enfance l'administration de ces médicaments est rarement suivie d'accidents, et que l'absorption se fait avec une très grande promptitude.

Le mercure, sous quelque forme qu'on le donne, ne doit être prescrit qu'après les émissions sanguines ; la déplétion du système vasculaire fera qu'il sera plus complétement et plus promptement absorbé.

Le calomel doit-il être donné à la dose fractionnée ou à haute dose ? Les opinions des auteurs sont loin d'être d'accord sur ce sujet : ainsi, tandis que Gœlis prescrit le calomel à la dose de 1 à 2 centigrammes toutes les deux heures, Beid Clanny en donne une dose huit à dix fois plus considérable. Ce qui empêchait Gœlis d'employer le mercure à doses trop élevées, c'était la crainte de produire une entérite grave ; il lui est souvent arrivé, dit-il, de voir une inflammation intestinale mortelle succéder à l'usage longtemps continué du calomel à haute dose.

Les frictions mercurielles agissent dans le même sens que le calomel, sans en avoir les inconvénients ; elle doivent être pratiquées à la face interne des cuisses ; on emploiera dans les vingt-quatre heures de 8 à 16 ou 24 grammes d'onguent napolitain, suivant l'âge. Le docteur Baumgartner 'dit avoir employé avec succès les frictions mercurielles dans une épidémie de méningite qui sévit à Genève à la fin de l'année 1838. Il les faisait pratiquer sur le ventre : un seul enfant, âgé de quatre ans, fut pris de salivation qui persista pendant trois mois sans que rien pût l'arrêter. Il prescrivit un bain tiède, auquel on ajouta 16 grammes d'un mélange, à parties égales, d'acide nitrique et hydrochlorique ; dès le troisième bain, la salivation avait disparu.

Le 'docteur Mazade, d'Anduse, vante aussi l'emploi des frictions mercurielles dans la méningite simple.

L'introduction du mercure dans la thérapeutique des affections cérébrales de l'enfance date de bien des années. Dans ces derniers temps, on a proposé l'emploi des préparations iodées contre l'hydrocéphale. En parcourant les observations de guérison publiées par les auteurs allemands, on en trouve quelques-unes qui concernent la méningite tuberculeuse ; d'autres ont trait à des affections étrangères à l'encéphale ; d'autres enfin à la méningite franche, ou tout au moins à des maladies qui s'en rapprochent beaucoup par leurs symptômes. Nous n'avons pas eu occasion d'employer l'iode dans la méningite simple, mais ce médicament a complétement échoué entre nos mains, dans la phlegmasie tuberculeuse des méninges ; la seule influence qu'il ait paru exercer a été de faire sortir plusieurs malades du coma. On pourrait peut-être profiter de cette propriété pour l'administrer dans la période de collapsus.

Nous venons de passer en revue les principaux remèdes qui nous semblent répondre le mieux aux indications que nous avons posées ; il en est d'autres aussi qui ont été employés dans la méningite épidémique, ce sont les préparations de quina, les narcotiques et les antispasmodiques.

Dans l'épidémie d'Avignon et de Strasbourg, MM. Chauffard et Forget ont donné l'opium, qui a eu quelquefois l'avantage de calmer le délire, la céphalalgie, les spasmes. Le résultat obtenu sur des adultes le serait-il aussi chez les enfants? Notre expérience personnelle se tait à cet égard.

Les effets de l'opium sont généralement redoutés chez les enfants. Mais dans une maladie aussi grave que la méningite, on peut, ce nous semble, l'employer sans trop de crainte. Voici un fait bien encourageant qui s'est passé sous nos yeux :

« On amène à notre hôpital de Genève un enfant de sept mois, malade depuis quatre jours et évidemment atteint d'une méningite franche à forme convulsive. La maladie débute par de violentes convulsions ; dans leur intervalle, le petit malade reste dans le coma qui alterne avec une vive agitation. Les convulsions se multiplient; le coma ne disparaît pas, il s'y joint du strabisme, de la dilatation des pupilles, des cris aigus automatiques caractéristiques. Le pouls, d'abord très fréquent, devient inégal et ralenti; il y a des soupirs, du mâchonnement. L'enfant est constipé, mais il n'a pas vomi. Ces symptômes ne nous laissent pas le plus léger doute sur la nature de la maladie, l'exploration la plus attentive de tous les autres organes ne nous ayant révélé aucune lésion des viscères thoraciques et abdominaux, et une simple éclampsie ne pouvant rendre compte de la gravité et de la persistance des symptômes. Pendant deux jours, les accidents cérébraux persistent. Les cris intermittents étaient tellement aigus que les autres malades de la salle ne pouvaient reposer ni jour ni nuit; ils se plaignirent vivement, et la gouvernante, sans nous en rien dire, eut alors l'idée d'administrer à notre petit malade deux poudres d'opium (dites poudres calmantes), de 5 centigrammes les deux. Le lendemain à la visite, nous trouvons l'enfant complétement narcotisé; les pupilles sont contractées; les membres sont en résolution, la respiration est ralentie, profonde, inégale ; les cris ont complétement cessé. Nous crûmes que le pauvre enfant venait de recevoir son coup de grâce. Le narcotisme persista jusqu'au soir, puis tout l'appareil des symptômes ataxiques, et en particulier les cris déchirants se reproduisirent. Alors nous reprîmes en sous-œuvre la médication, sur la voie de laquelle le hasard nous avait mis, et nous prescrivîmes une potion contenant 8 gouttes noires à prendre dans les vingt-quatre heures (environ 7 centigrammes d'opium). Le narcotisme ne tarda pas à se produire. Nous continuâmes pendant plus de huit jours l'administration de l'opium, tantôt plus, tantôt moins ; nous maintînmes ainsi l'enfant dans un état presque habituel de narcotisme, et lorsque nous suspendîmes la potion au quinzième jour de la maladie environ, l'enfant ne présentait plus de symptômes cérébraux, mais il était fortement constipé et avait le ventre très ballonné. De légers laxatifs, des bains, une alimentation douce finirent par triompher de ces symptômes. La guérison a été complète : l'enfant a conservé toutes ses facultés et tous ses sens, sauf un léger degré de gêne dans la déglutition et les mouvements de la langue. »

Nous ne croyons pas que le sulfate de quinine puisse arrêter une méningite confirmée, pas plus qu'il ne fait disparaître la céphalalgie de la méningite tuberculeuse, lorsqu'elle revêt le type intermittent. Cependant M. Faure-Villars dit avoir réussi, dans l'épidémie de Versailles, à arrêter le retour périodique des douleurs de tête chez quelques malades dont la convalescence restait incertaine. Nous avons signalé, dans notre article *Diagnostic*, une forme de fièvre cérébrale intermittente qui cède à l'emploi du sulfate de quinine ; aussi nous pensons que dans les cas qui laisseraient du doute, il y aurait de l'avantage, après un essai infructueux du traitement antiphlogistique, à recourir à l'antipériodique par excellence.

III. *Résumé*. — Nous allons, en terminant, résumer le traitement tel qu'il doit être conçu suivant les différentes formes de la maladie.

A. Un enfant, âgé de quelques mois, est pris subitement, ou après une nuit agitée, de violents accès convulsifs qui se répètent à plusieurs reprises ; dans leur intervalle il est plongé dans le coma, il a les pupilles contractées, il louche, la respiration est accélérée, le pouls précipité ; aucune cause ne peut rendre compte des attaques, elles ne sont pas sympathiques d'une lésion viscérale.

Le médecin aura recours au traitement suivant : 1° à une application de quatre sangsues au-dessus du genou ; on laissera couler les piqûres pendant deux heures ; 2° les extrémités inférieures seront enveloppées par de larges cataplasmes vinaigrés que l'on renouvellera fréquemment ; 3° des compresses trempées dans l'eau froide seront appliquées en permanence sur le front.

Si les convulsions persistent encore à la fin du premier jour, s'il y a toujours du strabisme et que le coma continue dans l'intervalle des accès, on fera une seconde application de sangsues, la tête sera rasée, et l'irrigation continue remplacera les compresses. On donnera 30 centigrammes de calomel en une seule prise, et, après que l'effet aura été obtenu, on continuera l'administration du proto-chlorure à dose de 2 centigrammes toutes les heures. Les aisselles et les aines seront frictionnées avec 8 à 12 grammes d'onguent napolitain.

Si l'enfant devient très pâle, s'il se refroidit, si les convulsions s'éloignent, et que le pouls soit très petit, on suspendra l'irrigation continue. Si un assoupissement profond succède à l'excitation convulsive, on remplacera les cataplasmes vinaigrés par des applications de vésicatoires volants, d'abord à chaque jambe, puis à chaque cuisse, et enfin à la nuque. Le calomel sera remplacé par une potion contenant 30 centigrammes d'hydriodate de potasse, donnée par cuillerée toutes les demi-heures.

B. Un jeune enfant, d'un à deux ans, fort et bien portant, est pris de fièvre, d'assoupissement continuel, de fixité dans le regard, d'accélération de la respiration sans maladie pulmonaire ; il pousse sans cesse des cris aigus, il vomit à plusieurs reprises ; le ventre est paresseux. Il n'a été exposé à la contagion d'aucune fièvre éruptive; il n'a pas eu d'indigestion; la dentition marche régulièrement. Le médecin prudent doit craindre le début d'une méningite aiguë et prescrire une application de sangsues, des cataplasmes vinaigrés, et attendre; si les symptômes se dissipent, il est probable qu'il n'avait affaire qu'à des phénomènes nerveux ou congestifs. Si, au contraire, cet état persiste ou s'il survient des crises convulsives, il faudra alors suivre le traitement indiqué ci-dessus.

C. Un enfant, de sept à neuf ans, fort et bien constitué, après avoir été toute une journée exposé à l'ardeur du soleil, est pris de fièvre et d'une violente céphalalgie; il vomit à plusieurs reprises ; son regard est égaré ; il est inquiet, agité et craint la lumière. Il a été vacciné, et l'on ne peut soupçonner le début d'une maladie éruptive ou typhoïde. Le médecin doit craindre une méningite phrénétique et prescrire : 1° une saignée au bras de deux palettes; 2° les réfrigérants et les révulsifs indiqués ci-dessus.

Si les symptômes diminuent, puis disparaissent presque complétement, il en sera, qu'on nous passe l'expression, quitte pour la peur.

Si, après avoir disparu ou considérablement diminué d'intensité, les accidents cérébraux se reproduisent avec le même type, il est probable que l'affection est de nature intermittente ; dans ce cas, il faut : 1° faire administrer, pendant la rémission, un lavement avec 50 centigrammes de sulfate de quinine; 2° faire prendre par la bouche une pareille dose de ce sel, en poudre et en potion, en quatre doses à demi-heure de distance.

Mais si aux symptômes sus-indiqués (C) se joint une agitation désordonnée, un assoupissement profond et un délire suraigu, et que la maladie n'ait pas encore atteint le milieu du second ou du troisième jour, il faut persévérer dans une médication active : 1° on répétera la saignée, ou mieux on appliquera des sangsues aux apophyses mastoïdes, en ayant soin de les poser successivement, de façon à déterminer pendant vingt-quatre heures un écoulement de sang non interrompu ; 2° la tête sera rasée, et l'irrigation continue pratiquée; il sera nécessaire de maintenir l'enfant dans son lit au moyen d'un gilet de force ; 3° si les vomissements ont cessé et que la constipation soit opiniâtre, on donnera par cuillerée à café la potion d'huile de croton; 4° s'ils sont fréquents et pénibles, on tâchera de les calmer au moyen du sous-nitrate de bismuth donné de demi-heure en demi-heure à la dose de 20 centigrammes; 5° on fera des frictions avec l'onguent mercuriel, en ayant soin d'en faire absorber 20 à 30 grammes dans les vingt-quatre heures. Ce traitement sera continué avec vigueur pendant le deuxième et le troisième jour.

Mais si le pouls devient petit, inégal ; si la face est violacée, la respiration irrégulière ; si la pupille se dilate ; s'il survient du strabisme, et qu'à l'agitation extrême succède le coma, on aura recours à l'hydriodate de potasse, ou à la teinture d'arnica et aux révulsifs énergiques. Si, au contraire, la maladie passe le quatrième jour, les symptômes persistant à peu près au même degré, il faut insister sur les frictions mercurielles et l'application des révulsifs aux extrémités inférieures. Si, après le sixième ou huitième jour, la maladie paraît s'arrêter, on se contentera d'entretenir les vésicatoires.

D. La méningite épidémique réclame un traitement analogue à celui de la méningite sporadique. Voici celui dont le docteur Mistler dit s'être bien trouvé dans l'épidémie qui sévit à Schelestadt ; il se rapproche beaucoup de celui que nous proposons : 1° une application de huit à dix sangsues derrière les apophyses mastoïdes, ou une saignée au pied, si c'est possible ; 2° des compresses trempées dans l'eau froide sur le front ; 3° 2 ou 3 grammes de calomel uni au jalap ou à la magnésie calcinée ; 4° un vésicatoire à la nuque ; 5° s'il y a rémittence dans les symptômes, il prescrit le sulfate de quinine en lavement et à la dose de 2 grammes.

E. Dans la méningite secondaire qui se termine si promptement par la mort, et dont le début est si insidieux, quel traitement proposer? Il est prudent, en cas pareil, de ne pas avoir recours aux émissions sanguines, qui ne peuvent que hâter la terminaison fatale. Le traitement calmant est le seul que l'on puisse conseiller pour diminuer l'excessive anxiété du malade.

Quelle que soit la forme de la méningite, il est certaines précautions que le médecin ne doit pas négliger. Ainsi l'organe malade doit être dans un repos absolu. L'enfant sera placé dans une chambre spacieuse, où l'air sera frais et fréquemment renouvelé. Les volets seront soigneusement fermés, de façon qu'il arrive la plus petite quantité de lumière possible. On éloignera toutes les causes de bruit, et la garde du jeune malade sera confiée à une personne tranquille.

CHAPITRE II.

CONGESTION CÉRÉBRALE.

Les auteurs sont loin d'être d'accord sur la fréquence de la congestion cérébrale chez les enfants. Les uns lui attribuent une grande part dans la production des phénomènes nerveux, tandis que d'autres révoquent à peu près en doute son existence, ou tout au moins la regardent comme une maladie tellement secondaire, qu'ils croient inutile de lui assigner une place dans le cadre nosologique.

Remarquons d'abord qu'il est très difficile de résoudre la question de nature, et de décider si la congestion a été produite pendant la vie ou après la mort; si elle est le résultat ou la cause des accidents pathologiques.

Nous avons trouvé chez des sujets morts de maladies très différentes, et chez lesquels nous n'avions jamais observé de symptômes cérébraux, une congestion tout à fait semblable à celle que nous notions chez d'autres malades qui avaient succombé après avoir offert des accidents nerveux, idiopathiques ou secondaires, plus ou moins graves.

Dans tous ces cas, les veines cérébrales et les sinus contenaient une assez grande quantité de sang; la pie-mère était vivement injectée, ses vaisseaux sinueux se ramifiaient en nombreuses arborisations, soit à la surface des circonvolutions, soit dans la profondeur des anfractuosités; l'injection s'étendait quelquefois à la toile choroïdienne, très rarement à la membrane interne des ventricules. L'infiltration sous-arachnoïdienne était tantôt légère, tantôt abondante; dans des cas très rares, elle était un peu sanguinolente. La substance grise avait une teinte d'un rose vif, allant quelquefois jusqu'à la rougeur. Cette teinte était d'ordinaire uniforme et générale. Dans quelques cas de congestion suite évidente d'une gêne de la circulation, la couleur de la substance grise était d'un rouge violacé ou même violette; mais souvent aussi il n'y avait pas de différence sensible de couleur, quelle que fût la cause de l'hypérémie. La substance blanche était piquetée d'un grand nombre de gouttelettes sanguines, qu'une légère pression faisait sourdre en abondance à la surface de la coupe; elle avait dans quelques cas une très légère nuance rose. L'injection de la pie-mère, celle des substances grise et blanche, étaient le plus souvent réunies; cependant dans quelques cas nous avons vu l'injection bornée à la pie-mère, plus rarement à la substance grise seule. D'ordinaire la congestion était générale, mais surtout très marquée à la face supérieure du cerveau. Dans quelques cas, nous avons vu une hypérémie très prononcée d'une partie seulement de l'encéphale. Ainsi un malade nous offrit une vive congestion des corps striés, qui avaient une teinte d'un rouge vineux.

La congestion cérébrale, telle que nous venons de la décrire, constitue-t-elle une maladie spéciale offrant des symptômes particuliers, suivant une marche régulière et ayant une terminaison prévue? Retrouve-t-on chez l'enfant les mêmes formes de congestion que celles signalées chez l'adulte? L'analyse scrupuleuse de nos observations répond par la négative. Très souvent nous avons constaté les caractères anatomiques de la congestion chez des individus qui avaient succombé à un grand nombre de maladies différentes et qui, à aucune époque, n'avaient présenté de symptômes cérébraux.

Quelques malades, il est vrai, qui nous ont offert des exemples d'hypérémie cérébrale, avaient eu des symptômes nerveux assez marqués. Ainsi nous avons constaté les caractères anatomiques de la congestion chez de jeunes sujets qui avaient succombé à des convulsions, ou chez d'autres dont la maladie avait été accompagnée d'une délire intense, chez plusieurs enfin qui, dans le cours d'une scarlatine, par exemple, avaient été pris d'accidents nerveux. Mais, d'un autre côté, nous avons un nombre à peu près égal de malades qui sont morts dans les mêmes circonstances et chez lesquels les substances grise et blanche avaient leur couleur ordinaire, et la pie-mère n'était pas injectée. Que conclure de ces faits? A coup sûr qu'on ne peut attribuer à l'hypérémie cérébrale une grande part dans la production de ces accidents. D'ailleurs, dans les cas où l'on observe cette congestion, il est bien difficile d'affirmer si elle est antérieure ou concomitante à l'apparition des symptômes ou si elle n'en est pas la conséquence. Ainsi chez les individus qui meurent par suite de convulsions, la respiration est gênée, irrégulière, et la mort est presque toujours produite par asphyxie. N'est-il pas possible que dans ces cas la congestion soit dans la dépendance des troubles de la circulation et de la respiration? Si l'on arguait de la brusque apparition de certains symptômes cérébraux et de leur disparition non moins brusque pour prouver qu'ils reconnaissent pour cause une simple congestion, nous pourrions citer un grand nombre de phénomènes nerveux qui, chez les enfants, apparaissent et disparaissent avec une prodigieuse facilité, sans qu'on puisse les regarder comme liés à l'hypérémie cérébrale.

Le docteur Marshall Hall (1) a mis, avec raison, les praticiens en garde contre l'opinion qui attribue bon nombre d'accidents cérébraux à la congestion, tandis qu'au contraire ces phénomènes résultent souvent de conditions tout opposées, savoir, d'un véritable état anémique de l'encéphale. Nous partageons entièrement à cet égard l'opinion de ce savant pathologiste. Du reste, au point de vue pratique, la chose importante est de savoir si l'on peut reconnaître une congestion cérébrale chez un enfant à des symptômes spéciaux et caractéristiques, et si en conséquence on doit prescrire un traitement particulier. Nous l'avouons, il nous est impossible de dire pour notre part quels sont les symptômes et par conséquent de formuler un traitement. Aussi nous avons préféré décrire à part certains accidents qui, en réalité, ne sont que des symptômes, plutôt que de les rattacher exclusivement à la congestion cérébrale, et d'établir la médication sur cette hypothèse. (Voy. Convulsions.)

Nous avons eu soin cependant d'indiquer les cas où il y avait eu de la congestion concurremment aux accidents cérébraux, et de men-

---

(1) *On a morbid affection of infancy*, etc.

tionner aussi ceux où elle avait manqué. Le sujet sera donc repris en sous-œuvre dans quelques autres chapitres de cet ouvrage.

M. Guibert, dans un mémoire publié dans les *Archives de médecine* (1), a avancé que les congestions sanguines du cerveau étaient assez fréquentes dans l'enfance, surtout à l'époque de la dentition et au voisinage de la puberté. Il a rapporté plusieurs observations qui ne diffèrent pas sensiblement de celles que nous avons recueillies. Les remarques critiques précédentes leur sont également applicables.

« Dans l'une, il s'agit d'un garçon de quatre ans atteint de convulsions dans le cours d'une coqueluche. A l'autopsie, on trouva les veines cérébrales distendues par le sang. Dans une autre observation, une fille de dix-neuf mois fut prise de fièvre, de soif et de diarrhée. Au bout de deux jours, perte de connaissance, convulsions violentes, qui se répètent le jour suivant, avec congestion de la face dans l'intervalle. Traitée par les émissions sanguines, l'enfant guérit. Dans un troisième fait, c'est une fille de dix-huit mois, prise subitement, dans la soirée, de fièvre, de vomissement, de constipation et de convulsions, qui se répètent le lendemain. Elle guérit par les antispasmodiques. »

Quelquefois ce sont de simples convulsions que l'auteur qualifie de congestion cérébrale. Nous devons dire que parmi tous ces faits un seul nous paraît pouvoir être rapporté à cette affection. Il s'agit, dans ce cas, d'un garçon de treize ans qui, à la suite d'une exposition au soleil, fut pris subitement de perte de connaissance, et guérit rapidement sous l'influence des émissions sanguines. Indépendamment des faits que nous venons de rapporter, nous en avons trouvé plusieurs autres dans les recueils périodiques de médecine ; mais comme ils ne s'éloignent pas sensiblement de ceux que nous venons de citer, nous croyons inutile de les analyser en détail.

Le mémoire du docteur Blaud, de Beaucaire (2), nous paraît avoir une bien plus grande valeur. Il contient des observations précieuses et qui semblent indiquer que la congestion cérébrale peut se révéler par des symptômes spéciaux. Nous reproduisons une partie de ce travail trop peu connu :

Nous avons eu plusieurs fois l'occasion d'observer dans notre pratique une affection cérébrale des enfants qui, dans l'idiome du pays que nous habitons, porte le nom de *subè*, sans doute à cause de la promptitude avec laquelle elle se développe.

Cette maladie survient tantôt subitement, et sans que rien l'annonce, tantôt après le développement de quelques signes précurseurs.

Dans le premier cas, l'enfant passe tout à coup de la veille au sommeil le plus profond, dont on ne peut le retirer par l'excitation la plus vive. Dans le

(1) Tome XV, 1827.

(2) Observations sur l'efficacité de la compression des carotides dans les cas d'engorgement sanguin du cerveau, suivies de quelques réflexions sur l'emploi de ce puissant moyen (*Bibliothèque médicale*, t. LXII, p. 145).

second cas, il se plaint de fourmillement et d'engourdissement dans un des membres pectoraux, et quelquefois dans la moitié correspondance de la face. Ordinairement il est saisi d'effroi à l'apparition de ces symptômes; il appelle à grands cris ceux qui l'entourent, ensuite sa langue s'embarrasse, il balbutie et, peu d'instants après, il perd l'usage de ses sens. Quelquefois la maladie s'annonce par du délire, une grande agitation, des soubresauts violents dans les tendons, des mouvements convulsifs, une sorte de roideur tétanique dans les muscles soumis à la volonté, la paralysie de quelques membres, une grande gêne dans la respiration.

Lorsque la maladie est développée, il y a immobilité et insensibilité complètes; la face est tantôt rouge et animée, tantôt d'une couleur peu éloignée de l'état naturel; ordinairement elle est paisible et n'offre aucune altération dans les traits; d'autres fois, au contraire, elle est agitée de mouvements convulsifs; les yeux sont gonflés, proéminents, brillants, injectés, fixes ou continuellement mus horizontalement, c'est-à-dire d'un côté vers l'autre; les pupilles sont largement dilatées, tantôt dans l'état ordinaire, mais toujours peu ou point sensibles à l'impression de la lumière; la respiration est naturelle et paisible, ou stertoreuse et précipitée; le pouls est en général fréquent, fort, plein, très développé; mais peu à peu il s'affaiblit, la respiration devient de plus en plus gênée, la face s'altère, devient livide ou pâlit, et la mort survient.

La durée de la maladie n'est que de quelques heures, à dater du moment où elle se développe. Dans certains cas, l'enfant expire tout à coup et comme par syncope, alors même que l'état de la face, de la respiration et du pouls est loin d'annoncer une issue malheureuse si prompte.

La terminaison de cette affection est presque toujours funeste, et l'autopsie cadavérique montre une congestion cérébrale d'une plus ou moins grande intensité.

M. Bland recommande, comme le remède le plus efficace, la compression des carotides. Nous ne saurions mieux faire que de reproduire les propres expressions de l'auteur.

La compression des carotides peut être pratiquée de deux manières, savoir : 1° en les rapprochant l'une de l'autre, et en les appuyant fortement contre la partie inférieure des régions latérales du larynx, avec le pouce et l'index chez les enfants, avec le premier de ces doigts et celui du milieu chez les adultes; 2° en les comprimant d'avant en arrière avec le pouce et l'index ou avec le pouce et le doigt du milieu, ou bien encore avec ce dernier et l'index et en prenant le point d'appui sur la colonne vertébrale.

Le premier procédé peut être employé lorsque le malade est maigre, que les carotides sont très apparentes, faciles à saisir, ou que le larynx est plus proéminent. Le deuxième est applicable aux individus gras, dont les carotides sont entourées d'un tissu cellulaire fort abondant; à ceux qui ont ces vaisseaux situés trop profondément pour être bien saisis et rapprochés avec facilité des cartilages du larynx, à ceux enfin chez qui cet organe est très porté en avant.

Quoique dans un engorgement sanguin du cerveau. un seul côté de cet organe puisse être affecté, nous pensons que dans tous les cas il convient d'exercer la compression sur les deux carotides, à cause des anastomoses nombreuses et réciproques des artères cérébrales antérieures et des artères cérébrales moyennes que la nature a si sagement distribuées pour se suppléer mutuellement, et assurer ainsi la circulation dans un des organes les plus essentiels à la vie.

La durée de la compression peut être de 50 à 60 secondes. Nous croyons qu'il serait imprudent d'aller au-delà de ce terme : 1° parce que le cerveau pourrait être frappé d'une atonie funeste ; 2° parce que nous avons observé que la force et la fréquence du pouls diminuaient lorsque le sang n'arrivait pas au cerveau, sans doute à cause de la cessation de l'influence cérébrale sur les mouvements du cœur. Ce qui doit faire présumer, quoique nous manquions d'expériences à cet égard, que ces mouvements cesseraient complétement, si la compression des carotides était trop prolongée.

La durée de la compression doit varier : 1° selon la constitution individuelle; 2° selon la nature des symptômes, ou l'intensité de l'affections

Dans un individu vigoureux, d'un tempérament sanguin, ayant le pouls fort, plein, bien développé, elle peut être prolongée plus longtemps que chez un sujet d'une constitution contraire, parce qu'on a moins à craindre les accidents fâcheux que pourrait entraîner la trop longue interruption du cours du sang artériel dans le cerveau. On doit aussi l'exercer pendant un temps plus long lorsque l'engorgement cérébral est très considérable que lorsqu'il est modéré.

En général il convient de l'interrompre de temps à autre, et d'y revenir à plusieurs reprises, même lorsque les symptômes ont disparu. Ces interruptions s'opposent à l'extinction complète de la sensibilité cérébrale et des mouvements du cœur, que l'on pourrait déterminer peut-être par une compression trop soutenue, et ces reprises empêchent le retour des accidents en détruisant tout à fait la disposition organique qui pourrait les faire renaître.

La compression des carotides nous paraît convenable lorsque l'affection cérébrale est à son début, lorsque le tissu de l'organe n'est point altéré, déchiré, qu'il n'y a point encore d'épanchement; lorsque la face est vivement colorée, que les yeux sont gonflés, proéminents, injectés, vifs, brillants, que le pouls est plein, dur, fort, peu fréquent, développé, et que tout annonce que le désordre intérieur n'est point porté à un degré d'intensité extrême.

Elle nous semble contre-indiquée lorsque l'affection dure depuis quelque temps, que le tissu de l'organe est altéré, ou qu'il y a épanchement, soit dans les ventricules, soit dans la substance cérébrale, ce qui est indiqué par l'atonie générale, qui annonce que la nature opprimée ne résiste plus ; lorsque la face est décolorée, l'œil éteint, le pouls petit, très fréquent et faible; enfin lorsque tout indique un grand désordre intérieur au-dessus des ressources de l'art. Dans ce cas, nous croyons que la compression des carotides hâterait les derniers moments, en achevant d'éteindre la sensibilité du cerveau et les faibles restes de son influence sur les mouvements du cœur.

CHAPITRE III.

ENCÉPHALITE.

La phlegmasie de la substance cérébrale est caractérisée anatomiquement par le ramollissement rouge ou jaune du tissu, ou par des collections purulentes. Ces lésions, dégagées de toutes complications cérébrales, sont fort rares dans l'enfance.

Nous ne connaissons que deux exemples bien positifs de ramollissement rouge; l'un appartient au docteur Raikem, l'autre au docteur Niroch. Le premier de ces faits a été reproduit dans le remarquable ouvrage du docteur Durand-Fardel sur le ramollissement du cerveau (1); nous l'avons déjà inséré dans ce volume (page 119) à propos du diagnostic différentiel de la méningite convulsive et du ramollissement cérébral. Le second exemple était déjà consigné dans notre première édition.

Obs. 1. *Ramollissement aigu du cerveau.* — Un enfant de trois ans, fort et bien portant, après avoir passé une nuit très tranquille et déjeuné avec appétit, fut pris tout à coup de convulsions générales violentes. Le docteur Niroch, appelé aussitôt, le trouva dans l'état suivant : yeux hagards et immobiles, pupilles très dilatées, pouls petit et fréquent, respiration entrecoupée et difficile, intelligence entièrement abolie. Cet état resta ainsi stationnaire pendant cinq heures ; alors parurent de nouveaux symptômes: toute la moitié droite du corps fut frappée de paralysie, tandis que l'enfant agitait violemment les membres gauches ; lorsqu'on le plaçait sur son séant, il retombait lourdement sur le côté droit ; les yeux étaient fortement déviés à gauche, de telle sorte qu'une partie de la cornée disparaissait sous les angles orbitaires.

Deux applications de sangsues, du calomel à l'intérieur, ne produisirent aucun soulagement, et la nuit fut fort mauvaise.

Le lendemain, l'enfant parut plus calme ; il se dressa plusieurs fois sur son séant, et donna quelques signes d'intelligence ; l'hémiplégie paraissait aussi avoir diminué, car le petit malade fit quelques tentatives pour arracher des sinapismes qui avaient été appliqués sur la cuisse droite. Cette apparente amélioration fut de courte durée ; bientôt survinrent tous les signes précurseurs de la mort, et l'enfant succomba dans la nuit, quarante heures après l'apparition des premiers symptômes.

A l'autopsie, on trouva un ramollissement du corps strié gauche, qui était réduit en bouillie d'un rouge brun, n'offrant plus aucune trace d'organisation. Toutes les autres parties de l'encéphale et les différents organes de la poitrine et de l'abdomen étaient dans leur état normal (2).

Dans le fait suivant, qui nous a été communiqué par notre ami le docteur J.-B. Durand, la nature inflammatoire de la lésion est parfaitement caractérisée, et est arrivée à un degré beaucoup plus avancé, puisqu'il y a eu formation de pus et réunion de ce liquide en collection au centre du parenchyme.

(1) *Loc. cit.*, p. 47.
(2) *Wochenschrift für die gesammt., Heilk.*, 1837, n° 11.

Obs II. — *Fille de neuf ans et demi.—Ophthalmie purulente.—Symptômes cérébraux graves qui débutent par la gêne de la phonation. — Mort au bout de huit jours. — A l'autopsie, pus dans les ventricules, abcès du cerveau, méningite.*

Assaillis, âgée de neuf ans et demi, est admise, le 14 juillet 1841, à l'hôpital des Enfants. Constitution faible ; elle tousse depuis longtemps. Elle vient d'avoir une ophthalmie qui lui a fait perdre l'œil droit. Il y a quatre jours, sa mère s'aperçut qu'elle avait la prononciation un peu embarrassée ; dès le lendemain, la parole était devenue impossible : elle se rétablit un peu avant-hier, nous dit la mère. Hier l'enfant a été prise de vomissements, de convulsions violentes, à la suite desquelles l'intelligence et le mouvement ont paru complétement abolis. (Avant l'entrée à l'hôpital, *sangsues derrière les oreilles, vésicatoire à la nuque.*)

État actuel, 14. — Les membres supérieurs et inférieurs sont dans un état de résolution complète : si on les soulève, ils retombent comme des masses inertes. La malade conserve à un faible degré la sensibilité tactile : si on la pince très fortement, sa douleur s'exprime par des gémissements et des mouvements de la tête. La pupille gauche est à peine dilatée et encore contractile ; les globes oculaires sont dans une sorte de mouvement rotatoire continuel. La malade mâchonne, tient presque constamment la langue à moitié sortie de la bouche et repliée sur elle-même. Respiration lente, très calme ; un peu de moiteur de la peau. Le pouls est très variable dans son rhythme et sa fréquence ; à quelques minutes d'intervalle, on le trouve lent et irrégulier, ou au contraire régulier et très fréquent. La vision ne paraît pas se faire. (*Chiendent régl. nitré,* 0,50 ; *frictions stimul. ; sinap. ; applications d'eau froide sur la tête ; calomel,* 0,40 *en* 4 *paquets.*)

15. Bouffées de chaleur fréquentes avec vive coloration et sueur abondante de la face. La motilité s'est rétablie dans les membres, moins complétement à droite qu'à gauche. Agitations, mouvements désordonnés dans le lit ; pas un seul cri. Dans la journée, il commence à se manifester de la contracture aux membres supérieurs, avec flexion très forte des poignets et des doigts. Pouls régulier, petit, 130. La déglutition se fait bien. Plusieurs évacuations cette nuit. (*Id., six sangsues à l'anus.*)

16. La journée s'est écoulée dans des alternatives d'assoupissement et d'agitation. Sa contracture a été à diverses reprises très forte, s'est reproduite par accès, et a occupé les membres supérieurs et inférieurs. (*Cht. régl. nitré ; frictions stimul. ; sinap. ; onct. mercurielles sur la tête.*)

17. La pupille gauche est tout à fait immobile, sans dilatation marquée ; agitation extrême toute la nuit ; plusieurs fois depuis hier la contracture a reparu ; les bras conservent un peu de roideur : la face est chaude, inondée de sueur ; le pouls est très petit, fréquent, difficile à apprécier à cause d'un tremblement spasmodique très prononcé des tendons.

18. Le pouls est imperceptible aux radiales ; les battements du cœur sont très faibles et réduits à une sorte de tremblement oscillatoire très précipité ; les mâchoires sont immobiles, un peu serrées. Il reste dans les membres supérieurs et inférieurs, à demi-fléchis, un peu de rigidité facile à vaincre ; pas de contracture active, un peu de salive écumeuse entre les lèvres ; la respiration est très lente et calme, sans bruit trachéal.

Le même jour à midi, la malade est prise de convulsions générales violentes qui durent près d'un quart d'heure, et auxquelles succèdent le coma et un état de résolution complète. Mort à trois heures.

Autopsie. — Pas de sérosité dans la grande cavité de l'*arachnoïde ;* infiltration sanguine générale et considérable de la *pie-mère*, qui se détache difficilement de la substance grise ; celle-ci est notablement ramollie. A la base, l'*espace sous-arachnoïdien antérieur* est comblé par un dépôt consistant, épais, d'aspect gélatineux ; pas de granulations. Le *ventricule latéral gauche* est distendu par une énorme quantité de pus verdâtre, inodore, comme phlegmoneux, de consistance crémeuse. Quand on l'a vidé, en y projetant un filet d'eau, on voit dans tous les points, sur ses parois, la substance cérébrale diffluente et en lambeaux ; à la paroi supérieure, elle est, dans une certaine profondeur, désorganisée et colorée en jaune verdâtre. Le *septum lucidum* a disparu ; l'espace qu'il occupait est comblé par le pus, qui a ainsi fait irruption dans le *ventricule droit.* La moitié antérieure de cette cavité a été envahie ; la moitié postérieure offre un liquide séro-purulent, floconneux, en petite quantité.

Dans l'épaisseur du *lobe antérieur* gauche, à quelques lignes sur le côté externe et au niveau de l'étage inférieur du ventricule latéral, on trouve une cavité pouvant loger un petit œuf de poule, qui contient un pus de même nature et encore plus consistant que celui du ventricule. Une membrane molle, très fine, tapisse les parois de ce vaste abcès. Du même côté, à la même hauteur et un peu en arrière, un abcès moins grand contient un liquide qui semble formé par de la substance cérébrale délayée dans un pus séreux. Ses parois sont anfractueuses, irrégulières, sans trace aucune de membrane de formation nouvelle.

Tubercules miliaires en assez grand nombre dans le lobe supérieur du *poumon droit.* Au sommet du *poumon gauche* quelques granulations et une masse tuberculeuse du volume d'une petite aveline ; un ganglion bronchique tuberculeux. Aucune lésion importante à noter dans les autres organes.

Remarques. — Nous ajouterons quelques réflexions à l'intéressante observation de notre collègue. L'encéphalite peut être considérée comme primitive, ou tout au moins elle est évidemment indépendante de l'affection tuberculeuse, qui n'était pas assez étendue pour que nous ayons pu établir une relation entre elle et la phlegmasie cérébrale. D'ailleurs aucun de ces produits accidentels ne se retrouvait dans l'encéphale ou dans ses dépendances.

L'ophthalmie grave qui a été suivie de la perte d'un des yeux a été probablement la cause occasionnelle du développement de la maladie. Il est à regretter qu'on n'ait pas examiné avec soin l'état des vaisseaux orbitaires, dont l'inflammation a pu être le point de départ des lésions encéphaliques.

L'apparition et la marche des symptômes n'auraient pas pu mettre sur la voie du diagnostic. Le début a été différent de celui de la plupart des affections encéphaliques que nous avons étudiées ou que nous étudierons plus tard. Cette altération de la parole se montrant d'emblée et constituant pendant deux jours le seul phénomène pathologique, est un symptôme que nous n'avons constaté dans aucune des observations de maladies cérébrales aiguës que nous avons eu occasion de recueillir ou de consulter. La perte de la parole trouve peut-être son explication dans le siége des lésions ; car l'abcès du lobe antérieur est très probablement le point par lequel a débuté l'inflammation, comme semble le prouver la membrane qui tapisse sa cavité. Ce fait confirmerait donc la théorie de M. Bouillaud sur les fonctions des lobes antérieurs, qui, d'après lui, sont les organes régulateurs de la parole. Nous verrons cependant dans l'observation suivante que ce symptôme a manqué, bien que la lésion occupât le même siége.

La maladie une fois confirmée, il n'était pas aisé de porter un diagnostic précis, les accidents cérébraux [graves qui ont été constatés appartenant à la plupart des maladies encéphaliques aiguës.

Les autres faits insérés dans les journaux de médecine, sous le titre d'*Encéphalite, de ramollissement jaune*, etc., appartiennent aux inflammations ou ramollissements secondaires, et sont pour la plupart liés à des affections organiques de l'encéphale. Nous en exceptons une observation fort intéressante qui a été publiée par Abercrombie. Nous la citons très en abrégé.

Obs. III. Une jeune fille de onze ans, après avoir souffert de céphalalgie pendant quelques jours, fut prise, le 11 janvier 1847, de violentes convulsions suivies de paralysie du bras droit. Les vomissements et les convulsions se répétèrent à plusieurs reprises ; la céphalalgie se fit sentir pendant bien des jours. La paralysie, après plusieurs alternatives de diminution et d'accroissement, devint permanente le treizième jour de la maladie, et s'étendit du bras à l'extrémité inférieure du même côté. Au bout d'un mois de maladie, les convulsions cessèrent : l'hémiplégie était complète. Chose remarquable, toutes les fonctions, y compris les facultés sensoriales et intellectuelles, étaient à l'état normal. Trois jours avant la mort, l'enfant tomba dans le coma qui persista jusqu'à la terminaison fatale, qui eut lieu le 14 février, c'est-à-dire cinq semaines environ après le début.

A l'autopsie on trouva deux abcès distincts, contenant de 6 à 8 onces de pus très fétide. L'un occupait la partie antérieure de l'hémisphère gauche, très près de sa surface ; l'autre était situé immédiatement derrière le premier. A la partie postérieure du même hémisphère, se trouvait un petit abcès contenant environ une demi-once de pus. Aucune autre lésion en aucun point du cerveau.

CHAPITRE IV.

RAMOLLISSEMENT CÉRÉBRAL.

Le ramollissement du cerveau, maladie si fréquente chez le vieillard, plus rare chez l'adulte, l'est plus encore dans les premières années de la vie. Nous ne voulons pas dire cependant qu'on n'observe jamais chez l'enfant une diminution de consistance partielle ou générale du tissu cérébral ; mais nous prétendons que, comme maladie idiopathique, *sui generis*, ayant ses symptômes spéciaux et sa marche propre, le ramollissement du cerveau chez l'enfant est une maladie tout à fait exceptionnelle. Ne ne l'avons rencontré que dans les circonstances suivantes :

1° Chez des enfants qui avaient succombé à des maladies de nature très différente, lorsque les ventricules contenaient de la sérosité, la voûte à trois piliers, le *septum lucidum*, et quelquefois les parois ventriculaires étaient ramollis dans une plus ou moins grande étendue ; mais comme nous avons cherché à le prouver ailleurs (Voy. HYDROCÉPHALE), cette lésion, qui du reste ne s'était révélée pendant la vie par aucun symptôme, n'était qu'un simple œdème.

2° Dans des cas où le ramollissement était consécutif à des lésions cérébrales anciennes, et s'était développé soit autour d'elles, soit dans des points voisins. Ainsi nous avons vu la pulpe cérébrale ramollie au-dessous de la pie-mère enflammée, autour des granulations, des tubercules cérébraux, des produits accidentels, de l'induration de la substance cérébrale, des foyers hémorrhagiques, etc. Dans tous ces cas le ramollissement était évidemment secondaire, et nous avons cherché ailleurs (Voy. MÉNING. TUBERC., TUBERC. CÉRÉB, etc.) à apprécier ses caractères et ses symptômes.

Il existe cependant dans la science des exemples incontestables de ramollissement cérébral développé en dehors des conditions que nous venons de rappeler. Mais plusieurs doivent être rapprochés de l'encéphalite comme l'indiquent les symptômes, la marche de la maladie et ses lésions.

Le nombre de ramollissements qui sont le résultat d'une altération de la vitalité cérébrale inconnue dans son essence, mais évidente par ses effets, est donc très peu considérable. Nous n'avions pu dans notre première édition en citer qu'un seul cas emprunté à M. Deslandes. Tout récemment M. le docteur Duparcque a publié un mémoire fort intéressant sur le ramollissement *blanc, aigu, essentiel du cerveau chez les enfants* (1). Ce travail, comme tous ceux de ce médecin, se distingue par ses vues judicieuses et éminemment pratiques.

M. Duparcque, après avoir reproduit d'après nous l'observation de M. Deslandes, a joint à ce fait quelques autres qui lui sont personnels. Le premier est un exemple incontestable de ramollissement cérébral essentiel ; mais nous ne pouvons, en bonne critique, accorder aux autres la même valeur. Plusieurs fois l'autopsie cadavérique n'a pas été pratiquée, et dans un sujet si obscur la sanction anatomique est indispensable ; en outre, une observation très succinctement racontée a été recueillie à une époque où la méningite tuberculeuse

---

(1) *Archives de médecine*, février 1852, p. 151.

n'était pas connue. Il ne serait pas impossible que les lésions si difficiles à distinguer qui caractérisent cette maladie eussent échappé à un observateur qui n'était pas prévenu. Enfin tout en admettant pleinement l'observation première comme un exemple de ramollissement cérébral essentiel, nous regrettons que M. Duparcque n'ait pas pu s'assurer par l'examen des autres organes, si l'affection tuberculeuse n'était pas la cause générale sous l'influence de laquelle s'était produite cette désorganisation.

Ces réserves une fois faites, nous empruntons au travail de M. Duparcque les détails qui vont suivre ; ils remplaceront utilement l'observation de M. Deslandes que nous avions insérée textuellement dans notre première édition.

M. Duparcque considère avec raison, selon nous, le ramollissement du cerveau comme une maladie dont la cause prochaine consiste dans une modification ou une altération de la vitalité propre de l'organe qui en est le siége.

D'après lui, voici quelles sont les conditions étiologiques, symptomatiques et nécropsiques qui caractérisent cette maladie et la distinguent de tout ramollissement secondaire ou consécutif.

« 1° *Causes prédisposantes et déterminantes.* Intelligence précoce ou développée ; fatigues intellectuelles ; émotions morales profondes ou vives.

» 2° *Symptômes propres.* Céphalalgie avec somnolence ; intégrité des fonctions intellectuelles ; exaltation des sens spéciaux et de la sensibilité générale ; apyrexie, et même ralentissement de la circulation.

» *Symptômes négatifs.* Absence de délire, de convulsions, de contractures, symptômes qui sont liés au ramollissement dus aux inflammations méningiennes ou encéphaliques, absence d'assoupissement, de perte plus ou moins complète des fonctions intellectuelles, de paralysie, etc. ; symptômes qui appartiennent inévitablement au ramollissement par infiltration séreuse, ou sanguine, ou purulente (congestion, encéphalite, apoplexie, hydrocéphalie, etc.).

» 4° Enfin exhibition par la nécropsie du ramollissement seul à l'exclusion de toute autre altération ou lésion anatomique. »

Traitement. — M. Duparcque conseille avec raison comme moyen prophylactique de modérer plutôt que d'exciter le développement de l'intelligence chez les jeunes sujets. En effet, un développement précoce de l'intelligence et surtout un exercice trop actif de ses facultés sont une des causes prédisposantes, les plus efficaces, de cette grave maladie.

Parmi les moyens actifs il recommande les bains tièdes, les fomentations, les affusions froides sur la tête, les applications locales d'éther et de chloroforme. Les opiacés donnés avec précaution pourraient être utiles. Mais le médicament qui paraît répondre le mieux aux indications, c'est le sulfate de quinine. M. Duparcque repousse avec raison l'emploi des émissions sanguines.

Nous approuvons complétement le plan de traitement proposé par M. Duparcque, il rentre tout à fait dans nos doctrines.

CHAPITRE V.

HYPERTROPHIE ET INDURATION DU CERVEAU.

Nous réunirons sous ce titre collectif deux maladies que, suivant nous, on a eu tort de séparer. La connaissance de ces affections ne remonte pas à une époque éloignée. Laënnec, le premier, dans des réflexions insérées à la suite d'une observation d'hydrocéphale communiquée par Matthey, de Genève, au *Journal de medecine, de chirurgie et de pharmacie*, fournit quelques indications sur cette maladie. Voici en quels termes il s'exprime (t. XI, p. 669) : « Il m'est arrivé de voir quelques sujets que j'avais regardés comme attaqués d'hydrocéphale interne, et qui, à l'ouverture des cadavres, n'ont présenté qu'une très petite quantité d'eau dans les ventricules, tandis que les circonvolutions du cerveau, fortement aplaties, annonçaient que ce viscère avait subi une compression qui ne pouvait être attribuée qu'à un volume trop grand, et par conséquent à une nutrition trop active de la substance cérébrale. »

Du reste, Laënnec s'appuyait de l'autorité de M. Jadelot, qui avait déjà remarqué qu'un grand nombre d'enfants, qui meurent avec les symptômes de l'hydrocéphale interne, n'offrent autre chose à l'ouverture du cadavre que cette disproportion de volume entre le cerveau et le crâne.

Depuis Laënnec les observations se sont multipliées ; Hufeland a publié dans son journal (mai 1824) quelques réflexions sur cette maladie. Il admet, comme M. Jadelot et Laënnec, que l'hypertrophie peut simuler l'hydrocéphale. Il signale, en outre, un caractère anatomique qui n'avait pas été mentionné par Laënnec, savoir : la hernie que le cerveau fait au travers des membranes après qu'on les a incisées.

D'autres auteurs ont rapporté des exemples d'hypertrophie cérébrale chez les enfants; nous citerons en particulier Scoutetten (1), Meriadec Laënnec (2), Burnet (3), Papavoine (4), Cathcart Lees (5).

(1) *Archives*, 1825, t. VII, p. 44.
(2) *Revue médicale*, 1828, t. IV, p. 411. (Extrait des manuscrits de Laënnec.)
(3) *Journal hebd.*, 1829, t. V, p. 265.
(4) *Journal des progrès*, 1829, 6ᵉ vol., t. XIII, p. 176.
(5) *Archives de médecine*, 1842, 4ᵉ série, t. XV, p. 300.

Nous avons rapproché de ces faits quelques autres recueillis par nous-mêmes. L'esquisse que nous allons donner de l'induration générale résulte de l'analyse de ces observations.

Nous terminerons ce chapitre en disant quelques mots de l'induration et de l'hypertrophie partielle de la substance encéphalique.

I. HYPERTROPHIE ET INDURATION GÉNÉRALES.

Art. Ier. — Anatomie pathologique.

Les caractères anatomiques de la maladie décrite sous le nom d'hypertrophie cérébrale sont, sous certains rapports, identiques avec ceux assignés, par quelques médecins, à l'induration générale du cerveau : aussi nous ne saurions faire de ces deux états pathologiques deux maladies distinctes. Le phénomène principal et le plus appréciable à nos sens est l'augmentation de densité de la pulpe cérébrale; or ce caractère est commun à l'une et à l'autre affection. La seule différence qui les sépare est que, dans l'hypertrophie, l'augmentation de volume du cerveau est très apparente, tandis que, dans l'induration générale, elle est nulle ou peu sensible. Mais ce caractère ne suffit pas pour établir une ligne de démarcation entre ces deux états morbides. On comprend du reste parfaitement que le cerveau peut être hypertrophié sans augmentation apparente de volume, dans les cas où il est induré d'une manière générale. Il est rationnel, en effet, de supposer que l'augmentation du nombre ou du volume des molécules cérébrales a déterminé l'augmentation de consistance du viscère en comblant l'espace qui les séparait primitivement. Quoi qu'il en soit, voici l'aspect que présentait le cerveau dans les observations que nous avons analysées.

1° *Consistance.* — Chez tous les malades il existait une augmentation manifeste de la consistance de la masse encéphalique ; mais le degré de cette altération était très variable. Dans un premier degré, le tissu était ferme, un peu élastique au toucher; la coupe était nette ; le cerveau pouvait être divisé en tranches minces, et avait une consistance semblable à celle qu'il acquiert par une macération peu prolongée dans l'alcool : la substance grise était d'ordinaire décolorée, et la blanche avait un aspect brillant inaccoutumé.

A un degré plus avancé, les caractères de l'induration étaient plus prononcés : ainsi la pulpe cérébrale résistait légèrement au tranchant du scalpel, une forte pression la réduisait avec peine en détritus, et il restait toujours quelques fragments qui, conservant une sorte d'élasticité, résistaient davantage à la pression.

Enfin, dans un degré encore plus prononcé, la substance cérébrale était résistante, élastique ; elle avait acquis la consistance de la pâte de guimauve desséchée. Nous ne saurions, du reste, donner une meilleure idée de ce degré qu'en reproduisant la description suivante qui appartient à M. Burnet (*loc. cit.*, p. 266).

Le cerveau est d'une consistance extraordinaire ; il résiste légèrement au tranchant du scalpel ; sa coupe est nette, pâle, polie et luisante ; on y remarque quelques vaisseaux vides, qui, par la tenue de leurs parois, imitent en petit les trous du fromage de Gruyère. On écrase avec quelque difficulté le cerveau entre les doigts. Sa dureté est à peu près celle de la pâte de guimauve privée par la dessiccation de la majeure partie de son humidité. Cela est surtout frappant dans les circonvolutions supérieures, les couches optiques et le mésocéphale, où la texture fibreuse est très évidente. Les cornes d'Ammon, ordinairement si molles, sont d'une fermeté telle, qu'elles reviennent sur elles-mêmes quand on renverse en dehors les plis qu'elles forment, et qu'on ne peut les écraser. La substance grise, peu foncée en couleur et très mince dans les circonvolutions, est plus colorée et très dure dans les corps striés ; le doigt les pénètre difficilement. Le cervelet est un peu moins dur que le cerveau et également sans injection notable... La texture interne des nerfs optiques, surtout dans les renflements, ressemble à celle des cartilages ; ils en ont le poli, la coupe homogène, l'élasticité et presque la dureté.

Lorsqu'une hypertrophie appréciable se joint à l'état pathologique que nous venons de décrire, le cerveau offre un aspect particulier ; ainsi son volume et son poids sont quelquefois considérablement accrus ; dans l'observation que nous venons de citer, il avait environ le double de son poids ordinaire. Le cerveau remplit exactement la cavité crânienne ; les méninges sont tendues et appliquées sur les circonvolutions, qui sont aplaties, tassées les unes contre les autres, et font hernie lorsqu'on incise les membranes d'enveloppe. Les anfractuosités ont presque entièrement disparu ; les ventricules sont en grande partie effacés et ne contiennent pas de liquide. Une observation qui appartient à Laënnec fait toutefois exception à cette règle ; chacun des ventricules contenait, en effet, une once et demie de sérosité limpide.

Méninges. — Comme nous l'avons déjà dit, les méninges sont exactement appliquées sur le cerveau ; tantôt elles sont pâles, tantôt injectées. L'injection était très manifeste dans l'observation de M. Scoutetten. Dans aucune on n'a observé l'inflammation de l'arachnoïde ou de la pie-mère.

Les autres organes ont offert des lésions variées et qui n'ont aucun rapport avec la maladie principale ; toutefois dans aucun cas on n'a rencontré de tubercules. Chez deux malades la moelle épinière a présenté une induration plus marquée encore que celle de l'encéphale.

Art. II. — Symptômes. — Formes. — Marche.

Dans l'état actuel de la science, il est impossible d'exposer d'une manière complète les symptômes de l'hypertrophie cérébrale. Les matériaux que nous avons à notre disposition sont trop peu abondants et surtout trop hétérogènes pour que nous puissions entreprendre un pareil travail. Nous nous contenterons en conséquence de grouper les faits sous différents chefs, en rapprochant ceux qui ont le plus d'analogie.

1° Dans une première forme (observation de M. Papavoine) la maladie est primitive, et reconnaît pour cause l'empoisonnement saturnin. Précédée de malaise et de douleur de ventre, elle peut aussi débuter brusquement par des vomissements verdâtres abondants, avec ou sans dévoiement, de la céphalalgie, ou de vives douleurs abdominales. Ces symptômes sont rapidement suivis de violentes convulsions et de perte de connaissance. La maladie suivant sa marche, on observe des alternatives d'agitation extrême et de coma, de la dilatation des pupilles, des contractures des extrémités, du serrement des mâchoires alternant avec des mouvements désordonnés des membres; puis le coma s'établit d'une manière définitive et précède la mort d'un temps variable. L'appareil fébrile ne se montre guère qu'à la fin de la maladie, dont la durée est de quatre à cinq jours.

A l'*autopsie* on trouve une hypertrophie avec induration, cette dernière lésion étant à son premier degré.

2° Dans une autre forme la maladie est aussi primitive (observations de MM. Burnet et Scoutetten), mais elle paraît remonter à une époque très éloignée, peut-être même à celle de la naissance. Elle s'accompagne alors d'une augmentation considérable du volume de la tête, qui acquiert des dimensions analogues à celles des hydrocéphales : ainsi un garçon de cinq ans avait la tête aussi volumineuse qu'un adulte, et son poids était assez considérable pour provoquer la chute de l'enfant quand il voulait courir. Puis, à une époque indéterminée, il survient des symptômes cérébraux de nature ou d'intensité variable qui entraînent la mort avec plus ou moins de rapidité. Ainsi, dans l'observation de M. Burnet, de violentes convulsions suivies de perte de la vue et accompagnées de dévoiement, marquèrent le début des accidents aigus. Au bout de quinze jours on constata les symptômes suivants : les yeux étaient très mobiles, sans expression ; les pupilles contractées et dirigées en haut ; il y avait strabisme divergent de l'œil gauche ; tous les sens, sauf la vue, étaient à l'état normal ; les membres pouvaient se mouvoir sous l'influence de la volonté. Pendant un mois il ne survint pas de changements sensibles ; puis apparurent de l'affaissement, de la somnolence, une légère résolution ; cinq semaines plus tard l'assoupissement augmenta, on constata des signes de pneumonie double, et l'enfant succomba. Jusque dans les derniers temps il put remuer les membres.

Le malade de M. Scoutetten fut pris à l'âge de cinq ans de symptômes d'inflammation de l'intestin. Le seizième jour, il survint tout à coup et sans cause appréciable une augmentation des accidents précédemment notés ; les fonctions intellectuelles furent complétement abolies ; l'ouverture de l'iris était dilatée, mais cette membrane conservait très sensiblement sa contractilité. La respiration s'embarrassa ; le pouls se ralentit en prenant plus de mollesse, et le jeune malade mourut sans offrir aucun symptôme nerveux remarquable.

A l'*autopsie* on trouva une hypertrophie très considérable avec induration plus ou moins marquée de la pulpe cérébrale.

D'après le docteur Cathcart Lees, les symptômes de l'hypertrophie seraient du côté de l'intelligence une obtusion particulière caractérisée surtout par l'apathie pour les objets extérieurs et une grande tendance à l'assoupissement ; d'autres fois par une irritabilité particulière et en même temps par de la céphalalgie avec paroxysmes. La faiblesse des membres, la paralysie, les convulsions, appartiennent à la seconde période de la maladie lorsqu'elle devient aiguë. Il signale la saillie des bosses pariétales qui peut servir à distinguer cette maladie de l'hydrocéphalie.

3° Dans une troisième forme, qui est aussi primitive et remonte à une époque éloignée, les symptômes sont ceux de l'idiotisme. Une des observations de Laënnec et une des nôtres nous en ont offert un exemple. Les malades succombent soit à des accidents cérébraux, soit à une maladie intercurrente.

A l'*autopsie* on trouve une induration au premier ou au second degré sans hypertrophie.

4° Enfin, dans une quatrième forme, la maladie est secondaire et se développe dans le cours de plusieurs affections différentes. Ainsi nous l'avons observée dans la fièvre typhoïde et dans la myélite. M. Papavoine l'a notée dans les maladies qui s'étaient accompagnées de douleurs très aiguës. Dans ces différents cas, l'induration cérébrale ne se révèle pas par des symptômes particuliers ; mais les malades ont ou un délire très violent ou des douleurs extrêmement aiguës.

A l'*autopsie* on a observé l'induration au premier degré, sans hypertrophie.

Art. III. — Diagnostic.

L'aperçu que nous venons de présenter sur les différentes formes que peut revêtir la maladie fait voir combien son diagnostic est difficile. Il n'existe, en effet, aucun symptôme qui permette de la reconnaître d'une manière positive. On pourra la soupçonner quand un enfant qui a été soumis à l'intoxication saturnine présentera des symptômes cérébraux graves, analogues à ceux que nous avons décrits.

La nature des accidents et leur marche foudroyante pourraient en imposer en cas pareil pour ceux d'une méningite inflammatoire, et ce serait surtout en remontant aux causes qu'on pourrait établir le diagnostic. Nous ne croyons pas que la distinction entre l'induration et l'hydrocéphale aiguë (méningite tuberculeuse) soit aussi difficile que le prétendent les auteurs. Non pas qu'il soit aisé de reconnaître la première maladie, mais parce qu'avec un peu d'attention on peut facilement exclure la possibilité de la méningite.

On pourra aussi croire à l'existence de l'hypertrophie cérébrale chez un enfant dont le volume de la tête aura progressivement augmenté sans qu'on ait observé d'altération des facultés intellectuelles, de trouble de la motilité ou des organes des sens. La maladie sous cette forme pourrait toutefois être confondue avec l'hydrocéphalie chronique et le rachitisme des os du crâne.

Dans les deux dernières formes, le diagnostic ne pourra être établi sur aucune base précise.

Art. IV. — Pronostic.

La maladie qui fait l'objet de ce chapitre offre un haut dégré de gravité. La première forme, qui dépend d'un empoisonnement saturnin, nous paraît plus fâcheuse que la seconde, qui s'accompagne d'une augmentation proportionnelle du cerveau et de la capacité crânienne : aussi, dans les cas de cette nature, on voit les enfants vivre plusieurs années, et ils succombent à des accidents qui ne sont pas la suite immédiate de l'hypertrophie. On conçoit mieux la promptitude d'une terminaison funeste, lorsque l'induration et l'hypertrophie surviennent à une époque où l'ossification crânienne est achevée. Dans ces cas, le cerveau est comprimé par la boîte osseuse, et des accidents graves sont le résultat nécessaire de cette compression.

Art. V. — Causes.

L'étiologie de l'hypertrophie cérébrale est fort obscure. Sauf l'influence bien connue et non encore expliquée des préparations saturnines, nous n'avons vu dans les faits qui ont passé sous nos yeux aucune cause qui ait pu rendre compte du développement de la maladie. Dans certains cas elle paraît remonter à la première enfance et à une disposition originelle. Lorsqu'elle est acquise, elle ne survient guère avant l'âge de six ans ; du moins tous les enfants que nous avons observés avaient dépassé cet âge. Les garçons y paraissent plus sujets que les filles.

D'après Hufeland, toutes les causes qui occasionnent la congestion cérébrale peuvent finir par déterminer une hypertrophie du cerveau. C'est même d'après ces vues qu'il base le traitement prophylactique de l'hypertrophie. On ne peut mettre au nombre des causes le développement exagéré de l'intelligence ; en effet nous n'avons pas vu, dans les observations que nous avons consultées, qu'elle ait été très développée.

Art. VI. — Traitement.

L'obscurité du diagnostic de l'hypertrophie cérébrale doit faire pressentir combien la thérapeutique de cette affection est difficile :

aussi le traitement préservatif est-il le seul sur lequel on puisse insis·
ter, la maladie, une fois confirmée, étant le plus souvent au-dessus
des ressources de l'art. Si l'enfant auquel le praticien est appelé habi·
tuellement à donner des soins est exposé par ses occupations à l'intoxication saturnine, on ne saurait prendre trop de précautions
hygiéniques pour mettre sa santé à l'abri de cette influence délétère.
Nous renvoyons pour ce sujet aux ouvrages dans lesquels les maladies
de plomb sont étudiées d'une manière spéciale. Si le volume de la
tête peut faire craindre le développement de l'hypertrophie encéphalique, il faudrait suivre les conseils donnés par Hufeland : « Je crois,
dit ce célèbre praticien, que l'abstinence du vin, du café et de tous
les ragoûts épicés, et le ·soin d'éviter cette irritation psychique qui
résulte toujours des plaisirs des sens, de l'imagination, et de l'application de l'esprit trop précoce; qu'un peu de mouvement plutôt dans
les pieds que dans la tête, joints à des bains de tête journaliers, à la
manière des anciens, sont les meilleurs remèdes ou préservatifs à
employer. « (Dubuc, *Thèse*, 1830, n° 126, p. 19.)

Lorsque la maladie est confirmée et qu'elle résulte de l'intoxication
saturnine, on a proposé chez l'adulte l'emploi des émissions sanguines, de l'opium à haute dose, du traitement évacuant, des affusions froides. L'expérience n'a pas encore prononcé sur la valeur de
ces différentes méthodes, qui, à notre connaissance, n'ont pas été
expérimentées chez l'enfant; cela est expliqué par l'âge de nos jeunes
malades qui rend la première forme très rare.

II. HYPERTROPHIE ET INDURATION CIRCONSCRITES.

Nous avons réuni l'histoire de l'hypertrophie à celle de l'induration
générale, en prouvant que; ces deux affections ne doivent pas être
regardées comme distinctes. Nous ne pouvons en dire autant de l'hypertrophie et de l'induration partielles, qui se sont présentées à nous
sous des formes différentes.

Nous nous contenterons, dans les pages suivantes, de rapporter
les exemples que nous avons recueillis de ces différentes lésions dont
il nous est impossible de tracer actuellement l'histoire générale.

On trouvera, dans l'observation suivante, un exemple remarquable
d'hypertrophie d'une des circonvolutions accompagnée d'érosion des os
du crâne. Nous terminerons en insérant deux descriptions anatomico-
pathologiques de l'induration cérébrale.

OBSERVATION. — *Garçon de deux ans.* — *Première attaque de convulsions
trois mois avant la mort — Trois mois plus tard, deuxième attaque suivie de
coma, de strabisme, de paralysie des muscles cervicaux. A l'autopsie, hypertrophie des circonvolutions ; perforation des parois osseuses.*

Geoffroy, âgé de deux ans, garçon, entra le 24 août 1840 à l'hôpital des Enfants, et fut couché au N°. 5 de la salle Saint-Thomas.

Né de parents bien portants, il a perdu son frère âgé d'un mois et demi, qui est mort subitement il y a trois jours. Assez mal soigné en nourrice, il en revint rachitique ; la dentition fut tardive ; il était sujet au dévoiement. Trois mois avant l'entrée, il eut une première attaque de convulsions dont il se rétablit ; mais la fièvre et la soif persistèrent, et au bout de deux mois et demi survinrent des quintes avec sifflement ; couleur violacée de la face ; rejet de mucosités. La veille de l'entrée, dans la soirée, il fut pris subitement de convulsions avec rougeur des yeux ; perte de connaissance ; il resta affaissé et comme mort, disent les parents. Dans la nuit, la respiration fut bruyante, râlante ; les convulsions cessèrent, et furent remplacées par de la roideur des doigts.

Lors de son entrée, douze heures après le début des premiers accidents, le petit malade était dans l'état suivant : cheveux blonds, yeux bleus, cils longs, peau fine et blanche, membres grêles, légère incurvation du tibia, maigreur. La poitrine est déformée ; sa base est largement évasée. On sent quelques nodosités costales peu marquées.

Il est couché dans le décubitus dorsal ; les forces sont complétement déprimées ; les veines des paupières sont dilatées ; la conjonctive est injectée ; la face est pâle, les pommettes un peu violacées ; les lèvres sont peu colorées, sans sécheresse ; le facies exprime la prostration ; les yeux sont convulsés en haut, les globes oculaires saillants ; le pouls est à 156, un peu tremblotant, sans intermittence ; il y a par minute 46 inspirations, pénibles, abdominales ; la chaleur est vive. L'intelligence est complétement abolie ; l'enfant ne répond à aucune question ; coma profond ; légère convulsion des globes oculaires. Nulle part il n'y a de roideur. Strabisme irrégulier, tantôt convergent, tantôt divergent. Quand on soulève l'enfant, sa tête bascule en arrière. Résolution complète des extremités ; abolition de la sensibilité spéciale et générale.

L'enfant resta pendant quatre heures dans le même état, puis il mourut subitement.

A l'autopsie nous observons que la tête est singulièrement conformée, amincie en avant et en arrière, large aux pariétaux, très saillante au sinciput. Les fontanelles sont ossifiées ; la paroi crânienne a une épaisseur très irrégulière : là, en effet, elle est très amincie, usée de dedans en dehors, et même perforée en quelques points ; plus loin, au contraire, elle est très épaissie. Les circonvolutions cérébrales sont saillantes, fortement imprimées sur les dépressions osseuses, et les ont même perforées en deux points. Ces perforations ont 4 à 5 millimètres d'étendue. Du reste, la masse encéphalique est généralement flasque ; les circonvolutions sont plus molles que les autres parties dans presque toute leur profondeur. La substance grise a une couleur d'un rouge foncé ; la substance blanche est abondamment piquetée ; elle a aussi une teinte rosée. Chaque ventricule contient deux cuillerées de sérosité ; les parois sont peu consistantes. La dure-mère a une couleur un peu violacée ; l'arachnoïde est lisse, transparente, un peu poisseuse. La pie-mère, très mince, est fortement appliquée sur les circonvolutions qu'elle entraîne avec elle ; elle est vivement injectée. Les vaisseaux contiennent du sang liquide et des caillots noirs abondants.

Les autres organes présentent quelques altérations peu importantes, deux ou trois noyaux de pneumonie lobulaire avec rougeur des bronches, une gastrite peu étendue, une inflammation du duodénum, et des plaques de Peyer.

Remarques. — Cette observation, que nous intitulons hypertrophie des circonvolutions, est fort remarquable et suggère bien des réflexions. La perforation des parois crâniennes a-t-elle été le résultat d'un arrêt de développement de la substance osseuse, ou bien, au contraire, les parois ont-elles été usées mécaniquement par le développement progressif de la substance cérébrale? Nous sommes portés à admettre cette seconde hypothèse. Il est possible, en effet, que les convulsions aient coïncidé avec l'époque à laquelle la substance cérébrale a fait hernie au travers de la perforation crânienne, et qu'il en soit résulté une compression par le pourtour osseux. La seconde attaque pourrait peut-être être rattachée au ramollissement superficiel des circonvolutions. Si l'enfant eût survécu, quel eût été plus tard l'état des parois osseuses? Auraient-elles été traversées par le cerveau; et cet organe aurait-il fini par former une tumeur appréciable au toucher? Le fait est probable. Il n'est pas inutile de soulever une pareille question; le diagnostic des tumeurs crâniennes est encore enveloppé d'une telle obscurité, qu'il est important de prémunir le praticien contre la possibilité d'une erreur de diagnostic qui pourrait avoir des conséquences funestes.

Induration. — Nous avons recueilli un exemple d'induration cérébrale chez un garçon scrofuleux âgé de douze ans, qui ne présenta d'autres symptômes cérébraux qu'une légère contracture des deux extrémités supérieures, qui étaient douloureuses lorsqu'on cherchait à les étendre horizontalement. Le cerveau était dans l'état suivant: la pie-mère n'est pas injectée; l'infiltration sous-arachnoïdienne est très abondante. Les membranes se détachent avec facilité; la substance grise est pâle; la substance blanche n'est pas piquetée. A la face interne de l'hémisphère gauche, le long de la grande scissure, on sent une circonvolution beaucoup plus résistante que les autres: c'est à peine, en effet, si on peut l'écraser avec le doigt; elle ne contient aucun produit anormal; mais sa partie centrale, qui est la plus consistante, est rouge; cette rougeur est assez circonscrite, et en ces points la substance cérébrale a la consistance d'une membrane. Les ventricules contiennent deux cuillerées à bouche de sérosité transparente. Leurs parois sont à l'état normal; le reste de la masse encéphalique est d'une consistance très ferme.

On pourra trouver dans l'ouvrage du professeur Lallemand trois observations d'induration cérébrale circonscrite. La consistance du tissu malade était presque cartilagineuse (1).

Nous avons observé une autre forme très curieuse d'induration cérébrale, et nous n'avons trouvé dans les auteurs aucun exemple analogue à celui que nous allons rapporter.

Il s'agit dans ce cas d'un enfant de neuf ans qui succomba à une hydrocéphalie chronique survenue à l'âge de huit ans et demi (2).

(1) Lallemand, *Recherches anatomico-pathologiques sur l'encéphale*, t. I, p. 305; t. II, p. 503; t. III, p. 391.

(2) Nous avons publié cette observation dans les *Archives de médecine*, janvier 1842, p. 75.

A l'autopsie, nous trouvons dans le cervelet l'altération suivante : le volume de cet organe est considérable ; il proémine plus que d'habitude ; considéré dans son ensemble et comparé à la masse encéphalique, il est au moins d'un cinquième en sus de ce qu'il doit être. La face supérieure est saine ; mais, lorsqu'on enlève le cervelet, il laisse dans la fosse cérébelleuse droite, un peu au-dessous du confluent des sinus, une petite tumeur environnée de substance cérébelleuse. Le reste de la face inférieure paraît sain à l'extérieur, sauf la saillie fort peu apparente d'une petite tumeur dont nous parlerons bientôt. Lorsqu'on coupe le cervelet, on voit un ramollissement qui comprend presque toutes les parties intérieures de son lobe droit et de sa ligne moyenne; il s'étend jusqu'aux parois du quatrième ventricule et jusqu'aux tubercules quadri-jumeaux. Ce ramollissement presque diffluent est tantôt blanc, tantôt d'un jaune rougeâtre; puis à la coupe il sort par intervalle quelques gouttes d'un liquide jaune bilieux, filant, qui s'échappe de petites cavités du volume d'une lentille environ. On ne peut pas y constater de kystes, et le liquide est immédiatement en contact avec la substance cérébelleuse. Au milieu du tissu ramolli, on trouve en outre quatre ou cinq tumeurs dont la plus petite a le volume d'une lentille, et la plus grosse d'une noisette mondée. Les unes sont superficielles et visibles à l'extérieur, les autres tout à fait intérieures. Elles sont irrégulières ou un peu arrondies, formées par une substance d'un blanc mat ou bleuâtre, lisse à la coupe, dense, élastique, dure sous la pression de l'ongle, analogue aux fibro-cartilages interarticulaires. Ces tumeurs sont entourées de tissu cérébelleux très mou qui leur adhère fortement, au point qu'il est difficile de les en débarrasser complétement. L'une d'elles est en contact avec la dure-mère et lui est très adhérente.

Nous nous sommes demandé quelle était la nature de ces tumeurs. Étaient-elles dues à une dégénérescence de la pie-mère ? Reconnaissaient-elles pour cause une hypertrophie avec endurcissement du tissu cérébral ? ou bien enfin étaient-elles le résultat d'un épanchement sanguin, soit dans la pie-mère, soit dans la substance cérébelleuse ? Nous décrirons plus tard (Voir HÉMORRHAGIE CÉRÉBRALE) une lésion qui nous paraît identique avec celle dont nous venons de parler.

CHAPITRE VI.

MALADIES DES VEINES CÉRBÉRALES ET DES SINUS VEINEUX DE LA DURE-MÈRE.

On a souvent remarqué que les faits exceptionnels et les maladies rares se présentaient quelquefois par groupes, dans un court espace de temps; puis, que plusieurs années s'écoulaient sans que l'on en observât d'analogues. Nous serions tentés de croire qu'il en est ainsi des maladies des sinus veineux de la dure-mère. Tandis que M. Tonnelé (1) a pu réunir en 1828 et 1829 un assez grand nombre de faits sur la phlébite des sinus, qu'il a le premier décrite avec soin, nous n'en avons observé dans un espace de quatre années qu'un bien petit nombre d'exemples. Nous sommes en outre portés à croire qu'il en a été ainsi de ceux qui ont travaillé sur le même terrain que nous; car en parcourant les nombreuses observations insérées dans les journaux de médecine, depuis les travaux de M. Tonnelé, c'est à peine si nous en avons trouvé quelques-unes qui aient rapport aux maladies que nous allons décrire. Il faut peut-être aussi chercher la cause de cette pénurie de faits dans la nature même de l'affection, qui, intéressante au point de vue anatomique, ne prête à aucune considération pratique importante. Épiphénomène de maladies graves et se développant à leur période ultime, cette lésion ne se révèle pendant la vie par aucun symptôme qui lui appartienne en propre; elle échappe d'ailleurs par sa nature aux efforts de l'art. Ces motifs nous auraient même engagés à la passer sous silence, si elle n'offrait pas un certain degré d'intérêt à cause des lésions qu'elle détermine (2).

Art. I. — Anatomie pathologique.

M. Tonnelé a parfaitement décrit les altérations du sang dans la phlébite des sinus veineux de la dure-mère. Les faits que nous avons recueillis étant entièrement analogues aux siens, nous emprunterons à ce médecin distingué une grande partie des détails qui vont suivre. Nous étudierons d'abord les altérations du sang, puis celles des parois vasculaires, puis enfin les lésions secondaires des membranes encéphaliques ou de la pulpe cérébrale elle-même.

Dans l'état normal, lorsque l'on incise les sinus de la dure-mère, on ne trouve d'ordinaire qu'une certaine quantité de sang liquide ou quelques petits caillots rougeâtres ou décolorés, qui n'occupent qu'une portion du conduit vasculaire; d'autres fois les sinus sont entièrement vides.

Dans l'état pathologique, tantôt un, tantôt plusieurs, mais le plus souvent le sinus longitudinal supérieur, sont distendus par des masses de sang coagulé noirâtres et molles; d'autres fois plus fermes, rougeâtres, élastiques, denses, épaisses, se détachant avec facilité de la membrane interne qui a conservé son poli. Lorsque la concrétion occupe le sinus longitudinal supérieur, la surface extérieure de la dure-mère fait saillie au point correspondant : elle est tendue et rénitente. Ces concrétions s'étendent quelquefois dans les veines cérébrales, qui, tuméfiées, sinueuses, saillantes, simulent à la surface du

(1) *Jounal hebd.*, 1829, t. V.

(2) Les faits ou notes que nous avons consultés sont au nombre de 18. La plupart ont été publiés par M. Tonnelé, un par M. Gintrac, un par M. Boudet ; quatre nous appartiennent.

cerveau une injection artificielle. Cette réplétion ne s'étend presque jamais aux veines profondes. Dans une observation de M. Tonnelé (1), ces concrétions fibrineuses s'étaient propagées de proche en proche jusqu'à la veine cave supérieure. Nous avons recueilli une observation analogue; en voici le résumé. Chez une jeune fille de quatre ans et demi, les sinus supérieurs et inférieurs, droit et transverse, pétreux supérieurs et inférieurs gauches, étaient complétement remplis par un caillot blanc jaunâtre, noir ou lie de vin mélangé par places. Les couleurs noires et lie de vin existaient au centre du caillot. Les concrétions sanguines occupaient tout le calibre des sinus, et se prolongeaient dans la jugulaire gauche, jusqu'au tronc brachio-céphalique. En quelques points ce caillot adhérait légèrement à la membrane interne, qui était un peu rouge. Nulle part nous ne trouvâmes de pus mêlé au caillot, dont les parties jaunes étaient assez solides, et les parties noires très molles. Tous les sinus du côté droit étaient vides ainsi que la jugulaire. L'oreillette droite renfermait un caillot non adhérent et analogue à celui de la veine jugulaire gauche; il était en partie jaune, en partie noir et diffluent. Le ventricule droit contenait un peu de sang noir; il en était de même des cavités gauches qui contenaient un peu de sang liquide; en outre on trouvait un petit caillot dans l'oreillette.

Les concrétions sanguines des sinus n'offrent pas toujours les caractères que nous venons de leur assigner; elles sont quelquefois entremêlées d'une certaine quantité de pus. Tantôt ce produit inflammatoire liquide est déposé au centre du caillot, tantôt il est coupé d'espace en espace par des concrétions noirâtres ou jaunes et fibrineuses. Quelquefois il est très fluide, d'autres fois plus solide, comme concret. Dans certains cas il est mélangé au sang d'une manière plus intime, de façon à donner à ce fluide l'aspect d'une bouillie grumeleuse, d'un gris rougeâtre, ou gris jaunâtre, ou jaune d'ocre foncé. Cette altération est surtout très évidente dans les veines cérébrales. Dans les sinus on voit souvent une portion de caillot fibrineux, plus loin du pus dans le caillot, plus loin encore la bouillie grumeleuse que nous décrivions tout à l'heure.

Nous n'avons pas observé d'autre altération que celles que nous venons de décrire; mais M. Tonnelé a signalé la présence de fausses membranes, qui, d'après lui, sont parfaitement analogues à celles que l'on trouve en d'autres points de l'économie. De couleur gris jaunâtre, de la consistance du blanc d'œuf coagulé, elles sont exactement moulées sur les parois du vaisseau, dans l'intérieur duquel elles se sont développées. On les voit souvent entremêlées de pus liquide. Continues et lisses, vers le point où elles sont en contact avec la paroi du vaisseau, elles sont à l'intérieur irrégulières et hachées (2). Il se pour-

(1) *Loc. cit.*. p. 844.
(2) *Loc. cit.*. p. 392.

rait peut-être que ces concrétions ne fussent pas autre chose que la partie fibrineuse du sang privée de sa matière colorànte, ou, en d'autres termes, un caillot décoloré et très dense. En effet, dans les observations particulières rapportées par M. Tonnelé, on voit dans un même sinus, là un gros caillot rouge foncé, partout homogène; plus loin le caillot se décolore, et ainsi insensiblement on passe au produit pseudo-membraneux.

Altération des parois. — La membrane interne des sinus est presque toujours parfaitement saine, ou bien elle présente une légère coloration rouge, due à l'imbibition sanguine. Cependant, comme on l'a observé pour les veines dans d'autres points du corps, le tissu cellulaire qui forme la paroi externe de ces conduits est quelquefois manifestement épaissi.

Altérations secondaires du cerveau. — La coagulation du sang dans les sinus veineux de la dure-mère détermine dans les enveloppes de l'encéphale et dans la pulpe cérébrale des altérations qui seront décrites ailleurs, et que nous devons nous contenter d'énumérer ici. Ce sont des hémorrhagies ou des hydropisies. Les premières existent soit au-dessous du péricrâne, soit dans la grande cavité de l'arachnoïde, soit enfin dans la pulpe cérébrale elle-même. On trouve dans le travail de M. Tonnelé des exemples de ces trois variétés d'épanchement sanguin. Les hydropisies occupent la grand cavité arachnoïdienne, le tissu cellulaire sous-séreux ou les ventricules. M. Tonnelé a aussi donné des exemples de ces trois variétés d'hydropisies. Nous avons noté nous-mêmes, chez l'enfant dont la veine jugulaire était oblitérée par un caillot volumineux, un épanchement de 120 grammes de liquide dans les ventricules latéraux.

Dans d'autres cas on constate des altérations secondaires de la pulpe cérébrale qui doivent être regardées comme de simples coïncidences : telles sont des traces de méningite ou d'inflammation de la substance encéphalique. Une circonstance remarquable est que, dans aucun des faits que nous avons sous les yeux, on n'a observé de production tuberculeuse dans l'encéphale et ses dépendances, et cependant la plupart des malades étaient à un haut degré tuberculeux, et il est bien évident que la lésion locale était dans la dépendance de la maladie générale. Les phlébites spontanées des membres dans le cours de la phthisie sont loin d'être rares; il n'y a donc rien d'étonnant que la même lésion se reproduise en d'autres points du système veineux.

Art. II. — Symptômes.

La phlébite des sinus veineux se révèle-t-elle par des symptômes appréciables? Nous croyons pouvoir répondre par la négative. Nous ne pensons pas que, dans l'état actuel de la science, il soit possible de diagnostiquer cette affection. Dans les cas soumis à notre observation,

il y a eu absence complète de symptômes cérébraux. Dans plusieurs
des faits, d'ailleurs bien incomplets, rapportés par M. Tonnelé, on a
noté quelques symptômes encéphaliques : ainsi, deux jours avant la
mort, les malades ont été pris d'étourdissements, de défaillances, de
dilatation des pupilles, de strabisme, de grincement de dents, d'alternatives de contractions et de relâchement du tronc, etc. ; d'autres
sont morts subitement, lorsque rien ne pouvait faire prévoir une terminaison aussi prompte. En reprenant un à un chacun de ces faits,
nous avons pu nous assurer que, dans tous les cas que nous venons
de mentionner, les symptômes ou la mort subite reconnaissaient pour
cause une des lésions secondaires que nous avons signalées tout à
l'heure (hémorrhagie, hydropisie, etc.).

M. Gintrac (1) a publié sous le titre de : *Affection caractérisée par une suspension momentanée de la contractilité musculaire et de la sensibilité.—Altération du sinus longitudinal supérieur*, l'observation fort curieuse d'un enfant
de quatre ans, qui depuis sa naissance était atteint d'attaques qui, par leur fréquent retour, avaient quelque analogie avec l'épilepsie, mais qui en différaient
par l'absence complète de toute contraction, soit au début, soit à la fin de
l'accès, qui était au contraire caractérisé par un relâchement du système musculaire. Les sens et l'intelligence étaient émoussés, mais non annihilés ; la sensibilité générale était diminuée, mais non supprimée.

Cet enfant ayant succombé à une maladie intercurrente, M. Gintrac constata
que le sinus longitudinal supérieur était malade dans le point où il correspond à la suture sagittale. Ses parois étaient épaisses, denses et jaunâtres ;
elles résistaient et criaient sous le scalpel ; elles étaient distendues par une sorte
de coagulum noirâtre, dans le centre duquel se trouvait un sang plus fluide,
roussâtre et comme grumeleux. Entre le coagulum et les parois du sinus il y
avait une concrétion jaunâtre, d'apparence fibrineuse et de près d'une ligne
d'épaisseur. La membrane interne du sinus était plus rouge qu'à l'ordinaire
et fortement réticulée ; il existait en outre un léger degré d'induration cérébrale. Pas d'altération des autres organes.

Dans ce cas, quel a été le rapport entre la lésion ou plutôt les lésions
et les symptômes? C'est ce qu'il est fort difficile de décider. Faut-il
admettre une lésion congénitale du sinus, une gêne permanente de
la circulation produisant le tassement moléculaire du cerveau (induration) et des congestions passagères occasionnant les accidents nerveux? ou bien ces accidents eux-mêmes étaient-ils essentiels, et
les lésions en ont-elles été la conséquence? Il nous semble très difficile de résoudre cette question d'une manière satisfaisante ; mais nous
avouons que nous serions plutôt tentés d'admettre une maladie nerveuse essentielle avec des lésions consécutives, qu'une lésion primitive
et spontanée avec des symptômes consécutifs.

(1) *Archives de médecine*, 1re série, t. XXVI, p. 11.

Art. III. — Causes.

1° Plusieurs des causes de la coagulation du sang dans les sinus veineux de la dure-mère ont la plus grande analogie avec celles qui produisent les hémorrhagies méningées ou cérébrales. On en comprend aisément la raison en réfléchissant que l'oblitération des sinus est souvent la cause prochaine de l'épanchement sanguin méningé ou cérébral. Ainsi toutes les causes qui empêchent le retour du sang veineux dans le cœur, en favorisent la stagnation dans les sinus. On peut signaler en première ligne les tumeurs placées au voisinage des gros vaisseaux qui ramènent le sang de la tête au cœur. M. Tonnelé a vu des masses tuberculeuses ganglionnaires, une tumeur produite par la carie des vertèbres cervicales, comprimer la veine cave et produire la coagulation du sang. A cet ordre de causes appartient le rétrécissement de la poitrine consécutif au rachitisme, et les tumeurs abdominales qui gênent la circulation dans les gros vaisseaux du ventre. La structure et la position des sinus doivent aussi exercer une certaine influence sur la coagulation du sang.

2° Dans un autre ordre on peut ranger les causes générales de la phlébite ; toutes les affections qui s'accompagnent de suppuration en un point quelconque de l'organisme peuvent déterminer la coagulation du sang et un dépôt de pus dans les sinus de la dure-mère. Ainsi, dans une observation de M. Tonnelé, la phlébite des sinus coïncidait avec un épanchement pleurétique (1) ; dans un autre, avec une suppuration abondante du cuir chevelu (2).

3° On a vu aussi l'inflammation se propager par continuité de tissu. Ainsi dans un mémoire sur l'otite chronique, M. Bruce a rapporté des faits dans lesquels une carie du rocher fut la cause occasionnelle de l'inflammation du sinus.

4° Un dernier ordre de causes plus général que tous ceux que nous venons de mentionner est l'état de débilité et de cachexie dans lequel sont plongés les malades lorsque survient l'inflammation des sinus. Dans toutes les observations que nous avons analysées, nous voyons que les enfants étaient minés par des affections chroniques ; un grand nombre étaient tuberculeux ; d'autres rachitiques, d'autres affaiblis par une maladie aiguë dont la convalescence était elle-même une seconde maladie. Nous n'ajouterons que deux mots sur l'âge et le sexe. Sur dix-huit malades, nous comptons onze garçons et sept filles. Les enfants âgés de deux à quatre ans paraissent plus disposés à la maladie que ceux d'un âge plus avancé (3).

(1) *Loc. cit.*, p. 359.
(2) *Idem.*, p. 367.

(3)			
2 ans	6	6 et 7 ans	2
4 ans	4	9 ans	2
5 ans	1	10, 11, 14 ans	3

La phlébite des sinus veineux est évidemment une maladie grave, soit par elle-même, soit surtout par les lésions sécondaires qu'elle détermine dans le cerveau et dans ses dépendances, et par les fâcheuses conditions au milieu desquelles elle se développe.

Quant au traitement, il est évident que nous ne pouvons que répéter ce que disait M. Tonnelé en terminant son mémoire : « S'il est si difficile de reconnaître cette altération pendant la vie, comment pourrions-nous y porter remède ? Et quand bien même nous parviendrions à un diagnostic rigoureux, quel moyen trouverions-nous encore à y opposer ? C'est ce que j'ignore complétement (1). »

Toutefois, en voyant l'influence réelle qu'exerce la débilitation de l'économie sur la phlegmasie des sinus, nous ne pouvons que répéter ce que nous avons dit ailleurs, savoir, qu'on ne saurait apporter trop de soin pour éviter ces médications débilitantes qui jettent les enfants dans une anémie dont ils ne peuvent se relever, et qui devient pour eux la cause d'une foule de maladies graves.

B. RACHIS.

CHAPITRE VII.

MÉNINGITE RACHIDIENNE.

Il nous est impossible de tracer actuellement l'histoire complète de la méningite rachidienne. Nous n'en avons vu nous-mêmes que deux exemples, dont l'un ne rentre pas dans ce résumé, l'enfant étant atteint d'une méningite tuberculeuse. L'autre, observé dernièrement par l'un de nous (M. Barthez), s'est terminé par la guérison. Dans ce cas, la phlegmasie méningée était peut-être accompagnée de myélite. De même, dans presque toutes les observations que nous avons trouvées dans les auteurs, l'affection était compliquée de méningite cérébrale, de ramollissement de la moelle ou de ces deux lésions à la fois. On comprend aisément que ces altérations concomitantes aient dû grandement modifier l'expression de la maladie. Nous avons lu et analysé les faits publiés dans les récueils périodiques sur l'inflammation des membranes de la moelle chez les enfants. Ces observations sont peu

(1) Loc. cit., p. 413.

nombreuses (1), nous espérons cependant que les détails dans lesquels nous allons entrer mettront le lecteur à même de se former une opinion sur les symptômes et la marche de la maladie.

Art. I. — Anatomie pathologique.

Les caractères anatomiques de la méningite rachidienne offrent la plus grande analogie avec ceux de la méningite cérébrale précédemment décrite. Les produits inflammatoires siégent tantôt dans la grande cavité de l'arachnoïde (Hache), tantôt dans la pie-mère, et c'est là le cas le plus ordinaire. On voit alors cette membrane, épaissie et vivement injectée, recouverte de plaques pseudo-membraneuses jaunâtres, disséminées, ou bien présentant çà et là de petits dépôts purulents enveloppés dans un lacis vasculaire. Le feuillet viscéral de l'arachnoïde est quelquefois soulevé par une quantité assez abondante de liquide au milieu duquel nagent des fausses membranes, qui adhèrent à peine au névrilème. La phlegmasie est beaucoup plus souvent générale que partielle.

Le *ramollissement médullaire* a toujours coïncidé avec l'inflammation des membranes. Dans les observations que nous avons consultées, il était très étendu quand la phlegmasie était considérable, limité quand elle-même était bornée à une petite surface. La méningite cérébrale a coïncidé avec la phlegmasie rachidienne chez les malades de MM. Hache et Durand ; on a en outre observé chez ceux de ce dernier médecin un ramollissemet considérable de la substance cérébrale.

Art. II. — Symptômes.

La réunion de plusieurs affections cérébrales et médullaires débutant à peu près à la même époque chez un même individu, rend très difficile la description générale de la méningite rachidienne. Nous voyons, en effet, en analysant les faits, que chez plusieurs enfants la maladie s'annonce par une céphalalgie intense ou une agitation extrême bientôt suivie de délire. Ces symptômes appartiennent évidemment à la phlegmasie cérébrale. Une fois cependant ils ont eu très peu de durée, et, l'inflammation céphalique ayant manqué, nous avons pensé qu'ils étaient sympathiques de l'inflammation rachidienne.

Le mouvement fébrile intense qui marque le début, la soif, la perte d'appétit et la constipation qui est constante, peuvent dépendre également des deux affections cérébrale et médullaire. Les symptômes dont nous allons parler doivent être rattachés exclusivement à la phlegmasie rachidienne. Ainsi on a observé, deux ou trois jours après

(1) Deux publiées par M. Ollivier, t. II, p. 576 et suiv. — Une par M. Hache, *Journal hebd.*, 1833, t. II, p. 266.—Une par M. Pozzuolo, dans *Arch.*, 1835, p. 368. — Deux par M. Durand, dans *Clin. des maladies des enfants*, 1841, p. 185.

le développement des accidents cérébraux , une roideur du cou et de
la mâchoire qui a bientôt gagné le tronc. Elle a été peu marquée chez
le malade de M. Hache et notée seulement la veille de la mort ; dans
deux autres observations elle a été portée à un haut degré. La tête
du jeune malade était renversée en arrière, de façon que l'occiput
touchait la colonne vertébrale ; le cartilage thyroïde était saillant ; les
muscles sterno-mastoïdiens, contractés et tendus, se détachaient nettement et offraient beaucoup de résistance ; la mâchoire supérieure
avait subi une légère projection en avant ; le menton était allongé, la
lèvre supérieure un peu avancée ; la colonne vertébrale présentait à
un moindre degré dans ses portions dorsale et lombaire le renversement porté si loin à sa partie supérieure. Chez un autre malade, le
tronc était droit et tout à fait inflexible ; mais bientôt il y eut incurvation de tout le corps ; la tête et le cou étaient tirés en arrière, ainsi
que les membres supérieurs et inférieurs. Quand on cherchait à flé-
chir et à mouvoir le tronc et les membres, on éprouvait une résistance
insurmontable et l'on déterminait des douleurs très vives. Du reste,
dans ces deux cas, où le tétanos était si prononcé, il existait une vive
douleur dans le dos, les lombes et les membres, qui avait précédé chez
l'un , suivi chez l'autre, l'apparition de la roideur ; dans ce dernier
cas, la pression sur les apophyses épineuses était très douloureuse.
La douleur ne fut pas mentionnée chez la malade de M. Hache, qui
s'est demandé si son absence ne dépendait pas du siége de l'inflammation (grande cavité de l'arachnoïde). La sensibilité était conservée
chez ces trois malades ; au bout de quelques jours elle fut considérablement exaltée chez l'un d'eux. Chez le malade observé à Paris par
l'un de nous , la roideur tétanique, accompagnée de douleur, commença vers la fin du premier jour, fut considérable à la région cervicale postérieure, et à peine marquée le long de la region dorsale et
lombaire ; elle fut précédée et accompagnée de soubresauts et de secousses du tronc et des membres, qui interrompaient le sommeil.

Les accidents nerveux qui ont coïncidé avec ceux que nous venons
de décrire, ou qui leur ont succédé, peuvent être rattachés également
à la méningite cérébrale ou ráchidienne. Tels sont l'affaiblissement et
l'engourdissement des extrémités inférieures survenus au bout de plusieurs semaines chez une malade, et suivis plus tard de dysphagie et
de paralysie des muscles intercostaux ; tels sont aussi les mouvements
convulsifs dans les extrémités inférieures , ou seulement dans les
muscles de la face et des lèvres , la veille ou le jour de la mort ; ou
des soubresauts continus dans les muscles des doigts , notés à une
époque avancée de la maladie

Il résulte de ce court aperçu symptomatique :

1° Que les symptômes qui paraissent appartenir à la méningite rachidienne sont des accidents tétaniques accompagnés d'une vive douleur dans différents points de la colonne épinière ;

2° Que ces symptômes cependant ne sont pas constants. Ils ont, en effet, manqué chez un malade dont l'inflammation était très étendue ;

3° Qu'on peut les observer, quoiqu'à un moindre degré, dans des cas où la moelle est ramollie, tandis que ses enveloppes sont saines. (Voir RAMOLLISSEMENT MÉDULLAIRE.)

La maladie a présenté de grandes différences dans sa durée : ainsi une malade succomba le cinquième jour, une autre le sixième, une autre seulement au bout de plus de deux mois.

Dans le seul exemple de guérison dont nous ayons connaissance, et qui s'est passé dans la clientèle de l'un de nous, à Paris, l'amélioration se dessina le troisième jour, fut très évidente le quatrième, et le sixième jour les symptômes aigus n'existaient plus ; mais il persista une paralysie incomplète des membres inférieurs et des muscles du dos. Elle n'était pas encore entièrement guérie deux mois après le début.

Art. III. — Causes.

Les observations de méningite rachidienne, publiées dans les recueils périodiques, ont été pour la plupart recueillies chez des enfants âgés de treize à quatorze ans. Cependant Ollivier (d'Angers) a rapporté l'observation d'un jeune enfant de quatre ans, et M. Durand celle d'une jeune fille scrofuleuse de six ans, qui ont succombé à cette maladie. Il est fort remarquable, dans les faits rapportés par M. Durand, de voir deux sœurs être prises presque en même temps de méningite rachidienne, qui dans les deux cas suit la même marche ; c'est le seul fait parvenu à notre connaissance dans lequel l'hérédité ait paru jouer un rôle. Les observations de MM. Hache, Pozzuolo, Durand, ont toutes été recueillies chez des filles dont la constitution était assez robuste, et chez lesquelles la maladie s'est développée idiopathiquement. La méningite fut aussi primitive chez l'enfant qui guérit, et qui est un garçon de quatre ans d'une bonne et forte constitution.

Une frayeur vive avait précédé, chez une malade, l'apparition des symptômes aigus ; chez une autre, elle avait succédé à une chute.

Art. IV. — Traitement.

Le *traitement* a été en général vigoureusement antiphlogistique, et a consisté dans plusieurs applications de sangsues ou dans des saignées. La jeune malade, dont l'observation est rapportée par le docteur italien, fut saignée à la jugulaire, et en outre on lui donna la dose énorme de 8 *grammes* d'émétique.

Il est bien évident qu'en cas pareil c'est dans la médication antiphlogistique que le médecin doit placer son principal espoir. Du reste, le traitement de la méningite rachidienne ne nous paraît pas différer sensiblement de celui qui convient au ramollissement aigu de la moelle à forme tétanique, dont il est difficile de la distinguer, et nous verrons que d'autres méthodes que celles des émissions sanguines peuvent être applicables. Nous renvoyons à cet article tous les détails sur ce sujet.

CHAPITRE VIII.

RAMOLLISSEMENT DE LA MOELLE (MYÉLITE).

Le ramollissement de la moelle est plus fréquent que l'inflammation de ses enveloppes. Nous avons pu en réunir onze observations, dont huit nous appartiennent. Les trois autres ont été empruntées à M. Hache et à Ollivier (d'Angers).

Art. I. — Anatomie pathologique.

Pour bien apprécier les caractères anatomiques de la maladie, il faut connaître exactement le degré de consistance que la moelle normale présente aux différents âges. En outre, les anatomo-pathologistes ne doivent pas oublier qu'il est indispensable d'apporter de grandes précautions en ouvrant le rachis, pour éviter de contondre le cordon médullaire, et de prendre ainsi le ramollissement artificiel produit par l'instrument pour un ramollissemeut pathologique.

Lorsque, après avoir détaché la partie postérieure du rachis et incisé la dure-mère, on promène légèrement la pulpe du doigt sur la surface de la moelle encore revêtue de sa membrane propre, on sent quelquefois au travers de cette enveloppe une diminution de consistance bien appréciable. La pulpe médullaire fuit alors pour ainsi dire sous le doigt comme une colonne de liquide contenue dans un tube à parois molles ; mais le plus ordinairement le ramollissement n'est pas aussi marqué, et le doigt laisse seulement une impression sur la moelle sans la faire refluer. La pie-mère étant fendue dans toute sa longueur, la moelle qui n'est plus soutenue se déjette en dehors des points incisés ; elle s'aplatit, s'étale, perd sa forme arrondie ; la plus légère pression suffit alors pour la réduire en une bouillie homogène d'un blanc mat. Lorsque la diminution de consistance est moins prononcée, le doigt promené à la surface enlève seulement une légère couche de la substance blanche ; mais il est impossible de couper la moelle en rondelles, la pression du scalpel l'écrase avec la plus grande facilité ; dans les points situés au-dessus et au-dessous de ceux qui sont ramollis, la fermeté et la netteté de la coupe contraste avec la déformation des points ramollis. Lorsque l'on projette un filet d'eau sur les parties malades, avec une force médiocre, les molécules ramollies sont enlevées par le liquide, et il ne reste plus que la portion saine ; lorsque la perte de consistance est absolue, on n'aperçoit que

la trame vasculaire. Dans presque tous les cas soumis à notre observation, la pulpe ramollie était d'un blanc mat. Dans les faits que nous
avons empruntés aux auteurs, le ramollissement était tantôt blanc,
tantôt plus ou moins jaunâtre et mêlé de sang.

Le ramollissement occupe-t-il plus spécialement à son début l'une
des deux substances médullaires? D'après Ollivier (d'Angers), il se
développerait toujours primitivement dans la substance grise. Les faits
que nous avons recueillis ne confirment pas cette opinion. Ainsi nous
avons vu le plus ordinairement le ramollissement borné à la partie
postérieure de la moelle au niveau de la substance blanche; d'autres
fois, il occupait toute l'épaisseur du cordon rachidien; M. Hache a
vu aussi le ramollissement être borné à la substance blanche, tandis
que la substance grise avait conservé toute sa fermeté.

Il nous a semblé que la moelle était bien plus fréquemment malade
à sa partie postérieure qu'à sa partie antérieure. Nous n'avons jamais
vu la lésion occuper toute l'étendue du cordon rachidien, ou être
bornée au bulbe; mais elle siégeait indifféremment dans les autres
parties de la moelle, tantôt dans un point, tantôt dans l'autre, souvent
le ramollissement existait en deux points de deux régions opposées,
et dans l'intervalle l'organe avait sa fermeté ordinaire. Rarement il
était étendu à toute la région cervicale ou dorsale. Une seule fois, en
même temps que la moelle était ramollie dans la région lombaire,
elle avait augmenté de consistance d'une manière très manifeste dans
la région dorsale (*Observation d'*Ollivier).

L'arachnoïde et la membrane propre de la moelle n'offraient aucune
altération dans les observations que nous avons analysées. Dans deux
cas il y avait un épanchement de sang liquide ou coagulé entre le canal rachidien et la dure-mère ; une fois cette membrane était épaissie.

Les méninges cérébrales étaient injectées chez plusieurs malades,
parfaitement saines chez d'autres ; un seul enfant nous a présenté un
épaississement de la pie-mère ; une fois la substance cérébrale était
très ferme et résistante, un peu élastique, beaucoup plus dense que
dans l'état normal. Nous avons vu néanmoins, dans le chapitre précédent, que le ramollissement médullaire pouvait accompagner la
méningite. Il nous a été impossible de saisir une différence bien
appréciable dans l'altération, suivant que la maladie avait été aiguë
ou chronique. Nous devons dire cependant que la marche de la
myélite avait été très lente chez les deux enfants dont le ramollissement était rosé ou rougeâtre. En outre, c'est dans les trois cas
où la mort a eu lieu à l'époque la plus rapprochée du début, et où la
maladie a été pour ainsi dire foudroyante, que le ramollisement était
le plus profond, et surtout le plus complet ; le cordon rachidien était
diffluent dans toute son épaisseur.

Art. II — Symptômes. — Formes. — Marche.

Nous n'avons éprouvé aucune difficulté pour décrire les altérations anatomiqnes du ramollissement médullaire, car il se présente avec des caractères constants. Nous n'en dirons pas autant des symptômes et de la marche de la maladie. Ainsi nous voyons chez quelques enfants la myélite suivre une marche foudroyante, et enlever rapidement les malades qui succombent avec tous les symptômes d'un tétanos suraigu. D'autres fois plus lente, elle ne se traduit que par des désordres pen prononcés des mouvements, de la chorée, une paralysie partielle de certains muscles. Plus lente encore, elle s'accompagne de faiblesse des extrémités inférieures, qui dégénère en véritable paraplégie. On comprendra qu'avec des éléments symptomatiques aussi dissemblables, il est bien difficile de généraliser. Aussi, au lieu d'étudier un à un les différents symptômes, nous avons préféré grouper les faits en catégories qui représentent les différentes formes que peut revêtir la maladie.

A. *Ramollissement aigu à forme tétanique.* —Trois de nos malades nous ont offert des exemples de cette forme de ramollissement. La maladie n'a pas débuté chez tous d'une manière identique. Ainsi, dans un cas (1), c'est brusquement, à six heures du soir, que la maladie s'annonce par une perte subite de connaissance ; les membres, roides, sont tantôt immobiles, tantôt agités de mouvements convulsifs, les yeux sont fermés, les dents serrées. Même début chez une de nos malades : perte subite de connaissance, mouvements de tremblotements dans la mâchoire inférieure rapprochée par saccades de la supérieure, roideur du tronc. Un autre enfant est pris d'abord de douleurs dorsales peu vives ; elles ne l'empêchent pas de continuer ses occupations ; puis il survient un peu de gêne dans les mouvements de la mâchoire inférieure et dans la déglutition ; les douleurs augmentent d'intensité, la déglutition devient plus difficile, puis les symptômes de tétanos se déclarent.

La maladie, une fois établie, marche d'une manière analogue chez nos trois malades. Les muscles sont fortement contractés, les mâchoires serrées, la tête étendue; le tronc est rigide comme une barre de fer ; on a une peine extrême à mettre les enfants sur leur séant, on est obligé de les lever tout d'une pièce ; l'abdomen a la dureté d'une planche ; les muscles droits sont fortement contractés. Mais, tandis que les extrémités supérieures et inférieures se meuvent spontanément et avec facilité chez un malade, elles sont chez un autre agitées de mouvements, de tremblotements continuels ; les avant-bras étant demi-fléchis, et les articulations huméro-cubitales un peu roides. Un

(1) Observ. de M. Hache.

troisième a aussi les avant-bras contracturés; mais en outre ils sont fortement fléchis et appuyés sur le thorax ; les mains, portées dans une flexion forcée, sont fermées et contiennent le pouce fléchi ; les membres inférieurs sont étendus, roides, immobiles.

Chez tous la déglutition est gênée, difficile ou impossible. La sensibilité est conservée, mais un peu obtuse; les membres s'agitent sous l'influence d'un pincement un peu fort, même dans les cas où ils sont entièrement soustraits à l'empire de la volonté.

La perte de connaissance est complète chez deux enfants. Le troisième a toute son intelligence, il s'explique avec beaucoup de netteté, sa mémoire est excellente; les fonctions des organes des sens sont chez lui à l'état normal, tandis que les autres malades qui sont sans connaissance offrent du strabisme, de la dilatation des pupilles, des oscillations des globes oculaires.

Chez ces mêmes malades, il est impossible de constater l'existence d'une douleur lombaire, qui est très appréciable chez l'autre. Dans ce cas, on observe que la pression sur l'angle des côtes est très douloureuse; elle l'est moins au niveau des apophyses épineuses; le malade ne se plaint d'aucune douleur ni d'aucun fourmillement dans les extrémités.

Les trois enfants sont couchés dans le décubitus dorsal; le facies exprime l'hébétude chez l'un, chez un autre la souffrance; les paupières sont demi-closes, les yeux brillants. Le troisième a la face animée, colorée et les yeux fermés.

Le pouls est accéléré chez tous les trois, 100, 118 et 120; mais la chaleur de la peau n'est pas en rapport avec l'accélération du pouls. La respiration n'est ni accélérée ni régulière (28). Le bruit respiratoire est normal.

Un seul vomit immédiatement après le début; les autres n'ont pas de vomissements; ils ont tous de la constipation ; deux ont des urines involontaires.

Tous les symptômes que nous venons d'énoncer persistent en augmentant d'intensité ; l'intelligence reste entièrement abolie, et le tétanos est porté au plus haut degré chez celui, qui meurt trente-six heures après le début. La maladie offre une rémission momentanée chez une jeune fille dont l'affection se prolonge un peu plus (quatre jours). Dans ce cas, en effet, la roideur du tronc diminue un peu, l'enfant prononce quelques paroles incohérentes; mais en même temps le pouls s'accélère prodigieusement, la chaleur s'accroît, et l'auscultation indique le développement d'une pneumonie grave. Enfin chez l'enfant dont la maladie a été moins foudroyante, tous les symptômes, et surtout ceux du tétanos, augmentent d'intensité ; il survient en outre des douleurs dans les aines, dans les épaules et dans les muscles abdominaux; puis les mouvements des extrémités inférieures sont de plus en plus difficiles, et ceux de latéralité du cou impossibles. Le pouls s'accélère; le facies, étiré, exprime à un haut degré la souffrance ; les selles et les urines deviennent involontaires ; les nuits sont très agitées ; l'enfant crie et se plaint constamment ; il survient quelques mouvements convulsifs, et au bout de treize jours la mort termine la scène.

B. *Ramollissement à marche aiguë non tétanique.* — Nous possédons deux exemples de cette forme, et dans ces deux cas les symptômes ont été très différents. Ainsi dans l'un nous observâmes, à une époque avancée d'une affection typhoïde, une véritable chorée des extrémités supérieures qui persista jusqu'à la mort, sans aucun autre symptôme qui indiquât une maladie de la moelle. Chez l'autre enfant, la marche de la maladie fut tout à fait insolite.

Il s'agit dans ce cas d'un garçon de deux ans qui, dans la convalescence d'une varioloïde légère, fut pris de céphalalgie, d'un léger mouvement fébrile et de constipation. Pendant les premiers jours, un examen minutieux ne nous fit reconnaître aucun autre symptôme. Le pouls était à 124, régulier, la respiration à 28 ; l'abdomen, assez développé, était souple et indolent, l'appétit nul, la soif assez vive ; il y avait de la constipation. Au bout de peu de jours, tout à coup et sans cause connue, l'enfant se mit à pousser des cris très aigus pendant deux heures ; il n'eut aucun mouvement convulsif. Le lendemain, nous observâmes, en le faisant asseoir, que la tête tombait sur la poitrine ; elle n'était pas soutenue par les muscles extenseurs, qui étaient dans le relâchement ; il n'y avait aucune contraction des fléchisseurs. Cette chute de l'extrémité céphalique sur la poitrine était évidemment douloureuse ; mais il n'y avait pas de douleurs à la pression au niveau des apophyses épineuses. Nous ne remarquâmes aucun désordre de l'intelligence : l'enfant montrait bien la langue ; il parlait de lui-même. Les pupilles n'étaient pas dilatées : mais la paupière gauche était moins largement ouverte que la droite ; le regard était singulier. Du reste, la sensibilité était partout conservée, et l'on ne remarquait de contracture ou de paralysie en aucun des autres points du système musculaire. Les symptômes persistèrent sans aucune modification pendant cinq jours, et à l'autopsie nous constatâmes un ramollissement superficiel de la moelle.

C. *Ramollissement médullaire à forme chronique.* — Six malades rentrent dans cette catégorie. Les symptômes ont été, dans ces différents cas, assez semblables à ceux qui sont énumérés dans les traités spéciaux sur les maladies de la moelle.

Le phénomène principal a consisté dans un affaiblissement très marqué de la moitié des différentes parties du corps, le plus souvent des extrémités inférieures : ainsi la marche était difficile; les enfants traînaient la jambe, avaient peine à se soutenir, et fléchissaient immédiatement dès qu'on les mettait sur leurs pieds. Nous avons vu chez un de nos malades la paralysie débuter par les muscles du cou, et rendre impossible les mouvements latéraux de la tête du côté droit. En général, il y avait au début simple gêne, mais non pas abolition complète de la motilié; puis, à mesure que la maladie faisait des progrès, la gêne des mouvements dégénérait en une véritable paralysie, et en outre, elle s'étendait au-delà des parties primitivement envahies.

Ainsi, chez le jeune garçon dont la maladie avait débuté par une grande gêne dans les mouvements du cou, la paralysie gagna ensuite la jambe et le bras du côté gauche. Chez une jeune fille, la gêne des mouvements, d'abord bornée aux quatre extrémités, s'étendit ensuite aux muscles thoraciques. La faiblesse était si grande, que la malade pouvait à peine tousser, cracher et faire entendre sa voix. La paralysie du mouvement ne s'accompagnait pas d'anesthésie, et les muscles se contractaient assez facilement sous l'influence d'une piqûre, d'une irritation, ou même d'un brusque refroidissement de la peau.

L'âge des jeunes malades, leur peu de mémoire, l'époque avancée de la maladie à laquelle ils sont entrés à l'hôpital, ne nous ont pas permis de déterminer d'une manière exacte si la paralysie avait été précédée de fourmillement ou de douleurs dans les extrémités inférieures; mais nous avons pu nous assurer que des douleurs vives dans la région lombaire chez un enfant, et dans les tempes, la joue et le cou chez un autre, avaient précédé dans un cas et suivi dans l'autre l'apparition de la paralysie. Dans une observation rapportée par Ollivier, la paralysie aurait été précédée d'une attaque d'éclampsie. Une de nos malades, atteinte de convulsions à l'âge de deux ans, avait toujours conservé depuis lors une demi-paralysie de l'extrémité inférieure droite, marchait en traînant la jambe, avait le membre supérieur du même côté agité de mouvements, de tremblotements continuels, de façon qu'il lui était impossible de coudre ou d'écrire.

Nous n'avons pas observé de contracture des extrémités ni de roideur du tronc. La sensibilité a toujours été conservée, et l'intelligence est restée parfaitement nette chez les malades assez âgés pour rendre compte de leurs sensations.

Plusieurs étant atteints de différentes complications à l'époque où ils ont été soumis à notre examen, nous ne pouvons pas savoir si la maladie, dégagée de toute affection concomitante, est ou non apyrétique. L'appétit était diminué, et la soif augmentée dans les cas où il existait des complications; chez quelques malades, à une époque assez avancée de la maladie, les urines et les selles étaient rendues involontairement.

Le ramollissement suit d'ordinaire une marche progressive et continue, à moins qu'il ne soit enrayé par le traitement. Dans ce cas, la maladie peut être guérie entièrement, puis récidiver, comme on le voit dans l'observation rapportée par Ollivier. Chez une de nos malades, l'affection, après avoir diminué d'une manière sensible sous l'influence du traitement par les cautères à l'eau chaude, reprit ensuite son intensité première et entraîna la mort.

Art. III. — Physiologie pathologique. — Nature de la maladie.

Jusqu'ici nous avons étudié les symptômes et la marche du ramollissement de la moelle sans nous préoccuper de certaines questions physiologiques, et sans rechercher si nos résultats étaient conformes à ceux auxquels étaient arrivés les autres qui ont écrit sur les fonctions de la moelle épinière. Chacun sait que les fonctions physiologiques du cordon rachidien ont été, depuis l'origine de la médecine, l'objet d'études approfondies. On a reconnu de tout temps, d'après des expériences faites sur les animaux, que la section des faisceaux latéraux entraînait la paralysie du côté correspondant du corps, et la section complète du cordon médullaire celle des parties situées au-dessous du point entamé par l'instrument.

Un fait que nous avons recueilli semblerait prouver qu'à l'état pathologique il n'en est pas toujours de même. Nous avons vu la moelle complétement ramollie à partir du milieu de la région cervicale, sans que les mouvements des extrémités supérieures aient été abolis. Dans un autre cas, nous avons constaté un ramollissement superficiel de la moelle au niveau de son tiers inférieur, et la paralysie était bornée aux muscles cervicaux. On peut inférer de ces faits que le ramollissement spontané de la moelle ne peut pas toujours être assimilé à ses lésions traumatiques, et que d'un autre côté le *retentissement* symptomatique peut se passer dans un point éloigné de celui primitivement affecté.

L'anatomie révélant d'une manière imparfaite la nature de la maladie, nous préférons, dans l'état actuel de la science, la dénomination de ramollissement à celle de myélite, qui préjuge la question. Nous ne nous dissimulons pas cependant qu'on peut invoquer plusieurs arguments en faveur de l'idée d'une phlegmasie médullaire. On peut s'appuyer d'abord sur la marche aiguë de l'affection, et sur ses symptômes fébriles; ensuite sur l'espèce même de la lésion. Ainsi Ollivier prétend que le ramollissement débute toujours par la substance grise, qui, étant abondamment pourvue de vaisseaux, doit s'enflammer avec facilité. En outre, la méningite rachidienne s'accompagne souvent de ramollissement de la moelle, on pourrait en conclure que les deux maladies, développées simultanément, sous la même influence et chez le même individu, sont de nature identique; enfin on a cherché à expliquer l'absence de coloration de certains ramollissements par la résorption de la matière colorante. Tous ces arguments n'ont pas une égale valeur. Ainsi, comme nous l'avons déjà dit, il n'est nullement prouvé que le ramollissement débute par la substance grise; au contraire, nous l'avons vu souvent borné à la couche blanche. En outre, un examen attentif de la lésion ne démontre pas qu'elle soit toujours inflammatoire. Que trouve-t-on, en effet? Un ramollissement blanc, diffluent, sans rougeur, sans traces d'injection, sans infiltration ni collection purulente. Lorsque la mort survient avec une grande rapidité, on ne peut admettre que la résorption des produits phlegmasiques ait eu le temps de se faire. Les arguments tirés de la nature des symptômes, de la marche de la maladie et de la méningite concomitante, sont plus graves; ils ne suffisent pas cependant pour entraîner la conviction.

Art. IV. — Diagnostic.

Le diagnostic du ramollissement médullaire à l'état aigu et subaigu est d'une grande difficulté.

La forme tétanique offre, comme nous l'avons vu, une grande analogie avec le tétanos essentiel; ses symptômes se rapprochent aussi en grande partie de ceux de la méningite rachidienne; et pendant la vie on est souvent dans l'impossibilité de décider s'il y a ou non lésion de la pulpe médullaire. Aussi, en citant plus tard des faits de guérison chez des sujets qui ont présenté la majeure partie des symptômes de la forme tétanique aiguë, nous ne nous sommes pas dissimulé qu'il n'était pas prouvé d'une manière irrécusable qu'il y ait eu, dans ces cas, un ramollissement de la moelle. Lorsque la maladie revêt la forme choréique, il est aussi très difficile de la distinguer de la chorée essentielle. Peut-être devrait-on soupçonner le ramollissement dans les cas où la chorée est secondaire à une affection fébrile, comme dans l'observation qui nous appartient.

Quand la maladie est chronique, son diagnostic devient beaucoup plus facile. Les désordres progressifs de la motilité sans déformation de la colonne épinière, coïncidant avec la conservation de l'intelligence, l'absence d'autres symptômes nerveux seront d'un grand secours pour établir le diagnostic. Cependant ici encore l'affection pourrait être simulée par une paralysie essentielle ou quelques autres affections de la moelle et du cerveau. (Voy. *Induration de la moelle. — Paralysie essentielle. — Tubercules cérébraux.*)

Art. V. — Causes.

Les causes du ramollissement de la moelle sont fort obscures. Nous n'avons pas la prétention d'élucider ce sujet avec le petit nombre de faits que nous possédons; nous nous contenterons d'apporter quelques matériaux, auxquels d'autres ajoutés plus tard pourront donner de la valeur.

Causes prédisposantes. — Age. — Le ramollissement de la moelle paraît être beaucoup plus fréquent chez les enfants qui ont dépassé l'âge de six ans que chez les plus jeunes (1).

(1)   22 mois 1   10 ans............. 2
      3 ans 1/2........... 1   11 ans............. 2
      9 ans............... 3   14 ans............. 2

Sexe. — Nous avons recueilli à peu près autant d'observations dé garçons que de filles. Mais nous n'attachons aucune importance à ce résultat, qui peut dépendre de causes diverses qu'il est inutile d'énumérer ici.

Constitution. — La plupart des malades étaient bruns, assez grands, et d'une constitution *primitivement* forte ; deux jeunes filles étaient chétives, lymphatiques.

Hérédité. — Dans aucune de nos observations, l'hérédité n'a été indiquée comme cause.

Circonstances hygiéniques. — Aucun de ces malades n'avait été placé dans des circonstances hygiéniques défavorables ; mais deux jeunes filles et un garçon se livraient habituellement à la masturbation.

Maladies antérieures. — Une fille de dix ans était tuberculeuse à un degré peu avancé. Chez un second malade, la tuberculisation avait succédé à la maladie de la moelle. Un garçon de cinq ans fut atteint de ramollissement dans le cours d'une fièvre typhoïde. Enfin, un garçon de quatorze ans, après avoir habité un pays très humide, fut pris de douleurs rhumatismales ; puis, à la suite d'un brusque refroidissement, d'une hémiplégie.

Sauf le cas que nous venons de citer, et dans lequel le passage du froid et du chaud paraît avoir influé sur la production de la maladie, nous n'avons jamais vu le ramollissemeut de la moelle reconhaître une cause occasionnelle évidente, un coup, une chute, une blessure. On trouve dans *la Lancette* l'observation d'un garçon de deux ans dont la maladie fut le résultat d'une forte flexion de la tête en arrière. Nous devons ajouter en terminant que dans les cas où le ramollissement médullaire a suivi une marche très aiguë, aucune cause n'a pu expliquer sa production.

Art. VI. — Pronostic.

Aigu ou chronique, le ramollissement de la moelle est une maladie fort grave ; on pourrait même douter de sa curabilité, lorsqu'il suit une marche rapide. Toutefois les symptómes de cette affection ne sont pas assez bien caractérisés pour qu'il nous soit permis de dire qu'elle est toujours mortelle. Nous avons vu qu'à l'état aigu elle débutait avec tous les symptômes du tétanos, et qu'elle revêtait quelquefois aussi la forme de la chorée. Or, on trouve dans la science plusieurs exemples de guérison du tétanos spontané. Trois faits de cet espèce sont consignés dans le *Journal de médecine, chirurgie et pharmacie* (1) ; on en trouve un autre dans les *Archives de médecine*(2), un autre consigné dans la *Thèse* de M. Guyon-Vernier sur le tétanos (Paris, 1834, n°60).

(1) Tome XVI, mars 1809.
(2) Tome XIX, 1ʳᵉ série, p. 296.

Il s'agissait dans ce fait d'un enfant de treize ans atteint de tétanos à la suite d'un réfroidissement, et guéri par les bains de vapeur et l'opium. Un sixième est rapporté par Constant dans son *Mémoire sur la contracture des extrémités* (1). Mais nous le répétons, il n'est nullement prouvé pour nous que dans ces différents cas il y ait eu ramollissement de la moelle. En est-il de même de l'observation rapportée par notre ami le docteur Durand (2)? Il s'agit dans ces cas d'une fille de onze ans bien constituée, qui fut prise tout à coup de douleur dans la région lombaire, d'engourdissement et de crampes dans les extrémités inférieures ; quelques heures après l'apparition de ces accidents, il y avait paralysie presque complète : *les urines et les matières fécales étaient rendues involontairement*. Cet état persista pendant quatre jours ; puis à la suite d'un traitement antiphlogistique, saignées de trois palettes, ventouses scarifiées sur la région lombaire, bain, cataplasme, la fièvre, la douleur, disparurent ; la sensibilité revint au bout de vingt-quatre jours environ, la guérison était presque complète. Y a-t-il eu dans ce cas une simple lésion des fonctions de la moelle épinière, méningite rachidienne ou ramollissement? C'est ce qu'il nous est assez difficile de décider.

Art. VII. — Traitement.

§ I. *Indications.* — Il est bien difficile d'établir *a priori* le traitement qui convient au ramollissement de la moelle. S'il était prouvé que cette affection fût de nature inflammatoire, ce serait la médication antiphlogistique qui, *rationellement*, devrait avoir le plus de succès. Mais, comme nous l'avons vu, la nature phlegmasique du ramollissement est loin d'être incontestable. Toutefois, fidèles à la règle que nous nous sommes imposée de formuler notre traitement d'après l'expression symptomatique des maladies autant que d'après leurs caractères anatomiques, nous pensons que la thérapeutique du ramollissement médullaire doit varier suivant la forme sous laquelle il se présente. Est-il aigu et fébrile, le traitement antiphlogistique lui est applicable dans certaines limites. Est-il apyrétique, subaigu ou chronique, la médication ne doit plus être la même, et c'est principalement aux médicaments révulsifs que le praticien doit s'adresser. Enfin, en consultant l'expérience, on voit qu'il existe d'autres méthodes sous l'influence desquelles on a obtenu la guérison d'accidents qui offraient beaucoup d'analogie avec ceux qui résultent du ramollissement. Le praticien doit connaître ces méthodes, afin de pouvoir les appliquer dans les cas qui requièrent leur usage.

§ II. *Médications.* — *Résumé.* — 1° *Forme aiguë.* — Lorsque la ma-

____

(1) *Gaz. méd.*, 1832, p. 80.
(2) *Clinique des hôpitaux des enfants*, septembre 1842, p. 194.

ladie débute avec des symptômes fébriles bien caractérisés, il ne faut pas hésiter à pratiquer une saignée ; cette émission sanguine sera assez abondante et proportionnée à l'âge du sujet. Si elle n'est pas suivie de succès, il faudra faire une application de sangsues ou de ventouses scarifiées le long de la colonne vertébrale. Nous devons cependant prévenir les praticiens que l'on a souvent assez de peine à faire prendre aux enfants une position convenable pour que cette application puisse être faite à l'endroit désigné. Dans ce cas ,et pour éviter des douleurs et des efforts nuisibles, on appliquera les sangsues aux apophyses mastoïdes ou à l'anus.

Lorsque les sangsues seront tombées et que le sang aura cessé de couler, il faudra mettre le malade dans un bain tiède en employant les précautions convenables, car les mouvements sont très douloureux. Le traitement par la saignée et les ventouses a été suivi de succès dans une observation rapportée par M. Durand ; les symptômes tétaniques étaient très prononcés dans ce cas.

Si le traitement antiphlogistique ne diminuait pas les accidents, il faudrait commencer celui par l'opium à haute dose, en ayant soin toutefois de ne pas dépasser certaines limites ; mais on sait qu'en cas pareil on peut donner des doses énormes d'opium sans qu'il survienne de narcotisme. En même temps on administrera des lavements émollients ou purgatifs, qui auront le double avantage d'occasionner une dérivation sur le tube digestif et de s'opposer à l'accumulation des matières fécales dans le rectum, la constipation étant le résultat nécessaire de la maladie et aussi de la médication dont nous conseillons l'usage. Si, malgré ce traitement continué activement pendant quelques jours, il ne survenait aucun amendement, nous n'hésiterions pas à mettre le malade sous l'influence mercurielle en prescrivant à l'intérieur le calomel à haute dose, et à l'extérieur les frictions napolitaines,

2° *Forme chronique.* — Le traitement du ramollissement chronique ne doit évidemment pas reposer sur les mêmes principes. La médication antiphlogistique, employée avec une certaine énergie, serait nuisible, tandis qu'on peut espérer d'heureux résultats par l'emploi de la médication révulsive. Dans l'observation que nous avons empruntée à Ollivier, il y eut un amendement très marqué à la suite de l'emploi des vésicatoires volants et des frictions sèches pratiquées au niveau de la région lombaire. Ensuite on administra trente douches d'eau tiède fortement salée sur les lombes ; après chaque douche on plaçait l'enfant dans un lit chaud où il suait abondamment. On interrompit ces douches pendant quelque temps, puis on en donna quarante autres ; enfin au bout de six mois environ la guérison fut complète.

Dans une de nos observations il y eut une amélioration très grande à la suite de l'emploi des cautères à l'eau chaude, et tout faisait espérer la guérison lorsque l'enfant succomba à une rechute. Ces faits, quoique bien peu nombreux, nous mettent sur la voie du traitement à conseiller en cas pareil.

Si la maladie suit une marche tout à fait chronique, il ne sera pas nécessaire de rien changer au régime du jeune malade ; si elle débutait d'une manière aiguë ou subaiguë, une diète de quelques jours serait convenable. On commencera par mettre en usage des frictions sur les muscles sacro-lombaires avec une flanelle imprégnée d'un alcoolat excitant (eau de Cologne ou de mélisse, eau-de-vie, rhum coupé avec de l'eau, liniment ammoniacal camphré). Ces frictions, pratiquées soir et matin, seront continuées pendant plusieurs semaines de suite. S'il ne survient aucun amendement, on pourra employer les douches d'eau salée comme dans l'exemple que nous avons cité ci-dessus ; elles seront aussi continuées pendant longtemps.

Si l'enfant n'est pas très jeune, de neuf à quinze ans, il n'y aura pas de grands inconvénients à ce que les douches soient suivies de sueurs abondantes ; on pourrait même, si au bout de peu de temps elles n'avaient pas produit d'effet appréciable, les remplacer par des douches de vapeur. Chez les enfants plus jeunes, nous craindrions de provoquer fréquemment des sueurs abondantes, l'affaiblissement qui en résulterait pourrait avoir de graves inconvénients. Si les douches ne procuraient aucun soulagement, il faudrait appliquer quelques vésicatoires volants sur les côtés de la colonne vertébrale ; et enfin on aurait recours à des révulsifs plus énergiques, si le traitement que nous venons d'indiquer n'avait produit aucun résultat. On appliquerait alors des cautères à l'eau chaude le long de la colonne vertébrale, à une certaine distance des os, et l'on entretiendrait la suppuration pendant longtemps. Il faudrait en outre apporter une grande attention à certains accidents qui sont souvent le résultat de la maladie : ainsi, l'écoulement involontaire des urines et des matières fécales pouvant occasionner facilement une eschare au sacrum, il sera nécessaire de renouveler fréquemment le linge des jeunes malades, et d'employer des soins de propreté minutieux pour éviter cet accident. La rétention d'urine nécessitera l'emploi de la sonde.

Nous ne pensons pas que les préparations de strychnine, ou l'emploi de l'électricité, puissent être d'aucune utilité ; nous croyons même qu'un pareil traitement pourrait avoir de graves inconvénients ; et si nous en parlons ici, ce n'est que pour le proscrire.

CHAPITRE IX.

INDURATION DE LA MOELLE.

Deux de nos malades nous ont offert un exemple d'induration de tout le cordon rachidien. La moelle était, dans ces deux cas, très dure, élastique, résistante sous le doigt ; elle se coupait en rondelles minces comme des tranches de viande ferme. Dépouillé de sa membrane propre, le cordon rachidien avait entièrement conservé sa forme, et l'on pouvait aussi couper l'organe en rondelles minces ; le tissu ne criait pas sous le scalpel. Cet état de la substance médullaire coïncidait, dans un cas, avec un état analogue de la substance cérébrale. Dans un fait rapporté par M. Burnet, et qui a été analysé dans le chapitre sur *l'induration cérébrale*, la moelle épinière avait subi une altération analogue à celle du cerveau. L'induration médullaire était, dans ce cas encore, plus prononcée que dans les deux observations que nous venons de citer. « La moelle, dit l'auteur, est très blanche et très dure ; on la partage facilement en plusieurs lanières qui en occupent toute la longueur ; la traction suffit pour cela. *Une de ces lanières, qui forme à peu près le quart de son épaisseur, soutient facilement une scie d'amphithéâtre.* »

Nos deux malades, âgés, l'un de trois ans, l'autre de quatre et demi, étaient atteints d'une paraplégie ; récente chez l'un, elle ne datait guère que de trois semaines ; plus ancienne chez l'autre, elle durait depuis plus de huit mois. La sensibilité était conservée ; les malades n'accusèrent aucune douleur ; il n'y avait aucun autre symptôme qui pût être rapporté à une lésion des fonctions du système cérébro-spinal. La mort fut occasionnée par des complications : un de ces enfants succomba à une scarlatine, l'autre à une coqueluche compliquée de pneumonie. Le malade de M. Burnet put, jusque dans les derniers jours de sa vie, remuer ses membres.

Quelle est la nature de cette altération ? Doit-on la considérer, avec Ollivier (d'Angers), comme le résultat d'une inflammation chronique ou comme une maladie *sui generis ?* L'observation de ce médecin, que nous avons citée dans notre article *Ramollissement*, semblerait militer en faveur de la première hypothèse. Il s'agit dans ce cas d'un enfant qui eut à plusieurs reprises des attaques de paraplégie. A l'autopsie, on constata un ramollissement de la partie inférieure de la moelle et une induration bien évidente de sa partie supérieure. Cette dernière lésion avait-elle succédé à la première ? Cela est probable. Dans les faits que nous avons recueillis il est bien difficile d'admettre que les choses se soient passées ainsi, puisque, chez nos malades, l'induration était dans un cas très récente, et que, dans l'autre, les symptômes avaient persisté au même degré d'intensité jusqu'à la mort.

Nous croyons que, dans l'état actuel de la science, il vaut mieux se borner à inscrire cette lésion dans le cadre nosologique, et ne pas forcer les analogies en la rattachant à l'inflammation. Elle offre, du reste, la plus grande ressemblance avec l'induration cérébrale, et la coïncidence des deux affections est une nouvelle preuve de l'identité de leur nature.

NEZ. — BOUCHE. — COU.

S'il était besoin de démontrer les différences fondamentales qui séparent les diverses inflammations d'un même organe; s'il fallait prouver qu'il est peu philosophique de réunir dans une même classe toutes les phlegmasies, quelle que soit leur nature, les maladies que nous allons étudier fourniraient des preuves surabondantes. Ces preuves auraient d'autant plus de poids que souvent l'anatomie pathologique peut être en partie faite pendant la vie. En effet, il est facile de se convaincre que ces phlegmasies dont la *nature* est différente ont aussi des caractères physiques spéciaux. Personne aujourd'hui ne confond la diphthérite avec l'angine simple, et l'on s'accorde assez bien à penser que le croup doit être placé dans le cadre nosologique à côté de la diphthérite pharyngienne et nasale plutôt qu'à côté de la laryngite ulcéreuse ; et cependant dans cette dernière maladie, comme dans le croup, la lésion locale est une phlegmasie du larynx.

Une distinction tout aussi absolue doit être faite entre les phlegmasies catarrhales et les phlegmasies franches des mêmes organes , et nous croirions être dans une voie très naturelle en décrivant dans une première classe les phlegmasies catarrhales du nez , du pharynx , du larynx, de la trachée, des bronches et du poumon ; dans une seconde classe les phlegmasies diphthéritiques ; dans une troisième les phlegmasies franches des même organes.

Mais nous croyons devoir ajourner ces divisions , car nous sentons le besoin de faire mieux comprendre que nous ne l'avons encore fait les différences qui existent entre l'inflammation et le catarrhe (voy. les *Phlegmasies pulmonaires et gastro-intestinales*). Nous sommes en outre arrêtés par l'impossibilité de donner dès à présent la description exacte et différentielle de maladies aujourd'hui confondues , mais dont la séparation sera un jour nécessaire. Cette description serait sans doute facile, si tous les cas étaient simples et si la nature ne se jouait pas de nos divisions nosologiques en établissant des transitions entre les espèces morbides les plus distinctes. Il est, en effet, des cas fréquents (surtout quand la maladie est sporadique) dans lesquels le catarrhe , la diphthérite et l'inflammation sont réunis et confondus sur le même malade. Nous aurons même à parler des cas où ces trois états morbides s'allient à un quatrième, l'état nerveux ou spasmodique. Nous devrons aussi nous demander si quelques phlegmasies de la gorge ne doivent pas être rapportées à certains états graves de l'économie différents de ceux que nous venons d'énumérer.

En présence de ces difficultés, on comprendra que nous ayons hésité à admettre toutes ces divisions. Mais nous y suppléerons en discutant la nature de chacune de ces phlegmasies, et en indiquant la gradation de nuances qui résultent de leur alliance entre elles ou avec d'autres états morbides.

Cette loi du passage insensible d'une espèce à l'autre, commune à toutes les œuvres du Créateur, impose au médecin la nécessité d'une étude attentive des cas particuliers, afin qu'il puisse reconnaître la prédominance de l'une ou de l'autre espèce morbide, et en déduire des indications précieuses pour le traitement. C'est cette connaissance, il faut bien le dire, qui fait du médecin praticien, même lorsqu'il ne s'en rend pas compte, un véritable artiste, et qui le distingue du médecin théoricien et savant dont les idées sont mieux formulées, mais moins généralement applicables.

A. MEMBRANE PITUITAIRE.

Les diverses phlegmasies de la membrane pituitaire que nous avons eu l'occasion d'observer sont : 1° le coryza catarrhal, maladie commune, en général aiguë et légère ; 2° le coryza purulent et pseudo-membraneux, qui est souvent de nature diphthéritique, ou qui est secondaire à certaines fièvres, telle que la scarlatine, 3° le coryza inflammatoire, maladie rare, dont nous rapporterons un exemple ; 4° le coryza scrofuleux qui se présente sous deux formes : l'une subaiguë ou chronique simple, qui est la plus commune ; l'autre, plus rare et difficilement curable, à laquelle on a donné le nom d'ozène (l'un de nous, M. Barthez, a depuis plusieurs années sous les yeux un fait de cette nature, aujourd'hui en voie de guérison) ; 5° le coryza syphilitique.

Nous ne parlerons, et encore très brièvement, que de trois de ces maladies : les coryzas catarrhal, pseudo-membraneux et inflammatoire.

CHAPITRE PREMIER.

CORYZA CATARRHAL.

Cette maladie est une des plus communes qu'on puisse observer. L'enfant qui vient de naître éternue souvent au premier contact d'un air trop froid, et contracte alors un rhume qui peut avoir de la gravité. A un âge plus avancé, les changements de température,

le passage brusque du chaud au froid, ou réciproquement du froid
à une chaleur excessive ; l'exposition à un vent froid et surtout à celui du nord, ou à un courant d'air la tête étant découverte ; l'influence
épidémique, la prédisposition constitutionnelle, sont les causes fréquentes de cette maladie trop légère et trop commune pour que nous
en donnions la description détaillée Nous voulons seulement insister
sur les lois qui unissent le catarrhe nasal aux catarrhes laryngés et
pulmonaires ; rappeler que les mêmes causes leur donnent naissance,
que le premier précède et accompagne souvent les seconds, et qu'il
est alors impossible de ne pas voir dans toutes ces phlegmasies locales
l'expression d'un même état morbide.

Le coryza catarrhal est le plus habituellement une maladie primitive ; cependant il est souvent aussi secondaire et se développe pendant les prodromes ou le cours des maladies qui ont de l'affinité avec
le catarrhe, telles que la rougeole et la coqueluche.

Le coryza est d'ordinaire aigu ; cependant il est des enfants chez
lesquels il se renouvelle si fréquemment et à des intervalles si courts,
qu'on le croirait chronique. Mais nous connaissons peu d'observations
dans lesquelles le coryza catarrhal ait réellement mérité le nom de
chronique (1) et ait réclamé un traitement spécial. Dans le fait sui-

(1) A l'état chronique, le coryza des enfants a spécialement attiré l'attention des
médecins qui étudient les maladies vénériennes. D'après MM. Trousseau et Lasègue,
il serait un des fréquents symptômes de la syphilis des enfants à la mamelle. Voici
en quels termes ils s'expriment (Trousseau et Lasègue, *De la syphilis constitutionnelle chez les enfants du premier âge*, Archives, 4ᵉ série, t. XV, p. 156) : « En
résumé, le coryza, si toutefois ce nom convient à l'affection que nous venons de
décrire, est un des signes les plus fréquents et les plus caractéristiques de la syphilis. Il produit une sécrétion de matières d'abord muqueuses, plus tard séreuses et
purulentes, des écoulements de sang plus ou moins fréquents et souvent copieux ;
il se termine par la carie des os du nez et une déformation de l'organe. Il mérite
d'autant mieux d'entrer dans les éléments essentiels du diagnostic *qu'aucune autre
maladie que la vérole ne s'accompagne des mêmes symptômes.* »

Sans nier la valeur des faits invoqués par les médecins que nous venons de citer,
nous pouvons affirmer que nous avons observé le coryza chronique sur des enfants
chez lesquels il nous a été impossible de *soupçonner* même l'origine syphilitique de
la maladie.

Nous nous rappelons entre autres une petite fille âgée d'un mois que nous avons
soignée pendant deux mois pour un coryza qui avait débuté, comme l'indique
M. Trousseau pour le coryza siphilitique, par l'enchifrènement suivi d'un léger
épistaxis, qui se répéta à plusieurs reprises ; puis il s'établit une véritable suppuration, les narines étaient rouges, le nez tuméfié. L'exploration réitérée des fosses
nasales par la sonde ne nous a jamais fait découvrir d'altération des os, nous n'observâmes aucune ulcération au pourtour des narines. (M Trousseau fait remarquer
que dans le coryza syphilitique, le plus souvent et sans qu'aucun traitement soit
venu l'entraver, la lésion s'arrête d'elle-même, et que les os ne sont pas compro-
mis.) Nous essayâmes un grand nombre de remèdes, mais le temps seul fit disparaître la maladie. L'enfant a maintenant quatre ans, sa santé est parfaite.

vant qui appartient à Billard (1), nous ne sommes pas certains que la maladie doive être rapportée au catarrhe.

Un enfant de dix-sept mois avait un suintement muqueux très abondant par le nez, la respiration nasale bruyante et difficile, et une grande tendance à l'assoupissement. Il succomba au bout de plusieurs mois. A l'autopsie, la membrane muqueuse des fosses nasales était très rouge, tuméfiée et d'une si grande mollesse, qu'il suffisait de l'effleurer avec l'ongle pour la réduire en une bouillie rougeâtre et sanguinolente. Les autres organes n'offraient pas d'altération.

Le coryza catarrhal guérit sans exiger un traitement spécial ; cependant il acquiert quelquefois de la gravité chez les très jeunes enfants et mérite alors une attention sérieuse. Les dangers du coryza simple chez les enfants nouveau-nés ont été signalés par M. Rayer et par Billard, et depuis cette époque tous les médecins qui se sont occupés des maladies des enfants ont insisté sur sa gravité. Le danger naît de l'obstruction des narines et de l'impossibilité de teter qui en résulte. En effet, la difficulté de la respiration est d'autant plus grande que les mucosités sont plus abondantes, plus épaisses, et se dessèchent à l'orifice externe des narines qu'elles bouchent plus ou moins complétement. « Si dans ce moment, dit Billard, on donne le sein à l'enfant, son état d'anxiété et de suffocation redouble ; il abandonne aussitôt le mamelon, parce qu'il ne peut exercer la succion, puisqu'il ne respire plus que par la bouche, et que celle-ci se trouve alors remplie par le mamelon et par le lait qui s'en écoule ; de sorte que, se trouvant continuellement agité par le besoin de la faim et l'impossibilité de la satisfaire, il tombe bientôt épuisé de douleur, de fatigue et d'inanition, et ne tarde pas à périr avant même d'être arrivé à un degré de marasme avancé. La marche des symptômes est quelquefois très rapide : en trois ou quatre jours un enfant peut périr du coryza. »

Cette fâcheuse terminaison est heureusement très rare, et nous n'avons pas eu l'occasion de l'observer ; mais sa possibilité doit mettre le médecin en garde contre les dangers de cette maladie. Il faut, surtout, pendant le premier mois après la naissance, éviter avec soin toutes les causes qui peuvent donner naissance au catarrhe ; et lorsqu'il se développe, il ne faut pas oublier qu'avant de devenir impossible, l'allaitement est insuffisant, en même temps que l'action de teter est pénible et fatigante.

Cependant nous conseillons, avec M. Valleix, de ne pas suspendre l'allaitement dès que le nouveau-né prend un coryza ; il faut seulement surveiller avec attention la marche des symptômes ; s'il est besoin, donner à l'enfant une partie du lait de la nourrice au moyen d'une cuiller ; ou même, suivant la nécessité, suspendre l'allaitement,

____

(1) *Traité des maladies des enfants*, 2ᵉ édit., p. 488.

et nourrir l'enfant exclusivement avec le lait de vache donné à la cuiller.

On a conseillé l'application de différentes pommades sur le front; on a recommandé de nettoyer fréquemment les narines avec l'eau de guimauve, l'eau de sureau, ou la décoction de feuilles de noyer ; nous pensons qu'on devrait préférer à ces topiques plus ou moins infidèles l'application du remède abortif par excellence des inflammations des membranes muqueuses. Le nitrate d'argent, conseillé chez l'adulte, produirait, nous n'en doutons pas, le résultat le plus avantageux dans le coryza grave des enfants. Billard recommande aussi l'administration du calomel à petites doses et même l'application d'un vésicatoire à la nuque et aux bras.

En présence de la possibilité de la mort rapide par asphyxie ou par inanition, M. Valleix (1) a pensé qu'on devrait peut-être recourir à la trachéotomie. « Il s'agit, dit-il, d'enfants très jeunes et chez lesquels on aurait de la répugnance à pratiquer une opération même beaucoup moins sérieuse. C'est là sans doute une raison d'être réservé ; mais s'il était démontré que l'enfant va périr asphyxié ; et si, d'un autre côté, on était sûr que le coryza fût simple, on pourrait d'autant plus recourir à ce moyen extrême, que la respiration une fois rétablie, on aurait la certitude que le coryza se terminerait promptement par résolution. »

<hr>

CHAPITRE II.

CORYZA PSEUDO-MEMBRANEUX (2).

Art. I. — Anatomie pathologique.

La *membrane muqueuse* des fosses nasales n'offre pas constamment des altéraltions identiques. Ainsi nous l'avons vue d'un rouge vif, soit en partie, soit en totalité ; cette rougeur, chez un de nos malades, était pointillée et paraissait exister surtout au niveau de petites papilles saillantes. Chez un autre enfant, toute la pituitaire avait une teinte générale d'un rouge très vif marbré çà et là de

(1) *Guide du médecin praticien,* t. Ier, p. 45.

(2) Nous nous sommes servis pour la composition de chapitre : 1° de cinq observations de coryza pseudo-membraneux que nous avons recueillies ; 2° d'un fait qui nous a été communiqué par M. Legendre ; 3° de plusieurs observations que nous avons trouvées dans l'ouvrage de M. Bretonneau : ces derniers faits ne contiennent guère que des détails d'anatomie pathologique; 4° nous avons consulté quelques autres observations éparses dans les journaux et les traités de Underwood, West, etc.

violet. Indépendamment de la rougeur, la membrane muqueuse était inégale, tuméfiée, ramollie ; mais ce ramollissement, qui manquait complétement chez deux enfants, était dans les autres cas très peu marqué. Nous n'avons pas rencontré d'ulcérations ; nous n'avons pas observé que la membrane muqueuse fût décollée par la suppuration.

Les *fausses membranes* étaient disséminées par fragments peu considérables, ou bien elles recouvraient tout un des cornets et même tapissaient en entier les fosses nasales. Elles étaient mêlées à une certaine quantité de pus ou de muco-pus, et les produits liquides étaient d'autant plus abondants, et les caractères anatomiques de l'inflammation d'autant plus prononcés que les fausses membranes étaient moins étendues. En voici la preuve. A l'autopsie d'un enfant de six ans et demi, chez lequel nous avions constaté pendant la vie des fausses membranes bien caractérisées à l'orifice des narines, toute la membrane pituitaire était d'un rouge très vif, épaissie et ramollie, couverte d'une couche purulente assez épaisse : tandis que chez une petite fille de quatre ans, les fosses nasales étaient tapissées dans toute leur étendue par des fausses membranes d'un blanc jaunâtre, élastiques, assez épaisses, pouvant facilement s'enlever sans se déchirer ; au-dessous d'elles la membrane était d'un rouge foncé, mais elle n'offrait ni ramollissement ni ulcération.

Dans les faits de M. Bretonneau les fausses membranes étaient tout à fait pareilles à celle-ci, comme on pourra s'en assurer par la description suivante qui offre en outre quelques particularités dignes d'intérêt.

La fausse membrane tapisse tout l'intérieur des narines, elle n'a rien perdu de sa couleur primitive ; elle est d'un blanc jaunâtre, adhère peu à la surface pituitaire, et elle a tant de ténacité qu'on peut lui faire subir de fortes tractions sans la rompre. Il n'est cependant possible de l'extraire par l'ouverture gutturale de ces cavités qu'en la poussant en même temps par leur orifice antérieur ; sur plusieurs points, elle a acquis plus d'une ligne d'épaisseur. Elle se moule exactement sur les méats et les cornets des fosses nasales. Celle de ses surfaces qui correspond à la membrane muqueuse est hérissée de papilles aussi apparentes que celles de la pointe de la langue. Ce sont des prolongements de substance concrète qui pénètrent dans les ouvertures des follicules mucipares. La pellicule pseudo-membraneuse arrivait à l'orifice des fosses nasales et même la débordait. (Bretonneau, p. 115.)

Dans nos observations le coryza coïncidait trois fois avec une inflammation pseudo-membraneuse du pharynx et du larynx, et une fois avec une pneumonie double, une gangrène de la peau et une chorée. Dans les observations de M. Bretonneau le coryza coïncidait avec la diphthérite pharyngienne et laryngée. Il en était de même dans d'autres observations que nous avons parcourues (Bourgeois, Guibert, etc.)

Art. II. — Symptômes.

1° *Écoulement nasal.* — Un des premiers symptômes qui annoncent le développement du coryza pseudo-membraneux, est l'enchifrènement et peu après l'écoulement d'un liquide séreux ou muqueux, jaunâtre, qui devient de plus en plus épais et exhale une odeur fétide toute spéciale. Cette odeur n'est nullement gangréneuse ; elle est fade et nauséeuse. Plus tard l'écoulement change de nature ; il devient plus liquide, ichoreux, quelquefois sanguinolent. Cet écoulement n'est cependant pas constant et son abondance est en raison inverse de celle des fausses membranes. Ainsi dans l'observation que nous avons citée plus haut, où les fausses membranes existèrent *seules*, il n'y eut pas d'écoulement nasal, tandis qu'il fut très abondant chez celui de nos jeunes malades dont toute la membrane pituitaire était revêtue d'une couche de pus, et chez lequel les fausses membranes existaient seulement à l'orifice des narines. Les faits que nous avons consultés nous ont conduits aux mêmes conclusions. Ainsi dans l'observation de M. Bretonneau, citée plus haut, on n'observa que de l'enchifrènement.

Nous avons vu l'écoulement se faire soit d'emblée, par les deux narines, soit par une seule, soit passer de l'une à l'autre.

2° *Fausses membranes.* — En écartant les narines, on aperçoit quelquefois à leur face interne des fausses membranes très minces, pelliculaires, adhérentes, d'un blanc jaunâtre. Elles étaient très apparentes chez deux des malades de M. Bretonneau.

3° *Rougeur et tuméfaction du nez.* — Les ailes du nez sont rouges, tuméfiées, et plus tard la tuméfaction s'étend au nez, qui devient rouge. La peau qui le recouvre est luisante, tendue, érysipélateuse, et cet érysipèle peut s'étendre plus ou moins loin sur la face. En outre, la région sous-nasale, constamment irritée par le passage du liquide, prend une couleur d'un rouge très vif ; elle est tuméfiée, excoriée, et quelquefois des fausses membranes se développent à sa surface.

4° La *respiration* est bruyante, nasonnée, ronflante : ses deux temps ont la même longueur. Lorsque les produits sécrétés ne remplissent pas les cavités nasales, les enfants peuvent respirer la bouche fermée, tandis que dans les cas où les fausses membranes sont très abondantes, ils respirent la bouche ouverte. Les dents, les lèvres et la langue sont alors desséchées. Nous appelons d'une manière particulière l'attention du praticien sur ces symptômes qui, en apparence peu importants, peuvent cependant donner l'éveil sur la nature de la maladie dans les cas où l'écoulement nasal manque.

5° *Toux.* — Quand il existe de la toux, son timbre peut aussi être modifié ; elle acquiert alors une résonnance toute particulière qui dépend de l'obturation incomplète des fausses nasales. Enfin, nous avons vu chez un de nos malades la voix être voilée et sifflante précisément à l'époque où la phlegmasie avait atteint son maximum. (Voyez OBSERVATION, à la fin de ce chapitre)

Les autres symptômes signalés par les auteurs comme appartenant au coryza aigu, tels que des chatouillements incommodes, des éternuments, des épistaxis, n'ont pas été constatés dans les cas que nous avons sous les yeux.

6° *Symptômes généraux.* — Le coryza pseudo-membraneux n'étant presque jamais une maladie isolée, il est bien difficile de dire quels sont les symptômes généraux qui l'accompagnent. Ainsi, les malades que nous avons observés avaient tous un mouvement fébrile assez intense, mais chez aucun l'affection n'était simple, et la fièvre était tout aussi bien dans la dépendance de l'angine, du croup, d'une pneumonie, de la scarlatine et d'une fièvre typhoïde que du coryza lui-même. Il est possible que l'imperfection de l'hématose produise quelquefois des symptômes cérébraux. Nous avons observé de l'agitation et de l'assoupissemeut la veille et le jour de la mort.

Art. III. — Marche. — Durée. — Terminaison. — Pronostic.

Le coryza marche d'ordinaire avec une grande rapidité ; mais comme il est presque toujours uni à d'autres affections, il est difficile d'estimer sa dureté d'une manière absolue. Nous l'avons vu se terminer en trois jours chez un enfant de deux ans atteint en même temps d'angine et de croup ; il n'eut pas une durée plus longue chez un garçon de trois ans, dont la maladie avait débuté par une angine pseudo-membraneuse grave ; il se développa la veille de la mort chez un enfant atteint de fièvre typhoïde et d'angine pseudo-membraneuse, etc.

Le coryza purulent ou pseudo-membraneux est une maladie fort grave : tous les enfants ont succombé sous l'influence de l'affection première aussi bien que du coryza. Le manque de faits nous empêche de sésoudre quelle influence ont l'âge, le sexe, la raison, l'épidémie régnante, etc., sur la gravité de la maladie. Remarquons, toutefois, au sujet de l'âge, que plus l'enfant est jeune, plus le coryza offre de dangers. En effet, lorsque la maladie se développe chez les nouveau-nés, l'obstacle au passage de l'air produit des accidents identiques avec ceux que nous avons exposés dans le chapitre précédent.

Art. IV. — Causes et nature de la maladie.

Age. — Les enfants dont nous avons recueilli ou consulté les observations étaient également nombreux au-dessus et au-dessous de l'âge de cinq ans.

Sexe. — Sur 12 malades, nous avons compté 9 garçons et 3 filles. A juger par ce petit nombre de faits, le coryza pseudo-membraneux serait, comme l'angine et le croup, plus fréquent chez les garçons.

Le coryza coïncidait presque toujours avec une angine purulente ou pseudo-membraneuse primitive ou secondaire, et chez une fille de quatre ans, avec une affection gangréneuse et une pneumonie double survenue dans le cours d'une chorée. La coïncidence du coryza avec l'angine pseudo-membraneuse prouve évidemment l'identité de nature de ces deux maladies, et doit faire admettre que les causes qui prédisposent à l'une exercent une influence analogue sur l'autre. Toutefois, l'identité de nature ne peut être reconnue que dans le cas de coexistence des deux maladies, car si l'on trouve dans la science de nombreuses descriptions d'épidémie d'angine diphthéritique, on n'en voit pas une seule de coryza de même nature. D'autre part, les différences anatomiques, le développoment de la maladie dans le cours de certaines affections déterminées (scarlatine, variole) engageront sans doute à reconnaître plusieurs espèces de coryza pseudo-membraneux, liées toutes à des états graves de l'économie. Cette question se représentera d'ailleurs à propos du croup et sera mieux discutée alors.

Art. V. — Traitement.

§ I. *Indications.* — Tout est encore à faire dans le traitement du coryza pseudo-membraneux. L'analogie de nature doit cependant faire supposer qu'il réclame une médication semblable à celle généralement employée dans l'angine du même nom. Les indications consistent : 1° à modérer l'intensité de l'inflammation ; 2° à débarrasser les fosses nasales des produits de sécrétion qui gênent la respiration ; 3° à changer par des agents topiques le mode actuel de la phlegmasie ; et enfin 4° à empêcher que l'inflammation ne s'étende de l'intérieur à l'extérieur.

§ II. *Examen des médications.* — Pour remplir la première indication, il faut, si l'enfant est vigoureux, appliquer un petit nombre de sangsues sous les apophyses mastoïdes, en laissant couler les piqûres pendant une heure seulement. Il faudrait s'abstenir des émissions sanguines dans les cas où le coryza serait secondaire, la fièvre peu intense, l'enfant débilité, et lorsque la maladie régnerait épidémiquement. Ainsi les émissions sanguines ont complétement échoué chez un enfant de six ans et demi atteint de coryza purulent et pseudo-membraneux dans le cours d'une fièvre typhoïde. La maladie s'était déclarée à une époque où les affections pseudo-membraneuses existaient nombreuses dans nos salles, au début de l'épidémie qui a régné à l'hôpital en 1840. Dans les cas où les émissions sanguines seraient contre-indiquées, on les remplacerait par des révulsifs sur les extrémités inférieures, et de légers purgatifs. Le calomel pourrait peut-être aussi être employé avec succès en cas pareil ; conseillé dans l'angine et le croup, son usage serait d'autant plus convenable que le coryza que nous étudions ici complique souvent ces deux maladies. L'état des voies digestives contre-indiquant l'emploi du mercure, on devrait recourir aux frictions avec la pommade de calomel.

Pour remplir la seconde indication, il est nécessaire de pratiquer des injections avec des liquides émollients, d'absterger avec soin, au moyen d'une fine éponge, le liquide qui découle des narines. Après que l'on a ainsi débarrassé les cavités nasales des produits de sécrétion qui recouvrent la membrane muqueuse, on insuffle dans les narines un mélange à parties égales de poudre de gomme et d'alun. Cette insufflation sera répétée à plusieurs reprises dans la journée. Si l'alun employé avec persévérence n'était suivi d'aucune amélioration, il faudrait le remplacer par de la poudre de calomel uni à de la gomme. L'union de la gomme aux poudres actives a l'avantage de favoriser leur adhésion aux surfaces malades. On comprend que l'insufflation doit être préférée à l'injection. Ce dernier moyen est inapplicable quand le médicament possède une certaine énergie; il est impossible, en effet, de limiter son action, et le liquide, après avoir franchi les fosses nasales, peut tomber dans l'œsophage ou le larynx, et occasionner des accidents graves.

L'indocilité des petits malades empêchant l'insufflation, on pourrait introduire dans les fosses nasales un pinceau très fin, préalablement trempé dans une solution caustique de nitrate d'argent. Ces différents topiques, indépendamment de l'action qu'ils exercent sur la phlegmasie nasale, ont l'avantage de provoquer l'éternument et de faciliter le décollement des fausses membranes. Si le liquide sécrété en abondance irritait vivement la région sous-nasale, il faudrait enduire les points malades avec de la pommade au calomel; l'inflammation se propageant aux téguments du reste du visage, on ferait des onctions sur la peau érysipélateuse avec l'onguent napolitain.

Art VI. — Historique. — Observation.

Nous ne connaissons aucune monographie sur le coryza pseudo-membraneux des enfants. Undervood (1) a décrit, sous le nom de *coryza maligna, or morbid snuffles*, une maladie remarquable par l'abondance de la sécrétion purulente, et qui a quelque analogie avec celle que nous venons de décrire, ou avec la forme grave du coryza catarrhal des nouveau-nés. On trouve çà et là, dans les travaux publiés sur l'angine pseudo-membraneuse, des exemples d'inflammation de même nature des fosses nasales (Voy. HISTORIQUE DE L'ANGINE). Billard a cité dans son ouvrage cinq observations de coryza membraneux. M. West (2), qui a décrit la maladie en quelques mots,

____

(1) *A treatise on the diseases of children*, by Michael Underwood. Ninth edition, with notes by Marshall Hall, 1835,.p. 133.

(2) *Lectures on the diseases of infancy*, p. 167.

en a donné un exemple dans lequel le coryza a compliqué la scarlatine. M. Guibert (1) a rapporté celle d'un garçon de trois ans et demi, rachitique, atteint de coryza pseudo-membraneux dans le cours d'une rougeole. L'éruption s'accompagna de douleurs de gorge, de toux sèche et fréquente. La veille de la mort seulement, on constata la rougeur du nez, qui était croûteux ; une extinction de voix, une toux sèche et fréquente ; à l'autopsie, *le larynx et la trachée étaient sains ;* la muqueuse des fosses nasales était couverte de lambeaux membraniformes.

Ce fait offre certains points de contact avec celui que nous allons rapporter en terminant cet article, et qui nous a offert un remarquable exemple de coryza pseudo-membraneux accompagné d'altération de la voix, sans que le larynx offrît aucune lésion. Cette observation et une partie des faits contenus dans ce chapitre ont été publiés dans un article que nous avons inséré dans les *Archives de médecine* (2).

OBSERVATION.—*Enfant de trois ans.* — *Varioloïde bénigne.*—*Guérison.*— *Angine et coryza pseudo-membraneux très intenses.*—*Mort le dixième jour.*

Jouzeau, garçon de trois ans, fut admis le 13 août 1840 à l'hôpital des Enfants malades, et couché au n° 5 de la salle Saint-Thomas.

Cet enfant, d'une forte constitution, assez gras, aux cheveux blonds, aux yeux bleus, à la peau fine et blanche, était entré une première fois à l'hôpital pour y être traité d'une varioloïde bénigne ; l'éruption avait suivi son cours habituel sans aucune complication, et l'enfant, parfaitement bien portant, avait quitté l'hôpital.

Sa mère nous le ramena au bout de quelques jours; elle nous apprit que peu après sa sortie il avait été pris de fièvre, de soif et de dévoiement. On n'avait observé aucun écoulement par les narines, et le 12 août, au moment de son admission, il n'en présentait pas non plus. Lorsque nous examinâmes cet enfant, il était dans l'état suivant :

Il est couché dans le décubitus latéral droit ; le facies exprime l'abattement et la souffrance ; la face est très pâle, généralement bouffie et molle ; les paupières sont légèrement croûteuses ; la chaleur est très vive ; le pouls bat 136 ; il est régulier, assez développé, 28 inspirations longues, bruyantes, ronflantes, nasales ; l'inspiration égale l'expiration en longueur ; il n'y a pas de sifflement. L'auscultation ne donne que des résultats négatifs. Les ailes du nez sont largement dilatées, et les narines sont rouges, luisantes ; il découle de leurs orifices un mucus abondant, fétide, jaune, peu épais, non purulent ; la toux est assez fréquente, un peu rauque, non étouffée ; les dents sont humides ; il en est de même des gencives, qui sont couvertes d'un petit liséré blanc. La langue est humide, jaunâtre en arrière, rouge en avant. La déglutition n'est pas difficile, mais les boissons provoquent la toux. Les amygdales ne sont pas tuméfiées, mais elles sont rouges, ainsi que les piliers du voile du palais et la luette. A leur face interne et sur les bords de celle-ci, on aperçoit de petites fausses membranes jaunes ; les ganglions sous-maxillaires sont légèrement tuméfiés.

(1) *Clinique des hôpitaux*, 1828, t. III, p. 148.
(2) 1841, numéro de décembre, 3ᵉ série, t. XII.

L'abdomen est assez volumineux ; il est souple, indolent. L'appétit est nul, la soif très vive ; il n'y a ni nausées ni vomissements. Le dévoiement s'est arrêté : une selle normale. Pas de symptômes cérébraux.

Le 14 et le 15 août, l'état de l'enfant alla toujours en s'aggravant. La fièvre persista intense, le pouls s'éleva à 140. La respiration, tout en présentant les mêmes caractères, augmenta progressivement de fréquence (36-40). Le nez devint rouge, luisant ; sa tuméfaction était considérable et accompagnée de douleur ; l'écoulement nasal, abondant, exhalait une odeur fade très désagréable. La région sous-nasale était d'un rouge vif et enflammée ; l'inflammation s'étendait jusqu'à la paupière inférieure.

La toux conserva les mêmes caractères, mais la voix devint voilée et sifflante ; l'air pénétrait mal dans les poumons, il n'y avait pas d'accès de suffocation.

Les fausses membranes s'étaient étendues dans la gorge ; la luette était d'un rouge très vif ; des fausses membranes, d'un beau jaune, existaient à la face postérieure du pharynx ; celles des amygdales persistaient encore. Le 14, l'enfant était très agité, changeait constamment de position ; le 15, il fut pris de somnolence et mourut dans la soirée. Le traitement consista dans une application de sangsues, des cataplasmes émollients, et des révulsifs sur les extrémités inférieures.

A l'autopsie, les fosses nasales avaient une teinte générale grise due à une couche de pus mêlée de mucus. Lorsque ces liquides eurent été enlevés, on vit la membrane muqueuse tantôt recouverte d'une fausse membrane peu étendue et formée de petits lambeaux assez adhérents, tantôt d'un rouge très vif, mais peu tuméfiée et non ramollie. On n'apercevait aucune ulcération.

Tout le pharynx avait aussi une couleur grise plus ou moins foncée ; il contenait beaucoup de mucosités purulentes écumeuses; il était tapissé d'une fausse membrane assez généralement dense, adhérente, de 1 millimètre d'épaisseur environ. Au-dessous, l'on voyait les fibres charnues inégales, décolorées et dures ; dans d'autres points peu étendus, la membrane muqueuse n'était pas détruite, mais elle était molle. Cette vaste ulcération se terminait par des bords irréguliers taillés à pic, rouges, mous, peu tuméfiés ; elle se prolongeait jusque sur les côtés du larynx, et était entourée de quelques autres plus petites de même nature, et qui cessaient au point où le pharynx s'unit à l'œsophage, qui était parfaitement sain.

Le larynx et la trachée offraient une légère injection ; mais on n'y rencontrait pas trace de fausses membranes. Les bronches contenaient une petite quantité de liquide muqueux aéré, surtout à leur partie inférieure ; là elles étaient très légèrement injectées.

Le parenchyme des deux poumons était souple, rosé, crépitant. Le bord antérieur de ces deux organes, généralement emphysémateux, laissait aussi apercevoir des traînées d'emphysème intervésiculaire ; les ganglions bronchiques, d'un petit volume, étaient parfaitement sains.

La péricarde contenait deux cuillerées de sérosité ; le cœur avait son volume normal ; son tissu était ferme, ses valvuves légèrement injectées. Les oreillettes et les ventricules contenaient des caillots abondants colorés et décolorés.

L'estomac et l'intestin grêle étaient parfaitement sains.

Le gros intestin avait une teinte d'un blanc jaunâtre mat dans le cæcum et le côlon ascendant. L'épaisseur de la membrane muqueuse était normale, mais sa consistance faible ; elle ne donnait que des lambeaux de 3 à 4 millimètres.

Les ganglions mésentériques qui avoisinaient la valvule avaient le volume d'un petit haricot ; ils étaient plus rouges et plus mous que les autres. Le foie et la rate n'offraient aucune lésion. Les reins étaient rouges ; leur substance corticale était molle, d'une couleur foncée, vivement et finement injectée ; à la coupe, on retrouvait la même rougeur.

CHAPITRE III.

CORYZA INFLAMMATOIRE.

Nous citerons comme exemple de l'inflammation franche de la membrane pituitaire, l'observation suivante recueillie par l'un de nous à Genève, et qui s'éloigne beaucoup des deux espèces que nous venons de décrire.

Un enfant de quatre ans, parfaitement bien portant, fait une chute sur le nez; la contusion n'est pas assez violente pour déterminer une fracture ou même une hémorrhagie un peu abondante, mais elle occasionne une véritable *rhinite*. L'enfant est enchifrené, fiévreux, assoupi, et très rapidement on voit suinter un écoulement verdâtre épais, purulent. Les parents, éloignés de plusieurs lieues de la ville, prennent de l'inquiétude (ils redoutaient l'invasion d'une affection cérébrale), et nous amènent cet enfant au bout de quatre à cinq jours de maladie. Nous voyons un garçon vigoureux, bien constitué, sanguin, haut en couleur, très fiévreux. Il a l'œil brillant, inquiet ; il est tantôt agité, tantôt somnolent, et se laisse examiner avec beaucoup de difficultés. L'état du nez attire de suite notre attention ; son extrémité est tendue, luisante, rose, très douloureuse au plus léger attouchement, mais non érysipélateuse ; une abondante suppuration s'écoule des narines, qui sont vivement enflammées ; la peau sousjacente participe à l'irritation de la membrane muqueuse. Nous prescrivons une application de sangsues, des bains et la teinture d'aconit à l'intérieur.

Quinze jours plus tard, les parents de cet enfant nous le ramènent, parce que, disent-ils, il lui est survenu un polype dans le nez, et que le médecin de leur localité leur a dit qu'il fallait le conduire à Genève pour l'opérer. Ils nous racontent que sous l'influence du traitement les symptômes généraux ont rapidement disparu, que la suppuration a graduellement diminué, mais que l'enchifrènement a persisté, et que peu à peu on a vu paraître à l'orifice de chaque narine une tumeur qui a été graduellement en augmentant, et a fini par les dépasser de plusieurs millimètres. C'était cette tumeur qu'on avait prise pour un polype.

En examinant de près le petit malade, nous reconnûmes en effet deux tumeurs d'un rouge vif, humides, molles, peu douloureuses, dépassant les narines de 1 ou 2 millimètres, mais assez faciles à refouler à l'aide d'un stylet. Nous pensâmes que ces tumeurs n'étaient point des polypes, mais le résultat d'un boursouflement de la membrane muqueuse enflammée qui avait fait hernie au travers des narines.

Nous nous contentâmes de prescrire des applications de poudre d'alun et des bains. Ces remèdes ont suffi pour amener la guérison. Nous n'avons pas revu l'enfant, mais nous avons appris qu'il s'était rétabli très rapidement.

B. BOUCHE.

Nous décrirons sous ce titre plusieurs maladies de la bouche très distinctes, bien qu'elles aient toutes un caractère commun, c'est-à-dire la phlegmasie de la membrane muqueuse. Ce seront : 1° la *stomatite ulcéro-membraneuse* ; 2° le *muguet* ; 3° les *aphthes*. Nous passerons sous silence l'inflammation simple ou érythémateuse de cette membrane, maladie légère, mal définie, et qui n'exige pas un traitement déterminé. Nous aurons cependant l'occasion d'en dire quelques mots dans un chapitre additionnel destiné aux accidents de la dentition.

CHAPITRE IV.

STOMATITE ULCÉRO-MEMBRANEUSE.

Cette maladie, à laquelle on a donné le nom de *couenneuse*, d'*ulcéreuse*, est caractérisée par la sécrétion de plaques jaunâtres, épaisses, adhérentes, et par l'inflammation, l'érosion et l'ulcération des tissus sous-jacents. Pour nous, la stomatite est complétement différente de la gangrène de la bouche, dans laquelle la membrane muqueuse et les tissus sous-jacents, les parois molles ou solides de la bouche sont frappés de mort. Tout en reconnaissant qu'il existe plusieurs points de contact entre ces deux maladies, tout en admettant que souvent le point de départ anatomique est le même, nous trouvons, d'un autre côté, de si grandes dissemblances dans l'altération des tissus, dans la marche, dans le pronostic de ces affections, qu'il nous est impossible de les considérer comme deux variétés d'une même maladie. Il y a pour nous autant de différence entre la stomatite couenneuse et la gangrène de la bouche qu'entre une angine et la gangrène du pharynx. Plus tard, nous établirons d'une manière détaillée les motifs qui nous font adopter cette opinion.

Nous regrettons de ne pas partager, sur ce sujet, les opinions de notre ancien collègue le docteur Taupin, qui, dans un bon article sur la stomatite, auquel nous ferons plus d'un emprunt, a soutenu l'identité de nature des deux maladies (1).

Il nous a paru inutile de faire deux espèces distinctes des stomatites ulcéreuse et pseudo-membraneuse, les causes, la marche et les symptômes de ces deux formes étant presque identiques et ne différant

____

(1) *Journal des connaissances médico-chirurgicales*, 1839, avril, n° 10.

que par des nuances peu importantes pour la pratique. Nous donnerons, en conséquence, à la stomatite le nom d'*ulcéro-membraneuse*.

Article I. — Anatomie pathologique.

La stomatite ulcéro-membraneuse étant une maladie qui, par elle-même, ne se termine jamais par la mort, nous n'avons pas eu occasion de constater l'altération anatomique qui la constitue. Nous emprunterons, en conséquence, cette description au docteur Taupin (*loc. cit.*, p. 139). « Le premier degré de stomatite est constitué par de petits » points d'un blanc mat, un peu jaunâtres, qui forment une saillie fort » légère, bien moindre que celle des aphthes. Si l'on enlève l'épithé- » lium qui est épaissi, on voit une petite production plastique, ana- » logue à celle que l'on trouve au huitième ou neuvième jour dans » les pustules varioliques. Cette concrétion est adhérente aux parties » sous-jacentes par de petits prolongements membraneux, et constam- » ment au-dessous d'elle on voit une petite ulcération à bords frangés » rouges, saignants. » Lorsque la maladie augmente, on voit (dans la forme pseudo-membraneuse des auteurs) une couche jaunâtre, large, épaisse, adhérente, au-dessous de laquelle la membrane muqueuse est érodée superficiellement. Dans la forme ulcéreuse, au contraire, l'ulcération est profonde, entourée de bords rouges et violacés, tapissée d'une petite couche grisâtre et molle. Lorsque l'inflammation est bornée aux gencives, elles sont rouges, violacées, ramollies, couvertes d'une exsudation pultacée blanchâtre. Les dents sont déchaussées, souvent vacillantes. Les lésions des autres organes ne doivent pas attirer notre attention ; elles sont toutes accessoires et dépendent de causes étrangères à la maladie.

Art. II. — Symptômes.

Le docteur Taupin affirme que la stomatite ulcéro-membraneuse débute toujours par les gencives, qui sont volumineuses, boursouflées, rouges ou violacées, saignantes ; elles se couvrent ensuite d'un enduit pultacé grisâtre qu'il ne faut pas confondre avec les petites plaques blanches, minces et molles que l'on observe dans beaucoup de maladies et qui s'accompagnent aussi de boursouflement et de rougeur. Des gencives, l'inflammation s'étend à la partie correspondante de la paroi buccale ; on voit alors de petites plaques jaunes très légèrement saillantes, qui se rapprochent, se réunissent, et finissent par former une large bande jaunâtre, saillante, un peu inégale à sa surface, très adhérente ; lorsqu'on cherche à détacher cette couche pseudo-membraneuse, on n'y parvient en général qu'avec difficulté, et l'on trouve au-dessous d'elle la membrane muqueuse rouge ou violette, saignante, excoriée. Ailleurs, et d'après les faits que nous avons recueillis, dans les cas surtout où la stomatite se développe sur la face postérieure de la lèvre inférieure, on voit une surface parfaitement arrondie, à bords rouges, violets, saignants et mous, à fond inégal d'un gris jaunâtre assez déprimé; si l'on enlève la couche grise, on trouve une ulcération parfaitement caractérisée et assez profonde, dont le fond est rouge et saignant. Lorsque la stomatite s'est développpée dans le repli gingivo-buccal, l'ulcération est au contraire allongée, elle a à peine quelques millimètres de largeur et s'étend progressivement en longueur.

En général, la lésion reste bornée à une surface peu étendue; cependant il n'en est pas toujours ainsi, et l'on voit les plaques pseudo-membraneuses gagner successivement les points voisins de ceux où elles se sont d'abord développées. Alors non-seulement la face interne des joues, mais aussi le voile du palais sont envahis par l'inflammation; toutefois le cas est fort rare.

Si la maladie n'est pas convenablement traitée, l'inflammation persiste. Les plaques augmentent d'épaisseur par la formation de couches successives; les ulcérations deviennent plus profondes; les fausses membranes se détachent, puis se renouvellent bientôt après, et la maladie se perpétue ainsi.

Lorsque au contraire elle tend à diminuer, les plaques se détachent, les ulcérations se détergent, les bords s'affaissent, le fond affleure le niveau de la membrane muqueuse, il est moins rouge et moins saignant. Bientôt l'épithélium se reforme; il ne reste plus alors que de la rougeur qui persiste pendant plusieurs jours après la guérison de la maladie. D'après M. Taupin, la membrane muqueuse reste dure et épaisse : elle n'est pas lisse et régulière, mais présente un aspect gauffré à larges alvéoles (*loc. cit.*, p, 141). La muqueuse, en effet, reste pendant quelque temps inégale et rugueuse à sa surface, mais non épaissie; et nous croyons que M. Taupin a confondu l'épaississement des tissus sous-jacents avec celui de la membrane muqueuse elle-même.

Les ulcérations plus ou moins profondes et les plaques pseudo-membraneuses qui les recouvrent, sont le symptôme essentiel et pathognomonique de la stomatite; mais on en observe d'autres qui doivent aussi attirer l'attention. Ainsi le plus ordinairement les *ganglions sous-maxillaires* du côté malade sont un peu tuméfiés, durs et douloureux; mais nous n'avons jamais vu le tissu cellulaire environnant participer à l'inflammation.

L'*haleine* est toujours plus ou moins fétide, et cette fétidité varie en raison de l'étendue et du siége de la stomatite; elle est quelquefois très prononcée, et tout à fait semblable à celle qu'exhalent les tissus gangrenés. Il est fort rare de voir les parties qui correspondent aux plaques pseudo-membraneuses offrir une notable *tuméfaction;* cependant, lorsque la maladie occupe un espace un peu considérable, ou que les ulcérations sont étendues et profondes, les parois buccales ou labiales sont tuméfiées, et la saillie est visible à l'extérieur. La joue est alors enflée, la lèvre inférieure déjetée en bas ; en même temps une salive abondante découle à chaque instant des commissures labiales. Cette *salivation* n'existe guère que dans les cas où la maladie est très intense ; lorsqu'elle est circonscrite, la salive est quelquefois sécrétée assez abondamment, mais pas assez cependant pour couler hors de la bouche.

Lorsque l'on palpe avec soin les tissus tuméfiés, on s'assure facilement qu'ils sont mous et flasques, et qu'il n'existe pas de ces noyaux d'engorgements durs, résistants, faciles à circonscrire, que l'on retrouve dans les cas de gangrène ; en outre, la peau n'est ni tendue, ni luisante, ni chaude, comme on le remarque aussi dans la gangrène. Nous insistons tout particulièrement sur ces caractères, qui sont d'une haute importance pour le diagnostic.

La stomatite ulcéro-membraneuse n'occupe pas indifféremment tous les points de la cavité buccale. Nous avons déjà eu occasion de dire qu'elle débutait presque toujours par les gencives ; quelquefois elle reste circonscrite à cette région, d'autres fois elle occupe à la fois la gencive et la lèvre inférieure, la gencive et les points correspondants droit et gauche de la paroi buccale. Un fait que nous avons constaté après M. Taupin, est que, dans la grande majorité des cas, la stomatite n'occupe qu'un des côtés de la bouche. D'après nos obsertions, le côté gauche serait le plus fréquemment affecté, et lorsqu'elle siége sur les lèvres, elle occupe de préférence la lèvre inférieure.

Les symptômes locaux que nous avons énumérés sont les seuls que l'on observe dans la stomatite primitive ou secondaire, et lors même qu'elle est poussée à un haut degré, elle reste toujours apyrétique. Les dérangements des voies digestives et la toux que l'on observe quelquefois sont tout à fait accessoires et dépendent des lésions concomitantes.

Art. III. — Marche. — Durée. — Pronostic.

La stomatite mal soignée peut durer plusieurs mois ; mais en général, à partir du moment où l'on prescrit un traitement rationnel, elle diminue avec rapidité, et cesse au bout d'un temps assez court. La lenteur plus ou moins grande de la guérison dépend dans certains cas du traitement mis en usage, d'autres fois de la forme de la maladie : ainsi, lorsque les ulcérations sont profondes et étendues, la cicatrisation est plus lente à obtenir que dans le cas où la membrane muqueuse est superficiellement excoriée. Lorsque les plaques occupent un espace limité, elles disparaissent plus rapidement que dans les cas où elles couvrent une grande surface.

La stomatite a une grande tendance à récidiver : nous avons vu des enfants traités de stomatite une première fois à l'hôpital en être atteints une seconde et une troisième; les causes qui avaient favorisé la première apparition de 'la maladie favorisaient aussi son retour. Dans d'autres cas, c'est à l'hôpital même qu'a eu lieu cette récidive, et quelquefois par suite de la cessation prématurée du traitement. L'un de nous a vu, à Paris, un enfant chez lequel une stomatite pseudo-membraneuse se développa au moment du sevrage, et qui persévéra, ou plutôt récidiva à courts intervalles, pendant plus de dix-huit mois. La maladie s'était développée concurremment avec des accidents gastro-intestinaux à la suite d'un mauvais régime alimentaire, que la fâcheuse indulgence des parents empêcha toujours de modifier.

La stomatite n'offre par elle-même aucun degré de gravité; elle diffère grandement, sous ce rapport, de la gangrène de la bouche, qui est presque toujours mortelle.

M. Taupin, qui admet l'identité de nature entre la stomatite et la gangrène de la bouche, regarde les fausses membranes comme des eschares, et compare la stomatite à la pourriture d'hôpital. Nous ne saurions partager son avis : la fausse membrane est un produit d'inflammation, une altération de sécrétion, mais nullement une eschare; et, pas plus que les fausses membranes qui tapissent le pharynx dans l'angine ulcéreuse, elle ne peut être considérée comme le résultat d'une gangrène.

Art. IV. — Causes. — Nature.

Les causes de la stomatite ont été étudiées d'une manière complète par M. Taupin. Nous avons peu de chose à ajouter à cette partie du travail de ce médecin.

La stomatite est plus fréquente de cinq à dix ans qu'à tout autre âge ; on l'observe plus souvent chez les garçons que chez les filles. Elle se développe en général chez des enfants mal soignés, mal nourris, mal logés, appartenant aux classes pauvres, habitant des lieux humides, malsains, peu aérés. Elle est endémique dans certaines salles de l'hôpital des Enfants. On la voit aussi survenir dans la convalescence des maladies aiguës, de la pneumonie, des fièvres éruptives, de l'affection typhoïde, des entéro-colites. En un mot, il n'est pas une des maladies de l'enfance dans le cours desquelles elle ne puisse survenir. Elle règne dans toutes les saisons ; mais on l'observe plus fréquemment au printemps et en automne : l'humidité a une grande part à son développement. Elle est épidémique ou sporadique.

D'après M. Taupin, la stomatite est contagieuse ; enfin elle résulte quelquefois d'une cause mécanique, de la carie d'une dent, d'une fracture ou d'une nécrose des os de la mâchoire inférieure.

Si cette dernière cause indique que la stomatite peut être une maladie toute locale, les autres conditions qui lui donnent naissance prouvent qu'elle est dans l'immense majorité des cas liée à une modification grave de l'économie. Elle appartient à cette classe de maladies qui résultent de la détérioration profonde que déterminent la misère, le défaut de soins, la nourriture insuffisante.

Sa coïncidence avec les catarrhes intestinaux, son développement possible sous l'influence des causes qui les produisent nous ont quelquefois engagés à la considérer comme une maladie catarrhale, malgré la différence de la lésion locale. Son développement, dans certaines saisons, et sous une influence épidémique semblerait justifier cette opinion sur son origine.

Nous n'avons jamais vu de stomatite que nous ayons pu rapporter à la diphthérite.

Art. V. — Traitement.

§ I. *Indications.* — La première, et sans doute la plus importante indication à remplir, est de soustraire l'enfant à l'influence des causes prédisposantes et occasionnelles de la stomatite. Avec les seules précautions hygiéniques et les soins de propreté, on pourra empêcher le développement de la maladie, quelquefois la guérir, souvent en prévenir les récidives.

La seconde indication consiste à traiter directement la phlegmasie, et les applications topiques qui modifient le mode inflammatoire sont celles qui amènent le plus facilement et le plus promptement une terminaison favorable.

Quelquefois cependant la violence de l'inflammation est telle qu'il est nécessaire d'avoir recours à un traitement antiphlogistique convenablement dirigé.

§ II. *Examen des médications.* — Il est impossible d'obtenir la guérison de la stomatite si l'on ne commence pas par soustraire les malades aux causes qui l'ont produite. Donner à l'enfant une meilleure nourriture, le loger dans une chambre suffisamment aérée, à l'abri de l'humidité; mais surtout recommander aux personnes qui lui donnent des soins de veiller à ce que la bouche soit dans le plus grand état de propreté : telles sont les premières recommandations que le praticien doit adresser aux parents. Il va sans dire que si la stomatite dépendait d'une cause externe évidente, de l'irritation produite par une dent cariée, il faudrait tout d'abord enlever la cause qui entretient l'inflammation.

Si la stomatite est peu intense, quelques gargarismes acidulés, ou, si l'enfant est trop jeune pour se gargariser, des injections émollientes, en nettoyant les surfaces malades, suffisent pour obtenir la guérison. Si la maladie est plus étendue, ou si elle augmente, il faudra recourir à une autre médication. Dans ce cas, il sera tout à fait inutile de persévérer dans l'emploi des gargarismes émollients, et le traitement topique est celui qui réussit le mieux. C'est celui que nous avons vu mettre en usage par le docteur Bouneau. Il consiste à ap-

pliquer sur les parties malades du chlorure de chaux sec. Sous l'influence de ce topique, les fausses membranes se détachent : il s'écoule
une petit quantité de sang. On voit alors la muqueuse rouge, violette et un peu saignante. Il faut persister pendant plusieurs jours
dans l'emploi de cette médication, sous peine de voir reparaître la
maladie. Maintes fois il nous est arrivé d'abandonner au bout de
quelques jours l'usage du chlorure, et presque toujours l'affection a
reparu.

Lorsque les ulcérations sont profondes, sinueuses, ou même lorsque les plaques pseudo-membraneuses occupent une grande surface
et sont très épaisses, nous avons pratiqué quelques cautérisations, soit
avec l'acide hydrochlorique, soit avec le nitrate d'argent, soit même
avec le nitrate acide de mercure. L'eschare une fois détachée, nous
mettions en usage le chlorure de chaux sec, d'après la manière
indiquée ci-dessus. Nous avons aussi, chez quelques malades, employé la poudre d'alun à la place du chlorure de chaux. Mais nous
sommes tout à fait d'accord avec M. Boûneau sur la prééminence
que doit conserver le dernier médicament.

Si l'inflammation buccale est très vive et très étendue, et surtout
s'il y a réaction fébrile, il est convenable de commencer le traitement
par une application de sangsues, dont le nombre doit être proportionné à la force et à l'âge du sujet. On emploie ensuite le traitement
topique. C'est la méthode que nous avons adoptée chez une malade
dont nous avons rapporté l'observation dans notre première édition
(t. I, p. 270); elle a été suivie d'un plein succès. On a conseillé comme
très efficace l'usage du chlorate de potasse à l'intérieur et à la dose
de 50 centigrammes à 1 gramme. Ce médicament a parfaitemeut
réussi aux docteurs West et Chanal. Le médecin anglais (1) considère
ce moyen presque comme un spécifique de la stomatite ulcéreuse. Il
donne 15 à 25 centigrammes dissous dans l'eau sucrée à un enfant de
trois à cinq ans, et renouvelle la dose toutes les quatre heures. S'il y
a constipation, il fait précéder le remède par un purgatif. Il n'y a,
dit-il, aucune forme ni aucune période de la maladie dans laquelle
le chlorate de potasse ne soit utile. Nous n'avons pas eu l'occasion
d'employer ce traitement, mais nous ne verrions que de l'avantage à
s'en servir dans le cas où la maladie serait rebelle à l'hygiène et au
traitement topique.

§ III. *Résumé.* — Le médecin est appelé auprès d'un enfant qui a
l'haleine fétide, la joue tuméfiée et *molle*, les gencives érodées; une
inflammation ulcéro-membraneuse existe à l'intérieur de la bouche :

1° Il commencera par nettoyer la cavité buccale à grande eau :
pour ce faire, un aide prendra l'enfant sur ses genoux, le maintiendra
assis, incliné sur le côté; puis avec une petite seringue, le médecin

____

(1) *Loc. cit.*, p. 355.

injectera de l'eau tiède simple ou émolliente, et dirigeant le jet d'abord sur les gencives, puis sur la face interne des joues, de manière à débarrasser complétement les parties malades des produits étrangers qui les recouvrent. Si l'enfant ne veut pas desserrer les dents, on aura plus de facilité à nettoyer les gencives. Lorsqu'il sera nécessaire d'écarter les mâchoires, on lui fera tenir la tête par un aide, et l'on pincera les narines de manière à nécessiter le passage de l'air par la bouche. Si l'enfant continue à serrer les dents et respire par leur intervalle, on appuiera légèrement le manche d'une cuiller sur le bord libre des dents, et l'on restera quelques instants dans cette position. L'enfant se fatiguera facilement, et bientôt les dents se desserreront. On profitera de ce moment pour introduire la cuiller et l'appuyer sur la base de la langue. Dès lors on est maître d'agir, et l'on peut, s'il est nécessaire, introduire un morceau de liége entre les mâchoires pour les maintenir écartées.

La bouche étant ainsi nettoyée, on examinera jusqu'où s'étend l'ulcération.

2° Si la maladie est intense, on prendra un papier roulé, ou bien un pinceau un peu résistant, on en trempera l'extrémité humectée dans un flacon de chlorure de chaux sec ou d'alun en poudre, et l'on frottera les parties malades aussi fortement que possible sans trop causer de douleur. On pourra aussi frotter avec le doigt si son introduction est possible ; c'est même, à notre avis, l'instrument le plus commode, comme le plus intelligent.

3° On laissera la poudre en contact avec les parties malades pendant quelques instants, puis l'on fera laver la bouche avec de l'eau simple, si l'enfant est assez grand, ou bien on commencera les injections s'il est trop jeune.

4° On renouvellera la même application de chlorure deux fois dans la journée, et dans l'intervalle on lavera la bouche deux ou trois fois avec de l'eau simple. On continuera le même traitement jusqu'à ce que les ulcérations se détergent et que la cicatrisation commence évidemment à se faire ; puis on se bornera aux soins de propreté et au collutoire suivant.

℞ Mucilage de gomme........................ 30 grammes.
  Sirop d'écorce d'orange..................... 15
  Chlorure de chaux.......................... 1

Mêlez pour collutoire.

5° Si la maladie est peu étendue, l'on se contentera de cette dernière médication, ou bien encore on promènera sur les parties malades un pinceau imbibé de miel rosat, ou de suc de citron, ou d'eau et de vinaigre mélangés à parties égales. Il ne faut pas oublier que ces acides employés sans précaution ont l'inconvénient de rendre les dents très sensibles.

6° Dans tous les cas, on ne craindra pas de promener l'enfant à l'air libre ; de lui donner une bonne nourriture, composée de bouillon gras, de viande rôtie, de bon vin en quantité convenable s'il est assez âgé ; de bon laitage s'il est plus jeune.

7° La maladie une fois guérie, on recommandera que la bouche soit fréquemment lavée, que les dents soient tenues aussi propres que possible, etc.

Art. VI. — Historique.

Bon nombre d'auteurs anciens ou modernes, depuis Van-Swiéten jusque dans ces dernières années, ont confondu dans leurs descriptions le scorbut, la gangrène de la bouche et la stomatite ; en sorte qu'il est fort difficile de présenter un historique un peu complet de cette dernière affection (voir pour le complément de cet article l'HISTORIQUE DE LA GANGRÈNE DE LA BOUCHE). En France, la stomatite a été décrite d'une manière spéciale par les docteurs Guersant et Blache dans le *Diction-naire de médcine* (1). Ces médecins divisent la maladie en quatre périodes. La première est caractérisée par le dépôt des plaques, la rougeur, la chaleur et la fétidité de l'haleine ; la seconde par l'agrandissement des pseudo-membranes, qui deviennent noirâtres ou livides ; la troisième par la résorption des plaques ; la quatrième par la solution de la maladie ou par son passage à l'état d'ulcération ou de gangrène. D'après ces auteurs, la membrane muqueuse sous-jacente aux fausses membranes est pointillée de rouge, et très rarement ulcérée, si ce n'est dans le cas de gangrène ; opinion contraire à celle de M. Taupin.

M. Murdoch a publié quelques observations suivies de réflexions sur la stomatite (2) ; ce médecin reproche à M. Bretonneau d'avoir nié que les affections diphthéritiques puissent se terminer par gangrène ; il affirme que cette terminaison survient fréquemment le cinquième ou sixième jour de la stomatite. M. Bretonneau (3) a décrit sous le nom de gangrène scorbutique ou stomacace diphthéritique, une maladie qui nous paraît analogue à la stomatite que nous venons d'étudier, et qu'il a soin de distinguer du sphacèle de la bouche.

M. Taupin a, comme nous l'avons dit, publié des recherches intéressantes sur la stomatite des enfants ; mais, selon nous, il a eu le tort de décrire comme maladies identiques l'inflammation pseudo-membraneuse et la gangrène. Il a étudié la maladie dans tous ses détails ; mais il a surtout insisté sur ses causes et son traitement. Dans ce dernier article, il a exposé la thérapeutique du docteur Bouneau. M. Valleix (4) traite à part les stomatites couenneuse ou diphthéri-

(1) T. XVIII, p. 580.
(2) *Clinique, Annales de médecine*, etc., t. II, p. 123.
(3) *Loc. cit.*, p. 132-134 et seq.
(4) *Guide du médecin praticien*, 2ᵉ édit., 1850, t. II, p. 243, 257 et 264.

tique, ulcéreuse et gangréneuse. C'est sous ce dernier nom qu'il parle de la maladie que nous venons de décrire, et qu'il confond, d'après M. Taupin, avec la gangrène de la bouche. Il n'en est pas de même de MM. Hardy et Béhier (1), qui séparent ces deux dernières affections, et désignent notre stomatite ulcéro-membraneuse sous le nom de *diphthéritique*.

La plupart des auteurs anglais et allemands ont réuni dans une description commune la stomatite pseudo-membraneuse et la gangrène. Cependant MM. Evanson et Maunsell (2) ont traité à part de la stomatite ulcéreuse, qu'ils distinguent des aphthes et de la gangrène; leur description se rapproche de celle de Billard (3). M. West a donné une description tout à la fois concise et complète de la stomatite ulcéreuse, qu'il distingue soigneusement de la gangrène de la bouche. D'après Frankel (4), la stomatite règnerait principalement au printemps et en automne. Suivant Kopp, Heim et Riecke, elle serait contagieuse. En lisant avec soin la description de Frankel, qui est en partie empruntée à un mémoire du docteur Yorg (5), on voit que la stomatite qu'il décrit n'est autre que les aphthes. Débutant par des vésicules pleines de liquide transparent, qui crèvent et laissent à nu des ulcères, elle s'accompagne de vives douleurs. La maladie dure une dizaine de jours, et chacun des ulcères en particulier quatre, cinq ou six jours.

CHAPITRE V.

APHTHES.

Les aphthes dans les anciens ouvrages de médecine sur les maladies des enfants, occupent une assez grande place. Elle a été bien réduite dans ceux des modernes, depuis que l'on a décrit comme des espèces distinctes le muguet, la stomatite pseudo-membraneuse et les aphthes proprement dits.

Nous réservons ce dernier nom à une affection vésico-ulcéreuse des parois buccales et bucco-pharyngiennes.

L'opinion de Billard, qui place le siége de l'aphthe dans les follicules, nous paraît la plus probable.

Cette maladie, suivant quelques auteurs, Gardien en particulier,

(1) *Traité élémentaire de pathologie*, t. II, p. 150.
(2) *Loc. cit.*, p. 207, 1840.
(3) *Loc. cit.*, p. 219.
(4) *Loc. cit.*, p. 265.
(5) *Die mundfaule oder stomacace*, etc.

est précédée de fièvre, de chaleur de la bouche, de soif, d'anxiété, de dérangement des voies digestives. Nous avons constaté ces symptômes chez plusieurs enfants, tandis que chez d'autres la phlegmasie était tout à fait locale ; l'inspection seule de la bouche l'a fait reconnaître. D'ordinaire, le médecin est appelé à l'époque où la maladie est confirmée, et non-seulement il ne peut pas observer les symptômes précurseurs, mais il est assez rare qu'il assiste à la période initiale.

Cette première période est caractérisée par une éruption vésiculeuse que l'on peut très bien comparer à l'herpès ; l'épithélium est soulevé par le produit, modifié par l'inflammation, de la sécrétion folliculaire, et il apparaît sous forme d'un point blanc légèrement proéminent, offrant quelquefois une tache colorée au centre, et souvent entouré d'un très léger cercle inflammatoire (Billard), puis l'orifice folliculeux se dilate, l'épithélium se rompt, et il reste à sa place une petite ulcération à fond gris jaunâtre et à bords d'un rouge vif et assez nettement arrondis.

Cette ulcération est souvent très douloureuse : alors l'enfant refuse de prendre le sein, de boire ou de manger, ou tout au moins il ne le fait qu'avec une grande répugnance. Les sécrétions buccales sont presque toujours augmentées, mais une abondante salivation est un symptôme exceptionnel.

Il est assez rare qu'il n'existe qu'un seul aphthe, mais il est bien plus rare encore que l'éruption soit confluente et se propage au-delà des cavités bucco-pharyngiennes ; pour notre part, nous n'avons jamais observé cette généralisation, et, après avoir lu la description des auteurs, nous nous sommes demandé si la maladie à laquelle ils ont donné le nom d'*apthhe confluent* n'était pas une variété de la diphthérite. Ce qui nous le ferait penser, c'est que plusieurs médecins ont noté la coïncidence du croup et des aphthes. Voici en quels termes s'exprime Jurine. Après avoir rapporté une observation intitulée *Croup compliqué d'aphthes*, il dit : « Nous observâmes dans l'arrière-bouche un symptôme particulier que l'on ne remarque que très rarement chez nous dans le croup et qui consistait dans une couche de matière muqueuse, concrète, blanchâtre, ressemblant parfaitement à une couche aphtheuse bien cernée, mais qui n'offrait aucun des caractères de l'angine gangréneuse. A l'autopsie, nous trouvâmes l'arrière-bouche, les amygdales, le voile du palais, et même la base de la langue, tapissés de l'enduit aphtheux dont nous venons de parler. »

Le siége le plus ordinaire des aphthes est : la face interne de la lèvre inférieure, le sinus gingivo-labial, les côtés de la langue ; il est plus rare de les observer sur le palais et les amygdales. Nous avons cependant donné des soins à un enfant de trois ans souffrant d'un aphthé solitaire qui, d'abord peu étendu, finit par acquérir la dimension d'une pièce de vingt-cinq centimes. Il était situé à la base du pilier droit. Au bout de huit jours, il avait diminué des trois quarts, puis il s'agrandit de nouveau, et en même temps il s'en développa deux autres, l'un au-dessus du premier, le troisième sur les bords de l'échancrure palatine. Ces aphthes occasionnaient à l'enfant de si vives douleurs qu'il refusait de prendre aucune nourriture.

Sur les amygdales, les aphthes forment comme des petites perles grisâtres, mais l'ulcération qui leur succède n'est pas aussi profonde que lorsque l'éruption occupe la face interne de la lèvre. Nous avons vu des cas où l'aphthe s'est à plusieurs reprises reproduit dans les mêmes points de l'amygdale chez le même enfant. Il est bien rare que cette maladie ne soit pas accompagnée d'une gingivite plus ou moins intense ; elle est surtout très marquée au niveau des gencives antérieures, dont la membrane muqueuse devient rouge, luisante, humide, bousouflée, quelquefois saignante. Ce symptôme nous a été souvent utile pour le diagnostic, dans les cas où l'aphthe était petit, solitaire, et caché dans le sinus de la membrane gengivo-labiale.

Il est rare que la stomatite dépasse le degré de la simple gingivite, cependant nous avons vu à Genève, dans le mois de janvier 1852, à une époque où régnaient des affections catarrhales et diphthéritiques, les aphthes se montrer aussi épidémiquement et dans quelques cas se compliquer d'une stomatite membraneuse assez intense. Le cas de cette espèce qui nous a le plus frappé est celui d'une jeune fille de dix ans, chez laquelle la maladie s'annonça d'abord sous la forme la plus simple, mais au bout de trois ou quatre jours il survint un mouvement fébrile intense, les lèvres se tuméfièrent et se couvrirent de plaques jaunâtres très apparentes aux commissures. L'enfant ne pouvait pas sortir la langue de la bouche, cependant elle avalait encore assez aisément. La salivation était abondante, et la cavité buccale exhalait une odeur d'une insupportable fétidité. La peau était ardente, le pouls dépassait 140. Sous l'influence d'un collutoire opiacé et de la teinture d'aconit à l'intérieur, puis de la cautérisation de la face interne des lèvres avec le nitrate d'argent, et plus tard de l'huile de ricin, la maladie a disparu, mais l'enfant est restée encore assez fortement éprouvée de cette stomatite aphtheuse dont l'intensité et la durée (12 jours) ont dépassé de beaucoup les cas que l'on observe d'ordinaire dans la pratique civile.

L'aphthe est une indisposition qui ne s'accompagne qu'exceptionnellement de symptômes généraux de quelque importance. Les enfants sont d'ordinaire un peu éprouvés, mal à leur aise, irritables, ils ont les yeux battus, la langue blanche, un peu de chaleur fébrile, de dyspepsie et de la soif. Tous ces symptômes ne tardent pas à se dissiper et l'aphthe se cicatrise rapidement. En général la maladie dure un septénaire, cependant elle peut se prolonger un peu davantage, s'il se fait des éruptions successives ; quelquefois l'aphthe en pleine voie de cicatrisation s'ulcère de nouveau.

Est-il nécessaire de dire que l'aphthe doit plutôt être considéré comme une indisposition que comme une maladie, et qu'il n'offre aucune gravité? Nous parlons de l'aphthe éphémère, discret, qui, ainsi que nous avons eu occasion de le dire, nous paraît une maladie différente de celle décrite sous le nom d'aphthe confluent, et que nous croyons être une variété de diphthérite. Cette dernière affection, fréquente dans certains pays, et particulièrement en Hollande, est, au contraire, une maladie très sérieuse qui débute par des symptômes généraux graves, et peut se compliquer d'un état typhoïde inquiétant. D'après Billard, les aphthes confluents occasionnent la pâleur, l'amaigrissement, le dévoiement et les vomissements, symptômes qui sont le résultat de la propagation de la maladie dans d'autres parties du tube digestif.

Les aphthes existent à toutes les périodes de l'enfance, mais, comme Billard et Denis l'ont fait remarquer, ils sont rares chez les très jeunes enfants. Dans notre pratique particulière nous les avons plus fréquemment observés chez les enfants lymphatiques prédisposés aux affections catarrhales et dartreuses ; la maladie est, comme les affections précitées, sujette à récidive, nous rangeons, en conséquence, les aphthes parmi les maladies catarrhales. Indépendamment des conditions étiologiques que nous venons de rappeler, leur siége dans les follicules légitime cette opinion. On a encore signalé au nombre des causes prédisposantes les circonstances hygiéniques défavorables. Cependant nous avons observé cette maladie sur des enfants placés sous ce rapport dans des conditions très avantageuses.

Les aphthes paraissent quelquefois se développer sous l'influence d'une prédisposition héréditaire. L'un de nous, M. Barthez, donne ses soins à deux sœurs, chez lesquelles il a constaté à plusieurs reprises une éruption aphtheuse. La mère de ces enfants est sujette à cette maladie qui se développe chez elle comme accompagnement de la plupart des époques menstruelles. Dans ce cas la maladie aphtheuse des jeunes filles n'a jamais paru pouvoir être attribuée à aucune autre cause qu'à l'hérédité.

Le traitement est très simple : il consiste dans une bonne hygiène alimentaire ; dans l'emploi des bains, du nitrate de potasse ou de la teinture d'aconit, s'il y a de la fièvre ; des laxatifs ou même d'un léger vomitif, si l'embarras gastrique prédomine. Le traitement local peut être borné à l'usage des collutoires avec le borax et le miel rosat ; ou bien, si la douleur est très vive, avec le mucilage de pepins de coing additionné de teinture aqueuse d'opium. Mais si la cicatrisation est lente à se faire, on doit la hâter en touchant le petit ulcère avec un crayon de borax, d'alun ou de nitrate d'argent. Il nous est arrivé plusieurs fois de faire avorter l'éruption ou plutôt d'abréger sa durée, en mettant en contact avec le point malade et en laissant séjourner sur lui pendant quelques instants un pinceau imbibé de vinaigre concentré.

CHAPITRE VI.

MUGUET.

Nous serons très brefs sur le muguet. N'ayant presque rien à ajouter aux travaux des habiles médecins qui, dans ces dernières années, ont spécialement étudié cette maladie (1), nous emprunterons à leurs ouvrages la plupart des détails qui vont suivre.

Le muguet est fort rare en ville. Nous n'en avons observé que sept exemples. Sur ces sept cas, une seule fois la maladie a offert des symptômes graves. La bouche entière était envahie, l'enfant était atteint d'une diarrhée abondante, il avait énormément maigri et ne se nourrissait pas ; il a été cyanosé, et il a succombé après quelque jours de maladie. Dans les six autres cas, le muguet a été discret et bénin, ne s'est accompagné que de symptômes gastriques ou abdominaux insignifiants, et n'a pas tardé à se dissiper sous l'influence d'une bonne alimentation et de quelques applications de borax. D'après ces faits, d'après la lecture attentive des différents travaux publiés sur le muguet, nous sommes tout à fait disposés à partager l'opinion de MM. Trousseau, Delpech et Bouchut, qui le considèrent comme une maladie peu grave en *elle-même ;* mais nous ajouterons que dans certaines circonstances il est l'expression symptomatique d'un état général fâcheux et qu'alors il acquiert une véritable valeur pronostique. Sous ce rapport, il existe une très grande différence entre le muguet et la diphthérite. La diphthérite peut, à elle seule, faire périr le malade, tandis que le muguet, comme le dit M. Bouchut (2), « n'a jamais fait mourir personne. »

Nous sommes loin de méconnaître l'importance des consciencieuses recherches de M. le docteur Valleix et de tous les médecins qui ont étudié le muguet à l'hôpital des Enfants trouvés ; mais comme nous l'avons dit ailleurs (voy. INTRODUCTION), nous croyons que cet établissement est une cause permanente de maladies infectieuses, et nous pensons que sous l'influence d'une mauvaise hygiène, les enfants contractent très aisément une entérite ou un catarrhe intestinal qui les plonge rapidement dans un état de débilitation tel que le muguet prend facilement naissance.

Il arrive alors ce que l'on observe quelquefois chez les adultes épuisés par des maladies de long cours et chez lesquels le muguet se dé-

(1) Lelut, *Archives de médecine,* 1ʳᵉ série, 1827, t. XIII, p. 335, — Valleix, *Clinique des maladies des enfants nouveau-nés,* 1838, et *Guide du médecin praticien,* t. II, p. 225. — Guersant et Blache, *Dict. de méd.,* t. XX, art. MUGUET. — Trousseau et Delpech, *Du muguet chez les enfants à la mamelle (Journal de médecine,* janvier 1845, pages 1, 33, 97.)

(2) *Maladie pratique des nouveau-nés,* 1845, p. 183.

veloppe avec une assez grande facilité. La force vitale ayant fléchi,
les lois physiques reprennent leur empire, et une véritable végétation
s'établit sur la membrane muqueuse buccale. Il faut donc admettre
deux variétés de muguet : l'une, le muguet idiopathique, bénin, en
général discret, maladie toute locale que l'on observe surtout en ville ;
l'autre, le muguet symptomatique, malin, d'ordinaire confluent, expression d'un état général grave et que l'on ne voit guère qu'à
l'hôpital.

MM. Trousseau et Delpech distinguent les causes du muguet en locales et en générales : parmi les premières, ils rangent l'acidité de la
salive, l'exfoliation épithéliale, l'usage du biberon, la contagion (sur
la valeur de laquelle les opinions de tous les auteurs ne sont pas encore bien fixées). Au nombre des causes générales, ils placent en
première ligne l'influence épidémique puerpérale, en seconde ligne
toutes les conditions antihygiéniques qui incombent aux enfants couchés dans les salles des infirmeries, et surtout la mauvaise alimentation ; en troisième ligne, les maladies graves qui ont miné leur constitution et en particulier l'entérite. Les enfants observés par M. Valleix
n'avaient pas dépassé l'âge de deux mois, il en était de même des
nôtres. M. Lelut a vu le muguet sur un enfant de sept mois, et
MM. Trousseau et Delpech sur cinquante-six enfants en ont noté seize
âgés de deux mois et demi à vingt-deux mois.

Nous n'avons qu'un mot à ajouter à l'énumération des causes précédentes. Dans les cas que nous avons observés en ville, le muguet
sporadique bénin s'est développé sur des enfants appartenant à des
femmes primipares dont les bouts de sein étaient peu formés, et nous
avons cru pouvoir attribuer l'éruption buccale à ce que les enfants
étaient obligés d'exercer souvent et à faux une succion très fatigante (1). Un habile chirurgien de Genève, M. le docteur Strœhlin,
qui a attiré notre attention sur l'influence de cette cause, nous a dit
observer assez souvent le muguet bénin dans sa clientèle, et presque
toujours dans les conditions que nous venons de rappeler.

On a longtemps discuté sur la nature de la fausse membrane du
muguet et sur son siége sus ou sous-épithélial. Mais il est démontré
aujourd'hui, d'après les recherches de M. Berg, que cette soi-disant
fausse membrane est un véritable cryptogame (2). Quelle que soit

----

(1) Cependant chez un enfant de deux mois observé par l'un de nous, à Paris,
le muguet s'est développé en dehors de cette circonstance ; l'enfant tetait un
biberon dont le bout laissait écouler le lait sans qu'il y eût besoin d'exercer aucune
succion.

(2) Nous empruntons à M. Robin un résumé de la description du muguet
(Robin, *Des végétaux qui croissent sur les animaux vivants*, p. 38) :

« 1. Les plaques ou couches d'aspect pseudo-membraneux qui caractérisent
anatomiquement le muguet ne sont pas des fausses membranes ; elles sont formées
en majeure partie par les spores et les filaments tubuleux d'un végétal, mélangés

l'opinion que l'on adopte sur la nature de ce produit morbide, nous devons dépeindre son apparence extérieure. Nous empruntons cette

aux cellules épithéliales isolées ou imbriquées de mucus buccal. Ces divers éléments sont maintenus réunis par le liquide visqueux du mucus à la surface de l'épiderme buccal.

« 2. Le végétal est constitué par des filaments tubuleux, cloisonnés d'espace en espace, souvent étranglés au niveau des cloisons, et ramifiés plusieurs fois. Les bords des filaments sont nets ; la cavité des chambres, limitée par les cloisons, renferme quelques granules moléculaires, ou quelquefois deux ou quatre cellules très pâles, ovoïdes. Ils naissent d'une spore qui pousse un prolongement tubuleux ; cette spore conserve sa forme, quelle que soit la période de développement du végétal. L'extrémité libre est ordinairement formée par une cellule courte et renflée ; elle est souvent précédée de plusieurs cellules ovoïdes articulées en chapelet.

» Les *spores* sont sphériques ou un peu allongées, à bords nets foncés, à centre brillant ; elles renferment une fine poussière, et souvent un ou deux granules moléculaires mobiles. Dans les spores germées, ces granules se déplacent continuellement.

» 3. Les filaments tubuleux sont entrecroisés en tous sens ; les spores réunies en groupe, adhèrent fortement aux cellules épithéliales isolées ou imbriquées, et la recouvrent complétement, ou bien forment seulement des groupes arrondis sur une portion de leur surface. De ces groupes on voit quelquefois partir un prolongement tubuleux nouvellement germé, tantôt non cloisonné, tantôt un petit nombre de fois seulement, et non ramifié.

» 4. Ce végétal et les plaques qu'il forme ne constituent ni un symptôme constant de maladie, ni une maladie : ils se développent toutes les fois que le mucus a éprouvé une altération qui permet son développement, et l'observation montre que si cette altération est ordinairement consécutive à une phlegmasie des muqueuses ou autre maladie, elle peut se développer sous d'autres influences (mauvaise nourriture, etc.), ou sans cause connue.»

« Berg a constaté que les petits points blancs par lesquels commence le développement du muguet, enlevés avec une épingle et portés sous le microscope, montrent un grand nombre des filaments et les spores décrits plus haut. Celles-ci sont souvent groupées deux à deux à la suite l'une de l'autre, et sont faciles à distinguer des globules de lait, d'amidon, de mucus, des cellules épithéliales qui leur sont souvent mélangés. Déjà leur caractère propre les distingue, mais de plus aucun réactif ne les attire, sauf l'acide sulfurique concentré qui les dissout. »

» D'après Berg, cette végétation, par elle-même, n'est ni une maladie ni un symptôme constant d'une maladie quelconque, parce qu'on la trouve chez les enfants tout à fait sains et dans les meilleures conditions hygiéniques, aussi bien que conjointement avec différentes maladies ; et ce n'est certainement pas une production de l'inflammation, car elle n'en a aucun caractère. Il dit aussi qu'à l'hospice des Enfants de Stockholm, où les enfants sont allaités par des nourrices sédentaires, cette moisissure de la muqueuse buccale est toujours considérée comme une bagatelle qui n'est jamais dangereuse par elle-même. On la trouve aussi chez les adultes affectés de maladies graves, à une époque rapprochée de la mort, mais bien moins souvent que chez les enfants atteints d'affections gastro-intestinales. Berg n'a pas vu le muguet sur la muqueuse stomacale ; mais on trouve dans le contenu de l'estomac des plaques détachées de la bouche et avalées. Tous les médecins savent cependant qu'on en trouve quelquefois dans l'œsophage, même dans le rectum et le pourtour de l'anus. »

description à M. Lelut, car nous ne saurions mieux faire que de reproduire textuellement celle qu'il donne.

« Le muguet débute par des points isolés qui se rapprochent peu à peu en augmentant d'étendue, et dans certains cas forment une membrane tout à fait continue. Cela advient, par exemple, lorsque l'inflammation est très intense, et que l'on a soin de ne pas détruire les résultats du travail de formation. Ainsi dans ce cas même, la face libre de la fausse membrane offre une multitude d'inégalités, de saillies qui représentent encore à l'œil la manière dont elle a commencé. Il n'y a guère qu'à la partie antérieure de la voûte palatine que le produit pseudo-membraneux soit quelquefois parfaitement continu, et offre une surface lisse comme celle de la concrétion croupale. Le plus ordinairement, soit effet de la nature même des choses, soit effet d'une disposition accidentelle, produite par la contraction des tissus sous-jacents par l'ingestion artificielle des aliments, ou même par le frottement des parties au moyen d'un pinceau chargé d'une dissolution acide, la fausse membrane est disposée par plaques totalement ou partiellement isolées. Au bord libre de la face postérieure des lèvres, elles sont en général plus épaisses et fort nombreuses ; à la face interne des joues, ce sont de véritables caillots qu'on pourrait quelquefois confondre avec des caillots de lait. Sur les deux faces et au bord libre des gencives, elles sont en général rares, peu épaisses, et la plupart du temps n'ont pas été sécrétées sur la partie même. Aux deux faces de la langue, le produit pseudo-membraneux est disposé sous forme de points rapprochés les uns des autres, tantôt d'une petitesse extrême, d'autres fois ayant une ligne au moins de diamètre à leur base, tantôt assez régulièrement coniques, d'autres fois entièrement irréguliers. Cette irrégularité augmente encore au voile du palais, au pharynx, dans l'œsophage. »

D'après M. Valleix, le muguet à l'hôpital des Enfants trouvés débute par l'érythème des fesses, rapidement suivi de diarrhée ; au bout de peu de jours les papilles de la langue se gonflent et rougissent ; puis après deux ou trois jours, apparaissent les premiers grains de muguet qui se montrent presque toujours d'abord sur la langue, plus rarement à la face interne des joues. Ce produit morbide se présente, ainsi que M. Lelut l'a déjà fait remarquer, sous la forme de grains blancs sur la langue, de masses irrégulières à la face interne des joues, de feuillets sur le palais ; suivant son abondance et son étendue, on a distingué le muguet en discret ou confluent.

D'abord peu adhérente, la concrétion ne peut, au bout de quelques jours, être enlevée sans faire saigner la membrane muqueuse. La bouche conserve sa chaleur. Lorsque la concrétion est considérable, elle occasionne à l'enfant une gêne qu'il témoigne de diverses manières.

M. Lelut avait déjà rappelé cette particularité du muguet de ne pas dépasser l'épiglotte. MM. Tousseau et Delpech ont avec raison fait ressortir les différences qui séparent cette maladie de l'angine pseudo-membraneuse diphthéritique. Les observations microscopiques de M. Berg, en démontrant la nature végétale du produit morbide, ont sanctionné par un caractère anatomique irrécusable l'hétérogénéité de nature que d'autres considérations avaient fait admettre.

Les autres symptômes notés par M. Valleix indiquent au plus haut degré que la maladie qu'il a décrite est générale, et que le muguet n'est que la manifestation locale d'une état morbide infectieux. Ils sont d'autant plus prononcés que la maladie marche vers une terminaison fatale. C'est la diarrhée, le météorisme, la sécheresse de la langue, les ulcérations malléolaires, un affaissement profond, le refroidissement des extrémités, le ralentissement du pouls, l'amaigrissement extrême, la pâleur, la décrépitude du facies; en un mot, l'état cachectique le plus caractérisé, accompagné de ces maladies secondaires (phlegmasies, hydropisies et gangrènes) si fréquentes chez les enfants profondément débilités.

MM. Trousseau et Delpech ne sont pas arrivés au même résultat que M. Valleix, relativement à la valeur qu'il faut accorder à l'érythème, aux ulcérations malléolaires et à la diarrhée. D'après eux, l'érythème et les ulcérations ne seraient qu'en partie liés à l'état général, mais ils pourraient, à plus juste titre, être attribués au défaut des soins hygiéniques : l'érythème au contact des urines, les ulcérations au frottement des pieds l'un contre l'autre. Ces médecins sont aussi en opposition avec M. Valleix relativement à l'époque d'apparition de l'érythème qu'ils ont toujours vu postérieur à la diarrhée. Dans le muguet bénin idiopathique, on n'observe point cette réunion de symptômes gastro-intestinaux; cet état général si alarmant et toutes les lésions cutanées. Cette remarque faite par MM. Trousseau et Delpech a été répétée par nous-mêmes : la maladie est purement locale.

M. Valleix assigne au muguet une durée de seize à dix-sept jours. D'après MM. Trousseau et Delpech, elle serait très variable. Les deux extrêmes ont été deux jours et trois mois. Chez la moitié des enfants dont la maladie s'est terminée par la mort, la durée a été de deux à cinq jours. Chez la moitié de ceux qui ont guéri, elle a été de quatre à dix jours.

M. Valleix partage la maladie en trois périodes : la première s'étend des symptômes initiaux (érythème des fesses, etc.) à l'apparition du produit morbide; la seconde est caractérisée par sa présence; la troisième par le collapsus et l'état cachectique.

A l'hôpital des Enfants trouvés, la maladie offre un haut degré de gravité, puisque M. Valleix a vu mourir vingt-deux enfants sur vingt-quatre; mais il est évident, comme le font remarquer MM. Trousseau et Delpech, que ces enfants n'ont pas succombé au muguet, mais à l'affection générale dont il était 'expression symptomatique. En ville, le muguet idiopathique se termine toujours par le retour à la santé, à moins que les enfants ne se trouvent placés dans des circonstances hygiéniques défavorables, analogues à celles de l'hôpital.

A l'autopsie des enfants qui succombent à cette affection, on retrouve le produit morbide dans la bouche et dans l'œsophage. On a vu aussi le muguet dans l'estomac (Lelut), mais il y est fort rare, puisque M. Valleix ne l'a pas constaté une fois sur vingt-deux. M. Lélut n'a jamais vu le muguet dans le tube intestinal. M. Valleix n'en cite que deux exemples, un dans l'intestin grêle, un autre dans le gros intestin. Ce produit morbide, dans le premier cas, était limité à deux des plaques de Peyer ; dans le second, à un point trés circonscrit du cæcum.

Les autres altérations des voies digestives, semblables à celles que l'on trouve chez les enfants plus âgés qui succombent aux catarrhes gastro-intestinaux, sont inflammatoires ou non phlegmasiques. Dans quelques cas même on ne trouve aucune lésion, bien que pendant la vie on ait observé des symptômes graves. Les autres organes, à l'exception des poumons, de la peau et du tissu cellulaire, n'offrent pas en général d'altération importante.

MM. Trousseau et Delpech ont spécialement insisté sur le traitement du muguet; nous partageons entièrement leurs opinions à cet égard.

Le traitement préservatif consiste dans l'éloignement des causes qui donnent naissance à la maladie, en particulier l'assainissement du foyer infectieux, et dans l'alimentation par une bonne nourrice.

Le traitement topique consiste dans l'emploi d'un collutoire composé de miel et de sous-borate de soude par parties égales ; dans la cautérisation avec le nitrate d'argent, ou dans l'usage du calomel mélangé à la gomme en application topique (Bretonneau). Les complications, ou plutôt les maladies générales dont le muguet n'est que l'expression, seront traitées par les moyens indiqués dans les différents chapitres où ces affections sont étudiées en particulier.

CHAPITRE VII.

DENTITION.

Il est indispensable au médecin des enfants d'avoir bien présentes à la mémoire les différentes phases de l'évolution de l'appareil dentaire. Un péché d'ignorance sous ce rapport peut gravement compromettre sa réputation, et les mères lui tiendront plus de compte de connaître la marche normale de la dentition et les accidents qui peu-

vent la compliquer, qu'elles ne lui sauront gré du pronostic le plus
sagace ou du diagnostic le plus habilement raisonné. Nous croyons
donc indispensable, dans un ouvrage pratique tel que le nôtre, de décrire la marche de la dentition avant de parler des maladies qui peuvent en être la conséquence. Cette digression sur le terrain anatomo-
physiologique sera aussi courte que possible (1).

Art. I. — Évolution de l'appareil dentaire.

Première dentition. — Chez la moitié des enfants la première dent
apparaît à l'âge de cinq à sept mois; mais la dentition peut être plus
hâtive, puisque l'on a vu des enfants qui avaient des dents en venant
au monde, et d'autres chez lesquels les premières ne sont sorties que
plusieurs années après la naissance (il y a peu de temps encore nous
avons vu un enfant qui n'a eu sa première dent qu'à vingt-deux mois);
mais la règle très générale est que la dentition ne commence pas avant
le second mois et après le quinzième.

La première dent qui apparaît est d'ordinaire une incisive médiane
inférieure assez rapidement accompagnée de sa congénère. Puis de
onze mois à un an, on voit apparaître les incisives médianes supérieures suivies au bout d'un temps plus ou moins long des incisives
latérales supérieures. Vers dix-sept ou dix-huit mois sortent les
molaires auxquelles succèdent les incisives latérales inférieures; à
deux ans percent les canines, et enfin, à l'âge de trente mois environ,
les molaires postérieures qui complètent les vingt dents.

M. Trousseau fait observer que les dents sortent par groupes et
qu'entre chaque phase de l'évolution dentaire il y a un temps d'arrêt
plus ou moins long, mais il a raison de dire que la règle qu'il établit
souffre de nombreuses exceptions. C'est en effet ce dont on peut se convaincre tous les jours dans la pratique. D'après les auteurs, il faudrait
rechercher les causes des dentitions, soit précoces, soit tardives, dans la
prédisposition constitutionnelle. Ainsi, les enfants prédisposés aux
scrofules auraient une dentition hâtive, et ceux prédisposés au rachitisme une dentition retardée. Nous nous sommes bien souvent assurés de la vérité de la seconde de ces propositions, mais nous avons
quelques doutes sur l'exactitude de la première. Le fait de dentition
précoce qui nous a le plus frappés, est celui d'un enfant qui, à l'âge
de trois jours, avait perdu une énorme quantité de sang, par suite
d'une application de sangsues. Sa dentition commença de très bonne
heure, elle était entièrement terminée avant la fin de la première année. Cette précocité lui fut plus nuisible qu'utile, car la carie fit disparaître ses dents avec une rapidité presque égale à celle qu'elles avaient
mise à se développer. A deux ans cet enfant n'avait plus de dents.

(1) Nous empruntons à MM. Oudet et Trousseau, qui ont spécialement étudié
ce sujet, la plupart des détails qui vont suivre.

Deuxième dentition. — A l'âge de six ans et demi à sept ans commence le renouvellement des premières dents, mais un peu avant cette époque, les premières grosses molaires sont déjà sorties de leurs alvéoles.

Les incisives sont les premières dents dont le renouvellement s'opère; il commence en général à sept ans et se termine dans la neuvième année. L'incisive inférieure est la première qui se montre. Dans le cours de la neuvième année, toutes les incisives sont rangées; l'éruption des secondes dents éprouve alors une suspension plus ou moins longue après laquelle on voit ordinairement apparaître vers l'âge de dix la première tricuspide, puis la canine, puis la seconde tricuspide, puis à dix ans et demi ou onze ans, les dernières grosses molaires; enfin après la puberté, l'apparition des dernières molaires termine la dentition (Oudet).

La dentition telle que nous venons de la décrire présente de nombreuses anomalies relatives au nombre des dents, à leur direction, à leur situation, à leur développement; nous renvoyons le lecteur que ce sujet peut intéresser aux traités spéciaux sur la matière, et en particulier à l'excellent article de M. Oudet, et nous nous hâtons de passer à la partie pathologique de notre sujet.

Art. II. — Des accidents pathologiques qui accompagnent la dentition.

Première dentition. — Guersant l'a dit avec raison : « La dentition n'est pas plus une maladie que la puberté, mais néanmoins cette époque très remarquable de l'ossification est souvent critique pour l'enfant comme le sont dans un âge plus avancé les époques de la menstruation, de l'accouchement, de la cessation des règles. »

Rien de plus variable que les symptômes qui accompagnent la dentition. Pour quelques enfants ils sont nuls, et l'on ne s'aperçoit de la sortie de la dent que par l'examen de la gencive. Pour d'autres, ils ne consistent que dans une augmentation de la sécrétion salivaire, dans de la rougeur alternative des joues, et dans cette sensation qui tient également de la démangeaison et de la douleur, et qui sollicite les enfants à porter constamment les doigts à leur bouche ou à mordiller les objets qu'ils peuvent saisir (1). Pour d'autres, les symptômes sont plus apparents et plus pénibles, les gencives sont douloureuses ; il y a de la fièvre, de l'irritabilité, des réveils en sursaut, de l'insomnie et un mouvement fébrile irrégulier. L'accroissement de tous ces symptômes conduit par nuances insensibles de la dentition normale à la dentition laborieuse.

On observe alors pendant plusieurs jours, quelquefois plusieurs

____

(1) Au moment de mettre sous presse, nous avons pris connaissance d'un ouvrage publié par le docteur Delabarre fils, intitulé *Des accidents de dentition chez les enfants en bas âge.* Ce médecin attache une grande importance à la sensation que

semaines, un état fébrile caractérisé surtout par une vive coloration de l'une ou de l'autre joue, de la chaleur dans les paumes des mains et dans les plis du cou. Cette fièvre augmente le soir et disparaît souvent dans la journée, ou d'une heure à l'autre. L'irrégularité est son caractère dominant. La soif est vive, la bouche est brûlante, le tissu de la gencive est souvent très tendu, d'un rouge vif presque violet, sec et luisant, et si douloureux, que l'enfant ne permet pas qu'on examine l'état des gencives. La saillie de la gencive est, comme le fait observer M. Trousseau, le résultat de la fluxion inflammatoire du tissu gingival et non d'un relief formé par la dent elle-même. La facilité avec laquelle cette turgescence apparaît et disparaît sans que la dent perce la gencive en est, dit-il, la preuve; mais l'expérience directe la confirme, car en enfonçant une aiguille dans la gencive saillante, l'épaisseur traversée est de 3 à 4 millimètres avant que la dent soit atteinte. La fluxion inflammatoire du tissu gingival nous a toujours paru beaucoup plus intense au niveau des incisives supérieures qu'au niveau des inférieures.

Quand la fluxion gingivale est vive et quand l'odontalgie est très douloureuse, l'enfant devient irascible; il se fâche quand on le regarde, se rejette vivement en arrière ou se réfugie dans le sein de sa nourrice. Il pousse par moments des cris aigus accompagnés de larmes abondantes, puis ses joues se colorent vivement et il s'assoupit pour se réveiller en criant. Si cet état se prolonge, les nuits sont mauvaises, l'appétit disparaît, les chairs mollissent, les yeux se cernent, le teint perd son éclat, l'enfant maigrit alors même qu'il n'a ni diarrhée ni vomissements. D'après M. Trousseau, ces malaises durent de un à huit jours et précèdent la sortie de la dent de deux à six jours ; ils cessent ordinairement le jour même où la dent s'est montrée, quelquefois seulement le lendemain ou le surlendemain. Si cette règle est vraie dans la généralité, elle est loin d'être absolue. Chaque jour, dans la pratique, on peut s'assurer que la sortie d'une dent ne succède pas toujours à cette série de symptômes. Fréquemment il arrive que l'orage s'apaise sans que la cause pour laquelle il s'était élevé ait disparu, et l'on voit ainsi se reproduire à plusieurs reprises tous les phénomènes morbides avant que la dent ait franchi l'obstacle qui s'oppose à sa sortie.

Aux symptômes que nous venons de décrire et dont l'irrégularité

nous venons de décrire, et à laquelle il donne le nom de *prurit de dentition*. Il pense qu'il est fort important de chercher à calmer cette démangeaison incommode. Il a proposé à cet effet l'usage, en frictions sur les gencives, d'un sirop dont voici la formule:

> Pr. Suc de tamarin frais . . . . 3 grammes.
> Infusion de safran 2
> Miel fin épuré 10
> Teinture de vanille 0,25

L'infusion de safran se fait avec 1,50 de safran pour 50 grammes d'eau bouillante.

dans l'apparition, la disparition, la marche et l'enchaînement, est le caractère dominant, viennent se joindre assez souvent une série d'autres phénomènes qui indiquent la part que les différents appareils de l'économie prennent au travail de la dentition. Ce sont des symptômes isolés, ou bien de simples iudispositions ou bien encore de véritables maladies. Ces états morbides auxquels on a donné le nom de sympathiques, sont par ordre de fréquence, la diarrhée, les éruptions cutanées (plus rarement les abcès et l'engorgement glandulaire), la toux, les vomissements, les stomatites érythémateuse et aphtheuse, différents troubles du système nerveux, et en particulier l'éclampsie, la paralysie essentielle, le strabisme, etc.

Quelques-uns de ces dérangements fonctionnels, la toux, les vomissements, la diarrhée, par exemple, peuvent aussi exister seuls et sans être accompagnés de symptômes de la dentition laborieuse ; tandis que l'ébranlement de l'appareil de l'innervation coïncide presque toujours avec une dentition difficile. Ce qui permet d'ordinaire de rapporter ces symptômes à leur véritable cause, c'est qu'ils apparaissent à l'occasion du travail de la dentition et qu'ils disparaissent quand une des phases de l'évolution dentaire est accomplie. Le symptôme est toute la maladie, la toux ne s'accompagne pas de râle, la diarrhée est passagère et n'offre aucun des symptomes de l'entérite ; les vomissements sont quelquefois très multipliés pendant vingt-quatre ou quarante-huit heures, mais ils ne sont pas suivis de cette altération profonde des traits et de cet état général grave que l'on observe dans la maladie décrite par les auteurs sous le nom de ramollissement de l'estomac. (Voyez CATARRHE et ENTÉRITE CHOLÉRIFORMES.)

Il ne faut pas croire cependant que le diagnostic soit toujours facile. Nous avons vu dans notre pratique bon nombre de cas très embarrassants et où nous avons été forcés de suspendre notre jugement. La difficulté est surtout grande quand les symptômes de la dentition sont unis aux dérangements fonctionnels du système nerveux ou digestif. En effet, ce sont les affections cérébrales ou gastro-intestinales que l'on a souvent beaucoup de peine à distinguer de la dentition laborieuse compliquée. Les cas de cette espèce réclament toute la sagacité du praticien. Sans doute, l'état local bien constaté apportera quelques lumières dans la question, mais il ne suffit pas, parce que le début d'une maladie grave peut coïncider avec une dentition difficile. Ainsi, nous avons vu la méningite et la dentition laborieuse marcher concurremment et nous laisser pendant quelque temps dans la plus grande perplexité de savoir si nous avions affaire à une affection simple ou complexe. Le doute est certes bien permis quand on retrouve dans ces deux états morbides des symptomes analogues, tels que la fièvre, l'irascibilité, la somnolence, les réveils en sursaut, les changements de coloration de visage, les vomissements, etc.

Mais ces exemples nous suffisent, nous ne voulons pas anticiper
sur le diagnostic différentiel et nous renvoyons le lecteur aux chapitres
MÉNINGITE, ENTÉRITE, etc.

Sans admettre avec les anciens que la dentition est la cause de la
plupart des affections de l'enfance, nous regardons comme incontestable qu'elle joue un assez grand rôle, soit dans la production de plusieurs des maladies que nous avons énumérées, soit dans la gravité
qu'elle imprime à un certain nombre d'autres. Ainsi la broncho-pneumonie ou les pneumonies et les entérites nous ont toujours paru beaucoup plus fâcheuses quand elles surviennent pendant le travail de la
dentition. Le danger dépend des complications cérébrales, comme
Guersant en avait déjà fait la remarque : « Toutes les affections de
poitrine et des organes de la digestion, dit cet habile praticien, se
compliquent souvent de symptômes nerveux et cérébraux à l'époque
du travail de la dentition, et quoiqu'on ne puisse savoir jusqu'à quel
point la dentition influe sur la forme que prennent ces maladies, on
ne peut révoquer en doute qu'elle leur imprime une tendance vers
les affections cérébrales. »

La plus grande gravité des maladies qui surviennent à l'époque
de la dentition ne résulte pas toujours de ce que l'évolution dentaire
se fait difficilement ou incomplétement ; car nous les avons vues poursuivre leur marche fatale malgré la sortie facile de plusieurs dents.
La maladie aiguë antérieure n'apporte souvent aucun obstacle à
l'évolution dentaire. Nous avons vu une ou plusieurs dents percer
sans aucune difficulté la gencive dans le cours d'une méningite, d'une
pneumonie, d'une entérite et même d'une fièvre typhoïde; mais
nous devons ajouter que ce travail facile n'a pas apporté de modifications avantageuses à la maladie principale. Ce fait vient à l'appui de
l'opinion qui n'attache pas une importance exagérée aux phénomènes
locaux de la dentition. En effet, quand on étudie de près la question,
on est porté à accorder une influence bien plus grande à l'état général
physiologique et morbide qui accompagne la dentition qu'à l'état
local proprement dit. C'est au développement prépondérant de l'appareil
folliculaire gastro-intestinal, c'est à l'accroissement rapide du système
encéphalo-rachidien et à son activité fonctionnelle, c'est à l'état du
sang dans cette période de l'ossification, c'est enfin aux sympathies
multipliées qu'éveillent dans l'économie les changements qu'y apporte
l'évolution organique, qu'il faut attribuer une partie des phénomènes
pathologiques de la dentition. L'état local ne joue, suivant nous, qu'un
rôle accessoire, mais nous ne voulons pas dire un rôle nul ou insignifiant. Nous croyons que le gonflement douloureux de la gencive,
que l'odontalgie seule rend compte de plusieurs symptômes et en particulier de la coloration des joues, du ptyalisme, de la fièvre, de l'agitation et même de quelques-uns des symptômes nerveux, mais nous
hésitons à admettre l'opinion des anciens, rajeunie par M. Barrier, que

la diarrhée elle-même soit le résultat secondaire de la douleur qui
rend l'intestin inhabile à garder les matières qu'il contient. Le mode
d'apparition de la diarrhée, l'absence de vives coliques, sa continuité
pendant plusieurs jours, son apparition dans bien des cas où la douleur est évidemment nulle, nous font regarder cette opinion comme
très hypothétique, et nous aurions plus de tendance à admettre celle
de Billard qui attribue l'hypersécrétion intestinale au développement
considérable de l'appareil folliculaire.

Disposés que nous sommes à accorder une part d'influence beaucoup
plus grande à l'état général qu'à l'état local, nous croyons aussi que
dans le traitement de la dentition laborieuse, les remèdes qui agissent
sur l'économie tout entière doivent être préférés aux moyens locaux.

De tous les traitements topiques l'incision des gencives est celui qui a
été le plus vanté et le plus déprécié. Sans nier les résultats avantageux
obtenus par d'autres praticiens, nous devons dire que notre opinion
personnelle n'est pas favorable à ce mode de traitement. Nous avons
souvent pratiqué cette petite opération, mais il n'est resté dans notre
souvenir qu'un seul cas où elle ait paru avoir une utilité réelle. Nous
ajouterons, pour être conséquents à la vérité, qu'elle ne nous a jamais semblé nuisible. Nous n'ignorons pas cependant qu'on lui a re-
proché l'inconvénient, quand elle était faite trop tôt, de s'opposer à
la sortie de la dent par la formation d'un tissu de cicatrice plus difficile à traverser que le tissu gingival lui-même.

Nous connaissons aussi quelques cas où l'incision a été suivie d'une
hémorrhagie assez abondante pour nécessiter le tamponnement. Mais
ce sont des accidents fort rares et que l'on peut éviter avec un peu de
prudence. Si l'on veut obtenir de l'incision tout ce qu'elle peut donner, c'est-à-dire l'issue de l'ostéide, il faut la faire cruciale, profonde,
et arriver jusque sur la couronne ou la pointe de la dent. Si l'on désire seulement diminuer la douleur et dégorger les gencives, des scari-
fications multiples et superficielles suffisent. Nous avons bien rarement trouvé l'opportunité d'une émission sanguine plus abondante ;
c'est à peine si, parmi le grand nombre d'enfants souffrants d'une
dentition laborieuse, que nous avons été appelés à soigner, il en est
un ou deux auxquels nous ayons fait appliquer des sangsues. Nous
croyons cependant que dans les cas où les symptômes de phlogose
locale sont très évidents et très intenses, on peut sans inconvénient
recourir à ce moyen. Le point d'application le plus avantageux serait
la gencive elle-même, mais il est fort difficile de placer une sangsue
dans la bouche d'un enfant, il faut alors la mettre derrière l'angle
de la mâchoire.

De tous les remèdes, celui qui nous réussit le mieux dans la dentition laborieuse fébrile, ce sont les bains tièdes, répétés deux ou trois
fois par jour. Nous les conseillons sans hésiter, même dans les cas où
il y a de la toux, de la diarrhée, et à plus forte raison quand les trou-

bles du système nerveux prédominent. Nous y joignons, si la fièvre
est vive, de petites doses de teinture d'aconit, et si l'irritabilité nerveuse est grande, les fleurs de zinc. Les laxatifs légers nous sont
utiles dans les cas où il y a de la constipation. Nous croyons en effet
avec les anciens qu'une diarrhée modérée est plutôt utile que nuisible. Nous n'attribuons pas une influence fâcheuse à l'hypersécrétion intestinale modérée qui accompagne la dentition, mais nous sur-
veillons avec soin ce symptôme pour le faire disparaître s'il se
prolonge ou prend quelque gravité, quelle que soit la cause de cette
aggravation.

Deuxième dentition. — Dans les pages précédentes, nous n'avons eu
en vue que la première dentition. En effet, les accidents qui l'accompagnent sont beacoup plus variés, plus importants et plus graves
que ceux qui se manifestent pendant le cours de la seconde dentition.
Hunter a fait observer avec raison qu'à la seconde dentition les symptômes locaux ont plus d'intensité, tandis qu'à la première les symptômes sont plus généraux que locaux.

Les seules maladies qui, dans notre pratique, nous ont paru être
le résultat de la seconde dentition, sont : 1° *des névralgies* dentaires
faciales ou temporo-faciales que nous avons vues quelquefois revêtir le
type intermittent ; 2° *une toux* très rebelle, insolite dans sa forme, se
rapprochant de la coqueluche par les quintes et l'état congestif du
visage, mais en différant par la longueur des accès et l'absence de
sifflement. Le fait de cette espèce qui nous a le plus frappés est celui
d'une jeune fille de onze ans, qui avait quelques années auparavant,
été atteinte de la coqueluche, et pour laquelle on appela l'un de nous
(M. Rilliet) pour une prétendue récidive de cette affection. Les quintes
offraient tous les caractères de la toux convulsive, sauf le sifflement ;
elles duraient sans interruption pendant une demi-heure et une
heure, et n'étaient pas suivies d'expectoration et de vomissements. Ce
toussillement continuel était si angoissant pour l'enfant et tellement
pénible à entendre pour ceux qui l'entouraient, que l'on ne pouvait
rester dans la même chambre qu'elle, tant sa toux *agaçait les nerfs,*
c'est l'expression dont se servit la mère de cette jeune fille, et cependant cette dame était pleine d'énergie et de dévouement. L'examen le
plus attentif de la poitrine ne nous fit rien découvrir d'anormal ; la voix
était claire, la douleur nulle, la fièvre absente, l'appétit conservé.
Après avoir tout examiné sans arriver à un diagnostic précis, nous
eûmes l'idée d'examiner la bouche. Nous y trouvâmes la clef du problème : les gencives étaient soulevées par les molaires près de percer. En effet, ces dents ne tardèrent pas à sortir de leur alvéole, et la
toux disparut comme par enchantement.

Nous avons vu plusieurs enfants au moment de la seconde dentition, contracter une *diarrhée* lientérique très rebelle, et qui n'a cédé
qu'à l'époque où le travail de remplacement a été en pleine activité,

Ce dévoiement a duré pendant cinq, six et sept mois. Il différait par les symptômes locaux et généraux de celui produit par une entérite chronique ou par des ulcérations tuberculeuses. Ainsi, l'absence de mucus, de pus et de stries sanguines, et surtout la conservation de la santé générale et de l'appétit écartaient l'idée d'une altération profonde des tissus. Sans doute, ces enfants n'avaient ni l'éclat, ni la fraîcheur, ni l'embonpoint, ni les forces de ceux du même âge qui jouissent d'une bonne santé, mais il n'étaient pas gravement éprouvés comme ils l'auraient été si leur maladie eût été le résultat d'une lésion organique grave. Bien que la diarrhée fût évidemment pour nous la conséquence de la dentition, nous n'avons pas moins dû la combattre, mais nous avons gardé la conviction que l'évolution dentaire avait eu plus de part à la guérison que tous nos remèdes ensemble.

Indépendamment des états morbides que nous venons de citer, on trouve dans les auteurs l'énumération d'un grand nombre de maladies et d'indispositions qui ont été provoquées par la seconde dentition ; telles sont : des accidents nerveux variés, la chorée, l'éclampsie, des inflammatious diverses, l'otite, l'ophthalmie, la leucorrhée, des fluxions et des inflammations des ganglions sous-maxillaires ou cervicaux, etc. — Toutes ces affections seront étudiées ailleurs, et nous apprécierons en traitant de leurs causes l'influence que la dentition peut exercer sur elles.

C. PHARYNX.

Nous décrirons ici l'inflammation isolée ou collective des différentes parties qui composent l'arrière-gorge. Il est inutile chez l'enfant de faire autant d'espèces différentes de la phlegmasie des amygdales, du voile du palais et du pharynx. Presque toujours ces différentes parties d'un même organe sont simultanément enflammées, et il n'y a pas une utilité réellement pratique à dissocier des éléments que la nature nous offre le plus souvent réunis.

Simplifiant ainsi la question du siége, nous voudrions fonder nos divisions sur la nature de la phlegmasie, et décrire les angines inflammatoire, catarrhale, grave, diphthéritique, les abcès rétro-œsophagiens, etc. ; mais l'état actuel de la science et nos travaux personnels ne nous permettant pas encore d'adopter ces divisions, nous décrirons les maladies d'après leurs caractères anatomiques, nous réservant d'insister plus tard sur leur nature.

CHAPITRE VIII.

PHARYNGITE ÉRYTHÉMATEUSE.

Art. I. — Anatomie pathologique.

Il est fort rare de constater les altérations anatomiques de l'inflammation érythémateuse de l'arrière-gorge, puisque, dans l'immense majorité des cas, cette phlegmasie se termine par la guérison. Une seule fois nous avons vu une jeune fille de treize ans succomber le deuxième jour d'une angine très grave. Nous constatâmes les altérations suivantes : les amygdales étaient d'un rouge vif, très molles, infiltrées de liquide purulent, mais peu développées. Le pharynx tout entier était tapissé d'une couche épaisse de mucosités sanguinolentes ou purulentes très liquides, peu adhérentes. La membrane muqueuse, ainsi que celle de la partie postérieure des fosses nasales, était rouge foncé, épaissie, dépolie et granuleuse, mais non ramollie. Les ganglions sous-maxillaires étaient gris, volumineux et mous.

Chez plusieurs enfants qui ont succombé à des maladies de nature diverse, nous avons constaté à l'autopsie les caractères anatomiques de l'angine inflammatoire; mais jamais la phlegmasie n'a été aussi grave que dans le cas précédent.

Chez les uns, le voile du palais était d'un rouge plus ou moins vif, finement pointillé. Cette rougeur s'étendait à la membrane muqueuse qui tapisse les amygdales et le pharynx. Les tonsilles avaient augmenté de volume ; leurs cryptes, souvent développés, étaient remplis de liquide jaune, muqueux ou purulent, que l'on faisait sortir par la pression ; elles étaient évidemment plus molles que dans l'état normal, mais il était bien difficile de décider si le ramollissement était borné à la membrane muqueuse. Chez d'autres, nous avons constaté de la rougeur et de la tuméfaction de la membrane muqueuse du palais ou du pharynx, qui avait conservé son poli ordinaire, et n'était pas évidemment ramollie.

Art. II. — Symptômes.

1° Un des symptômes qui annoncent le début de l'angine est une *douleur* plus ou moins vive existant le plus souvent à la déglutition, augmentant peu par la pression. Difficile à constater chez les plus jeunes sujets, la douleur se manifeste quelquefois par une légère grimace que les petits malades font en avalant *à vide*. Il nous est arrivé de soupçonner, d'après ce seul caractère, l'existence d'une angine qui nous était ensuite démontrée par l'inspection directe. La durée et l'intensité de la douleur ne présentent rien de constant. Observons toutefois d'une manière générale qu'elle n'est pas toujours en rapport avec l'intensité apparente de l'inflammation.

2° *Rougeur et tuméfaction.* — La douleur ne suffisant pas pour caractériser l'existence d'une angine, il est indispensable d'examiner l'intérieur de la gorge. Après avoir fortement abaissé la base de la langue, on constate d'ordinaire une rougeur plus ou moins vive accompagnée de tuméfaction de la luette, des amygdales, et le plus souvent des parties voisines. D'ordinaire les deux amygdales sont enflammées à la fois. Chez un enfant atteint d'angine grave, et dont nous rapporterons l'observation plus bas, toutes les parties de la gorge accessibles à la vue étaient tuméfiées, mais remarquablement pâles. C'est là un cas tout à fait exceptionnel.

3° Quelquefois une couche *muqueuse* ou *purulente* tapisse les parties malades. Les difficultés que l'enfant apporte à l'exploration, l'impossibilité dans bien des cas d'examiner pendant un temps suffisant l'intérieur de la gorge, la grande ressemblance de couleur entre le pus, le mucus étalé en couche et les fausses membranes, laissent quelquefois le praticien dans l'incertitude sur la nature du produit morbide qui tapisse l'arrière-gorge. Il est nécessaire alors d'enlever, au moyen du doigt ou d'un pinceau, la couche sécrétée pour s'assurer de sa véritable nature. La méprise est surtout facile dans les cas où la matière muco-purulente développée dans les cryptes se montre sous la forme d'une petite tache jaunâtre, légèrement saillante.

4° La phlegmasie se propage quelquefois *aux ganglions sous-maxillaires* et au tissu cellulaire environnant. De là une tuméfaction qui, parfois très légère et limitée, n'est guère perceptible qu'au toucher. D'autres fois plus étendue, plus considérable, tantôt uniforme, tantôt plus marquée d'un seul côté, elle acquiert des dimensions telles que la forme du cou est sensiblement modifiée, et que ses mouvements sont gênés. On voit alors les malades incliner leur tête sur l'une ou l'autre épaule, ou bien la renverser en arrière et respirer la bouche ouverte.

Lorsque la tuméfaction a acquis ce degré d'intensité, la face est ordinairement violacée, l'œil brillant, la respiration plus ou moins gênée, la voix embarrassée. Nous n'avons vu qu'une seule fois cette inflammation des ganglions se terminer par suppuration.

5° La *gêne dans la déglutition* n'est pas toujours en raison directe des désordres apparents que révèle l'inspection de l'arrière-gorge. Il est possible qu'une couche épaisse, muqueuse ou purulente, en mettant la membrane muqueuse à l'abri du contact des liquides, empêche d'une manière toute mécanique la gêne de la déglutition, qui le plus ordinairement est liée à la douleur.

6° L'*haleine* est souvent fétide; mais cette fétidité offre de très grandes différences dans son intensité, et n'est jamais gangréneuse.

7° L'*expectoration* manque toujours chez les plus jeunes enfants, quelquefois aussi chez les plus âgés. Quand elle existe, elle est constituée par une salive écumeuse ou par un mucus plus épais, rarement par du pus.

8° La *toux* est un symptôme qui n'appartient pas nécessairement à l'angine; cependant on la constate quelquefois. Lorsqu'elle existe, elle est souvent provoquée par le chatouillement, la douleur ou la titillation qu'éprouvent les malades; elle s'accompagne alors de crachotement ou d'expectoration, et son timbre indique qu'elle est gutturale.

9° *Voix.* — Lorsque le voile du palais et les amygdales sont considérablement tuméfiés, ou bien lorsque les régions sous-maxillaires sont très développées, la voix est souvent embarrassée, nasonnée; la phonation est pénible, douloureuse, quelquefois complétement empêchée; mais cette altération de la voix doit être soigneusement distinguée de celle qui dépend d'une lésion du larynx; elle en diffère par son timbre, par la gêne évidente des mouvements de la langue et des muscles qui meuvent la mâchoire inférieure.

10° *Respiration.* — Lorsque les causes dont nous venons de parler rendent la phonation embarrassée, la respiration est d'ordinaire bruyante, ronflante; ses deux temps sont égaux en longueur; mais elle n'est pas notablement accélérée.

Les symptômes locaux dont nous venons de faire l'énumération appartiennent à toutes les variétés d'angine érythémateuses, tandis que les symptômes généraux sont plus spéciaux à certaines d'entre elles. Nous croyons donc devoir borner ici cette analyse, et dans les pages qui vont suivre nous présenterons le tableau des formes dont nous venons d'étudier collectivement les symptômes, en ayant soin d'indiquer ce que chacune d'elles offre de spécial.

Art. III. — Tableau de la maladie. — Formes, etc.

L'angine érythémateuse primitive ou secondaire peut être divisée en deux variétés, suivant qu'elle est bénigne ou grave.

Angine primitive bénigne. — Cette forme débute par une douleur assez vive, accompagnée de rougeur du voile du palais, des amygdales et du pharynx, qui offrent en même temps une tuméfaction, tantôt générale, tantôt bornée aux tonsilles. La déglutition est difficile, les ganglions sous-maxillaires sont peu ou point développés.

La figure, pâle ou colorée, naturelle ou souffrante, ne présente aucun caractère constant. Rarement le pouls reste normal; le plus souvent il s'accélère, et bat 108 à 112 chez les enfants âgés de plus de cinq ans, 120 à 130, et même 140 chez les plus jeunes. La peau est chaude, la respiration n'est pas notablement accélérée; elle est rarement bruyante ou nasale, et presque toujours régulière. A l'auscultation, le bruit respiratoire est pur ou un peu sibilant. La voix est claire; rarement il y a de la toux. La soif est vive; mais les malades boivent avec difficulté. L'appétit est perdu ; presque jamais il n'y a de vomissements. Les selles sont naturelles ; dans d'autres cas, quelques coliques sont suivies de selles liquides.

Les symptômes locaux vont en croissant pendant quelques jours ; puis du cinquième au huitième ils restent stationnaires ; mais rarement ils offrent un plus haut degré d'intensité.

D'ordinaire, au bout de trois ou quatre jours, la fréquence du pouls a diminué déjà d'une manière sensible, puis la douleur est moins vive ; la rougeur disparaît en grande partie ; la déglutition devient facile, l'appétit reparaît, la soif est médiocre, et du septième au dixième jour la guérison est complète.

Lorsque l'inflammation a plus spécialement porté sur les amygdales, ces organes restent quelquefois tuméfiés pendant deux ou trois semaines après la guérison de la phlegmasie.

L'angine *secondaire* légère qui survient pendant une inflammation franche est identique avec celle que nous venons de décrire. Lorsqu'au contraire elle accompagne une inflammation spécifique, et fait pour ainsi dire partie intégrante de la maladie, elle offre quelques différences qui tiennent à la nature même de l'affection principale. Comme elles sont spéciales à chacune des formes d'angine, nous renvoyons pour tous les détails sur ce sujet aux chapitres destinés aux FIÈVRES ÉRUPTIVES.

2° L'*angine grave* beaucoup plus rare que la première, débute par un mouvement fébrile très intense ; la peau est sèche et brûlante, la face tantôt animée, tantôt pâle, le regard égaré. Il y a de l'anxiété et des vomissements comme au début des maladies graves. La langue est couverte d'un enduit blanchâtre épais ; elle est collante. Toutes les parties de la gorge accessibles à la vue sont tuméfiées, rouges, et couvertes d'une couche muqueuse ou purulente ; dans d'autres cas très rares, bien que tuméfiées, elles sont au contraire remarquablement pâles. Les régions sous-maxillaires sont très développées ; la gêne de la déglutition, souvent extrême, est d'autres fois peu marquée ; la respiration est bruyante, la bouche ouverte, la voix nasonnée, embarrassée, quelquefois étreinte, les mouvements du cou sont difficiles. L'agitation augmente ; quelquefois même il existe du délire ; la fièvre s'accroît ; la soif est extrême ; les symptômes gutturaux sont de plus en plus prononcés. L'inflammation peut coexister avec celle des fosses nasales.

Lorsque la maladie se termine par la mort, tous les symptômes ont bientôt acquis leur plus haut degré d'intensité, et la terminaison fatale peut arriver au bout d'un temps très court. Nous avons vu une fille de treize ans périr en deux jours.

Lorsque la pharyngite se termine par la guérison, tous les symptômes diminuent progressivement d'intensité, puis ils disparaissent, et l'enfant entre promptement en convalescence. Cependant la ma-

ladie peut se prolonger davantage, et le mouvement fébrile persister
sous l'influence de la suppuration des ganglions du cou.

Les angines *secondaires* graves que nous avons eu occasion d'observer se sont presque toutes présentées sous la forme pseudo-
membraneuse, et seront décrites ailleurs. Le petit nombre de celles
qui étaient érythémateuses ont offert des caractères en tout pareils à
ceux que nous venons de décrire.

Art. IV. — Diagnostic.

Les angines simples ne peuvent être confondues avec aucune des
maladies que nous avons étudiées jusqu'ici, mais on peut prendre une
angine primitivement érythémateuse : 1° pour une angine secondaire,
quelle que soit sa forme; 2° pour une angine pseudo-membraneuse
primitive. Nous établirons bientot le diagnostic différentiel des angines
érythémateuse et pseudo-membraneuse, et nous renvoyons aux chapitres VARIOLE, ROUGEOLE, SCARLATINE, etc., l'étude des caractères
auxquels on peut reconnaître qu'une angine est primitive, ou appartient aux prodromes d'une maladie générale.

Art. V. — Pronostic.

Les distinctions que nous avons précédemment établies sont surtout très utiles pour le pronostic. Il va sans dire que les angines primitives et secondaires bénignes sont des affections qui se terminent
le plus ordinairement par le retour à la santé. Les angines graves
compromettent fortement les jours des jeunes malades. L'intensité de
la fièvre, l'aspect de la face, la tuméfaction du col, la gêne de la respiration, l'état de la voix, sont les symptômes auxquels il faut accorder
le plus d'attention; ce sont eux qui, par leur intensité plus ou moins
grande, doivent faire redouter une terminaison funeste. L'anxiété
extrême, le délire, la jactitation, sont aussi d'un très mauvais augure.
En outre, chaque variété d'angine secondaire offre un degré de gravité qui dépend de la nature même de l'affection, dont l'inflammation gutturale n'est qu'un épiphénomène : sous ce rapport, les angines
varioliques, rubéoliques, scarlatineuses, n'ont pas là même importance.

Art. VI. — Causes. — Nature.

Nous avons observé les angines à toutes les périodes de l'enfance;
cependant elles sont plus fréquentes au-dessus qu'au-dessous de l'âge
de cinq ans; elles atteignent également les garçons et les filles, et se
manifestent dans toutes les saisons.

Elles sont bien plus fréquemment des maladies secondaires que des
affections idiopathiques. Ainsi nous n'avons recueilli à l'hôpital que
seize observations d'angines primitives, graves ou légères, tandis que

nous en possédons quatre-vingt-trois secondaires. C'est peut-être au peu de gravité de l'angine simple qu'il faut attribuer ce résultat. Car, en général, les parents n'amènent leurs enfants à l'hôpital que lorsque la maladie dont ils sont atteints a déjà acquis un certain degré de gravité. L'amygdalite primitive n'est pas rare en ville, et l'un de nous (M. Barthez) a pu recueillir dans sa clientèle et dans l'intervalle de six semaines (mai et juin 1852) dix observations d'amygdalites primitives, développées chez des enfants de quatre à douze ans pendant le cours d'une constitution saisonnière cararrhale.

Les maladies dans le cours desquelles il survient une angine érythémateuse sont, par ordre de fréquence, la scarlatine, la rougeole, puis, au même degré, une foule de maladies diverses : la bronchite, la pneumonie, la méningite, l'anasarque, etc.; dans ces cas il n'existe plus qu'une simple coïncidence.

Les causes occasionnelles des angines nous ont presque toujours échappé. Nous nous contenterons de rappeler ici avec les auteurs que l'impression générale ou locale du froid, que la déglutition d'un liquide très chaud ou âcre, sont susceptibles de la produire.

Il est hors de doute pour nous que la description que nous venons de donner se rapporte à des maladies tout à fait distinctes, et qui ne devraient pas être confondues sous une même dénomination. Bon nombre de ces angines, primitives ou secondaires, rappellent les maladies catarrhales par leurs causes, par leurs symptômes généraux, par leur aspect en un mot, et même par leurs caractères anatomiques, dirions-nous, s'il ne nous restait encore quelques doutes sur ce point. D'autres, par les mêmes raisons, se rapprochent davantage des maladies inflammatoires, et exigent le traitement antiphlogistique. Enfin il en est un petit nombre qui ne peuvent pas être comparées ni aux maladies catarrhales ni aux maladies inflammatoires; et qui méritent bien le nom de graves, non parce qu'elles sont constamment mortelles, mais parce qu'elles ont ce cachet de *malignité* sur lequel les anciens insistaient avec raison. Nous en donnerons plus loin un exemple.

Art. VII. — Traitement.

§I. *Indications.* — Les indications à remplir dans le traitement de l'angine sont très simples :

1° Il faut diminuer l'intensité de la phlogose par le traitement antiphlogistique.

2° Détourner sur les parties inférieures la congestion fixée à l'orifice supérieur des voies digestives. (Révulsifs cutanés, laxatifs légers.)

3° Modifier dans certains cas l'inflammation locale. (Topiques, astringents, etc.)

4° Favoriser le rejet à l'extérieur des produits de sécrétion.

5° Empêcher l'extension de la phlegmasie aux organes voisins.

L'application de ces règles thérapeutiques varie suivant la forme et la nature de l'angine.

§ II. *Examen des médications.* — 1° *Angine légère.* — Cette forme ne réclame pas un traitement actif : des boissons tièdes acidulées, prises à petites gorgées, des pédiluves chauds ou des cataplasmes sinapisés, quelques lavements laxatifs suffiront pour obtenir la guérison. Si la douleur est vive, on fera des frictions sur les régions sous-maxillaires avec l'huile de camomille opiacée ; si la tuméfaction des amygdales est considérable, on promènera sur les parties malades un pinceau ou le doigt chargé de poudre d'alun, ainsi que nous l'indiquerons ultérieurement. Nous avons fréquemment employé ce moyen en ville, et nous avons toujours vu l'angine catarrhale amendée et très abrégée par ces frictions irritantes. Le docteur Herpin (de Genève), emploie avec avantage, *au début* de l'amygdalite la plus aiguë, la cautérisation avec le nitrate d'argent. Souvent il a fait ainsi avorter la maladie. Nous avons nous-mêmes essayé ce traitement, et nous nous en sommes bien trouvés.

Les gargarismes, qui sont d'un usage si fréquent chez l'adulte, nous paraissent beaucoup moins utiles chez l'enfant. L'âge des petits malades, leur indocilité, qui, dans certains cas, provoque une exaspération notable de la douleur, en contre-indiquent souvent l'emploi. Nous sommes aussi peu partisans des applications de cataplasmes très chauds autour du cou : ils ont l'inconvénient de congestionner fortement les tissus et de faire affluer le sang à la tête. Il n'en est plus de même quand on les prescrit *tièdes*, et qu'on a soin de les renouveler très fréquemment. On emploie alors avec avantage les cataplasmes de farine de lin, de riz, de mie de pain cuits dans du lait. Ces topiques ne doivent pas être trop lourds, et surtout trop serrés autour du cou, car il en résulterait les inconvénients dont nous parlions tout à l'heure. Dans l'angine légère, l'enfant doit les premiers jours rester au lit. La diète ne sera pas absolue, à moins que la douleur ne soit très vive et la déglutition très difficile.

2° *Angine grave.* — Cette forme réclame un traitement très actif. Il faut en pareil cas avoir recours, dès le début, à une forte application de sangsues au cou, et y revenir si les symptômes généraux et locaux n'ont pas diminué. Il sera convenable, après l'émission sanguine, que l'on peut faire par la lancette si l'âge du sujet le permet, d'administrer un émétique. Les secousses du vomissement exercent en effet une heureuse influence sur l'engorgement de la membrane. En outre, lorsque l'arrière-gorge est tapissée d'une couche muqueuse ou purulente, le vomissement favorise son rejet à l'extérieur. Ce traitement par des émissions sanguines et les vomitifs a eu un complet succès dans une observation d'angine primitive intense que nous rapporterons bientôt, bien que le traitement n'eût été commencé que le quatrième jour de la maladie. Si l'angine était secondaire, il faudrait être beaucoup plus avare d'émissions sanguines. Cependant, si la fièvre était vive, la congestion faciale manifeste, on ne devrait pas hésiter à faire une application modérée de sangsues, et ensuite à prescrire l'émétique. S'il n'y avait pas d'amendement, on ne reviendrait pas de nouveau à l'emploi des émissions sanguines , mais on appliquerait des révulsifs sur les extrémités inférieures, et l'on prescrirait quelques lavements purgatifs.

Si les symptômes s'aggravaient, malgré l'emploi de la méthode antiphlogistique et vomitive, et que l'on eût encore le temps d'agir, il faudrait recourir aux frictions mercurielles pratiquées sur les côtés du cou , la gêne de la déglutition ne permettant pas d'administrer le calomel à l'intérieur.

La médication topique, qui réussit dans l'angine diphthéritique, aurait-elle des chances de succès dans la forme qui nous occupe ? Nous ne voyons aucun inconvénient à en faire usage. On peut employer soit l'alun , soit le chlorure de chaux , soit le nitrate d'argent , portés directement sur les parties malades. Nous ne nous étendrons pas davantage sur ce sujet, sur lequel nous insisterons bientôt d'une manière spéciale. Les moyens adjuvants qui font la base du traitement de l'angine simple devront aussi être mis en usage dans le traitement de l'angine grave.

§ III. *Résumé.* — Appelé près d'un enfant atteint d'une angine légère, le médecin doit prescrire le traitement que nous avons indiqué ci-dessus, et qui est trop simple pour qu'il soit nécessaire de le résumer. Si l'angine est grave, il mettra en usage, dès le début, les moyens suivants :

1° Il prescrira de 4 à 12 sangsues derrière les apophyses mastoïdes.

2° Après que les piqûres auront cessé de couler, il donnera un émétique. Si le vomitif produit d'abondants vomissements, il ne sera pas nécessaire de le renouveler ; dans le cas contraire, on en prescrirait un second.

3° L'enfant boira à petite gorgée une tisane édulcorée avec le sirop de framboise ou de limon.

4° Un pédiluve chaud sera donné le soir.

5° La diète sera absolue, le décubitus dorsal élevé.

Les jours suivants, si la fièvre persiste intense, on pourra avoir recours à une seconde émission sanguine. Si la respiration est embarrassée, la parole difficile, on renouvellera l'émétique ; dans le cas contraire on prescrira quelques lavements laxatifs ; on continuera les pédiluves chauds. Si la maladie débutait par des vomissements, nous ne verrions pas là une contre-indication à l'emploi de l'émétique : seulement le premier jour on pratiquerait les émissions sanguines, et l'on réserverait les vomitifs pour le second.

Observations.

OBS. I.— *Garçon de neuf ans.— Angine grave.— Fièvre intense.—Délire. —Traitement par l'émétique et les émissions sanguines. — Guérison rapide.*

Lacroix, âgé de neuf ans, est admis à l'hôpital le 9 juin 1840. Cet enfant a les cheveux noirs, les yeux bleus, les cils longs, la peau blanche. Il avait eu la rougeole à deux ans et demi. Sa santé était ordinairement bonne. La maladie qui l'amenait à l'hôpital avait débuté brusquement le 6 juin par de la fièvre, des vomissements, de la fétidité de l'haleine, de la gêne dans la déglutition. Le 7 et le 8, les symptômes étaient plus intenses ; il s'y était joint du délire dans la journée du 8; la gêne de la déglutition avait considérablement augmenté, et la parole était devenue impossible. Du reste, il n'avait eu ni épistaxis, ni dévoiement, ni éruption, et l'on n'avait pas observé d'oppression ni de jactitation. Aucun traitement n'avait été mis en usage.

Le 9 juin, au moment de son entrée, il était dans l'état suivant :

Couché dans le décubitus dorsal, il changeait à chaque instant de position ; son facies exprimait un profond abattement; quand il entr'ouvrait les paupières, son regard était égaré. Les yeux étaient presque caves, les narines étaient sèches et croûteuses, les lèvres et le masque pâles, les joues nuancées de violet. La face était couverte de sueur, les forces presque entièrement déprimées; c'était à peine s'il pouvait se tenir sur son séant. La chaleur était médiocre, le pouls bien développé, à 120. Les ailes du nez se dilataient à chaque inspiration; on en comptait 28, bruyantes : l'inspiration égalait l'expiration ; l'enfant respirait la bouche ouverte. La respiration était parfaitement pure des deux côtés en arrière; on n'entendait pas de toux ; la voix était entièrement éteinte par empêchement des mouvements nécessaires à l'acte de la phonation.

Les dents étaient humides, la langue épaisse, couverte d'un enduit jaunâtre épais, l'haleine fétide, la déglutition beaucoup moins difficile que les jours précédents, la luette et les amygdales notablement tuméfiées, mais pâles ; il n'y avait pas de fausse membrane ; le volume des ganglions sous-maxillaires était normal. L'abdomen n'offrait rien de remarquable. L'enfant était tantôt assoupi, tantôt agité. On prescrit une potion avec 0,10 de tartre stibié; donnée en quatre fois, elle occasionne plusieurs vomissements, et deux évacuations involontaires très abondantes. On pratique quelques heures après une saignée de trois palettes ; le sang coule bien ; le caillot est revêtu d'une couenne mince.

Le lendemain, il y avait une amélioration assez sensible dans l'état général ; les alternatives d'abattement et d'anxiété étaient beaucoup moindres, la respiration était plus facile. La voix était toujours embarrassée, mais l'enfant articulait les sons. La pâleur de la face était moins marquée, l'expression meilleure. D'un autre côté, la fièvre était toujours vive, les dents fuligineuses, la langue rouge au pourtour ; l'aspect de la gorge était le même, mais la déglutition était de nouveau redevenue difficile.

On applique huit sangsues au cou ; elles coulent abondamment.

Le lendemain 11, la fièvre a beaucoup diminué (pouls 112 au lieu de 132) ; les forces sont meilleures, la déglutition beaucoup plus facile; la luette et les amygdales sont toujours tuméfiées et pâles ; la voix reste embarrassée, nasonnée. Dans la journée, l'enfant est pris d'un délire très agité ; il se lève et veut courir dans la salle. On prescrit des cataplasmes émollients au cou, un gargarisme et des sinapismes aux extrémités.

Le 12 (septième jour de la maladie), le facies n'exprime plus qu'un peu d'abattement : le pouls est à 84, régulier ; 24 inspirations égales, naturelles ; la face est rosée, les forces bonnes, le décubitus indifférent. Le gonflement de la luette et des amygdales a disparu; la voix s'entend bien ; l'intelligence est parfaitement nette.

Les jours suivants, l'amélioration se soutient. L'enfant quitte l'hôpital entièrement guéri, le 16 juin, onzième jour de la maladie. Depuis le 12, on lui donnait des potages ; le 15, il prenait le quart de portion.

Remarques. — Nous trouvons dans cette observation un remarquable exemple d'angine grave dont la nature nous paraît être inflammatoire. Les premiers symptômes qui l'annoncent sont des vomissements, de la fétidité de l'haleine et de la gêne à la déglutition. Le diagnostic ne pouvait pas être douteux. Cependant nous fûmes frappés de la pâleur que présentaient les parties de la gorge qui étaient tuméfiées. Cette pâleur, il est vrai, est contraire à l'idée d'une inflammation franche. Avait-elle été précédée d'une rougeur vive, ou bien l'inflammation existait-elle plus intense dans les parties profor des du pharynx, et le sang en affluant en ces points avait-il abandc iné la luette et les amygdales? L'embarras de la phonation a été porté à un haut degré, mais il ne ressemblait nullement à l'aphonie de la laryngite. On sentait que la force manquait à l'enfant pour articuler les sons, mais que le larynx lui-même n'était pas malade. Nous n'avons observé, en effet, aucun des symptômes qui appartiennent à l'inflammation du larynx et qui seront décrits dans un des chapitres suivants. Remarquons enfin l'heureuse influence de l'émétique uni aux émissions sanguines ; ces médicaments ont évidemment contribué à dissiper les symptômes dont la gravité pouvait faire redouter une mort prochaine. Leur action sur l'état général a été plus évidente et plus prompte que celle qu'ils ont exercée sur les symptômes locaux. Ce succès si rapide de la méthode antiphlogistique dans un cas réellement grave est une preuve qui appuie l'idée de la nature inflammatoire du mal. Nous verrons dans l'observation suivante que le même traitement n'a pas été suivi d'un pareil succès ; mais il est vrai de dire que la maladie a été foudroyante et dépendait d'un tout autre état morbide.

Obs. II.—*Fille de treize ans.*— *Début de la fièvre et des vomissements.* — *Angine grave.* — *Mort au bout de quarante heures.* — *Inflammation très intense de la membrane muqueuse pharyngienne.* — *Développement considérable des follicules intestinaux.*

Marguerite, âgée de treize ans, entra le 18 novembre à l'hôpital des Enfants; elle fut conduite dans les salles par une religieuse, qui nous apprit, pour tout renseignement, que cette jeune fille, arrivée récemment à Paris, était parfaitement bien portante, jouait, courait dans l'établissement, comme les enfants de son âge.

Dans la nuit du samedi 16 au dimanche 17, elle fut prise de vomissements et de dévoiement; le 17 dans la journée, il s'y joignit de la fièvre, et le lendemain au matin on l'amena à l'hôpital. Nous la trouvons au moment de son entrée dans l'état suivant :

Cette jeune fille est brune, grande et forte; la peau est épaisse et rude. Couchée dans le décubitus dorsal, elle respire avec difficulté ; les inspirations égalent les expirations en longueur ; elles sont bruyantes dans les deux temps, à 36;

les ailes du nez sont légèrement dilatées. La face est violette; les yeux sont fermés, le facies exprime l'hébétude. Des mucosités coulent abondamment des narines; elles n'exhalent aucune odeur fétide. La peau est chaude, sèche, légèrement injectée, sans éruption; le pouls est à 144, mou; partout la respiration est ronflante, et la percussion médiocrement sonore; la voix est seulement nasonnée; il n'y a pas de toux. La langue est épaisse, blanchâtre, collante à la pointe, qui est la seule partie qu'on puisse apercevoir. La malade avale aisément la tisane.

L'examen de la gorge est très difficile; on ne constate pas de fausses membranes; les amygdales sont très gonflées; un mucus épais couvre toute l'arrière-gorge; les ganglions sous-maxillaires sont tuméfiés. L'appétit est nul; l'enfant ne demande pas à boire. Très anxieuse, elle se laisse examiner avec la plus grande difficulté.

On donne immédiatement:

  Ipécacuanha. 0,75
  Émétique 0,05

Deux vomissements abondants de matières purulentes succèdent à l'administration de l'émétique sans soulagement évident.

A trois heures, l'état de la malade est beaucoup aggravé; elle ne veut répondre à aucune question; on entend à distance un gros râle trachéal; l'oppression est très grande. On pratique une saignée de deux palettes qui reste sans succès. L'état s'aggrave progressivement, et à neuf heures du soir la mort arrive, quarante heures environ après le début des premiers accidents.

L'autopsie est pratiquée trente-six heures après la mort par un temps humide et froid.

La pie-mère offre une vive injection à la surface des circonvolutions; la substance cérébrale est parfaitement saine.

Les amygdales sont d'un rouge vif, très molles, infiltrées de liquide purulent, mais peu développées. Le pharynx tout entier est tapissé d'une couche épaisse de mucosités sanguinolentes ou purulentes, très liquides, peu adhérentes. La membrane muqueuse, ainsi que celle de la partie postérieure des fosses nasales, est rouge foncé, épaissie, dépolie et granuleuse, mais non ramollie. Les ganglions sous-maxillaires sont gris, volumineux et mous. Le larynx est parfaitement sain, la trachée et les bronches sont d'un rouge vineux presque noir, sans ramollissement.

Les plèvres présentent des adhérences générales anciennes. Les poumons, emphysémateux à leurs bords libres, ont une couleur violette; on les déchire assez facilement; mais partout le tissu est aéré, et nulle part il n'y a de noyaux pneumoniques.

Les ganglions bronchiques sont volumineux, noirs ou gris, ramollis, non tuberculeux.

Le tissu du cœur est flasque, gorgé de sang; ses valvules sont lisses, minces, mais partout d'un rouge violacé. Cette rougeur s'étend aussi dans les gros vaisseaux. Les oreillettes sont distendues par du sang noir; on y trouve aussi quelques caillots colorés, ils sont décolorés dans les ventricules.

La membrane muqueuse de l'estomac est de couleur grise; sa consistance est bonne.

L'intestin grêle contient des matières liquides aqueuses extrêmement abondantes; sa membrane muqueuse est très pâle; elle est partout très ramollie.

Les follicules sont extrêmement nombreux ; dans les deux premiers pieds, ils ont le volume d'une tête d'épingle à un grain de chènevis. Deux ou trois semblent contenir de la matière jaune. Dans les quatre derniers pieds, ils redeviennent si abondants que la membrane en est criblée comme un crible fin : ils sont plus petits qu'à la partie supérieure. Dans le même espace, on voit vingt plaques ; elles sont saillantes d'un demi-millimètre, presque unies et sans aréoles. Le tissu sous-muqueux présente une fine injection sans épaississement bien marqué ; il est ramolli. Les huit dernières plaques changent d'aspect ; elles sont moins saillantes ; on distingue sur chacun des follicules qui les forment un point noir central ; le tissu sous-jacent est à l'état normal, et leur muqueuse est plus consistante que celle des parties environnantes.

La membrane muqueuse du gros intestin est saine presque partout, sauf au niveau du cœcum ou dans un point circonscrit ; elle est rouge et ramollie. Les follicules sont très nombreux, peu saillants.

Les ganglions mésentériques ont le volume d'un pois à celui d'une amande mondée ; ils sont les uns gris, les autres rouges et injectés, pleins de liquide séreux, quelques-uns sont très mous.

Le foie est d'un volume considérable, un peu mou ; le sang est séreux, abondant, de couleur rouge lie de vin.

La rate est volumineuse ; elle a 12 centimètres dans son plus grand diamètre ; elle est très molle,

Les reins ont leur volume ordinaire ; ils sont flasques, mais résistants au doigt et de couleur lie de vin.

Remarques. — L'angine était évidemment dans ce cas la maladie principale ; et comme la malade était parfaitement bien portante au début, nous avons dû regarder la phlegmasie comme primitive. Nous ne nous dissimulons pas cependant que les lésions trouvées à l'autopsie (développement des follicules, liquéfaction du sang, tuméfaction de la rate) réunies à l'angine, au coryza et à d'autres symptômes, tels que les vomissements, la rudesse, la sécheresse et la chaleur de la peau, pourraient induire à croire que l'enfant a succombé aux prodromes d'une fièvre éruptive, d'une scarlatine peut-être. Il est hors de doute que si au milieu d'une épidémie de scarlatines angineuses graves on voyait un enfant périr en quarante heures avec des symptômes pareils à ceux que nous venons de décrire, on ne fût porté à penser qu'il est mort d'une scarlatine dont l'éruption n'a pas eu le temps de se faire. En observant néanmoins : 1° que l'état du sang peut s'expliquer par l'imperfection de l'hématose (l'inflammation des fosses nasales et du pharynx empêchant l'air de pénétrer librement dans les poumons), et surtout par l'état général morbide dont l'angine n'était que l'expression locale ; 2° que si le développement folliculaire est fréquent dans la scarlatine, il existe aussi dans un grand nombre de maladies différentes, et notamment dans les maladies générales ; 3° que les vomissements et le dévoiement, au début de la scarlatine, sont loin d'être un phénomène fréquent ; 4° que l'angine grave qui accompagne cette maladie revêt presque toujours la forme pseudo-membra-

neuse , tandis que dans ce cas l'inflammation était érythémateuse et
purulente ; 5° qu'il n'existait pas d'épidémie de scarlatine dans l'établissement où cette jeune fille était tombée malade ; nous nous croyons
en droit de regarder l'angine comme primitive. Mais nous ajoutons
que ses caractères nous engagent à rayer cette observation du nombre
de celles qui ont trait aux maladies franchement inflammatoires.
Quarante heures ont suffi pour que les amygdales fussent infiltrées de
pus ; les altérations du sang et celles des organes abdominaux sont
celles qu'on trouve dans les maladies spécifiques ; les symptômes généraux et la marche de la maladie ont été ceux d'une intoxication
qui rappelle les fièvres pernicieuses, les résorptions purulentes. Qu'y
a-t-il là d'inflammatoire? La lésion locale seulement. Et en outre, cette
phlegmasie a-t-elle les caractères des inflammations franches , telles
que la pneumonie lobaire, ou ceux des phlegmasies catarrhales ?
N'a-t-elle pas , au contraire , beaucoup de rapport avec les suppurations qui suivent la fièvre puerpérale ?

CHAPITRE IX.

HYPERTROPHIE DES AMYGDALES OU AMYGDALITE CATARRHALE CHRONIQUE.

L'amygdalite aiguë est une maladie fréquente dans la jeunesse et
dans l'âge adulte. Elle s'accompagne d'un appareil fébrile intense et
se termine quelquefois par abcès. Dans l'enfance l'inflammation limitée aux amygdales est peut-être plus rare , sauf dans les cas où elle
se développe chez des sujets qui sont atteints d'une hypertrophie des
tonsilles. Cette dernière lésion des amygdales appartient réellement
à l'enfance.

Nous avons observé un assez grand nombre d'enfants atteints de
cette maladie : on la reconnaît facilement , avant même de pratiquer
l'examen de la gorge, à leur facies et à leur manière de respirer ; ils
ont les yeux saillants, humides, la respiration bruyante, la voix grave,
le cou gros, l'apparence lymphatique.

En effet, cette maladie atteint presque toujours des enfants lymphatiques ou qui ont reçu de leurs parents une prédisposition héréditaire. M. Robert croit que l'état général constitutionnel est plutôt
le résultat que la cause de l'hypertrophie. Nous ne saurions partager
son opinion : sans nier les inconvénients de l'hypertrophie des amygdales pour la santé générale, nous croyons que la prédisposition lymphatique et catarrhale est la cause première de la maladie. Nous avons
pu nous en assurer par l'étude des causes, et en particulier par l'hérédité. D'après M. Robert, c'est à l'époque de la première dentition, de

six mois à deux ans que l'hypertrophie des amygdales se révèle par des
symptômes appréciables. Nous en avons observé des exemples plus
nombreux à une époque plus avancée de l'enfance, de trois à six ans.
Le même auteur regarde l'irritation comme la cause ordinaire de
cette hypertrophie. Nous croyons, que l'inflammation accroît, mais
nous ne pensons pas qu'elle crée à elle seule l'hypertrophie. La maladie
est, à vrai dire, congénitale ; ou bien elle se développe insensiblement,
mais elle augmente sous l'influence du travail de la dentition, époque
à laquelle les organes glanduleux des voies digestives acquièrent un
haut degré de développement. Une fois l'hypertrophie formée, elle
devient un *substratum* à l'inflammation qu'elle appelle et qui l'accroît.

En examinant la gorge des enfants atteints de cette maladie, on
peut observer tous les degrés de développement depuis la tuméfaction
légère qui ne s'éloigne de l'état normal que par une saillie un peu
plus considérable des tonsilles, jusqu'au point où elle est assez considérable pour que l'organe refoule le voile du palais et s'étende jusqu'à
la base de la langue, et en dedans jusqu'à la luette. Dans l'intervalle
des crises inflammatoires, les amygdales ne sont pas rouges ; mais,
en les examinant attentivement, on voit qu'elles sont creusées souvent
par des cavités circonscrites par des bords tranchants qui sont les orifices dilatés des cryptes folliculaires. D'après M. Robert, leur consistance est légèrement diminuée ; nous n'avons pas toujours constaté ce
caractère, quelquefois même l'organe était induré.

L'hypertrophie des amygdales, quand elle a atteint un haut degré
de développement, entraîne une série de symptômes qui résultent de
la position qu'occupent les tonsilles. La respiration est habituellement
gênée ; les enfants sont obligés de se coucher dans le décubitus élevé,
ils suffoquent quand on les place brusquement dans la position horizontale. Il respirent la bouche ouverte, et il s'en échappe souvent des
mucosités épaisses, quelquefois teintes de sang (Robert). La toux est
fréquente et presque toujours rauque ; la voix est sourde, gutturale. Ces
enfants sont très sujets à s'enrhumer, et le moindre catarrhe augmente
encore la dyspnée, soit par le coryza ou la laryngite qui se surajoutent
à l'hypertrophie, soit par l'augmentation de la tuméfaction amygda-
lienne. Il suffit que l'inflammation envahisse les tonsilles et que ces
organes augmentent brusquement de volume, pour donner lieu à des
attaques de suffocation tout à fait analogues à celles de la laryngite
striduleuse. Cette phlegmasie se reconnaît au développement d'une
douleur peu vive, à l'apparition de la rougeur et à l'augmentation de
la sécrétion folliculeuse qui se montre sous forme d'étoiles blanches à
l'orifice des follicules distendus. Les inflammations intercurrentes sont
en général de courte durée : les symptômes réactionnels surtout disparaissent rapidement. Mais plus la phlegmasie se multiplie, plus le
volume des amygdales tend à augmenter.

· Quand la maladie existe dès le bas âge, on a signalé une série de symptômes dont plusieurs doivent être plutôt rapportés au rachitisme qu'à l'hypertrophie des amygdales. Ainsi, la face est exiguë, les dents chevauchent les unes sur les autres, le nez est étroit, les parois latérales de la poitrine sont déformées, le sternum est projeté en avant et quelquefois saillant à sa partie moyenne. Ces déformations entraînent toutes les conséquence fàcheuses que nous avons signalées chez les rachitiques dont le thorax est rétréci. (Voyez pages 42 et 51.)

Le diagnostic de l'hypertrophie des amygdales est très facile ; il suffit d'examiner l'arrière-gorge pour reconnaître la maladie. Cependant, il faut être prévenu que, lorsqu'on a affaire à des enfants indociles qui *poussent* fortement et luttent contre l'effort du médecin qui cherche à déprimer la langue, l'hypertrophie peut paraître beaucoup plus considérable qu'elle ne l'est réellement. Il suffit, pour s'en assurer, d'explorer la gorge dans un moment plus opportun.

L'hypertrophie des amygdales n'est point une maladie grave par elle-même ; mais elle est fàcheuse quand elle est parvenue à un haut degré, par la gêne qu'elle apporte à l'accomplissement des fonctions respiratoires et à l'audition. Elle est aussi une cause incessante d'indispositions fébriles, d'attaques de pseudo-croup, et de maladies catarrhales qui rendent la première enfance très pénible.

Il est très essentiel de combattre de bonne heure cette maladie. Les remèdes qui nous ont le mieux réussi sont: l'usage longtemps continué de l'huile de foie de morue ou des préparations de noyer ; et comme topiques, l'application de la poudre d'alun, ou du chlorure de chaux sec ; les cautérisations répétées avec le nitrate d'argent sont aussi utiles. Ces différents topiques doivent être appliqués avec persévérance pendant plusieurs semaines ou plusieurs mois de suite. On a aussi proposé la compression répétée plusieurs fois par jour au moyen du doigt, que l'on appuie fortement sur les tonsilles.

Si les différents moyens employés pendant plusieurs mois ne sont pas suivis de succès, il faut pratiquer l'ablation des amygdales.

Cette opération légère, facile à faire, même chez les jeunes enfants, et n'entraînant pas de dangers, est un des moyens que nous avons conseillés avec le plus de succès, soit à Paris, soit à Genève, pour débarrasser les enfants de cette infirmité. Aussi lorsque le volume de la glande est la source d'un malaise journalier, ou la cause du retour fréquent d'accidents aigus, et surtout lorsque la santé générale paraît souffrir, nous n'hésitons pas à conseiller immédiatement l'ablation des tonsilles. Nous renvoyons aux traités de chirurgie pour tous les détails relatifs à cette opération.

CHAPITRE X.

ABCÈS RÉTRO-PHARYNGIENS ET RÉTRO-OESOPHAGIENS.

L'inflammation du tissu cellulaire qui sépare le pharynx de la colonne vertébrale n'est pas très rare dans l'enfance. Ce fait ressort des relevés du docteur Mondière (1) qui, sur 18 malades, a observé 7 enfants âgés de onze semaines à quatre ans. Les faits publiés depuis le mémoire de ce médecin ont encore augmenté la proportion des jeunes enfants. M. Duparcque (2) a démontré que l'inflammation du tissu cellulaire occupe quelquefois la région œsophagienne, et il a fait ressortir les différences qui existent entre les abcès rétro-pharyngiens et rétro-œsophagiens. — Quelques années auparavant (1834), le docteur Lowenhard (3) avait décrit, sous le titre d'*angina faucium infantum*, une maladie dont le tableau correspond assez exactement à celui tracé dans cet article. Ce médecin paraît l'avoir surtout observée sur les enfants à la mamelle. Nous empruntons à ces différents auteurs et aux observations publiées depuis leurs travaux par les docteurs Flemming (4), Grave(5), Bessems (6), Hocken (7), Peacock (8) et Worthington, tout ce qui est relatif à une maladie que nous n'avons pas observée nous-mêmes.

Les collections purulentes prévertébrales peuvent reconnaître deux origines très différentes : ou bien elles sont le résultat de la carie ou de la tuberculisation de la colonne cervicale ; ou bien elles succèdent à une inflammation aiguë franche du tissu cellulaire qui sépare le pharynx ou l'œsophage de la colonne épinière. Il ne s'agit ici que de ces dernières.

Dans les cas où l'autopsie a été pratiquée, on a constaté les caractères anatomiques d'une inflammation franchement phlegmoneuse et l'intégrité parfaite des ligaments prévertébraux et des vertèbres elles-mêmes.

Les abcès rétro-pharyngiens sont tantôt primitifs, tantôt consécutifs à une inflammation de la gorge, qui elle-même peut être franche ou secondaire à une fièvre éruptive (rougeole, scarlatine).

(1) *L'Expérience* (janv.-mars 1842.)
(2) *Annales d'obstétrique*, etc., t. II, p. 243.
(3) *Siebold's Journal für Geburtshülfe*, etc. Bd. IX, 2 heft, dans *Analecten*, etc., 2 heft, S. 169.
(4) *Journal für Kinder krankheiten*, t. XIV, p. 444.
(5) *Archives de médecine*, 1842, t. XIII, p. 492.
(6) *Gazette médicale*, 1846, p. 994.
(7) *Journal des connaissances médic.-chir.*, juillet 1843.
(8) *Gaz. méd.*, 1848, p. 715.

Art. I. — Symptômes.

Le début est insidieux et l'obscurité du diagnostic ne cesse qu'à l'époque où la collection purulente étant formée, peut être vue et touchée ou bien lorsqu'elle produit des symptômes par la pression qu'elle exerce sur les organes voisins. D'après le docteur Lowenhard, la première période (*stadium inflammationis*) serait caractérisée par des cris, des alternatives de froid et de chaud, de l'agitation, de la toux. L'enfant refuse le sein, cependant il paraît avaler sans difficulté, et si l'on examine la gorge, c'est à peine si l'on aperçoit de la rougeur. Au bout de quelques jours la fièvre augmente, les lèvres et l'intérieur de la bouche sont chauds et secs, et l'on voit apparaître les symptômes d'un coryza intense sans que l'examen du nez et des narines indique aucune inflammation; signe précieux pour le diagnostic. Chez les enfants plus âgés, la fièvre, la gêne de la déglutition, la difficulté des mouvements du cou et la douleur à la pression, sont les symptômes que l'on a le plus souvent occasion d'observer.

Au bout d'un temps variable, huit, dix jours et plus, la respiration devient gênée, d'une manière continue, mais avec des exacerbations qui coïncident avec le moment de la déglutition. Les accès de dyspnée sont analogues à ceux qu'on observe dans le croup; ils sont accompagnés d'un sifflement laryngo-trachéal intense; la voix est voilée, ou bien son timbre est modifié, elle est nasonnée; dans quelques cas cependant elle reste claire. La gêne de la déglutition va en augmentant jusqu'à la dysphagie complète, surtout pour les aliments solides. Cependant Abercrombie a noté dans une de ses observations que la déglutition était facile.

À l'époque où la dysphagie et la gêne de la respiration sont très prononcées, si l'on explore le pharynx, on peut voir et toucher une tumeur rouge, lisse, tendue, fluctuante, qui résulte du refoulement en avant de la membrane muqueuse du pharynx. Il peut arriver que cette tumeur soit méconnue, soit à cause de la difficulté de l'exploration de la gorge, soit à cause de sa situation trop profonde. L'indocilité des petits malades et le serrement spasmodique des mâchoires sont des difficultés qu'il n'est pas toujours facile de vaincre. Dans le cas où l'examen de la gorge n'a pas fait découvrir de tumeur, il ne faut pas conclure qu'elle n'existe pas avant d'avoir pratiqué le toucher : c'est ainsi qu'Abercrombie et M. Bessems ont reconnu des abcès rétro-pharyngiens inaccessibles à la vue. Il faut faire cette exploration très rapidement et avoir soin d'envelopper le doigt explorateur avec une bande de linge pour éviter les morsures de l'enfant. Le cou est souvent roide, ses mouvements sont fort difficiles. On a quelquefois mentionné la tuméfaction de la partie supérieure latérale et postérieure de la région cervicale, mais ce symptôme manque fréquemment.

Si l'art et la nature n'interviennent pas, l'oppression, la dysphagie

vont en augmentant, le pouls faiblit, la face est bleuâtre et l'enfant
meurt asphyxié; si l'abcès est ouvert ou s'ouvre spontanément, des
flots dé pus s'écoulent par la bouche et par le nez, et les symptômes
graves disparaissent comme par enchantement. Quelquefois ils se
reproduisent quand la tumeur se remplit de nouveau ; une nouvelle
issue donnée au pus les fait disparaître. Abercrombie cite une observation où il fallut faire trois ouvertures successives pour vider complétement la tumeur.

Chez les jeunes enfants, des symptômes cérébraux (éclampsie) marquent quelquefois le début du phlegmon et se répètent à plusieurs
reprises; d'autres fois l'éclampsie est terminale. Le fait publié par le
docteur Hocken en est un exemple remarquable. Il s'agit d'un enfant
de neuf semaines dont la maladie débuta par des convulsions générales qui se répétèrent très intenses pendant trois jours; dans l'intervalle, l'enfant avait des accès de suffocation et de toux croupale.

Chez un malade du docteur Flemming, les muscles du cou étaient,
les sterno-mastoïdiens surtout, dans un état de demi-contracture, et
quand l'enfant parlait, son visage ressemblait à celui des tétaniques.
L'enfant ne pouvait ni lever la tête ni la faire mouvoir à droite ou à
gauche. Ces symptômes, joints à une vive sensibilité à la pression au
niveau des vertèbres du cou, avaient fait craindre une carie, crainte
qui ne se réalisa pas.

La tumeur ne déborde pas ordinairement sur les côtés du cou.
Cependant le docteur Hocken a publié l'observation d'un enfant de
neuf semaines chez lequel il constata derrière l'apophyse mastoïde
gauche une tumeur dure, mobile, de la dimension d'une bille et de
formation récente. Cette tumeur communiquait avec l'abcès comme
l'autopsie l'a prouvé.

Quand on fait asseoir le malade, le plus ordinairement la suffocation augmente à un haut degré.

Lorsque l'abcès siége entre l'œsophage et la colonne vertébrale, il
présente quelques différences symptomatiques qui ont été bien indiquées par M. Duparcque. D'après ce médecin, les abcès rétro-œsophagiens diffèrent des abcès rétro-pharyngiens : 1° par la tuméfaction
plus prononcée à la partie moyenne du cou et au côté gauche de
l'œsophage; 2° par la possibilité du séjour des boissons dans le pharynx, et par la déglutition qui se fait en deux temps ; 3° par la modification de la voix qui est plus sonore, plus vibrante, plus éclatante,
plus grave, et que l'auteur compare au cri du canard; 4° par la facilité avec laquelle l'enfant respire quand on le met sur son séant.

Les abcès rétro-œsophagiens présentent, en outre, comme signes
caractéristiques : 1° une douleur vive par la pression au niveau du larynx et de la partie supérieure de la mâchoire; 2° la menace d'asphyxie
qui en résulte; 3° le déjettement du larynx en avant et à droite. La
constatation de la tumeur est beaucoup plus difficile que dans les cas

d'abcès rétro-pharyngiens : il faut enfoncer le doigt jusque dans l'arrière-gorge et le faire plonger derrière le larynx.

Enfin les abcès peuvent exister entre la trachée et l'œsophage dans la région inférieure du cou, comme le docteur Graves en a publié une observation sur un enfant de douze ans.

Dans ce cas les symptômes principaux étaient, une douleur à la partie inférieure du cou, avec induration des parties molles au-dessus de la fourchette sternale, sans gonflement considérable. Le menton était rapproché de la poitrine, on avait peine à redresser la tête, il y avait de la dysphagie, la respiration était difficile et précipitée, mais sans sifflement. Le malade mourut le quatrième jour à la suite d'une attaque de convulsion.

Les abcès rétro-pharyngiens suivent dans la grande majorité des cas une marche aiguë. Cependant il arrive quelquefois qu'ils marchent avec beaucoup plus de lenteur et simulent une carie de la colonne cervicale (voir observation du docteur Flemming). Dans ce cas, il se passe environ deux mois entre le début des premiers accidents et l'ouverture de l'abcès.

Art. II. — Diagnostic.

Les abcès rétro-pharyngiens et rétro-œsophagiens ont donné lieu à bien des erreurs de diagnostic. La maladie avec laquelle on les a confondus le plus souvent est le croup. Dans d'autres cas, les praticiens ne considérant que les symptômes cérébraux sympathiques ont cru à l'existence d'une affection cérébrale. La roideur du cou, l'empâtement de cette région, la difficulté des mouvements de la tête, ont aussi fait craindre une carie de la colonne épinière.

Les symptômes communs au croup et aux abcès rétro-pharyngiens et œsophagiens sont :

La dyspnée, le sifflement laryngo-trachéal, l'altération de la voix. Les caractères différentiels sont : pour le croup, l'épidémie, la préexistence de l'angine membraneuse, la suffocation intermittente, le rejet des fausses membranes ; pour l'abcès, la tumeur pharyngienne reconnaissable au doigt ou à l'œil, la tuméfaction et la roideur du cou, la dysphagie, la dyspnée extrême.

Les symptômes que nous avons énumérés serviront à distinguer l'abcès d'une affection cérébrale. Il suffit d'indiquer la possibilité de l'erreur, pour mettre en garde le praticien. Quant à la carie de la colonne, le diagnostic est beaucoup plus délicat. L'absence des symptômes du côté de la moelle épinière, jointe à l'examen attentif de la région cervicale, doit être prise en sérieuse considération.

Art. III. — Pronostic. — Causes.

Le plus ordinairement la maladie se termine par le retour à la santé à la suite de l'évacuation spontanée ou artificielle du pus. Cependant la mort est quelquefois la conséquence de l'abcès, et alors les enfants périssent d'asphyxie lente ou instantanée par l'irruption du pus dans la trachée; ou bien ils sont emportés par des accidents cérébraux. La maladie se développe à toutes les périodes de l'enfance, depuis l'âge de neuf semaines jusqu'à quatorze ans. Mais elle est plus fréquente dans les quatre premières années, et surtout dans la première. Ce fait n'a rien d'étonnant, quand on se rappelle combien les abcès du cou sont fréquents chez les enfants de cet âge, surtout à l'occasion du travail de la dentition. Elle est plus souvent primitive que secondaire; cependant on en a observé des exemples à la suite de la rougeole et de la scarlatine.

Art. IV. — Traitement.

Dans la plupart des cas, le traitement antiphlogistique a été employé avec énergie pendant la première période, mais sans succès. Ni les sangsues, ni le calomel, ni l'émétique, ni les frictions mercurielles n'ont empêché l'abcès de se former.

L'indication la plus urgente est d'ouvrir la collection purulente dès qu'elle est reconnue. Cette ouverture a pu être faite quelquefois au moyen du doigt; dans d'autres cas elle a été spontanée par suite des efforts auxquels l'enfant se livrait en luttant contre le médecin qui voulait explorer la gorge; enfin elle a été pratiquée par le bistouri ou la lancette. On a aussi proposé (1) l'emploi de ciseaux coudés sur les bords et construits de façon qu'une de leurs pointes aiguës fût cachée par l'autre, même lorsque les deux branches seraient rapprochées. On peut ainsi porter l'instrument jusqu'au fond de l'arrière-gorge, sans avoir à redouter de léser les parties voisines. Lorsqu'on arrive sur la paroi postérieure du pharynx, on écarte les branches et l'on dirige celle qui est aiguë d'avant en arrière, de manière à la faire pénétrer un peu obliquement dans le foyer. Sans retirer l'instrument on rapproche les deux branches et l'on effectue ainsi instantanément l'ouverture.

CHAPITRE XI.

PHARYNGITE PSEUDO-MEMBRANEUSE [2].

L'angine décrite par les auteurs sous le nom de *gangréneuse, couenneuse, pseudo-membraneuse*, et à laquelle M. Bretonneau a

(1) *Gaz. méd.*, 1842, p. 395.

(2) Nous nous sommes servis, pour composer ce chapitre : 1° des observations publiées par M. Bretonneau dans son *Traité de la diphthérite;* 2° d'un certain nombre de faits rassemblés par les auteurs qui ont décrit des épidémies d'angine pseudo-membraneuse (Bard, Bourgeois, Ferrand, etc.); 3° de quelques observations de pharyngites pseudo-membraneuses primitives recueillies par nous-mêmes, soit à

donné le nom de *diphthéritique*, est une maladie qui atteint spécialement les enfants, et doit être ici l'objet d'une étude attentive. La nature de cette affection, ses caractères anatomiques, ses symptômes et sa marche ont donné lieu à de nombreuses discussions. Pour suivre les progrès de la science et pour ne pas mériter le reproche d'avoir réuni dans un même cadre les maladies qui ont été regardées comme distinctes par les plus habiles pathologistes de nos jours, nous décrirons séparément : 1° l'angine pseudo-membraneuse primitive (gangréneuse des auteurs, diphthéritique de M. Bretonneau)·; 2° l'angine pseudo-membraneuse secondaire qui survient le plus ordinairement dans le cours des fièvres éruptives.

Nous nous attacherons surtout dans ce chapitre à décrire l'angine diphthéritique primitive, et nous passerons plus légèrement sur les angines secondaires, qui doivent être l'objet d'une nouvelle étude dans les chapitres consacrés aux maladies qu'elles compliquent.

Art. I. — Anatomie pathologique.

Angine pseudo-membraneuse primitive. —1° *Fausses membranes.* — La luette, les tonsilles et le pharynx sont tapissés par des fausses membranes assez généralement denses ; leur épaisseur est variable de 1 à 2 millimètres et plus, leur couleur est jaunâtre ou blanc jaunâtre, quelquefois grise. Elles n'exhalent après la mort aucune fétidité ; elles adhèrent ordinairement (celles du pharynx et du voile du palais surtout) d'une manière assez intime à la membrane muqueuse sous-jacente. Les amygdales, rarement entourées d'une couche continue, sont d'ordinaire couvertes çà et là de plaques plus ou moins considérables dont plusieurs pénètrent dans les lacunes de ces organes. Dans le pharynx, la fausse membrane forme une large lame, une sorte de nappe jaunâtre qui recouvre la membrane muqueuse; elle est tantôt continue, tantôt disposée par plaques brisées ou interrompues. Les fausses membranes ont quelquefois une teinte grise qui en a imposé longtemps pour la gangrène ; mais, comme l'a fort bien observé M. Bretonneau (*loc. cit.*, p. 46), l'aspect gangréneux du pharynx tient à la fonte putride des concrétions pelliculaires. L'exsudation de sang, phénomème ordinaire de l'inflammation diphthéritique, complète l'erreur. La fausse membrane, colorée par ce fluide, prend successivement diverses teintes, indices de sa décomposition.

Les pseudo-membranes sont quelquefois composées de plusieurs feuillets superposés les uns aux autres; nous avons observé nous-

l'hôpital, soit en ville; 4° d'observations d'angines pseudo-membraneuses secondaires survenues dans le cours de diverses maladies, scarlatine, rougeole, fièvre typhoïde, etc. Ces derniers faits nous appartiennent en propre. Nous aurons toujours soin, dans notre analyse, de distinguer nos observations de celles que nous avons empruntées aux auteurs.

mêmes cette disposition chez un de nos malades. Dans certains cas elles sont minces et demi-transparentes, et si la membrane muqueuse n'est pas injectée, il faut une grande attention pour les reconnaître. Deux des observations de M. Bretonneau offrent un exemple de ce fait (*loc. cit.*, p. 165).

Leurs caractères chimiques étant semblables à ceux des fausses membranes laryngées, nous renvoyons pour leur étude au chapitre suivant. Les fausses membranes reposent directement sur la muqueuse ; nous ne les avons pas vues recouvertes par l'épithélium. M. Bretonneau ne fait pas non plus mention de cette disposition particulière. D'après Guersant elle serait, au contraire, constante dans les premiers temps de la maladie.

2° *Membrane muqueuse.* — M. Bretonneau établit que la membrane muqueuse sous-jacente aux fausses membranes conserve le plus ordinairement son poli et sa consistance ordinaires. « Des ecchymoses » peu étendues, ainsi qu'une légère érosion des surfaces sur lesquelles » la durée du mal s'était prolongée, sont les plus graves altérations » de tissu » qu'il soit parvenu à constater (*loc. cit.*, p. 33). Nous avons vu dans quelques-uns des faits soumis à notre observation, des lésions beaucoup plus intenses, et d'autre part nous n'avons pas constaté l'existence de ces lignes ponctuées noires, ecchymotiques, qui, dit-on, existent constamment dans le pharynx et sur le voile du palais. Deux de nos malades avaient le pharynx profondément ulcéré, comme on pourra s'en assurer d'après la description que nous copions textuellement sur nos notes.

Les amydales sont tuméfiées, rouges, inégales ; leur surface, aussi bien que celle de la luette et du pharynx jusqu'à l'œsophage, est tapissée par une couche pseudo-membraneuse, tantôt continue, tantôt déposée par plaques assez résistantes, très adhérentes en certains points, beaucoup moins en d'autres ; quelques-unes sont formées de plusieurs couches. La membrane muqueuse sous-jacente est inégale, chagrinée, assez molle ; dans d'autres points elle a disparu, et là on trouve une véritable ulcération qui s'étend même au tissu sous-muqueux, de façon que la pseudo-membrane repose sur les fibres musculaires elles-mêmes.

La lésion de la membrane muqueuse était encore plus étendue dans une observation que nous avons citée page 194, chapitre Coryza. Ces deux faits nous semblent établir de la manière la plus positive la possibilité de la terminaison de l'inflammation pseudo-membraneuse primitive par ulcération ; mais nous devons les regarder comme tout à fait exceptionnels. Nous verrons que l'ulcération est, au contraire, fréquente dans la pharyngite pseudo-membraneuse secondaire. Nous n'ignorons pas que, d'après M. Bretonneau, il faut se tenir en garde contre certaines méprises d'anatomie pathologique. Ainsi la tuméfaction de la membrane muqueuse et du tissu sous-muqueux dans

tous les points qui entourent les plaques pseudo-membraneuses adhérentes, peut simuler une ulcération. Mais dans les cas que nous venons
de citer, l'erreur n'était pas possible, puisque la fausse membrane
reposait directement sur les fibres musculaires. D'ailleurs ces *pseudo-
ulcérations* se remarquent principalement sur les tonsilles, la luette,
et non dans le pharynx.

Guersant 'a indiqué aussi quelques particularités anatomiques qui
pourraient faire croire à une perte de substance, telles que l'incurvation de la luette quand les fausses membranes la tapissent d'un
côté seulement, l'échancrure apparente du voile du palais, la coarcta-
tion des amygdales après la chute des pseudo-membranes. Ces différentes dispositions doivent être, du reste, fort rares, car nous ne les
avons pas trouvées mentionnées dans les observations de M. Bretonneau que nous avons parcourues. M. Ferrand, dans une de ses observations, signale le resserrement des amygdales sous la fausse membrane.

D'après M. Becquerel, la gangrène pourrait succéder à l'angine
membraneuse ; il l'a observée principalement sur les amygdales. Voici
sa description :

« *Dans les amygdales.* — Au centre ou seulement à une certaine
distance de la surface, existait une petite cavité variable en étendue,
en partie remplie d'un liquide gris verdâtre, sanieux, et en partie d'un
détritus de même nature. Les parois de cette petite excavation étaient
injectées, ramollies, converties en détritus gris verdâtre, fétide et d'une
odeur gangréneuse.

» *Dans le pharynx, les piliers, le voile du palais*, etc — Les fausses
membranes, au-dessous desquelles se développait la gangrène, devenaient plus molles, plus friables, d'un gris rougeâtre ; elles étaient
mélangées en même temps à de la sanie, à du sang ; leur odeur était
fétide, caractéristique, gangréneuse. L'état gangréneux présentait
deux périodes. Dans la première la membrane muqueuse, gonflée,
inégale, rugueuse, était ramollie. Dans la seconde période, on observait une ulcération grisâtre, inégale, fétide, gangréneuse. »

3° *Ganglions sous-maxillaires.* — Une lésion que M. Bretonneau
regarde comme constante ou presque constante, est la tuméfaction
des ganglions sous-maxillaires, et principalement de ceux situés au-
dessous de l'angle de la mâchoire inférieure ; ils peuvent acquérir
jusqu'au volume d'une noix. Rarement ils sont entièrement en suppuration ; nous en avons cependant observé nous-mêmes un exemple
remarquable. La nature de leur altération paraît varier suivant la période à laquelle on les examine. Ainsi, quand la maladie n'est pas très
avancée, ils sont tendres, homogènes, d'un blanc rosé ; tandis que plus
tard ils prennent la couleur et la consistance du rein (*loc. cit.*, p. 163).

Les lésions des autres organes seront indiquées dans le chapitre
suivant. Ce n'est guère, en effet, que dans les cas où l'inflammation

pseudo-membraneuse s'étend dans les voies aériennes que la mort survient.

Angine pseudo-membraneuse et ulcéreuse secondaire. — 1° La *membrane muqueuse* offre au plus haut degré les caractères de l'inflammation; ainsi elle est toujours d'un rouge très vif, et le plus souvent chagrinée, dépolie, inégale à sa surface, très épaissie et très molle; les amygdales, volumineuses et molles, inégales et souvent déchiquetées, sont infiltrées de pus. En outre, on voit quelquefois la membrane muqueuse entamée par des ulcérations plus ou moins profondes de forme variable. Sinueuses et analogues aux traces que les vers laissent sur le drap, elles s'étendent en serpentant en différents points du pharynx ; ou bien circulaires, de la dimension d'une pièce de dix sous à une pièce d'un franc, elles intéressent toute l'épaisseur de la membrane muqueuse et du tissu sous-muqueux; leurs bords sont rouges, tuméfiés, taillés à pic, non décollés, leur fond est constitué par les fibres musculaires, tantôt saines ou de couleur rosée, tantôt vivement injectées, mais jamais épaissies ni ramollies. L'ulcération est quelquefois limitée à la face interne des amygdales, qui paraissent alors profondément excavées. Ces différentes altérations de la membrane muqueuse sont presque toujours accompagnées d'une sécrétion pseudo-membraneuse.

2° *Fausses membranes.* — On voit en différents points de l'arrière-gorge, et plus rarement dans toute son étendue, des fausses membranes d'ordinaire assez minces et molles, blanchâtres, grisâtres ou jaunes, dispersées çà et là par fragments; presque jamais on ne peut les enlever en lames étendues : elles sont très fragiles; on retrouve aussi du liquide purulent abondant qui baigne toutes les parties enflammées. Quelquefois les fausses membranes petites et minces occupent la partie inférieure ou supérieure du pharynx, tandis que toutes les parties intermédiaires sont vivement enflammées et couvertes d'une couche de pus très abondant. Quand la maladie revêt la forme ulcéreuse, la muqueuse environnant les ulcérations présente une inflammation bien moins intense.

Les ganglions sous-maxillaires, gros, rouges et mous, sont évidemment enflammés.

Art. II. — Symptômes.

La description que nous venons de donner des caractères anatomiques de l'angine pseudo-membraneuse facilitera l'intelligence des symptômes.

Angine pseudo-membraneuse primitive. — 1° *Examen de la gorge.* — Lorsqu'on explore la gorge, on y trouve quelquefois, dès le premier jour, le dépôt pseudo-membraneux (1). Nous avons pu nous en assurer nous-mêmes chez un garçon de dix ans; d'autres fois on n'observe

(1) Bretonneau, p. 173.

qu'une tuméfaction plus ou moins considérable des amygdales avec rougeur, et c'est le lendemain seulement qu'apparaissent les concrétions pseudo-membraneuses. D'après M. Daviot (1), on aperçoit sur les parties qui vont devenir le siége de l'exsudation pseudo-membraneuse une nouvelle coloration transparente, comme œdémateuse et comparable à la teinte d'un morceau de chair blanchi par le contact de l'eau bouillante. Bientôt après on voit apparaître sur les amygdales, la luette, le voile du palais, de petits points vésiculaires formés par des soulèvements partiels de l'épithélium, luisants, blanchâtres, qui ne tardent pas à se confondre en plaques jaunâtres d'un aspect lardacé. Les membranes se développent presque toujours primitivement sur l'une des deux amygdales. Cependant nous les avons vues envahir la luette de prime abord.

D'ordinaire, au moment de sa formation ou peu après, la fausse membrane apparaît sur les tonsilles sous forme d'une tache blanche, ou d'un blanc jaunâtre, rarement grise, assez nettement circonscrite, mince sur les bords, un peu saillante à sa partie centrale, entourée d'un cercle d'un rouge vif. Quelquefois les fausses membranes sont demi-transparentes et forment une pellicule mince qui enveloppe les amygdales, et s'étend du bord tranchant des piliers à la surface interne des tonsilles (2); mais elles perdent bientôt cette transparence pour revêtir l'aspect blanc jaunâtre, auquel on a donné avec raison le nom de *lardacé*. Elles ne tardent pas ensuite à s'étendre avec une rapidité plus ou moins considérable, et qui varie suivant une infinité de circonstances, et surtout suivant la nature du traitement. La fausse membrane, après s'être développée sur les amygdales, se dépose aussi sur les piliers du voile du palais, sur la luette, et enfin dans le pharynx, s'étendant ainsi régulièrement de proche en proche. D'autres fois l'inflammation diphthéritique éclate en plusieurs points à la fois qui, convergeant les uns vers les autres, finissent par former une surface continue.

En même temps que les fausses membranes augmentent d'étendue, elles acquièrent une épaisseur plus considérable, par l'accroissement de couches successives. Elles ne se présentent plus alors sous forme de simples *taches*, mais ce sont des lames plus ou moins étendues et dont l'apparence varie suivant le point qu'elles occupent. Ainsi, sur les amygdales, elles offrent un aspect auquel M. Bretonneau a donné le nom de *lichénoïde* ; d'autres fois, au contraire, elles représentent assez exactement la forme d'une ulcération profonde, à fond jaunâtre, à bords saillants. Sur la luette leur apparence est différente d'après Guersant. Tantôt, en effet, elles entourent cet organe comme un doigt de gant; tantôt, développées sur ses parties latérales, elles le

(1) Relation historique d'une épidémie de diphthéropathie, etc., extrait dans *Gaz. méd.*, 1846, p. 178.

(2) *Id., loc. cit.*, p. 391 et 240.

déforment et lui donnent l'aspect d'un crochet. Sur le voile du palais elles simulent une profonde échancrure, comme nous l'avons déjà dit.

Dans le pharynx il n'est pas toujours facile de distinguer les fausses membranes. Quelquefois une couche de mucus peut induire le praticien en erreur ; d'autres fois la pellicule couenneuse est demi-transparente, et son aspect se confond entièrement avec celui de la muqueuse, surtout lorsque celle-ci n'offre pas d'injection (1). La difficulté de l'exploration augmente encore souvent l'incertitude du diagnostic.

A partir du moment où les fausses membranes ont commencé à se déposer jusqu'à celui où elles se détachent, il s'écoule un temps très variable et qu'il est d'ailleurs bien difficile d'évaluer, puisque la plupart des malades sont soumis au traitement topique. D'après les faits que nous avons analysés, nous voyons cet intervalle être d'un, deux ou trois jours. La fausse membrane une fois détachée se reproduit d'habitude plusieurs fois. Lorsque sa chute est spontanée, elle s'amincit, prend dans certains cas une teinte grise toute spéciale. C'est d'ordinaire le sixième et le septième jour qu'elle tombe pour ne plus se renouveler. D'autres fois, à cette époque, elle ne se détache pas, mais elle va constamment en s'amincissant et s'usant, jusqu'à ce qu'elle ait presque entièrement disparu (2).

Jusqu'ici nous avons décrit les fausses membranes telles que les a le plus ordinairement observées M. Bretonneau, et telles que nous les avons vues après lui ; mais elles se présentent aussi sous un aspect différent. On voit alors des lambeaux grisâtres, marbrés quelquefois de fauve et de noir, appendus aux amygdales et au voile du palais. Les parties molles de l'arrière-gorge paraissent profondément sphacélées ; le voile du palais, les amygdales et la membrane muqueuse du pharynx semblent en partie détachés ; sur les amygdales, de larges taches grises circonscrites par un bourrelet d'un rouge violacé simulent à s'y méprendre des eschares gangréneuses (3). Voici la description que donne M. Becquerel de la gangrène compliquant l'angine : « Les fausses membranes devenaient plus friables, tombaient plus facilement : elles étaient grisâtres ou mêlées de sang quelquefois altéré et corrompu par son mélange avec la sanie : la quantité de sang qui s'écoulait devenait quelquefois assez considérable pour constituer une petite hémorrhagie. L'odeur qui avait déjà un certain degré de fadeur ou même de fétidité, devenait beaucoup plus pénétrante, beaucoup plus fétide. Souvent les gencives, les lèvres et les fosses nasales laissaient écouler une petite quantité de sang qui

<hr>

(1) Bretonneau, *loc. cit.*, p. 165, 173.
(2) *Id.*, *loc. cit.*, p. 387, 400.
(3) *Loc. cit.*, p. 19, 22, 113, 405.

s'arrêtait pour former des croûtes rougeâtres et sanguinolentes. »
Cette forme est plus ou moins fréquente ; M. Bretonneau l'a rencontrée rarement, tandis qu'elle prédominait dans plusieurs des épidémies dont les auteurs nous ont laissé la relation. L'haleine acquiert une extrême fétidité ; la salive coule en abondance. Ces deux symptômes n'ont pas été notés dans les cas d'angine pseudo-membraneuse que nous avons observés nous-mêmes, et M. Bretonneau n'en fait mention que dans un petit nombre d'observations. La fétidité de l'haleine et la salivation n'ont pas été non plus mentionnées par Bard , qui a observé une épidémie presque en tous points semblable à celle décrité par le médecin de Tours. (Voyez l'article Historique.)

Lorsque les fausses membranes, quelle que soit leur nature, se sont détachées, les tissus sous-jacents offrent une rougeur plus ou moins considérable, et certaines déformations, telles que la diminution de volume des amygdales et de la luette.

Les fausses membranes n'occupent pas toujours le même siége. Nous avons indiqué leur mode de propagation. Voici, sur vingt et une observations dans lesquelles on a tenu compte pendant la vie et après la mort du siége des fausses membranes, la manière dont elles ont été réparties :

Sur les amygdales seulement 6
Sur les amygdales et un point quelconque du voile du palais. . 4
Sur les amygdales, le voile du palais et le pharynx............ 6
Sur les amygdales et le pharynx......................... 5

2° *Ganglions sous-maxillaires.* — Le gonflement des ganglions sous-maxillaires accompagne le plus souvent l'inflammation de la gorge. M. Bretonneau l'a constaté dans un grand nombre des observations qu'il a recueillies. Il serait fort important pour le diagnostic de pouvoir déterminer l'époque à laquelle apparaît cette tuméfaction ; malheureusement les faits que nous avons sous les yeux sont incomplets sous ce rapport. La tuméfaction est notée du premier au cinquième jour à partir du début ; mais comme on n'a pas indiqué si le symptôme avait été recherché auparavant, nous ne pouvons décider la question. Toutefois chez un de nos malades, ce symptôme n'est survenu que quatre jours après l'apparition des fausses membranes. Ce sont principalement les ganglions situés au-dessous de l'angle de la mâchoire, dans les environs de l'apophyse mastoïde, qui sont le plus tuméfiés : ils le sont plus du côté où l'inflammation est plus intense. La tuméfaction est toujours accompagnée de douleur qui augmente à la pression.

Le tissu cellulaire participe quelquefois à la phlegmasie ; alors le col acquiert un volume considérable ; mais ce gonflement est autant œdémateux qu'inflammatoire. Dans ces cas, les mouvements du cou sont très gênés , et le faciès des malades présente l'aspect propre aux

angines graves (voy. ci-dessus PHARYNGITE ÉRYTHÉMATEUSE). Le volume
des ganglions s'accroît pendant deux ou trois jours ; il reste stationnaire, et diminue à partir du cinquième ou sixième jour, pour revenir
à l'état normal le septième ou huitième, quand la terminaison est
favorable. Dans plusieurs des observations de M. Bretonneau, on voit
la tuméfaction des ganglions décroître très rapidement peu de temps
après la cautérisation des amygdales. Il est fort rare que l'inflammation des ganglions se termine par abcès.

3° La *douleur* n'est pas un symptôme constant ; du moins elle n'est
pas notée dans toutes les observations. Lorsqu'elle existe, c'est d'ordinaire au début qu'elle se montre, et attire ainsi l'attention sur la maladie. Cependant nous l'avons vue tout à fait nulle pendant cinq jours
chez un garçon de dix ans, quoique, dès le premier jour de la maladie, le voile du palais fût couvert de fausses membranes. Rarement
elle est intense ; elle n'augmente pas d'une manière progressive, se
maintient souvent dans les mêmes limites, et n'est nullement en rapport avec l'intensité apparente de la phlegmasie.

4° *Déglutition.* — M. Bretonneau a observé que la gêne de la déglutition manquait souvent, tandis que d'autres fois il l'a notée dès les
premiers jours, ou un peu plus tard (1). Chez un malade ce symptôme
était très prononcé ; dans ce cas aussi d'énormes fausses membranes
obturaient tout le pharynx. Un fait fort remarquable est que la gêne
de la déglutition manquait dans des cas où les fausses membranes
avaient l'aspect gangréneux, tandis qu'elle existait dans ceux où la
couche diphthéritique était jaunâtre, moins étendue, et tapissait seulement les amygdales.

Chez un garçon de trois ans, dont l'observation nous appartient, la
déglutition des boissons provoquait toujours la toux ; le pharynx était
dans ce cas profondément ulcéré au-dessous des fausses membranes.
Dans aucune des observations de M. Bretonneau nous n'avons vu
mentionné le retour des boissons par le nez ; nous ne l'avons pas observé nous-mêmes ; cependant ce symptôme, signalé dans plusieurs
épidémies, l'a été en particulier par M. Gendron (2).

Les désordres fonctionnels ne sont pas en général en rapport avec
l'intensité de la maladie.

5° *Fièvre.* — Le plus ordinairement le mouvement fébrile est peu
intense. Cependant nous voyons dans deux des observations de M. Bretonneau, et dans deux des nôtres, la fièvre être vive au début.

L'un de nos malades, âgé de dix ans, avait le pouls à 112-116 ; un
autre garçon de trois ans fut pris de fièvre dès le début, et son pouls
ne tarda pas à monter à 136-140, la chaleur était vive.

Le génie épidémique influe évidemment sur l'intensité du mouve-

(1) *Loc. cit.*, p. 113, 196, 391, 400, 402, 405,
(2) *Journal général*, t. CIX, p. 36.

ment fébrile. Ainsi, dans l'épidémie observée par M. Ferrand (1), le premier et le second jour il n'y avait pas trace de fièvre, les enfants se livraient à leurs jeux comme d'habitude, et rien n'indiquait l'existence d'une maladie; cependant à cette époque les fausses membranes étaient déjà développées dans la gorge. La fièvre était au contraire intense dans plusieurs des observations rapportées par M. Lespine (2); elle était presque nulle au début chez les malades observés par Bard.

Donc en général le mouvement fébrile ne présente pas un caractère constant; toutefois on peut dire, après avoir parcouru la relation des diverses épidémies, que si la fièvre existe au début, elle tombe assez rapidement; et que si elle manque à ce moment, elle ne se développe pas à une époque plus avancée, à moins de complications.

6° Les *désordres des fonctions digestives* sont peu caractérisés; l'appétit est souvent conservé; la soif n'est pas augmentée; les selles sont normales, il n'y a pas de vomissements.

7° Le *système nerveux* ne donne pas de signes de souffrance, et la dépression des forces est peu marquée.

Dans l'article suivant nous verrons que l'influence épidémique modifie plusieurs des symptômes, et en particulier l'état des forces et l'aspect général du malade.

Angine pseudo-membraneuse secondaire. — Les symptômes que nous venons de décrire subissent quelques modifications dans les angines secondaires. 1° Elles débutent par une rougeur vive et générale et un gonflement de la membrane muqueuse palato-pharyngée; 2° puis au bout d'un temps variable, on voit apparaître sur les tonsilles de petites plaques blanchâtres ou jaunes, en général *minces, superficielles,* faciles à détacher; le plus souvent elles restent limitées aux amygdales; d'autres fois elles s'étendent sur la luette et le palais ; plus rarement dans le pharynx. En consultant les auteurs , on voit que les fausses membranes dans les angines secondaires, et en particulier dans la scarlatine , peuvent revêtir l'apparence gangréneuse; elles ont alors une grande analogie avec celles que nous avons décrites (p. 248) : nous n'avons pas observé nous-mêmes de faits de cette nature. 3° Le gonflement des ganglions sous-maxillaires est le même. 4° La douleur, assez souvent plus intense que dans l'angine primitive, présente quelquefois les mêmes caractères. 5° La fièvre, toujours plus vive, est le plus ordinairement sous la dépendance de la maladie principale.

Il nous a été impossible de trouver des différences symptomatiques entre l'inflammation pseudo-membraneuse ou ulcéreuse; on le comprendra facilement , en se rappelant que les ulcérations sont toujours recouvertes de fausses membranes, et que les deux formes coexistent presque constamment.

<hr>

(1) *Thèse,* 1827, n° 234, p. 8.
(2) *Arch. de méd.,* 1830, t. XXIII, p. 521.

Art. III. — Tableau de la maladie, marche, etc.

La *diphthérite pharyngienne* débute par un mouvement fébrile ordinairement léger, qui, quelquefois même, manque complétement ; les forces et l'appétit ne sont pas sensiblement diminués. L'enfant se plaint d'une douleur de gorge de médiocre intensité ; la déglutition, qui l'augmente un peu, n'est pas d'abord sensiblement gênée. A une époque très rapprochée du début, on ne voit dans le pharynx qu'une légère tuméfaction des tonsilles, mais le plus souvent on trouve déjà le dépôt pseudo-membraneux formé ; des taches blanches ou d'un blanc jaunâtre, plus rarement grisâtres, à bords minces, couvrent quelques points des amygdales ; elles ne tardent pas à s'étendre, elles prennent un aspect lichénoïde ou lardacé, gagnent le voile du palais et souvent ensuite le pharynx ; d'autres fois elles restent limitées aux amygdales et au voile du palais ; elles perdent, dans certains cas, leur couleur blanche ou jaune pour prendre une teinte gris fauve ou gris jaunâtre ; elles exhalent alors une odeur très fétide, et une salive abondante découle des commissures labiales. Peu après le développement de l'inflammation gutturale, les ganglions du cou augmentent de volume, tantôt d'un côté, tantôt de l'autre ; plus tard, le cou est quelquefois considérablement tuméfié.

Au bout d'un temps variable, et suivant que leur adhérence est plus ou moins intime, les fausses membranes commencent à se détacher ; c'est quelquefois à ce moment qu'elles prennent une teinte grisâtre et qu'elles tombent en déliquium ; elles sont alors rejetées; d'autres fois elles restent adhérentes à la membrane muqueuse, s'amincissent peu à peu et finissent par disparaître ; cette disparition est quelquefois définitive, d'autres fois les fausses membranes se reproduisent.

Pendant tout le cours de la maladie, l'appétit est en partie conservé, il n'y a ni vomissement ni diarrhée, et le mouvement fébrile est médiocrement intense.

Lorsque la guérison se dessine, les pseudo-membranes cessent de se former, il ne reste plus que de la rougeur dans la gorge, la tuméfaction des ganglions diminue, puis disparaît. Au bout de huit à dix jours arrive la convalescence.

Dans les cas malheureux, l'inflammation primitivement developpée dans l'arrière-gorge s'étend ensuite dans les voies aériennes : alors surviennent les accidents du croup, que nous décrirons plus tard. D'autres fois l'inflammation pseudo-membraneuse des fosses nasales, antérieure ou postérieure à celle de la gorge, augmente la gravité de la maladie ; elle est annoncée par un écoulement fétide, abondant, jaunâtre, par les narines. (Voyez le chapitre CORYZA, p. 190.)

D'autres fois encore des fausses membranes se développent sur différentes parties des téguments et donnent à la maladie un aspect tout spécial.

Enfin, mais rarement, car M. Bretonneau ne paraît pas l'avoir observé, la maladie revêt un aspect typhoïde ou adynamique. M. Bourgeois, qui a bien décrit cette forme, la regarde comme le résultat d'un empoisonnement déterminé par l'ingestion dans l'estomac des sécrétions putréfiées de la muqueuse (1). M. Lespine paraît avoir observé des faits analogues, et, autant qu'on peut en juger par la description très incomplète des voies digestives, les lésions s'étaient étendues dans l'intérieur du canal alimentaire.

L'observation suivante, que nous empruntons à M. Bourgeois, donnera une idée de cette forme particulière de la maladie, dont la marche diffère évidemment de celle que l'on observe le plus ordinairement.

Chez une jeune fille de onze ans, la maladie, après avoir commencé par les narines et s'être étendue profondément dans la cavité gutturale et pharyngienne, s'était montrée à l'anus et à la vulve ; les concrétions gutturales étaient diffluentes ; elles baignaient dans une sanie noirâtre, elles exhalaient une odeur infecte ; une sanie sanguinolente distillait continuellement du nez : la figure était pâle, bouffie, les forces dans une sorte de prostration ; la toux était rauque, fréquente, peu sonore ; légère dyspnée par intervalle, somnolence. Pendant plus de quinze jours les accidents augmentèrent : l'arrière-gorge était remplie d'un détritus putrilagineux, et semblait frappée d'une gangrène profonde. Toute l'économie portait l'empreinte de la putridité : la peau était livide, terreuse, et comme salie par la matière sanieuse transsudant par tous les pores; l'haleine et toutes les excrétions étaient d'une extrême fétidité ; les lambeaux de fausses membranes putréfiées étaient rendus par les selles ; ils augmentaient chaque jour de quantité et d'étendue. De longues défaillances semblaient à chaque instant marquer le terme fatal. L'estomac ne supportait aucun aliment ni aucune boisson ; la malade ne pouvait d'ailleurs qu'à peine avaler, et on ne la soutenait que par des lavements nutritifs. Elle resta cinq semaines dans cet état. Peu à peu et spontanément, les symptômes s'atténuèrent, une alimentation lactée, conduite avec ménagement, répara insensiblement les forces ; la convalescence fut longue et très laborieuse.

D'après quelques médecins, cette forme typhoïde appartiendrait exclusivement aux maladies générales dont l'angine n'est qu'un symptôme (scarlatine). Cette assertion est démentie par les faits, car dans l'observation que nous venons de citer, la diphthérite était la seule maladie.

Nous ne présenterons pas le tableau des angines pseudo-membraneuses *secondaires*, la forme, la marche et la durée de la maladie étant subordonnées aux affections dans le cours desquelles elles surviennent. (Voyez SCARLATINE, FIÈVRE TYPHOÏDE, etc.)

Lorsque l'angine pseudo-membraneuse parcourt toutes ses périodes, sans complications, sa durée ne dépasse pas, en général, sept, huit ou

_____
(1) *Journal général*, t. CIX, p. 441.

neuf jours (1). Dans une observation rapportée succinctement par
M. Bretonneau (2), la maladie dura seize jours; l'état dans lequel
étaient les ganglions cervicaux semblait indiquer une sorte de chronicité: ils étaient durs, rénifiés. Lorsque l'angine est compliquée de
croup, la durée de la période angineuse est très variable ; elle n'était
que d'un à deux jours dans l'épidémie observée par M. Ferrand
(voyez Croup). Lorsque, au contraire, il survient des accidents analogues à ceux décrits dans l'observation de M. Bourgeois, la maladie
peut avoir une durée beaucoup plus considérable. D'après l'auteur
que nous venons de citer, la durée moyenne aurait été de dix-huit
jours; mais comme dans l'épidémie de la maison de Saint-Denis, il a
observé des angines compliquées de croup, des angines pseudo-membraneuses simples, et enfin des angines typhoïdes, le chiffre qu'il
indique ne nous donne pas celui de la durée de l'angine pseudo-
membraneuse dégagée de toute complication.

Art. IV. — Diagnostic.

M. Bretonneau a mis un soin tout spécial à préciser les différences
qui existent entre les diverses espèces d'angines. Après avoir successivement énuméré les symptômes de l'angine catarrhale, tonsillaire,
mercurielle, pseudo-membraneuse commune et scarlatineuse, il les
compare à ceux de l'angine diphthéritique et tire la conclusion qu'il
n'y a aucune analogie entre ces maladies.

En séparant les angines primitives et secondaires, nous avons par
cela même établi le diagnostic différentiel de l'angine scarlatineuse et
de la diphthérite pharyngée primitive. Nous reviendrons sur ce sujet
en parlant de la scarlatine.

Quant aux angines érythémateuses (catarrhales et tonsillaires), la
fausse membrane établit entre elles et la pharyngite couenneuse une
séparation des plus tranchées. Avouons cependant que le premier
jour et avant l'apparition de la pellicule, il est souvent impossible de
se prononcer sur la nature de l'angine. Dans l'une et l'autre espèce,
en effet, l'aspect du pharynx est le même; la membrane muqueuse
est injectée, les amygdales plus ou moins tuméfiées. La fièvre, la
douleur et la gêne de la déglutition sont, il est vrai, plus prononcées
dans l'angine simple; mais ces symptômes ne lui appartiennent pas
d'une manière tellement exclusive, qu'on ne puisse les retrouver
aussi dans l'angine pseudo-membraneuse. L'apparition de la fausse
membrane est donc en réalité le seul phénomène qui permette au
praticien d'établir un diagnostic positif.

Nous avons dit tout à l'heure que M. Bretonneau distinguait de
l'angine diphthéritique celle qu'il appelle *couenneuse commune*, et à la-

---

(1) Bretonneau, *loc. cit.*, p. 387, 391, 396.
(2) *Id.*, *loc. cit.*, p. 162.

quelle il assigne les caractères suivants (1) : « Tuméfaction de l'une
» des tonsilles, quelquefois de toutes les deux, dépression centrale
» ulcéreuse d'un blanc jaunâtre. Cette teinte est due à un enduit
» couenneux intimement adhérent. Déglutition très douloureuse ;
» fièvre ordinairement assez intense ; les villosités redressées de la
» langue sont salies par un enduit limoneux ; teinte jaunâtre du pour-
» tour de la bouche. Souvent une légère éruption herpétique se montre
» au voisinage des lèvres ; les ganglions lymphatiques cervicaux
» sont médiocrement douloureux et peu tuméfiés. Lors même que la
» durée de cette affection n'est pas abrégée par un traitement conve-
» nable, elle se prolonge rarement au-delà du septième jour. »

Il nous serait impossible, avec de pareils symptômes, de distinguer
dès le début cette forme d'angine, de celle que nous avons décrite
dans ce chapitre. La marche ultérieure de la maladie peut seule éclairer le diagnostic. Nous avons dit, en parlant des angines simples, que
les cryptes des amygdales, distendus par leurs produits de sécrétion,
en imposaient quelquefois pour des plaques pseudo-membraneuses.
La rapidité avec laquelle les cryptes se vident, la nature du produit
lui-même, sa localisation, permettront au médecin de se prononcer au
bout de peu d'heures sur la nature de la maladie.

Art. V. — Complications.

Les complications de l'angine pseudo-membraneuse *primitive* peuvent être rangées sous les trois chefs suivants : 1° elles sont de la même
nature que l'angine elle-même ; 2° elles dépendent de l'état général
de l'économie ; 3° enfin elles ne peuvent être considérées comme une
conséquence de la maladie première, et doivent être envisagées comme
de simples accidents.

1° Aux complications de la première espèce appartiennent la diphthérite des autres membranes muqueuses et de la peau. Et, de même
qu'on voit la trachéite, la bronchite, la pneumonie exister indépendamment les unes des autres ou se compliquer diversement, de même
aussi on voit l'angine pseudo-membraneuse être tantôt isolée, tantôt
unie au coryza, au croup, etc.

La coïncidence et la succession de ces différentes affections sont
surtout fréquentes quand la diphthérite règne épidémiquement. Elles
suivent alors, en général, un ordre régulier dans leur évolution. D'a-
bord apparaît l'angine ou le coryza, puis la laryngite, puis la bronchite. M. Bretonneau a insisté d'une manière toute particulière sur
cette loi de succession et cette marche envahissante de haut en bas.
Elle est loin cependant d'être invariable ; souvent un des anneaux
de la chaîne manque ; rarement le développement se fait dans un ordre

____

(1) Bretonneau, *loc. cit.*, p. 373.

inverse des bronches au pharynx ; plus rarement encore il a lieu simultanément en ces différents points.

Lorsque l'angine couenneuse est sporadique., les différentes complications que nous venons d'énumérer sont beaucoup plus rares.
Nous nous contenterons de ce simple aperçu sur les complications de
la première espèce, les maladies que nous venons d'énumérer ayant
déjà été étudiées, ou devant l'être plus tard.

2° Aux complications de la seconde espèce appartiennent les hémorrhagies qui existent dans certaines épidémies, et qui peuvent être
considérées comme le résultat d'une altération du sang. M. Bretonneau ne fait pas mention de cette complication ; mais elle a été signalée par MM. Bourgeois (1) et Lespine (2). Dans les épidémies décrites
par ces médecins, on observait le plus souvent de simples épistaxis ;
d'autres fois, cependant, à l'hémorrhagie nasale en succédaient d'autres qui avaient lieu par la peau et les muqueuses, et finissaient par
entraîner la mort au milieu d'un état de prostration très grand.

C'est aussi sous l'influence d'un état général que surviennent ces
accidents typhoïdes et ces désordres du côté des voies digestives qui
caractérisent la seconde forme d'angine.

La gangrène du pharynx est une complication possible de l'angine
pseudo-membraneuse. Nous en avons trouvé un exemple dans l'ouvrage de M. Bretonneau ; mais dans ce cas : 1° l'angine était secondaire ; 2° le traitement mercuriel paraît avoir eu une grande part au
développement de cette complication, qui sera décrite ailleurs en
détail. M. Becquerel en a observé plusieurs exemples.

3° Parmi les complications de la troisième espèce, nous rangerons
la pneumonie, qui, d'après Guersant, se développe dans quelques
cas pendant le cours de l'angine pseudo-membraneuse. Il survient
quelquefois, dit ce médecin (3), du troisième au septième jour de la
maladie, une broncho-pneumonie, ou pneumonie catarrhale, qui est
insidieuse dans son début, et masquée en partie par les signes locaux
de l'angine, à laquelle on est porté à attribuer la fièvre et la toux.

Les fièvres éruptives, les phlegmasies de toute espèce, entérite, érysipèle, etc., peuvent, aussi bien que toutes les maladies des enfants,
compliquer l'angine ; mais, nous le répétons, on ne doit voir dans ces
faits que de simples coïncidences.

Art. VI. — Pronostic.

Le pronostic de l'angine pseudo-membraneuse est variable. Lorsque
la maladie est sporadique, elle cède en général avec facilité ; lorsqu'au

(1) *Loc. cit.*, p. 121.
(2) *Loc. cit.*, p. 520.
(3) *Dict. de méd.*, t. III, p. 119.

I.

contraire elle se montre sous forme épidémique, son pronostic varie en raison de l'influence qu'exerce sur elle le génie épidémique. Si l'inflammation reste bornée aux fosses gutturales, et s'il ne se développe pas de fausses membranes dans les fosses nasales, dans le larynx ou sur la peau, la maladie se termine ordinairement par la guérison (1) : témoin les observations de M. Bretonneau, témoin aussi les faits rapportés par M. Guimier, qui a guéri les trente-trois malades chez lesquels la diphthérite avait été limitée au pharynx. Cependant, d'après une observation de M. Bretonneau, il paraîtrait que l'angine pseudo-membraneuse, dégagée de toute complication, peut se terminer par la mort (2). Un de nos malades, dont l'angine était compliquée de coryza pseudo-membraneux sans autre lésion grave, a succombé après plusieurs jours de maladie. (Voy. p. 194.)

Lorsque l'inflammation s'est propagée au larynx, le pronostic est celui du croup. Lorsque des fausses membranes se sont développées sur quelques points des téguments, si les surfaces malades se couvrent de plaques épaisses et fournissent une suppuration abondante; si l'inflammation devient serpigineuse; si un érysipèle en augmente l'étendue, le pronostic sera beaucoup plus grave, et la mort arrivera au milieu d'une profonde adynamie. Il en a été ainsi dans l'épidémie de diphthérite qui a régné en 1828 dans le département de Loir-et-Cher (3). Dans d'autres cas, les surfaces muqueuses qui sont en contact avec l'air libre (anus, vulve), se couvrent de fausses membranes diphthéritiques qui, par leur extension progressive, déterminent la mort des malades.

Le pronostic des angines pseudo-membraneuses secondaires est souvent subordonné à celui de la maladie dans le cours de laquelle elles se manifestent. Tantôt l'affection, ne consistant que dans quelques pellicules, est très légère; d'autres fois elle est aussi grave et même plus grave que l'angine pseudo-membraneuse primitive. (Voy. SCARLATINE.)

Art. VII. — Causes. — Nature.

L'angine pseudo-membraneuse est souvent épidémique. Les épidémies ont été observées depuis longtemps par les anciens auteurs, comme on pourra s'en assurer en lisant notre article HISTORIQUE. Dans ces dernières années elles sont devenues assez fréquentes. M. Bretonneau les a vues régner à Tours et dans ses environs (années 1818 et suivantes); M. Girouard, à Sancheville (Eure-et-Loir), en 1825; M. Ferrand, en 1825, à la Chapelle-Véronge; M. Guimier, à Vouvray (Indre-et-Loire), en 1826; M. Bourgeois, à la maison de la Légion

(1) Bretonneau, p. 196, 387, 391, 396. — Voyez aussi Guimier, *Épidémie de Vouvray*, etc., *Journ. génér. de méd.*, t. CIV, p. 165.

(2) *Loc. cit.*, p. 162.

(3) Trousseau, *Archives*, t. XIII, 1830, p. 386.

d'honneur, à Saint-Denis, en 1827 et 1828 ; M. Trousseau, en Sologne, dans le département de Loir-et-Cher, en 1828 ; M. Lespine, à l'École militaire de la Flèche, et M. Baup, dans le canton de Vaud (Suisse), la même année, etc. Les causes de ces épidémies sont fort obscures ; on a cru remarquer que le froid humide ou l'humidité seule avaient une influence assez prononcée sur leur apparition. Ainsi cette cause paraît avoir agi sur le développement de l'épidémie observée par M. Ferrand à la Chapelle-Véronge : « Auprès de ce village est une prairie assez » étendue, baignée par une petite rivière et environnée d'arbres, sur- » tout de peupliers. Cette prairie est assez souvent inondée à la fin de » l'automne. A cette époque les feuilles sont tombées, et comme l'eau » y séjourne longtemps, elles entrent en putréfaction. » Cependant cette cause seule est bien loin d'expliquer la production de l'épidémie ; car, comme l'observe fort bien l'auteur que nous venons de citer, c'est en 1825 que s'est montrée pour la première fois l'angine membraneuse, et cependant, bien avant ce temps-là, il y avait eu des inondations, des matières végétales en putréfaction et des vents qui en portaient les émanations sur la Chapelle-Véronge. C'est aussi l'humidité et les émanations marécageuses qui ont été la cause prédisposante de l'épidémie observée par M. A. Gendron (1). « Toutes les fois, dit cet au- » teur, que les eaux rentrent dans le lit de la rivière en laissant à nu ces » prairies marécageuses, il se dégage des deux rives du Loir une odeur » de limon très prononcée qui affecte désagréablement l'odorat. »

On a signalé aussi parmi les causes susceptibles de favoriser le développement de l'angine épidémique, les rassemblements d'un grand nombre d'individus dans un espace resserré, témoin l'épidémie observée par M. Bourgeois à la maison de Saint-Denis.

Mais il faut l'avouer, combien n'est-il pas fréquent de voir des prairies inondées sans observer d'angine ! combien aussi n'y-t-il pas de rassemblements considérables d'individus dans un même lieu sans que l'on observe d'épidémie de maux de gorge !

L'angine pseudo-membraneuse épidémique est-elle contagieuse ? Les avis sont encore partagés sur ce sujet. Cependant, d'après les faits nombreux empruntés par Guersant aux auteurs que nous avons cités (Trousseau, Lespine, etc.), et d'après ceux qu'il a été à même d'observer, il lui paraît incontestable que la maladie est contagieuse. Nous partageons son opinion.

Les garçons sont plus exposés que les filles à contracter l'angine pseudo-membraneuse ; ils y sont surtout sujets de l'âge de deux à huit et dix ans.

Nous renvoyons pour les autres détails étiologiques au chapitre suivant (LARYNGITE PSEUDO-MEMBRANEUSE).

L'*angine secondaire* se rencontre par ordre de fréquence dans la scarlatine, la fièvre typhoïde et la rougeole.

______

(1) *Journal général*, t. CIX, p. 34.

La maladie que nous venons de décrire doit être rapportée à cette affection spécifique à laquelle M. Bretonneau a donné le nom de *diphthérite*. Aujourd'hui toute discussion à cet égard serait superflue. Nous aurons d'ailleurs l'occasion d'y revenir à propos du croup. Nous établissons seulement que la diphthérite pharyngienne est d'une autre nature que la pharyngite pseudo-membraneuse secondaire, connue aussi sous le nom de *pharyngite pultacée*. Quelques faits semblent démontrer que la pharyngite diphthéritique peut se développer dans le cours d'autres maladies, et réciproquement que la pharyngite pultacée peut être primitive; mais ce sont là des exceptions qui ne peuvent pas engager à confondre des maladies entièrement distinctes d'ailleurs; comme on a pu s'en convaincre par la description précédente.

Art. VIII. — Taitement.

1° *Indications.* — Les indications que nous avons posées dans notre chapitre précédent sont en partie applicables à l'angine diphthéritique, mais elles n'ont pas toutes un égal degré d'importance. Ainsi, tandis que dans les angines inflammatoires le traitement antiphlogistique doit être placé sur le premier plan, c'est au contraire la médication topique à laquelle il faut surtout avoir recours dans le traitement de l'angine diphthéritique. En outre il est certains cas où il faut unir au traitement topique une médication générale qui ait pour but soit de favoriser la résorption des pseudo-membranes, soit de diminuer la plasticité du sang. Il est nécessaire aussi, lorsque l'épidémie revêt le caractère typhoïde, de soutenir les forces des malades par un traitement tonique convenable.

2° *Examen des médications.* — *Topiques.* — L'application de solutions ou de poudres caustiques sur la membrane muqueuse palato-pharyngée est destinée, non-seulement à prévenir l'extension du dépôt pseudo-membraneux dans les fosses nasales ou dans l'arbre laryngo-bronchique, mais aussi à substituer une phlegmasie locale à une inflammation spécifique. Les succès de la médication topique sont trop authentiques aujourd'hui pour qu'on puisse les contester. Nous devons cependant faire remarquer que la nature de l'épidémie est aussi pour quelque chose dans la réussite du traitement. Il y a, pour ainsi dire, des épidémies fatales dans lesquelles l'inflammation se propage dans les voies aériennes; quel que soit le traitement employé, l'extension des fausses membranes est si rapide que la cautérisation s'opposerait en vain à leur développement. Dans d'autres cas, au contraire, la marche est plus lente, et la cautérisation a le temps d'agir. Comparez sous ce rapport l'épidémie décrite par M. Guimier à celle relatée par M. Ferrand.

Les caustiques les plus employés sont l'acide hydrochlorique, la solution de nitrate d'argent, la poudre d'alun et le chlorure de chaux, qui a souvent réussi entre les mains du docteur Bouneau.

M. Bretonneau s'est servi pendant longtemps de l'acide hydrochlorique. Il l'employait pur ou presque pur, lorsque les fausses membranes occupaient une étendue considérable dans l'arrière-gorge. L'acide était porté sur les parties malades au moyen d'un pinceau ou d'une éponge fixée à l'extrémité d'une baleine, et l'on avait soin de l'exprimer afin qu'elle fût simplement humectée, et que le caustique ne fusât pas au loin. Les applications étaient renouvelées plusieurs fois par jour. M. Bretonneau conseille de débuter, quand la maladie est intense, par deux vigoureuses cautérisations à vingt-quatre heures de distance, et d'affaiblir ensuite l'action du caustique. Le premier effet de la cautérisation est quelquefois de détacher les fausses membranes qui restent adhérentes au pinceau; cependant M. Bretonneau a observé que souvent la maladie paraissait momentanément aggravée, et les fausses membranes plus épaisses. La pseudo-membrane une fois détachée, les surfaces malades sont d'un rouge assez vif, et souvent il en découle quelques gouttes de sang. La diminution de volume des amygdales et des ganglions sous-maxillaires succède assez rapidement à la cautérisation; cependant les plaques se reproduisent quelquefois sur la place qui a été cautérisée. Il faut en général que l'action du caustique soit portée un peu au-delà des surfaces malades, afin de prévenir, autant que possible, l'extension de l'inflammation.

A l'acide hydrochlorique on a substitué la solution de nitrate d'argent, ou ce caustique lui-même porté directement dans l'arrière-bouche. La solution varie de concentration suivant l'intensité de la maladie. Lorsqu'on emploie le nitrate d'argent solide, il ne faut pas se servir d'un porte-crayon ordinaire, parce que le bâton caustique, mal fixé entre les mors de la pince, peut s'échapper et tomber dans l'estomac. D'après M. Guersant, cet accident est arrivé chez un enfant, qui heureusement eut l'instinct de rejeter le caustique. Un fait semblable a eu lieu à notre connaissance à l'hôpital des Enfants, mais ses suites ont été beaucoup plus graves. On pourrait aisément éviter ces inconvénients en faisant couler le nitrate d'argent dans un tube dont l'orifice inférieur, plus étroit que le supérieur, rendrait impossible la chute du caustique.

L'alun, le calomel et le chlorure de chaux peuvent être utilement employés; on les porte aisément sur les points malades, soit au moyen du pinceau, soit simplement avec le doigt. Il est bon d'ajouter à ces poudres une certaine proportion de gomme arabique, afin de faciliter leur adhésion à la surface malade. Le moyen le plus expéditif est le suivant : après avoir, avec la main gauche, fortement abaissé la mâchoire inférieure, on porte dans l'arrière-gorge le doigt indicateur de la main droite préalablement couvert de la poudre caustique et on le promène rapidement sur toutes les parties malades. Cette petite opération est simple, facile et promptement exécutée. Si l'enfant résiste à cette application et ferme obstinément la bouche, il faut agir comme il est dit page 38.

Antiphlogistiques. — On peut employer les émissions sanguines : 1° lorsque l'enfant est vigoureux et bien portant au début ; 2° lorsque la fièvre est intense ; 3° lorsque la maladie suit une marche très rapide ; 4° lorsque l'angine ne s'accompagne pas d'accidents adynamiques ; 5° lorsqu'il n'y a pas de tendance à la production des hémorrhagies ou de la diphthérite cutanée. Les lésions cutanées provoquées par les piqûres de sangsues, la section de la veine ou la scarification de la peau, peuvent, en effet, devenir le point de départ d'une hémorrhagie mortelle, ou déterminer ces graves ulcérations qui envahissent une grande partie de la surface cutanée. La possibilité de pareils accidents doit, pour le dire en passant, faire repousser à tout jamais l'emploi des vésicatoires dans le traitement de l'angine pseudo-membraneuse.

Si la maladie règne épidémiquement, le praticien devra s'enquérir avec soin de l'influence qu'a eue le traitement antiphlogistique dans les cas où il a été mis en usage, et s'il apprenait qu'il est resté sans succès, il ne devrait pas hésiter à s'en abstenir. M. Bretonneau repousse l'emploi des émissions sanguines et des vésicatoires, et n'a en définitive de confiance que dans le traitement topique. On trouve dans ses observations particulières de nombreux exemples d'insuccès de la méthode antiphlogistique pure. Mais dans l'épidémie qu'il a observée, l'appareil fébrile était presque nul, la principale indication du traitement antiphlogistique n'existait donc pas. M. Lespine, au contraire, dans l'épidémie de la Flèche, a constaté que, lorsque le pouls était plein et dur, la peau chaude, la face colorée, une émission sanguine était avantageuse.

Lorsque, d'après les conseils que nous avons donnés, on croira devoir recourir aux émissions sanguines, il faudra appliquer de trois à six sangsues chez les plus jeunes enfants. On les placera derrière les apophyses mastoïdes. On ne laissera pas couler le sang au-delà d'une heure. A partir de l'âge de six ans on augmentera le nombre des sangsues ou l'on pratiquera une saignée générale. Le traitement antiphlogistique direct sera secondé par l'emploi des adjuvants conseillés en cas pareils, boissons nitrées, lavements laxatifs, etc.

Vomitifs. — L'emploi des vomitifs, qui ne doit jamais constituer la base du traitement de l'angine pseudo-membraneuse, peut cependant être utile dans certains cas. Ainsi lorsque la maladie marche rapidement et que l'on peut craindre de la voir envahir le larynx ; les secousses de vomissements, en détachant la pellicule à peine formée, pourront peut-être s'opposer à son envahissement. En outre, les vomissements ont l'avantage de favoriser le rejet à l'extérieur des pseudo-membranes qui encombrent le pharynx, et d'empêcher que ces produits, dont l'odeur est quelquefois fétide et la décomposition avancée,

ne soient portés dans les voies digestives, où ils pourraient produire
consécutivement des effets fâcheux. On prescri ll'émétique avec avantage aussi bien avant qu'après la cautérisation.

Médication spécifique. — C'est une grave question de savoir si l'on
doit soumettre les malades atteints d'angine pseudo-membraneuseà un
traitement général. Nous verrons dans le chapitre suivant (LARYNGITE
PSEUDO-MEMBRANEUSE) que cette question doit être résolue d'une manière affirmative dans les cas où la fausse membrane a envahi le
larynx. Alors, en effet, on doit mettre en usage toutes les médications
susceptibles de provoquer la résorption de la fausse membrane qui est
le plus souvent la cause de la mort. Dans l'angine pseudo-membraneuse,
au contraire, la pellicule couenneuse n'offre par elle-même aucune gravité ; c'est son extension dans les voies aériennes ou les fosses nasales
qui seule compromet les jours de l'enfant. Nous croyons, en conséquence,
qu'avant de le soumettre à une médication énergique qui quelquefois
n'est pas sans danger, il faudra avoir égard aux considérations suivantes : 1° l'angine est-elle sporadique ou épidémique? 2° si elle est
épidémique, quelle marche la maladie suit-elle en général? a-t-elle
de la propension à envahir les voies aériennes, ou bien reste-t-elle,
d'ordinaire limitée au pharynx ? 3° l'épidémie revêt-elle une forme
adynamique? Nous pensons que la médication altérante doit être
réservée pour les cas où la maladie règne épidémiquement, et a une
grande tendance à se propager aux voies aériennes.

Dans ce cas, on mettra en usage l'une des médications dont nous
parlerons plus haut en détail dans le chapitre suivant (CALOMEL, SULFURE
DE POTASSE, etc.). Si l'angine est sporadique, il faudra se borner à
employer les émissions sanguines unies aux topiques et aux vomitifs.
Si elle est épidémique avec caractère adynamique bien prononcé, il
faudra avoir recours à la médication tonique.

Toniques. — Les toniques doivent être réservés pour les cas où
l'angine revêt la forme gangréneuse, tandis qu'en même temps il
existe un dévoiement abondant et des hémorrhagies par diverses voies.
Le raisonnement indique ici que l'état général domine l'état local, et
que c'est à lui que la médication doit s'adresser de préférence. On
aura donc recours, en cas pareil, aux préparations de quinquina, à
la serpentaire de Virginie, etc., tout en ne négligeant pas cependant
le traitement topique, qui doit toujours être mis en usage, quelle que
soit la forme de la maladie.

Dans tout ce que nous avons dit jusqu'ici, nous avons toujours eu
en vue l'angine pseudo-membraneuse primitive. Quand la maladie
est *secondaire*, son traitement est subordonné à celui de l'affection
principale. Cette espèce d'angine réclame, en outre, quelquefois l'emploi de certains agents particuliers qui seront indiqués ailleurs. Obligés
de nous restreindre à quelques considérations générales, nous conseillerons : 1° de mettre en usage le traitement topique, mais de substi-

tuer aux cautérisations énergiques les applications d'alun ou de chlorure de chaux ; 2° de n'avoir recours aux émissions sanguines que dans les cas où l'angine serait survenue à une époque rapprochée du début de la maladie primitive, et où, en outre, l'inflammation serait intense, la tuméfaction du cou considérable, l'enfant vigoureux et pas très jeune; 3° d'abandonner toute méthode générale débilitante (mercure, etc.); 4° d'insister sur la médication vomitive et sur le traitement par les révulsifs sur les extrémités inférieures.

Résumé. — I. Un enfant se plaint de douleur à la déglutition, et l'examen de la gorge fait reconnaître sur une amygdale une tache blanche légèrement saillante; les ganglions sous-maxillaires sont un peu tuméfiés; la fièvre est peu intense, la respiration facile; il ne règne pas actuellement d'épidémie de diphthérite; mettez en usage le traitement suivant:

1° Portez, au moyen du doigt indicateur, de la poudre d'alun sur l'amygdale malade; renouvelez cette application toutes les trois ou quatre heures, en examinant attentivement : 1° si la fausse membrane se détache avec facilité; 2° si elle conserve les mêmes dimensions; 3° si elle s'agrandit. Dans les deux premiers cas, il faut faire encore deux ou trois applications topiques et attendre; car il est probable que l'on a eu affaire à une de ces petites pellicules blanches ou de ces concrétions muqueuses qui se montrent parfois sur les amygdales, et simulent, à s'y méprendre, les plaques pseudo-membraneuses.

Si au contraire au bout de vingt-quatre heures la fausse membrane s'est étendue, ou si d'emblée d'autres taches se sont développées sur les amygdales ou le voile du palais, il faut : 1° immédiatement donner un émétique avec le tartre stibié; 2° après avoir laissé reposer l'enfant pendant deux heures, cautériser toutes les parties malades, soit au moyen du nitrate d'argent, soit avec l'acide hydrochlorique; 3° si la fièvre s'allume, appliquer des sangsues aux apophyses mastoïdes, et un large cataplasme, pas trop chaud et bien humide, que l'on placera autour du cou en ayant soin de le renouveler fréquemment; 4° s'il y a de l'agitation, prescrire des cataplasmes sinapisés aux extrémités inférieures.

Le lendemain au matin on fera une seconde application caustique, en diminuant sa force, si les fausses membranes n'ont pas augmenté d'étendue. Dans le cas contraire, on ne diminuerait en rien l'énergie du topique; on prescrirait des boissons acidulées prises à petites gorgées. Si l'enfant est assez âgé, il se gargarisera plusieurs fois avec un gargarisme contenant 8 à 12 grammes d'alun pour 180 grammes de liquide; on administrera en outre un lavement laxatif, et l'on continuera l'application des cataplasmes sinapisés.

Les jours suivants, si la maladie ne s'étend pas, on persévérera dans l'emploi des gargarismes alumineux, des boissons acidulées, des lavements légèrement laxatifs.

II. La diphthérite règne épidémiquement, l'épidémie n'est pas typhoïde; mais on a observé déjà plusieurs fois l'extension de la phlegmasie au larynx; la maladie est arrivée à son deuxième jour; les fausses membranes sont assez étendues; prescrivez :

1° Un vomitif avec l'émétique.

2° Deux heures après cautérisez fortement les surfaces malades avec une solution de nitrate d'argent (4 grammes pour 16 grammes d'eau distillée).

3° Donnez toutes les deux heures de 3 à 5 centigrammes de calomel.

4° Prescrivez des boissons émollientes.

Le lendemain, renouvelez la cautérisation; continuez l'emploi du calomel. Si la peau n'est pas chaude, si le pouls n'est pas plein et fort, abstenez-vous de toute émission sanguine. Appliquez, dans le cas contraire, quelques sangsues derrière les apophyses mastoïdes; prescrivez un lavement laxatif.

III. L'épidémie revêt le caractère typhoïde; les fausses membranes exhalent une odeur fétide, la peau est pâle, la réaction peu marquée; il y a de la tendance aux hémorrhagies; la dépression des forces est grande; prescrivez :

1° La cautérisation d'après le procédé indiqué ci-dessus.

2° Dans la journée, l'enfant se gargarisera à plusieurs reprises avec un gargarisme fait de la manière suivante : faites bouillir pendant une demi-heure 30 grammes de quinquina royal dans une quantité d'eau suffisante; ajoutez au produit de la colature, qui sera de 240 grammes, 16 grammes d'esprit de cochléaria, 8 grammes de teinture de myrrhe et 30 grammes de miel rosat (Wendt).

3° Donnez deux lavements composés comme suit : faites bouillir pendant une demi-heure 38 grammes de quinquina, ajoutez au produit de la colature de 240 grammes 8 grammes de poudre de gomme; mêlez. Chaque lavement sera composé d'un quart de cette décoction unie à une petite tasse d'eau (Wendt).

4° Toutes les deux heures donnez une cuillerée de la potion suivante :

Eau de tilleul	60 grammes.
Eau de mélisse.............	
Eau de cannelle	aa 15 grammes.
Extrait de quinquina..........	4 grammes.
Sirop d'écorces d'oranges.......	30 grammes.

Les jours suivants continuez les applications topiques en diminuant leur activité. Si la déglutition devient plus facile, insistez sur le potion; ajoutez même une mélange de limaille de fer et de poudre de quinquina; supprimez les lavements.

Art. IX. — Historique.

N'ayant aucune considération historique intéressante à présenter sur les angines érythémateuses, nous consacrerons cet article à l'angine pseudo-membraneuse, en exposant les différentes phases par lesquelles a passé la science. Il serait à désirer que toutes les parties de la médecine fussent établies d'une manière aussi claire. M. Bretonneau, en reproduisant presque en entier les travaux de ses devanciers, et M. Deslandes, en se livrant à des recherches historiques et critiques du plus haut interêt, ont rendu à la science un véritable service. Le court exposé que nous allons faire sera extrait presque en entier des ouvrages de ces médecins distingués.

Arétée est le premier auteur qui ait donné une histoire détaillée de l'angine gangréneuse, qu'il décrit sous les noms d'*ulcus syriacum*, *ulcus ægyptiacum*. On retrouve dans sa description la plupart des caractères des deux variétés de l'angine pseudo-membraneuse, l'une dans laquelle les plaques sont blanches, petites, l'autre dans laquelle elles sont larges, déprimées, et exhalent une odeur fétide. Arétée a aussi fait mention de la complication du croup avec l'angine gangréneuse. Depuis lui, on trouve à peine dans les auteurs quelques détails sur cette maladie, et ce n'est qu'en 1557 qu'elle reprend sa place dans le cadre nosologique. Pierre Forest observa cette année à Alkmaar, en Hollande, une épidémie d'angine ; il en fut lui-même atteint. Cette affection se montra à la même époque dans d'autres parties de l'Europe. Elle reparut au commencement du XVIIe siècle en Espagne, et fut décrite par un grand nombre des médecins de ce pays, Mercatus, Villareal, Nunez, etc. ; la maladie, qui débutait par les amygdales, gagnait ensuite les voies respiratoires, et les malades mouraient suffoqués : aussi la maladie reçut-elle le nom de *garotillo*. L'épidémie d'Espagne durait encore lorsque la même maladie, non moins meurtrière, se développa dans la ville de Naples (1618). La description que nous en ont laissée Carnevale, Nola, Zacutus Lusitanus et Marc-Aurèle Severin, montre que cette angine était presque en tout semblable à celle décrite par les médecins espagnols. Elle débutait par une légère inflammation de la gorge ; bientôt les parties malades blanchissaient ; l'haleine prenait une odeur fétide ; la déglutition devenait impossible ; la voix était éteinte ; puis la respiration s'embarrassait, et les enfants succombaient comme si on les eût étranglés avec une corde. Dix-sept années après l'épidémie de Naples, on en signalait une autre à Kingston, dans l'Amérique du Nord. La maladie atteignit spécialement les enfants, et l'on observa souvent derrière les oreilles, sur les places des vésicatoires, des altérations semblables à celles de l'arrière-bouche.

La France ne fut pas épargnée par le fléau épidémique, qui régna

à Paris de 1743 à 1748 , et eut pour historiens Malouin et Chomel.
A peu près à la même époque, d'autres épidémies sévissaient en Angleterre et à Crémone, où elles étaient décrites par Fothergill, Starr et Ghisi.
L'angine observée par Fothergill était secondaire et liée à la scarlatine,
tandis que celle que décrivit Starr était primitive. La description de ce
médecin se rapproche de celle que nous avons donnée dans ce chapitre. Il eut plusieurs occasions d'observer l'extension de la phlegmasie aux voies aériennes. Ghisi fit les mêmes remarques ; mais en outre,
il rencontra un cas isolé de laryngite membraneuse. Pour lui, comme
pour ses prédécesseurs , la maladie de l'arrière-gorge est qualifiée
d'ulcère ou de gangrène. Marteau de Grandvilliers, qui nous a laissé
une excellente description de l'angine pseudo-membraneuse , partage
les opinions de ses devanciers ; et si les recherches de M. Bretonneau
n'avaient pas surabondamment démontré la facilité avec laquelle les
fausses membranes putréfiées en imposent pour un véritable sphacèle, on serait tenté de voir un exemple de gangrène dans une observation qu'il a rapportée en détail.

Samuel Bard, de New-York, 1771, est sans contredit l'auteur qui a
émis sur l'angine membraneuse les idées les plus justes Ses opinions se
rapprochent beaucoup de celles de M. Bretonneau ; il reconnut l'identité de nature qui existe entre l'angine et le croup, ainsi que le
mode d'extension de la maladie de la gorge au larynx. Il eut, comme
Ghisi, l'occasion d'observer l'angine seule, l'angine réunie à la laryngite, et la laryngite seule. Il cite même des observations de ces différentes formes. Pour lui, l'angine n'est nullement une affection gangréneuse ; il regarde les plaques pseudo-membraneuses comme le
produit d'une concrétion. Les idées de Bard , comme le fait observer
M. Deslandes, tombèrent dans l'oubli, et l'on continua, comme par le
passé, à regarder le croup et l'angine comme des maladies distinctes,
et plus que jamais on crut à la nature gangréneuse de l'angine.
Cependant, comme nous le dirons dans le chapitre suivant, Jurine
entrevit les liens qui unissaient l'angine au croup, et pressentit que
l'inflammation de l'arrière-gorge n'était pas une gangrène. Mais de
là à une démonstration complète le pas était grand. C'est à M. Bretonneau que la science doit de l'avoir fait. Est-il nécessaire de dire ici
que l'habile médecin de Tours a prouvé de la manière la plus positive
l'identité de nature des différentes inflammations pseudo-membraneuses muqueuses et cutanées , désignées jusqu'alors sous le nom
d'angine gangréneuse , de croup, d'ulcères, etc. ; qu'il a démontré
d'une manière irréfragable l'absence de la gangrène dans l'angine
dite gangréneuse , et qu'enfin par ses recherches anatomico-pathologiques et thérapeutiques, il s'est placé au premier rang des médecins
modernes.

Depuis M. Bretonneau, un grand nombre d'épidémies d'angine ont
été observées en France et en Suisse par plusieurs médecins que nous

avons eu occasion de citer dans le cours de ce chapitre. Leur description se rapproche presque entièrement de celle du médecin de Tours. On aurait pu croire que cette question de la véritable nature de l'angine membraneuse était définitivement jugée, lorsque M. Becquerel publia, dans la *Gazette médicale* (1843), un mémoire *sur une épidémie d'affections pseudo-membraneuses et gangréneuses qui régna à l'hôpital des Enfants dans le cours de l'année* 1841. Pendant le cours de cette épidémie, M. Becquerel a observé des angines pseudo-membraneuses simples, des croups, des diphthérites pharyngiennes compliquées de véritables gangrènes de l'arrière-gorge. — Les recherches de M. Becquerel n'infirment point les conclusions que M. Bretonneau a tirées de ses propres observations; il faut admettre seulement que, dans un certain nombre de cas, il peut y avoir une coïncidence entre la diphthérite et la gangrène, fait qui n'a rien d'étonnant, puisque les deux maladies peuvent régner épidémiquement.

APPENDICE AU CHAPITRE XI.

Diphthérite cutanée.

Nous dirons ici quelques mots de l'inflammation pseudo-membraneuse de la peau, parce qu'elle se développe dans les mêmes circonstances et parce qu'elle est de même nature que la diphthérite. Décrite par plusieurs des auteurs qui ont observé des épidémies d'angines pseudo-membraneuses, et en particulier par Bard et par M. Bretonneau, elle a été étudiée d'une manière spéciale par M. Trousseau, auquel nous empruntons la plupart des détails qui vont suivre.

Les fausses membranes se manifestent en général sur les parties qui ont été dénudées par l'application du vésicatoire; sur celles qui sont excoriées; derrière les oreilles; sur le cuir chevelu enflammé à la suite de la teigne; dans les points où l'épiderme est détaché par le frottement; au bord libre des lèvres; sur les orifices du vagin et du rectum. Lorsque les fausses membranes se développent sur la peau, les points malades, revêtus de couches épidermiques superposées, paraissent déprimés à cause de l'inflammation érysipélateuse des parties voisines. Cet érysipèle s'étend irrégulièrement au loin et au large; la rougeur est d'autant plus vive qu'on s'approche des parties dénudées; on voit en outre de nombreuses vésicules; lorsque l'épiderme se rompt, on aperçoit une couche pseudo-membraneuse blanche. Ces ulcérations se réunissent ainsi à d'autres, et le mal gagne de proche en proche. M. Trousseau a vu des cas où toute la partie postérieure du tronc était envahie; il suintait des surfaces malades une sérosité abondante et fétide, et les croûtes les plus extérieures baignant dans des flots de sérosité, se ramollissaient, se putréfiaient, changeaient de couleur, prenaient une teinte grise, quelquefois noirâtre, et exhalaient une horrible fétidité. Dans les cas de cette nature, on peut croire à l'existence d'une gangrène. Du reste, cette dernière affection, quoique très rare, peut exister comme complication. M. Trousseau en a observé un exemple. Des douleurs extrêmement vives accompagnent la diphtérite cutanée.

M. Trousseau a nettement établi, en terminant son mémoire, les rapports qui existent entre l'angine épidémique et cette forme particulière d'inflammation cutanée. Si donc, dit ce médecin distingué, il n'est plus permis de douter que l'affection qui s'empare de la peau des personnes atteintes de l'angine maligne est de nature diphthéritique, on est également forcé d'admettre que les sujets en rapport avec ceux qui ont à la fois le mal de gorge épidémique et la diphthérite de la peau, ou l'une de ces affections, présentent aussi des inflammations cutanées de nature identique, bien que chez eux l'angine ne se soit pas montrée ; car les vésicatoires qu'on leur applique se recouvrent également de fausses membranes et peuvent même occasionner la mort, et en second lieu les phlegmasies les plus légères de la peau prennent chez eux le caractère de gravité que nous avons signalé chez les autres, et les conséquences n'en sont pas moins terribles. Enfin, pour achever le parallèle, on voit la diphthérite cutanée débutant dans une maison y propager l'angine maligne, de la même manière que l'angine pelliculaire qui a pris l'initiative devient la cause de la diphthérite cutanée.

Le *traitement* le plus généralement employé contre cette maladie consiste dans des soins de propreté minutieux ; il faut incessamment absterger le liquide séro-purulent qui découle en abondance et favorise l'extension de la maladie. En outre, il est nécessaire de saupoudrer à plusieurs reprises les surfaces enflammées avec des poudres mercurielles. M. Trousseau conseille le calomel et le précipité rouge. Il fait tomber sur les parties malades une poudre fine composée d'un mélange de sucre candi en poudre et de précipité rouge dans lequel l'oxyde mercuriel entre pour un douzième seulement. Si les points enflammés sont peu étendus, on les cautérise avec le nitrate d'argent, et l'on continue les cautérisations jusqu'à ce que la plaie ait pris un meilleur aspect.

En outre, on doit mettre en usage le traitement général lorsque la maladie revêt la forme adynamique (voy. PHARYNGITE, page 265).

D. LARYNX.

Nous décrirons dans autant de chapitres distincts : 1° la *laryngite pseudo-membraneuse* dont nous reconnaissons deux espèces de nature très différente : l'une est le *croup* ou *diphthérite laryngée ;* l'autre est la *laryngite pultacée* qui est habituellement une maladie secondaire ; 2° la *laryngite spasmodique* qui est, à nos yeux, une congestion ou une phlegmasie catarrhale jointe à un spasme local ; 2° la *laryngite érythémateuse et ulcéreuse aiguë,* que nous croyons être tantôt catarrhale, tantôt inflammatoire, et quelquefois simplement locale ; 4° la *laryngite chronique,* maladie rare dans l'enfance ; 5° la *laryngite sous-muqueuse,* dont il y a deux variétés : l'une inflammatoire, l'autre tenant de la nature des hydropisies Cette dernière espèce sera décrite lorsque nous parlerons des hypertrophies.

CHAPITRE XII.

LARYNGITE PSEUDO-MEMBRANEUSE [1].

Avant d'entrer dans l'étude de cette maladie, nous devons établir les mêmes divisions que pour l'angine couenneuse. La laryngite pseudo-membraneuse peut, en effet, se développer chez un enfant bien portant et être primitive, ou bien compliquer une autre maladie fébrile (*fièvre typhoïde, pneumonie, scarlatine,* etc), et alors être secondaire (2). La différence est grande entre ces deux affections : la première constitue le *croup,* la *diphthérite laryngée,* dont les caractères anatomiques et symptomatiques bien tranchés ne sauraient être confondus avec ceux de la laryngite pseudo-membraneuse secon-

[1] Nous nous sommes servis pour composer ce chapitre : 1° de l'analyse de cinq observations de croup recueillies à l'hôpital ; 2° de l'analyse des faits publiés dans la thèse de M. Hache, qui a travaillé sur le même terrain que nous ; 3° d'un nombre assez considérable d'observations et de notes (plus de cinquante) recueillies dans notre pratique particulière ; 4° nous avons en outre consulté la plupart des observations consignées dans les traités sur le croup ou dans les recueils périodiques ; 5° enfin pour l'histoire de la laryngite secondaire, nous avons analysé onze observations que nous avons recueillies nous-mêmes à l'hôpital.

(2) Il va sans dire que nous regardons comme un croup primitif celui qui accompagne l'angine pseudo-membraneuse, ces deux maladies n'en faisant en réalité qu'une seule.

daire : celle-ci diffère peu des laryngites érythémateuse et ulcéreuse. Ces maladies sont d'ailleurs tout à fait distinctes par leur nature. Le croup est une expression de cet état morbide auquel M. Bretonneau a donné le nom de diphthérite; il a donc sa spécificité qui lui appartient en propre. Au contraire, la laryngite pseudo-membraneuse secondaire n'est pas spécifique, ou lorsqu'elle le devient, c'est, si l'on peut dire, parce qu'elle revêt la spécificité des maladies qui lui donnent naissance.

Ces motifs nous engageraient volontiers à séparer en deux chapitres distincts l'histoire de ces deux affections. Mais nous avons préféré conserver la forme descriptive de notre première édition, afin de mieux faire saisir les différences, et de prouver, avec M. Bretontonneau, que la présence d'une fausse membrane n'est pas suffisante pour caractériser le croup (1).

Mais il est une question incidente dont il n'est pas indifférent de rechercher la solution. Nous admettons ici que le mot laryngite pseudo-membraneuse primitive est synonyme du mot croup : mais le croup survient-il donc toujours pendant la bonne santé, et un enfant atteint de pneumonie, ou de fièvre typhoïde, ne peut-il pas présenter les symptômes que nous attribuerons à la laryngite pseudo-membraneuse primitive? La réponse étant affirmative, les caractères de ce croup secondaire sont-ils analogues à ceux du croup primitif ou à ceux de la laryngite pseudo-membraneuse secondaire? Les éléments nous manquent pour résoudre définitivement ces questions; soit parce que, dans les observations publiées, l'état de santé antérieur n'est pas toujours indiqué, soit parce qu'elles sont privées d'autres détails nécessaires. Toutefois en consultant les faits publiés par Boudet, M. Vauthier, etc., et un petit nombre de ceux que nous avons observés dans ces derniers temps, nous croyons pouvoir établir les propositions suivantes : 1° le croup peut être secondaire; 2° dans ce cas ses caractères tiennent à la fois de ceux du croup primitif et de

***

(1) Notre manière de voir à cet égard s'accorde assez bien avec celle du docteur Pidoux, qui veut que l'on distingue avec soin deux espèces de croups membraneux; l'un qu'il appelle *diphthéritique*, et l'autre auquel il donne le nom de *catharre plastique* (*Journal de médecine*, 1843, p. 154). L'un est spécifique; dans l'autre la sécrétion pseudo membraneuse n'est peut-être qu'une circonstance tout individuelle. Cependant la description abrégée que donne M. Pidoux de cette seconde espèce diffère de la nôtre par beaucoup de points. En outre, ce qu'il dit de l'inefficacité des vomitifs et des mercuriaux dans la véritable diphthérite est trop contraire à ce qu'avancent plusieurs des auteurs qui ont réellement vu cette maladie, pour que nous n'élevions pas quelques doutes sur la vérité des distinctions si nettement formulées par notre savant confrère. Peut-être ne tient-il pas assez compte des différences qu'entraîne le génie particulier de chaque épidémie. Enfin, il nous paraît certain que la diphthérite peut coïncider avec le catarrhe, et présenter par le fait de cette alliance quelques modifications dans ses caractères.

ceux de la laryngite pseudo-membraneuse secondaire; 3° dans aucune circonstance le croup secondaire ne doit être confondu avec la laryngite pseudo-membraneuse consécutive, parce qu'il conserve sa spécificité, quelle que soit la maladie dans le cours de laquelle il survient. Ainsi, la variole reste toujours elle-même, quel que soit l'état morbide qui la précède.

Nous aurions voulu décrire ces modifications du croup, mais le manque de faits suffisants s'y oppose.

Art. I. — Anatomie pathologique.

Croup. — Nous décrirons dans cet article : 1° la *fausse membrane croupale ;* 2° les *lésions de la muqueuse sous-jacente ;* 3° les *altérations des autres organes.*

A. *Fausses membranes.* — 1° *Aspect, forme, consistance, siége, étendue, etc.* — La fausse membrane qui tapisse le larynx, la trachée ou les bronches se présente en général sous forme d'une couche d'un blanc jaunâtre, d'une épaisseur variable d'un demi à 1 ou 2 millimètres. Quelquefois très peu étendue, elle ne consiste que dans des grains assez mous, confluents ou laissant entre eux des intervalles où l'on aperçoit la muqueuse; d'autres fois ce sont de petites plaques de la dimension d'une lentille à une pièce de dix sous et plus, occupant différents points du tronc laryngo-trachéal; à un degré plus avancé, on trouve de longs demi-cylindres et rarement des cylindres complets tapissant les parties antérieures et postérieures de la trachée et s'étendant même jusqu'aux dernières ramifications bronchiques. Il est d'une haute importance pratique de déterminer si les fausses membranes laryngo-trachéales s'étendent fréquemment dans les bronches; or il résulte d'un tableau emprunté par Guersant à la thèse de M. Hussenot (1), que, sur 120 cas dans lesquels on a tenu compte de l'existence de ces produits dans le larynx, la trachée et les bronches, 78 fois ils ne dépassaient pas la trachée, tandis que 42 fois ils avaient envahi les bronches, ou, en d'autres termes, que dans le tiers environ des cas la concrétion pseudo-membraneuse s'étend dans les grosses bronches ; mais on peut conclure en outre du même tableau que rarement les fausses membranes pénètrent dans les petites ramifications.

Leur surface libre est quelquefois recouverte d'une couche de mucus puriforme qui peut aussi exister au-dessous de la pseudo-membrane. Cependant souvent la face profonde adhère fortement à la muqueuse. Nous avons vu cette adhérence se faire au moyen de filaments très fins, de même couleur que la fausse membrane, un peu élastiques, mais qu'une traction légère rompait facilement. D'autres fois l'union était tellement intime que par la traction on enlevait à la

____

(1) Thèse de la Faculté, 1833, n° 63.

fois et la fausse membrane et la muqueuse. Les pseudo-membranes
étaient alors disposées par petites plaques ; lorsque, au contraire, leur
étendue était plus considérable et qu'elles tapissaient uniformément le
pharynx et le larynx, on les détachait plus facilement ; on pouvait
ainsi enlever des lambeaux considérables assez cohérents pour résister
à une traction un peu forte. Les fausses membranes sont toujours
plus fragiles dans le larynx que dans la trachée ; elles sont plus résistantes pendant la vie qu'après la mort. M. Hache rapporte (1) : « Que
» dans un cas où la trachéotomie avait été pratiquée, ayant saisi avec
» une pince à disséquer l'extrémité d'un lambeau de fausse membrane
» qui paraissait détachée par ses bords, il fit plusieurs tractions assez
» fortes pour soulever la trachée sans pouvoir réussir à rompre les
» adhérences. » Dans d'autres cas, il n'en est plus de même ; ainsi,
chez une de nos malades, nous trouvâmes à la partie postérieure de la
trachée et du côté droit une fausse membrane de 4 millimètres de
large s'étendant du bas du larynx à la bronche droite ; elle était transparente, très molle, comme gélatineuse, se déchirait facilement et
laissait voir à sa face postérieure des lignes longitudinales tout à fait
analogues à celles que l'on observait sur la trachée.

La face profonde de la pseudo-membrane, enlevée en larges lambeaux, est en général lisse, le plus souvent d'un blanc jaunâtre comme
la face libre ; elle présente quelquefois, comme dans le cas que nous
venons de citer, des stries longitudinales qui correspondent à des lignes analogues de la trachée et qui sont dues probablement à la contraction des fibres musculaires transversales, qui, en *plissant* la membrane muqueuse, détermine des saillies sur lesquelles s'imprime la
fausse membrane. Nous n'avons jamais vu l'épithélium recouvrir la
concrétion couenneuse.

2° *Organisation.* — La face adhérente des fausses membranes présente quelquefois de petits points rouges qui, d'après M. Hache (2),
correspondent exactement par leur nombre, leur volume et leur disposition, à une ponctuation ecchymotique de la membrane muqueuse
sous-jacente. Ces points rouges, qui résistent à la macération, sont ils
le simple résultat de l'imbibition ? indiquent-ils, au contraire, un
commencement de vascularisation de la fausse membrane ? Quelques
auteurs, parmi lesquels on compte Sœmmering, Royer-Collard, Guersant, M. Blache, etc., croient à la possibilité de son organisation, et
ont vu des stries vasculaires qui pénétraient dans son épaisseur. D'autres, tels que Portal, Valentin, et dans ces derniers temps M. Vauthier,
ont nié le développement des vaisseaux. Nous n'avons pas constaté
non plus l'organisation des fausses membranes. Mais, si elle ne nous
paraît pas impossible, elle doit être très rare en raison de la rapidité
de la mort.

(1) *Loc. cit.*, p. 27.
(2) *Loc. cit.*, p. 26.

Un fait plus certain est la décomposition rapide de ces produits pseudo-membraneux. Quelques heures suffisent (1) pour que la couche la plus superficielle se convertisse en une matière qui forme les crachats épais que rendent les malades atteints de croup. Cette décomposition successive des couches membraneuses s'oppose à leur épaississement, et explique l'absence d'organisation.

3° *Caractères chimiques.* — Nous empruntons à M. Bretonneau les détails suivants (2) :

« J'ai cherché à l'aide de la diversité d'actions des réactifs chimi-
» ques, à établir des caractères différentiels entre les concrétions crou-
» pales, les concrétions albumineuses qui sont le produit de l'inflam-
» mation des membranes séreuses, et la couenne fibrineuse du sang :
» je n'ai pu en découvrir.

» En comparant entre eux les résultats de l'analyse que les chi-
» mistes ont donnée de la fibrine et de l'albumine, on voit, en effet,
» que les différences échappent dès que cette dernière substance est à
» l'état concret ; tout se réduit alors à une question de mots, et ce
» n'est plus qu'à la faveur de deux dénominations différentes qu'on
» distingue des objets identiques. Les acides sulfurique, nitrique,
» hydrochlorique, crispent tous ces produits. L'acide acétique, l'am-
» moniaque liquide, les solutions alcalines, les dissolvent et les con-
» vertissent en un mucus diffluent et transparent, exactement à la
» même température et dans le même vase. »

Un habile chimiste de Genève, M. Pyrame Morin, ayant bien voulu analyser comparativement une pseudo-membrane croupale et la concrétion ramifiée que nous avions trouvée dans les poumons d'une jeune phthisique (voy. Bronchite pseudo-membraneuse chronique), a constaté que ces deux produits contenaient de l'albumine, de la fibrine et du phosphate calcaire ; mais que le premier était presque exclusivement composé d'albumine, tandis que l'autre contenait autant de fibrine que d'albumine.

B. La *membrane muqueuse* sous-jacente aux fausses membranes se présente sous des aspects très variés. Elle est quelquefois *parfaitement saine* : c'est un fait que nous avons constaté nous-mêmes ; M. Hache a vu des cas où la muqueuse était seulement rosée. Le docteur Albers avait aussi observé que la membrane muqueuse n'offrait pas trace d'inflammation : *in nonnulis casibus nullam amplius detegi inflammationem* (3). L'auteur allemand explique ensuite l'absence des caractères inflammatoires, en disant que la sécrétion plastique est le résultat définitif de l'inflammation, et que l'effet une fois produit : *hæc inflammatio non solum minuitur, sed forsitan plane desinit.* Il re-

(1) Miquel (d'Amboise), *Lettre*, etc., p. 11.
(2) *Loc. cit.*, p. 293-294.
(3) Manuscrit cité, p. 155.

marque, en outre, qu'il arrive quelquefois que la fausse membrane, en contact immédiat avec la trachée, la recouvre comme d'un voile, et que l'on peut méconnaître ainsi les lésions anatomiques, qui, cependant, deviennent évidentes par la macération de la trachée dans l'esprit-de-vin. On peut alors enlever le lambeau pseudo-membraneux devenu solide.

Dans les cas où l'on trouve des lésions inflammatoires de la membrane muqueuse du larynx et de la trachée, elles ne sont pas d'ordinaire considérables ; elles consistent dans une rougeur assez vive, tantôt générale, tantôt partielle. 'M. Hache a aussi constaté de petites ecchymoses au pourtour des orifices folliculaires. Elles avaient été déjà indiquées par Jurine, qui avait en outre observé la dilatation de ces mêmes orifices. Voici en quels termes il s'exprime (1) :

« Ce que ces parties nous ont offert de plus remarquable était une
» dilatation de l'orifice des vaisseaux excréteurs de la membrane mu-
» queuse, de sorte qu'on eût dit que cette membrane était colorée,par
» une multitude de points noirs, disséminés sans ordre, voisins les
» uns des autres. Ces points noirs étaient plus gros le long de la partie
» membraneuse de la trachée et rangés longitudinalement en suivant
» la direction de ses fibres et dans leurs intervalles. »

Nous devons avouer cependant que dans les faits que nous avons observés, il nous a été impossible de saisir une différence entre la coloration de la membrane muqueuse chez les sujets qui avaient succombé à la diphthérite laryngée et chez ceux qui nous ont présenté après la mort une laryngite érythémateuse : c'était exactement le même mode d'injection.

M. Bretonneau a eu raison de dire qu'il était rare de voir la muqueuse épaissie et ramollie ; cependant nous avons vu chez deux de nos malades l'orifice supérieur du larynx considérablement rétréci par la tuméfaction des replis aryténo-épiglottiques ; l'épiglotte était en même temps tirée en bas, de façon à recouvrir la partie des ligaments qui tendaient à converger ; la membrane muqueuse était en même temps un peu molle et très rouge. Dans l'intérieur du larynx (sauf les cordes vocales) et dans la trachée, il est fort rare d'observer la tuméfaction de la membrane muqueuse ; mais on constate quelquefois du ramollissement qui est loin aussi d'être fréquent. Nous l'avons observé une fois.

C. *Autres organes.* — 1° *Pharynx.* — On constate souvent les lésions caractéristiques de l'angine pseudo-membraneuse que nous avons décrites précédemment ; d'autres fois elles manquent complétement, soit qu'elles n'aient existé à aucune époque, soit qu'elles aient disparu avant la mort sous l'influence du traitement. Dans les cas où les fausses membranes existent, tantôt elles tapissent quelques

(1) Manuscrit cité, p. 89.

points du palais ou du pharynx, tantôt elles sont plus étendues, tantôt elles passent sans interruption du pharynx dans le larynx. L'inflammation des ganglions sous-maxillaires accompagne l'angine.

2° Les *bronches*, indépendamment des fausses membranes, sont souvent enflammées ; elles l'étaient à divers degrés chez tous les malades que nous avons observés. Cette inflammation consiste tantôt dans de la simple rougeur, tantôt dans de la rougeur avec ramollissement ; en outre, les conduits aériens contiennent un liquide muqueux ou purulent plus ou moins aéré et assez abondant.

3° Les *ganglions bronchiques* sont le plus souvent volumineux, rouges et mous.

4° La *pneumonie lobulaire* a existé plus ou moins étendue chez les cinq sixièmes de nos malades réunis à ceux de M. Hache; elle était généralisée et très considérable chez une fille de huit ans, lobulaire et disséminée dans les autres cas. L'existence des fausses membranes dans les bronches n'est pas la condition nécessaire qui lui donne naissance, puisque, soit dans les cas que nous avons observés, soit dans ceux rapportés par M. Hache, l'inflammation du poumon ne correspondait pas nécessiarement à des] bronches contenant des fausses membranes.

5° L'*emphysème*, tel que nous le décrirons plus tard, existe chez la plus grande partie des malades. Nous n'avons pas vu la rupture des cellules pulmonaires et le passage de l'air dans les gros vaisseaux, comme M. Bretonneau l'a observé chez un adulte.

6° Le *système veineux* renferme en général une grande quantité de sang. Nous avons vu chez un de nos malades les veines du cou considérablement développées et pleines de sang liquide.

7° L'*appareil digestif* offre des lésions bien moins nombreuses que celles de l'appareil respiratoire. L'œsophage est habituellement sain. Il en a été de même dans la plupart des observations publiées par les auteurs ; cependent M. Bretonneau a observé deux cas dans lesquels la fausse membrane pénétrait dans cet organe (1). « L'œso- » phage est doublé dans toute son étendue d'une fausse membrane » épaissse, consistante, qui adhère fortement à la partie supérieure de » ce conduit, devient ensuite presque libre, et s'étend un peu au-delà » de l'orifice cardiaque. » Dans la deuxième observation dé M. Ferrand (2), la fausse membrane s'étendait au commencement de l'œsophage ; elle occupait le tiers supérieur de ce conduit dans un des faits de M. Lespine (3).

L'*estomac* est sain dans la grande majorité des cas, il offrait un pointillé ecchymotique chez un seul de nos malades; mais on a cité des

(1) *Loc. cit.*, p. 177.
(2) *Loc. cit.*, p. 20.
(3) *Loc. cit.*, p. 50.

exemples du développement de la fausse membrane dans cet organe. Les follicules isolés de l'*intestin grêle* sont très développés chez un bon nombre de malades ; mais la membrane muqueuse reste à l'état normal. Rarement nous avons constaté l'inflammation du gros intestin.

Les organes parenchymateux de l'abdomen et le système encéphaloméningé n'offrent d'autres lésions qu'une congestion veineuse plus ou moins marquée.

II. *Laryngite pseudo-membraneuse secondaire.* — Les caractères inflammatoires que nous venons de décrire existent dans cette forme, mais ils sont beaucoup plus prononcés ; la rougeur est plus vive, le ramollissement, l'épaississement et l'altération du poli de la surface laryngée beaucoup plus étendus et plus intenses. Tandis que dans le croup la rougeur existe le plus souvent seule, ici elle est en outre toujours unie à d'autres caractères de l'inflammation. En un mot, les altérations de la muqueuse sont tout à fait analogues à celles de la laryngite érythémateuse grave. (Voyez cette maladie.)

Les fausses membranes de couleur jaunâtre sont d'ordinaire plus petites, plus minces, moins adhérentes, plus molles que celles que nous venons d'étudier ; jamais elles ne forment de couches décomposables et plusieurs feuillets. Assez souvent elles sont mélangées à du liquide purulent ou muqueux. Il est fort rare de les voir envahir le larynx tout entier, souvent elles tapissent la face intérieure de l'épiglotte et de la partie supérieure du larynx jusqu'au niveau des cordes vocales supérieures, plus rarement elles recouvrent les cordes vocales elles-mêmes et s'insinuent dans les ventricules du larynx. Nous ne les avons jamais vues s'étendre en larges bandes du larynx dans la trachée. Une seule fois sur onze elles existèrent en même temps dans un point élevé du larynx et à la partie inférieure de la trachée. Dans un autre cas, on les trouvait à la fois dans le larynx et dans les bronches, mais la trachée en était exempte. Ce que nous venons de dire de la trachée n'est pas applicable au pharynx ; chez la plupart de nos malades, il était enflammé, et chez près des deux tiers cette inflammation présentait les caractères de l'angine pseudo-membraneuse secondaire.

En comparant la description des altérations anatomiques des deux formes de laryngite, on trouvera des ressemblances et des différences : des ressemblances dans la nature du produit et dans la coïncidence du dépôt pseudo-membraneux sur les membranes muqueuses pharyngiennes et laryngées ; des différences dans le siége, dans l'épaisseur, dans l'étendue des fausses membranes et dans l'intensité de la phlegmasie de la muqueuse. Ces différences ou ces analogies résultent d'un coup d'œil d'*ensemble*, car il est évident qu'on n'aurait pas de peine à trouver un cas isolé de croup qui ressemblât de tout point à la laryngite pseudo-membraneuse secondaire, et il pourrait se faire aussi qu'une laryngite secondaire ressemblât parfaitement au croup.

Art. II. — Symptômes.

I. *Diphtérite laryngée*. — Le croup étant souvent précédé d'une angine pseudo-membraneuse, ce sont les symptômes de cette affection que l'on constate d'abord. Nous renvoyons pour les détails au chapitre précédent.

Lorsque la fausse membrane s'est propagée au larynx, ou lorsqu'elle l'a envahi d'emblée, on observe les symptômes suivants :

1° *Toux*. — Elle ne marque pas toujours le début; mais nous l'avons vue survenir à une époque distante du début de trois à six jours, c'est-à-dire après l'apparition des symptômes fébriles. Il est bien difficile de donner des caractères précis au moyen desquels on puisse la distinguer, et c'est avec raison que Jurine (1), après avoir rejeté la plupart des dénominations qui lui ont été données par les auteurs, s'en tient simplement aux termes de rauque ou creuse ; ce sont aussi ces caractères que nous lui avons le plus souvent assignés; dans d'autres cas, cependant, elle était basse, comme étouffée ; une seule fois son timbre était tout à fait analogue à celui de l'aboiement d'un chien. Du reste, la toux ne revêt pas toujours d'emblée ces caractères, elle est quelquefois d'abord sèche et aiguë, et ce n'est que plus tard qu'elle devient rauque et étouffée, caractère presque constant à une époque voisine de la terminaison fatale. Dans des cas fort rares, le timbre de la toux n'offre rien de caractéristique ; on en trouve un exemple dans le *Journal des connaissances médico-chirurgicales*, année 1841.

Le bruit que produit l'*expiration* qui constitue la toux a été distingué avec soin par Jurine du sifflement qui lui succède, et qui se produit pendant l'inspiration. La fréquence de la toux est très variable ; elle a lieu quelquefois, mais non pas toujours, par véritables quintes ; tantôt elle est très rare, tantôt elle augmente progressivement de fréquence à mesure que la maladie fait des progrès. Cependant nous avons vu chez une jeune fille de huit ans la toux diminuer d'une manière très sensible le dernier jour. Nous ne connaissons pas d'exemples du croup primitif dans lequel la toux ait manqué. La frayeur, une excitation quelconque, les mouvements que l'on imprime à l'enfant pour l'examiner, déterminent les quintes.

Valentin dit avoir observé que la toux revenait plus fréquemment lorsque les malades étaient couchés sur le dos et la tête basse, que lorsqu'ils étaient debout ou assis.

M. Trousseau (2), après avoir cherché à distinguer par les caractères de la toux, si les fausses membranes avaient ou non envahi le larynx, a conclu que : « Dans le cas où la toux, d'abord rauque, écla-

(1) Manuscrit cité, p. 2.
(2) *Journal des connaissances médic.-chir.*, 2ᵉ année, 1834, p. 3.

tante, devient ensuite de plus en plus rare, et finit par être presque insonore avec suffocation, il y a véritable croup, c'est-à-dire exsudation plastique dans le larynx. »

M. Vauthier (1), qui n'admet pas cet opinion de M. Trousseau, attribue l'extinction de la toux à la fatigue des organes, tout en confirmant les remarques du savant professeur sur la marche de ce symptôme. En effet, la toux qui existe constamment dans les premiers jours de la maladie va diminuant et s'éteignant à mesure que le mal suit ses périodes. Aussi, lorsqu'il doit se terminer par la mort, il arrive un moment où l'enfant ne tousse plus. Si, au contraire, la guérison doit avoir lieu, la toux reparaît plus fréquente, humide et semblable à une toux de rhume.

2° *Sifflement laryngé.* —Jurine, comme nous l'avons dit, avait fort bien observé que la toux était suivie de sifflement ; on a constaté depuis qu'il se produisait aussi dans l'intervalle des quintes, et qu'il avait lieu dans les deux temps de la respiration. Ce symptôme n'est pas constant ; il a manqué chez un enfant qui ne nous a pas présenté non plus d'accès de suffocation. Le mot de sifflement ne peut pas s'appliquer à tous les cas, car ce bruit est tantôt rauque, tantôt rude, tantôt ronflant, tantôt aigu : nous l'avons entendu tout à fait analogue à un gros râle humide, et à une époque trop distante de la mort pour qu'on pût le comparer au râle des agonisants.

MM. Gendron et Hache ont signalé comme un caractère important la prolongation de l'expiration, qui fait que les deux temps inspiratoire et expiratoire ont à peu près la même longueur. Mais on observe ce caractère dans d'autres affections que le croup (angine, coryza). M. Vauthier, qui a décrit avec soin ce symptôme, dit que l'inspiration est longue et accompagnée d'un bruit particulier qui a quelque chose de déchiré et mérite le nom de *serratique*. L'expiration, au contraire, est relativement courte et *soufflante*.

Le sifflement laryngé ne survient, en général, qu'à une époque avancée de la maladie, et toujours après celle où la toux s'est manifestée. Sa durée n'a rien de régulier : il disparaît et reparaît souvent à plusieurs reprises. Une forte quinte de toux, l'expectoration des fausses membranes, suffisent pour le dissiper.

3° *Voix.* — Les modifications de la voix accompagnent, en général, celles de la toux, et offrent avec elles d'assez grands rapports, bien qu'elles en diffèrent à certains égards par l'époque à laquelle elles se manifestent. L'altération de la voix marque souvent le début, surtout dans le croup sporadique ; ainsi, chez plusieurs de nos malades, un simple *enrouement*, sans toux, sans fièvre, fut le premier symptôme observé ; il en a été de même chez les malades de M. Hache.

Que la voix se modifie, au début de la maladie, ou à une époque plus avancée, elle revêt bien rarement de prime abord les caractères

<hr>

(1) *Archives,* 1848, t. XVII, p. 18-20.

de la voix dite croupale ; elle est dans l'origine simplement *enrouée*,, et quoi qu'on en ait dit, cet enrouement ne diffère pas d'une manière sensible de celui que l'on observe dans les autres formes de laryngite.

A une époque variable, suivant la marche plus ou moins rapide de la maladie, l'enrouement se transforme parfois en un timbre rauque tout particulier ; puis, à cette raucité, succède une aphonie complète qui est constante les derniers jours de la maladie : on dirait alors que l'enfant *souffle* ses paroles. Nous devons dire, toutefois, que chez un de nos malades, le jour même de la mort, l'aphonie était incomplète; on entendait encore les paroles de l'enfant, bien que la voix fût à demi éteinte. L'enrouement, quelquefois la raucité, puis l'étouffement de la voix terminé rapidement par une aphonie complète, constituent un des meilleurs caractères du croup, en raison de leur permanence.

Il ne faudrait pas croire cependant que la progression que nous indiquons soit constante ; elle est souvent très irrégulière. Ainsi, la voix est enrouée, éteinte même ; puis des efforts de toux, l'expulsion des fausses membranes, lui restituent en grande partie son timbre *normal ;* d'autres fois, ces alternatives d'extinction, d'enrouement ou même de clarté de la voix, sont tout à fait indépendantes du rejet des fausses membranes, et tiennent probablement au spasme de la glotte. Nous avons vu une jeune fille de trois ans reprendre pendant les trente-six dernières heures de sa vie une voix parfaitement claire, malgré la persistance de tous les autres symptômes. A aucune époque elle n'expectora de fausses membranes.

La plupart des auteurs ont évidemment confondu dans leurs descriptions la toux et la voix, comme on peut s'en assurer en lisant l'article de Valentin sur ce sujet (1). Lorsque l'enfant est très jeune, et lorsque l'on n'entend que son cri, celui-ci peut bien avoir une certaine analogie avec le bruit produit par la toux. Pinel, dans l'impossibilité de donner à la voix un nom convenable, proposa de l'appeler *croupale*, dénomination qu'elle a conservée.

On trouve dans les auteurs, et nous avons observé nous-mêmes, un certain nombre de cas dans lesquels l'enrouement ou l'aphonie ont persisté, après la guérison du croup, de quinze jours à plusieurs mois. Home, Bard, Vieusseux, en ont rapporté des exemples incontestables (2).

La phonation est quelquefois douloureuse, et les enfants refusent de parler, comme l'ont observé MM. les docteurs Brewer et de Laroche.

4° *Expectoration.*—Si, à juste titre, on a généralement regardé les symptômes fournis par la voix et la toux comme ayant une grande utilité pour le diagnostic, il est cependant un autre symptôme dont la valeur est plus grand encore : nous voulons parler de l'expectora-

(1) Valentin, p. 175 à 185.
(2) *Id.*, p. 184.

tion des fausses membranes. Cependant différentes circonstances viennent diminuer l'importance qu'on doit lui accorder : 1° ce symptôme ne survient, en général, qu'à une époque où la maladie est déjà confirmée; 2° il est loin d'être fréquent, puisque, en réunissant nos observations à celles de M. Hache, nous voyons que le rejet des fausses membranes n'a guère eu lieu que chez le tiers des malades, résultat qui confirme les observations de la plupart des auteurs ; 3° enfin, pour que la fausse membrane soit un signe certain de l'existence du croup, il faut qu'elle coïncide avec d'autres symptômes qui appartiennent à cette maladie. Il faut, en outre, qu'elle présente les caractères que nous lui avons assignés dans notre chapitre d'anatomie pathologique. Nos remarques à cet égard sont tout à fait confirmées par le docteur Miquel. Il insiste sur ce point que la présence des crachats membraniformes et l'absence des fausses membranes ne sont pas décisives pour le diagnostic. Celles-ci, en effet, se décomposent rapidement, et, en outre, il existe des laryngites pseudo-membraneuses non diphthéritiques.

Il est quelquefois assez difficile de distinguer les petits fragments de fausse membrane des concrétions purement muqueuses et des produits des vomissements. Il faut avoir la précaution de mettre dans un verre d'eau toutes les particules, dont on soupçonne l'origine pseudo-membraneuse, afin de pouvoir ensuite les examiner plus attentivement.

Le docteur Hegewisch (1) a conseillé de mettre dans l'eau chaude les produits de l'expectoration : s'il se forme des flocons transparents qui, retirés de l'eau, deviennent semblables à des lambeaux membraneux, on peut être sûr qu'on a affaire à un vrai croup. Le docteur Jansecowich (2) dit avoir répété ces expériences sans être arrivé au même résultat.

En consultant les observations dans lesquelles il est fait mention de l'expectoration des fausses membranes, on peut s'assurer, comme nous l'avons déjà dit, que c'est en général à une époque avancée de la maladie qu'elle s'établit, souvent la veille, le jour même de la mort, mais guère avant le troisième ou le quatrième jour. C'est le quatrième jour qu'un de nos malades rejeta, à la suite de violents efforts de toux accompagnée d'une oppression excessive, des fausses membranes, qui étaient aplaties, de 4 à 5 centimètres de long et très difficiles à écraser. Le plus ordinairement l'expectoration pseudo-membraneuse ne se répète pas. Cependant nous avons vu chez le malade dont nous parlions tout à l'heure l'expectoration se reproduire deux fois dans la nuit du quatrième au cinquième jour, une fois le cinquième, et encore le septième sous l'influence de l'émétique.

D'ordinaire un soulagement très marqué suit l'expectoration

____

(1) *Rust's magazin*, etc., Bd. XXXII, Heft 2.
(2) Mezler, Bd. IX, p. 43.

pseudo-membraneuse, dans les cas surtout où les lambeaux sont volumineux ; cependant il ne faut pas se fier à ces apparentes rémissions, car elles sont souvent suivies de la réapparition de presque tous les symptômes graves. C'est ce que nous avons observé chez un de nos jeunes malades. Après avoir expectoré à plusieurs reprises des fausses membranes, il ne conservait plus qu'un peu de toux et d'enrouement ; il avait joué comme d'ordinaire toute la journée ; la nuit avait été bonne. Le lendemain à midi il demande subitement à se coucher, la voix s'éteint, les accidents des suffocation reparaissent, et la maladie suit ultérieurement sa marche fatale. Une observation analogue a été citée par Callisen.

Chacun sait que les jeunes enfants expectorent difficilement, et qu'en général ils avalent leurs crachats. Aussi quelques auteurs, et en particulier Valentin, ont dit avoir retrouvé quelquefois des lambeaux membraneux dans la matière des vomissements et des évacuations alvines. Mais ce fait ne prouverait que les fausses membranes ont pris naissance dans le larynx et la trachée que dans les cas où elles auraient une forme tubulée ; car la laryngite pseudo-membraneuse s'accompagne quelquefois d'une sécrétion diphthéritique de l'estomac.

En consultant les observations des auteurs dans lesquelles il est fait mention de l'influence de l'expectoration pseudo-membraneuse sur la terminaison de la maladie, on voit, comme nous l'avons déjà dit, que le rejet des fausses membranes est loin d'être toujours suivi de la guérison ; il en a été de même dans les observations que nous avons recueillies ainsi que dans celles de M. Hache. Pour que le rejet de la fausse membrane donne de légitimes espérances, il faut que l'hématose ne soit pas déjà profondément altérée, et qu'en outre le produit de sécrétion ne se reforme pas ; or les fausses membranes se produisent quelquefois avec une étonnante rapidité, témoin l'observation du docteur Albers (1).

Lorsque l'expectoration pseudo-membraneuse manque, les enfants rejettent quelquefois les crachats muqueux ou purement salivaires. D'après M. Vauthier, l'expectoration, quand elle existe, a lieu dès le début et va peu à peu en diminuant jusqu'à la terminaison fatale. Les auteurs ont cité des observations d'expectoration puriforme, noirâtre, etc. ; mais ces faits ne doivent être admis qu'avec réserve, vu qu'il n'est nullement prouvé que dans les cas de cette nature on ait eu affaire à une laryngite pseudo-membraneuse.

5° La *douleur* au-devant du larynx, signalée par un grand nombre d'auteurs, n'est pas constante ; d'autre part, elle est inappréciable chez les plus jeunes sujets. Elle a manqué chez plusieurs de nos malades, tandis que M. Hache l'a constatée chez tous les siens dès le

(1) Valentin, *loc. cit.*, p. 589.

début. Un seul portait fréquemment la main au larynx; il est bien difficile d'assigner les caractères de cette douleur. Ghisi, dans l'épidémie de Crémone, la compara à une sensation de brûlure; d'autres auteurs ont dit qu'elle était tantôt pongitive, tantôt obtuse. Elle est le plus souvent augmentée par la toux. La douleur ne doit pas être confondue avec un sentiment de strangulation qu'éprouvent plusieurs enfants; pour s'y soustraire, ils cherchent à se débarrasser des linges qui enveloppent leur cou. Un de nos malades se plaignait sans cesse que le cataplasme qu'il avait autour du cou l'étouffait, et il demandait instamment qu'on l'en débarrassât.

6° *Respiration et aspect général.* — La gêne de la respiration se montre sous deux formes : tantôt elle a lieu par accès, tantôt elle est permanente. Elle est habituelle à partir du moment où la toux et la voix se sont modifiées, et où l'on entend le sifflement laryngo-trachéal. On voit alors d'ordinaire les inspirations augmenter de fréquence, et atteindre les chiffres 28, 32, 40 et 48 ; nous ne les avons jamais vues dépasser ce nombre ; il en a été de même chez les malades de M. Hache. Elles sont difficiles, pénibles, abdominales, profondes. Jurine a observé avec raison que la respiration était beaucoup plus gênée la nuit que le jour ; nous avons nous-mêmes répété cette remarque.

Indépendamment de la dyspnée habituelle, les enfants sont pris à intervalles très irréguliers d'*accès de suffocation*, quelquefois spontanés, d'autres fois provoqués tantôt par la toux, tantôt par le changement de position ; quelquefois par une simple contrariété. L'enfant qui va être pris d'un accès (1) commence par avoir une oppression plus marquée. Sa physionomie trahit une certaine inquiétude, et il commence à s'agiter ; en même temps les bruits respiratoires se prononcent, le sifflement laryngé se fait entendre, et les accès peuvent ainsi se préparer pendant plusieurs heures quand l'enfant est tranquille. Jurine les a dépeints d'une manière si vive et si complète, que nous ne saurions mieux faire que de reproduire ses propres expressions : « La dyspnée, dit-il (2), est effrayante, la respiration sterto-
» reuse, et la suffocation, avec tout ce qu'elle a d'affreux en fait d'an-
» goisses, d'anxiété et de souffrance, menace à chaque instant la vie
» de l'enfant. Dans ces moments il porte inutilement la tête en arrière
» pour allonger la trachée et ouvrir ainsi un plus grand passage à
» l'air; son cou se gonfle, son pouls est faible et intermittent, ses
» yeux semblent s'enfoncer dans leur orbite, et son corps est couvert
» d'une sueur froide. » Nous ajouterons quelques traits à ce tableau fidèle en disant que l'enfant, au moment où il est saisi de l'accès de suffocation, se met brusquement sur son séant, que son regard

(1) Vauthier, *loc. cit.*, p. 29.
(2) Manuscrit cité, p. 3 et 4.

exprime une anxiété extrême ; les ailes du nez sont largement dilatées, la face tuméfiée et violette ; les globes oculaires, portés tantôt à droite, tantôt à gauche, sont quelquefois convulsés en haut ; il y a des mouvements de projection du tronc et des extrémités supérieures. Si l'accès se prolonge, les inspirations ralentissent ; le petit malade concentre toutes ses forces pour produire quelques faibles inspirations, les extrémités se refroidissent, le pouls devient de plus en plus petit, et l'asphyxie est imminente. L'accès dure ainsi de quelques minutes à un quart d'heure. Rarement il se prolonge pendant une demi-heure ou une heure ; il peut se terminer par une expectoration plus ou moins abondante ; et il laisse après lui une fatigue et un épuisement extrêmes.

Nous venons de présenter le tableau de l'accès porté au plus haut degré ; mais il n'est pas toujours aussi effrayant ; il ne consiste quelquefois que dans l'anxiété et la jactitation. Il est impossible de rien dire de général sur le nombre, la longueur et le retour des accès de suffocation. Comme l'a observé M. Hache (1), ils sont tantôt rares et prolongés, tantôt court et fréquents, de manière à se répéter plusieurs fois en un quart d'heure. Le danger de l'accès est d'autant plus grand qu'il dure plus longtemps, et qu'il est plus intense. Il ne faudrait pas croire cependant que cette effrayante suffocation doive ôter toute espérance ; mais nous reviendrons sur ce sujet en parlant du pronostic.

Les accès de suffocation marquent bien rarement le début de la maladie ; pour notre part, nous ne les avons observés qu'à une époque où la toux et l'enrouement étaient déjà très prononcés. M. Hache paraît avoir fait la même observation. Les passages où les auteurs traitent de la dyspnée pouvant s'appliquer à d'autres maladies qu'à la laryngite pseudo-membraneuse, il nous est impossible de nous étayer de leurs opinions pour éclairer ce sujet ; cependant dans quelques observations particulières, et dans des cas où il s'agissait évidemment du croup, la maladie a débuté par un accès de suffocation.

Ces accès ne sont pas constants ; ils ont manqué chez plus du tiers de nos malades réunis à ceux de M. Hache. Dans deux des observations qui nous appartiennent, le croup débuta et parcourut toutes ses phases sous nos yeux sans que nous en ayons constaté à aucune époque. Nous insistons sur ces faits, parce que, dans la plupart des traités sur le croup, on a indiqué l'accès de suffocation comme un symptôme constant, et qu'il serait dangereux de voir une pareille opinion s'accréditer.

Hors le temps des accès, l'habitude extérieure des jeunes malades n'offre rien de bien spécial ; ils ont souvent la tête un peu penchée en

____
(1) *Loc. cit.*, p. 12.

arrière, le globe oculaire saillant, et le regard exprime une légère inquiétude ; les yeux, un peu cernés, le deviennent de plus en plus.

7° *Auscultation.*—D'après M. Barth, le stéthoscope, appliqué sur le larynx, fait percevoir une sorte de tremblotement, comme si un voile mobile était agité par l'air. Ce tremblotement indique infailliblement l'existence d'un croup avec fausses membranes flottantes ; et si on le trouvait borné au larynx, il serait un signe assez favorable, en ce qu'il annoncerait la présence de concrétions couenneuses non adhérentes, et susceptibles d'être rejetées par expectoration. Si, au contraire, ce tremblotement se prolonge dans la trachée et les tuyaux bronchiques, le pronostic est fâcheux et l'on doit conclure que les fausses membranes occupent une grande étendue de tube aérien (1). Nous rappellerons ici que les symptômes fournis par l'auscultation dans la bronchite pseudo-membraneuse ne nous ont pas paru sensiblement différents de ceux de la bronchite capillaire ordinaire. Mais il est vrai que dans les cas soumis à notre observation, les fausses membranes étaient minces et mêlées à une certaine quantité de liquide. Elles ne formaient jamais de longs cylindres flottants dans l'arbre bronchique.

A l'auscultation de la poitrine, quand le sifflement laryngé est très marqué, le murmure vésiculaire ne peut plus être perçu, en raison du retentissement général du bruit laryngé. En l'absence de ce dernier, on entend le bruit respiratoire ou divers symptômes stéthoscopiques appartenant à des complications. Il ne faut pas oublier cependant que l'examen des jeunes malades et les mouvements qu'on leur imprime les irritent vivement et occasionnent quelquefois la réapparition des accès de suffocation.

8° Le *gonflement des ganglions lymphatiques du cou*, si commun dans l'angine diphthéritique, paraît manquer lorsque le croup débute d'emblée par le larynx. Dans l'épidémie observée par M. Vauthier, il n'a été constaté qu'une seule fois sur trente-sept cas. A Genève, on ne l'observe presque jamais; il en a été de même dans les cas sporadiques vus à Paris par l'un de nous. Mais, ainsi que le fait remarquer M. Valleix, comme dans la majorité des cas l'inflammation diphthéritique envahit d'abord le pharynx, on peut placer le gonflement douloureux des ganglions du cou parmi les symptômes du début du croup.

9° *Fièvre.* — L'appareil fébrile existe dans presque tous les cas de laryngite pseudo-membraneuse ; il marque d'ordinaire le début ; cependant il a manqué les premiers jours chez un de nos malades. Mais la fièvre n'est jamais violente, la chaleur n'est pas brûlante, et le pouls n'offre pas cette accélération et cette plénitude que l'on

___

(1) *Archiv. de méd.*, juillet 1838 ; et *Traité pratique d'auscultation*, p. 226 et 232.

observe dans les cas d'inflammation aiguë des poumons, par exemple.
Au reste, les caractères du pouls et le nombre des pulsations varient
considérablement, suivant l'époque de la maladie. Dans les cas où
elle a débuté sous nos yeux, nous avons noté le pouls le premier
jour à 112 chez un enfant de dix ans, à 128 chez un garçon de trois
ans. A mesure que la maladie marche, le pouls devient de plus en
plus accéléré ; il l'est surtout avant et après les accès de suffocation ;
il atteint alors le chiffre de 140 à 160. M. Hache a compté jusqu'à
170 pulsations dans un cas où la maladie avait atteint son maximum.
En général régulier au début, le pouls devient, à une période un peu
avancée de la maladie, très petit, faible, difficile à compter. Ces caractères sont exagérés pendant les accès de suffocation ; on a peine alors
à sentir les battements de l'artère.

Rarement la chaleur est très vive ; la peau, sèche dans l'intervalle des accès, s'échauffe quelquefois et se couvre de sueur pendant les crises de médiocre intensité ; tandis que, lorsque la dyspnée
est excessive, les extrémités se refroidissent d'une manière remarquable.

On observe d'habitude, à l'époque où l'affection croupale est
déclarée, une teinte violacée de la face, des lèvres, et quelquefois des
extrémités, indices certains de l'imperfection de l'hématose et de la
gêne de la circulation capillaire ; c'est surtout, comme nous l'avons
dit, au moment des accès de suffocation que ces caractères sont très
prononcés.

10° *Symptômes nerveux.* — Sauf la perte de la gaieté, l'irritabilité
souvent portée à un haut degré, et l'anxiété, qui dépend surtout de la
suffocation, les malades ne présentent guère de symptômes cérébraux
proprement dits. M. Bretonneau a rapporté l'observation d'un enfant
dont l'excitabilité était portée à un degré extrême, et qu'il compare à
un état d'ivresse. Il explique ce fait par la viciation de l'hématose.
Guersant a signalé comme constante une somnolence que l'on observe
d'ordinaire dans les derniers temps de la maladie. Ce symptôme, qui
manque quelquefois, n'est pas spécial au croup ; il a lieu dans toutes
les affections où la mort arrive par asphyxie. Les forces sont conservées au début, et même jusqu'à une période assez avancée. Lorsqu'il
survient une rémission, les enfants demandent quelquefois à se lever
et à jouer.

11° *Fonctions digestives.* — Les troubles des fonctions digestives
n'offrent rien de bien spécial. L'*appétit* est en grande partie conservé
dans les premiers jours. Il ne se perd qu'à la suite des accès de
suffocation. La *soif* est le plus ordinairement médiocre. Dans les
cas où elle devient vive, c'est seulement les derniers jours qu'elle
prend ce caractère ; dans ces cas aussi, le mouvement fébrile est assez
intense.

Le *dévoiement* spontané est rare ; et si nous l'avons constaté, ainsi que M. Hache, chez tous les malades, cela tenait à ce qu'il avait été provoqué par la médication.

Nous en dirons autant des *vomissements*, qui cependant ont été quelquefois spontanés. Ainsi, un de nos malades eut le quatrième jour plusieurs vomissements bilieux. Nous remarquerons ici qu'il peut être difficile chez les enfants atteints de croup d'obtenir, même à l'aide de médicaments énergiques, des vomissements abondants. Nous avons vu un enfant de dix ans être réfractaire à l'ipécacuanha et à l'émétique administrés à plusieurs reprises, et n'avoir pas un seul vomissement pendant tout le cours de la maladie.

L'*abdomen* conserve d'ordinaire son volume habituel; le plus souvent il est indolent, d'autres fois nous l'avons vu douloureux à l'ombilic. La langue est toujours humide, recouverte souvent d'un enduit jaunâtre, surtout à la fin de la maladie.

12° *Urines.* — Nous n'avons pas porté une attention suffisante sur les modifications de la sécrétion urinaire. La plupart des auteurs ont longuement disserté sur ce sujet sans être arrivés à des conséquences positives. Home avait dit qu'à une certaine époque de la maladie l'urine déposait un sédiment purulent; Schwilgué a prouvé par des expériences directes que ce liquide ne présentait aucune des propriétés des mucosités et des concrétions albumineuses que l'on trouve dans le tube aérien (1).

II. *Laryngite pseudo-membraneuse secondaire.* — Les symptômes de la laryngite pseudo-membraneuse secondaire diffèrent considérablement des précédents et se rapprochent presque entièrement de ceux qui appartiennent à la laryngite simple ou ulcéreuse, comme on pourra s'en assurer par l'analyse numérique suivante :

1° La *toux*, tantôt sèche, tantôt humide, tantôt fréquente, tantôt rare, facile ou pénible, a été notée une seule fois légèrement métallique; dans un autre cas, un peu rauque le jour de la mort seulement. Elle n'a présenté aucun caractère spécial chez les neuf autres enfants.

2° *sifflement.* —Deux malades dont la toux n'était pas rauque avaient l'expiration bruyante, un peu sifflante; elle égalait l'inspiration en longueur, mais n'était en aucune façon semblable au sifflement laryngotrachéal que nous avons décrit plus haut.

3° *Voix.* — Chez cinq enfants la voix *n'était pas altérée;* chez deux autres, elle était nasonnée, embarrassée, mais non éteinte; chez trois des quatre derniers, la voix fut d'abord basse, voilée; chez le quatrième, de prime abord elle fut éteinte; l'extinction alla en augmentant et persista jusqu'à la mort. Le siége des fausses membranes n'a pas toujours pu expliquer la différence de ces résultats.

4° *Expectoration.*—Aucun de nos onze malades n'a rejeté de fausses

______
(1) Thèse, p. 81.

membranes; résultat important, et que nous ne devons par regarder comme une simple coïncidence. On en trouve l'explication dans le peu d'étendue des plaques couenneuses et dans l'absence des accès de suffocation qui nécessitent de violents efforts expiratoires.

5° Un seul de nos malades s'est plaint de *douleur au larynx ;* elle était peu vive; cet enfant avait en même temps la voix voilée.

6° Un seul malade (il n'avait pas la toux rauque, sa voix était seulement un peu voilée) a eu le jour de sa mort un *accès de dyspnée.*

Il s'agit dans ce cas d'un garçon de deux ans et demi. A la suite d'une coqueluche, il fut pris de scarlatine, puis d'une rougeole compliquée d'angine pseudo-membraneuse, avec gonflement énorme des ganglions sous-maxillaires. Le jour de sa mort, il fut pris d'une anxiété qui alla toujours en augmentant. Elle devint extrême et s'accompagna d'accès de suffocation. Le petit malade se mettait brusquement sur son séant, puis il se jetait à plat ventre à l'autre extrémité de son lit, et ainsi toutes les fois que l'on cherchait à le changer de position. Cet état persista pendant les six dernières heures. A l'autopsie, nous constatâmes des fausses membranes petites, minces, molles, jaunes, qui occupaient exclusivement la face interne des cordes vocales.

L'accès de suffocation dépendait-il du siége particulier des fausses membranes? Nous sommes plutôt disposés à le rapporter à l'énorme tuméfaction du cou; car plusieurs de nos malades, chez lesquels les fausses membranes occupaient le même siége, n'ont pas eu d'accès de suffocation.

Si la respiration était accélérée chez quelques malades, on en trouvait l'explication dans d'autres maladies.

7° Sept de ces enfants étaient atteints de *pharyngite pseudo-membraneuse* secondaire présentant tous les caractères que nous avons assignés plus haut à cette variété de la phlegmasie du pharynx.

Nous nous contentons de cette énumération de symptômes locaux, les symptômes généraux appartenant aux complications.

Art. III. — Physiologie pathologique.

Après avoir étudié, dans des chapitres séparés, les lésions anatomiques et les symptômes de la laryngite pseudo-membraneuse, nous devons les rapprocher, et voir si les lésions que l'autopsie nous révèle rendent compte des symptômes observés pendant la vie.

Recherchons en premier lieu si l'étendue des lésions est en rapport avec l'intensité des symptômes.

Évidemment oui, dans un grand nombre de cas ; mais dans plusieurs autres il est loin d'en être ainsi ; et si de larges cylindres pseudo-membraneux qui obturent en grande partie le larynx, la trachée et les bronches, sont acompagnés d'accidents formidables, des accidents non moins graves existent dans des cas où la lésion est beaucoup plus limitée, où quelquefois même elle est à l'état rudimentaire.

Les auteurs ont publié des exemples nombreux de croup accompagné de l'appareil symptomatique le plus effrayant, et dans lesquels cependant ils n'ont trouvé, à l'autopsie, que quelques débris de pseudo-membranes occupant le larynx, ou quelquefois même seulement la trachée. Nous avons observé nous-mêmes un fait de cette nature.

N'existe-t-il pas d'ailleurs une maladie qui offre une si grande similitude avec le croup, qu'elle a été confondue avec lui par la plupart des auteurs, et dans laquelle on ne trouve après la mort, soit aucune altération de la muqueuse laryngée, soit une simple inflammation sans boursouflement capable d'oblitérer les voies aériennes? Enfin les laryngites pseudo-membraneuses secondaires ne sont-elles pas là pour prouver que la fausse membrane ou l'inflammation de la muqueuse ne peut pas rendre compte de tous les phénomènes?

Jurine, Albers de Brême et beaucoup d'autres auteurs ont expliqué ces faits, singuliers en apparence, par la contraction spasmodique de la trachée ou du larynx. L'intermittence des accès de suffocation et la rémission si notable des symptômes leur suffisaient pour justifier l'idée d'une influence nerveuse. M. Bretonneau a rejeté cette manière de voir. Il a remarqué qu'on avait trop l'habitude de rapporter au système nerveux les phénomènes intermittents, et qu'il en était un certain nombre qui évidemment ne pouvaient pas être sous sa dépendance. « Aucune constriction, dit ce célèbre praticien, ne peut res-
» serrer ni diminuer le calibre des narines, et cependant l'enchifrè-
» nement cesse et augmente plusieurs fois dans la même heure ; il
» suffit d'un léger changement de température pour opérer ces vicis-
» situdes... On voit donc que l'air, sans que le spasme y ait aucune
» part, peut avoir alternativement un accès plus ou moins facile dans
» les canaux aérifères (1). » Cette opinion a bientôt passé dans la science, et nous la trouvons répétée par le docteur Valleix. Nous ne saurions cependant l'adopter complétement et rejeter toute idée de contraction spasmodique du *larynx ;* car nous admettons sans peine que celle de la *trachée* n'a aucune influence sur la production des phénomènes morbides.

Nous croyons qu'il existe ici deux ordres de faits qu'on n'a pas assez distingués : l'enrouement, la raucité de la toux, la suffocation, peuvent être expliqués par la présence des fausses membranes et par le gonflement de la muqueuse des cordes vocales; l'intermittence de ces symptômes, soit dans le croup, soit dans la laryngite simple, peut, jusqu'à un certain point, reconnaître pour cause l'intermittence de ce gonflement et l'enchifrènement momentané de la glotte. Mais le sifflement laryngé ne saurait admettre la même explication; nous voulons parler de ce sifflement aigu et momentané qui se produit à l'inspi-

____

(1) *Loc, cit.*, p. 270-271.

ration pendant l'accès de suffocation et les quintes de toux ; ce phénomène, essentiellement nerveux, n'a pas eu lieu dans les cas où il
n'existe qu'un gonflement de la glotte. Ainsi l'enrouement qui succède à un léger changement de température, la laryngite simple, ne
s'accompagnent pas de cette espèce de sifflement. Au contraire, ce
phénomène se produit dans des circonstances où rien ne justifie un
enchifrènement et où il est impossible de ne pas reconnaître une
constriction de la glotte. Dans les cas de cette nature, le sifflement se
fait instantanément et cesse de même, souvent sans être précédé ni
suivi d'aucun autre symptôme laryngé. Ainsi, 1° chacun peut produire
un sifflement analogue en faisant d'une certaine manière une profonde inspiration, et ce phénomène, qui est tout à fait volontaire, est
le résultat de la contraction de la glotte. 2° Le sifflement de la coqueluche est un fait physiologique du même ordre. Les quintes, en
effet, débutent quelquefois sous l'influence d'une émotion, d'une
contrariété, de la colère, et non d'un refroidissement. Il existe d'ailleurs bien évidemment, dans cette maladie, un élément nerveux,
ainsi que nous le prouverons plus tard. 3° Le spasme de la glotte est
une affection nerveuse dont on ne saurait nier l'existence. 4° Enfin
nous retrouverons encore ce sifflement dans la laryngite striduleuse ;
mais ici les deux ordres de phénomènes sont réunis. Il y a tout à la
fois gonflement de la muqueuse et contraction spasmodique. Nous
reviendrons ailleurs sur ce sujet.

D'après ces remarques, il nous semble incontestable que les muscles
du larynx peuvent se contracter d'une manière spasmodique, et qu'il
en résulte l'occlusion plus ou moins complète de la glotte ; d'où le sifflement laryngé, et peut-être la suffocation. Nous dirons donc, en retournant la proposition de M. Bretonneau : Aucune influence nerveuse
ne peut produire un gonflement subit ou momentané de la muqueuse
nasale, et cependant cette même influence produit subitement un
accès de suffocation qui disparaît aussi instantanément qu'il a paru.
Dans ce cas, aucun gonflement de la muqueuse laryngée ne saurait
expliquer ce phénomène.

Des symptômes laryngés du croup nous paraissent donc dépendre
simultanément ou isolément de la présence des fausses membranes,
de l'inflammation de la muqueuse et de la contraction spasmodique
du larynx. Cette dernière peut à elle seule produire les accès de suffocation et le sifflement aigu laryngé ; et cela est ainsi lorsque la
fausse membrane ne recouvre pas les cordes vocales. Nous ne pouvons attribuer une grande influence à l'inflammation de la muqueuse,
puisqu'un des caractères anatomiques du croup est le peu de tuméfaction de cette membrane.

Nous croyons rarement à l'existence d'un gonflement momentané
de la glotte, parce que le sifflement laryngé et les accès de suffocation
se montrent subitement sans cause connue, ou sous l'influence d'une

cause morale, d'une contrariété, d'une colère, des mêmes causes en un mot qui déterminent les quintes de coqueluche.

L'influence nerveuse paraît encore plus évidente lorsqu'on voit la suffocation augmenter à mesure que l'enfant devient plus anxieux, plus inquiet, et qu'il sent davantage l'imminence de l'asphyxie. On sait en effet quelle influence a sur le système nerveux la vue d'un danger grave et inévitable.

La présence d'une fausse membrane rend compte, en dernière analyse, d'une partie des symptômes du croup. Mais l'existence de ces symptômes en l'absence de concrétions pseudo-membraneuses exige une autre explication. L'enchifrènement momentané de la glotte ne saurait rendre compte de tous les phénomènes ; tandis que le spasme du larynx les explique parfaitement, et en outre son existence se trouve justifiée par l'analogie avec d'autres maladies nerveuses.

Nous nous abstenons ici de toute remarque sur la nature même de la maladie. Nous croyons avoir suffisamment traité ce sujet dans nos préliminaires, pages 79-81, et au commencement de ce ce chapitre page 270.

Art. IV. — Tableau de la maladie. — Marche. — Terminaison.

La laryngo-trachéite pseudo-membraneuse offre de grandes différences dans son début et dans sa marche. L'inflammation peut se développer primitivement dans le larynx; ou bien la phlegmasie laryngée n'est que consécutive à l'inflammation des tonsilles, du voile du palais et du pharynx ; ou bien enfin ce sont les bronches ou la trachée qui sont atteintes les premières.

1. *Diphthérite.* — Souvent le croup débute par les symptômes d'un simple catarrhe qui dure plusieurs jours. D'autres fois cette période prodromique manque entièrement, et la diphthérite commence d'emblée par le larynx, le pharynx ou la trachée.

Nous ne croyons pas que dans l'état actuel de la science on puisse donner un chiffre qui exprime la fréquence proportionnelle du début par l'un ou l'autre de ces organes, ce chiffre devant varier considérablement, suivant que la maladie est épidémique ou sporadique : ainsi, chez la plupart des enfants observés par M. Hache, le croup a évidemment débuté par le larynx ; il en a été de même chez quelques-uns des nos malades de l'hôpital et chez plusieurs de ceux que nous avons observés à Paris et à Genève. Dans l'épidémie décrite par M. Vauthier, l'angine pseudo-membraneuse a manqué dans la moitié des cas.

De l'ensemble de ces faits il résulte que la proportion indiquée par Guersant, qui porte seulement à un vingtième le nombre des enfants chez lesquels le croup débute par le larynx, est beaucoup trop faible.

Si l'on étudie la question sous un autre point de vue, c'est-à-dire sous celui de la propagation par continuité de la fausse membrane de la gorge au larynx, on voit l'angine membraneuse perdre encore de son importance. Ainsi : 1· dans presque tous les cas que l'un de nous a observés à Genève (et il l'a fait avec l'intention d'élucider ce sujet qui n'était pas clair pour nous), les fausses membranes ont été limitées aux amygdales ; il n'en a pas observé dans le pharynx ; 2° dans plus de la moitié des cas où il a trouvé des fausses membranes elles se sont développées sur le pharynx postérieurement aux symptômes laryngés (toux rauque, enrouement). Il y a peu de jours encore (novembre 1851), il en a vu un exemple remarquable sur une jeune fille de quatre ans, placée dans un foyer épidémique, et dont pour ce motif il examinait la gorge chaque jour en commençant même avant le début de toute indisposition. C'est le cinquième jour seulement, et à l'époque où les symptômes laryngés étaient à leur apogée que les fausses membranes se sont montrées sur les amygdales.

Lorsque la maladie débute par l'arrière-gorge, les premiers symptômes observés sont ceux de l'angine pseudo-membraneuse, que nous avons déjà suffisamment décrits. La longueur de la période angineuse est très variable ; le génie épidémique paraît surtout influer sur elle. Dans l'épidémie observée par M. Bretonneau, la durée de cette période, lorsqu'elle a été recherchée, était comprise entre deux et sept jours, tandis qu'au contraire dans celle dont M. Ferrand a donné la relation, la première période ne durait guère qu'un seul jour ; dès le second apparaissaient des accidents de suffocation qui entraînaient rapidement la mort.

Le passage de la fausse membrane du pharynx dans le larynx est indiqué par de la toux, de l'enrouement, et la maladie marche ensuite comme dans les cas où elle a débuté d'abord par le larynx.

Lorsque la phlegmasie se développe primitivement dans les bronches, on observe d'abord les symptômes de la bronchite pseudo-membraneuse ; c'est-à-dire une fièvre intense, une accélération considérable du pouls et de la respiration, l'aspect violacé de la face ; l'auscultation laisse percevoir du râle sous-crépitant des deux côtés en arrière ; puis, au bout d'un temps variable, la voix devient enrouée, aphone ; la toux prend le timbre croupal, etc.

Enfin, lorsque la maladie débute par le larynx, l'enfant est pris d'abord d'enrouement, de toux, avec ou sans fièvre ; il a un peu d'abattement ; il a perdu de sa gaieté ; l'appétit n'est pas sensiblement diminué, et la soif est à peine augmentée. Souvent il continue à sortir et à se livrer à ses jeux ou à ses occupations ; il paraît à peine malade, et les parents ne réclament d'ordinaire les secours du médecin qu'au moment où le timbre rauque de la toux et l'augmentation de l'enrouement les tirent forcément d'une trompeuse sécurité.

Dans des cas très rares, les accès de suffocation accompagnés de toux croupale marquent le début. La maladie suit alors une marche extrêmement rapide, et se termine presque toujours par la mort.

A la suite d'un enrouement, quelquefois en même temps, arrive la toux avec les caractères que nous lui avons assignés ; la voix n'est plus

simplement enrouée ; elle est rauque, en partie ou même complètement éteinte. La fièvre est alors assez vive ; chaque secousse de toux
est précédée d'un sifflement particulier ; la respiration est accélérée,
et dans l'intervalle de la toux, qui a lieu par quintes, ·on entend un
sifflement laryngo-trachéal bruyant et rude ; puis, à la suite des
quintes, ou sans cette circonstance, surviennent des accès de suffocation, accompagnés de tuméfaction de la face qui est violacée,
d'anxiété extrême, de jactitation, et souvent suivis de l'expectoration
de fragments ou de tubes pseudo-membraneux.

A cette expectoration succèdent quelquefois du calme et une apparente rémission dans les symptômes ; le mouvement fébrile diminue ;
la respiration est plus facile, le facies plus naturel ; la congestion veineuse a en partie disparu ; l'enfant retourne à ses jeux ; tout semble ·
présager une terminaison heureuse. Mais le plus ordinairement les
accidents ne tardent pas à reparaître dans l'ordre que nous leur avons
assigné : la voix, qui était redevenue momentanément plus claire, est
complétement éteinte ; la toux est remarquablement rauque ; le sifflement laryngo-trachéal se rapproche d'un véritable stertor ; les accès
de suffocation deviennent plus fréquents, plus intenses, et arrivent
enfin à leur apogée. L'asphyxie est alors imminente, le pouls d'une
petitesse extrême, souvent insensible, l'œil convulsé en haut ou os-
cillant dans l'orbite, le regard éteint, le corps couvert d'une sueur
froide.

Cependant les accès se suspendent encore, puis ils reviennent moins
intenses ; l'enfant concentre ses forces pour respirer ; mais il ne peut
faire que de rares inspirations, et la mort arrive.

En consultant les auteurs (1), on voit que la mort ne survient pas
toujours accompagnée des mêmes circonstances : ainsi, quelquefois au
milieu d'une rémission, on voit tout à coup les malades pâlir et dé-
faillir ; le pouls est petit et irrégulier, la respiration difficile ; la face
prend une couleur plombée, etc.

Lorsque la maladie se termine par la guérison, le retour à la santé
a lieu quelquefois, quoique bien rarement, d'une manière brusque à
la suite de l'expectoration d'un tuyau pseudo-membraneux ; d'autres
fois les accidents graves s'éloignent peu à peu, et l'enfant passe insensiblement de la maladie à la santé. Il peut arriver aussi que la
guérison ne soit pas franche, et que le malade conserve pendant
longtemps encore de l'enrouement ou même une extinction de voix
complète. Un enfant, dont Bard a rapporté l'observation intéressante,
resta aphone pendant deux mois après sa guérison.

Le croup suit ordinairement la marche progressivement croissante
que nous lui avons assignée ; mais, comme nous l'avons dit, la maladie présente quelquefois des rémissions très marquées : nous les avons

____

(1) Valentin, *loc. cit.*, p. 250-251.

observées chez un de nos malades. Alors il reste presque toujours quelque symptôme, et en particulier de l'altération de la voix. Cependant on trouve dans les auteurs des exemples incontestables d'intermission complète des accidents, souvent, il est vrai, pour un temps très court (1). Lorsqu'il en est ainsi, c'est d'ordinaire après le rejet des fausses membranes. Dans ces cas la maladie est véritablement intermittente.

Doit-on regarder comme des croups chroniques les altérations de la voix, dont la laryngite pseudo-membraneuse est quelquefois suivie? Évidemment non, car ce symptôme unique ne dépend pas de la persistance de la fausse membrane.

Nous rappellerons ici que bon nombre d'auteurs ont décrit comme un croup chronique cette forme de bronchite qui s'accompagne d'expectoration pseudo-membraneuse. Nous renvoyons le lecteur à notre chapitre BRONCHITE PSEUDO-MEMBRANEUSE CHRONIQUE.

II. *Laryngite pseudo-membraneuse secondaire.* — Cette forme, toute différente de la première, ressemble presque entièrement à la laryngite secondaire simple.

Elle débute par une toux fréquente, sèche et humide, qui n'est presque jamais rauque ; la voix reste souvent naturelle, ou bien elle est basse et voilée, puis éteinte ; il n'y a presque jamais d'accès de suffocation ; le sifflement laryngo-trachéal manque ; l'expectoration est nulle ou muqueuse, jamais pseudo-membraneuse.

Comme nous l'avons dit en commençant, il est des croups secondaires qui se rapprochent tantôt de notre première, tantôt de notre seconde forme. Pour présenter un tableau fidèle de ces différentes variétés de la maladie, il faudrait une description isolée pour chaque fait particulier. Ainsi, chez l'un, c'est la toux qui n'offre pas le timbre croupal, et la voix qui reste simplement enrouée, tandis que les accès de suffocation sont très marqués et suivis du rejet de pseudo-membranes. Chez un autre, la toux est creuse ou rauque, la voix aphone, mais en même temps la respiration est médiocrement accélérée ; une seule fois l'un de nous, à Paris, a pu observer des accès de suffocation et du sifflement laryngo-trachéal. Dans tous les autres cas ces symptômes ont manqué.

Art. V. — Durée. — Récidives.

I. *Diphthérite.* — La durée totale de la maladie est difficile à préciser. En thèse générale, sa marche est d'autant plus rapide que l'enfant est plus jeune, plus faible, et que ses antécédents de santé ou

______

(1) Observat. d'Odier citée par Vieusseux, p. 236. Le docteur Strœhlin nous a dit avoir vu un enfant atteint de croup retourner à l'école après avoir expectoré des fausses membranes. Au bout de quelques jours, il fut repris des mêmes symptômes et succomba.

les conditions hygiéniques an milieu desquelles il vit, sont plus défavorables. L'épidémie exerce aussi une influence très marquée sur la marche et la terminaison du croup. Quel qu'ait été le mode de début (pharyngé, bronchique ou laryngé), une fois le larynx pris, on peut distinguer deux périodes : l'une, qui s'étend du début à l'époque où surviennent la dyspnée ou les accès de suffocation, et qui est caractérisée par l'abattement, l'enrouement, la toux plus ou moins rauque ; l'autre qui commence avec la dyspnée et dure jusqu'à la mort ou jusqu'à la guérison ; elle a pour principaux symptômes l'aphonie, la toux métallique, le sifflement laryngé et les accès de suffocation.

La première période dure en général de quatre à huit jours; la seconde de deux à six dans les cas malheureux ; dans les cas heureux elle est plus longue. En résumé, la durée totale serait de six à dix ou quatorze jours. Cependant on a cité des exemples incontestables de croup terminé par la mort le premier jour (1). Lobstein a rapporté l'observation d'une petite fille de trois ans dont la maladie ne dura que quatorze heures, et se termina par la mort (2). On l'a vue survenir le deuxième, le troisième ou le quatrième jour.

Si les observations des malades qui ont succombé au bout de vingt-quatre heures appartiennent évidemment à la laryngite pseudo-membraneuse (l'autopsie le prouve), il ne peut en être de même des cas terminés par la guérison dans le même espace de temps. Ainsi les observations citées par Brewer et de Laroche, Jurine, etc., appartiennent à la laryngite spasmodique, et non à la pseudo - membraneuse.

On s'est demandé si la diphthérite laryngo-trachéale était susceptible de récidive ; nous n'en avons pas trouvé d'exemple évident parmi les faits que nous avons analysés. Une foule d'observations intitulées récidives de croup se rapportent évidemment à la laryngite spasmodique : telles sont celles relatées par Jurine, Vieusseux, etc. Il en est cependant quelques-unes dans lesquelles on voit que des enfants qui avaient eu le croup deux ou trois fois ont fini par mourir de la laryngite pseudo-membraneuse. Mais ceci ne prouve rien autre chose, si ce n'est que le faux croup ne préserve pas des atteintes du vrai croup.

On trouve une cause bien simple de l'absence de récidive dans ce fait qu'une première attaque est presque toujours mortelle.

II. *Laryngite pseudo-membraneuse secondaire.* — La durée de cette forme est souvent difficile à estimer ; l'époque à laquelle survient la mort dépend en grande partie du nombre et de la gravité des complications. Nous l'avons vue durer de deux à douze jours..

_____

(1) Vieusseux, obs. 17, p. 225.
(2) *Mémoires de la Société médicale d'émulation*, 1817, 8ᵉ année, p. 530.

Art. VI. — Diagnostic.

I. *Diphthérite*. — Les maladies avec lesquelles on peut confondre le croup sont, en commençant par celles·qui, occupant le larynx, peuvent le plus facilement induire le praticien en erreur :

1° La laryngite striduleuse (voyez chapitre XIII);.

1° La laryngite primitive ou secondaire grave (voyez chapitre XIV et le chapitre Variole);

3° L'œdème de la glotte (voyez chapitre XIV et Hydropisies) ;

4° Les corps étrangers dans le larynx (voyez Vers intestinaux) ;

5° Les tubercules et ulcérations du larynx (voyez ce chapitre).

Ces maladies, très dissemblables en nature, mais occupant le même siége, donnent naissance à des symptômes qui offrent entre eux une grande similitude.

Les symptômes communs au croup et à une ou plusieurs des affections que nous venons d'énumérer sont : 1° la toux rauque, creuse, éteinte; 2° l'altération du timbre de la voix depuis.le simple enrouement jusqu'à l'aphonie; 3° la dyspnée continue, les accès de suffocation et le sifflement laryngo-trachéal.

Ces différents symptômes, ils est vrai, sont diversement groupés, et c'est plutôt par la manière dont ils débutent ou se succèdent que par leurs caractères propres qu'ils peuvent servir utilement au diagnostic. Un seul symptôme appartient exclusivement au croup, c'est l'expectoration pseudo-membraneuse qui n'existe dans aucune des maladies précédemment énumérées. Cependant, comme nous avons eu déjà occasion de le dire, le rejet des fausses membranes ne caractérise pas nécessairement le croup. Il faut, en outre, qu'elles présentent certains caractères qui indiquent leur oirgine, puisque d'autres maladies (l'angine, la bronchite), s'accompagent quelquefois d'expectoration pseudo-membraneuse. Mais, si ces trois affections ont ce symptôme commun, et si les caractères de la fausse membrane laissent quelquefois du doute sur son point d'origine, les autres phénomènes morbides sout tellement différents, qu'il est impossible de les confondre.

Dans l'*angine*, en effet, il y a des fausses membranes appréciables à la vue dans le fond de la gorge, une tuméfaction considérable du cou et des ganglions, de la fétidité de l'haleine; la toux est nulle ou insignifiante, la voix nasonnée, empêchée, embarrassée, mais non rauque ou éteinte; le sifflement laryngo-trachéal manque; il n'y a pas d'accès de suffocation.

Dans la *bronchite aiguë*, la toux est fréquente, la dyspnée continue et progressive; le sifflement est extrêmement rare; les râles, secs ou humides, sont très abondants. Ce simple aperçu suffit pour empêcher toute méprise.

Les symptômes des *abcès rétro-pharyngiens et œsophagiens* ressemblent bien plus à ceux du croup. Nous avons indiqué plus haut (voyez p. 242) les caractères différentiels de ces deux maladies si souvent prises l'une pour l'autre.

Bien que les détails dans lesquels nous venons d'entrer, aussi bien que ceux dans lesquels nous entrerons plus tard, soient assez précis, il pourra se faire qu'on éprouve une difficulté réelle à porter un diagnostic. Alors, dit le docteur Miquel, il faut agir comme si l'on avait affaire à un véritable croup. Car le traitemeut qui convient à la diphthérite ne saurait être nuisible aux maladies qui peuvent être confondues avec elles. Nous ne pouvons, du reste, mieux faire que de transcrire quelques-uns des préceptes donnés par cet habile praticien à propos des cas douteux (1).

» Si l'on me signale seulement une légère souffrance de la gorge, accompagnée d'un malaise qui n'est pas suffisamment expliqué par autre chose, j'examine le pharynx... Si le malade n'a eu que peu de fièvre, s'il n'a pas les signes de la scarlatine ou de la rougeole, ou bien encore ceux de ces fièvres dites éphémères avec des aphthes, si les ganglions du cou ne sont pas gonflés, ou s'ils le sont sans qu'une éruption à la peau explique ce gonflement, si le malade n'a pas eu déjà la diphthérite, si la toux ou la voix est croupale, quoiqu'il n'y ait point eu de fausses membranes expulsées, et quoique, je le répète, le pharynx soit net, je me comporte comme si le malade était atteint de la diphthérite laryngo-trachéale. Mais il aura beau éprouver la toux et la voix croupale, s'il est dans des conditions opposées à celles que je viens de noter, je suis dans l'habitude d'attendre pour me prononcer ; je fais quelquefois part de mes doutes, mais voilà tout. J'hésite encore bien plus à reconnaître le croup, si l'enfant a déjà éprouvé une ou plusieurs fois des accidents de poitrine avec la voix rauque, la toux gloussante... »

II. *Laryngite pseudo-membraneuse secondaire.* — Cette phlegmasie ne peut guère être confondue avec les maladies précédentes ; elle offre, au contraire, une si grande ressemblance avec la laryngite érythémateuse ou ulcéreuse, que nous ne croyons pas possible d'établir actuellement les différences symptomatiques qui séparent ces formes anatomiques.

Art. VII. — Complications.

I. *Diphthérite*—L'identité de nature du croup et de l'angine couenneuse doit faire pressentir que plusieurs complications leur sont communes. Nous admettrons donc des divisions en partie correspondantes à celles du chapitre précédent.

1° Complications de même nature que la laryngite ;

____
(1) *Loc. cit.*, p. 7.

2° Complications liées à l'état général ;

3ᵉ Complications liées à l'état local ;

4° Complications sans rapport direct avec la maladie première.

1° L'inflammation pseudo - membraneuse des différentes membranes muqueuses peut compliquer le croup aussi bien que l'angine. Nous nous contenterons de faire observer que d'après la marche que suivent en général les phlegmasies couenneuses, l'angine et le coryza sont rarement une complication de la laryngite, puisqu'elles précèdent son début. Cependant l'ordre d'évolution est quelquefois interverti, et alors l'angine peut-être considérée comme une complication du croup. Ainsi, M. Contour a observé un enfant chez lequel les fausses membranes se sont développées dans le pharynx à une époque où la laryngite pseudo-membraneuse était confirmée depuis plusieurs jours (1). Nous avons vu nous-mêmes plusieurs faits de cette espèce (voy. p, 291).

La bronchite pseudo-membraneuse est au contraire une complication fréquente. Nous avons indiqué plus haut les symptômes qui, d'après M. Barth, permettront dans quelques cas de la reconnaître. Rappelons enfin que les diphthérites œsophagienne, gastrique et cutanée peuvent succéder à la laryngite diphthéritique. ou coïncider avec elle.

2° Parmi les complications liées à l'état général, nous mentionnerons les hémorrhagies et l'état typhoïde dont nous avons parlé dans le chapitre précédent.

3° Au nombre des complications qui appartiennent à l'état local, nous citerons de nouveau l'hémorrhagie qui est le résultat de violents efforts de toux et qui dépend peut-être d'une érosion de la trachée et de larynx.

Martin le jeune (2) a rapporté l'observation d'un enfant chez lequel un violent accès de toux fut suivi d'un vomissement d'une demitasse de sang. L'ipécacuanha que l'on administra plus tard rappela le vomissement de sang, et donna lieu à une épistaxis qui dura plus d'un quart d'heure.

D'autres accidents locaux sont liés à la dyspnée extrême , ainsi elle est quelquefois poussée au point de produire la rupture, soit des celluies pulmonaires, soit même de l'intervalle des premiers cerceaux de la trachée. Latour, dans son *Manuel du croup* (3), a cité l'observation curieuse d'un enfant chez lequel il se fit, dans les efforts de la suffocation, une déchirure entre les deux premiers cerceaux de la trachée. On peut rapprocher de cette observation celle du docteur Bourgeois.

Il s'agit dans ce cas d'une fille de douze ans qui, dit l'auteur (4),

---

(1) *Bulletin de la Société anatomique*, 1841, p. 108.

(2) *Réc. périod. de la Soc. méd. de Paris*, avril 1810.

(3) P. 62 et suiv.; dans Valentin, p. 625.

(4) *Journal général de médecine*, t. CIV, p. 127.

au septième jour d'un croup grave, se débattait avec violence contre les crises affreuses d'une suffocation de plus en plus imminente, quand on entendit dans sa poitrine le bruit distinct d'un déchirement ; un gonflement emphysémateux survint immédiatement, et la malade expira. A l'ouverture du cadavre, la tumeur emphysémateuse qui occupait la partie antérieure de la poitrine et le pourtour du cou était encore très marquée ; le point de la rupture bronchique échappa cependant aux recherches.

, C'est probablement aussi à la gêne de la circulation et à la viciation de l'hématose, résultat de l'obstacle que l'air éprouve à pénétrer dans le poumon, qu'il faut attribuer l'œdème qui a été observé chez quelques malades.

Nous rangeons la bronchite et la pneumonie parmi les complications de la troisième espèce, parce que nous croyons que la phlegmasie laryngo-trachéale n'est pas étrangère à leur développement. Le docteur Miquel croit que ces maladies sont déterminées par les applications topiques et qu'on a eu tort de les attribuer au croup. Cette opinion, qui a certainement quelque chose de vrai (ainsi que le prouvent les observations et les expériences de ce médecin), est cependant trop absolue. La bronchopneumonie, en effet, se développe dans des cas où nul caustique n'a pu pénétrer dans les bronches. Mais on peut dire que la phlegmasie pulmonaire, complication si fréquente de toutes les affections du jeune âge, n'offre rien de spécial à la diphthérite. Nous avons vu dans notre article d'anatomie pathologique que la pneumonie se montrait toujours sous forme lobulaire. Cette complication est difficile à reconnaître. Les symptômes stéthoscopiques sont masqués par le sifflement laryngo-trachéal. M. Hache a pu entendre chez plusieurs de ses malades des râles humides, indice de l'inflammation du poumon. Nous avons méconnu chez une fille de huit ans l'existence d'une pneumonie très étendue ; nous ne constatâmes dans ce cas d'autre altération du bruit respiratoire qu'un gros ronflement à la partie postérieure du thorax.

Guersant pense que la bronchite est une complication fréquente du croup ; il regarde comme favorable la coïncidence des deux maladies, parce que, dit-il, la sécrétion des liquides bronchiques favorise le décollement de la pseudo-membrane.

4° Les complications de la quatrième espèce ne sont pas en général fréquentes, autant du moins que nous pouvons en juger par les observations qui ont passé sous nos yeux. La rapidité de la marche de la maladie rend parfaitement compte de ce résultat. Cependant on voit quelquefois les fièvres éruptives ou diverses phlegmasies compliquer le croup.

Art. VIII. — Pronostic.

I. *Diphthérite.* —La terminaison la plus ordinaire du croup est malheureusement la mort. Il serait sans doute intéressant de rechercher quelle est la proportion de la mortalité, mais nous croyons qu'il est impossible de l'indiquer, même approximativement. Elle doit varier suivant une infinité de circonstances ; suivant que le croup est épidémique ou sporadique ; suivant l'époque à laquelle le traitement a été commencé ; suivant l'âge des sujets, la force de leur constitution, etc. On ne peut, pour éclairer cette question, s'en rapporter aux assertions des auteurs, qui ont évidemment confondu, sous la dénomination de croup, un grand nombre d'affections différentes. En nous bornant à consulter les faits qui nous appartiennent et les observations particulières publiées par les auteurs, nous voyons que l'âge est de toutes les conditions étiologiques celle qui exerce la plus grande influence sur le pronostic. La maladie est d'autant plus grave que l'enfant est plus jeune. Toute autre circonstance égale d'ailleurs, on a beaucoup plus de chance de voir guérir les enfants âgés de cinq à sept ans que ceux qui n'ont pas encore quatre ans.

La faiblesse de la constitution, les causes antihygiéniques, l'épidémie, la marche rapide de la maladie, la multiplicité des accès de suffocation, les complications pulmonaires sont des circonstances très défavorables. Nous avons cependant été assez heureux pour guérir une jeune fille de cinq ans qui, au neuvième jour d'un croup des plus graves, fut atteinte d'une broncho-pneumonie très intense. Elle n'avait pas été opérée.

La congestion considérable du cou et de la face, les convulsions des globes oculaires, la diminution du nombre des inspirations, la suppression de la toux, la concentration des forces du malade pour produire des efforts inspiratoires, le refroidissement des extrémités, la petitesse et l'irrégularité du pouls, les sueurs froides, annoncent une mort prochaine.

L'éloignement progressif des accès de suffocation, le rejet des concrétions pseudo-membraneuses, suivi d'une amélioration dans l'état général et les symptômes locaux ; les caractères de la toux qui devient plus humide ; la diminution du sifflement laryngo-trachéal, sont des signes qui peuvent faire espérer une terminaison heureuse.

Il ne faut jamais désespérer du salut du malade ; l'opération de la trachéotomie, comme ressource ultime, laisse des espérances que l'on ne peut concevoir dans aucune autre maladie, à une époque aussi rapprochée de la terminaison fatale. En outre, on a observé des cas de guérison lorsque tout semblait indiquer l'imminence de la mort. Bard et Jurine (1) ont rapporté des exemples de cette espèce, et nous en avons observé nous-mêmes.

II. *Laryngite pseudo-membraneuse secondaire.*—Le pronostic de cette forme est en grande partie subordonné à celui de la maladie dans le cours de laquelle elle se développe. Contentons-nous d'observer que,

____

(1) Manuscrit cité, p. 185.

dans le cas où l'affection première ne serait pas elle-même très grave, le peu d'étendue des fausses membranes , l'absence de suffocation et de dyspnée extrême, pourraient laisser de l'espoir.

Art. IX. — Causes.

I. *Croup.* — Les causes de la laryngite pseudo-membraneuse sont en partie les mêmes que celles de l'angine ; aussi nous insisterons ici sur celles qui ont moins spécialement attiré notre attention dans le chapitre précédent.

Age. — Si la laryngite pseudo-membraneuse n'épargne aucune période de l'existence ; si l'enfant peu après sa naissance (1) et le vieillard sur la fin de ses jours (2) peuvent en être atteints, il est constant que c'est à l'âge de deux à sept ans que les enfants y sont principalement exposés (3). M. Bricheteau a reproduit dans son ouvrage (page 267) un tableau du docteur Caillau qui compare les opinions des différents auteurs ; le résultat de cette comparaison ne s'éloigne pas d'une manière sensible de celui que nous venons d'exprimer. Il est encore confirmé par tous les faits que nous avons recueillis à l'hôpital des Enfants et dans notre pratique particulière.

Sexe. — En réunissant les observations des auteurs qui ont étudié dans ces derniers années la laryngite pseudo-membraneuse , et en y joignant les nôtres, nous voyons que la proportion des garçons atteints du croup dépasse de beaucoup celle des filles. Ainsi (4) parmi les 80 malades opérés par M. Trousseau, il y avait 22 garçons et 8 filles. Sur les 25 malades de M. Jansecowich, il y avait 17 garcons et 5 filles (5). Nous voyons donc , en définitive, que l'opinion de Jurine est sur ce sujet, comme sur beaucoup d'autres, entièrement conforme à la vérité. On a cherché à expliquer ce fait par la différence des circonstances hygiéniques au milieu desquelles vivent les deux sexes (6).

Tempérament. — Hérédité. — L'un de nous, M. Rilliet, a pu étudier à fond ce point important d'étiologie, et il est arrivé à ces conclusions bien dignes d'intérêt : 1° que les enfants atteints de croup ont pour la plupart les attributs du tempérament lymphatique; 2° qu'ils appartiennent à des familles où règnent les tubercules, les dartres ou le cancer, ou qu'ils sont nés de parents consanguins ; 3° qu'il est infiniment rare de voir cette maladie sur un bel enfant dont les conditions héréditaires sont favorables , sauf toutefois le cas où sévit

(1) Bretonneau, *loc. cit.*, p. 36.

(2) Louis, *Mémoire sur le croup.*

(3) Guersant, *loc. cit.*, p. 363.

(4) Trousseau, *Journal des connaissances méd.-chic.*, 2e année, p. 2.

(5) *Einige Bemerkungen über den Croup*, etc. (OEsterreichische Jahrbücher, XXIII Bd., 3 Heft, 1837, S. 443-453.)

(6) Bricheteau, *loc. cit.*, p. 270.

une épidémie très générale, et même alors le croup choisit d'ordinaire pour victimes les enfants placés dans les conditions sus-indiquées ; 4° que plusieurs enfants de la même famille sont quelquefois simultanément atteints.

Condition sociale. — Il est d'observation que le croup atteint plus spécialement les enfants pauvres. Cependant nous en avons vu quelques exemples dans les classes supérieure et moyenne de la société.

Climat. — Le croup peut se développer dans tous les climats ; mais il est une observation faite pour la première fois par Home, et répetée depuis par tous les auteurs, c'est qu'il a une grande tendance à se développer dans les lieux bas et humides. On trouve dans l'ouvrage de Valentin les renseignements les plus détaillés à cet égard (1) ; ce médecin conclut ce chapitre étiologique en disant que l'air froid et humide des lieux aquatiques et de ceux qui ont été récemment submergés, certains vents dans les gorges et les vallées, concourent à y répandre plus généralement le croup que dans ceux qui ont une exposition contraire : cependant cette loi n'est pas absolue, et la maladie peut régner dans les localités sèches et élévées.

Altération de l'air. — Entassement. — Guersant a mis au nombre des causes du croup la viciation de l'air produite par l'entassement d'un grand nombre d'enfants dans un espace resserré, et il a trouvé dans la diminution du nombre des cas de croup à l'hôpital des Enfants, depuis l'assainissement de la maison, une preuve en faveur de son opinion : cependant les épidémies qui ont régné en 1848, 1846, 1847 viennent contredire cette assertion.

Épidémies. — Le croup est sporadique ou épidémique. L'aperçu historique qui termine le chapitre précédent a prouvé d'une manière surabondante la dernière partie de cette proposition.

Le croup épidémique est souvent uni à l'angine pseudo-membraneuse qui en constitue alors la première période ; tandis que, lorsqu'il est sporadique, il peut débuter par le larynx.

Saisons. — Les faits recueillis dans notre pratique particulière confirment l'opinion des auteurs qui admettent que le croup est plus fréquent dans les saisons froides et humides qu'à toute autre époque de l'année.

Contagion. — Les opinions des auteurs sont très partagées sur ce sujet. Jurine et M. Bricheteau nient la contagion, tandis que Wichmann, Boëhmer, Field, Rosen, Guersant, MM. Bretonneau et Miquel l'admettent. Les faits rapportés par ces auteurs ont une véritable importance, et doivent engager les médecins à isoler les enfants atteints de croup. Cependant la transmissibilité de cette maladie est loin d'être aussi évidente que celle des fièvres éruptives et de la coqueluche ; de nouveaux faits sont sans doute nécessaires pour décider définitivement la question.

---

(1) *Loc. cit.*, p. 380.

Causes occasionnelles. — Le croup peut-il être produit par des causes occasionnelles? De ce qu'une fausse membrane s'était développée chez les animaux à la suite d'une irritation artificielle (1), on a conclu que les causes ordinaires de l'inflammation pouvaient chez l'homme produire cette même affection.

Un fait cité par le docteur Palloni, et rapporté par Valentin (2), prouve que l'inspiration d'un gaz irritant peut chez l'enfant déterminer la production d'une fausse membrane dans le larynx. « Le docteur Palloni, sécrétaire de l'Académie italienne à Livourne, m'a » mandé, dit Valentin, qu'il a connu l'enfant d'un apothicaire attaqué » d'une angine ayant tous les caractères du croup, et dont il périt, » pour avoir été exposé longtemps au gaz muriatique oxygéné. L'ou- » verture du cadavre, dit-il, fit découvrir dans l'intérieur de la tra- » chée-artère et d'une partie des bronches une fausse membrane » blanche, mais que l'on ne pouvait détacher que difficilement avec » l'instrument. » Nous ne trouvons pas dans ce fait la preuve qu'on ait eu affaire à une véritable diphthérite.

Peut-on regarder comme une cause du croupe la suppression de la transpiration, le passage du chaud au froid et les autres causes de l'inflammation? Les faits nous manquent pour résoudre la question ; et, tandis que nous verrons l'impression de l'air froid être la cause déterminante de la laryngite striduleuse, nous trouvons à peine dans la science quelques faits qui mènent aux mêmes conclusions pour la laryngite pseudo-membraneuse.

Quelques auteurs ont regardé les fièvres éruptives comme une cause du croup. Nous ne saurions admettre cette opinion : dans des cas, en effet, la diphthérite laryngée n'est qu'une complication ; il n'existe aucun rapport de cause à effet. Pour prendre un exemple, la rougeole ne donne pas plus naissance au croup qui la complique que le croup ne donne naissance à la rougeole qui peut débuter pendant le cours de l'affection laryngée.

Tout en niant le rapport de cause à effet, nous ne refusons pas à la maladie primitive une grande influence sur celle qui lui est secondaire. Ainsi le croup qui survient pendant une rougeole pourra être irrégulier ; de même que la rougeole survenue pendant un croup sera anormale.

II. *Laryngite pseudo-membraneuse secondaire.* — *Age.* — Parmi nos 11 malades, il y en avait 6 de deux à cinq ans, 5 qui avaient dépassé cet âge.

Sexe. — Nous comptons dans nos observations dix garçons et une fille.

(1) Voyez les différents mémoires envoyés au concours de 1807, et les articles spéciaux publiés sur ce sujet par le docteur Horsch, *Bibl. méd.*, 1811, t. XXXIII, p. 881, Acide sulf. et solution de potasse produisant une fausse membrane bien caractérisée, etc.

(2) *Loc. cit., p.* 483.

Maladies antérieures. — Presque tous les enfants étaient débilités par des maladies antérieures, et l'affection dans le cours de laquelle se développait la laryngite était le plus souvent une affection ternaire ou quaternaire, c'est-à-dire que deux, trois ou quatre maladies s'étaient succédé chez le même individu. Cependant c'est principalement dans le cours de la scarlatine primitive et secondaire que nous avons le plus fréquemment observé la laryngite (5 fois), puis dans la rougeole secondaire et compliquée (2 fois), la pneumonie secondaire (2 fois), la fièvre typhoïde et l'entérite (1 fois).

Aucune cause occasionnelle n'a pu nous rendre compte du développement de la maladie.

Art. X. — Traitement.

La thérapeutique du croup est de toutes les parties de l'histoire de cette maladie celle qui a été le plus longuement traitée ; malheureusement l'abondance des biens est ici plus nuisible qu'utile, et, au milieu du dédale des médicaments vantés par les uns, dépréciés par les autres, le praticien manque d'un fil qui puisse lui servir de guide dans cet inextricable labyrinthe.

Les idées spéculatives des auteurs sur la nature de la maladie, le peu de certitude de leur diagnostic, la réunion de plusieurs affections en une seule, n'ont pas peu contribué à embrouiller la matière. On doit reconnaître cependant que tous ces efforts sont loin d'avoir été infructueux ; et il faut avouer qu'aujourd'hui une thérapeutique bien entendue arrache souvent à la mort des enfants qui, à une autre époque, y étaient presque fatalement destinés.

Désirant nous en rapporter à des faits positifs, et non à des assertions purement gratuites, nous avons lu la plus grande partie des observations rapportées par les auteurs. Une analyse sévère n'a laissé à notre disposition qu'un nombre de faits bien peu considérable ; car beaucoup de ceux que nous avons examinés manquent de détails, ou se rapportent à des maladies très différentes de la laryngite pseudomembraneuse. D'autre part, suivant la remarque très juste de M. Valleix, il est bien peu de cas dans lesquels le traitement n'ait été compliqué. Aussi est-il très difficile de s'assurer de la valeur thérapeutique de chacun des remèdes employés. Nous avons cherché cependant par la méditation et le rapprochement de ces observations, jointes à un grand nombre d'autres fournies par notre pratique particulière, à établir les règles de thérapeutique qui nous paraissent les plus conformes à l'expérience et au raisonnement.

§ 1. *Indications.* — Les indications auxquelles le praticien doit se proposer de satisfaire dépendent du mode de début de la maladie, de sa nature et des accidents qu'elle entraîne. Ainsi, quand la période angineuse existe, il faut mettre immédiatement en usage le traitement que nous avons conseillé plus haut. (PHARYNGITE PSEUDO-MEMBRANEUSE, page 329.)

La *nature* de la maladie fournit de nombreuses indications, dont quelques-unes sont analogues à celles que nous avons exposées dans le chapitre précédent : on peut les résumer sous les cinq chefs suivants :

1° Au moyen d'une médication locale ou générale, favoriser la dissolution de la fausse membrane, diminuer son adhérence, s'opposer à son extension, empêcher sa reproduction.

La spécificité reconnue de la diphthérite appelle, pour ainsi dire, la spécificité du remède. Nous ne pouvons cependant pas dire qu'on ait trouvé un traitement réellement spécifique du croup. Les moyens thérapeutiques qui peuvent remplir cette première indication ont été cherchés parmi ceux auxquels on attribue une action altérante, ou bien parmi les expectorants qui augmentent et liquéfient les sécrétions muqueuses, ou bien parmi les topiques qui substituent à la phlegmasie diphthéritique un mode inflammatoire différent et plus facile à guérir.

2° Provoquer l'expulsion des produits pseudo-membraneux.

Le docteur Miquel pense que cette indication est le plus souvent inutile à remplir, en raison de la décomposition rapide des fausses membranes et de la facilité de leur reproduction. Il réserve ce genre d'action pour le moment où les corps étrangers obstruent les voies aériennes et où il est impossible d'attendre. Nous ne comprenons pas l'utilité de cette réserve. La fausse membrane pouvant être une cause mécanique d'accidents graves, nous préférons l'expulser le plus tôt possible. Il est d'ailleurs des malades chez lesquels une première fausse membrane rejetée ne se reproduit plus. En tous cas, cette expulsion répétée aussi souvent qu'il est nécessaire peut avoir pour résultat de diminuer le nombre, l'intensité ou la durée des accès de suffocation, et de retarder cette asphyxie lente qui se termine si souvent par la mort ; les résultats de l'expérience viennent d'ailleurs à l'appui de cette opinion.

3° Combattre l'état inflammatoire.

4° Calmer les symptômes pénibles.

5° Enfin ouvrir artificiellement une voie à l'air extérieur, dans les cas où les médications générales sont restées sans succès. (TRACHÉOTOMIE.)

§ II. *Examen des médications.* — I. *Altérants et expectorants.* — 1° *Mercure.* — Parmi les médicaments propres à remplir la première indication, le mercure tient le premier rang. Cet agent thérapeutique, qui jouit de la réputation de diminuer la plasticité du sang et de favoriser l'absorption des produits organiques, a été employé d'abord par les Américains, et depuis lors son usage s'est répandu en Angleterre, en Allemagne et en France. M. Bretonneau a obtenu par le traitement mercuriel des succès évidents, comme on peut s'en assurer en lisant quelques-unes de ses observations (1).

Ainsi, chez un malade, peu après l'administration du calomel, on voit l'expectoration devenir plus facile et un long tube membraniforme être rejeté; chez un autre, c'est par la rémission de la toux que s'annonce l'influence bienfaisante du mercure; dans un dernier cas, s'il n'y a pas d'effet appréciable, soit sur la toux, soit sur l'expectoration, la suffocation qui était imminente cesse tout à coup, le traitement ayant en peu de temps été poussé avec activité. Tous les malades n'ont pas rejeté des fausses membranes, mais on a pu quelquefois présumer qu'elles étaient résorbées; opinion que semblait confirmer l'examen de la gorge, dont les plaques diphthéritiques paraissaient s'user progressivement.

Dans ces cas le mercure a provoqué les évacuations alvines médiocrement abondantes, et une fois seulement des vomissements. La bouche et les glandes salivaires n'ont été nullement affectées; un effet consécutif, qui s'est montré d'une manière très marquée, a été un amaigrissement rapide souvent à l'époque de la convalescence; du reste la guérison, bien que définitive, n'a pas été franche, la toux ayant persisté assez longtemps chez deux enfants.

Le traitement mercuriel a été le seul mis en usage chez les malades dont nous avons analysé l'histoire, sauf quelques doses de polygala qui ont été données à un enfant de trente mois, et qui ont déterminé des vomissements abondants.

M. Bretonneau a remarqué que le traitement mercuriel avait été suivi dans quelques cas de symptômes graves, tels qu'une liquéfaction extrême du sang, la gangrène de la bouche, la nécrose des os maxillaires; il attribue une partie de ces effets à l'abaissement de la température. Il fait aussi observer avec raison qu'il faut examiner attentivement, avant de commencer le traitement, si la bouche n'est pas le siège de quelque ulcération, cette lésion favorisant le développement de la maladie mercurielle des parois buccales. Nous conseillerons aussi de ne pas continuer cette médication pendant trop longtemps, surtout s'il ne survient aucun amendement, et dans le cas où l'amélioration se manifeste, de diminuer graduellement les doses. La quantité de mercure employé par M. Bretonneau est considérable; il donne 20 centigrammes de calomel d'heure en heure, et fait faire en outre des frictions avec 2 grammes d'onguent napolitain toutes les trois heures. Cette pratique qui consiste à donner le mercure à haute dose pendant un temps assez court, nous paraît exigée par la nature, par la rapidité des accidents et par l'imminence du danger. Comme on n'a devant soi qu'un temps court pour agir, il faut évidemment modifier le plus promptement possible la masse totale du sang.

____

(1) *Loc. cit.*. p. 104, 187, 188.

Quelques médecins ont associé l'opium au mercure dans le but de favoriser son absorption en empêchant ses effets sur les voies digestives. Autenrieth l'unissait à la magnésie.

Le docteur Weber (1) administre le mercure de la manière suivante. Après avoir donné un émétique avec 5 centigrammes de tartre stibié, il prescrit ensuite 5 centigrammes de calomel, puis 3 centigrammes chaque quart d'heure suivant, et au bout d'une heure 5 centigrammes chaque demi-heure seulement.

Billard a rapporté des observations d'enfants de deux, trois et cinq ans traités avec succès par le calomel, auquel il accorde la propriété d'exercer une influence spéciale sur les fausses membranes. La dose administrée était de 1 gramme dans les vingt-quatre heures.

Schenk (2) préfère au calomel l'emploi du mercure soluble d'Hahnemann : 1° parce qu'il agit à petites doses; 2° parce qu'il n'occasionne pas de salivation ni de diarrhée abondante. Ce médecin en prescrit 25 milligrammes toutes les demi-heures ; il emploie en outre les vomitifs et les frictions mercurielles.

D'après le docteur Sachse (3), qui préconise l'emploie du calomel joint aux frictions napolitaines, il ne faut administrer le mercure qu'après les émissions sanguines et l'emploi des vomitifs. Il blâme en outre l'usage des doses trop élevées, comme le faisait Marcus, qui le portait jusqu'à la quantité prodigieuse de 20 *grammes* en quarante-huit heures, et qui, chez les enfants de deux ans, commençait d'emblée le traitement par 50 centigrammes. D'après le docteur Sachse, il faut : 1° s'abstenir de l'emploi du mercure quand la maladie prend un aspect gangréneux ; 2° cesser son administration lorsque la fausse membrane est suffisamment détachée et qu'il survient de la salivation ; 3° suivant les indications, le combiner à d'autres médicaments; 4° on ne doit jamais employer ni acides ni sels neutres pendant que l'on prescrit le calomel.

Le docteur Miquel, qui attribue les effets obtenus par le calomel à une intoxication spéciale, et à l'action *sui generis* de cette substance sur la muqueuse laryngo-trachéale, donne 10 centigrammes de la poudre chaque deux heures, et le suspend lorsqu'il voit apparaître un signe d'intoxication. En outre, il alterne ces prises avec d'autres composées de 15 centigrammes d'alun données aussi toutes les deux heures. En agissant ainsi, il croit prévenir les accidents mercuriels et circonscrire l'action hydrargyrique là où elle est nécessaire, c'est-à-dire dans le canal aérien et les fosses nasales. Il croit en outre à une action topique sur laquelle nous reviendrons bientôt. Les faits publiés par ce médecin, et un cas dans lequel l'un de nous (M. Barthez) a fait

(1) *Clinique, Annales*, etc., 1829, t. Iᵉʳ, p. 191.
(2) *Hufeland's journal*, etc., dans Frankel, p. 429.
(3) *Journal d'Hufeland*, 1811, dans *Bibl. méd.*, 1812, p. 389.

usage uvec succès de cette médication , nous engagent à préconiser son emploi.

Frictions mercurielles. — La plupart des praticiens ajoutent les frictions hydrargyriques au calomel dans le but de rendre son action plus efficace. On les fait soit sur les parties latérales du cou , soit, comme le veut le docteur Couch, sur les parties internes des cuisses, et l'on emploie 4 à 15 grammes d'onguet par jour. Il est difficile d'affirmer que ce moyen ait une utilité réelle.

2° Le *sulfure de potasse*, proposé pour la première fois par l'auteur d'un des mémoires envoyés au grand concours de l'année 1808, a été vanté comme un spécifique assuré; puis il est tombé dans un discrédit presque complet. Ce médicament ne mérite ni l'éloge exagéré ni le blâme dont il a été l'objet : c'est un des remèdes le plus souvent employés à Genève ; et l'opinion de nos confrères, conforme à la nôtre, est qu'il a souvent rendu de grands services, et doit être conservé dans la thérapeutique du croup. Malgré sa saveur et son odeur désagréables, nous n'avons jamais éprouvé de grande difficulté à le faire prendre à nos jeunes malades, et nous ne l'avons pas vu produire d'accidents gastro-intestinaux. Cependant quelques praticiens l'accusent de provoquer des vomissements, des coliques et une diarrhée colliquative (1). D'après Frankel, il blanchit l'intérieur de la bouche et occasionne une sensation de brûlure à l'épigastre. D'après M. Chailly, qui est cependant partisan de ce traitement , la première et la seconde dose provoquent constamment des vomissements (2).

La possibilité des accidents qu'il peut produire doit engager le praticien à l'administrer avec prudence. Ainsi il ne faut pas le prescrire aux jeunes enfants qui contractent très facilement la diarrhée; son emploi doit être suspendu s'il détermine des superpurgations; sa dose ne doit pas être trop considérable.

Voici quels sont les doses et le mode d'administration de ce médicament. D'après Senf (3), on doit donner le foie de soufre aux enfants d'un à deux ans à la dose de 5 à 7 centigrammes, aux plus âgés à la dose de 10 à 20 centigrammes toutes les deux heures, dissous dans l'eau et mêlé avec du sirop; on peut aussi le donner en pilules en l'incorporant à de l'extrait de réglisse. Cette dose nous paraît trop considérable; nous préférons n'administrer que 5 à 10 centigrammes toutes les deux heures , de manière à faire prendre de 50 centigrammes à 1 gramme dans les vingt-quatre heures, soit en poudre, soit dans un looch. Klaproth (4) en faisait un sirop dont la composition ne diffère

(1) *Quelques considérations sur l'usage du sulfure de potasse dans le croup,* par M. Bourgeois (*Bibl. méd.*, t. LXVII, p. 72.)

(2) *Bulletin de la Faculté de médecine de Paris,* 1814, n° 3.

(3) Frankel, etc., p. 433.

(4) *Id., ibid.*

pas sensiblement de celui de Chaussier, dont voici la formule : Mêlez 80 centigrammes de sulfure de potasse avec 30 grammes de sirop simple, administrez toutes les deux heures une cuillerée à thé de ce mélange.

3° Le *sulfate de cuivre* est un troisième médicament qui a été considéré comme spécifique par les auteurs allemands. Le docteur Hoffmann (1) a le premier préconisé son emploi, d'abord à dose vomitive, puis à doses fractionnées de 1 à 2 et 3 centigrammes. Mais le peu de détails dans lesquels il est entré ne permet pas de juger l'efficacité de sa méthode. Le docteur Zimmermann (2) a rapporté deux observations de guérison de croup par le sulfate de cuivre; mais on peut se convaincre en lisant ces deux faits que le diagnostic n'est pas suffisamment établi pour qu'on puisse reconnaître une véritable laryngite pseudo-membraneuse. Nous en dirons autant des six observations rapportées par le docteur Droste (3); les enfants qu'il a traités étaient évidemment atteints de laryngite spasmodique. Il est infiniment probable qu'il en était de même de celles du docteur Serlo (4), si du moins elles ressemblent toutes à celle que nous trouvons citée dans la collection de Mezler : il s'agit dans ce cas d'un enfant de quinze mois qui guérit en quatre jours par la méthode combinée des émissions sanguines et du sulfate de cuivre. Le docteur Heyfelder dit n'avoir jamais retiré aucun avantage de ce médicament, tandis que les docteurs Harless, Korting, Dürr (5), disent en avoir obtenu les meilleurs effets.

C'est donc à l'expérience à prononcer sur l'emploi de ce médicament. Il est cependant hors de doute que, si son efficacité comme altérant est contestable, il n'en est pas de même de son action vomitive.

En effet, c'est comme vomitif que le sulfate de cuivre a été employé par le docteur Bérenguier (6), qui a cité six faits de guérison dans lesquels le diagnostic ne peut pas être contesté. Il administre ce sel de la manière suivante : sulfate de cuivre non effleuré, 0,20 ; sucre en poudre, 0, 60. Faites une poudre homogène divisée en deux paquets. Dissolvez dans une tasse de porcelaine avec une cuillerée d'eau tiède, et faites prendre sur-le-champ. Au bout de cinq minutes, donnez le second paquet si le vomissement n'a pas encore eu lieu. Ce vomitif a pu être administré douze fois chez un jeune enfant.

Si l'on voulait donner le médicament à dose altérante, il faudrait

---

(1) Hoffmann, *Journal d'Hufeland*, février 1821.
(2) Zimmermann, *Journal d'Hufeland*, mars 1830.
(3) Heidelb., *Klin. Ann.*, X Bd., 1834.
(4) *Hufeland's journal*, Januar Heft., 1834, S. 17. Dans Mezler, VI Bd., S. 119.
(5) Frankel, *loc. cit.*, p. 429.
(6) *Journal de méd. et de chir. de Toulouse.* Voyez *Guide du méd. prat.*, par le docteur Valleix, t. Ier, p. 184. 2e édit.

le faire prendre aux enfants d'un à quatre ans à la dose de 1 centigramme à 1 centigramme 5 milligrammes, et aux plus âgés à la dose
de 2 centigrammes à 2 centigrammes 5 milligrammes tous les quarts
d'heure, et après les vomissements éloigner les prises et les administrer toutes les deux heures.

4° Un quatrième médicament, le *polygala*, a été prôné comme
exerçant une action spéciale sur la fausse membrane trachéale. Le
docteur Archer (1), qui l'a vanté le premier, l'a regardé comme un
des meilleurs remèdes contre le croup. Il faisait bouillir 15 grammes
de polygala dans 250 grammes d'eau jusqu'à réduction à 125. Il donnait cette potion par cuillerée à café d'heure en heure. Mais ce qui
tendrait à prouver qu'il n'avait pas une confiance exagérée dans ce
médicament, c'est que dans les cas graves il lui adjoignait le calomel
et les frictions mercurielles. Il fait observer, du reste, que le polygala
agit principalement dans le cas où la membrane n'est pas encore
formée.

Depuis Archer, on a reconnu que ce médicament ne jouissait pas
de propriétés spéciales, que c'était simplement un expectorant et un
émétique. M. Bretonneau l'emploie quelquefois comme vomitif. D'après
le docteur Sachse (2), il ne faudrait pas employer le polygala à l'époque
où la fièvre est vive et l'inflammation très aiguë; mais on devrait le
réserver pour les cas où l'on a affaire à des enfants scrofuleux et lymphatiques, quand l'œil est terne et fatigué, la peau froide et sèche, le
pouls inégal et sans dureté, l'urine aqueuse. Dans les cas de cette
nature, ce médicament sera très efficace. C'est aussi dans la seconde
période que le docteur Stieglitz le conseille. Le polygala était donné
en décoction par Archer; le docteur Albers préfère l'infusion, qui,
dit-il, a l'avantage de s'emparer du principe volatil. Il unit la racine
de salep ou celle de guimauve au polygala pour l'infusion, et il ajoute
du sirop diacode. M. Valleix (3) préfère donner le polygala en poudre
à la dose de 0,20 délayé dans 4 grammes d'eau ; il a une vertu vomitive plus forte, l'eau ne dissolvant qu'imparfaitement son principe
actif.

5° Nous ne ferons que mentionner l'emploi du *carbonate de potasse
et d'ammoniaque*, proposé aussi par quelques praticiens dans l'espérance hypothétique de dissoudre les fausses membranes. Ce médicament a été surtout prôné par le docteur Rechou, qui l'employait à
l'extérieur, espérant qu'il serait absorbé, et agirait ainsi sur la fausse
membrane. Nous dirons la même chose du *bicarbonate de soude* proposé par M. Mouremans, à la dose de 2 grammes 50 centigrammes

____

(1) *Dissertation inaugurale sur le croup*, par John Archer, de Philadelphie
(*Ann. de litt. méd. étr.*, fév. 1809.)
(2) Frankel, *loc. cit.*, p. 430.
(3) *Loc. cit.*, p. 187.

dissous dans 120 grammes d'eau de laitue additionnée de 30 grammes
de sirop de mûres.

6° *Topiques.* — L'utilité, la nécessité même de l'usage des topiques
dans l'angine couenneuse ont engagé les praticiens à tenter des moyens
analogues lorsque la fausse membrane occupe le larynx. Les topiques ·
qu'on a employés sont pulvérulents, liquides ou gazeux.

Topiques pulvérulents. — Les poudres d'alun, de calomel, de chlorure de chaux, si utiles tant que la fausse membrane est bornée au
pharynx, sont d'un emploi difficile et à peu près nul, lorsque l'on veut
atteindre le larynx.

Liquides caustiques et styptiques.—Les caustiques liquides sont d'un
usage plus facile et plus réellement efficace. Ceux que l'on emploie
de préférence sont, ainsi que nous l'avons dit dans le chapitre précédent, l'acide hydrochlorique pur ou mêlé de miel rosat. Le nitrate
d'argent à la dose de 15 ou même 30 grammes pour 30 grammes
d'eau (Guersant fils); 15 grammes pour 45 grammes (Bretonneau et
Charcelay); 2 à 3 grammes pour 15 grammes (Marotte). Le docteur
Miquel insiste pour que les liquides soient seulement fortement astringents, styptiques même, et non pas caustiques. Guersant père craignait
les dangers que pourrait amener la fausse membrane déterminée par
le nitrate d'argent. L'observation n'a pas justifié cette crainte.

M. Valleix fait remarquer très justement que c'est aux praticiens à
graduer la force du caustique selon l'effet produit.

Le liquide étant choisi, la manière de l'employer est celle qui a été
conseillée par M. Bretonneau et que nous transcrivons ici telle à peu
près que nous la trouvons dans l'excellent résumé de M. Valleix.

Choisissez une éponge fine de la grosseur environ de la moitié d'un
œuf de pigeon (1) et solidement fixée sur une tige de baleine recour-
bée. Placez le malade sur une chaise, ou bien faites-le asseoir dans
son lit, la face tournée vers une fenêtre ou vers la lumière d'une bougie.
Un aide maintiendra la tête en arrière et la fixera contre sa poitrine (2).

Alors, imbibez l'éponge d'acide concentré, et pressez-la de manière qu'elle reste simplement humectée (3) si l'on aperçoit dans le

---

(1) L'acide chlorhydrique crispe l'éponge; le nitrate d'argent ne produit pas cet
effet. Il est donc utile dans ce dernier cas de prendre une éponge un peu plus
volumineuse.

(2) M. Guersant fils recommande à l'opérateur de se placer sur le côté pour
éviter que l'enfant en toussant ne lui lance au visage et aux yeux des mucosités,
des débris pseudo-membraneux et même, ajoutons-nous, du caustique.

(3) M. Bretonneau prend cette précaution, afin que dans les mouvements convulsifs de l'isthme du gosier le liquide exprimé n'étende pas son action au-delà du
point qu'il veut cautériser. De cette manière il est plus facile de diriger l'action du
caustique et de la graduer qu'en l'affaiblissant avec diverses proportions de miel.

Quand on emploie la solution de nitrate d'argent, il faut avoir soin d'exprimer
légèrement l'éponge, afin qu'elle ne soit pas trop fortement imbibée du caustique.

pharynx les limites de la pseudo-membrane. Mais si celle-ci est déjà
hors de la portée de la vue, mêlez le caustique à une quantité égale
de miel, et imbibez davantage l'éponge, afin que le liquide se répande,
autant que possible, sur toutes les parties affectées.

Abaissez ensuite la langue avec une cuiller tenue de la main
gauche, et portant rapidement l'éponge dans l'arrière-gorge, cautérisez légèrement si le mal est borné au pharynx et si vous vous servez
d'acide concentré. Si, au contraire, l'inflammation diphthéritique a
gagné le larynx, tâchez de porter dans sa cavité le caustique adouci,
en prenant les précautions suivantes :

Portez l'éponge au-dessus de la glotte, en relevant fortement l'extrémité que vous tenez à la main, puis exprimez quelques gouttes de
liquide en exerçant un mouvement rapide de compression sur la base
de la langue. Répétez cette manœuvre trois ou quatre fois de suite,
afin de faire ruisseler une quantité suffisante de caustique sur la
muqueuse laryngée.

La cautérisation sera faite une ou deux fois par jour suivant les cas.

M. Guersant fils (1) qui emploie de préférence la solution très concentrée de nitrate d'argent, et qui répète les cautérisations trois ou
quatre fois dans les vingt-quatre heures, recommande, lorsqu'on a
introduit l'éponge jusqu'à la base de la langue, d'exécuter brusquement quelques mouvements de demi-rotation, qui ont pour effet,
non-seulement de nettoyer la face supérieure de l'épiglotte, mais aussi
de la soulever et de porter le liquide sur sa face inférieure : on reconnaît qu'on a soulevé l'épiglotte à la suffocation qui a lieu instantanément et à la toux qui en est la conséquence.

Cette opération, dit M. Bouchut (2), est fort désagréable pour l'enfant, lui laisse un mauvais goût dans la bouche, et détermine de violents efforts de vomissements qui sont très pénibles, mais salutaires.

La cautérisation laryngée, ainsi pratiquée, a rendu de vrais services, et l'on peut citer, entre autres succès, deux faits qui appartiennent à M. Guersant fils, et dans lesquels la cautérisation à haute dose
a été combinée avec le traitement par les vomitifs et les mercuriaux (3), et trois autres faits qui appartiennent à M. Bouchut (4),
dans lesquels les cautérisations, répétées trois ou quatre fois par jour,
ont été alternées avec les vomitifs.

Est-ce à dire cependant que cette opération soit tout à fait inno-
cente et qu'elle ne puisse pas être l'origine d'accidents graves? Sans
parler de ce qu'a de pénible l'accès de suffocation qui lui succède,
nous mentionnerons la cautérisation assez forte de la bouche et de la

(1) *Gazette des hôpitaux*, mai 1846, p. 206.
(2) *Manuel pratique des maladies des nouveau-nés*, p. 271.
(3) *Considérations pratiques sur le traitement du croup*. **Thèse par M. Guiet.**
(4) *Loc. cit.*, p. 272.

langue qui a lieu lorsque les malades, faisant un violent effort de déglutition, viennent à rapprocher convulsivement les mâchoires avant qu'on ait eu le temps de retirer l'éponge. Nous n'insistons pas cependant, parce qu'il est possible d'éviter cet inconvénient en maintenant la mâchoire fortement abaissée avec la cuiller, ou mieux encore en mettant un bouchon ou un coin de bois tendre entre les dents. Mais nous devons noter que M. Guiet a publié un fait de mort par asphyxie à la suite du spasme déterminé par la cautérisation ; et un autre de cautérisation de l'œsophage depuis le pharynx jusqu'au cardia. Chez un autre malade, il se développa une double pneumonie des plus étendues, à laquelle n'était sans doute pas étrangère la cautérisation faite auparavant. Depuis, le docteur Miquel a cité des observations et des expériences qui mettent le fait hors de doute.

C'est donc avec une certaine réserve qu'on doit employer ce moyen et sans jamais se départir des précautions suivantes :

Il faut que l'éponge soit mince et peu imbibée. Il faut que le liquide ne se présente pas devant la glotte en assez grande quantité pour couler : il suffit qu'il suinte légèrement sur les bords de l'ouverture (1). Il est convenable que la maladie soit à son début et que l'enfant ait conservé assez de forces pour résister aux accidents immédiats de l'opération.

Topiques gazeux. —Les succès de la médication topique dans l'angine couenneuse devaient conduire à essayer les inspirations gazeuses, dans le but de mettre les substances actives en contact immédiat avec toutes les surfaces malades. Mais les essais faits avec le chlore et l'ammoniaque furent bientôt abandonnés. En effet, comme le dit le docteur Miquel, si les gaz sont trop irritants, ils agissent défavorablement sur le poumon ; et si l'on diminue leur activité assez pour ne pas léser les viscères, ils perdent leur action curative.

Malgré ces insuccès, le docteur Homolle (2), en présence de la mortalité si fréquente à la suite du croup, et convaincu, dit-il, de l'inefficacité presque constante d'un traitement général qui n'est pas aidé de la médication topique, a depuis plusieurs années employé les inspirations de gaz acide chlorhydrique. Il veut qu'elles soient faites sans interruption et de manière que l'air de la chambre soit constamment saturé de ces vapeurs. Il affirme que ces inspirations sont d'une complète innocuité pour le malade et pour les personnes qui le soignent et enfin qu'elles ont la plus heureuse influence sur la marche de la maladie pour laquelle on emploie en outre la médication habituelle. A l'appui de son opinion, il cite neuf cas de croup sur lesquels il n'a perdu que deux malades. C'est là certainement un des plus beaux

(1) Miquel, *loc. cit.*, p. 19.

(2) Société médico-pratique. Compte rendu dans la *Gazette des hôpitaux*, 1846, p. 24 et 419.

succès que puisse enregistrer la thérapeutique de cette terrible maladie. L'usage simultané d'une médication très complexe ne contredit pas l'opinion de M. Homolle sur l'utilité du moyen qu'il préconise, puisque les remèdes ordinaires employés seuls n'ont jamais fourni sept guérisons sur neuf. Un pareil succès nous fait regretter de n'avoir pu lire dans tous leurs détails les observations de notre confrère ; il nous engage cependant à conseiller l'essai de ce moyen qui nous paraît être innocent et qui n'empêche pas l'emploi d'autres remèdes.

II. 1° *Vomitifs.* — Les différents moyens que nous venons d'énumérer ont été vantés dans le but de modifier la *crase* du sang, de favoriser la sécrétion des fluides, le ramollissement ou l'absorption de la fausse membrane. Les émétiques ont pour but d'en déterminer le décollement et le rejet; ceux que l'on administre le plus généralement sont : le sirop et la poudre d'ipécacuanha, le tartre stibié, et dans les cas où ils ne produisent pas d'effets, le sulfate de cuivre ou le sulfate de zinc.

Nous n'avons pas trouvé d'observations dans lesquelles la médication vomitive ait été la seule mise en usage; mais il y en a plusieurs où, employée concurrement avec d'autres moyens, elle paraît évidemment avoir contribué à la guérison. Le dépouillement d'un nombre considérable d'observations publiées par les docteurs Coulet (1), Saissy (2), Poussin (3), Blaud (4), Lesage (5), Gendrin (6), Marotte (7), Jousset (8), Cœurderoi et Sée (9), etc. ; tous les faits qui ont passé sous nos yeux, depuis notre première édition, et les résultats obtenus par nos confrères, nous ont de plus en plus convaincus que les vomitifs exercent une influence heureuse sur le croup. On doit les employer dès le début, les renouveler fréquemment, les administrer surtout lorsque la dyspnée augmente progressivement, et que l'on peut craindre l'apparition ou la réapparition d'un accès de suffocation. Comme le médicament doit être renouvelé à plusieurs reprises, il faut employer d'abord les plus doux, puis les plus énergiques. Voici la progression que nous avons l'habitude de suivre. Nous commençons par un mélange de sirop et de poudre d'ipécacuanha (60 centigr. de poudre pour 30 grammes de sirop), puis nous donnons une potion composée de 10 à 20 centigr. d'émétique, 60 grammes d'eau et 60 grammes de sirop d'ipécacuanha. Une cuillerée à soupe toutes les huit minutes jusqu'à effet vomitif.

(1) *Nouv. journ. de méd.*, etc., 1821, t. X, p. 308.

(2) *Bibl. méd.*, 1810, t. XXIX, p. 222.

(3) *Id.*, 1812, t. XXXV, p. 92.

(4) *Obs. de laryngo-trachéite*, par Blaud (*Nouv. Bibl. méd* , t. III, p. 358).

(5) *Jour. Boyer, Corvisart et Leroux*, 1812, p. 272.

(6) *Journal général*, t. CIX, p. 41.

(7) *Gaz. méd.*, 1842, p. 6.

(8) *Archives*, 1844, t. V, p. 401.

(9) *Revue médicale*, 1848, p. 197.

Quand l'effet de ce médicament est épuisé, nous remplaçons dans cette potion l'eau par une infusion concentrée de polygala, 3 à 4 grammes pour 90 grammes de véhicule. Il est bien rare que ce vomitif ne produise pas l'effet désiré. Nous aidons son action en plongeant les jambes de l'enfant dans un bain chaud sinapisé. Nous avons donné jusqu'à quarante et cinquante vomitifs à un enfant qui a guéri.

Il est prudent cependant, à une période très avancée de la maladie, d'éviter les superpurgations qui suivent les vomitifs infructueux, et de remplacer momentanément ou définitivement l'émétique par les stimulants diffusibles.

Le conseil que nous donnons d'insister sur les vomitifs se trouve confirmé par les résultats auxquels est arrivé M. le docteur Valleix, par l'analyse d'un grand nombre d'observations.

» Ainsi, dit ce médecin dans son excellent résumé de thérapeutique générale, dans 53 cas on a employé trente et une fois, comme médication principale, l'émétique et l'ipécacuanha, et il y a eu 15 guérisons, c'est-à-dire près de la moitié ; tandis que dans les 22 autres où les vomitifs ont été donnés avec parcimonie, il n'y a eu qu'une guérison. En envisageant le sujet sous un autre point de vue, on arrive à un résultat qui se rapproche beaucoup du précédent. Parmi les 31 sujets qui ont été traités par les vomitifs énergiques, 26 ont rendu des fausses membranes dans les efforts des vomissements, et de ce nombre 15, ou près de trois cinquièmes, ont guéri. Les cinq autres, au contraire, n'ont pas rendu un seul fragment de fausse membrane, et ils sont tous morts. Restent maintenant les 22 sujets chez lesquels les vomitifs n'ont été employés que d'une manière timide et comme médication secondaire. De ce nombre, 2 ont rejeté des fausses membranes et 1 a guéri ; les 20 autres n'ont pas rendu de lambeaux pseudo-membraneux et ils *sont tous morts* (1). »

Ces faits sont tout à fait contraires à l'opinion ci-dessus indiquée du docteur Miquel ; à savoir qu'il est inutile de provoquer l'expulsion des fausses membranes.

Kermès. — Le docteur Herpin, de Genève, a conseillé l'emploi du kermès (2). Il a publié l'observation fort intéressante d'une petite fille de six ans guérie par l'usage exclusif de ce médicament. Nous avons plusieurs fois donné le kermès ; nous indiquerons dans notre résumé les cas où il est plus spécialement applicable.

2° *Sternutatoires.* — L'emploi des sternutatoires a été proposé par quelques médecins ; ils sont aujourd'hui tombés dans un discrédit complet. Nous n'avons pas trouvé dans la science d'observations qui démontrent leur efficacité ; mais il nous semble *à priori* que l'éternument, qui n'est autre chose qu'une violente expiration, doit être un

----

(1) Tome Ier, p. 180, 2e édit.
(2) *Gaz. méd.*, 1847, p. 36.

moyen précieux pour favoriser le décollement et le rejet de la fausse membrane, et sous ce rapport cette médication peut être assimilée, jusqu'à un certain point, au traitement par les vomitifs. On pourra donc introduire dans les narines de l'enfant de la poudre de tabac, ou mieux de la poudre Saint-Ange (préparation officinale composée d'un mélange de poudres d'asarum, de bétoine et de verveine).

. Dans une observation rapportée par Téradé (1), une fille de cinq ans guérit après avoir expectoré des fausses membranes; on lui avait administré des sternutatoires, mais en même temps on avait prescrit des potions émétisées, des sangsues au cou, des vésicatoires, des bains de pied, des lavements purgatifs, des fumigations émollientes. On comprend qu'au milieu d'une médication aussi compliquée, il n'est pas possible de démêler l'influence des sternutatoires. Deux fois seulement nous avons employé la poudre Saint-Ange, mais sans aucun résultat.

3° *Affusions froides.* — Les affusions froides employées dans un grand nombre des maladies des enfants ont été conseillées dans le croup, d'abord par Harder, et plus tard par Baumbach, Dütersberg, Bischof (2).

On trouve dans le *Journal de Hufeland* (3) un mémoire dans lequel on cite quelques observations que nous allons succinctement rapporter, afin que le lecteur puisse juger par lui-même du mode d'action de ce remède énergique. Dans l'une d'elles, il s'agit d'un enfant de sept ans chez lequel un traitement par les émissions sanguines, les frictions mercurielles et le calomel était resté sans succès. La suffocation était imminente et le cas désespéré; on entreprit alors d'administrer les affusions froides ; le malade rejeta de larges lambeaux de pseudo-membranes à plusieurs reprises ; la guérison fut rapide et complète. Ces affusions étaient administrées de la manière suivante : On plaçait l'enfant dans une baignoire et on lui versait sur toute la partie postérieure du tronc deux seaux d'eau à 12 ou 13 degrés. Nous devons ajouter que tous les malades n'ont pas guéri, mais l'expectoration pseudo-membraneuse a paru, dans d'autres cas, être le résultat immédiat de l'affusion. Il va sans dire que nous ne saurions conseiller l'emploi d'une médication aussi énergique au début même du croup ; mais il nous semble qu'elle doit être réservée pour les cas désespérés, où l'on a épuisé tous les moyens d'action, et où une secousse vigoureuse, en facilitant l'expulsion d'une. fausse membrane, peut, comme dans l'observation citée ci-dessus, amener la guérison.

III, 1°. *Emissions sanguines.*—Quelques praticiens basent toute leur thérapeutique sur l'emploi de ce moyen ; ils ne craignent pas de con-

---

(1) *Journ, de méd., chir. et pharm.*, février 1819.

(2) Frankel, *loc. cit.*, p. 436.

(3) *Journ. d'Hufeland*, t. IX. Dans *Nouv. Bibl. méd.*, t. Ier, p. 449.

seiller d'abondantes déperditions sanguines, et prescrivent à de jeunes enfants jusqu'à vingt et trente sangsues (1), la plupart les associent à d'autres médicaments; plusieurs enfin les proscrivent d'une manière absolue (2).

Nous avons trouvé dans les auteurs des observations dans lesquelles cette médication a été évidemment suivie d'un amendement notable, quelquefois même d'une guérison complète. Nous citerons comme exemple les observations rapportées par les docteurs Cagère (3) et Pingeon (4). Mais il est vrai de dire que dans les faits que nous venons de citer, et dans presque tous ceux que nous avons consultés, d'autres agents thérapeutiques ont été employés concurremment aux émissions sanguines.

De l'examen des faits, de la lecture des livres, de la connaissance que nous avons des conditions étiologiques qui président au développement du croup, et de l'expérience pratique que nous avons acquise, il est résulté pour nous la conviction que l'on peut et que l'on doit presque toujours s'abstenir des émissions sanguines; que si l'on croit devoir en faire usage, il faut les réserver pour les cas où l'enfant est vigoureux, la maladie sporadique et au début, la réaction fébrile intense, les accidents de suffocation très marqués; que l'on doit s'en abstenir quand la diphthérite règne épidémiquement et s'accompagne d'accidents adynamiques; quand l'enfant est très jeune, pâle, lymphatique; quand le mouvement fébrile est mal dessiné et la dyspnée peu prononcée; et qu'enfin il ne faut jamais y avoir recours lorsque la maladie est arrivée à une époque avancée.

Nons ne sommes pas en outre partisans des émissions sanguines trop abondantes. N'oublions pas, en effet, qu'il faut, tout en parant aux accidents présents, songer en même temps à l'avenir, et que la débilitation dans laquelle d'abondantes pertes de sang plongent les jeunes malades peut avoir les plus funestes effets, et s'opposer à un traitement énergique ultérieur. En conséquence, si le cas le requiert, on peut permettre une application de trois à six sangsues, suivant l'âge. Ces préceptes nous semblent s'accorder avec l'expérience du docteur Miquel, et avec les résultats de la discussion si longue et si consciencieuse à laquelle M. Valleix s'est livré sur ce sujet (5), en même temps qu'ils ne vont pas trop à l'encontre de la réprobation absolue dont M. Trousseau, si expérimenté en pareille matière, frappe les émissions sanguines (6).

2° *Révulsifs.* — L'inflammation a été aussi combattue par l'usage

(1) Blaud, *loc. cit.*

(2) Bretonneau.

(3) *Ann. Soc. méd. prat. de Montp.*, 1811, t. XXV, p. 33.

(4) *Rev. méd.*, 1831, t. XLI, p. 132.

(5) *Guide du méd. prat.*, t. Ier, p. 177.

(6) *Nouvelles recherches sur la trachéotomie (Union médicale,* 1851.)

des révulsifs cutanés. Les uns ont employé les vésicatoires seulement rubéfiants, d'autres des vésicatoires permanents ; on a aussi proposé l'emploi du séton et même du cautère actuel (1). Jurine n'appliquait pas les vésicatoires sur le larynx lui-même, mais il les promenait sur différents points du corps. Nous préférons beaucoup l'emploi des vésicatoires simplement rubéfiants, ou mêmes des sinapismes, dans les cas surtout où l'on a affaire à un croup épidémique ; on sait, en effet, que dans ces circonstances le derme dénudé tend à se recouvrir d'une exsudation pseudo-membraneuse tout à fait analogue à celle du croup. On sait aussi avec quelle rapidité se produisent dans de pareilles circonstances les gangrènes de la peau, dont les suites sont si souvent funestes. Nous ne conseillons les révulsifs cutanés qu'à titre d'excitants, et nous les réservons pour une époque avancée de la maladie. Nous avons vu guérir un enfant arrivé à la période extrême du croup, après douze jours de maladie, sous l'influence d'un enveloppement dans un drap plongé dans une forte infusion de moutarde et maintenu collé au corps pendant plusieurs heures au moyen d'une couverture de laine. Une violente réaction fébrile succéda à l'emploi de ce topique qui produisit une vive rougeur à la peau. Le vomitif, qui n'opérait plus, agit de nouveau, et l'enfant fut sauvé ; la fièvre dura très intense pendant trente-six heures.

IV. Les médicaments *antispasmodiques et stimulants* remplissent la quatrième indication, mais ils ne doivent être employés que d'une manière tout à fait accessoire. Nous n'avons pas trouvé dans les auteurs une seule observation de vrai croup traité par cette méthode seule. Dans tous les cas où ces médicaments ont été prescrits, on les a dirigés contre certains symptômes spéciaux, la toux, les accès de suffocation, etc. ; et si bon nombre d'observations sont intitulées croups guéris par la méthode antispasmodique, il s'agit évidemment dans ces cas de la laryngite striduleuse. L'assa fœtida, le musc, le camphre, le zinc, sont les médicaments qui ont été le plus vantés. Il est, ce nous semble, rationnel d'avoir recours à ces remèdes : 1° quand les accès de suffocation sont nombreux et rapprochés ; 2° quand ils persistent après le rejet des fausses membranes, et que l'examen attentif du malade prouve qu'ils ne sont liés à aucune lésion organique évidente ; 3° quand l'enfant est très affaissé et que les vomitifs n'opèrent plus. C'est au musc que nous donnons la préférence. Nous lui avons dû dernièrement un beau succès sur une petite fille de cinq ans, qui était au sixième jour de la période grave et paraissait n'avoir que peu d'heures à vivre. Nous donnâmes de 30 à 60 centigrammes de musc unis à 30 centigrammes de kermès. L'effet de cette potion fut des plus évidents, et nous avons conservé la conviction que c'était à elle que l'enfant avait dû sa guérison. Nous

____

(1) Valentin.

renvoyons à la LARYNGITE SPASMODIQUE pour tous les détails relatifs au mode d'administration de ces médicaments.

V. Les *soins hygiéniques* que réclame un enfant atteint de laryngite pseudo-membraneuse doivent occuper sérieusement le praticien. Ainsi : 1° l'enfant sera tenu à la diète, si la fièvre est intense ; si, au contraire, le mouvement fébrile est peu marqué, on lui permettra quelques aliments légers, du bouillon ou du lait. Il faudra avoir grand soin de suspendre la médication interne quelque temps avant l'ingestion des aliments et pendant la digestion ; 2° la chambre dans laquelle l'enfant sera placé sera suffisamment aérée et modérément chaude ; 3° l'enfant sera tenu au lit ; sous aucun prétexte il ne lui sera permis de quitter la chambre, alors même qu'il surviendrait une amélioration notable dans son état.

Laryngite pseudo-membraneuse secondaire. — Toute la thérapeutique que nous venons d'exposer est relative à la laryngite pseudo-membraneuse primitive et aux variétés du croup secondaire qui s'en rapprochent par leurs symptômes. Le traitement de la laryngite pseudo-membraneuse consécutive est en tout pareil à celui des laryngites secondaires ordinaires ; il est d'ailleurs en grande partie subordonné à la médication que réclame la maladie première. C'est donc au praticien seul qu'il appartient de faire choix d'une méthode pour les cas de cette espèce. Nous laissons à sa judiciaire de combiner les agents thérapeutiques de façon à satisfaire aux indications que réclament la forme et l'expression symptomatique de la maladie. (Voyez LARYNGITE ÉRYTHÉMATEUSE, FIÈVRES ÉRUPTIVES, etc.)

§ III. *Résumé.* — Nous venons, dans le paragraphe précédent, d'exposer la série des médicaments qui répondent aux principales indications que nous avons posées ; le praticien aurait peut-être de la peine à faire un choix parmi ces médications diverses ; notre résumé est destiné à lui épargner cet embarras : ici plus que partout ailleurs il est nécessaire. Dans une maladie qui marche aussi rapidement que le croup, ce n'est pas la multiplicité des remèdes et le changement de médication qui sont utiles, mais bien l'application opportune d'un petit nombre de moyens s'adressant directement à des indications bien déterminées. Parmi ceux que nous avons énumérés, il en est quatre qui nous paraissent répondre à ce besoin : les topiques, les vomitifs, le sulfure de potasse et les mercuriaux. Avec ces quatre médications convenablement combinées, on peut répondre aux principales indications du croup, sauver un certain nombre d'enfants ou bien les conduire, en conservant leur forces, jusqu'au moment où la trachéotomie devient la ressource dernière.

Quelques indications secondaires sont facilement remplies par des moyens accessoires.

Quant aux autres médications, nous attendons, pour les préférer, que l'expérience d'un plus grand nombre de médecins ait démontré leur efficacité.

A. Le médecin est appelé auprès d'un enfant bien constitué qui se plaint depuis peu de douleurs à la déglutition. L'examen de la gorge fait voir les amygdales couvertes de fausses membranes. Ici le traitement n'est pas douteux : c'est celui que nous avons conseillé dans le chapitre précédent (p. 260).

B. L'enfant auquel le praticien est appelé à donner des soins présente pour tout phénomène morbide de l'enrouement et une toux un peu rauque; ces symptômes existent depuis peu de temps; le pouls est légèrement accéléré, la respiration normale, la gorge saine; il ne règne pas d'épidémie de diphthérite. Le cas est douteux; néanmoins il est prudent d'agir. On devra prescrire le traitement suivant :

1° L'enfant perdra immédiatement un mélange de sirop et de poudre d'ipécacuanha;

2° Le vomitif ayant produit son effet, on prescrira un looch contenant de 5 à 10 centigrammes de kermès suivant l'âge. On le donnera d'heure en heure par cuillerée;

3° Le soir on administrera un lavement rendu légèrement laxatif par l'addition du miel, de l'huile ou de la manne.;

4° La tisane sera une infusion de violette, édulcorée avec le sirop de polygala ;

5° L'enfant sera maintenu au lit, modérément couvert; sous aucun prétexte on ne lui permettra de se lever ;

6° Il pourra prendre de légers bouillons.

Le médecin revoit l'enfant dans la soirée et lui trouve la face colorée, la fièvre plus vive que le matin. Le vomitif n'a pas diminué l'enrouement; la toux retentit, rauque. Il faut prescrire :

1° Si l'enfant est vigoureux, le pouls fort et fréquent, l'application de quatre à six sangsues (suivant l'âge), au-dessous des apophyses mastoïdes ou aux extrémités inférieures : on laissera saigner les piqûres pendant une heure. Dans la grande majorité des cas il vaudra mieux s'abstenir de l'émission sanguine.

2° On donnera les prises alternées de calomel et d'alun suivant la méthode du docteur Miquel (page 307), ou le sulfure de potasse (page 308). On préférera l'un ou l'autre de ces médicaments suivant les indications et contre-indications exposées ci-dessus.

3° Des cataplasmes chauds seront constamment entretenus aux pieds.

Le lendemain les accidents n'ont pas diminué; la voix est encore plus voilée; on commence à entendre du sifflement laryngo-trachéal; la respiration devient gênée. Le médecin modifie ainsi le traitement :

1° Il faut une application de caustiques en s'efforçant d'arriver jusque sur la glotte, et en observant toutes les précautions indiquées page 311.

Cette cautérisation est répétée deux ou trois fois dans les vingt-quatre heures, suivant le besoin.

2° Il prescrit un des vomitifs indiqués page 314, et le fait prendre plusieurs fois dans la journée, surtout si la suffocation prédomine.

3° Dans ce cas aussi, et surtout au moment des accès, on fera des applications de cataplasmes sinapisés embrassant les deux extrémités inférieures dans toute leur longueur.

4° Après les cautérisations et les vomitifs, on laissera reposer l'enfant, puis on lui donnera des prises de calomel et d'alun alternés, suivant la formule du docteur Miquel, ou bien suivant celle-ci :

Donner, d'heure en heure et alternativement, une demi-cuillerée à café des deux mixtures suivantes :

Alun..........	10 grammes.	Calomel........	1 gramme.
Miel..........	50 grammes.	Miel..........	50 grammes (1).

5° Cette médication ne peut pas être faite avec une grande activité tant que l'on fait usage des vomitifs. Mais s'il arrive, comme cela a souvent lieu après un ou deux jours de leur emploi, qu'ils ne produisent plus d'effet, ou que l'enfant en soit tellement fatigué qu'il ne soit plus possible de persévérer, on insistera d'autant plus sur le traitement mercuriel, et l'on ajoutera :

6° Des frictions sur les côtés du cou ou sur les aines avec 2 à 4 grammes d'onguent napolitain : on les renouvellera toutes les quatre heures.

Ces frictions seraient également faites dans le cas où la répétition des vomitifs serait un obstacle à donner le calomel.

7° Si la fièvre n'est pas très vive, on donnera du bouillon coupé, sinon la diète sera absolue.

Supposons le traitement suivi d'amélioration : l'enfant a rejeté des fausses membranes, la respiration est devenue plus facile ; le petit malade est plus gai, il demande à jouer ou à se lever. Cependant l'*enrouement* persiste avec *raucité* de la toux et accélération légère du pouls. Le médecin doit-il modifier le traitement ? Évidemment non. Les cautérisations, il est vrai, ne seront renouvelées que si elles paraissent nécessaires d'après l'état du pharynx ; mais on insistera sur le traitement par le calomel et l'alun, ou par le sulfure de potasse, jusqu'à ce qu'il y ait modification plus positive dans les accidents. Le timbre de la toux et de la voix servira de guide. Si au quatrième, cinquième ou sixième jour, la toux devient humide ; si la voix reprend peu à peu son timbre primitif, il sera convenable d'abandonner une médication active, dont la prolongation pourrait avoir des effets funestes. Il faudra aussi suspendre le mercure s'il affecte trop la

____

(1) Trousseau, *Union médicale.*

muqueuse buccale ou l'économie tout entière, et le sulfure de potasse s'il produit des accidents gastro-intestinaux graves.

C. L'enfant est très jeune, il n'est pas robuste ; les chairs sont flasques, le tempérament est lymphatique ; ou bien le croup est survenu dans le cours d'une autre affection. Les voies digestives sont cependant à l'état normal ; la saison est humide et froide.

Il faut abandonner le traitement altérant et prescrire la médication suivante :

1° On cautérisera le pharynx et le larynx ;

2° On donnera un vomitif avec l'ipécacuanha ;

3° Si le vomitif mal supporté amène une prostration trop grande, on se contentera du traitement par le kermès et le musc ;

4° On continuera, avec persévérance, l'usage du looch additionné de musc et de kermès, et l'on soutiendra les forces au moyen des bouillons et même du vin ;

5° Si les forces se relèvent et que le larynx soit toujours embarrassé, on donnera de nouveau un vomitif.

D. Dans tous les cas précédents la médication est restée sans succès, ou bien on n'est appelé que le cinquième ou sixième jour du croup : l'enfant est anxieux, les accès de suffocation se répètent, l'aphonie est complète, le sifflement laryngo-trachéal des plus marqués ; le petit malade a rejeté ou non des fausses membranes :

1° Il ne faut pas hésiter à avoir recours à la trachéotomie ;

2° Si les parents se refusent à l'opération, ou s'il se présente d'autres empêchements, l'enveloppement dans le drap sinapisé et le musc à haute dose, alternant avec le vin de Malaga, sont des ressources dernières qu'il ne faut pas dédaigner. C'est aussi dans ce cas que l'on devrait recourir aux affusions froides.

E. Supposons enfin que, sous l'influence du traitement interne, l'enfant arrive à convalescence. Soyez-en certain, ce ne sera pas impunément qu'il aura traversé une si rude maladie et suivi un traitement actif ; vous le verrez pâle, maigre, débilité, exposé par conséquent à toutes les affections auxquelles la faiblesse donne naissance. Hâtez-vous alors de changer complétement le mode de médication, et prescrivez :

1° Deux à quatre cuillerées à bouche de sirop de quinquina ;

2° Des aliments nutritifs et facilement assimilables sous un petit volume, du lait d'ânesse, des bouillons de viande noire, un peu de vin de Bordeaux coupé d'eau, etc. ;

3° Faites prendre quelques bains sulfureux ou aromatiques, si la saison le permet, et s'il n'existe aucun accident secondaire du côté des voies respiratoires.

TRACHÉOTOMIE (1).

Les détails que comporte le traitement du croup par une opération chirurgicale, et les questions importantes qu'il soulève, nous engagent à diviser ce paragraphe en trois parties. Dans la première, nous indiquons le procédé opératoire, le traitement ultérieur, les accidents immédiats et les suites de l'opération. Nous ne discutons pas la valeur respective des diverses méthodes, mais nous décrivons sans commentaires celle qui nous paraît mériter la préférence ; c'est à nos yeux le véritable guide-pratique du médecin. Dans la seconde partie, nous faisons connaître les modifications du procédé, des instruments, ou de la thérapeutique qui peuvent avoir de l'utilité ; nous insistons surtout sur celles qui sont à la portée de tous les médecins, quelle que soit la localité qu'ils habitent. Dans la troisième, nous discutons la valeur de la trachéotomie, ses indications et contre-indications , et l'époque de la maladie qu'il convient de choisir pour opérer.

A. *Procédé opératoire.* — Le procédé que nous préférons est celui qui est conseillé par M. Trousseau, et que nous reproduisons textuellement (2). Il ne faut pas oublier qu'un médecin, quelque peu habitué qu'il soit à manier le bistouri, peut être appelé à pratiquer la trachéotomie. Or, les détails circonstanciés dans lesquels est entré le savant professeur, la lenteur calculée qu'il conseille , nous ont paru être le meilleur guide pour les médecins étrangers à la chirurgie.

« L'appareil pour l'opération se compose d'une table, sur laquelle on place un petit matelas , ou tout simplement une couverture en plusieurs doubles ; un petit coussin bien serré et roulé qui doit être placé sous le cou de l'enfant ; deux cuvettes avec plusieurs éponges ; du fil ciré et une aiguille à ligature.

» Les instruments sont : un bistouri droit ordinaire, un bistouri boutonné, deux érignes mousses que l'on peut aisément remplacer par deux morceaux de fil de fer recourbé, par des épingles de coiffure de femme, un dilatateur, une canule double, dont le diamètre variera suivant l'âge. La même canule peut servir d'un à trois ans ; une, de calibre supérieur, de trois à six ; une, plus grande encore, de six à douze.

» Le pavillon de cette double canule doit être large et avoir un bord

(1) Notre première édition contenait un remarquable travail de M. Trousseau sur la trachéotomie. Quelques-unes des idées émises alors par le savant professeur ont été depuis grandement modifiées. Nous reproduisons aujourd'hui toutes celles qui nous ont paru devoir être conservées, et nous les complétons au moyen des publications faites par les médecins et chirurgiens qui ont eu l'occasion de pratiquer la trachéotomie, et par M. Trousseau lui-même.

(2) Trousseau, dans l'*Union médicale*, 1851. Nous ajoutons cependant quelques détails d'après la description du procédé opératoire emprunté par M. Valleix à la thèse de M. Lenoir sur la bronchotomie.

parfaitement mousse (1). Les modèles de cés instruments se trouvent chez les principaux fabricants de Paris, qui y ont apporté de petits perfectionnements.

» Il est bon de joindre à ces instruments une paire de ciseaux un peu forts, des pinces, des écouvillons, une sonde cannelée et une sonde de gomme élastique.

» Il est indispensable d'avoir au moins trois aides (2). Le premier, placé en face de l'opérateur, a principalement pour fonctions d'éponger, de comprimer les vaisseaux ouverts, et d'écarter les lèvres de la plaie ; par là il s'oppose aux accidents de l'hémorrhagie, à la suffocation que peut produire l'afflux du sang dans la trachée, et peut-être aussi à l'entrée de l'air dans les veines. Le second maintient la tête fixe, et le troisième empêche les mouvements des membres qui pourraient déranger l'opérateur. Il serait bon d'en avoir un quatrième qui présenterait les instruments à mesure qu'ils deviendraient nécessaires.

» Pendant la nuit un aide de plus est indispensable pour éclairer.

» L'enfant est couché sur le matelas ; le coussin est placé sous le cou et les épaules, de telle sorte que la tête soit bien renversée en arrière, et que la trachée soit saillante. Si le coussin est seulement sous le cou, le petit malade, au premier coup de bistouri, rapproche le menton du sternum, tend à glisser en bas, et la trachée s'enfonce et se raccourcit, si bien qu'il est quelquefois difficile de l'atteindre. Bien des fois j'ai vu une opération extrêmement laborieuse se simplifier en un clin d'œil, seulement lorsqu'on plaçait le coussin sous les épaules en même temps que sous le cou.

» Avant de faire l'incision de la peau, je trace avec un bouchon de liége brûlé, ou avec un peu d'encre, une ligne qui va du bas du cartilage thyroïde à l'échancrure supérieure du sternum. De cette manière, l'incision de la peau se fait droit, et la direction du bistouri n'en est que mieux assurée pendant le reste de l'opération. Cette petite précaution, que les chirurgiens regarderont comme superflue, est très utile aux médecins inhabiles comme moi, et je ne saurais dire combien de fois j'ai eu à me louer de l'avoir prise.

» L'opérateur étant placé à la droite du malade, s'il se sert de la main droite, fait un pli à la peau, dont il confie l'un des côtés à l'aide qui est en face de lui, et il incise ce pli dans toute son épaisseur, en suivant la ligne préalablement tracée.

» Il incise alors sur la ligne médiane et sépare les muscles accolés, soit avec la lame du bistouri, soit, ce qui est mieux, avec une sonde cannelée, en ayant soin de faire écarter avec l'érigne ceux du côté gauche, tandis que lui-même, avec une autre érigne, écarte ceux de la droite. Il rencontre alors une couche assez épaisse de tissu cellulaire, les

(1) Son introduction dans la trachée est rendue beaucoup plus facile quand elle est munie d'un embout analogue à celui du spéculum.

(2) Valleix, p. 199, *loc. cit.*

plexus veineux thyroïdiens et le pont qui unit entre eux les deux lobes du corps thyroïde. Jusqu'ici l'opération n'a offert aucune difficulté, n'a demandé aucun ménagement : c'est maintenant que vont se présenter les circonstances qui réclament un peu plus d'attention. Les veines des plexus thyroïdiens marchent le plus souvent à peu près parallèlement à l'axe du corps ; avec quelque attention, on peut ne les pas couper, inciser légèrement le tissu cellulaire qui les unit, et les écarter avec les érignes. Quand elles croisent complétement la trachée, ce qui arrive quelquefois, on peut les lier des deux côtés avant d'inciser la partie qui ne peut être évitée, puis on coupe entre les deux ligatures. Je n'ai encore jamais lié des veines chez un enfant ; mais je comprends que le médecin encore inexpérimenté doive ne pas couper de grosses veines, car la véhémence de l'hémorrhagie pourra le troubler et le faire agir avec trop de précipitation. Si pourtant on a coupé une grosse veine, n'ayez aucune crainte, enfoncez un doigt dans l'angle *inférieur* de la plaie, et un dans l'angle *supérieur* ; épongez, attendez, et ordinairement, avant qu'une minute soit écoulée, l'écoulement du sang est déjà réduit à de très faibles proportions.

» Si le pont du corps thyroïde se présente sous votre bistouri, n'hésitez jamais à le couper au milieu ; ordinairement vous avez un jet artériel gros comme un fil qui cesse après quelques secondes ; et, par cette section, vous avez singulièrement facilité l'opération.

» Continuez alors l'incision sur la ligne médiane en introduisant souvent le doigt indicateur de votre main gauche pour bien vous assurer que vous êtes sur la trachée, et non sur le côté de ce conduit ; ne donnez pas un coup de bistouri qu'au préalable vous n'ayez épongé ; écartez toujours avec les érignes tout ce que vous avez incisé, et vous arriverez ainsi sur les cartilages de la trachée, que vous reconnaîtrez à leur couleur blanche, à leur dureté (1). Ne vous pressez point encore d'inciser le conduit aérien ; mettez à nu trois ou quatre cerceaux ; suspendez un instant l'opération, mettez à votre portée, et en quelque sorte sous votre main, le bistouri boutonné, le dilatateur, la canule. Cela bien préparé, épongez soigneusement le fond de la plaie et la trachée-artère, et faites une toute petite ponction dans la trachée avec la pointe de votre bistouri. Dès que vous avez entendu le sifflement de l'air, mettez l'indicateur de la main gauche sur le pertuis que vous

(1) Si vous trouvez au bas de la trachée un gros vaisseau artériel, éloignez-le aussitôt du champ de l'action de l'instrument, en le repoussant de côté ; si vous ne pouvez parvenir à ce résultat, modifiez sans hésiter la méthode opératoire, et faites la laryngo-trachéotomie au lieu de la trachéotomie. Mais malheusement on n'a le plus souvent connaissance de l'anomalie que lorsque l'artère est divisée. Si la force et la grosseur du jet sont telles que vous ne puissiez pas douter de l'accident, liez aussitôt non-seulement le bout inférieur de la division, mais encore le bout supérieur. Continuez ensuite l'opération suivant ce procédé ordinaire. (Valleix, *oc. cit.*, p. 201.)

venez de faire, prenez votre bistouri boutonné, et l'enfonçant dans
la trachée, coupez haut et bas, de manière à faire une ouverture d'un
demi-pouce au moins. Ne soyez point ému de l'introduction d'un peu
de sang dans la trachée et du bruit que font l'air, le mucus et les fausses
membranes qui s'échappent par l'incision ; introduisez votre dilatateur, ouvrez la plaie de la trachée, prenez la canule de la main
gauche (1), faites-la passer entre les deux branches ouvertes du dilatateur, et quand vous entendez l'air passer par la canule, retirez le
dilatateur. Faites asseoir l'enfant, liez en arrière les cordons de la
canule, et tout est terminé.

». Le peu d'hémorrhagie qui pouvait exister encore s'arrête ; une violente toux chasse au dehors le sang et les mucuosités qui pouvaient se
trouver dans les bronches, et bientôt la respiration s'établit avec calme. »

Des accidents qui peuvent survenir pendant l'opération — Ces accidents sont, l'hémorrhagie, l'asphyxie, la syncope, l'introduction du
sang dans la trachée.

Lorsque l'opération a été faite avec les précautions ci-dessus indiquées, les hémorrhagies sont rares et peu graves. Cependant « s'il avait
fallu couper un grand nombre de veines thyroïdiennes et que le sang
s'écoulât à flots, il faudrait fixer la trachée-artère entre le bord cubi-
tal de l'indicateur et le bord radial du médius, enfoncés jusqu'à la
colonne vértébrale, et inciser la trachée nettement et rapidement de
bas en haut, puis introduire à l'instant même le dilatateur : l'hémorrhagie s'arrêtera. Je ne parle pas d'une hémorrhagie qui pourrait résulter de la section d'une artère thyroïdienne ou même du
tronc brachio-céphalique ; évidemment ici il faudrait, sous peine
de la vie du malade, lier les vaisseaux avant de terminer l'opération. Je ne sache pas que ce malheur soit encore arrivé: mais
plusieurs fois j'ai senti battre sous la pulpe de l'indicateur le tronc
innominé, que j'aurais indubitablement divisé, si j'avais porté sans
ménagement mon bistouri dans la commissure inférieure de la plaie.

» J'ai vu plusieurs fois l'asphyxie arriver, et la respiration cesser
pendant l'opération ; le malade était dans un état de mort apparent.
Je terminais le plus vite possible la trachéotomie, j'introduisais la canule ; puis faisant placer le malade sur le côté s'il s'écoulait du sang
dans la trachée, et sur le dos dans le cas contraire, je faisais sur le
ventre et sur la poitrine des pressions alternatives qui chassaient l'air
de la poitrine et l'y appelaient de nouveau, et tous mes malades sont
revenus à la vie.

» La syncope est un accident beaucoup plus commun. Elle se ma-

(1) Il est plus commode, suivant le conseil de M. Gerdy, d'introduire dans la
canule une sonde de gomme élastique, et de faire pénétrer celle-ci dans la trachée.
La canule, glissant sur ce conducteur, arrivera avec facilité et certitude dans le
conduit aérien. Cette méthode est d'autant mieux imaginée que l'introduction de
la canule présente quelquefois une véritable difficulté,

nifeste ordinairement immédiatement après l'opération, au moment où la respiration devenant libre, la congestion cérébrale cesse subitement ; je l'ai vue durer une fois pendant près d'une heure, jamais elle n'a été mortelle (1). Je me contente d'instiller de l'eau fraîche au visage et d'en jeter également quelques gouttes dans la trachée-artère en écouvillonnant un peu vivement ; en même temps je fais coucher le malade à plat.

» Quant à l'introduction du sang dans la trachée-artère dont on s'est beaucoup occupé, je n'ai jamais vu que cet accident eût la moindre gravité, pourvu que l'on se serve immédiatement d'un dilatateur qui maintienne béantes les lèvres de la trachée, ou bien que, par un moyen quelconque, on parvienne à introduire tout de suite une large canule ; car si, après avoir incisé la trachée, le chirurgien tâtonne et ne peut introduire la canule, dans chaque mouvement d'inspiration, du sang s'engouffre dans la trachée-artère ; et comme l'air n'y peut pénétrer en même temps, une asphyxie presque immédiate peut en être la conséquence ; ajoutez à cela l'hémorrhagie qui continue, parce que la respiration reste toujours gênée.

» Que si, au contraire, un dilatateur tient ouverte la plaie de la trachée-artère, l'air pénètre avec facilité, rejette puissamment le peu de sang qui s'est introduit, et le retour de la respiration normale faisant cesser l'hémorrhagie, l'introduction du sang n'a plus lieu ; et si, par hasard, quelque peu de sang s'écoule encore en bavant dans les bronches, le malade s'en débarrasse ordinairement tout seul, et quelques écouvillonnements suffisent pour aider à cette expulsion, pour peu qu'elle soit difficile.

» Ordinairement la respiration devient très facile immédiatement après l'opération. Si elle reste embarrassée, c'est que quelques caillots de sang ou des fausses membranes remplissent les principales bronches. Quand il ne s'agit que de caillots de sang, il suffit, pendant qu'on tient la trachée-artère ouverte à l'aide du dilatateur, ou même après l'introduction de la canule, de faire une ou deux instillations d'eau froide dans les bronches et d'écouvillonner.

» Quand il y a des fausses membranes dans la trachée-artère, il convient de laisser le dilatateur dans la plaie jusqu'à ce qu'elles soient expulsées, et l'on favorise leur expulsion d'abord par quelques instillations d'eau froide dans les bronches, puis par des écouvillonnements répétés. Quelquefois pourtant, malgré ces moyens, les fausses membranes restent fixées par les racines qu'elles ont jetées dans le poumon, en même temps que la partie supérieure est rompue et flottante. Dans ce cas on peut, dans quelques cas, les saisir avec une pince entre les lèvres de la plaie, et exercer sur elles de très légères tractions qui suffisent ordinairement. »

_ (1) M. Vauthier dit avoir vu deux malades mourir de syncope à la suite de l'opération.

Traitement après l'opération. — L'opération étant terminée, placez sur la plaie (1) une rondelle de taffetas ciré percée d'un trou pour le passage de la canule.

Enveloppez le cou de l'enfant avec une cravate, de telle sorte que l'air expiré soit repris en partie : il conserve ainsi de la chaleur et surtout de l'humidité.

Il résulte de cette double précaution que la plaie est protégée par la cravate et la rondelle de taffetas, que le mucus de la trachée et des bronches ne se durcit pas, que l'expectoration est facile, que les injections et les écouvillonnements ne sont presque jamais nécessaires.

Toutes les trois heures retirez la canule intérieure et la remplacez aussitôt. Cette manœuvre s'exécute sans que le malade s'en aperçoive, et rend impossible, à moins de causes extraordinaires, l'oblitération du canal artificiel.

Dès le lendemain de l'opération et les deux ou trois jours suivants, cautérisez vigoureusement toutes les parties divisées qui se recouvrent de fausses membranes jusqu'à ce que la plaie soit nettoyée.

« Quand, à partir du quatrième ou du cinquième jour, la maladie semble marcher vers une solution favorable, il ne faut pas craindre de laisser la canule s'embarrasser un peu, afin que l'air, en faisant effort contre le larynx, déplace les mucosités et les fausses membranes, et se fraye une voie à travers cet organe. On peut ainsi mesurer assez bien le degré de perméabilité du larynx. Cela est d'autant plus important que *le précepte capital dans la trachéotomie est de retirer la canule le plus tôt possible* (2).

» Si l'on a vu que l'air passait un peu par le larynx, on introduit une canule nouvelle que l'on oblitère incomplétement avec un petit bouchon de liége.

» Pendant les premières minutes la respiration semble se faire aisément, quand bien même le passage de l'air serait insuffisant ; mais peu après la respiration devient anxieuse, et l'enfant mourrait asphyxié si l'on ne levait l'obstacle qui s'oppose à l'introduction de l'air. Que si la respiration reste peu gênée, on laisse le bouchon dans la canule, et quelques efforts de toux, en poussant l'air expiré et les mucosités contre le larynx, détachent les fausses membranes, et la voie devient beaucoup plus libre. De jour en jour on rétrécit le calibre de la canule, et on l'enlève définitivement quand le malade peut respirer complétement, la canule restant fermée.

(1) Trousseau, *Union médicale*, août 1851.

(2) Ce précepte est tout à fait justifié par une observation du docteur Vauthier qui montre une ulcération survenue dans le conduit aérien après un séjour prolongé de la canule. D'autre part, il faut éviter d'exposer l'enfant aux inconvénients d'une ablation trop prolongée de la canule à titre d'essai. Le même médecin cite un fait dans lequel la vie a été certainement abrégée par cette pratique.

» Dès que la canule est enlevée, on rapproche avec du taffetas d'Angleterre les bords de la plaie. Ce pansement, que l'on renouvelle deux ou trois fois par jour, suffit dans le plus grand nombre des cas. Peu de jours suffisent ordinairement pour que la plaie de la trachée-artère se ferme complétement ; reste alors la solution de continuité des tissus profonds et de la peau, qui ne tarde pas à se cicatriser en laissant une cicatrice peu difforme.

» Une seule fois j'ai pu ôter définitivement la canule au bout de quatre jours ; quelquefois du sixième au huitième ; ordinairement du dixième au treizième ; une fois le quarante-deuxième jour ; une fois enfin le cinquante-troisième jour. Quand il ne survient pas d'accidents, la liberté du larynx se rétablit donc du quatrième au treizième jour.

» Je n'ai pas encore vu une seule fois persister une fistule aérienne après la trachéotomie. »

Des accidents consécutifs. — Le traitement que nous venons d'indiquer suppose qu'après l'opération la maladie suit une marche naturelle vers la guérison. Malheureusement les choses sont loin de se passer toujours d'une manière favorable, et l'espèce de résurrection à laquelle on a assisté est trop souvent suivie d'accidents graves.

D'habitude il s'établit une vive réaction, le pouls s'élève, la toux et les efforts pénibles d'expectoration font sortir par la canule des mucosités épaisses, mêlées ou non de concrétions pseudo-membraneuses. Ces efforts violents ont quelquefois pour résultat de chasser hors de la plaie la canule trop lâchement maintenue. De là peut résulter un accès de suffocation qui serait facilement mortel. On comprend combien il est utile de laisser auprès du malade une personne intelligente qui détache les liens de la canule, et au besoin puisse la replacer.

Quelquefois, malgré la précaution qu'on a de nettoyer la canule interne, et lors même qu'on la trouve vide et non obstruée, les accès de suffocation se renouvellent, augmentent et compromettent immédiatement la vie du malade. Il ne faut pas hésiter alors à enlever les deux canules dont le calibre se trouve trop petit pour donner issue à des pelotons muqueux et pseudo-membraneux. Si la toux ne les chasse pas spontanément, on doit instiller quelques gouttes d'eau et écouvillonner rapidement la trachée.

Plus souvent, dans la moitié des cas, dit **M. Trousseau**, il survient, plusieurs jours après l'opération, une sorte de dysphagie qui peut embarrasser le médecin.

Voici comment le professeur décrit cet accident :

« Lorsqu'on vient de faire l'opération, les enfants boivent et mangent avec une extrême facilité. Cette facilité persiste ordinairement pendant quatre ou cinq jours, puis on s'aperçoit qu'ils avalent un peu de travers. Chaque fois qu'ils boivent, il survient une toux convulsive et l'on voit jaillir par la canule quelques gouttes de boisson. Ordinairement cet accident persiste pendant cinq, dix et même quinze jours, surtout quand les enfants boivent vite. Il persiste lors même que l'on enlève la canule et qu'on ferme exactement la plaie du cou. Le plus ordinairement la quantité de liquide qui passe ainsi par le larynx est peu considérable et ne cause qu'une légère incommodité; mais quelquefois la presque totalité des boissons entre dans la trachée et dans les bronches, causant des accidents inflammatoires graves, et les enfants se refusent alors à boire quoi que ce soit.

» J'ai pour règle à peu près invariable, quand cet accident arrive, de priver les enfants de boisson, de leur donner des potages consistants, et notamment du vermicelle, du macaroni cuit au lait ou au bouillon, mais en ôtant le lait et le bouillon; de la viande, du poisson peu cuits, en morceaux assez gros, et j'évite ainsi les accidents. Ils avalent ainsi les aliments solides, reprennent des forces, et avec les forces la facilité de la déglutition se rétablit, et bientôt les enfants peuvent boire, pourvu qu'ils le fassent lentement. »

Il est plus rare de voir un érysipèle se développer autour de la plaie couverte de plaques diphthéritiques. On comprend toute la gravité que pourrait avoir une pareille complication. Cependant M. Trousseau a été assez heureux pour voir guérir un enfant atteint d'un de ces érysipèles avec soulèvement de l'épiderme et dépôt sur le derme de fausses membranes diphthéritiques épaisses. Le traitement employé dans ce cas consista : 1° en des cautérisations vigoureuses et répétées de la plaie; 2° en un pansement de toutes les parties envahies par l'érysipèle ou couvertes de concrétions couenneuses, fait avec des compresses enduites de cérat auquel on avait incorporé un quart de précipité blanc.

Un accident plus fréquent et plus grave que l'érysipèle est le développement de convulsions. M. Vauthier en a cité deux exemples chez deux enfants de quatre ans. M. Trousseau, qui fait remarquer avec raison qu'elles sont surtout fréquentes chez les enfants âgés de moins de trois ans, dit aussi qu'elles sont presque toujours mortelles, quelque favorable que soit l'état de l'enfant au moment où l'éclampsie se développe. Il n'y a, du reste, aucun autre traitement à leur opposer que celui dont nous parlerons plus tard. (Voyez CONVULSIONS.)

La plupart des malades qui succombent après la trachéotomie, et dont on a pu faire l'ouverture, ont présenté une inflammation pulmonaire plus ou moins étendue. Cette complication se développe, soit par suite de la marche croissante de la maladie, soit comme un simple accident survenu au moment où l'on pouvait espérer la guérison. Quelle que soit la cause, sur laquelle nous insisterons bientôt, le développement de cette complication est très grave ; car nous n'avons pas sous les yeux d'observation de trachéotomie suivie de guérison, lorsqu'une pneumonie s'est développée après l'opération. Cependant M. Trousseau pense que le développement de cette maladie n'est pas une raison pour désespérer du succès. Le traitement ne présente d'ailleurs rien de spécial.

Enfin, il arrive souvent que peu d'heures après la trachéotomie, les enfants succombent sans qu'on puisse reconnaître l'existence d'aucune des causes précédentes. Les uns meurent par une asphyxie lente que n'explique pas un engouement de la canule ou de la trachée; les autres, qu'on a opérés dans un état d'indifférence et de stupeur, le conservent jusqu'à la terminaison fatale. On doit, dans ces cas, attribuer la mort, soit à l'intensité et à la rapidité du mal, soit plus souvent à l'époque tardive à laquelle l'opération a été pratiquée.

Nous croyons maintenant devoir ajouter plusieurs propositions relatives à quelques signes pronostiques d'un certain intérêt.

« 1. Si le début de la maladie remonte à plusieurs jours ; si, par conséquent, la croup a eu une marche lente, quelle que soit d'ailleurs l'étendue des fausses membranes dans la trachée et dans les bronches, les enfants ou guérissent, ou vivent au moins plusieurs jours.

» 2. Mais si la maladie a été très rapide, quand bien même, au moment de l'opération, on constaterait que les fausses membranes ne s'étendent pas au-delà du larynx, les enfants meurent très promptement.

» 3. Si, avant l'opération, les fausses membranes ont envahi le nez, si elles recouvrent la surface des vésicatoires; si l'enfant est pâle, un peu bouffi sans avoir pris de mercure et sans avoir été saigné, ou s'il a perdu beaucoup de sang, l'opération a peu de chances de succès.

» 4. Si, avant l'opération, le pouls est médiocrement fréquent, et si, après l'opération, le pouls reste calme, il faut espérer.

» Si, immédiatement après l'opération, la respiration devient très fréquente, l'enfant ne toussant pas ou toussant peu, c'est un mauvais signe.

» 6. On guérit plus de garçons que de filles.

» 7. Les enfants au-dessus de deux ans et au-dessous de six guérissent rarement.

» 8. Toutes choses étant égales d'ailleurs, le danger est d'autant plus grand que les fausses membranes se sont étendues plus profondément.

» 9. Si l'enfant est sujet aux catarrhes chroniques et s'il était enrhumé depuis quelque temps lorsqu'il a été pris du croup, la trachéotomie réussit mieux.

» 10. Lors même que tout va bien, la grande fréquence de la respiration est un mauvais signe.

» 11. Plus rapide et plus énergique est l'inflammation qui envahit la plaie, plus nombreuses sont les chances de guérison ; l'affaissement subit de la plaie est un signe mortel.

» 12. Il n'y a jamais rien à craindre tant que la respiration est silencieuse ou que le bruit n'est produit que par le déplacement des mucosités; mais si la respiration devient *serratique*, c'est-à-dire si elle fait entendre un bruit semblable à celui de la scie qui coupe de la pierre, la mort est certaine.

» 13. S'il survient une pneumonie ou une pleurésie, ce n'est pas une raison pour désespérer du malade.

» 14. L'agitation, l'insomnie, sont un mauvais signe.

» 15. Si la plaie se recouvre de fausses membranes; si, après l'abla-tion de la canule, elle reste longtemps béante; si, presque entièrement cicatrisée, elle se rouvre largement, jugez que l'enfant est en danger.

» 16. Plus vite le larynx se débarrasse après l'opération, plus vite on peut enlever la canule, plus certaine et plus rapide est la guérison.

» 17. Si le croup est survenu après la rougeole, la scarlatine, la variole ou la coqueluche, bien qu'il n'y ait ordinairement aucune liaison entre l'angine maligne et ces diverses pyrexies, la trachéotomie ne réussit pas.

» 18. Si, le troisième jour après la trachéotomie, l'expectoration devient muqueuse et catarrhale, les enfants guérissent. Si elle est nulle, ou séreuse, ou semblable à de petits morceaux de gomme ara-bique à demi desséchés, ils meurent.

» 19. Si les malades réagissent énergiquement contre les instillations d'eau ou de nitrate d'argent et contre les écouvillonnements, il ne faut pas perdre espoir, si funestes d'ailleurs que soient les autres signes.

» 20. Les enfants pris de convulsions meurent, et les convulsions surviennent d'autant plus souvent que les malades sont plus jeunes et qu'ils ont perdu plus de sang avant ou pendant l'opération.

» 21. Quand, après le dixième jour, les boissons passent presque tout entières du pharynx dans le larynx et dans la trachée, quoi-qu'elles soient facilement rejetées, les enfants meurent le plus souvent.

» 22. L'augmentation de la fièvre après le quatrième jour, l'agita-tion, l'affaissement de la plaie et la sécheresse de la trachée, la fré-quence des mouvements respiratoires et des efforts de toux, an-noncent l'invasion d'une pneumonie qui, d'abord lobulaire, devient quelquefois pseudo-lobaire, et doit être traitée par les moyens que l'on oppose ordinairement à la pneumonie des enfants; il faut toute-fois exclure du traitement les vésicatoires, qui trop souvent se re-couvrent de fausses membranes. »

B. *Modifications au traitement précédent.* — Ces modifications ayant trait à des procédés opératoires qui n'ont pas passé dans la science, ou à des méthodes de traitement encore employées, mais qui nous pa-raissent devoir être abandonnées, nous en parlerons le plus briève-ment possible.

De la laryngo-trachéotomie. — Nul auteur n'a insisté avec plus de force sur les inconvénients de la trachéotomie que le docteur Garin. Il lui reproche la possibilité, la presque nécessité d'une hémorrhagie grave; la difficulté de l'écartement des bords de la plaie et de l'intro-duction de la canule qui ralentissent l'opération et la compliquent, soit à cause de la quantité de sang qui s'engouffre dans la trachée et en masque l'ouverture, soit par la mobilité même du tuyau aérien, dont on suit avec peine les déplacements au fond d'une plaie profonde.

Pour remédier à ces inconvénients, M. Garin préfère pratiquer l'ouverture des voies aériennes entre le bord inférieur du cartilage thyroïde et le deuxième anneau trachéal.

Il n'est pas besoin d'avoir souvent opéré ou vu opérer la trachéotomie pour s'apercevoir combien sont exagérés les inconvénients que M. Garin a attribués à cette opération. M. Trousseau, d'ailleurs, avait répondu à toutes ces objections dans l'article qu'il avait bien voulu nous communiquer, et nous ne trouvons pas que sa réponse ait perdu de sa valeur :

« Ceux qui apprécient surtout la simplicité dans une opération préfèrent la laryngo-trachéotomie ; ils se fondent sur les considérations suivantes :

» On intéresse moins de parties ; on trouve peu de vaisseaux veineux ; le canal aérien est plus superficiel, avantage inappréciable chez les enfants dont le cou est gros et court. On ne risque jamais de blesser le tronc innominé ou la carotide primitive du côté gauche, qui, dans certaines dispositions anormales, croisent la trachée-artère.

» Ces considérations ne sont pas sans quelque valeur.

» Je confesse que l'opération est plus facile ; quant aux dangers immédiats de la trachéotomie, comparés à ceux de la laryngo-bronchotomie, je ne saurais trop les comparer, car ayant pratiqué cent vingt et une fois l'ouverture de la trachée-artère, je n'ai jamais eu d'accidents immédiats à déplorer, excepté chez un adulte qui mourut de syncope au moment où je fis la section de la peau. Il pourrait se faire, sans doute, que je rencontrasse quelque anomalie artérielle ; mais comme je me suis fait un devoir d'opérer avec beaucoup de lenteur, et de ne jamais donner un coup de bistouri sans être dirigé sûrement par le doigt et par l'œil, je suis persuadé que j'éviterais la carotide gauche, quand bien même elle naîtrait du tronc innominé et croiserait la partie supérieure de la trachée. Quant au tronc innominé, je l'ai eu plusieurs fois sous le tranchant de mon bistouri ; mais en inclinant à gauche ma section, et en écartant tous les tissus avec le doigt et avec l'érigne, j'ai terminé sans crainte et sans accidents ces opérations en apparence si périlleuses. Les chirurgiens qui se piquent de faire l'opération avec une merveilleuse vitesse, et qui plongent hardiment le bistouri dans la trachée pour la diviser de bas en haut, dès qu'ils ont terminé l'incision de la peau, finiront par déplorer cette imprudente et inutile célérité, quand ils auront trouvé sous le tranchant du couteau des vaisseaux qu'il est si facile d'éviter lorsqu'on tient plus à opérer sûrement qu'à opérer vitement.

» A côté de ces avantages de la laryngo-trachéotomie, avantages qui n'ont pas une bien grande valeur, essayons de placer les inconvénients.

» Dans le cas de croup, l'introduction d'une canule à demeure est une condition indispensable. Cette canule doit être très volumineuse ;

elle doit rester au moins six jours, et quelquefois cinquante. Or, la
canule est engagée au-dessous du cartilage thyroïde, au travers de la
membrane crico-thyroïdienne, et entre les lèvres du cartilage cricoïde
divisé. Au point de contact de la canule, il survient une violente
inflammation, de l'infiltration purulente, ce qui, lors de la trachéotomie, amène à peu près constamment la' dénudation et la nécrose des
cartilages qui avoisinent les lèvres de la plaie de la trachée. Ce qui
arrive pour les cartilages de la trachée va arriver pour les cartilages
cricoïde et thyroïde ; et ce qui dans la trachée ne peut entraîner aucune
espèce d'accident, parce que l'élimination des produits nécrosés se
fait aisément et sans rétrécissement appréciable du conduit aérien,
deviendra au contraire dans le larynx lui-même la cause des accidents
les plus sérieux ; car, le croup guéri, il faudra encore guérir la nécrose des cartilages cricoïde et thyroïde. Or, ici l'énucléation des portions nécrosées s'accompagne d'inflammation chronique, de suppuration, et il faut craindre, ou que le squelette du larynx ne reste à tout
jamais déformé, ou que la tuméfaction de la membrane muqueuse
laryngienne ne cause des accidents orthopnéiques aussi graves que
ceux du croup, ou que tout au moins la voix ne reste à tout jamais
compromise. »

Nous ne voulons pas nier cependant que le travail de M. Garin n'ait
une véritable importance. Les objections que lui adresse M. Trousseau
nous paraissent exagérées et surtout ne sont pas fondées sur des observations. Au contraire, nous voyons que la crico-trachéotomie a
parfaitement réussi dans plusieurs occasions et notamment dans les
faits publiés par le docteur Laloy. Aussi, tout en donnant la préférence à la trachéotomie, nous ne condamnons nullement la laryngo-
trachéotomie, et nous la réservons pour les cas où la position profonde
de la trachée, l'abondance des vaisseaux, ou toute autre circonstance
rendrait la première opération difficile ou dangereuse.

Quant au procédé opératoire, nous préférons d'une manière générale la sage lenteur de M. Trousseau à la division en un seul temps
de tous les tissus au niveau de la membrane crico-thyroïdienne.

Ces remarques condamnent tout d'abord l'instrument, très ingénieux
d'ailleurs, proposé par M. Garin sous le nom de *trachéotome dilatateur*, et qui a pour but de ponctionner la peau, les tissus sous-jacents
et la membrane crico-thyroïdienne, d'inciser la trachée, et de dilater
l'ouverture, de manière à permettre l'introduction de la canule, le
tout sans que l'instrument quitte l'ouverture qu'il a pratiquée.

M. Barrier (1) a démontré par des faits que cet instrument devait
être abandonné aussi bien que le manuel opératoire qui consiste à
le faire pénétrer dans le larynx au moyen d'une seule ponction. En
conséquence, il conseille de débuter par inciser la peau avec le bis-

____

(1) *Traité des maladies des enfants*, 2ᵉ édit., p. 417.

touri dans une étendue de 3 à 4 centimètres environ à partir de l'intervalle crico-thyroïdien. Le second temps de l'opération se fait au moyen d'une espèce de trocart aplati latéralement, qui, au lieu d'être logé dans une canule, est reçu dans une sonde cannelée. L'indicateur gauche étant placé sur la membrane cricoïdienne, sert de guide pour pénétrer dans le larynx. Alors on retire le trocart, on fait glisser dans la cannelure de la sonde un petit bistouri très effilé avec lequel on fait l'incision de la trachée dans une étendue suffisante.

Il est certain que le procédé est prompt, facile et peu dangereux, et qu'il pourrait être préféré par un médecin, qui, ayant l'instrument à sa disposition, aurait trop défiance de lui-même pour oser pratiquer une opération plus longue et plus compliquée.

Des canules et des dilatateurs.—Avant d'employer la canule double concentrique, on a longtemps fait usage d'une canule simple. Comme il est possible que les praticiens n'aient pas toujours à leur disposition la double canule, nous répétons ici les préceptes formulés par M. Trousseau pour l'emploi de la canule simple.

« Il faut retirer la canule toutes les fois que la respiration s'embarrasse, quand on a lieu de supposer que cet embarras siége dans le conduit artificiel. En général, il suffit de changer la canule deux fois en vingt-quatre heures. L'expulsion de fausses membranes qui viendraient en obstruer le passage, l'abondance des mucosités, pourront faire un devoir d'y revenir plus souvent.

» Pendant les deux ou trois premiers jours, au moment où l'on retire la canule, la plaie de la trachée se ferme presque immédiatement et assez complétement pour amener des signes d'asphyxie : aussi faut-il introduire tout de suite ou une canule, ou le dilatateur, et même le dilatateur est fort utile lorsque l'on réintroduit une canule à l'instant où l'on enlève l'autre ; par cet instrument on épargne au malade des douleurs assez vives.

» Au bout de deux ou trois jours la plaie de la trachée reste béante pendant quelques minutes après l'ablation de la canule, que l'on peut alors remplacer aisément sans le secours du dilatateur. Vers le huitième jour, l'ouverture de la trachée se maintient quelquefois pendant une heure ; plus tard elle peut persister au même degré pendant un jour entier et même davantage. »

On a fait à l'emploi des canules des objections fondées. Nul doute, en effet, que la présence de ce corps étranger dans une trachée malade ne soit cause d'un certain nombre d'accidents et ne puisse même devenir l'origine d'un danger réel. On peut voir la preuve de cette assertion dans les pages qui précèdent ; aussi a-t-on cherché le moyen de maintenir la plaie trachéale ouverte sans avoir recours aux canules. De là, les dilatateurs permanents. Les plus connus sont ceux de M. Gendron, de M. Morand (de Tours), de M. Garin. Le grand avantage de ces instruments est d'éviter la pré-

sence dans la trachée d'un corps étranger permanent, de laisser au
conduit aérien toute son ampleur; ce qui permet aux sécrétions les
plus épaisses et les plus tenaces de s'échapper avec toute la facilité
possible. La plupart, cependant, sont tombés dans l'oubli, soit à cause
de la difficulté de les maintenir en place, soit à cause de la facilité
qu'ils laissent aux bords de la plaie de se gonfler et de rétrécir l'ouverture progressivement et avant que le larynx soit devenu libre; soit
enfin par la difficulté de se les procurer.

Le plus important de ces instruments est le collier dilatateur à
griffes de M. Garin, qui a pour avantage de dispenser des lacs attachés
derrière le cou, lesquels, trop lâches, laissent échapper la canule, ou
serrés suffisamment, compriment les vaisseaux du cou et favorisent
la congestion-cérébrale. M. Barrier fait remarquer avec raison que
ce collier pourrait être adapté à une canule dans le cas où on la pré-
férerait aux griffes du dilatateur.

Le plus utile des dilatateurs, parce qu'il se trouve entre les mains
de tout le monde et que chacun peut le fabriquer à l'instant du besoin,
est celui de M. Maslieurat-Lagémard.

N'ayant aucun instrument à sa disposition (1), cet ingénieux chirurgien eut l'idée de courber deux épingles en crochet, et les implan-
tant une de chaque côté de la trachée après avoir lié un fil autour de
leur tête, il attacha celui-ci derrière le cou, de manière à exercer une
traction sur chaque lèvre de la plaie trachéale. Au bout de deux
jours, cette traction avait produit un écartement qui devint permanent
après l'enlèvement des épingles, et la respiration ne fut pas interrompue jusqu'à la guérison.

Ecouvillonnement, instillations émollientes et traitement topique. —
Lorsque les canules s'engouent et que la suffocation se produit par le
fait de la quantité des mucosités accumulées dans la cavité et dans
celle des bronches, on les désobstrue momentanément au moyen d'un
instrument appelé *écouvillon.* Cet instrument, indispensable lorsqu'on
se sert de la canule simple, est à peu près inutile avec la canule double
concentrique. Si l'on veut désobstruer la canule, on peut employer
l'écouvillon de crin recommandé par M. Bretonneau (2). S'il est besoin
de débarrasser la trachée elle-même, on doit se servir d'un écouvillon à éponge.

Pendant longtemps M. Trousseau a recommandé ce procédé, et il
y ajoutait les instillations d'eau émolliente; mais ces moyens ont
perdu leur utilité depuis les derniers perfectionnements apportés au
traitement consécutif.

En constatant les succès des cautérisations dans la pharyngite diphthéritique, on devait être conduit à se servir de l'ouverture faite à la

(1) Valleix, p. 205.
(2) Bretonneau, *loc. cit.*, p. 324.

trachée pour appliquer ce traitement aux lésions de la partie inférieure du tube respiratoire. Cette méthode, mise en usage par M. Bretonneau, a été pendant bien des années adoptée par M. Trousseau,
qui promenait dans la trachée un! écouvillon flexible dont l'éponge
était imbibée d'une solution concentrée de nitrate d'argent.

Un bon nombre de médecins ont suivi cette méthode ; mais beaucoup d'autres se sont élevés contre elle et ont fait voir que l'on guérit
bien des croups sans cautériser la trachée, et par le seul fait de l'ouverture des voies aériennes. D'autre part on a cru qu'il y avait danger
à mettre si souvent la membrane muqueuse en contact avec des corps
étrangers et avec des liquides caustiques ; on a vu là une cause d'inflammation et d'accidents consécutifs graves. Les expériences de
M. Bretonneau et de M. Miquel ne prouvent que trop la réalité de
ces présomptions. Aussi ne sommes-nous pas étonnés que M. Trousseau, un des plus ardents propagateurs de cette méthode, l'ait aujour-
d'hui abandonnée, et laisse, pour ainsi dire, la maladie marcher seule
après l'ouverture de la trachée.

Nous ne pensons donc pas qu'il y ait lieu d'insister davantage sur
ces procédés opératoires.

C. *Importance thérapeutique de la trachéotomie, ses indications et
contre-indications.* — Il n'est plus permis aujourd'hui de nier l'utilité de
la trachéotomie dans le traitement du croup. Des faits nombreux d'enfants arrachés à une mort certaine, imminente, répondraient victo-
rieusement à ceux qui élèveraient quelques doutes contre la vérité de
cette assertion. Ainsi que le dit M. Valleix, l'honneur d'avoir doté de
ce moyen la thérapeutique du croup revient à M. Bretonneau, et
« l'on aime d'autant plus à lui rendre cette justice, que le *célèbre* pra-
» ticien a raconté les faits avec une simplicité et une modestie peu
» communes. » Mais, pour être tout à fait juste, il faut joindre, au
nom du médecin de Tours, celui de son élève, M. Trousseau, qui, par
sa persévérance, a popularisé à Paris une opération accueillie d'abord
avec indifférence et défaveur.

L'utilité de la trachéotomie est établie non-seulement d'une manière
absolue par un certain nombre de guérisons, mais surtout par les
chiffres comparés de ses insuccès, et de la mortalité du croup en général. M. Valleix (dont nous aimons à citer les opinions à cause de la
méthode sur laquelle elles sont fondées) a établi des relevés qui
démontrent que la guérison du croup a été obtenue à peu près
aussi souvent par les moyens médicaux que par l'opération. Cette
proportion, comme il le fait d'ailleurs remarquer avec justesse, est
tout entière en faveur de la trachéotomie. En effet, la plupart des
guérisons ainsi obtenues l'ont été lorsque la mort était imminente et
lorsque tous les autres moyens avaient échoué. En outre, il faut tenir
compte de cette circonstance, qu'on a publié à peu près tous les cas
dans lesquels l'opération a été pratiquée, qu'ils aient été ou non sui-

vis de guérison, tandis qu'on a toujours fait connaître de préférence les succès obtenus par les moyens médicaux. Ajoutons enfin que d'après les derniers relevés de M. Trousseau, et en suivant le traitement que nous avons préféré, on doit espérer une réussite plus fréquente.

En effet, depuis quelques années la trachéotomie a été suivie de guérisons nombreuses, même à l'hôpital des Enfants où jusqu'alors elle n'avait compté que des insuccès.

En présence de pareils résultats, il est évident que le praticien appelé pour un croup doit se préparer à l'éventualité d'une opération. Il n'est qu'un petit nombre de circonstances dans lesquelles il puisse dès l'abord décider qu'il ne la pratiquera pas; il en est d'autres un peu plus nombreuses dans lesquelles la marche de la maladie l'en dispensera.

Si, en effet, le mal s'accroît lentement; si les accès de suffocation, au lieu de se rapprocher, s'éloignent et diminuent; si les remèdes, en un mot, paraissent avoir prise et conduire l'enfant vers la guérison, le médecin doit attendre.

On a dit qu'une des contre-indications était la présence des fausses membranes dans les bronches. Mais, outre que les symptômes qui dénotent cette présence sont trompeurs, nous ne saurions voir dans ce fait l'indication absolue de s'abstenir. On a vu, en effet, la guérison survenir après le rejet de fausses membranes bronchiques, nous avons nous-mêmes été témoins d'un remarquable exemple de ce genre. Or est-il un meilleur moyen de faciliter la sortie des corps étrangers que de leur ouvrir une issue au-dessous du larynx? Dans ce cas seulement, comme toujours, il faut s'attendre à une mortalité plus grande que dans des circonstances plus favorables. Cette opinion est d'ailleurs celle de M. Bretonneau (1).

M. Trousseau indique comme contre-indication ce fait, que le croup est secondaire à la rougeole, à la scarlatine, à la variole ou à la coqueluche. Il en est de même de l'existence d'une pneumonie double, d'après Guersant, tandis qu'une pneumonie simple ne devrait pas être un obstacle absolu. Nous n'attachons pas aux contre-indications une valeur absolue ; l'état général de l'enfant devant toujours servir de guide. Nous n'en dirons pas autant de l'existence d'une tuberculisation avancée ou de toute autre maladie mortelle, qui contre-indiquent évidemment l'opération.

A quel moment de la maladie doit-on opérer et quels sont les signes qui indiquent l'opportunité de la trachéotomie? Ici deux opinions sont en présence : les uns veulent que l'on opère dès que le croup confirmé a envahi le larynx, les autres préfèrent épuiser d'abord la série des remèdes internes et conservent la trachéotomie pour le moment où la mort est à peu près imminente.

(1) *Loc. cit.*, p. 351.

La première opinion , mise en avant par Michaelis, vivement soutenue par Caron en 1808 (1), reprise depuis par M. Bretonneau, a longtemps dirigé M. Trousseau dans les nombreuses opérations qu'il a pratiquées. M. Garin s'est rangé à cet avis ; et le docteur Laloy, dans un mémoire fort bien fait, l'a motivé avec verve et talent.

Voici quelques-unes des raisons qu'on a apportées à son appui :

1° L'opération n'est pas dangereuse par elle-même, ainsi que le démontre son innocuité , quand elle est pratiquée pour l'extraction d'un corps étranger.

2° Si l'on attend que la suffocation soit imminente, cette asphyxie, lente produit une hématose incomplète, qui, d'une part, modifie l'état du sang, et de l'autre favorise l'engouement pulmonaire, la pneumonie et la congestion cérébrale.

3° Lorsque la maladie est arrivée à sa dernière période, l'enfant peut être trop affaibli pour résister à l'opération et à la perte de sang qu'elle entraîne, quelque minime qu'elle soit. Il lui faut d'ailleurs des forces pour lutter avec énergie contre les accidents possibles de l'opération.

4° Enfin si l'on veut appliquer le traitement topique , il est certain qu'il a d'autant plus de chances de réussir qu'il aura été employé plus tôt.

Ces remarques ont une valeur réelle ; mais on leur oppose les suivantes :

1° La trachéotomie pratiquée sur un organe sain n'est pas dangereuse, mais il n'en est pas de même lorsque l'organe est malade, et lorsqu'il existe une diphthérite dont les produits morbides envahissent si facilement les tissus dénudés. La plaie est un point de plus sur lequel les fausses membranes peuvent s'établir ; la preuve en est dans la nécessité où l'on se trouve si souvent de cautériser vigoureusement l'ouverture artificielle.

2° M. le docteur Jousset (2) a fort bien fait remarquer que l'on a affirmé sans preuve que l'asphyxie détermine la pneumonie. Tout au contraire , dit-il, dès qu'on donne accès à l'air, la congestion cesse ; et comme la pneumonie ne s'en développe pas moins après la trachéotomie, on pourrait plutôt attribuer cette inflammation à l'opération elle-même.

3° Les faits de guérison dans la dernière période du croup sont constants et lorsque la mort par suffocation paraissait imminente.

4° Enfin les inconvénients et les dangers du traitement topique

(1) Michaelis voudrait qu'on pratiquât cette opération dès le commencement de la seconde période, immédiatement après avoir employé sans succès un ou deux vomitifs. La rémission et les intermissions ne sont pas, dit-il, une raison pour en différer l'emploi, puisqu'on sait combien elles sont trompeuses. Michaelis a raison quant au temps de l'opération. (Caron, *Examen du recueil*, etc.)

(2) *Archives*, 1844, p. 401.

appliqué à la trachée et aux bronches étant reconnus, on n'a plus autant d'intérêt à ouvrir la trachée de bonne heure et à exposer le malade aux dangers bien réels de l'opération.

La meilleure manière de décider la question serait sans doute d'analyser, sous ce point de vue, tous les faits connus jusqu'à ce jour, en tenant compte des circonstances au milieu desquelles l'opération a été pratiquée. Ce résumé, fondé sur l'observation, aurait plus de poids que toutes les remarques précédentes. Mais, en l'absence de ce travail, il nous paraît convenable de prendre un terme moyen entre les deux opinions extrêmes ; nous y sommes d'autant plus portés que nous voyons M. Trousseau renoncer à l'opinion qu'il avait si fortement soutenue, et reconnaître, implicitement du moins, la nécessité de ne pas trop se presser pour opérer, en intutilant sa dernière publication : *De la trachéotomie pratiquée dans la période extrême du croup.*

Pour résumer cette discussion, nous conclurons de la manière suivante, qui s'éloigne peu de celle qui a été formulée par le docteur Laloy :

En présence d'un croup, le praticien doit toujours s'attendre à la nécessité de faire la trachéotomie. Il doit se munir de tous les objets nécessaires à l'opération.

Il ne trouvera de contre-indication réelle que dans l'existence d'une maladie nécessairement mortelle.

Il tentera les médications qui ont eu du succès dans d'autres cas, et ne les abandonnera pas avant d'être à peu près certain qu'elles doivent échouer.

Toutefois il se gardera d'attendre trop longtemps, et lors même que la maladie n'aurait pas encore parcouru ses périodes, il se hâtera d'opérer si un accès de suffocation lui paraît assez grave pour qu'un suivant puisse être mortel.

En l'absence de cette suffocation imminente, il faut suivre avec attention les progrès du mal, consulter l'état des forces et du pouls; ne pas laisser l'enfant s'affaiblir outre mesure; apporter toute l'attention possible à l'état du poumon ; et si la respiration commence à s'embarrasser, opérer sans retard.

Ces règles, comme on le voit, ne sont pas exclusives et laissent quelque chose à l'appréciation personnelle de chaque praticien.

Art. XI. — Historique.

L'histoire du croup est tellement unie à celle de l'angine pseudo-membraneuse, qu'il est nécessaire que le lecteur rapproche cet article de celui qui termine le chapitre précédent. Nous avons déjà dit, en effet, que plusieurs des auteurs qui ont décrit les épidémies d'angine pseudo-membraneuse avaient clairement indiqué que les fausses membranes, en s'étendant dans les voies aériennes, pouvaient produire des accidents de suffocation. Nous rappellerons en particulier que Ghisi, dans l'épidémie de Crémone, signala de la manière la plus positive l'existence de la laryngite pseudo-membraneuse sans complication pharyngée.

Cheyne, Michaelis, Valentin, Jurine, et la plupart des historiographes, sont d'accord pour rapporter à Baillou l'honneur d'avoir indiqué le premier les caractères anatomiques du croup.

Voici ce passage de Baillou tel qu'il a été cité par les auteurs : *Chirurgus affirmavit se secuisse cadaver pueri, ista difficili spiratione et morbo (ut dixi) incognito sublati: inventa est pituita lenta, contumax, quæ instar membranæ cujusdam, arteriæ asperæ erat obtenta, ut non esset liber exitus et introitus spiritui externo. Sic suffocatio repentina.*

Depuis Baillou, on a cité successivement les observations de Fabrice de Hilden (1), sur l'enfant de Rodolphe d'Erlach, de Horstius, Bontius, Tulpius, Etmuller, Struve, comme des exemples de croup. Mais si le premier de ces faits nous paraît devoir être rapporté à cette maladie, comme semblent l'indiquer la marche rapide des accidents et leur nature même, il n'en est évidemment pas ainsi de ceux des autres auteurs que nous venons de citer. En les lisant avec attention, on peut se convaincre qu'il s'agit, dans ces cas, de bronchites chroniques avec expectoration pseudo-membraneuse, ou bien de concrétions polypiformes, résultat d'une ancienne hémorrhagie bronchique. Bontius et Tulpius indiquent clairement le mode de formation de la concrétion, et la comparent à *de la chair fraîche.*

Le catarrhe suffocant d'Etmuller a bien, dit Home, quelques rapports avec le croup, mais il en diffère par plusieurs de ses symptômes, et par les résultats de l'autopsie cadavérique. Jurine et M. Double partagent l'avis de Home, tandis que, d'après Valentin, tout observateur dégagé d'esprit de système ne doit pas hésiter à ranger cette maladie dans la même catégorie que le croup. Si l'observation d'Etmuller, rapportée par M. Double, paraît plutôt devoir être regardée comme un simple cas d'asthme, nous devons avouer cependant que la description de la maladie, l'indication spéciale de son siége et de la cause des accidents, semblent indiquer qu'Etmuller a eu en vue le véritable croup.

Nous dépasserions les limites assignées à cet article en citant les passages de tous les auteurs qui ont parlé du croup, depuis Etmuller jusqu'à Home. Nous nous contenterons de rappeler que Molloi en 1743, Malouin en 1746, Ghisi en 1747, Starr (1749), Middleton (1752), Bergius (1755), Ruddberg (1735), Berghen (1759), Wahlbom (1761), ont parlé du croup à propos des épidémies d'angines gangréneuses (pseudo-membraneuses) qu'ils ont décrites avec soin. Des observations particulières ont en outre été citées par Schultz (1761), Halenius (1762). Enfin, l'année qui précéda la publication du mémoire de Home,

---

(1) Guilelm. Fabr. Hild, cent. III, obs. X, *De peric. catarrh. suffoc.*

Wilcke, dans une thèse intitulée : *De angina infantum in patria recentioribus annis observata*, *Upsaliæ*, 26 *junii* 1764, décrivit la laryngite pseudo-membraneuse principalement d'après les observations publiées par d'autres auteurs.

Nous résumerons cette première période de l'histoire du croup en disant avec M. Deslandes : Jusqu'à l'époque où Home publia son mémoire, on avait bien observé les symptômes du croup ; mais comme ils étaient unis à ceux de l'angine maligne, on le considérait comme une phase, une période de cette affection. Le croup n'avait pas encore attiré l'attention comme maladie isolée, parce qu'il n'est guère indépendant de l'angine que dans les cas où il est sporadique, et que toutes les observations précédentes avaient été faites dans les épidémies.

Home, qui n'avait aucune connaissance des travaux de ses devanciers, crut avoir fait une véritable découverte, et revendiqua la gloire d'avoir le premier attiré l'attention du monde médical sur une maladie jusqu'alors inconnue. Cette prétention de Home nous paraît entièrement justifiée par l'habileté avec laquelle il a traité son sujet. Ce n'est pas, en effet, au médecin qui indique vaguement l'existence d'une maladie que doivent s'adresser nos éloges, mais bien à celui dont le savoir et la sagacité font ressortir d'un sujet nouveau des conséquences fertiles et enrichissent ainsi le domaine de la pathologie.

Home décrivit d'une manière très exacte la fausse membrane du larynx et de la trachée. Cette lésion ne manqua que chez un seul de ses malades. Dans ce cas, le produit inflammatoire était purulent et non pseudo-membraneux ; il plaça le siége de la maladie dans la cavité des voies aériennes, et attribua la production de la fausse membrane à la concrétion du mucus. Il est impossible, du reste, de s'exprimer plus clairement que ne le fait Home sur l'absence de la gangrène dans le croup. Il dit, en effet, en critiquant une observation qui lui avait été communiquée : « Le praticien qui a eu occasion de faire plusieurs ouvertures de cadavres, dans cette maladie, sera bien plus porté à croire que ce qu'on a regardé ici comme une gangrène de la membrane interne de la trachée n'était autre qu'une fausse membrane devenue noire par suite d'une affection morbifique. »

Il reconnut que le croup attaquait principalement les enfants de deux à douze ans ; qu'il régnait d'ordinaire en hiver, et était plus commun dans les lieux humides.

Après avoir décrit les symptômes avec exactitude, et en avoir donné une explication physiologique basée sur la structure et les fonctions de la trachée et du larynx, il termine en parlant du pronostic, qu'il établit d'après l'âge des sujets et l'époque à laquelle le traitement a été commencé. D'après lui, la médication doit être presque exclusivement antiphlogistique ; il conseille dans les cas désespérés l'opération de la trachéotomie.

La monographie de Home, abondante en faits pratiques, est l'œuvre d'un observateur distingué; et si certaines parties n'ont pas été traitées avec tout le développement qu'elles comportaient, il ne faut pas oublier combien il est rare qu'un seul auteur puisse embrasser dans toute leur étendue toutes les parties du sujet nouveau.

Depuis Home, les observations se multiplièrent ; nous citerons, avec Double, Eller (1766), Wahlbom (1769), Bloom (1766), Engstroem (1767), Rosen (1771), Bœck (1771), Brocke (1771), Bayley (1774), Callisen (1775), Zobel (1775), Unzel (1776), Buchan (1776), Thurnbull (1776), Lentin (1777), Mahon (1777), qui rapportèrent plusieurs observations intéressantes. En 1778, Michaelis publia son traité du croup, travail presque entièrement d'érudition, puisque l'auteur n'avait observé qu'un seul exemple de cette maladie. C'est là, comme le remarque avec raison Double, la cause des nombreuses erreurs qu'il a commises.

En 1784, le docteur Bard, de New-York, fit faire un grand pas à la science en démontrant, comme nous l'avons dit ailleurs, que l'angine membraneuse (ou gangréneuse), l'angine membraneuse unie au croup et le croup d'emblée, étaient trois maladies dont la nature était la même, et en établissant en outre l'identité de l'affection qu'il observait avec celle décrite par Home.

La même année, où les résultats de l'observation de Bard étaient publiés dans la bibliothèque de Richter, la Société royale de médecine mettait au concours la question du croup, et Vieusseux de Genève remportait le prix. Cet auteur décrivit trois variétés de croup : l'inflammatoire, le nerveux et le chronique.

Depuis l'époque du premier concours sur le croup, jusqu'à celle où l'empereur institua un grand prix sur cette même question, nous pourrions citer, avec Double, un grand nombre d'auteurs, Borsieri, Stoll, Reil, Girtanner, etc., qui ont parlé de cette affection en quelques endroits de leurs écrits, ou publié des observations importantes ; nous nous contenterons d'attirer l'attention sur le travail de Schwilgué, dont la dissertation inaugurale sur le croup aigu est digne d'éloge, et auquel, d'ailleurs, la science est redevable de la rédaction des matériaux rassemblés par l'École de médecine pour le grand prix de 1808. Ce travail, intitulé *Recueil des observations et des faits relatifs au croup*, est une simple compilation dans laquelle on trouve analysées, réunies et rapprochées, les opinions des différents auteurs, non-seulement sur la nature, la marche et le traitement de la maladie, mais aussi sur chacun des symptômes en particulier : c'est pour ainsi dire la méthode numérique appliquée à un travail d'érudition.

On sait quel fut le résultat du concours : sur soixante dix-neuf mémoires cinq seulement furent l'objet d'une récompense spéciale. Jurine de Genève et Albers de Brême, partagèrent le prix ; Vieusseux de Genève, Caillaux et Double furent mentionnés honorablement. Royer-Collard, dans un excellent rapport que l'on ne saurait trop consulter, analysa en détail et critiqua les travaux des candidats couronnés.

Depuis la publication de ce rapport, un grand nombre d'observations particulières ont été insérées dans les différents journaux de médecine, et en outre plusieurs monographies importantes ont été publiées. Nous citerons en particulier celle de Valentin, travail considérable dans lequel l'auteur a suivi la marche analytique du rédacteur du recueil des faits réunis par l'École de médecine; l'article CROUP, de Royer-Collard, dans le *Dictionnaire des sciences médicales;* le *Traité théorique et pratique du croup,* du docteur Desruelles, ouvrage composé trop exclusivement sous l'inspiration des doctrines de l'école physiologique; les *Nouvelles recherches sur la laryngo-trachéite*, par le docteur Blaud, de Beaucaire, travail dans lequel abondent les faits et où l'on trouve plusieurs hypothèses ingénieuses. Pour M. Blaud, le croup est une inflammation qui s'accompagne d'une sécrétion tantôt muqueuse, tantôt purulente, tantôt pseudo-membraneuse. C'est d'après ces distinctions qu'il donne aux variétés de laryngo-trachéite les noms de *méningogène, myxagène, pyogène.* Nous citerons enfin une seconde édition du rapport de Royer-Collard, publiée par le docteur Bricheteau, qui y a joint des notes importantes et un excellent précis analytique sur le croup. Les auteurs que nous venons de citer ont pour la plupart étudié le croup comme maladie simple, isolée, et n'ont pas cherché à établir les relations qui unissent cette maladie à l'angine pseudo-membraneuse. Jurine cependant, comme l'a observé M. Bricheteau, et comme nous avons pu nous en assurer en consultant le manuscrit du médecin genévois, avait reconnu que le croup compliquait souvent l'angine maligne des enfants, et il avait en outre exprimé les doutes les plus formels sur la nature gangréneuse de cette angine. Voici les propres expressions de ce praticien distingué (p. 96 du manuscrit cité) : « Il est une autre maladie épidémique, et peut-être contagieuse, avec lequel le croup se complique ordinairement, et qui, sous quelques rapports, ressemble à l'angine gangréneuse ordinaire, tandis qu'elle en diffère assez sensiblement sous d'autres pour mériter de fixer l'attention des médecins. Cette maladie est l'angine gangréneuse des enfants. Lorsqu'on lit les ouvrages des auteurs qui ont décrit les symptômes de cette maladie et qu'on réfléchit sur la disposition que les enfants ont à la prendre, sur la promptitude avec laquelle la concrétion se forme dans la trachée, sur la nature des taches ou ulcères qui tapissent les amygdales et le fond de la gorge, et enfin sur sa terminaison, on sent s'élever des incertitudes sur l'existence de la gangrène dans la plupart des angines, de sorte qu'on serait tenté de supposer que ce n'est que le croup lui-même déguisé par l'influence putride de l'épidémie, et en conséquence de le nommer croup aphtheux, putride ou malin. »

Jurine, cherchant ensuite à s'éclairer par la lecture des auteurs, avait conclu comme Bard : 1° que l'angine gangréneuse peut exister seule et faire périr les malades sans suffocation ; 2° qu'elle peut être compliquée par le croup (*manus. cit.*, 101). En rapprochant les passages que nous venons de citer de ceux où Jurine établit l'identité qui existe entre le croup laryngo-trachéal et la bronchite pseudo-membraneuse, à laquelle il donne le nom de croup bronchique, on peut s'assurer qu'il appréciait parfaitement les liens qui unissent ces diverses maladies. Pour lui, le siége seul établissait des différences entre ces affections de la même famille. Il est en outre incontestable que Jurine examinait la gorge chez les enfants atteints de croup, car il dit positivement, après avoir rapporté une observation intitulée : *Croup compliqué d'aphthes* (p. 93 du manuscrit). « Nous observâmes dans l'arrière-bouche un symptôme particulier que l'on n'observe que très rarement chez nous dans le croup, et qui consistait dans une couche de matière muqueuse, concrète, blanchâtre, ressemblant parfaitement à une couche aphtheuse bien cernée, mais qui n'offrait aucun des caractères de l'angine gangréneuse. A l'autopsie, nous trouvâmes toute l'arrière-bouche, les amygdales, le voile du palais et même la base de la langue tapissés de l'enduit aphtheux dont nous venons de parler. »

Les idées de Bard et celles de Jurine étaient, comme nous l'avons dit, en partie oubliées, lorsque M. Bretonneau vint par de nouvelles observations en confirmer l'exactitude.

Nous avons indiqué ailleurs tous les services que M. Bretonneau a rendus à cette partie de la pathologie. Nous rappellerons seulement ici que c'est à ses efforts persévérants que l'on doit d'avoir vu la trachéotomie remise en honneur. Les publications et la pratique de M. Trousseau peuvent convaincre le lecteur de l'utilité de cette opération, lorsque surtout elle est pratiquée par des mains aussi habiles et aussi expérimentées que celles de ce savant professeur.

Les opinions du médecin de Tours ont été confirmées par les observations du docteur Guersant, qui, en outre, à l'exemple de Vichmann et avec M. Bretonneau, a nettement séparé du croup une affection que l'on confondait généralement en France avec la laryngite pseudo-membraneuse. Cette maladie, décrite d'abord par Millar sous le nom d'asthme, par M. Bretonneau sous celui d'angine striduleuse, et à laquelle Guersant a donné le nom de pseudo-croup ou de laryngite striduleuse, fera le sujet des pages suivantes. Nous y renvoyons le lecteur.

A partir de cette époque, l'histoire du croup peut être regardée comme établie sur ses véritables bases. De nombreux travaux sont venus l'enrichir et la perfectionner soit au point de vue descriptif, soit surtout au point de vue thérapeutique. Il est impossible d'analyser tous ces travaux remarquables à plus d'un titre, nous les avons d'ailleurs souvent mis à contribution dans le présent chapitre. Il nous suffira donc de citer les noms de MM. Blache, Boudet (*Archives*, 1841),

Becquerel (*Gazette médicale*, 1843), Guiet (*Thèse inaugurale*, 1843), Jousset (*Archives* 1844), Garin (*Journal de médecine* et *Gazette médicale*, 1844), Barrier (*Traité des maladies des enfants*, 1845, Homolle, Guersant fils (*Gazette des hôpitaux*, 1846), Vauthier (*Archives*, 1848-49), Miquel (*Lettre à la Société de médecine d'Indre-et-Loire*, 1848), Laloy (*Archives*, 1849), Trousseau, (*Union médicale*, 1851). Enfin nous avons largement puisé dans le travail si éminemment pratique de M. Valleix (*Guide du médecin praticien*, 1851).

CHAPITRE XIII.

LARYNGITE SPASMODIQUE [1].

La maladie qui fait le sujet de ce chapitre a été, en France, confondue avec le croup pendant de longues années; tandis qu'en Angleterre, et surtout en Allemagne, elle en était soigneusement distinguée. Dans l'état actuel de la science, il était impossible de ne pas décrire à part une affection spéciale à l'enfance qui se présente sous une forme insolite, et dont le diagnostic réclame toute l'attention du praticien. Pour mettre tout d'abord le lecteur au courant du sujet, nous lui dirons que la maladie à laquelle nous donnons le nom de *laryngite spasmodique* n'est autre que l'affection laryngée, décrite sous celui d'*asthme* par Millar et Wichmann : d'*angine striduleuse*, par M. Bretonneau; de *faux croup*, de *laryngite striduleuse*, par Guersant. Nous préférons, à ces différentes dénominations, celle de *laryngite spasmodique*, parce qu'elle indique les deux éléments inflammatoire et nerveux qui, suivant nous, constituent la maladie.

Art. I. — Tableau. — Marche. — Durée. — Terminaison.

La laryngite spasmodique débute le plus ordinairement par un peu d'accablement et de fièvre, par du coryza, du larmoiement, de la toux ou un léger enrouement; au bout d'un ou deux jours, parfois de quelques

(1) Le trop petit nombre de faits que nous avions recueillis à l'époque où nous publiâmes notre première édition ne nous ayant pas permis de tracer l'histoire de la maladie avec nos seules observations, nous avions puisé dans la riche collection du mémoire de Jurine, dans les recueils périodiques et dans les traités sur le croup, la plupart des matériaux qui nous avaient servi à composer ce chapitre. Aujourd'hui que notre expérience personnelle s'est beaucoup accrue, nous avons pu ajouter quelques détails à notre première description; mais son exactitude a été en tous points confirmée par les faits très nombreux recueillis dans notre pratique particulière.

heures, et rarement sans que l'on ait noté l'un ou l'autre de ces symptômes, il survient, presque toujours dans la nuit, un accès de suffocation.

Les enfants sont pris d'une angoisse et d'une oppression extrêmes ; ils crient, pleurent, s'effrayent, se plaignent d'étouffer ; les uns se mettent brusquement sur leur séant ; d'autres se tiennent sur leurs genoux, le corps plié en avant, craignant de le redresser ; la face est rouge, ou violacée et livide, les yeux saillants et humides ; le regard exprime une anxiété profonde ; l'irritabilité est quelquefois excessive. Un petit malade, au moment de l'accès, frappait des pieds, arrachait sa cravate et repoussait avec force ceux qui l'entouraient (Jurine, p. 127) ; en même temps l'inspiration est sifflante et tellement sonore qu'on peut l'entendre à une assez grande distance. L'accès est aussi accompagné de toux rauque, souvent d'enrouement, très rarement d'aphonie. Le pouls est accéléré, la peau chaude, la face congestionnée. Après avoir duré un temps variable, l'accès cesse, l'enfant se rendort, et la maladie est quelquefois ainsi terminée. Le plus souvent le petit malade est reveillé par un second accès, qui d'autres fois ne se reproduit que dans la journée, dans la soirée ou la nuit suivante ; la toux continue rauque, bruyante ; dans les intervalles des accès la santé se soutient bonne, et dans la grande majorité des cas, le second ou au plus tard le troisième jour, les accès de suffocation ne se produisent plus, et la guérison a lieu rapidement ; il ne reste plus que de la toux qui ne tarde pas à se dissiper.

Mais la maladie ne suit malheureusement pas toujours cette marche bénigne : les accès peuvent persister au-delà du troisième jour, en devenant plus fréquents et en augmentant d'intensité, et enfin la mort peut être le résultat de la suffocation. D'autres fois après un, deux ou trois accès, il survient une angoisse et une inquiétude inexprimables, des nausées continuelles, des vomissements ; le pouls est petit, d'une fréquence extrême, presque insensible, et la mort arrive (1). Dans d'autres cas enfin, la mort paraît résulter de la viciation de l'hématose. Ainsi, dans l'observation rapportée par Rogery (2), la veille de la mort l'oppression commença à diminuer ; quatorze heures avant la terminaison fatale, le pouls était mou, faible, et sa vitesse ne permettait pas d'en compter les pulsations. L'enfant perdait graduellement ses forces, la toux devint moins fréquente et plus faible ; la gêne et le sifflement de la respiration étaient à peine sensibles, et le malade s'éteignit sans aucun symptôme de suffocation.

Heureusement dans la pratique civile, les cas légers sont incomparablement les plus fréquents. Souvent la suffocation est très peu in-

______

(1) Vieusseux, p. 253 et suiv.

(2) *Journal général de méd., chir. et pharm.*, 1810, p. 156. Croup aigu terminé par la mort, avant la formation de la fausse membrane.

tense, le sifflement laryngo-trachéal à peine marqué, mais la toux est très rauque, on peut même dire que quelques secousses de cette toux aboyante qui effraye tant les parents et fait qu'ils appellent en hâte le médecin, constituent à elles seules toute la maladie.

Terminaisons. — La laryngite spasmodique se termine donc de différentes manières : dans l'immense majorité des cas, très rapidement par le retour à la santé ; dans des cas heureusement bien plus rares, rapidement aussi par la mort. Lorsque la guérison a lieu, elle est tantôt complète, le malade recouvrant la plénitude de sa santé, sauf un simple rhume, c'est le cas ordinaire ; tantôt incomplète, et alors deux cas peuvent se présenter : ou bien le larynx ne reprend pas complétement ses fonctions, la toux et l'enrouement persistent, ce dernier surtout, quoique les accès aient depuis longtemps disparu ; ou bien le larynx est entièrement guéri, mais l'irritation catarrhale s'étend dans d'autres points des voies aériennes, et l'on voit apparaître une trachéite, une trachéo-bronchite ou une broncho-pneumonie. Ces derniers cas sont loin d'être rares pendant le cours des épidémies catarrhales. Nous en avons pour notre part observé plusieurs exemples.

Récidives. — Nous l'avons dit ailleurs, la plupart des récidives de croup citées par les auteurs appartiennent à la laryngite spasmodique.

Quand la maladie se reproduit, c'est après un intervalle de six mois à un ou deux ans, il est rare de voir les attaques plus rapprochées ; nous en trouvons cependant un exemple remarquable rapporté par le docteur Vidal (1). Chez l'enfant dont il s'agit, la première attaque eut lieu à l'age de deux ans, la seconde à l'âge de cinq ans ; et alors dans un espace de trois mois on constata trois atteintes bien caractérisées.

Nous allons entrer dans quelques détails sur chacun des symptômes étudiés isolément.

Art. II. — Symptômes.

1° *Accès de suffocation, etc.* — Tous les symptômes de la laryngite striduleuse sont en quelque sorte compris dans l'accès de suffocation que nous avons décrit plus haut. Ce phénomène avait attiré l'attention de tous ceux qui ont écrit sur l'*asthma spasticum infantum*. Comme nous avons eu occasion de le dire plus haut, le degré de la suffocation est très variable. On peut observer toutes les nuances depuis l'orthopnée asphyctique, jusqu'à cette oppression passagère et à peine marquée qui accompagne les secousses de la toux rauque.

Sa durée est très variable, de quelques minutes à plusieurs heures, mais en général très courte, car il arrive rarement au médecin, quelque diligence qu'il fasse, d'être témoin de l'accès. Dans une observation de Jurine, il dura six heures, mais avec des rémissions. Après la terminaison, la face devient pâle, les inspirations se ralentissent, la toux se

_____
(1) *Clinique des hôpitaux*, 1828, t. III, p. 65.

fait entendre rauque, bruyante ; l'enfant se rendort, mais sa respiration reste en général bruyante.

Dans les observations que nous avons sous les yeux, le premier accès de suffocation s'est montré une seule fois à quatre heures de l'après-midi, et une seule fois à deux heures du matin ; entre les deux limites extrêmes, on retrouve tous les intermédiaires ; mais l'heure à laquelle on l'a observé le plus fréquemment est onze heures du soir. Notre expérience personnelle confirme entièrement ce résultat : c'est presque toujours pendant son premier sommeil que le médecin est appelé pour les enfants atteints de faux croup.

Le nombre des accès est très variable, quelquefois il n'y en a qu'un seul, souvent deux, trois, quatre, et plus encore. Chez la plupart des malades, le second accès a lieu le matin, lors du réveil ; dans d'autres cas, c'est dans la journée qu'il survient ; plus rarement la seconde nuit. Il n'y a rien de régulier relativement à l'intensité comparative des différents accès, en général le premier est le plus grave. Cependant plusieurs fois le second, le troisième et le quatrième accès offrent un haut degré d'intensité.

Dans l'intervalle des accès l'enfant est d'ordinaire bien portant ; d'autres fois, il a perdu sa gaieté ; dans d'autres cas enfin, il a un véritable mouvement fébrile.

La durée de la période pendant laquelle les accès se répètent est variable. Dans les cas légers, souvent tout est fini dans la première nuit, d'autres fois les accès peuvent se reproduire pendant les premières vingt-quatre heures. Il est très rare de voir cette période durer deux, trois ou quatre jours.

2° *Symptômes précurseurs.* — Dans la plupart des observations de Jurine, l'accès de suffocation a été précédé, soit pendant un ou deux jours, soit pendant quelques heures seulement, de larmoiement, de coryza, d'accablement, d'un peu de fièvre, et souvent d'une toux dont le timbre devenait promptement rauque. Cette raucité de la toux ou l'enrouement ont été dans d'autres cas les seuls symptômes précurseurs. En nous en tenant seulement à celles des observations que nous avons analysées pour notre première édition, et dans lesquelles il n'y avait pas de complication de rougeole, nous voyons que deux malades seulement sur quinze ont été pris de suffocation subitement, au milieu d'un état de santé parfait, et sans qu'il eût existé auparavant, ni toux, ni enrouement, ni coryza, ni accablement, ni fièvre. Ce résultat, qui découle de l'analyse rigoureuse des faits, et qui se trouve confirmé par notre expérience ultérieure, n'est pas conforme à celui auquel est arrivé Guersant, qui dit que la maladie débute constamment d'une manière soudaine au milieu de la nuit chez des enfants bien portants, et qui n'admet d'exception que pour les cas où la laryngite spasmodique naît pendant le cours d'une autre affection.

3° La *toux* est rauque, sèche, retentissante ; très bruyante, sonore, *aboyante*. L'analogie entre l'aboiement d'un chien et la toux pseudo-croupale est quelquefois si grande, que nous avons vu des parents, trompés par son timbre, croire qu'un chien jappait dans le voisinage de leur chambre. Cette toux n'a rien de métallique, ni d'étouffé, comme la toux croupale. Comme nous l'avons dit, elle précède souvent et accompagne toujours l'accès de suffocation ; elle se répète d'ordinaire dans l'intervalle des accès par petites quintes qui reviennent assez fréquemment ; puis son timbre se modifie, elle devient humide, tout à fait analogue à celle d'un catarrhe, et dure un, deux ou trois jours, rarement plus, après que les accès ont cessé. Les secousses de toux sont quelquefois accompagnées d'une douleur ou plutôt d'une sensation d'étranglement dans la région du larynx.

4° La règle générale est que la *voix* sort claire. Cependant les auteurs ont mentionné et nous avons vu tous deux des exceptions à cette règle. Ainsi un garçon de cinq ans et demi, observé par l'un de nous (M. Rilliet), eut de l'enrouement ; dès le début, au bout de huit jours, l'aphonie était complète ; elle persista pendant plus d'un mois. C'était sa quatrième attaque de laryngite spasmodique. A la suite de la première, l'enrouement avait duré six semaines ; il manqua dans les deux crises qui suivirent. Jurine a noté, dans plusieurs cas, que la voix était simplement enrouée, et deux fois que les enfants étaient aphones. Dans l'observation rapportée par M. Bretonneau, la voix fut d'abord enrouée, puis ensuite complétement éteinte. Chez plusieurs des malades de Jurine l'aphonie s'est promptement dissipée. Chez d'autres, au contraire, il est resté de l'enrouement, qui a persisté pendant plusieurs semaines, plusieurs mois, et même plusieurs années. Nous citerons en particulier le sujet de sa trente-quatrième observation (*manuscrit*, p. 51). Ce jeune garçon eut cinq attaques de laryngite spasmodique ; à la suite de la seconde, il conserva pendant plusieurs mois une extinction de voix, de la toux et de l'oppression. A la suite de la dernière (l'enfant avait alors sept ans), il resta une aphonie complète et des accès de toux et de suffocation. La maladie dura six mois ; à cette époque la toux et la suffocation cédèrent, mais la voix resta rauque.

5° La *fièvre* précède quelquefois l'accès de suffocation, et au moment de l'accès lui-même le pouls est toujours accéléré : il bat 132, 140 et plus ; il est quelquefois dur, d'autres fois serré et fréquent ; le visage est très coloré et la peau chaude, quelquefois couverte de sueurs. Dans l'intervalle des accès, le plus souvent il n'y a pas de fièvre, ou bien seulement une très légère accélération du pouls, quelquefois aussi la fièvre se prolonge pendant un ou deux jours. Dans les cas graves le mouvement fébrile peut être plus persistant, comme dans l'observation de Rogery.

6° Les *symptômes abdominaux* manquent en général ; il n'y a jamais de vomissements spontanés, ni de dévoiement ; la langue est quelque-

fois un peu chargée. Jurine dit que la maladie se termine quelquefois
par une fièvre gastrique, c'est-à-dire que l'on voit lui succéder quelques symptômes gastriques.

7° *Symptômes nerveux.* — *L'intelligence* n'est pas troublée, sauf
pendant les accès de suffocation où l'anxiété est excessive ; quelquefois cette anxiété précède l'accès. Ainsi on voit des enfants qui ne se
trouvent bien nulle part, qui demandent constamment à changer de
position. Dans quelques cas graves enfin, l'attaque dyspnéique est
accompagnée de mouvements convulsifs des extrémités.

Art. III. — Nature de la maladie.

Guersant pensait que la laryngite spasmodique consiste dans une
inflammation éphémère de la membrane muqueuse laryngée. M. Bretonneau « soupçonne qu'elle consiste dans une phlogose catarrhale,
» dans une simple tuméfaction œdémateuse des replis du ventricule
» du larynx ; tuméfaction qui produit une sorte d'enchifrènement de
» la glotte (1). » Ces opinions, vraies toutes deux dans une certaine
limite, ne nous paraissent pas rendre un compte suffisant de toute la
maladie.

La laryngite spasmodique est une affection complexe dans laquelle
une congestion ou une phlegmagie laryngée, unie à une contraction
spasmodique des muscles du larynx, se développe sous l'influence du
catarrhe.

L'autopsie a pu démontrer l'existence ou l'absence de la phlegmasie. Il ressort, en effet, de l'examen cadavérique : 1° qu'on n'a trouvé
de fausses membranes en aucun point de l'arbre laryngo-bronchique;
2° que la membrane muqueuse n'a pas en général offert d'altération
sensible. Cependant, dans plusieurs cas, son produit de sécrétion
était augmenté et modifié (liquide jaunâtre ou rougeâtre), fait qui
indique l'existence d'un léger degré de phlegmasie. Mais ce qui
prouve combien l'élément inflammatoire influe peu sur la terminaison fatale, c'est que ces légères traces phlegmasiques peuvent elles-
mêmes manquer, comme le prouve l'observation suivante qui appartient à Guersant (2) :

Un jeune enfant délicat qui avait été atteint l'année précédente d'une coqueluche grave, mais qui était complétement guéri de cette maladie et paraissait
d'ailleurs jouir d'une assez bonne santé, est pris tout à coup d'un léger mal de
gorge et d'une toux sèche, sonore, avec aphonie. Nous l'examinons avec plusieurs confrères, et nous reconnaissons que les amygdales sont gonflées, recou-

(1) *De la diphthérite,* p. 264.
(2) *Dict. de méd.,* t. X, p. 359-360.

vertes de deux petites plaques couenneuses ; que les ganglions sous-maxillaires sont légèrement développés ; la fièvre et la dyspnée sont considérables ; la poitrine, explorée avec soin à l'aide de la percussion et de l'auscultation, ne nous offre aucun signe appréciable d'altération morbide autre que la fréquence des inspirations. Nous croyons à un croup, et nous adoptons en conséquence une méthode active de traitement, saignée, révulsifs, mercuriaux, etc. La toux devient plus rare, la dyspnée et la fièvre augmentent ; l'enfant succombe le cinquième jour, conservant toutes ses facultés intellectuelles, mais dans un état de somnolence, couvert d'une sueur froide et avec les signes de la suffocation et d'une sorte d'asphyxie. A la nécropsie, faite avec tout le soin possible, nous trouvâmes le larynx et les bronches dans l'état normal ; très peu de mucus bronchique ; les deux poumons parfaitement crépitants ; quelques granulations tuberculenses dans les poumons et des tubercules dans les ganglions bronchiques, les autres organes parfaitement sains. Cette très légère altération tuberculeuse ne peut sans doute pas être considérée comme la cause de cette dyspnée si promptement mortelle.

Avouons cependant que des attaques répétées de laryngite striduleuse, en laissant, comme nous l'avons dit, d'assez profondes altérations dans la voix, semblent indiquer que cette phlegmasie légère, lors d'une première attaque, peut prendre un degré de gravité plus grand après plusieurs attaques successives, et déterminer en définitive une lésion de la muqueuse du larynx. Il est, en effet, bien difficile d'admettre que les accidents rapportés par Jurine, et dont nous avons parlé plus haut ne tiennent pas à une altération de cette membrane.

Nous croyons donc que la phlegmasie ne peut manquer ; qu'elle est légère lorsqu'elle existe, et peut s'accroître par la marche ultérieure de la maladie.

La congestion rapide, l'enchifrènement de la muqueuse, est prouvée plutôt par analogie que par des preuves directes. Les fluxions instantanées si fréquentes sur la membrane pituitaire expliquent assez bien l'accès de suffocation, ainsi que M. Bretonneau l'a remarqué avec cette justesse de vue qui le caractérise. En outre, nous verrons plus tard qu'il est utile de les admettre pour comprendre certains phénomènes du catarrhe bronchique.

Cette fluxion, cependant, ne nous explique pas tous les phénomènes locaux : l'état nerveux, ou, si on le préfère, la contraction spasmodique des muscles du larynx, nous paraît jouer un rôle réel dans les accès de suffocation. Leur brusque apparition, leur retour sous l'influence des causes les plus légères, et surtout des émotions morales, leur analogie avec le spasme simple de la glotte, prouvent évidemment que l'accès est, en partie du moins, dans la dépendance du système nerveux.

La plupart des arguments dont nous nous sommes servis dans le chapitre précédent pour établir l'influence du système nerveux sur la production d'un certain nombre des phénomènes pathologiques de la laryngite pseudo-membraneuse pourraient de nouveau, et

·à plus juste titre encore, être invoqués ici. Nous y renvoyons le lecteur (p. 289).

Enfin si l'élément inflammatoire ou congestif existait seul dans la laryngite spasmodique, et si tous les symptômes que nous attribuons aux désordres de l'innervation dépendaient seulement de la turgescence de la membrane muqueuse, pourquoi les mêmes phénomènes n'existeraient-ils pas dans les laryngites érythémateuses ou ulcéreuses?

Ce n'est pas sans raison que les Allemands ont classé cette affection à côté de la coqueluche et du spasme de la glotte, avec lesquelles elle offre certainement quelques points de contact. Nous eussions peut-être nous-mêmes adopté cette classification si l'utilité pratique que nous avons trouvée à rapprocher cette affection de la laryngite pseudo-membraneuse, si l'existence de la phlegmasie ou de la congestion, et par dessus tout si la nature catarrhale de la maladie ne nous eussent déterminés à ne pas l'éloigner des affections de même nature.

En effet la laryngite spasmodique est une maladie essentiellement catarrhale comme le prouvent : 1° les causes qui lui donnent naissance (passage du chaud au froid, rougeole, influence épidémique, tempérament, hérédité); 2° ses prodromes et le coryza qui la précède ; 3° ses fréquentes récidives ; 4° sa terminaison par une trachéo-bronchite catarrhale légère; 5° l'existence ou l'absence d'une lésion locale et l'espèce de lésion (fluxion, hypersécrétion, phlegmasie légère augmentant par les récidives ou par la prolongation du mal), caractères communs à presque tous les catarrhes.

Cette maladie devrait donc porter le nom de catarrhe ou de phlegmasie catarrhale et spasmodique du larynx.

Résulte-t-il donc de ce que nous avons dit jusqu'ici que le croup et la laryngite spasmodique n'offrent aucune analogie? Nous ne saurions répondre affirmativement à cette question. Si nous trouvons, en effet, entre elles une différence de nature aussi bien que de caractères anatomiques, nous devons reconnaître d'un autre côté qu'elles présentent plusieurs points de contact. L'élément nerveux qui leur est commun, la similitude des causes qui leur donnent naissance, la simultanéité de leur développement dans le même temps, dans la même contrée et sous la même influence épidémique, justifient notre opinion. Doit-on conclure cependant que ces deux affections ne sont que deux degrés de la même maladie comme l'ont affirmé beaucoup de médecins ? Nous ne le pensons pas. Les pathologistes, qui ont cité des exemples de faux croup changé en vrai croup, ont eu probablement sous les yeux de ces cas rares où la laryngite pseudo-membraneuse débute de la même manière que la laryngite spasmodique. En outre il peut arriver qu'une attaque de laryngite spasmodique soit suivie d'un vrai croup. C'est à cet ordre de faits que paraît se rapporter une observation du docteur Jansecowich. Il s'agit, dans ce cas, d'un enfant de quatorze mois qui fut pris subitement au milieu de la nuit

I.   23

d'un accès de suffocation avec toux rauque. L'accès se répéta le lendemain. Le troisième jour l'enfant était guéri, il ne restait plus qu'un peu de toux sèche; ce jour-là, à la suite d'un refroidissement, il fut pris de tous les symptômes du croup auquel il succomba au bout de quatre jours.

Art. IV. — Diagnostic.

La distinction entre les différentes maladies auxquelles on a donné le nom de vrai et de faux croup est un des points les plus délicats de la pathologie du jeune âge; nous ne saurions donc traiter ce sujet avec trop d'attention.

En étudiant comparativement chacun des symptômes de ces deux affections, on arrive à conclure que si l'expectoration pseudo-membraneuse est le seul phénomène qui puisse servir à les distinguer d'une manière positive, l'extinction *permanente* de la toux et de la voix établit de fortes probabilités en faveur de la laryngite pseudo-membraneuse.

La marche de la maladie pouvant, plus utilement que les symptômes, servir au diagnostic, nous allons, à l'exemple de Wichmann, résumer dans un tableau synoptique les caractères distinctifs des deux maladies.

LARYNGITE SPASMODIQUE.	LARYNGITE PSEUDO-MEMBRANEUSE.
1° Au début, léger catarrhe, toux un peu rauque, gorge saine, quelquefois début instantané.	1° Au début, angine pseudo-membraneuse ou léger enrouement, mouvement fébrile variable.
2° Accès de suffocation survenant brusquement au milieu de la nuit.	2° L'enrouement augmente; il survient de la toux rauque, et plus tard des accès de suffocation, souvent accompagnés du rejet de fausses membranes.
3° L'accès ayant cessé, l'enfant paraît guéri; la fièvre disparaît; si elle persiste, elle est peu intense. Très rarement la voix est éteinte.	3° Le mouvement fébrile continue après l'accès; l'aphonie persiste ou survient, la toux est creuse, éteinte.
4° Si les accès se répètent, ils vont d'ordinaire en diminuant d'intensité; pas de sifflement dans l'intervalle. L'enrouement ou l'aphonie momentanée ont disparu.	4° La dyspnée et la suffocation font incessamment des progrès; sifflement laryngo-trachéal dans leur intervalle; la voix et la toux sont éteintes.

Nous devons reconnaître que le diagnostic est, dans certains cas, d'une extrême difficulté. Ainsi, quand la période angineuse manque dans le croup, et qu'après de très courts prodromes pareils à ceux de la laryngite spasmodique, il survient brusquement un accès de suffocation, lorsqu'en outre la voix est complétement éteinte, la toux étouffée, il est *impossible* de porter le premier jour un diagnostic certain. Dans ce cas il est prudent d'agir dans l'hypothèse d'une laryngite pseudo-membraneuse.

La laryngite spasmodique peut encore être confondue avec le spasme de la glotte et les corps étrangers dans le larynx. Nous renvoyons le lecteur aux chapitres Spasme de la glotte et Vers intestinaux pour le diagnostic différentiel de ces maladies. Nous ne pensons pas qu'on puisse la confondre avec la laryngite simple. (Voy. le chapitre suivant.)

Art. V. — Complications. — Pronostic.

La laryngite spasmodique, telle que nous venons de la décrire, n'est pas toujours une maladie bénigne ; les annales de la science renferment bon nombre d'observations qui prouvent qu'elle peut se terminer par la mort. Quelle est dans ces cas la cause de l'issue fatale ? Doit-on l'attribuer à la marche naturelle de la maladie ou à une affection intercurrente ?

En interrogeant les faits, nous avons pu nous convaincre que la laryngite spasmodique dégagée de toute complication peut occasionner la mort.

Ainsi les deux observations rapportées par Jurine sous le nom de croup intermittent en sont la preuve. Il y avait bien dans ces deux cas tous les symptômes de la laryngite striduleuse, et leur intermittence même prouvait qu'il n'existait pas de complications. Cependant les deux enfants ont succombé, et celui dont on a pratiqué l'autopsie n'avait pas de fausses membranes laryngées.

Il en a été de même dans les faits cités par Vieusseux. Enfin l'observation rapportée par Rogery (1), celle de Guersant (voy. page 351), et beaucoup d'autres que nous passons sous silence, confirment l'exactitude de notre proposition. Nous ne pouvons, avec Guersant, donner le nom de compliquées aux laryngites spasmodiques dont la terminaison est fatale, lorsque pendant la vie on n'a constaté aucune complication appréciable, et qu'après la mort tous les organes sont dans un état d'intégrité parfaite.

En agissant autrement, il est vrai, on arrive à prouver que la laryngite spasmodique simple guérit toujours, et qu'elle n'occasionne la mort que lorsqu'elle est compliquée. Mais c'est là une véritable pétition de principe. On démontre en effet la bénignité de la maladie par l'absence de complications, et sa simplicité par sa terminaison favorable.

Nous ne refusons pas d'admettre que la laryngite spasmodique ne puisse se compliquer d'une autre affection. Cependant nous concevons mieux qu'une attaque de laryngite spasmodique complique d'autres maladies telle que l'inflammation du poumon, comme

____

(1) *Loc. cit.*, p. 153.

M. Nauche paraît en avoir observé un exemple (1), ou bien que la phlegmasie laryngée soit, comme nous l'avons dit plus haut, suivie d'une trachéite ou d'une bronchite, ou même d'une broncho-pneumonie ; mais dans les cas de cette espèce il y a succession de maladies et non complication, puisque la première a disparu quand la seconde commence. L'on pourrait dire aussi que la rougeole complique assez fréquemment la laryngite spasmodique, car nous avons trouvé dans les auteurs, en particulier dans la thèse de M. Guibert et dans le mémoire de Jurine, et nous avons vu nous-mêmes bon nombre de faits qui prouvent d'une manière évidente que cette fièvre éruptive débute quelquefois avec les accidents du faux croup. Mais nous ne devons voir dans les cas de cette nature qu'une simple coïncidence. Sous l'influence de causes spéciales, la laryngite de la rougeole prend les caractères de la laryngite spasmodique.

Nous tenions à établir d'une manière positive que la laryngite spasmodique, dégagée de toute complication, peut offrir un haut degré de gravité. La solution de cette question a en effet une grande importance pratique. Supposez un médecin appelé à soigner un enfant qui vient d'être pris de tous les symptômes de la laryngite spasmodique : quelle conduite doit-il tenir ? Doit-il *constamment* porter un pronostic favorable et laisser agir la nature ? Nous supposons qu'il se soit assuré que l'affection est simple, c'est-à-dire qu'il n'y a actuellement aucune complication du côté des organes contenus dans les cavités splanchniques. Doit-il affirmer que la maladie est légère et se terminera favorablement dans un temps court ? Évidemment non ; car rien ne prouve que cette affection, qui est simple, ne puisse se terminer par la mort. Les accès de suffocation, après une intermittence plus ou moins considérable, peuvent se répéter, devenir plus fréquents, plus graves, et enfin mortels. Faudra-t-il, en présence de pareils accidents, continuer à porter un pronostic favorable, et s'en tenir à la médecine expectante ? Nous ne le pensons pas, car l'on risquerait en agissant ainsi de compromettre le salut de son malade.

Il serait de la plus haute importance de pouvoir indiquer d'une manière exacte les symptômes qui annoncent quelle doit être la terminaison de la maladie. D'après les observations que nous avons pu consulter, on devra croire à une issue heureuse : 1° quand à un violent accès en succéderont d'autres qui iront graduellement en diminuant, et qu'il ne s'en reproduira plus à partir du troisième jour ; 2° quand l'aphonie sera nulle ou très passagère ; 3° quand la fièvre sera peu marquée ; 4° quand la toux sera humide. On aura, au contraire, à redouter une terminaison funeste quand les accès se maintiendront au même degré ou augmenteront progressivement d'inten-

______

(1) Guibert, *Thèses*, 1821, n° 213, p. 12, note au bas de la page.

sité, quand ils dépasseront le troisième jour, ou bien lorsqu'ils seront suivis d'une angoisse et d'une inquiétude inexprimables, de nausées, de vomissements, ou enfin lorsque la dyspnée diminuera et que cependant le pouls restera mou et faible, la toux étouffée, et que l'on verra les forces se déprimer d'une manière manifeste.

Art. VI. — Causes.

Les garçons paraissent être plus sujets que les filles à la laryngite spasmodique ; Guersant affirme que cette maladie est surtout fréquente depuis l'âge d'un an jusqu'à six ou sept. Les résultats auxquels nous mène l'analyse des faits que nous avons sous les yeux diffèrent un peu de ceux de ce pathologiste. Ce serait en effet de trois à huit ans que la maladie serait plus fréquente.

Épidémies. — La laryngite spasmodique est une maladie sporadique ; mais il est incontestable qu'elle peut régner épidémiquement. Jurine a décrit une véritable épidémie de laryngite spasmodique qu'il a observée à Genève en 1808 ; nous avons lu dans le manuscrit les vingt-huit observations qu'il rapporte, et nous avons pu nous convaincre qu'elles appartenaient toutes (sauf deux) à cette maladie. Trois enfants succombèrent ; dans deux de ces cas la maladie avait suivi la marche de la laryngite pseudo-membraneuse, dont on constata en effet les lésions à l'autopsie ; dans le troisième cas, la maladie avait débuté d'une manière tout à fait semblable à la laryngite spasmodique ; puis la fièvre s'était établie d'une manière continue. L'enfant succomba, et à l'autopsie on constata l'inflammation de l'épiglotte et un épanchement pleurétique. L'inflammation de la plèvre débutant quelquefois chez les jeunes enfants par un accès de suffocation (voy. PLEURÉSIE), il est possible que la dyspnée unie à la modification du cri douloureux qui l'accompagne, ait, dans ce cas, simulé une atteinte de laryngite striduleuse.

Hérédité. — Il est incontestable pour nous que l'hérédité joue un certain rôle dans la production de la laryngite spasmodique. Nous avons vu en ville plusieurs jeunes malades dont les frères, les sœurs ou les parents avaient été dans leur enfance atteints de cette affection.

Conditions anatomiques. — Nous ne devons pas oublier de mentionner au nombre des causes prédisposantes la structure anatomique du larynx. L'ouverture de la glotte, très étroite chez les jeunes enfants, se ferme avec facilité sous l'influence d'une contraction même légère des muscles laryngés, tandis que plus tard cet orifice étant proportionnellement beaucoup plus large, la même cause ne peut plus produire le même effet. Enfin la susceptibilité nerveuse des enfants doit entrer en ligne de compte parmi les causes prédisposantes.

Le docteur Cain (1) regarde comme une cause assez importante de

____

(1) *The southern Journal of medicine and pharmacy* (*Gaz. méd.*, 1848, p. 912).

la laryngite spasmosdique la présence dans l'estomac de matières aces-
centes ou indigérées ; il explique ce résultat par le rapport qui existe
entre l'estomac et le larynx par l'intermédiaire du grand sympathique.

. Les *causes occasionnelles* de la laryngite spasmodique sont, dans bon
nombre de cas, faciles à apprécier. Le plus souvent elle se développe
à la suite du passage subit du chaud au froid, de l'exposition à un
vent du nord. On en trouve de nombreux exemples dans l'ouvrage de
Jurine. L'enfant qui fait le sujet de l'observation de M. Bretonneau
fut atteinte de laryngite spasmodique pour avoir couru dans une
chambre froide en sortant du bain. Si un changement de température
influe évidemment sur le développement de la maladie, nous rappellerons que la crainte, la joie, la colère, une émotion morale quelconque, un réveil brusque, provoquent la réapparition des accès.

Art. VII. — Traitement.

§ I. *Indication.* — C'est surtout en vue du traitement que nous
sommes entrés dans des détails circonstanciés au sujet de la laryngite
spasmodique. Nous ne pensons pas que la médecine expectante soit
exclusivement applicable, bien qu'il soit incontestable qu'abandonnée
à elle-même cette maladie puisse se terminer favorablement dans un
bon nombre de cas. On peut, sous le rapport de la conduite à tenir,
comparer les convulsions chez les jeunes enfants à la laryngite spasmodique. Bien souvent aussi l'éclampsie se termine par le retour à
la santé, et cependant il n'est pas un médecin qui ne juge prudent de
l'attaquer par des moyens convenables. Ne fût-ce que par mesure de
précaution et aussi pour mettre à l'abri sa responsabilité, la praticien
doit instituer un traitement. Il va sans dire que nous ne conseillons
pas une médication trop débilitante, bien que nous n'ayons pas remarqué qu'un traitement actif ait été, entre les mains de Jurine, la
cause d'accidents immédiats. En effet, ce médecin agissait avec
rigueur et n'épargnait ni l'émétique ni la saignée.

Les indications rationnelles qui doivent guider le médecin ne sont
pas les mêmes que celles exposées dans l'article précédent. On peut
les résumer sous les chefs suivants :

1° Attaquer l'état catarrhal au moyen des évacuants ;

2° Attaquer la congestion ou même la phlegmasie quand les symptômes indiquent sa prédominance, soit directement (antiphlogistiques),
soit indirectement (révulsifs sur la peau, dérivatifs sur le tube digestif) ;

3° Attaquer l'élément nerveux quand il acquiert un trop haut degré
d'intensité (antispasmodiques) ;

4° Employer simultanément ou alternativement ces méthodes de
traitement quand les divers éléments se balancent.

Voilà les conseils que donne le raisonnement. L'expérience ou
l'empirisme, comme on voudra, ont prouvé qu'il était bon nombre

d'agents thérapeutiques peu aptes à remplir les indications précédentes, et dont l'emploi avait cependant été suivi de succès. Nous ne croyons pas nécessaire d'en faire mention ici ; ils ont été étudiés dans le chapitre précédent, où ils sont en réalité à leur véritable place, puisque, dans l'opinion de ceux qui les mettaient en usage, ils étaient dirigés contre la laryngite pseudo-membraneuse.

§ II. *Examen des médications.* — 1° *Emissions sanguines.* — Les émissions sanguines doivent être réservées pour les cas où les accès de suffocation sont très intenses, très prolongés, la face violette, le pouls dur et accéléré, l'angoisse extrême. On ne doit guère les employer que chez les enfants robustes et bien portants au début. Il faudrait peut-être s'en abstenir dans les cas où l'on pourrait soupçonner que l'accès de laryngite n'est que le prélude d'une maladie générale, d'une rougeole, par exemple. Nous employons à dessein la forme dubitative, parce que la crainte que nous manifestons de voir le développement de l'éruption entravé par une émission sanguine, n'a pas été justifiée dans les observations que nous avons sous les yeux. Nous croyons cependant que la prudence légitime le conseil que nous donnons ici.

Les sangsues doivent être appliquées en petit nombre. Nous préférons les faire placer aux extrémités inférieures plutôt qu'au cou ; il nous est arrivé en effet de voir, dans des cas analogues, la congestion augmenter d'une manière effrayante sous l'influence de l'appel sanguin que déterminent les sangsues. En outre, l'obligation soit de les maintenir, soit de favoriser l'écoulement du sang, soit de l'arrêter quand il est trop abondant, nécessite l'application de liens, de cataplasmes, de bandages qui, placés au voisinage du larynx, ne peuvent qu'augmenter la gêne de la respiration. Par la même raison nous croyons peu utiles les colliers de riz, les cataplasmes de farine de lin que l'on a l'habitude d'appliquer autour de l'organe malade. Si l'enfant a dépassé l'âge de cinq ans, nous préférons recourir à la saignée générale, si toutefois l'agitation extrême permet de la pratiquer.

Les émissions sanguines ont été copieuses chez presque tous les malades dont nous avons analysé les observations. Ainsi, nous voyons Jurine faire appliquer à un enfant de trois ans et demi six sangsues au cou, et le lendemain quatre autres. Chez un garçon de quatre ans il prescrit, dans un intervalle de deux jours, trois applications de sangsues ; la première de dix, la seconde de huit, la troisième de six, etc. Ces abondantes pertes de sang n'ont pas empêché les enfants de guérir dans un temps rapide. Mais nous n'en maintenons pas moins le conseil que nous avons donné ci-dessus d'éviter une évacuation sanguine trop considérable.

Une pratique spéciale de plusieurs années n'a pas changé notre manière de voir. Sur le grand nombre d'enfants atteints de laryngite striduleuse que nous avons soignés en ville, il ne s'est pas présenté un seul cas où les émissions sanguines nous aient paru indispensables. D'un autre côté, nous avons vu plusieurs enfants auxquels elles n'avaient pas été épargnées à chaque attaque, rester si pâles, si faibles, si languissants, pendant des mois et même des années entières sans que par compensation les accès aient été rendus plus rares, que nous ne saurions recommander trop de réserve dans l'emploi de ce moyen énergique. Ce conseil doit être d'autant plus écouté, qu'une fois entré dans cette voie de traitement, il est difficile de ne pas instituer la même médication pour chaque nouvel accès.

2° *Révulsifs cutanés.*—Les révulsifs cutanés, les cataplasmes chauds vinaigrés ou sinapisés, les ventouses sèches sur les extrémités inférieures, ne sont pas des moyens à négliger. Peut-être même l'application des grandes ventouses aurait-elle quelque utilité dans les cas où les accès se prolongeraient et ne céderaient pas aux moyens dont nous avons parlé.

Bon nombre d'auteurs ont eu recours à l'application des vésicatoires. Ainsi Jurine les employait d'ordinaire après les émissions sanguines le premier, le second ou le troisième jour. Il prescrivait de les laisser pendant deux heures au plus, évitait de les placer au niveau du larynx, et préférait les appliquer sur la poitrine entre les épaules et même aux extrémités. Nous nous rangeons à ce dernier conseil, et nous réservons l'usage de ce moyen pour les cas où il serait nécessaire de reveiller la sensibilité cutanée.

3° *Vomitifs.* —La plupart des médecins, croyant s'adresser au véritable croup, ont employé les vomitifs dans la laryngite spasmodique, et ils n'ont eu en général qu'à s'en louer. Jurine prescrivait souvent l'émétique peu après les émissions sanguines ; il le donnait de façon à provoquer des vomissements abondants. Rarement il débutait par le vomitif ; cependant il suivit cette pratique dans un cas où la laryngite marquait le déclin d'une rougeole, et il s'en trouva bien. Chez les jeunes enfants on peut employer le sirop ou la poudre d'ipécacuanha ; et le tartre stibié chez les plus âgés. S'ils ne produisaient pas d'effet, on pourrait recourir aux vomitifs conseillés dans le chapitre précédent. Ces remèdes peuvent être donnés au début et renouvelés à plusieurs reprises sans aucun inconvénient le premier, second ou troisième jour. Ils ont, en général, l'avantage de diminuer la gêne de la respiration.

C'est le traitement par les vomitifs que nous employons presque exclusivement dans notre pratique particulière, et nous nous en sommes toujours bien trouvés. Le plus souvent, après que l'émétique ou l'ipécacuanha ont produit l'effet désiré, nous laissons reposer l'enfant pendant quelques heures, puis nous prescrivons un looch de 120 grammes contenant de 10 à 20 centigrammes de kermès, que l'on donne par cuillerées à soupe toutes les deux heures.

4° *Purgatifs.* — Dans aucun cas les purgatifs n'ont constitué la principale méthode de traitement, sauf chez un enfant traité par

M. Bretonneau au moyen des pilules de calomel et de jalap, et
de l'huile de ricin. Nous ne conseillons pas l'usage des purgatifs
comme méthode principale ; mais nous croyons qu'à titre d'adjuvants
ils peuvent rendre quelques services. Ainsi, d'après le caractère de
l'accès, on pourrait prescrire quelques lavements laxatifs. Citons ici
une remarque très juste de Jurine : «Nous n'employons, dit ce sage
praticien, les lavements laxatifs que lorsqu'on peut le faire sans exciter
des cris et des pleurs, étant persuadé que dans ce cas le remède serait
plus nuisible qu'avantageux (1). »

5° *Antispasmodiques.* — Les médicaments de cette classe faisaient
la base du traitement de Millar et de Wichmann, et c'est encore à eux
qu'ont recours la plupart des auteurs allemands. On trouve dans le traité
de Meissner (2) l'énumération de la plupart des auteurs qui ont attaqué
l'asthme de Millar par les antispasmodiques, tels que l'asa fœtida, les
fleurs de zinc, le musc, le succinate d'ammoniaque, etc. De tous ces médicaments, l'asa fœtida est celui qui jouit de la plus grande vogue. Il
fut prescrit d'abord à l'intérieur par Millar ; mais la répugnance
extrême que son odeur inspire aux enfants a fait préférer son mode
d'administration en lavement à la dose de 2 à 4 grammes. C'est surtout dans les cas où les accès sont violents et répétés que l'on doit
prescrire ce médicament ; il faut l'administrer une ou deux heures
après la cessation de l'accès. On peut, suivant l'occurrence, le renouveler une, deux ou trois fois en vingt-quatre ou quarante-huit heures.
Voici la formule des lavements que Wendt prescrit en pareil cas :

> ♃ *Asa fœtida*, 4 grammes ; faites dissoudre dans une suffisante quantité
> de mucilage de gomme arabique ; ajoutez 180 grammes d'eau de
> camomille.

Cette dose suffit pour trois lavements ; à chacun on ajoute une
certaine quantité d'eau.

Les faits nous manquent pour apprécier l'influence des autres antispasmodiques que nous avons énumérés. Nous nous contenterons de
dire que les opinions des auteurs concordent sur l'efficacité du musc.
Cet antispasmodique, vanté d'abord par Wichmann, qui le regardait
comme un véritable spécifique, l'a été par Hufeland, Schœffer,
Henke, Wendt, Goelis ; et bien que ces savants médecins n'aient pas
cité de faits à l'appui de leurs assertions, la célébrité dont ils jouissent
à juste titre doit engager à mettre ce médicament en usage. Wendt
conseille de le donner à des doses considérables, 5 centigrammes,
toutes les heures.

Jurine a donné de grands éloges à l'*éther*. Dans plusieurs de ses
observations nous voyons les potions éthérées prescrites le premier
jour après les émissions sanguines et les vomitifs.

(1) *Loc. cit..* p. 182.
(2) Tome II, p. 222 et suiv.

Bains. — Jurine préférait les bains aux antispasmodiques internes. Dans plusieurs observations nous voyons ce médecin prescrire un bain après les émissions sanguines. Il les donnait dans le dessein de diminuer l'irritation, de calmer le spasme et de faire inspirer de la vapeur aqueuse. Pour atteindre ce dernier but, il faisait couvrir la baignoire, de manière à diriger la vapeur vers la bouche du malade (1). Lorsque les enfants témoignent une répugnance invincible pour l'immersion dans l'eau, il la remplaçait par des fumigations aqueuses auxquelles il ajoutait quelques gouttes d'éther sulfurique. Les bains prescrits par Jurine étaient simples. Rush conseillait les bains aromatiques ; il les composait de la manière suivante :

> ℞ Espèces aromatiques, 500 grammes ; herbe de rue et calamus aromaticus, de chaque 230 grammes. Divisez en six paquets, un pour chaque bain.

6° *Narcotiques.* — On peut rapprocher des antispasmodiques les préparations calmantes qui ont une action évidente sur la toux et sur la dyspnée. L'indication nous en paraît évidente dans les cas où les antispasmodiques proprement dits restent sans action. Leur emploi a été conseillé par Fleisch, Wendt, etc. La théorie et l'analogie nous portent à croire que la belladone en particulier pourrait rendre de grands services. Ce narcotique, dont l'influence sur la coqueluche et le spasme de la glotte est incontestable, devra peut-être être substitué au musc ou à l'asa fœtida dans ces cas graves où les accès de suffocation se répètent et menacent d'avoir une issue funeste.

Nous ne dirons rien ici des médicaments vantés contre le croup (sulfure de potasse, mercure, polygala, etc.) et dont l'action a été suffisamment étudiée dans le chapitre précédent. L'expérience ne peut blâmer leur emploi, puisque la maladie dans le cours de laquelle on les a prescrits a presque toujours été terminée par la guérison ; mais nous ne voyons pas la nécessité d'employer ces préparations, qui ne sont nullement reclamées par les indications, préférablement à celles recommandées à la fois par la théorie et l'expérience.

7° *Hygiène.* — Il va sans dire que le traitement sera secondé par une hygiène convenable. Voici les conseils que donnent Wendt (2) et Meissner (3). L'enfant sera maintenu tranquille et chaudement couvert ; il évitera, même pendant les intermissions, tout mouvement brusque ; il gardera le lit alors même que, pendant l'intermittence des accidents, il paraîtrait en parfaite santé ; l'air de sa chambre sera pur et modérément chaud ; les aliments devront être facilement digestibles ; il

---

(1) Manuscrit, p. 177.
(2) *Die Kinderkrankheiten*, etc.; p. 348.
(3) *Loc. cit.*, t. II, p. 225.

sera fort important d'entretenir la liberté du ventre et d'évacuer les gaz intestinaux; les boissons ne devront pas être données froides. La tisane la plus convenable est une infusion de fleurs d'oranger ou de citronnelle convenablement acidulée.

Le *traitement de l'accès*, comme celui de la coqueluche, réclame aussi quelques considérations spéciales. Ainsi, il faut se hâter de mettre l'enfant sur son séant, de le débarrasser de tous les liens qui peuvent gêner les mouvements respiratoires ou comprimer le larynx. Il faut en outre lui fournir un point d'appui solide qui facilite le jeu des muscles thoraciques.

Le docteur Lehmann (1) a conseillé, au moment où survient l'accès, l'application de l'eau chaude sur la région laryngée. Il procède de la manière suivante : il plonge dans de l'eau très chaude (mais non bouillante) une éponge de la dimension du poing; puis, après en avoir exprimé le liquide avec précaution, il l'applique rapidement sur le devant du cou, et la laisse en contact avec la peau pendant une minute seulement ; il renouvelle ensuite cette application à plusieurs reprises. Il résulte de l'emploi de ce topique une rougeur générale de toute la partie antérieure du cou, et il survient en même temps des sueurs générales, dont on favorise la production en prescrivant une infusion de sureau et de camomille. Sous l'influence de cette médication, dit l'auteur, la toux diminue, l'enrouement disparaît ; le sifflement, la gêne de la respiration et l'agitation cessent. C'est seulement dans les cas où, au bout de cinq minutes, il ne surviendrait pas de rémission dans les symptômes, qu'il conseille de recourir à une autre médication.

§ III. *Résumé.* — A. Un enfant atteint depuis un ou deux jours de catarrhe peu intense qui ne l'empêchait pas de se livrer à ses jeux, est pris subitement au milieu de la nuit d'un accès de suffocation de médiocre intensité. Le médecin est appelé sur-le-champ, l'accès dure encore ; il doit prescrire :

1° Des cataplasmes vinaigrés chauds aux pieds ; quelques frictions à la partie interne des bras avec l'éther sulfurique, et en outre l'application de l'eau chaude d'après le procédé indiqué ci-dessus.

2° L'accès étant sur son déclin, et les mouvements de déglutition faciles, il donnera un vomitif avec un mélange de sirop et de poudre d'ipécacuanha, si l'enfant est très jeune ; s'il est plus âgé, avec l'émétique.

3° Le vomitif ayant produit son effet, et l'accès ayant cessé, on laissera l'enfant reposer. Si cependant la respiration restait gênée et sifflante, et qu'on pût craindre la réapparition d'un second accès, il faudrait réveiller le petit malade toutes les deux heures, et lui faire prendre une cuillerée de looch kermétisé.

(1) Cité dans Frankel, *loc. cit.*, p. 466.

La respiration restant facile pendant le sommeil, on abandonnerait la maladie à elle-même jusqu'au réveil ; si le lendemain au matin l'accès ne se reproduisait pas, on se contenterait de prescrire la continuation du looch, une tisane de feuilles d'oranger, le repos au lit ; on permettrait quelques tasses de bouillon ou de lait. Si l'accès reparaissait assez intense, on donnerait de nouveau l'émétique, et dans la journée un lavement avec l'asa fœtida, suivant la formule ci-dessus ; on continuerait le looch. La maladie terminée, on ferait encore garder la chambre à l'enfant pendant deux ou trois jours.

B. L'accès de suffocation est très intense, la face violette, la peau couverte d'une sueur froide, le pouls accéléré et inégal, l'asphyxie menaçante ; prescrivez :

1° L'application de trois à six sangsues à la face interne des cuisses ou aux pieds. Si l'enfant a dépassé cinq ans, une saignée d'une palette et demie à deux palettes.

2° Des cataplasmes sinapisés aux extrémités inférieures.

Si, malgré cette médication, l'accès persiste intense, faites mettre pendant une demi-heure l'enfant dans un bain ; s'il manifeste trop de répugnance, n'insistez pas de peur d'augmenter la suffocation ; mais remplacez le bain par une fumigation de vapeur aqueuse mêlée à l'éther sulfurique. Profitez de la première rémission qui surviendra dans l'accès, pour donner un vomitif. Il faut dans ce cas employer de préférence le tartre stibié, dont l'effet est plus prompt et plus sûr, et qui n'excite aucune répugnance chez les enfants.

L'accès ayant cessé, il faudra suivre les mêmes règles de traitement que nous avons exposées plus haut.

C. Le médecin n'est appelé que le second jour ; il apprend que les accès de suffocation se sont répétés fréquemment, et qu'inutilement on a employé les vomitifs et les émissions sanguines. Le cas est grave ; il faut prescrire :

1° Trois fois, dans les vingt-quatre heures, un lavement avec l'asa fœtida suivant la formule (page 361) ; il faut administrer un lavement émollient avant celui d'asa fœtida.

2° Toutes les demi-heures, deux cuillerées à thé d'une potion ainsi composée :

> ℞ Racine de petite valériane, 12 grammes. Faites infuser dans une suffisante quantité d'eau bouillante pendant une demi-heure ; ajoutez au produit de la colature :
>
> Musc............................ 40 centigrammes.
> Teinture d'ambre.................. 8 grammes.
> Sirop de fleurs d'oranger........... 15 grammes.
>
> (Wendt) (1).

(1) *Loc. cit*, p. 346. Nous avons fait subir une légère modification à cette formule en supprimant *Liquor amonii-pyro oleosi*, 1 gramme 40 centigrammes.

C'est d'après le conseil de Wendt qu'il faut employer simultanément la potion et les lavements.

Si, sous l'influence de cette médication, il survient de l'amendement, il faudra la continuer avec persévérance pendant deux ou trois jours. Si les accidents nerveux continuent à prédominer, on joindra à la médication précédente un bain aromatique, comme il est dit ci-dessus. Si les forces s'épuisent, si la dyspnée est incessante, il faudra tâcher de donner du ton aux organes : une ou deux cuillerées de vin d'Espagne seraient alors convenables ; on réveillerait aussi la sensibilité par un excitant cutané. Enfin, si la mort par asphyxie était imminente, on aurait recours à l'opération de la trachéotomie.

Art. VIII. — Historique.

Quatre années après que Home eut publié ses belles recherches sur le croup, le docteur Millar fit paraître une courte notice sur une maladie à laquelle il donna le nom d'*asthme* (1) et qu'il s'efforça de distinguer du croup décrit par Home ; et bien que Fleisch (2) ait prouvé dans sa thèse que l'on peut trouver des traces de la description de cette maladie daus les anciens auteurs, il n'en est pas moins convenu lui-même, dans son traité des maladies des enfants, que Millar était le premier qui l'eût décrite d'une manière un peu complète. L'asthme des enfants, auquel on joignit plus tard le nom de Millar, a excité de grandes discussions dans le monde médical. Les uns ont regardé son existence comme problématique, d'autres l'ont considéré comme une variété de croup, ou plutôt comme le premier degré de cette maladie ; d'autres enfin ont entièrement adopté les idées de Millar, et séparé nettement l'asthme spasmodique de la laryngite pseudo-membraneuse. Parmi ces derniers auteurs, nous citerons Wichmann, à qui revient l'honneur d'avoir établi clairement les caractères distinctifs de la laryngite pseudo-membraneuse et de l'asthme spasmodique, et d'avoir en outre indiqué d'une manière beaucoup plus précise que Millar les symptômes de cette affection. Nous ne saurions mieux faire que de reproduire ici, comme témoignage historique, le tableau synoptique dans lequel il établit le diagnostic différentiel des deux maladies (3).

ASTHME SPASMODIQUE.	ANGINE PSEUDO-MEMBRANEUSE.
(*Laryngite spasmodique.*)	(*Laryngite pseudo-membraneuse.*)
1° Il naît subitement, et la première attaque se manifeste d'ordinaire la nuit.	1° Elle naît lentement et peu à peu ; le premier accès paraît ordinairement le jour.

(1) *On the asthma hooping-cough.* Lond., 1769.

(2) C. B. Fleisch, *Diss. des Astmath Millarii.* Marburg, 1799. S. 11-13.

(3) MM. Brewer et de la Roche, dans le tome II de la *Bibliothèque germanique*,

2° Il est toujours sporadique.

3° La toux, quand elle existe, est sèche sans aucune expectoration.

4° La douleur manque, elle est remplacée par une constriction de toute la capacité thoracique.

5° La voix est rauque ou creuse.

6° La fièvre n'existe pas.

7° Les accidents alternent avec des intermittences pendant lesquelles les enfants paraissent en parfaite santé.

8° La maladie est de nature convulsive, et réclame un traitement antispasmodique.

2° Elle règne ordinairement épidémiquement, et il est rare qu'elle soit sporadique.

3° Des couches de matière puriforme ou des concrétions cylindriques sont expulsées par la toux et le vomissement.

4° La douleur existe dans le conduit de l'air, et l'on perçoit par le toucher une légère tuméfaction au niveau de l'endroit douloureux ; cette tuméfaction n'est pas sensible à la vue.

5° La voix a un timbre sifflant tout spécial.

6° La fièvre existe.

7° Les accidents continuent sans interruption, de façon qu'on n'aperçoit pas d'intermissions évidentes.

8° La maladie est de nature inflammatoire, et réclame un traitement antiphlogistique.

Henke a reproduit textuellement le tableau dont nous venons de donner la traduction, mais il a contesté quelques-unes des propositions de Wichmann. Ainsi il dit que le croup débute quelquefois subitement, qu'il se montre à l'état sporadique, que la douleur laryngée n'est pas constante. Mais, sauf ces légères différences, il adopte entièrement les opinions du médecin de Hanovre. La plupart des praticiens de l'Allemagne, Fleisch, Wendt, Formey, etc., se sont rangés à l'avis de Wichmann ; ils ont reproduit textuellement sa description, ainsi, que le diagnostic différentiel qu'il avait établi entre l'asthme spasmodique et l'angine pseudo-membraneuse. L'asthme de Millar est pour eux une maladie convulsive qu'ils rangent dans leur cadre nosologique à côté de la coqueluche. Nous devons dire toutefois que Hecker (1) et, plus tard, Autenrieth admirent que l'asthme spasmodique pouvait compliquer le croup, et que ces deux maladies étaient de la même famille. Mais Wendt (2) s'élève avec force contre une pareille opinion qu'il traite de méprise déplorable et inconcevable. Quelques-uns des auteurs des mémoires envoyés au concours de 1807 distinguèrent l'asthme de Millar du croup ; mais on comprend que Jurine en particulier dut avoir grand'peine à trouver des caractères différentiels entre les deux maladies, puisqu'un grand nombre des observations rapportées dans son mémoire sous le nom de croup du larynx ne sont autre

ont donné une traduction de l'ouvrage de Wichmann ; cette traduction a été reproduite par Valentin, p. 322. Nous avons retrouvé ce texte dans l'ouvrage de Fleisch, t. II, p. 385.

(1) Voy. Fleisch, t. II, p. 339. Note.

(2) *Loc. cit.*, p. 339.

chose que des exemples bien caractérisés de laryngite spasmodique, et, à quelques symptômes près, ne s'éloignent pas d'une manière sensible de la description de Wichmann. Guersant, dans son article ASTHME AIGU DES ENFANTS (1), après avoir critiqué avec raison les observations de Millar, s'exprime ainsi : « Néanmoins il paraît que cet » auteur avait en vue, dans sa description, une maladie particulière » différente en effet du croup, avec lequel on la confond souvent, » et que nous ferons connaître à l'article CROUP FAUX OU LARYNGITE » STRIDULEUSE. » A la page suivante (2) il ajoute : « Wichmann » et le docteur Double ont désigné sous ce nom (asthme aigu) une » maladie aiguë des organes de la respiration sans lésion organique » appréciable aux sens et qu'il faudra nécessairement rapprocher » de certaines histoires· de prétendus croups dans lesquels l'au- » topsie cadavérique n'a fait voir aucune espèce de fausse mem- » brane. »

Les passages que nous venons de citer prouvent évidemment que la maladie à laquelle M. Guersant a donné le nom de *faux croup*, et M. Bretonneau celui d'*angine striduleuse*, n'est autre chose que l'affection décrite par Millar, Wichmann, Fleisch, Henke, Wendt, etc., sous le nom d'asthme spasmodique. Il ne restera pas le moindre doute à cet égard quand on aura comparé la description de Wichmann avec celle de Guersant. La seule différence qui existe entre elles, sauf la supériorité que la marche de la science a imprimée à la description de l'auteur français, c'est que, d'après Guersant, la laryngite striduleuse *simple* est une affection légère, tandis que, d'après Wichmann, cette maladie peut fort bien entraîner la mort. Nous avons vu dans le cours de cet article de quel côté était la vérité. Nous devons dire en terminant que Guersant admet cependant un asthme nerveux qu'il a observé chez des enfants de cinq à douze ans, et qui, d'après lui, est très différent de la laryngite spasmodique. Comme il ne décrit pas cette maladie, et que, pour notre part, nous n'avons jamais observé chez les enfants d'asthme véritable sans lésions organiques, sans catarrhe et sans bronchite, il nous est impossible de savoir quelle est l'affection à laquelle il fait allusion. La distinction établie par Wichmann entre l'asthme spasmodique et la laryngite pseudo-membraneuse, reproduite plus tard par M. Bretonneau et Guersant, n'a pas été généralement admise en France. MM. Desruelles et Bricheteau, en particulier, se sont fortement élevés contre elle, en affirmant que la laryngite striduleuse n'était que le premier degré du croup. Le docteur Jansecowich, médecin de l'hôpital d'Élisabeth, à Klagenfurt (3), a adopté la distinction du croup en vrai et faux. Il a rapporté une observation

---

(1) *Dict. de méd.*, t. IV, p. 282.
(2) Page 284.
(3) *OEsterreichische Jahrbücher*, 23 Bd, 3 Heft, 1837. S. 440, 453.

dans laquelle un faux croup fut suivi d'un vrai croup qui occasionna la mort. Un second fait de cette nature a été cité par le docteur Heyfelder (1) qui distingue, ainsi que le docteur Hohnbaum (2), un état congestif du larynx, reconnaissable à un timbre particulier de la toux (*Schaafhusten, tussis ovilla*) accompagné d'enrouement. Ces deux médecins reconnaissent que cette congestion du larynx, maladie légère, disparaît par l'emploi des boissons légèrement sudorifiques et des soins hygiéniques.

CHAPITRE XIV.

LARYNGITE ÉRYTHÉMATEUSE ET ULCÉREUSE AIGUE [3].

Nous réunissons dans un même article les laryngites érythémateuses et ulcéreuses, parce que nous n'avons vu aucune utilité pratique à les séparer. Les motifs qui nous ont engagés à décrire à part les deux espèces précédentes ne sauraient être invoqués ici. Nous ne voyons en outre, dans l'inflammation érythémateuse ou ulcéreuse, que deux degrés d'une même affection qui se manifeste par les mêmes symptômes et réclame le même traitement, tandis que les laryngites pseudo-membraneuse et spasmodique nous ont présenté dans leur nature, leur expression symptomatique et leur thérapeutique, des différences nombreuses et importantes.

Art. I. — Anatomie pathologique.

Les caractères anatomiques de la laryngite aiguë peuvent être rattachés à deux types bien tranchés.

(1) *Analecten*, Bd 11. S. 170.

(2) *Medicinisches Conversationsblatt*, 1830. Nro. 43, dans *Analecten* Elfter Bd. S. 166.

(3) Nous avons composé cet article, 1° avec 26 observations de laryngite secondaire légère ou de moyenne intensité terminées par la mort; 2° avec 24 observations de laryngite secondaire légère ou moyenne guéries ; 3° avec 2 observations de laryngite primitive de moyenne intensité; 4° avec 20 observations d'enfants nous ayant offert, isolés ou réunis, la plupart des symptômes de laryngite érythémateuse, sans que nous en ayons constaté les lésions à l'autopsie; 5° enfin nous nous sommes servis de plusieurs faits de laryngite grave, que nous avons trouvés dans les auteurs. Ils appartiennent à Jurine, Constant, etc. Nous avons éliminé du nombre des laryngites secondaires celle de la variole, qui suit une marche et présente des lésions spéciales. Nous avons contrôlé et confirmé le résultat des observations que nous avons recueillies à l'hôpital par celui d'un grand nombre de laryngites graves ou légères, primitives ou secondaires que nous avons eu l'occasion de voir en ville.

1° Dans une première forme (*érythémateuse*), l'inflammation est caractérisée par une rougeur plus ou moins vive de la membrane muqueuse ; cette teinte varie depuis le rose foncé jusqu'au rouge violet, tantôt uniforme et occupant toute l'étendue du larynx, tantôt limitée à certaines parties de l'organe. Cette rougeur ne disparaît pas par le lavage : elle est due d'ordinaire à un pointillé très fin, rarement à des arborisations considérables du tissu sous-muqueux. Lorsque l'inflammation est plus intense, la membrane muqueuse est un peu molle ; à un degré un peu plus avancé elle est à la fois dépolie, inégale et molle ; enfin, mais beaucoup plus rarement, on trouve l'épaississement uni aux caractères que nous venons d'examiner. Lorsque la membrane est à la fois rouge, épaissie et ramollie, ces altérations sont presque toujours bornées à un point limité de l'organe, tantôt à la portion de la membrane qui tapisse l'épiglotte, tantôt à celle qui revêt la partie interne des cordes vocales ; tandis qu'au contraire, lorsque la rougeur existe seule, elle est diffuse, occupe souvent tout le larynx, et dépasse même cet organe pour s'étendre plus ou moins loin dans la trachée. Le tissu sous-muqueux ne nous a pas offert d'altération dans cette variété de laryngite ; nous n'avons pas observé non plus de tuméfaction assez considérable de la muqueuse des replis arythéno-épiglottiques pour diminuer d'une manière notable la capacité du conduit aérien. Nous devons dire cependant que, dans une observation publiée par Constant dans la *Gazette médicale*, l'épiglotte et la glotte présentèrent une rougeur très vive et une tuméfaction considérable ; l'ouverture de la glotte était manifestement rétrécie, la muqueuse de ces parties ne présentait ni fausses membranes, ni ulcérations, ni infiltration purulente. Dans ce cas les symptômes offrirent un haut degré de gravité.

Nous avons observé à l'hôpital treize cas de laryngite secondaire dans lesquels l'inflammation avait revêtu la forme que nous venons de décrire.

2° Dans une seconde forme (*ulcéreuse*), indépendamment des lésions inflammatoires qui appartiennent à la première espèce, on constate dans le larynx l'existence d'une ou de plusieurs ulcérations qui, dans bon nombre de cas, mériteraient plutôt le nom d'érosions. Elles occupent presque toujours les cordes vocales, plus souvent les inférieures que les supérieures ; on les rencontre aussi à leur point d'union en avant ou en arrière, mais le plus souvent en ce dernier point. Une seule fois nous avons vu une ulcération assez étendue occuper le bord libre de l'épiglotte, mais en même temps il en existait une autre à la partie postérieure des cordes vocales.

Ces ulcérations étaient presque toujours très petites, linéaires, allongées transversalement quand elles siégeaient à la partie interne des cordes vocales ; elles ressemblaient quelquefois à une simple fissure. En général très superficielles, elles dépassaient rarement la membrane muqueuse ; leurs bords minces, non décollés, étaient souvent difficiles à distinguer du fond. Lorsque les ulcérations existaient au point d'union des cordes vocales à leur partie postérieure, elles étaient arrondies, plus étendues, ayant de 2 à 4 millimètres; leurs bords étaient rouges, violets, ramollis, non tuméfiés; dans ces cas aussi elles étaient plus profondes, le tissu sous-muqueux était détruit, et l'on apercevait soit les muscles, soit les cartilages au fond des ulcérations. Quel que fût leur siège, il était rare d'en voir plus d'une à la fois. Treize malades nous ont offert une laryngite ulcéreuse. Trois fois seulement les ulcérations ont été un peu étendues et profondes; dans tous les autres cas elles étaient superficielles.

- Il faut certaines précautions pour bien constater leur existence. Presque toujours peu apparentes, elles échappent facilement à une investigation superficielle. Mais en examinant la membrane muqueuse quand le larynx est plongé dans l'eau, on les trouve aisément. En outre, il ne faut pas regarder toutes les érosions qui siégent sur les cordes vocales, et surtout à leur point d'union, comme le résultat de l'inflammation. Elles sont produites quelquefois d'une manière toute mécanique par le procédé employé pour examiner l'intérieur du larynx. Il arrive, en effet, que, lorsque l'on a incisé la face antérieure ou postérieure de cet organe, et que l'on écarte fortement les bords du cartilage divisé pour examiner l'intérieur, on produit ainsi une distension de la membrane muqueuse et une véritable rupture d'un point de son tissu. Cette érosion *artificielle* doit être soigneusement distinguée des autres.

La membrane muqueuse laryngée est rouge, épaissie et ramollie au pourtour des ulcérations ou dans quelque autre point de son étendue. Mais dans quelques cas on ne trouve pas d'autres lésions que l'ulcération. Doit-on admettre alors que l'inflammation est étrangère à la production de ces petits ulcères? Nous ne le pensons pas. Il est plus rationnel, selon nous, de croire que les traces de l'inflammation ont disparu, et que le résultat de la phlegmasie, l'ulcération, a persisté.

La trachée participe quelquefois à l'inflammation, mais plus rarement dans cette forme de laryngite que dans les autres; presque toujours le pharynx reste parfaitement sain.

Dans tous les cas sans exception dont nous venons de parler, la laryngite était secondaire; cependant la forme ulcéreuse peut aussi exister lorsque l'inflammation est primitive; mais alors les ulcérations sont plus étendues, leur forme est différente et l'inflammation plus intense; c'est du moins ce qu'on peut inférer d'un fait qui a été publié dans le Journal de Dublin (1).

Il s'agit d'un enfant qui mourut au huitième jour d'une laryngite aiguë accompagnée de toux striduleuse, dyspnée, fièvre, etc. A l'autopsie, pas de

(1) *Dublin Journal,* juillet 1838.—*Archives de médecine,* 3ᵉ série, t. II, p. 469.

gonflement du cou ; les veines thyroïdes sont gorgées de sang ; quand on a
séparé du larynx la partie supérieure de la trachée, on trouve dans celui-ci
environ une demi-once de pus (1). En regardant à travers le tube aérien de bas
en haut, on voit que sa cavité est bouchée par un foyer purulent. On ouvre
le larynx par derrière, on divise le cartilage cricoïde. et l'on trouve l'épiglotte
à son sommet et à sa face inférieure, les replis aryténo-épiglottiques et la membrane muqueuse qui recouvre le aryténoïdes ulcérées dans une grande étendue ; la membrane qui tapisse les ventricules est complètement désorganisée ;
les bords de la glotte sont déchiquetés, ulcérés irrégulièrement ; la membrane
muqueuse, au voisinage, est très enflammée et offre quelques ulcérations plus
petites : plusieurs glandes du larynx donnent à la pression un véritable pus ;
l'ulcération se termine en bas par deux bords semi-lunaires correspondant aux
bords inférieurs du cartilage thyroïde ; au-dessous la trachée est un peu
enflammée.

Nous rapprocherons de ce fait une observation publiée sous le nom
impropre de croup, et qui est due à Boudet (2).

Il s'agit dans ce cas d'un enfant de onze ans qui fut pris au milieu d'un état
de santé parfait, d'aphonie, d'accès de suffocation ; il ne rejeta pas de fausses
membranes. A l'autopsie, les amygdales, un peu volumineuses, sont violettes,
à peine ramollies, sans traces de pseudo-membranes à leur surface. Les parties
voisines, le pharynx surtout au voisinage de l'épiglotte, offrent une rougeur
violette uniforme ; la muqueuse du larynx est érodée en plusieurs endroits,
surtout au niveau de la partie qui correspond au cartilage thyroïde ; les ventricules laryngés n'existent plus, l'ulcération les a confondus avec la cavité du
conduit ; la trachée est d'un rouge écarlate, criblée d'ulcérations profondes, irrégulières, séparées par des brides minces ; dans plusieurs points les arceaux
sont mis à nu ; les ulcérations ne sont pas tapissées par des fausses membranes ;
la bronche droite est revêtue dans ses deux premiers centimètres par une
pseudo-membrane tubulée assez mince et peu adhérente. Dans la bronche
gauche on n'aperçoit des pellicules couenneuses qu'à une certaine distance de la
bifurcation de la trachée ; les deux poumons présentent de nombreux noyaux
disséminés d'hépatisation grise et d'hépatisation rouge, surtout dans les parties
inférieures.

Nous disions tout à l'heure que cette observation n'est pas un
exemple du croup, puisqu'à l'autopsie il n'existait pas de fausse membrane laryngée ou trachéale, et que, pendant la vie, le malade n'en
avait pas expectoré. Les pseudo-membranes bronchiques étaient une
simple coïncidence, et tenaient à ce que la maladie s'était développée
dans le cours d'une épidémie de diphthérite.

Art. II. — Symptômes.

Les deux formes de laryngite que nous venons de décrire se manifestent dans les mêmes circonstances, et donnent lieu pendant la vie

____

(1) Nous craignons que le traducteur n'ait commis une erreur de quantité.
(2) *Archives*, 1842, p. 440.

à des symptômes à peu près identiques. Nous croyons devoir embrasser leur description dans un seul article, et si, chemin faisant, nous trouvons des différences, nous aurons soin de les indiquer. Il va sans dire que nous n'avons adopté cette marche qu'après avoir analysé les symptômes de chacun de ces deux groupes et les avoir comparés les uns aux autres. Nous devons dire cependant que si les symptômes pris à part sont identiques dans ces différentes formes, il n'en est pas de même de leur fréquence proportionnelle. Pour faire de suite comprendre notre pensée, nous disons que les signes de la laryngite manquent assez souvent dans la première forme au premier degré (rougeur simple), tandis qu'ils sont presque constants dans la seconde. Ces résultats pouvaient être prévus ; car ici la fréquence du symptôme coïncide d'une manière assez naturelle avec l'étendue et la profondeur de la lésion. Cependant il est des cas dans lesquels la relation entre la lésion et le symptôme n'est en aucune façon proportionnelle. Mais nous reviendrons sur ce sujet à l'article DIAGNOSTIC.

1° *Voix*. — Un des symptômes les plus caractéristiques est la modification que subit le timbre de la voix. D'abord claire, elle devient enrouée, puis faible, basse, puis complétement éteinte ; d'autres fois elle est d'abord simplement rauque, et à cette raucité succède l'aphonie ; ou bien enfin elle est éteinte dès le début. Une fois que l'aphonie est établie, elle offre quelques variations dans sa marche suivant la variété de laryngite. Ainsi, dans la première forme, l'enrouement et l'aphonie sont quelquefois intermittents, tandis que dans la forme ulcéreuse l'extinction de voix persiste sans interruption jusqu'à la mort. Lorsque la maladie se termine par le retour à la santé, il est rare de voir l'aphonie se dissiper complétement du jour au lendemain ; mais, en général, la voix, complétement éteinte, reprend peu à peu ses caractères normaux. Chez les très jeunes enfants, les modifications du cri remplacent celles de la voix, mais remarquons qu'il est rarement tout à fait éteint. Expression de douleur, exigeant un effort assez considérable, phénomène éminemment actif, le cri triomphe souvent d'un obstacle qui s'oppose à la libre articulation des sons. Du reste il faut soigneusement distinguer l'extinction de voix qui survient dans les derniers jours de la vie chez des sujets profondément débilités, de celle qui est le résultat de la laryngite.

2° *Toux*. — Les modifications dans le timbre de la toux sont bien moins caractéristiques que celles de la voix. Quelle qu'ait été la forme de la laryngite, la toux, chez les deux tiers de nos malades, n'a pas offert de caractères spéciaux ; elle était plus ou moins fréquente, sèche ou humide, tout à fait semblable à celle que l'on observe dans la bronchite ou la pneumonie lobulaire. Dans les autres cas, mais *pas plus fréquemment dans une forme que dans une autre*, la toux était rauque, bruyante, suivie quelquefois d'une inspiration légèrement

métallique ; d'autres fois elle était étouffée, voilée, rentrée. La raucité de la toux, variable suivant la nature de la maladie primitive,
précédait en général l'aphonie ou la raucité de la voix; puis,
celle-ci une fois établie, la toux restait rauque, ou bien elle changeait de caractère, et devenait elle-même étouffée, rentrée, Quelquefois la toux était pénible; *très rarement* elle avait lieu par-
quintes, mais elle était beaucoup plus fréquemment abondante que
rare.

3° *Expectoration.* — Aucun de nos malades ne nous a présenté
d'expectoration caractéristique,

4° *Douleur au larynx.* — Nous n'avons presque jamais constaté de
douleur au larynx; ce fait tient probablement à ce que nos malades
étaient pour la plupart très jeunes et atteints d'autres affections
graves. Une seule fois, une jeune fille de quatorze ans, dont la laryngite était survenue dans le cours d'une maladie du cœur, se plaignit
de douleurs très vives au niveau du larynx pendant plusieurs jours ;
elle succomba plus tard aux progrès de l'affection du cœur, et nous
constatâmes à l'autopsie une inflammation limitée, mais intense, de la
membrane muqueuse au niveau de l'angle rentrant des cordes vocales. Dans l'observation rapportée par Constant, l'enfant se plaignait
d'une douleur de gorge et de la sensation d'un corps étranger gênant
le passage de l'air.

5° *Dyspnée, sifflements,* etc. — L'accélération des mouvements
inspiratoires a presque toujours été le résultat des maladies qui
coexistent avec la laryngite. Cependant dans quelques cas, indépendant de complications thoraciques, nous avons noté que la respiration était pénible, difficile, accélérée. Dans aucune de nos observations de laryngite érythémateuse ou ulcéreuse, nous n'avons observé
d'accès de suffocation ; mais dans les observations de laryngite primitive grave que nous avons trouvées dans les auteurs, il a été constaté
une dyspnée intense continue; très rarement des accès de suffocation.

La respiration a été bruyante chez quelques-uns de nos malades ;
mais aucun ne nous a offert de sifflement laryngo-trachéal : ce phénomène était des plus prononcés dans les observations de laryngites
graves que nous avons trouvées dans les livres. Il avait lieu dans les
deux temps; il était rude et bruyant, et se faisait entendre au loin.

Les différents symptômes que nous venons de passer en revue sont
les seuls qu'on puisse rattacher à la laryngite secondaire.

Les autres que nous avons pu observer dépendaient de l'affection
primitive; nous devons dire cependant que dans les cas qui nous appartiennent, et où la laryngite, qui était primitive et médiocrement
grave, a eu une issue heureuse, la fièvre n'était pas très vive, tandis
qu'elle était intense dans les cas de laryngite grave primitive que nous
avons consultés. Elle s'accompagnait en outre de beaucoup d'anxiété,

de congestion violacée de la face, d'agitation extrême, de délire, et même de convulsions générales (1).

Art. III. — Tableau de la maladie. — Forme. — Durée, etc.

On peut reconnaître deux formes de laryngites aiguës qui diffèrent à bien des égards par leurs symptômes et leur gravité.

La première est la larynginte aiguë de moyenne intensité, qui peut être primitive ou secondaire.

La seconde est la laryngite aiguë, grave, qui est presque toujours primitive.

La première forme débute par de l'enrouement bientôt suivi d'aphonie, ou par de l'aphonie d'emblée sans oppression ; la toux est ordinairement rauque, mais la respiration reste facile, elle n'est presque jamais bruyante ; elle est peu accélérée lorsqu'il n'y a pas de complication pulmonaire. La douleur au larynx est nulle et la fièvre peu prononcée ; il n'y a pas d'accès de suffocation, le facies n'offre pas de teinte asphyxique. La maladie se termine presque toujours par la guérison, et lorsque la mort survient, elle dépend d'une affection antérieure ou intercurrente. Cette forme de laryngite, qui peut passer à l'état chronique, est assez fréquente chez les très jeunes enfants.

La laryngite aiguë grave débute quelquefois par les mêmes symptômes que la forme précédente ; mais le plus ordinairement elle s'annonce par un mouvement fébrile intense, accompagné d'agitation et de raucité de la toux ; la voix est rauque, la respiration difficile. L'exploration de la gorge ne fournit que des résultats négatifs ; ou bien rarement, et par coïncidence, on constate les caractères d'une pharyngite. Les symptômes persistent en augmentant d'intensité : la respiration est très accélérée, elle s'accompagne d'un ronflement laryngo-trachéal très marqué et continu, la voix est toujours rauque ; l'expectoratiou manque, ou bien elle est muqueuse, très rarement sanguinolente ; la dyspnée est grande et continue, rarement il y a des accès de suffocation intermittents bien manifestes ; la fièvre persiste, mais le pouls devient petit ; la face est violacée, le cou tuméfié ; il y a menace d'asphyxie. Ces symptômes vont en général en augmentant : la voix est complétement éteinte, la suffocation de plus en plus marquée, les traits sont profondément altérés, le pouls est insensible, la face livide ; quelquefois il survient du délire ou des convulsions générales, et la mort termine rapidement la scène. D'autres fois les accidents persistent dans toute leur intensité, et ce n'est qu'au bout de six à huit jours qu'arrive la terminaison fatale.

Lorsque la maladie se termine par le retour à la santé, la fièvre diminue, ainsi que la dyspnée ; le ronflement laryngo-trachéal disparaît ;

____

(1) L'observation sixième du mémoire de Jurine nous en offre un exemple remarquable.

l'expectoration muqueuse augmente d'abondance ; l'extinction de la voix diminue ; il ne reste plus qu'un simple enrouement, qui disparaît bientôt ou persiste quelque temps (1).

La laryngite aiguë suit en général, comme nous venons de le voir, une marche rapide ; mais il est bien difficile d'exprimer sa durée en chiffres. On comprend, en effet, qu'elle doit être modifiée par une infinité de causes différentes. Ainsi, dans les cas de laryngite secondaire, la marche plus ou moins rapide de la maladie générale, l'époque à laquelle la laryngite se développe, l'âge du sujet, sa constitution, l'état de ses forces, l'intensité plus ou moins grande de l'inflammation, sont tout autant de circonstances qui influent sur la rapidité de la marche, et nous renvoyons aux articles ROUGEOLE, SCARLATINE, FIÈVRE TYPHOÏDE, etc., pour tous ces détails spéciaux.

Lorsque la laryngite aiguë primitive offre un haut degré d'intensité, elle suit quelquefois une marche extrêmement rapide. Ainsi, dans l'observation de Jurine, que nous avons citée plus haut, la mort survint en moins de vingt-quatre heures. Dans le fait publié par Constant, et dans un autre qu'il a raconté succinctement, la terminaison fatale eut lieu une fois en cinq jours, l'autre en trois. L'enfant atteint de laryngite ulcéreuse suraiguë, dont l'observation a été publiée dans les *Archives*, succomba le huitième jour. C'est à cette époque que le malade, dont l'observation est rapportée dans la *Clinique*, entra en convalescence, etc. On trouve dans la *Gazette médicole*, 1840, p. 698, l'observation d'une jeune fille de quinze ans atteinte de pharyngite et de laryngite ulcéreuse. L'ulcère du larynx avait perforé le ventricule droit un peu au-dessous de la corde vocale. Il en était résulté un emphysème général. (*Annales* et *Bulletin de la Société de médecine de Gand.*)

Art. IV. — Diagnostic.

Les différents symptômes que nous avons assignés à la laryngite sont-ils assez constants et caractéristiques, pour qu'il soit toujours facile de la reconnaître ? Le diagnostic d'une inflammation laryngée étant établi, peut-on facilement discerner sa nature ?

Lorsque l'on interroge scrupuleusement les faits, on est quelquefois forcé de répondre d'une manière négative à la première question. Ainsi nous avons recueilli les observations de jeunes malades atteints de laryngite érythémateuse, chez lesquels l'inflammation a été tout à fait latente. Nous n'en dirons pas autant de la laryngite ulcéreuse ; toujours dans cette forme, nous avons constaté les symptômes qui nous ont permis de reconnaître une affection du larynx. Mais, pour être fidèles à la vérité, nous devons ajouter ici que quelques malades nous ont présenté pendant la vie la réunion de presque tous les symptômes

____

(1) *Clinique, Annales*, etc., t. II, p. 226 et suiv.

de la laryngite, et après la mort l'autopsie nous a révélé des lésions tellement insignifiantes qu'il nous a été impossible d'établir un rapport de cause à effet entre les symptômes et les altérations anatomiques (1). Nous citerons en particulier le fait suivant :

Un garçon de vingt-sept mois entra à l'hôpital pour y être traité d'une rougeole et d'une pneumonie lobulaire ; la fièvre éruptive disparut, mais il survint une angine pseudo-membraneuse tonsillaire et palatine. Cette phlegmasie existait déjà depuis quelques jours lorsque nous notâmes que le timbre de la toux commençait à devenir rauque, puis la voix fut un peu voilée. 'Le lendemain elle reprit momentanément son timbre ordinaire ; mais le surlendemain (trois jours avant la mort) elle était presque entièrement éteinte ; en même temps la toux était rauque et étouffée ; la respiration médiocrement accélérée (à 36) ; il n'y avait pas de sifflement laryngo-trachéal, mais la fièvre était assez vive ; les amygdales un peu tuméfiées offraient quelques fausses membranes ; la luette était rouge ; les ganglions cervicaux et sous-maxillaires un peu tuméfiés. Les deux jours suivants les symptômes laryngés furent encore plus prononcés ; la respiration devint bruyante dans les deux temps, mais surtout dans l'inspiration ; le sifflement augmentait dès qu'on excitait l'enfant ; il y avait soixante inspirations par minute, mais pas d'accès de suffocation proprement dits. La face avait une pâleur extrême ; la toux, toujours étouffée, était rauque, la voix presque entièrement éteinte ; la gorge était à peu près dans le même état. La mort survint cinq jours après celui où, pour la première fois, on avait noté une altération du timbre de la voix.

A l'autopsie, qui fut pratiquée quatre-vingt-sept heures après la mort par un temps très chaud, nous trouvâmes la membrane muqueuse du larynx parfaitement saine ; elle était revêtue seulement d'une légère couche mucoso-purulente.

Le cas que nous venons de citer succinctement n'est pas le seul que nous ayons observé ; mais dans les autres il n'y avait pas, comme dans celui-ci, réunion de plusieurs symptômes. Ainsi, chez les uns, la voix était seulement plus ou moins voilée, mais la toux n'offrait aucun caractère particulier ; chez d'autres, celle-ci était rauque ou un peu étouffée, la voix restant claire. Ce n'est donc pas d'après un seul symptôme que l'on doit admettre l'existence d'une laryngite secondaire. En général la raucité de la toux et de la voix, et même l'aphonie étaient de courte durée et se montraient à une époque très voisine de la mort, dans les cas où elles étaient indépendantes d'une lésion du larynx. Mais dans certains cas, et, en particulier, dans celui que nous avons cité tout à l'heure, où les symptômes étaient plus tranchés et avaient une durée plus longue, l'aphonie et la raucité de la toux tenaient peut-être à une inflammation superficielle de la membraue muqueuse, accompagnée pendant la vie d'une légère tuméfaction dont les traces avaient disparu après la mort.

La laryngite érythémateuse ou ulcéreuse grave peut être confon-

____

(1) Nous retrouverons cette discordance entre les lésions et les symptômes encore bien plus prononcée quand il s'agira des affections gastro-intestinales.

due avec la laryngite pseudo-membraneuse. Le diagnostic est dans certains cas tellement difficile que les praticiens les plus consommés ont été, et seront souvent encore, induits en erreur. Nous l'avons dit ailleurs, un seul symptôme peut servir à distinguer les deux maladies ; savoir, l'expectoration caractéristique. Quand elle manque, le diagnostic peut être établi sur un ensemble de probabilités qui équivaut bien rarement à une certitude complète. On trouvera ces éléments du diagnostic dans le tableau synoptique suivant :

LARYNGITE PSEUDO-MEMBRANEUSE.	LARYNGITE ÉRYTHÉMATEUSE OU ULCÉREUSE GRAVE.
Souvent angine pseudo-membraneuse précédant le début.	Pas d'angine couenneuse avant le début.
Les symptômes du début offrent en général moins de gravité. La fièvre est moins intense , l'agition moins marquée.	La maladie débute comme les phlegmasies graves, par une fièvre très intense, une grande agitation.
La raucité de la toux et l'enrouement augmentent progressivement.	La toux est dès le début très rauque, l'enrouement très marqué arrive à l'aphonie.
La dyspnée se montre par accès violents qui laissent souvent entre eux une rémission manifeste.	La dyspnée existe dès le début; elle va progressivement en augmentant ; très rarement il y a des accès de suffocation.
Le mouvement fébrile a rarement un haut degré d'intensité.	La fièvre est violente pendant toute la durée de la maladie.
Les fonctions intellectuelles restent intactes.	Il survient quelquefois du délire et des convulsions.

Nous ne croyons pas nécessaire de présenter ici le diagnostic différentiel de la laryngite grave et de la laryngite spasmodique ; car ces deux affections offrent entre elles des différences notables, qu'il est facile de saisir et que l'on peut résumer dans la marche continue et progressivement croissante des symptômes généraux dans l'une, et dans leur intermittence parfaitement caractérisée dans l'autre. Nous renvoyons à l'étude des tubercules le diagnostic différentiel de la laryngite érythémateuse ou ulcéreuse de moyenne intensité, avec les ulcérations laryngées chez les tuberculeux.

Art. V. — Pronostic.

Le pronostic de la laryngite est, comme sa marche, puissamment modifié par la nature et la forme de la maladie, la force et l'âge des jeunes malades. A juger d'après les faits que nous avons observés, la laryngite secondaire n'offre pas en général une grande gravité. En consultant chaque cas particulier nous n'en avons pas trouvé un seul dans lequel la laryngite ait été par elle-même la cause de la mort. La laryngite aiguë primitive intense offre certainement un

grand danger, et son pronostic n'est guère plus favorable que celui
du croup.

Les symptômes qui annoncent une terminaison fâcheuse sont :
l'augmentation de la dyspnée, l'intensité du sifflement, la congestion
violacée de la face et la petitesse du pouls, le délire, l'anxiété extrême,
les convulsions, etc.

Art. VI. — Causes.

Nous sommes obligés de nous contenter d'un simple aperçu sur les
causes de la laryngite, le petit nombre de nos observations de laryngite primitive ne nous permettant pas d'établir toutes les distinctions
que réclame le sujet.

Age. — La laryngite grave primitive semble se développer de préférence chez les enfants qui ont dépassé l'âge de cinq ans ; tandis qu'au
contraire, dans nos observations, la laryngite ulcéreuse ou érythémateuse secondaire est beaucoup plus fréquente au-dessous qu'au-dessus
de cet âge.

Sexe. — La laryngite primitive paraît plus commune chez les garçons que chez les filles. Nos observations ne nous permettent pas
actuellement de décider quelle est l'influence du sexe dans la production de la laryngite secondaire. Nous indiquerons, dans chacun
des chapitres où la laryngite sera étudiée comme complication, la
fréquence de la maladie suivant le sexe.

Épidémies. — Nous ne connaissons pas d'exemple d'épidémie de
laryngite érythémateuse ou ulcéreuse, tandis qu'au contraire l'influence
épidémique peut agir d'une manière positive sur la fréquence proportionnelle de la laryngite étudiée comme complication.

Constitution. — Une forte constitution paraît être une condition favorable au développement de la laryngite grave et primitve.

Maladies antérieures. — Les maladies dans le cours desquelles se
développe la laryngite sont, par ordre de fréquence : la rougeole, la
variole, la scarlatine, puis un grand nombre d'affections fébriles primitives ou secondaires, bronchite, pneumonie, entérite, etc. ; mais,
comme nous avons eu occasion de le dire, il y a dans ces cas une
simple coïncidence. Les différentes formes anatomiques ne sont pas
également fréquentes dans ces diverses affections. Ainsi la forme ulcéreuse est presque spéciale à la rougeole et à la scarlatine (1). Nous
l'avons cependant observée dans d'autres maladies (pneumonie secondaire, bronchite, etc,).

D'après les faits que nous avons observés à l'hôpital, la laryngite
est un épiphénomène des maladies dans le cours desquelles elle survient, et nous ne lui avons reconnu aucune cause occasionnelle. Nous

____

(1) La laryngite de la variole revêt aussi, à une certaine époque, la forme ulcéreuse ; mais nous avons déjà dit que cette affection, étant tout à fait spéciale à la
variole, serait décrite ailleurs.

n'avons pas vu non plus, dans les observations de laryngite primitive grave empruntées aux auteurs, que la maladie ait été le résultat d'une cause occasionnelle évidente, sauf peut-être dans l'observation de Boudet. La laryngite ulcéreuse se développe dans ce cas à la suite d'un brusque refroidissement. D'après deux faits que nous avons recueillis, nous croyons que la laryngite peut se développer à la suite de cris violents.

De quelle nature est cette phlegmasie laryngée? Les derniers faits que nous venons de citer prouvent qu'elle peut être toute locale et pour ainsi dire mécanique. Lorsqu'elle est secondaire, elle revêt la nature des maladies dans le cours desquelles elle se développe. Il est possible cependant que l'étude attentive des faits démontre que la lésion peut être catarrhale ou purement inflammatoire. Il nous paraît probable qu'il en est ainsi pour la laryngite primitive. Le tableau que nous avons donné de la forme grave rappelle assez bien les maladies franchement inflammatoires ; et, d'autre part, si nous nous en rapportons à quelques exemples de la forme légère que nous avons observés en ville, l'élément inflammatoire nous paraît être quelquefois moins accusé en raison de son alliance avec le catarrhe. En outre, cette laryngite légère nous a paru plusieurs fois représenter et remplacer exactement la laryngite spasmodique dont elle différait par l'absence du spasme et de la congestion subite, et aussi parce qu'elle n'est pas épidémique. Là se trouve le trait d'union entre les maladies inflammatoires et les maladies catarrhales du larynx.

Art. VII. — Traitement.

§. I. *Indications.* — 1° La première indication est d'arrêter les progrès de l'inflammation par un traitement antiphlogistique convenable. La mesure dans laquelle cette indication doit être employée sera établie d'après la forme de la maladie.

2° L'inflammation laryngée étant souvent peu étendue, on peut espérer de la faire disparaître par une dérivation sur la peau au moyen des révulsifs cutanés, et sur l'estomac au moyen des vomitifs.

3° Une troisième indication est fournie par la nécessité de calmer les symptômes pénibles (toux, dyspnée).

4° Enfin, lorsque l'asphyxie fait des progrès, et que les médications internes ont échoué, il est nécessaire de recourir à la trachéotomie.

§. II. *Examen des médications.* — 1° *Émissions sanguines.* — Si nous avons conseillé d'employer avec parcimonie les émissions sanguines dans le croup et dans la laryngite spasmodique, dans lesquelles l'inflammation n'est pas le seul élément morbide, nous pensons qu'il ne saurait en être de même dans la laryngite inflammatoire. Il va sans dire cependant que l'âge de l'enfant, l'état de santé antérieur et la forme de la maladie, doivent servir de guide. Ainsi les émissions

sanguines ne doivent pas être prescrites dans la laryngite secondaire
de moyenne intensité, et doivent être modérément employées dans
la laryngite secondaire grave; elles doivent au contraire être
mises en usage dans la laryngite primitive grave. Chez les jeunes
enfants, on appliquera de trois à six sangsues derrière les apophyses
mastoïdes ; chez les sujets plus âgés, six à dix. On pourra aussi chez
les enfants de cet âge recourir à la saignée générale. Les émissions
sanguines devront être prescrites à une époque voisine du début ; on
les répéterait le second ou troisième jour, si le mouvement fébrile
persistait intense, si la dyspnée était considérable, la face violacée. Il
serait peu avantageux d'y avoir recours à une époque avancée de la
maladie, lorsque l'asphyxie serait imminente, et cela par les raisons
que nous avons exposées ailleurs. (Voy. BRONCHITE, LARYNGITE PSEUDO-
MEMBRANEUSE.)

L'emploi des émissions sanguines sera secondé par l'administration
des moyens adjuvants que l'on prescrit concurremment au traitement
antiphlogistique, tels que boissons pectorales prises tièdes à petite
gorgée, loochs adoucissants, fumigations émollientes, lavements
laxatifs, etc.

Calomel. — Les médecins anglais font un grand usage du calomel
dans toutes les inflammations chez les enfants, et en particulier dans
celles du larynx. Ils emploient ce médicament à des doses très considérables : ainsi nous voyons le docteur Wallace (1) prescrire jusqu'à
4 grammes de calomel dans les vingt-quatre heures à un enfant de
dix-huit mois atteint de cette forme particulière de laryngite qui est
le résultat de l'action des liquides trop chauds (brûlure de la glotte).

Ils conseillent de donner d'emblée le calomel dans cette forme particulière de laryngite, tandis que dans les autres on doit faire précéder
ce moyen de l'usage des émissions sanguines. Cette pratique a été
suivie avec succès dans une observation consignée dans la *Clinique*. Les
considérations que nous avons présentées au sujet des émissions sanguines trouvant ici leur application. Ainsi la médication par le calomel
sera réservée pour les cas où l'enfant est robuste, la maladie intense.

On emploiera le calomel de la même manière et aux mêmes doses
que dans le croup, dans le but d'agir sur toute l'économie, et non de
provoquer des évacuations trop abondantes, toujours nuisibles chez
l'enfant. C'est pour éviter un pareil résultat que le docteur Wallace
conseille d'ajouter une demi-goutte de teinture d'opium à chaque
dose de calomel. L'état des voies digestives contre-indiquant l'emploi
du calomel, ou le remplacerait par des frictions mercurielles.

Vomitifs. — Si quelques conditions d'âge, de force et de nature
restreignent dans certaines limites l'emploi des émissions sanguines
et du calomel, il n'en est pas de même de l'usage des vomitifs, qui

____

(1) *The Lancet, Journal des connaiss. médic.-chir.*

peuvent être prescrits avec avantage dans la forme légère et dans la forme grave. Nous renvoyons pour tous les détails concernant cette médication aux deux maladies précédemment étudiées ; nous nous contenterons de dire ici que, dans la laryngite légère, on doit commencer le traitement par le vomitif, et, dans la laryngite grave, ne le prescrire qu'après les émissions sanguines. Dans cette dernière forme on doit en outre recourir à l'émétique lorsque la dyspnée augmente, et aussi dans les cas où il survient des accès de suffocation.

Révulsifs cutanés. — Les pédiluves chauds, les cataplasmes vinaigrés, les sinapismes aux extrémités inférieures sont d'un usage habituel, et ils peuvent être utiles dans la laryngite légère. Dans la laryngite grave, ils ne doivent pas être négligés, bien que leur influence soit moins certaine. Nous préférons l'emploi de ces divers moyens à celui des emplâtres vésicants qui, cependant, nous inspirent moins de répugnance que dans le croup. Dans le cas où le praticien jugerait convenable de les employer, il devrait prescrire des vésicatoires volants, appliqués avec les précautions indiquées dans le précédent chapitre.

Calmants. — Les préparations calmantes, dont l'influence est évidente sur la toux et sur la respiration, peuvent être utiles dans les cas où la toux est très rauque, pénible, douloureuse. Il faut les employer avec mesure et toujours à titre d'adjuvants. Ainsi l'on prescrira le sirop diacode ou de belladone, l'extrait de jusquiame à dose modérée.

Résumé. — *A.* Un enfant est atteint d'une laryngite légère primitive ou secondaire ; prescrivez :

1° Une fumigation émolliente renouvelée plusieurs fois dans la journée ;

2° Des pédiluves sinapisés ;

3° Un lavement laxatif avec l'huile, le miel, etc. ;

4° Un julep diacodé, si la toux est incommode ;

5° Le repos au lit, la diète absolue, si l'affection est secondaire ; une diète modérée, si elle est primitive et que le mouvement fébrile soit peu intense.

Les jours suivants, on continuera l'emploi des mêmes moyens ; on aura toujours soin que la chambre du malade soit suffisamment aérée et d'une température convenable et toujours la même. Il sera utile en outre d'y maintenir de l'eau en évaporation. Si les symptômes persistent sans amendement, on administrera un vomitif, que l'on pourra répéter les jours suivants.

B. Un enfant robuste est atteint d'une laryngite grave primitive qui débute d'une manière très aiguë ; la toux et la voix sont rauques, le mouvement fébrile intense ; on prescrira :

1° Une application de trois à dix sangsues, suivant l'âge (on laissera couler les piqûres pendant une heure), ou une saignée du bras d'une palette et demie à trois palettes, si l'enfant a dépassé l'âge de cinq ans ;

2° On donnera toutes les deux heures de 3 à 10 centigrammes de calomel, suivant l'âge, de manière à faire prendre 30 à 60 centigrammes dans les vingt-quatre heures.

Et l'on emploiera les moyens adjuvants indiqués ci-dessus.

Si le mouvement fébrile persiste intense, les symptômes locaux n'ayant pas subi de modification, on pourra le lendemain renouveler l'émission sanguine, tout en continuant la médication par le calomel. Si la dyspnée augmente, s'il survient des accidents de suffocation, on suspendra le calomel, que l'on remplacera par des frictions mercurielles. En outre, on prescrira les vomitifs, que l'on répétera à plusieurs reprises.

C. La laryngite est grave, mais secondaire, ou bien l'enfant est débilité ; prescrivez :

1° La médication indiquée sous la lettre *A* ;

2° Un vomitif avec la poudre d'ipécacuanha ;

3° Si la toux est intense, donnez un looch avec addition de sirop diacode ou de belladone ;

4° Entretenez la liberté du ventre au moyen des lavements légèrement laxatifs, qui seront d'une nécessité indispensable dans le cas où vous auriez employé des préparations opiacées.

Appelé à une époque avancée de la maladie, lorsqu'un traitement actif est resté sans succès et que l'asphyxie est menaçante, le médecin doit éviter toute médication débilitante ; il doit employer à l'extérieur les révulsifs cutanés, à l'intérieur une potion de polygala ; enfin, si la maladie continue sa marche, si l'asphyxie commence, et s'il n'existe pas d'autres lésions, causes actuelles de mort, il pratiquera la trachéotomie.

CHAPITRE XV.

LARYNGITE CHRONIQUE.

La laryngite chronique indépendante d'une affection tuberculeuse est, chez l'enfant comme chez l'adulte, une maladie fort rare ; nous n'en avons recueilli que deux exemples bien constatés. Dans un de ces deux cas, la maladie avait succédé à une laryngite aiguë ; dans l'autre, elle était survenue spontanément. Ces deux enfants étaient deux jeunes filles âgées de treize ans. Elles étaient bien constituées ; leur santé générale était bonne, leur appétit excellent, la respiration parfaitement pure ; il n'y avait aucun symptôme d'affection tuberculeuse. La maladie existait chez l'une depuis neuf mois, chez l'autre depuis deux ans ; chez toutes deux elle était caractérisée par les symptômes suivants : la voix était complétement éteinte ; quelque effort que fît l'enfant, il lui était impossible d'articuler aucun son. L'exploration de la gorge ne fournissait que des résultats négatifs ; le larynx n'était le siége d'aucune douleur ; la respiration était facile , sans sifflement. Cependant chez l'une des deux malades le stéthoscope appliqué sur le larynx faisait entendre un sifflement très fort , perceptible dans les deux temps ; ce bruit était très rude ; on aurait dit que l'air heurtait contre un obstacle placé sur son passage.

Les deux enfants passèrent plusieurs semaines à l'hôpital; c'est en vain qu'on employa les vésicatoires répétés, les sangsues, les frictions avec l'huile de croton, les fumigations aromatiques, etc., on n'obtint pas le moindre soulagement. Elles quittèrent les salles dans le même état qu'au moment de leur entrée. Nous avons trouvé dans l'ouvrage de MM. Trousseau et Belloc l'observation d'une jeune fille de quatorze ans qui a la plus grande analogie avec celle que nous venons de citer, et chez laquelle des cautérisations laryngées pratiquées par la méthode de l'auteur eurent un plein succès (1).

En consultant les faits publiés dans les journaux de médecine, c'est à peine si l'on trouve trois ou quatre observations de laryngite chronique chez les enfants. Du reste, Frank avait déjà fait cette remarque : *Si infantes phthisi laryngeœ venereœ affectos excipiam , fateri debeo omnes œgrotos pubertatis epocham superasse.*

M, Trousseau , en rapportant cette citation , a pu la confirmer par son expérience personnelle. Nous ne trouvons dans son livre qu'un très petit nombre d'exemples *bien constatés* de laryngite chronique chez les enfants. Peut-on, en effet, donner ce nom à une laryngite fébrile qui se termine en un mois par la mort (2)? La même dénomination peut-elle être appliquée avec plus de raison aux deux faits de laryngite qui succèdent à la trachéotomie, et qui se terminent en trois semaines par la guérison (3) ? Nous ne le pensons pas.

Nous avons cité dans nos chapitres LARYNGITES PSEUDO-MEMBRANEUSE ET SPASMODIQUE des exemples de laryngites passées à l'état chronique. On trouve dans le *Journal des progrès* (4) une observation intéressante qui appartient à M. Senn , et que l'on pourrait rapprocher des précédentes. Il s'agit dans ce cas d'une jeune fille de six ans qui fut atteinte de laryngite chronique à la suite du croup. «Depuis dix-huit mois, dit M. Senn, cette enfant avait la voix très faible et la respiration et la déglutition gênées. Voici l'état dans lequel je la trouvai : la maigreur était très prononcée, la respiration bruyante, sifflante; il y avait demi-aphonie ; la glande thyroïde avait le double de son volume ordinaire. En explorant la poitrine , la respiration était assez

____

(1) *Traité pratique de la phthisie laryngée*, obs. XXXIV, p. 321.
(2) *Loc. cit.*, obs. XII, p. 100.
(3) *Loc. cit.*, obs. XV.
(4) Tome V, p. 226, 1829.

franche, et le sifflement paraissait exister au larynx ou au sommet de la trachée. » L'auteur, croyant que cette dyspnée tenait peut-être à une pression exercée par la glande thyroïde sur la trachée, prescrivit un traitement par l'hydriodate de potasse. Sous l'influence de ce médicament, la glande diminua de volume; mais la maigreur alla toujours en augmentant; la respiration devint bruyante et des plus pénibles à entendre; elle exigeait des contractions énergiques des muscles inspirateurs à chaque inspiration ; la trachée était entraînée en arrière et en haut, et enfermée entre les muscles sterno-hyoïdiens ; le corps thyroïde avait conservé son volume normal ; l'enfant avalait encore facilement les liquides et la bouillie ; mais tous les aliments qui se mettent en bols volumineux, la mie de pain, par exemple, ne pouvaient passer.

La gêne extrême de la respiration, la crainte qu'une angine même légère n'occasionnât une asphyxie mortelle, engagèrent M. Senn à pratiquer la trachéotomie. Cette opération eut le plus heureux succès : l'enfant guérit et retrouva la voix.

Nous bornerons ici ces courtes considérations sur une maladie évidemment exceptionnelle chez l'enfant, et nous renvoyons pour compléter ce sujet aux chapitres LARYNGITE PSEUDO-MEMBRANEUSE et ULCÉRATIONS LARYNGÉES CHEZ LES TUBERCULEUX.

CHAPITRE XVI.

LARYNGITE SOUS-MUQUEUSE.

La laryngite sous-muqueuse, c'est-à-dire l'inflammation du tissu cellulaire qui double la membrane muqueuse du larynx aurait, vu son siége, une importance réelle, si elle était plus fréquente et si elle constituait une maladie bien définie. Mais la phlegmasie de cette partie du tissu cellulaire peut difficilement être isolée de celle de la muqueuse elle-même. En outre on la confond habituellement avec l'œdème de ce même tissu ; et enfin elle est tout à fait exceptionnelle dans l'enfance.

Nous croyons devoir admettre deux espèces de cette phlegmasie : l'une spontanée, c'est-à-dire développée sous l'influence d'une cause interne générale. Nous la distinguons de l'œdème de la glotte (cette dernière maladie sera étudiée avec les hydropisies). La seconde espèce reconnaît pour cause un agent externe ; c'est une brûlure par suite de la déglutition de liquides bouillants.

Art. I. — Laryngite sous-muqueuse spontanée.

Nous avons vu que, dans quelques cas de laryngite pseudo-membraneuse secondaire, la membrane muqueuse qui revêt les ligaments aryténo-épiglottiques et l'épiglotte elle-même offrait un épaississement notable; mais il est très rare de constater chez les enfants une inflammation considérable du tissu sous-muqueux de l'épiglotte ou de ses replis. Nous n'avons vu qu'un seul fait de cette nature, et nos recherches nous ont également convaincus de la rareté de cette affection.

Dans l'impossibilité de tracer son histoire avec des faits aussi incomplets que ceux que renferment les annales de la science, nous nous bornerons à consigner ici la seule observation que nous avons recueillie, tout en manifestant le regret qu'elle ne soit pas aussi complète que nous l'eussions désiré :

OBSERVATION. — Un garçon de quatre ans et demi était entré à l'hôpital pour y être traité d'une phthisie pulmonaire qui avait succédé à une rougeole. L'auscultation indiquait une tuberculisation peu avancée, mais l'état général annonçait une débilitation profonde. Cet enfant fut pris d'une inflammation des ganglions sous-maxillaires accompagnée d'une tuméfaction considérable des tissus environnants; la phlegmasie se termina par suppuration; il se forma au côté droit un abcès qui fut ouvert. La tuméfaction persista cependant, surtout du côté gauche; elle s'accompagna d'une grande gêne dans la déglutition sans symptômes visibles d'inflammation de l'arrière-gorge; en même temps il y eut des vomissements nombreux, et le mouvement fébrile augmenta d'intensité. La veille de la mort nous notâmes que la respiration était très pénible; à chaque mouvement respiratoire l'air produisait un sifflement sourd; il y avait en outre une aphonie complète; on n'entendait pas de toux, et l'enfant était trop débilité pour que l'on pût s'assurer de l'existence d'une douleur laryngée. Nous ne pratiquâmes pas le toucher des replis aryténo-épiglottiques; les mêmes symptômes persistèrent pendant toute la journée; le pouls était petit et accéléré, la peau froide, et la mort survint vingt-quatre heures environ après le début des accidents laryngés. Il n'y eut pas de symptômes cérébraux.

A l'autopsie le larynx était dans l'état suivant : L'épiglotte avait plus de deux lignes d'épaisseur; les replis aryténo-épiglottiques étaient aussi très tuméfiés, de façon que l'orifice supérieur du larynx était considérablement rétréci. En incisant les parties tuméfiées, on en fit découler par la pression un liquide jaunâtre purulent. Du reste, la membrane muqueuse elle-même n'offrait pas de signes d'inflammation; il en était de même de celle qui tapissait l'intérieur du larynx et la trachée; les régions sous-maxillaires étaient infiltrées d'une grande quantité de liquide purulent.

Dans ce cas, il y avait évidemment inflammation du tissu sous-muqueux de l'orifice supérieur du larynx; tandis que la membrane muqueuse était exempte de toute phlegmasie. Il n'en est pas de même dans l'espèce suivante. Ici, en effet, la membrane est enflammée, et la lésion du tissu cellulaire se rapproche plus de l'œdème que dans le fait précédent. Cette transition entre l'inflammation et l'hydropisie justifie, jusqu'à un certain point, les auteurs qui ont cru devoir réunir la laryngite sous-muqueuse et l'œdème de la glotte dans une description commune.

Art. II. — Laryngite sous-muqueuse, suite de brûlure de la glotte.

Les auteurs anglais Burges, Wallace, Jameson, etc., ont décrit sous le nom de *brûlure de la glotte* une maladie qui ressemble beaucoup à l'œdème de la glotte des adultes.

Elle est caractérisée anatomiquement par la tuméfaction plus ou moins considérable de l'épiglotte et des replis aryténo-épiglottiques, qui sont blancs et froncés, et assez épaissis pour oblitérer presque entièrement l'orifice du larynx. La membrane muqueuse est quelquefois tapissée par une lymphe plastique qui s'étend plus ou moins loin dans la trachée. Les replis aryténo-épiglottiques sont bien réellement œdémateux.

Cette maladie est occasionnée par la déglutition de l'eau bouillante, et quelquefois seulement par l'inhalation de la vapeur à un haut degré de température. On n'observe guère ces accidents qu'en Angleterre, où l'on fait grand usage de théières. L'enfant s'empare du vase rempli de liquide bouillant, et laissé imprudemment à sa disposition ; il porte avidement le goulot à ses lèvres ; et avant qu'il ait pu s'apercevoir de sa méprise, la bouche et la gorge sont déjà brûlées par le contact de l'eau, tandis que la vapeur bouillante a porté plus loin encore le foyer d'irritation.

Au moment de l'accident, le petit malade pousse des cris aigus; mais un fait remarquable, c'est que souvent les symptômes graves ne sont pas immédiats ; il peut même arriver que l'enfant s'endorme ou retourne à ses jeux, et ce n'est qu'au bout de quelques heures qu'apparaissent les signes qui révèlent la gravité de la maladie (Jameson).

Quelle que soit l'époque à laquelle les accidents se manifestent, ils offrent une grande similitude. La gorge est douloureuse, la déglutition difficile. A l'inspection, on trouve souvent la voûte du palais blanchie, la luette tuméfiée, les lèvres sont quelquefois couvertes de véritables ampoules. Dans d'autres cas, l'examen de la cavité buccale et de la voûte palatine ne révèle aucune lésion appréciable, la brûlure ayant été causée par la vapeur seulement. La dyspnée est intense et continue, la respiration bruyante, sifflante, difficile; il y a de la toux ; la voix est éteinte. Ces symptômes augmentent rapidement ; et alors le pouls est petit, fréquent, la face gonflée, violette, asphyxique, il y a des alternatives d'assoupissement et d'anxiété. Lorsque la maladie se termine d'une manière funeste, le pouls devient insensible, les extrémités se refroidissent, les traits s'affaissent et le coma termine la scène.

La maladie marche avec une grande rapidité, le plus ordinairement elle atteint son apogée en quelques heures. Elle offre un haut degré de gravité.

Les auteurs ne sont pas d'accord sur le traitement à suivre. Cheyne conseille de petites doses d'opium toutes les deux heures, tandis que le docteur Wallace insiste tout particulièrement sur l'emploi du mercure qu'il prescrit à des doses considérables. Il donne à de jeunes enfants 18 centigrammes de calomel toutes les deux heures. Il ajoute à chaque dose de calomel une demi-goutte d'opium. Le docteur Jameson recommande les vomitifs et cite un cas où l'émétique et les sangsues ont amené la guérison. Plusieurs des enfants auxquels ce médecin a donné des soins ont été traités au début par des émissions sanguines. Cependant l'opinion assez générale des auteurs est qu'elles disconviennent.

Le docteur Marshall-Hall a proposé la scarification de l'épiglotte. L'opération de la trachéotomie a été pratiquée par plusieurs médecins (Burges, Wallace, Jameson); elle compte quelques succès et beaucoup de revers. Sur onze enfants trachéotomisés, dont le docteur Jameson rapporte les observations, trois seulement ont guéri. Ce médecin attribue l'insuccès a une complication de bronchite ou de broncho-pneumonie. M. Jameson dit que l'opération est impérieusement exigée quand les moyens accoutumés n'ont pas pu diminuer l'intensité des symptômes. Voici en quels termes il s'exprime : «Quand la respiration devient striduleuse et croupale ou se réduit à un simple sanglot à raison du spasme de la glotte, quand le pouls est petit, rapide, la température du corps diminuée, la tête renversée en arrière, la face congestionnée, les yeux demi-ouverts avec tendance au coma, et difficulté de la respiration, il faut opérer sans délai si les symptômes ont apparu depuis peu. Mais quand le coma est complet, ou bien quand il existe une bronchite, l'opération est inutile. »

POITRINE.

A, VOIES RESPIRATOIRES.

CHAPITRE PREMIER.

GÉNÉRALITÉS SUR LES PHLEGMASIES DES VOIES RESPIRATOIRES.

La portion thoracique des voies respiratoires comprend la membrane muqueuse trachéo-bronchique. le parenchyme pulmonaire et la plèvre. Les maladies dont nous devons nous occuper à ce sujet sont principalement celles qu'on connaît sous les noms de *bronchite. pneumonie, pleurésie.* Si nous voulions nous borner à présenter leur histoire comme nous l'avions fait dans notre première édition, en continuant à les envisager au même point de vue que la plupart des auteurs modernes, nous pourrions entrer immédiatement en matière, et, suivant la voie commune, nous serions facilement compris ; mais, à notre avis, nous serions loin de la vérité. En effet, ces trois mots *bronchite, pneumonie, pleurésie,* qui reflètent l'idée médicale dominante depuis plus de trente années, rapportent la nature du mal à la phlegmasie des organes et lui subordonnent tous les symptômes aussi bien que la thérapeutique rationnelle.

Telle aujourd'hui ne peut plus être notre manière de voir.

Si nous admettons avec la plupart des pathologistes que la phlegmasie locale existe en réalité dans la majorité des cas et joue un rôle important suivant son siége, il ne nous est plus permis de méconnaître la prépondérance qu'exerce la nature de cette phlegmasie.

Or, cette nature du mal se déduit de l'ensemble des causes, des symptômes généraux ou même locaux, et des résultats de la thérapeutique expérimentale. Elle se déduit aussi du rapprochement des maladies analogues du tube gastro-intestinal.

Enfin, chose remarquable, l'anatomie pathologique qui avait induit en erreur en imposant le nom commun d'inflammation à des maladies très dissemblables, nous vient en aide aujourd'hui en démontrant dans les caractères locaux de la phlegmasie des différences qui concordent avec l'hétérogénéité de nature.

Mais avant d'établir ces divisions naturelles, nous croyons devoir exposer dans un historique abrégé l'état actuel de la science sur ces différents points.

Il est difficile d'isoler complétement les ouvrages qui ont eu pour objet la bronchite de ceux qui ont trait à la pneumonie. Ces deux phlegmasies, habituellement distinctes chez l'adulte, se confondent souvent chez l'enfant, et l'on peut dire que les travaux qui portent le nom de l'une de ces maladies ont trait à toutes les deux. Il n'en est pas de même de la pleurésie, et pour cette cause nous laisserons au chapitre dans lequel nous décrivons cette maladie les détails biographiques qui la concernent.

La plupart des médecins qui, à la fin du siècle dernier ou au commencement de celui-ci, ont spécialement étudié ces maladies du jeune âge, tels que Kercksig, Cheyne, Schæffer et Fischer, ont confondu la bronchite et la pneumonie sous les dénominations de catarrhe suffocant, d'asthme aigu, de paralysie des poumons, d'asthme paralytique. Quant aux auteurs plus anciens qui ont décrit la pneumonie, ils n'ont eu en vue pour les enfants que celle qui survient dans le cours des fièvres éruptives, comme on peut s'en assurer en parcourant les ouvrages de Sydenham, Stoll, Rosen et Morton (1).

A la fin du premier quart de ce siècle, l'admirable découverte de Laënnec a imprimé une vive impulsion à toutes les recherches relatives aux maladies de poitrine. C'est, en effet, depuis les beaux travaux de cet illustre médecin que cette portion du champ de la pathologie infantile a été plus spécialement cultivée.

Les ouvrages publiés sur les maladies des bronches et des poumons chez les enfants peuvent être rangés en trois catégories. Ceux qui sont relatifs au catarrhe ou à la bronchite; ceux qui ont pour objet la pneumonie lobulaire; ceux enfin qui traitent de la pneumonie en général sans établir une distinction suivant sa forme anatomique et symptomatique. Nous passerons rapidement sur la première catégorie pour insister davantage sur les deux dernières, que nous réunirons en une seule, car il est impossible de scinder le sujet.

Art. I. — Bronchite.

Parmi les travaux relatifs à cette maladie, nous citerons la description que donne Jurine du catarrhe suffocant, celle que l'on doit à Laënnec, les mémoires de Cheyne, de Hasting, de Cuming, appuyés sur des recherches nécropsiques consciencieuses; la monographie du docteur Cruse, la plus complète de toutes celles parvenues à notre connaissance (2); un excellent article du *Compendium de médecine*

(1) Léger, thèse, 1823.
(2) *Ueber die acute Bronchitis der Kinder*, 1839.

sur la bronchite capillaire (1); enfin la dissertation inaugurale de
notre ami le professeur Fauvel (2). Cette thèse, œuvre d'un observateur distingué, est, de tous les travaux que nous avons parcourus,
celui qui mérite le plus d'attention. L'exactitude de la méthode qui a
présidé à la composition de ce mémoire, et la manière ingénieuse dont
M. Fauvel a interprété les faits soumis à son observation, distinguent
cette monographie de toutes celles publiées sur ce sujet. M. Fauvel a
réuni dans un même tableau les bronchites avec sécrétion purulente
ou pseudo-membraneuse, l'expression symptomatique de la maladie
ne lui ayant pas paru différente dans les deux cas. Il a rattaché comme
nous la dilatation des bronches à la bronchite capillaire, et démontré
l'existence d'ulcérations bronchiques aiguës. La symptomatologie, le
diagnostic et le traitement sont étudiés avec autant de soin que l'anatomie pathologie. Nous ne croyons pas nécessaire de pousser plus
loin l'analyse d'un travail que nous aurons plus d'une fois l'occasion
de citer. Nous devons mentionner aussi un mémoire intéressant du
docteur Beau sur la trachéite (3), et la relation très bien faite par le
docteur Fleetwood Churchill d'une épidémie catarrhale qui a régné à
Richmond en 1847 (4).

Art. II. — Pneumonie. — Pneumonie lobulaire. — Broncho-pneumonie.

Les publications médicales relatives à la pneumonie, bien plus nombreuses que celles qui concernent le catarrhe et la bronchite, ne sont
cependant pas d'une date très ancienne.

C'est en 1823 que parut en France la première monographie sur la
pneumonie des enfants, quelques années après la découverte de l'auscultation, et par conséquent à une époque où l'histoire des inflammations pulmonaires pouvait être traitée avec succès. M. Léger donna à
la maladie qu'il décrivait le premier, le nom de *latente*, nom qu'elle
méritait avant ses recherches, mais qu'elle ne doit plus conserver
aujourd'hui. Après avoir énuméré ses causes avec soin, il distingue :
1° une pneumonie latente aiguë avec symptômes plus ou moins
tranchés; 2° une pneumonie aiguë sans symptômes indicateurs,
c'est-à-dire sans toux, sans gêne de la respiration, et présentant
au contraire les signes d'une affection étrangère au thorax, d'une
méningite, par exemple; 3° une pneumonie chronique consécutive à
une pneumonie aiguë ou primitivement chronique, et enfin une
pneumonie suite de rougeole. Vingt-huit observations terminent cette
dissertation; elles sont partagées en quatre séries d'après les divisions

---

(1) *Recherches sur la bronchite capillaire purulente et pseudo-membraneuse*
(*Thèse de la Faculté*, 1840, et *Mémoires de la Société médicale d'observation*).

(2) *Journal de médecine*, 1843, p. 169.

(3) *Archives de médecine*, 3ᵉ série, t. XV, p. 238,

(4) *Loc. cit.*, t. I, p. 659.

de l'auteur : la majeure partie a été recueillie chez des enfants de deux à quatre ans.

Cette thèse, quoique fort remarquable, laisse cependant bien des vides à remplir. Les symptômes stéthoscopiques ne sont pas indiqués avec tout le soin possible : plusieurs sont entièrement passés sous silence ; l'anatomie pathologie est traitée d'une manière incomplète ; les divisions sont trop multipliées, les observations prises avec peu de soin.

C'est dans la dissertation inaugurale de M. Lanoix, postérieure de deux ans à celle du docteur Léger, et intitulée : *Pneumonie des enfants comparée à celle des vieillards*, que l'on trouve pour la première fois mentionnées deux formes spéciales d'inflammation pulmonaire : l'hépatisation mamelonnée, et les granulations de la pneumonie vésiculaire simulant les granulations tuberculeuses. Ce médecin regarde cette dernière lésion comme un résultat de la bronchite chronique. Du reste, sa thèse, quoique volumineuse, est loin de valoir celle de M. Léger, et, sans offrir des détails plus circonstanciés, elle renferme un bien plus grand nombre d'inexactitudes.

M. Léger n'avait pas étudié d'une manière particulière la plus fréquente des formes anatomiques de la pneumonie ; toutefois il en avait fait mention sous le nom de splénisation partielle. Plusieurs pathologistes cherchèrent à combler cette lacune : ainsi, M. Breton (1), dans ses considérations sur la pneumonie partielle, attira l'attention des observateurs sur la forme lobulaire que présente cette inflammation chez les enfants. Pour lui la pneumonie lobulaire est une maladie longue, dont les symptômes sont incertains, qui se termine souvent par abcès, et se distingue difficilement de la phthisie tuberculeuse. Ce travail, publié pour la première fois en 1828, a été reproduit en 1841 sans aucune modification importante.

M. Burnet publia dans le *Journal hebdomadaire* (juillet 1833) des recherches sur la pneumonie lobulaire ; il émit les propositions suivantes :

1° L'absence de pleurésie dans cette affection ; 2° la possibilité de la guérison par induration ; 3° l'indifférence du siége ; 4° l'absence de terminaison par suppuration. La plupart des observations annexées à ce mémoire manquent de détails suffisants ; l'auscultation y est fort incomplète, les symptômes généraux et la marche de la maladie y sont traités superficiellement.

Un an plus tard, de la Berge (2), dans un mémoire fort bien écrit, revint sur le même sujet. Il divisa la maladie en deux périodes : l'une sthénique, très courte ; l'autre asthénique, plus longue. La première réclame un traitement antiphlogistique, la seconde une médication

(1) Thèse, 1828, n° 64.
(2) *Journal hebdomadaire*, 1834, p. 414.

tonique. Les altérations du parenchyme pulmonaire, décrites avec précision et exactitude, rendent l'anatomie pathologique la partie la plus remarquable de ce travail.

Des cinq observations qui terminent ce mémoire, trois seulement sont des exemples de pneumonie lobulaire simple, et dans ces trois cas, l'altération est très limitée (sept ou huit noyaux hépatisés) ; dans les deux autres, l'hépatisation lobulaire est compliquée d'un épanchement pleurétique.

A peu près à la même époque, M. Gerhard fit paraître dans le *Journal américain des sciences médicales* un mémoire fort intéressant sur la pneumonie des enfants (1).

Il partage ses malades en deux catégories : ceux au-dessus, ceux au-dessous de six ans , il prouve que, chez les premiers, la pneumonie survenue dans le cours d'une bonne santé est une affection peu grave : sur quarante malades, il n'en a perdu qu'un seul. Il décrit avec soin les symptômes de cette variété et discute l'influence du traitement.

Dans la seconde partie de son mémoire, il traite de la pneumonie des enfants de deux à six ans; il affirme que chez eux la maladie ne se développe jamais au milieu d'un état de santé parfait; il insiste sur la forme lobulaire de l'hépatisation, et sur les caractères des altérations du bruit respiratoire.

Ce travail, fruit d'une observation attentive, basée entièrement sur l'analyse des faits, est sans contredit le plus remarquable de ceux qui, à l'époque où il parut, avaient été publiés sur le sujet qui nous occupe. Cependant l'auteur, en traitant exclusivement de la pneumonie franche, qui se révèle par des symptômes positifs, a négligé entièrement l'étude de celle dont le diagnostic plus obscur réclame en conséquence toute l'attention des praticiens.

M. Boudin (2), dans ses recherches sur les complications de la rougeole, présenta quelques considérations sur la pneumonie. Ses observations portent sur dix enfants de deux à sept ans ; elles n'offrent rien qu'on ne retrouve plus complet dans les mémoires précédents. Mais nous devons signaler ici une omission remarquable : l'auteur ne parle pas de la forme particulière de l'hépatisation; il ne mentionne même pas la *pneumonie lobulaire.*

M. Rufz (3) reproduisit presque textuellement le travail de M. Gerhard, à la composition duquel il avait concouru en analysant un certain nombre de faits.

M. Valleix (4), dans sa *Clinique des maladies des enfants nouveau-nés,*

(1) *The American journal of the medical sciences,* august and november 1834 (Philadelphia).

(2) Thèse, 1835, p. 91.

(3) *Journal des connaissances médico-chirurgicales,* p. 101.

(4) Page 40.

a publié un mémoire intéressant sur la pneumonie. Ce travail résulte de l'analyse de quinze observations, faites avec toute la rigueur de la méthode numérique.

Trois fois seulement la pneumonie était simple ; dans les autres cas, elle compliquait d'autres affections. La maladie débutait par de l'agitation, de la chaleur, de l'accélération du pouls ; puis survenaient de la toux et de la dyspnée, du râle sous-crépitant, de la respiration bronchique, et de la matité qui débutait à la base.

Les symptômes généraux disparaissaient après un jour ou deux ; ils manquaient totalement chez les enfants atteints d'œdème.

A l'autopsie, l'hépatisation occupait les deux poumons dans la grande majorité des cas. Elle était ordinairement plus marquée à droite qu'à gauche, et beaucoup plus fréquemment sous forme lobaire que sous forme lobulaire ; le tissu malade était très dur, et toujours lisse à la coupe (1).

Jusqu'ici nous n'avons parlé que des travaux de l'école française ; mais nous ne devons pas terminer cet article sans ajouter que la pneumonie des enfants a été étudiée d'une manière spéciale en Allemagne et en Angleterre depuis plus de trente années. Malheureusement la plupart des mémoires publiés sur ce sujet sont incomplets, et ceux qui sont plus détaillés renferment peu d'idées originales ; nous nous contenterons en conséquence de les énumérer rapidement.

Le premier travail publié en Allemagne sur la pneumonie porte le titre d'*Études sur les rapports entre l'asthme aigu de Millar et l'angine polypeuse*, avec des remarques sur la pneumonie des enfants (2). Son

(1) Indépendamment des monographies dont nous venons de donner une analyse succinte, nous trouvons encore divers détails sur la pneumonie des enfants dans les ouvrages suivants, publiés en France :

Guersant, *Dictionnaire* en 21 volumes, article ENFANT.

Laënnec, t. I, p. 401.

Chomel, article PNEUMONIE, *Dictionnaire* en 21 volumes.

Blache, *Archives de médecine*, 1827, t. XV, 1re série, p. 12.

—   —   1832, t. III, 2e série, p. 202.

Andral, *Clinique médicale*, p. 451.

Bressand, *Essai sur la pneumonie des enfants*, 1827, n° 128.

Andral (*Auscultation de Laënnec*, revue par), article PNEUMONIE.

Bergeron, *Péripneumonie des enfants*, 1828, n° 100.

Roucolles, *Pneumonie lobulaire*, 1834, n° 334.

Hache, *Du croup*, 1835, n° 360, p, 34 et 35.

Guesnard, *Considérations sur les maladies des enfants*, 1837, n° 123, p. 12 et 15.

Constant, *Gazette médicale*, p. 59. Année 1831.

—   —   p. 304, 358, 765. Année 1831

—   —   p. 551. Année 1834.

—   —   p. 236. Année 1836.

—   *Bulletin de thérapeutique*, t. V, 3e livr.; t. X, 5e livr.

Becquerel, *Archives de médecine*, 1839.

(2) *Journal d'Hufeland*, juillet 1813.

auteur, le docteur Fischer, a traité le sujet d'une manière si vague,
qu'il est impossible de reconnaître, d'après les signes qu'il indique,
quelle est la maladie à laquelle il a eu affaire. Nous en dirons autant
d'une monographie antérieure à celle-ci, et intitulée : *Observations sur
l'asthme paralytique* (1). D'après le docteur Kercksig, cette maladie
serait caractérisée par une toux sèche, de la fièvre, une respiration
difficile et de l'anxiété. Le docteur Hufeland, dans une note addi-
tionnelle, affirme que la maladie décrite par Kercksig est une inflammation des plus violentes des poumons; mais il n'en donne aucune-
ment la preuve.

Sans nous arrêter aux observations particulières publiées sur la
pneumonie des enfants dans les journaux allemands, nous nous contenterons de rappeler que Schæffer, en parlant de l'extension du croup
dans l'intérieur des bronches, et Fischer, en traitant de la *peripneumonia infantum parvulorum*, ont confondu le bronchite et la pneumonie, et que plus tard Toël a décrit la forme adynamique de la maladie. Henke, dans son *Traité des maladies des enfants*, a consacré
quelques pages à la description des affections qu'il étudie collectivement sous le nom d'inflammation de poitrine. Il ne parle que des
signes rationnels de la pneumonie, et bien que la dernière édition de
son ouvrage ait paru en 1837, il ne dit rien de l'auscultation. Mais,
comme nous avons pu en juger par la lecture de son livre, il a traité
son sujet avec cet esprit éminemment pratique qui le distingue. Nous
passerons rapidement sur la monographie publiée par Kluge, qui a
spécialement pour objet la pneumonie des nouveau-nés, et sur celle
de Seifert, qui porte le titre de *bronchio-pneumonie*, et dans laquelle
l'auteur étudie la réunion de la pneumonie et de la bronchite chez les
enfants à la mamelle, pour arriver au travail du docteur Succow (2),
le plus complet de ceux parvenus à notre connaissance.

Après avoir présenté un tableau assez exact, mais pas assez précis,
de la maladie, le docteur Succow énumère successivement au nombre
des complications la bronchite, la pleurésie, la péricardite, les tubercules; il reconnaît avec raison que la complication de la pneumonie
et de la dothiénentérie rend le diagonstic très difficile. La fréquence
de la réunion des exanthèmes aigus et de la pneumonie ne lui a pas
échappé. Chacun des symptômes est ensuite analysé avec assez de
détails; mais nulle part nous n'avons trouvé établie d'une manière
claire la *valeur* de ces différents symptômes. Cette monographie est
terminée par l'exposition du diagnostic différentiel et du traitement.
Il conseille l'emploi des émissions sanguines et des vomitifs répétés
plusieurs fois par jour. Si l'hépatisation ne se résout pas, il a recours
à l'administration du calomel et de la digitale, à l'application d'un

---

(1) *Journal d'Hufeland*, avril 1809.
(2) *Hufeland und Osann journal*, nov. 1835.

vésicatoire. Il termine en parlant du traitement que réclament les complications. En résumé, la base de son traitement est l'emploi des vomitifs.

Meissner et Frænkel, dans ses additions à la traduction de MM. Evanson et Maunsell, ont tracé le tableau de la pneumonie des enfants d'après les recherches récentes des médecins français et du professeur Succow. L'analyse que nous avons donnée du mémoire de ce dernier auteur nous dispense d'entrer dans de plus longs détails.

MM. Evanson et Maunsell, dans la dernière édition de leur livre, ne consacrent qu'une seule page à l'étude de la pneumonie, et adoptent une partie des opinions de M. Gerhard, de Philadelphie.

A côté de l'analyse des ouvrages que nous venons de citer, nous devons placer celle d'un travail très important, qui a été publié en Allemagne en 1832. Nous tenons d'autant plus à le faire connaître, que l'altération du poumon qui y est décrite sous le nom d'*atelectasis*, a, dans ces derniers temps, joué un assez grand rôle dans l'anatomie pathologique de la broncho-pneumonie. Cette analyse aura, en outre, l'avantage de combler une lacune de notre traité.

Causes. — Jœrg (1) attribue l'*atelectasis* à l'insuffisance des premiers efforts de la respiration dépendant :

1° D'un accouchement trop prompt (le besoin de respiration étant peu impérieux, l'enfant inspire avec peu de force) ;

2° D'une paralysie due à des accidents cérébro-spinaux ;

3° De la faiblesse congénitale ;

4° Des corps étrangers introduits dans les voies respiratoires ;

5° D'une contraction des bronches sous l'influence d'un froid vif.

Caractères anatomiques. — Quelquefois la moitié ou le quart, ou le tiers au moins de la substance pulmonaire est *atélectasié* (imperméable, *sic*) ; d'autres fois ce sont des parties plus petites, isolées dans le parenchyme et souvent difficiles à distinguer. Ces portions du poumon sont déprimées et laissent un certain intervalle entre elles et la paroi thoracique.

Les parties *atélectasiées* tranchent par leur couleur d'un brun foncé sur les parties saines du poumon, qui sont d'un rouge vif ou d'une couleur carotte. A la limite, les nuances se confondent. Le tissu malade a acquis la consistance de la rate ou du foie. A la coupe, il ne crépite pas, on ne voit pas de bulles d'air s'échapper lorsqu'on le

---

(1) Le docteur Édouard Jœrg a publié sous le titre de : *De morbo pulmonum organico ex respiratione neonatorum imperfecta orto*, Lipsiæ, 1832, et plus tard sous celui de : *Die Fötuslunge im gebornen Kinde, für Pathologie, Therapie und gerichtliche Arzeneiwissenschaft geschildert*, 1835, le premier et le plus important travail qui ait été écrit sur ce sujet. Nous avons tiré notre analyse du *Traité des maladies des enfants*, de son homonyme le professeur Johann-Christian-Gottfried Jœrg, 2ᵉ édit., 1836, p. 429.

comprime sous l'eau. Les parties *atélectasiées* ne surnagent pas au liquide.

Jusqu'au huitième, dixième, douzième jour, l'insufflation en est possible, mais en employant beaucoup de force. Une partie incomplétement *atélectasiée* laisse voir les variétés de forme et de couleur faciles à comprendre. Dans ce cas le poumon s'enfonce incomplétement sous l'eau et crépite encore à la coupe. Le poumon *atélectasié* ne contenant pas de sang, son poids total comparé à celui du poumon qui a respiré est moins lourd.

La respiration tend à oblitérer toujours plus les vésicules *atélecta-siées*, par la compression qu'exercent sur elles les parties distendues par l'air. Dès le huitième, dixième, douzième jour, ces vésicules sont complétement oblitérées, et l'on n'a plus qu'une masse semblable à l'hépatisation, mais que l'auteur a cependant soin de distinguer de cette lésion.

Si une grande partie du poumon est imperméable, le sang reste en grande partie veineux. Le trou de Botal est souvent ouvert, et la nutrition est en souffrance.

Symptômes. — Les signes physiques consistent dans la diminution de la sonorité et dans la faiblesse de la respiration au niveau du point malade, et même dans un complet silence du bruit respiratoire. Les autres symptômes varient suivant les causes : s'il y a faiblesse par suite d'une accouchement trop facile ou prématuré, l'enfant est chétif, respire faiblement, fait peu de mouvements. Dans le bain, la peau se colore et une certaine énergie se manifeste, mais elle disparaît quand on l'en sort. Si la complication cérébro-spinale est la cause de la maladie, l'enfant respire irrégulièrement, incomplétement ; dans ce cas, d'autres symptômes mettent sur la voie du diagnostic de la cause.

Si une partie considérable du poumon est *atélectasiée*, la respiration s'établit, mais n'atteint jamais la profondeur et l'amplitude qu'elle a chez le nouveau-né bien portant. La dépression du thorax, la pâleur ou la cyanose, accompagnée d'une grande faiblesse, sont les principaux symptômes. Les yeux restent fermés ; s'ils sont ouverts, ils ne remuent pas et la pupille est très dilatée ; il y a de la somnolence, interrompue seulement par des spasmes toniques et chroniques. La mort arrive en deux, quatre ou cinq jours par asphyxie.

Si la partie *atélectasiée* est peu étendue, quelle que soit la cause de la maladie, l'enfant, pendant quelque temps, paraît dans un état assez satisfaisant, puis il devient faible ; il se refroidit facilement, prend mal le sein, sa voix s'enroue. Alors surviennent des convulsions des membres et du visage et des accès de suffocation. Au bout de deux ou trois accès l'enfant meurt. Pendant l'accès, les ailes du nez sont dilatées, les globes oculaires tournés en haut et en dedans. L'enfant fait entendre des sons rauques et sifflants. La tête est couverte de sueurs ; la peau est froide et livide.

L'accès passé, peu à peu le petit malade revient à son premier état ; il se réchauffe et prend le sein ; seulement il paraît plus faible qu'avant l'accès ; la respiration est plus difficile. Si pendant l'intervalle des accès on réussit à modifier la marche de la maladie, le mieux se fait bientôt sentir. La respiration est plus profonde ; après vingt-quatre heures, le second accès est plus faible et le troisième plus encore. L'enrouement diminue, la chaleur est normale, l'enfant prend bien le sein.

Dans le cas contraire, les accès se succèdent plus rapidement, durent plus longtemps, et l'enfant est de plus en plus abattu. Pendant les rémissions, il y a de la contracture des membres sur le tronc. Les yeux sont à demi fermés, les pupilles contractées, la pâleur alterne avec la cyanose.

Au point culminant de l'accès, il y a un arrêt de la respiration pendant deux, trois, cinq minutes (? *sic*), puis l'enfant reprend haleine avec beaucoup d'angoisses et de difficulté. Les accès précurseurs de la mort sont plus longs et moins violents. Les rémissions sont en même temps très peu marquées.

Dès le début, toutes les fonctions sont ralenties, excepté la sécrétion de la bile, par suite de l'augmentation de la proportion du sang veineux. Le manque de chaleur, l'atrophie, les selles rares, verdâtres et diverses éruptions cutanées, telles que le pemphigus, les pustules, les ulcères, sont la conséquence de l'*atélectasie*.

La *terminaison* a lieu par :

1° Guérison.
- *Complète*. — Quand on réussit dans les premières minutes de la vie à supprimer les causes.
- *Incomplète*. — Alors il reste de la tendance à la cyanose, et la vie n'est jamais longue.

2° Mort.
- Pendant les accès ou par une maladie nouvelle, telle que la bronchite ou la pneumonie.
- Par apoplexie, asphyxie ou atrophie.

Le *pronostic* varie selon les causes : plus le thorax est déprimé, plus la voix est faible (quand même les accès de suffocation ne seraient pas immédiats), plus la maladie est grave. Les accidents cérébro-spinaux sont aussi très fâcheux.

Traitement. — Les meilleurs moyens prophylactiques consistent à activer la respiration, en excitant les cris des enfants ; en donnant des bains vinaigrés ; en frictionnant le thorax, et enfin en administrant l'oxymel scillitique comme vomitif.

Pendant les premières heures, les bains aromatiques et l'éther sulfurique projeté sur le thorax, en ayant surtout soin d'agir au niveau des insertions du diaphragme ; les sinapismes, les vomitifs (excepté dans les cas où la tête a été comprimée), et enfin la lactation, sont les remèdes les plus efficaces. L'insufflation est inutile et nuisible (1).

A une période plus avancée, il faut éviter toutes les causes susceptibles d'entraver la respiration ou de ballonner l'abdomen. On doit activer les fonctions de la peau afin que l'hématose cutanée supplée à celle du poumon qui fait défaut.

Le traitement des maladies intercurrentes doit être subordonné à celui de la maladie principale, de manière à ne pas entraver la médication la plus importante. Dans le cas d'atrophie, Jœrg recommande les bains dans de bon lait de vache, quatre fois par jour, pendant une demi-heure.

Nous venons de jeter un coup d'œil rapide sur des travaux pour la plupart antérieurs à nos premières recherches. Qu'il nous soit permis maintenant d'exposer la part que nous avons prise nous-mêmes à l'étude de cette partie si importante de la pathologie infantile.

A l'époque où nous publiâmes notre monographie sur la pneumonie (2), deux opinions principales avaient cours dans la science ; l'une que l'inflammation était le plus souvent lobulaire (Berton, Burnet, de la Berge) ; l'autre qu'il existait une différence capitale entre la pneumonie de la première et celle de la seconde enfance (Gerhard et Rufz).

Nous démontrâmes à notre tour, soit dans notre monographie, soit dans la première édition de notre traité, qu'il existait à toutes les périodes de l'enfance deux espèces de pneumonie: l'une, *lobaire*, analogue à celle de l'adulte ; l'autre, *lobulaire*, qui, ainsi que l'avaient reconnu Burnet et de la Berge, était dans l'immense majorité des cas liée à la bronchite. Nous prouvâmes en second lieu qu'avant nous la pneumonie lobulaire avait été souvent confondue avec la pneumonie lobaire, dont il était cependant important de la distinguer ; car le plus souvent les deux maladies ne reconnaissent pas les mêmes causes, ne se révèlent pas par les mêmes symptômes, ne suivent pas la même marche, ne réclament pas le même traitement. Nous donnâmes à la pneumonie lobulaire, dont les caractères anatomiques simulent ceux de la pneumonie lobaire, le nom de *pneumonie lobulaire généralisée*. Nous posâmes en principe que la pneumonie lobulaire était presque

(1) Il est peut-être convenable aujourd'hui de ne pas adopter ce précepte d'une manière aussi absolue. Depuis le mémoire du docteur Depaul sur l'insufflation de l'air dans les voies aériennes chez les enfants qui naissent dans un état de mort apparente, il est difficile de croire que ce moyen soit nuisible dans l'atélectasie. En nous rappelant que Jœrg dit que jusqu'au huitième jour l'insufflation est possible sur le cadavre, nous sommes portés à croire que l'air insufflé avec précaution dans les premiers jours de la maladie, et en suivant les mouvements inspiratoires, pourrait amener le poumon à son état normal.

(2) *Maladies des enfants*, AFFECTIONS DE POITRINE, première partie, PNEUMONIE, par MM. Rilliet et Barthez, 1838.

toujours une affection secondaire, et la pneumonie lobaire une maladie primitive, et que c'était bien plus les conditions générales de la santé au début de la phlegmasie que l'âge, qui imprimaient à la maladie une forme anatomique et symptomatique spéciale.

Cette opinion était contraire à celle de Gerhard, qui admettait une différence absolue entre la pneumonie des enfants âgés de moins de cinq ans, et celle des enfants qui avaient dépassé cet âge ; mais nous ne pouvions admettre la manière de voir du savant pathologiste américain en présence des faits assez nombreux de pneumonie lobulaire observés dans la seconde enfance, et des exemples non moins positifs de pneumonie franche, lobaire, atteignant des sujets qui n'avaient pas dépassé l'âge de cinq ans.

Frappés de l'influence prépondérante que les conditions générales de la santé exercent sur la marche et la gravité de la pneumonie, nous avions cru devoir, dans notre première édition, réunir dans un même chapitre les différentes espèces d'inflammation du poumon, en étudiant dans des paragraphes distincts les symptômes, les causes, la marche et le traitement spécial à chacune d'elles, et en distinguant soigneusement les pneumonies primitives des pneumonies secondaires. Aller au delà nous avait paru superflu, car la description de la pneumonie primitive (franche) est en réalité celle de la pneumonie lobaire, et la description de la pneumonie secondaire (fausse), est presque uniquemeut celle de la pneumonie lobulaire. Nous avions même trouvé quelque avantage à réunir à la forme lobulaire la pneumonie lobaire secondaire, qui, étant presque toujours une broncho-pneumonie, sert à établir entre ces différentes espèces un trait d'union qu'on ne peut méconnaître, et dont nous continuons à maintenir l'importance (1). Ce lien, qui rassemble en un faisceau commun toutes les pneumonies secondaires, et qui fait que l'importance de la forme anatomique s'efface devant celle de la forme symptomatique, c'est l'affection catarrhale.

Les auteurs qui nous ont succédé, MM. Barrier, Legendre et Bailly,

----

(1) Sur cinquante-huit pneumonies primitives, cinquante-cinq fois l'inflammation était lobaire, trois fois seulement lobulaire. On voit donc que la description de la pneumonie primitive concernait presque entièrement la forme lobaire, et encore avions-nous eu soin de distinguer dans le tableau de la maladie les quelques nuances que l'adjonction de trois cas de pneumonie lobulaire avait apportées à l'uniformité de la description. D'un autre côté, sur cent quatre-vingt-sept pneumonies secondaires, cent cinquante-neuf étaient lobulaires, vingt-huit lobaires. Les pneumonies lobaires secondaires étaient pour la plupart des broncho-pneumonies, nous nous en sommes assurés en reprenant nos observations. Or la brocho-pneumonie lobaire touche à la pneumonie lobulaire généralisée : à l'exception de quelques symptômes d'auscultation, l'analogie est grande; car, on le comprend, l'élément catarrhal joue son rôle à côté de l'élément inflammatoire. (Première édition du *Traité clinique et pratique des maladies des enfants*, p. 109.)

ont consommé la séparation des deux espèces, en profitant de toutes les descriptions que nous avions données, et dont ils ont contrôlé par leurs propres observations la parfaite exactitude (1).

M. Barrier a fait une modification dans le classement, en décrivant dans deux chapitres séparés la pneumonie lobulaire et la pneumonie lobaire : il a divisé aussi la pneumonie généralisée en deux espèces : l'une, de beaucoup la plus fréquente, à laquelle il a conservé ce même nom ; l'autre, plus rare, plus facilement confondue avec la pneumonie lobaire, et que, pour cette cause, il a dénommée *pseudo-lobaire*.

MM. Legendre et Bailly ont été plus loin en cherchant à démontrer que la plupart des lésions décrites sous le nom collectif de pneumonie lobulaire devaient être rejetées du groupe des inflammations du parenchyme pulmonaire et rattachées à la bronchite. Pour eux, les altérations anatomiques auxquelles nous avons donné le nom de *carnification*, de *pneumonie marginale*, de *splénisation*, sont le résultat de l'affaissement des vésicules pulmonaires produit par la contractilité de leur tissu. Ils trouvent la cause de cette rétraction des vésicules dans le peu d'énergie des mouvements inspiratoires de l'enfant. En un mot, ils comparent ces lésions à l'état du poumon du fœtus qui n'a pas respiré ; et, pour mieux préciser leur pensée, ils lui lui donnent le nom d'*état fœtal* (2).

Quant aux formes anatomiques que nous avions décrites sous les noms de *pneumonie lobulaire, partielle* ou *généralisée*, ils les regardent comme produites aussi par l'affaissement des vésicules ; mais dans ces cas l'oblitération est souvent le résultat de la congestion du réseau vasculaire intervésiculaire. Ils donnent à ces altérations le nom de *forme congestive lente*. L'aspect lisse de la coupe des lobules pulmonaires malades, l'intégrité des éléments constituant le parenchyme (bronches, vaisseaux), sa friabilité moins marquée, sa pesanteur spécifique moins grande, et par-dessus tout la facilité avec laquelle les parties insufflées reprennent une apparence normale, sont les motifs qui les ont engagés à séparer ces lésions de la véritable hépatisation.

Les recherches anatomiques des docteurs Legendre et Bailly, au mérite desquelles nous nous empressons de rendre toute justice, sont

(1) « On doit à MM. Rilliet et Barthez, dit M. Barrier, d'avoir démontré plus complétement qu'aucun auteur ne l'avait fait avant eux que la pneumonie lobulaire présente à l'examen du cadavre des apparences diverses, et pendant la vie des symptômes variables, qui peuvent souvent la faire confondre avec la pneumonie lobaire.» (Barrier, *Traité pratique des maladies de l'enfance*, 2ᵉ édit., p. 168.)

« L'excellente monographie publiée en 1838 par MM. Rilliet et Barthez sur la pneumonie des enfants, dit M. Legendre, est l'ouvrage qui a servi depuis de type à toutes les descriptions qui ont été faites de cette maladie. » (Legendre, *loc. cit.*, p. 206.)

(2) *Archives de médecine*, janvier 1844, et Legendre, *Recherches anatomo-pathologiques et cliniques sur quelques maladies de l'enfance*, 1846, p. 157.

donc venues sanctionner, par un procédé nouveau, l'insufflation, et par une description anatomique plus exacte, les différences fondamentales que nous avons établies entre les pneumonies lobaire et lobulaire. Mais nous croyons que ces pathologistes ont exagéré l'influence de l'élément congestif aux dépens de l'élément phlegmasique parenchymateux dont ils nous paraissent avoir trop restreint la fréquence et l'importance. Nous croyons aussi qu'ils ont accordé trop de valeur à la forme passive de la maladie qu'ils appellent congestive lente ; qu'ils ont méconnu ces congestions pulmonaires actives qui se montrent au début de la trachéo-bronchite dans des cas où l'élément bronchique est peu apparent, et à une époque où l'enfant jouit de toutes ses forces et de toute l'énergie des mouvements inspiratoires ; de ces congestions enfin dans lesquelles l'absence et le peu d'abondance des râles humides excluent toute idée d'un engorgement pulmonaire, résultat d'un embarras purement mécanique de la circulation.

Cette réserve une fois faite, nous n'avons pas hésité à séparer avec MM. Legendre et Bailly la pneumonie lobaire de la pneumonie lobulaire, parce qu'après avoir vu le travail de nos confrères, après avoir fait sur des observations nouvelles la contre-épreuve de leurs recherches, nous sommes arrivés à des résultats qui, sans être identiques avec les leurs, s'en rapprochent assez pour confirmer la nécessité d'une division fondamentale entre la broncho-pneumonie lobulaire et la pneumonie lobaire. La première de ces maladies se relie aux affections catarrhales, la seconde en est, dans la grande majorité des cas, indépendante (1), et doit être rattachée aux inflammations pures. Cette séparation nous coûte d'autant moins que, comme l'avouent ces pathologistes, elle n'apporte aucun changement essentiel dans les résultats symptomatiques, diagnostiques, pronostiques, étiologiques et thérapeutiques consignés dans notre première édition. Les différences se trouvent presque exclusivement dans l'anatomie pathologique. Les faits que nous avons observés autrefois trouvent donc leur emploi direct et réel aussi bien que ceux observés par nous, depuis que les recherches de MM. Legendre et Bailly ont mis aux mains des anatomo-pathologistes un nouveau mode d'investigation des lésions pulmonaires. Sous le rapport anatomique nos anciennes observations sont loin cependant d'être sans valeur. La confusion que nous avons faite entre la congestion lobulaire et l'hépatisation partielle existe plutôt dans le résultat général que dans la description de chaque fait en particulier. Celle-ci est assez complète dans nos notes, pour que dans la plupart des cas nous ayons pu retrouver les caractères distinctifs des deux lésions.

(1) Nous disons dans la grande majorité des cas, parce que nous possédons des exemples incontestables de pneumonie lobaire survenue à la suite d'une trachéo-bronchite primitive ou secondaire.

Depuis la publication du mémoire de MM. Legendre et Bailly, de nombreux travaux ont été faits sur le même sujet en France, en Angleterre et en Allemagne. En France, nous citerons en particulier la seconde édition du traité de M. Barrier, les mémoires du professeur Trousseau (1), la thèse et le manuel du docteur Bouchut, le traité des docteurs Hardy et Béhier, les thèses des docteurs Roccas (2), Foureau de Beauregard (3) et Beauvais (4). En Angleterre, les mémoires des docteurs West (5) et Gairdner (6). En Allemagne, les recherches du docteur Friedleben (7).

MM. Trousseau, Bouchut et Barrier ne nous paraissent pas avoir accordé aux belles recherches des docteurs Legendre et Bailly toute l'importance qu'elles méritent. M. Barrier dit que l'occasion lui a manqué de vérifier leur exactitude. M. Bouchut va plus loin, car il conteste un des faits sur lesquels reposent les déductions de ces médecins, savoir : l'impossibilité d'insuffler l'hépatisation. La solution de cette question, sur laquelle l'un de nous (M Barthez) a attiré l'attention de la Société médicale des hôpitaux dans plusieurs séances successives (8), sera reprise en temps et lieu.

Les docteurs Hardy et Béhier, Foureau de Beauregard et Beauvais, ont au contraire reconnu l'exactitude des descriptions anatomiques de MM. Legendre et Bailly. On trouvera dans l'ouvrage de MM. Hardy et Béhier un excellent résumé sur la partie anatomique de la question. Le docteur Beauvais l'a traitée à un point de vue plus élevé. Ses opinions se rapprochent beaucoup de celles auxquelles neuf années de pratique et l'étude des malades à leur véritable place nous ont conduits.

« Nous conservons, dit ce médecin, le nom de catarrhe, parce qu'il est consacré par vingt siècles d'antiquité, parce qu'il est en rapport avec la nature de la maladie qui nous occupe... Le mot bronchite, par sa terminaison, exprime une inflammation franche, tandis que l'élément catarrhal qui domine la scène, qui est le génie spécial de la maladie, est passé sous silence... Il existe, pour nous, deux maladies pulmonaires dont les génies sont très distincts : l'inflammation franche, la pneumonie; l'inflammation catarrhale, qui a été décrite

---

(1) *Journal de médecine, Archives de médecine.*

(2) *De la broncho-pneumonie et pneumonie catarrhale* (19 août 1850).

(3) *De la pneumonie comme complication des maladies aiguës et chroniques* (27 février 1851).

(4) *Du catarrhe pulmomaire chez les enfants* (24 décembre 1850).

(5) *Lectures on the diseases of infancy and childhood.*

(6) *On the pathological anatomy of bronchitis and the diseases of the lung, connected with bronchical obstructions* (*The monthly, Journal of medical science*, 1850).

(7) *Ueber atelectasis pulmonum im früheren und späteren Kinderalter*, von Dr. Friedleben zu Francfurt am Main.

(8) *Union médicale*, comptes rendus des séances de la Société des hôpitaux, 1851.

à différentes époques sous le nom de *péripneumonia notha*, catarrhe suffocant, pneumonie lobulaire, pneumonie catarrhale. »

Ces lignes suffisent pour faire voir dans quel esprit a été rédigée cette thèse, qui est l'expression nettement formulée de la tendance qui pousse la jeune génération médicale vers les idées générales. C'est à ce titre que nous lui avons accordé une attention spéciale, car elle ne contient aucun fait nouveau.

Le docteur West a consacré dans son ouvrage plusieurs pages à l'histoire de l'expansion imparfaite du poumon, qu'il décrit d'après l'ouvrage de Jorg : il insiste sur l'affaissement des poumons qui ont déjà respiré, et il adopte la plupart des opinions de MM. Legendre et Bailly. En outre, dans un court article, il a décrit le catarrhe en dehors de la bronchite, sans s'expliquer toutefois sur la nature de cette maladie. Il insiste avec raison sur ce fait que le catarrhe bronchique alterne avec la diarrhée, et que les enfants atteints de cette dernière maladie dans les mois les plus chauds de l'année, sont aussi ceux qui contractent la première au printemps et dans l'automne.

Dans l'article qu'il a consacré à la bronchite et à la pneumonie, le docteur West a adopté les idées de MM. Legendre et Bailly sur la pneumonie lobulaire. Comme forme symptomatique, il décrit la bronchite simple, la bronchite capillaire, le catarrhe suffocant, la dyspnée nerveuse, la pneumonie. Il ne nous paraît pas avoir suffisamment établi la différence de nature entre la pneumonie lobaire et la broncho-pneumonie. Tout en distinguant les cas dans lesquels la phlegmasie pulmonaire naît d'emblée de ceux où elle succède à la bronchite, il a confondu ces deux espèces dans une même description.

Le docteur Gairdner a publié en 1858 un travail complet sur l'anatomie pathologique de la bronchite et de la pneumonie lobulaire ; il a décrit avec soin l'obstruction des bronches, l'affaissement pulmonaire, la pneumonie lobulaire, les grains purulents, qu'il appelle des abcès bronchiques. Il regarde toutes ces lésions comme des effets primitifs de la bronchite ; dans la seconde partie, il parle des effets secondaires et notamment de l'emphysème. Bien que le docteur Gairdner n'ait pas eu seulement en vue la bronchite des enfants, bien qu'il se soit presque exclusivement préoccupé d'explications mécaniques, nous n'en regardons pas moins son travail comme un des plus importants qui aient été publiés dans ces derniers temps, et nous lui ferons plus d'un emprunt.

En Allemagne, le docteur Friedleben a de nouveau étudié cette lésion du poumon à laquelle Jorg a le premier donné le nom d'*atelectasis*, et que MM. Legendre et Bailly ont décrite comme la conséquence de la bronchite, chez les enfants plus âgés, sous celui d'*état fœtal*. Après avoir rappelé que Haller, Morgagni, Hufeland, Schmitt et plus tard Billard et Fischer ont mentionné cette maladie, M. Friedleben attribue à Jorg le mérite de l'avoir le premier décrite, et à Hasse celui de l'avoir soigneusement distinguée de l'hépatisation avec laquelle elle était généralement confondue (nous avons déjà vu que Jorg était bien loin d'avoir commis cette méprise). Le docteur Friedleben distingue l'*atelectasis* des enfants nouveau-nés de celle qui atteint les enfants plus âgés.

La première espèce est le résultat des circonstances qui entravent l'établissement de la respiration : c'est, dit-il avec raison, la conséquence organique d'une fonction troublée et non une maladie essentielle.

La seconde est, suivant lui, la conséquence de la persistance du catarrhe bronchique congénital. La description anatomique qu'il donne ne s'éloigne guère de celle de MM. Legendre et Bailly. Mais si nous avons bien compris M. Friedleben, il reproche à ces deux médecins d'avoir admis la possibilité du retour à l'état fœtal d'un poumon qui a déjà respiré ; pour lui la maladie serait donc toujours congénitale.

Cette opinion ne peut être soutenue en présence des faits consignés dans le travail de MM. Legendre et Bailly, et de ceux que nous reproduirons plus tard.

Les symptômes de la première variété d'*atelectasis* sont : la matité et l'absence de bruit respiratoire; quelquefois du souffle bronchique et des râles humides; si l'imperméabilité pulmonaire persiste, la cyanose en est la conséquence. Le docteur Friedleben n'a pas observé les paroxysmes de suffocation signalés par Jorg. La maladie se termine par la guérison quand la respiration reprend toute son énergie, et par la mort quand l'inhalation de l'air n'a pu se faire. Dans ce dernier cas, il existe ordinairement une complication cérébrale ou un vice organique.

Les symptômes de la seconde variété sont : 1° la *toux* qui débute avec la naissance ; elle a souvent lieu par quintes, et résiste à tous les traitements; 2° les signes physiques indiqués plus haut; 3° un arrêt de la nutrition suivi d'un amaigrissement considérable.

Les enfants atteints de cette maladie périssent presque tous par suite d'accidents cérébraux ; et à l'autopsie, indépendamment des lésions pulmonaires, on trouve un épanchement séreux dans les ventricules.

Nous avons donné une analyse un peu détaillée de ce travail, parce qu'il est fait avec soin, parce qu'il complète celui de Jorg, et surtout parce qu'il prépare l'intelligence de certaines questions un peu ardues et encore controversées que nous serons obligés d'aborder plus tard.

Art. III. — Conclusions.

Si nous cherchons à résumer les idées qu'ont fait naître en nous la lecture de ces divers travaux et les faits nombreux que nous avons été à même d'observer, soit à l'hôpital, soit dans notre clientèle (1) nous arrivons aux conclusions suivantes :

Les maladies que nous avons à étudier doivent être considérées au triple point de vue de leur siége, de leur espèce anatomique, de leur nature.

1° *Siége.* —La considération du siége est importante en raison de la différence, soit du tissu malade, soit des fonctions des organes affectés. Mais cette distinction si complète, si absolue lorsqu'il s'agit des extrémités de l'arbre respiratoire, s'efface à mesure que la maladie fait plus de progrès vers les parties centrales. Ainsi la plèvre participe aux inflammations superficielles du poumon ; de même les phlegmasies des bronches et du parenchyme pulmonaire sont souvent si connexes qu'il est impossible de les séparer en maladies distinctes. Aussi est-on forcément conduit à admettre des maladies trachéo-bronchiques, broncho-pulmonaires, pulmonaires, pleuro-pulmonaires, pleurales ; et cette nécessité introduit déjà une sorte de confusion dans les maladies qui, au premier abord, paraissaient parfaitement distinctes.

D'autre part, la considération trop exclusive du siége a été l'une des sources d'une grave erreur qui consiste à confondre des maladies très dissemblables d'un même organe, et à en séparer d'autres que l'unité de causes, de symptômes, de thérapeutique aurait dû rapprocher malgré l'éloignement du siége.

Aussi, sans méconnaître combien il importe d'établir quelle est la partie des voies respiratoires qui est atteinte, nous pensons que cette considération offre surtout un intérêt de détails, et nous ne pouvons lui donner la prééminence pour un classement et une description générale.

2° *Espèce de lésions des organes.* — Il est bien certain que la phlegmasie est la lésion la plus habituelle dans les maladies que nous avons à décrire. Elle a même tellement frappé la plupart des pathologistes modernes qu'ils n'ont guère vu qu'elle. Et cependant nous aurons à parler d'hypersécrétion de la muqueuse, de simples fluxions plus ou moins rapides, de lésions diverses nullement inflammatoires. Et parmi celles qui ont vraiment ce caractère nous trouverons une grande variété d'espèces que n'explique pas toujours la différence du siége.

Or ces diverses altérations se mélangent tellement sur un seul individu qu'il est absolument impossible de les prendre pour point de départ d'un classement de maladies. Nous sommes loin cependant de

----

(1) Nous avons depuis notre première édition publié plusieurs mémoires qui contiennent une partie des faits et des idées nouvelles consignées dans les chapitres qui vont suivre (Voy. *Gazette des hôpitaux*, novembre 1851 ; *Revue médico-chirurgicale*, novembre 1851 ; *Archives de médecine*, octobre et novembre 1851 , *Union médicale*, comptes rendus des séances de la Société médicale des hôpitaux, 1851 ; *Revue médico-chirurgicale*, mars et avril 1852).

dénier toute valeur à la recherche de l'espèce anatomique, elle concourt avec d'autres considérations à spécifier la maladie, et fournit des indications thérapeutiques précieuses.

3° *Nature de la maladie.* — Un bien petit nombre de pathologistes modernes ont cherché à différencier les maladies thoraciques de l'enfance d'après leur nature. Ceux même qui, dans ces derniers temps, ont démontré anatomiquement que certaines lésions pulmonaires ne sont pas inflammatoires, trompés par le mirage que produit encore le fait de l'inflammation des organes, n'ont fait qu'en déplacer le siége, et ont à peine entrevu la différence de leur nature. Ainsi MM. Bailly et Legendre, en disant que la pneumonie franche doit occuper le premier rang dans la classe des phlegmasies, et que la pneumonie bâtarde, la broncho-pneumonie, doit en être rejetée pour être placée dans celle des catarrhes, n'ont eu en vue d'autre idée que celle-ci : la lésion pulmonaire dans cette dernière maladie n'est pas une hépatisation, mais bien un affaissement pulmonaire, conséquence de la phlegmasie des petites bronches ; car le mot catarrhe bronchique est pour eux synonyme d'inflammation des bronches. Ainsi, à leurs yeux, c'est toujours une phlegmasie qui domine, qui est le point de départ du mal ; seulement, au lieu de siéger dans le poumon, elle occupe les bronches.

Et cependant ils ont invoqué l'autorité de Sydenham, Boerhaave, Huxham, Stoll, en rapprochant la pneumonie fausse, décrite par ces auteurs, de leur pneumonie catarrhale (1). Ils ont saisi, en effet, les rapports de marche, de symptômes, de pronostic, de traitement, entre ces deux maladies, mais nulle part ils n'ont établi le rapport de nature. Au point de vue où ils se sont placés ils ne le pouvaient pas, Pour eux, en effet, la cause du mal est une phlegmasie des bronches ; pour Sydenham, Boerhaave, etc., c'est une maladie générale par altération du sang.

(1) Il est remarquable que les auteurs des derniers siècles qui, sauf les caractères anatomiques, ont si parfaitement décrit la pneumonie fausse, l'ont vue chez l'adulte et le vieillard, mais l'ont complétement méconnue chez l'enfant. En présence de la grande fréquence des maladies catarrhales du thorax dans l'enfance, on a quelque droit de se demander si la fausse pneumonie est la même affection que notre broncho-pneumonie.

« Elle attaque principalement les gens gras et replets, ceux qui sont d'un âge moyen, et encore plus souvent les vieillards, ceux qui boivent trop de liqueurs spiritueuses. » (Sydenham, édit. de Baumes, t. I, p 416).

« Ex his omnibus ratio datur cur pueris hic morbus (peripneumonia notha) fœminisque rarior ? ut et iis, qui laxæ sunt structuræ quoad solidorum fabricans, cur vix accidat ? cur in his facile et fere sponte sanetur ? contra in robustis excercitatisque corporibus ? » (Boerhaave. Van-Swieten, *Commentaria*, t. II, p. 809, § 874).

Cette dernière assertion est tout à fait contraire à l'idée que MM. Bailly et Legendre donnent de la pneumonie catarrhale survenant de préférence chez des enfants débiles, et déterminant la mort surtout dans ces circonstances.

C'est, en effet, dans les modifications de toute l'économie qu'il faut chercher le point de départ des divisions fondamentales entre toutes ces maladies réputées inflammatoires de nos jours. Les unes méritent réellement ce dernier titre; le plus grand nombre appartient à l'affection catarrhale.

Nous divisons les phlegmasies des voies respiratoires thoraciques en trois sections. Dans la première, nous rangeons les maladies catarrhales. Elles se développent de préférence chez les enfants d'un tempérament lymphatique (voyez p. 183), à la suite d'un grand nombre de maladies, ou sous l'influence de constitutions épidémiques spéciales; leurs symptômes, tantôt lents, tantôt foudroyants, sont souvent trompeurs, leur marche est insidieuse et irrégulière; la fièvre qui les accompagne est souvent rémittente. Tantôt légères, tantôt graves et mortelles, elles cèdent mieux aux évacuants qu'aux antiphlogistiques; anatomiquement, elles sont caractérisées par des lésions nombreuses, variées, inflammatoires ou non phlegmasiques, et probablement par une lésion du sang dont l'espèce nous échappe.

Les divisions de cette section seront établies d'après le siége de la lésion et l'apparence symptomatique. La trachée, les bronches et le tissu pulmonaire sont les parties atteintes par le catarrhe.

Dans la seconde section nous décrirons les maladies inflammatoires: ce sont celles qui se développent de préférence chez les enfants robustes et bien portants, souvent sous l'influence d'un refroidissement subit. Leurs symptômes sont francs, habituellement rapides, mais très rarement foudroyants; leur marche est continue et souvent assez régulière pour permettre de préciser à l'avance le jour du déclin de l'inflammation; elles cèdent assez facilement à une médication antiphlogistique; enfin elles sont caractérisées anatomiquement par une altération spéciale du sang (l'augmentation de la fibrine) et par une phlegmasie locale qui est presque toujours la même dans le même organe.

Ces maladies divisées suivant leur siége sont, la pneumonie lobaire et la pleurésie. Nous ignorons s'il existe une bronchite primitive indépendante de l'influence catarrhale. Elle existe probablement chez l'adulte; elle nous a échappé chez l'enfant.

Dans une troisième section, nous décrirons les maladies qui ne doivent pas être rangées à côté des précédentes, soit parce que nous ignorons leur nature, soit parce qu'elles ne sont qu'une conséquence directe et locale d'autres maladies.

PREMIÈRE SECTION.

Maladies catarrhales.

CHAPITRE II.

DESCRIPTION GÉNÉRALE DES MALADIES CATARRHALES DE LA TRACHÉE, DES BRONCHES ET DU POUMON.

Ces maladies, de nature identique, mais remarquables par la variété de leurs lésions anatomiques et de leurs formes symptomatiques, doivent être étudiées avec les détails qu'exigent leur fréquence et leur gravité.

Le plus souvent secondaires, et alors habituellement graves ; souvent aussi primitives, et alors tantôt graves, tantôt légères, elles se présentent sous des aspects très différents, qui dépendent du siége, de l'étendue, de l'espèce de la lésion locale, aussi bien que de la nature et de la durée des affections qui les ont précédées et produites, de la constitution épidémique qui leur a donné naissance, de l'âge, de la force et du tempérament de l'enfant qui en est atteint.

Souvent la maladie consiste en un simple rhume ; ailleurs suraiguë, intense, rapide dans sa marche, elle offre les symptômes formidables qui lui ont valu le nom de catarrhe suffocant ; tantôt moins rapide, mais toujours aiguë et grave, elle détermine des phénomènes moins effrayants, mais plus variés ; tantôt elle est partielle, incomplète et passe presque inaperçue ; ou bien enfin, survenant chez des enfants débiles, elle revêt la forme d'une maladie chronique, et n'est que le dernier épisode d'une lutte entre la vie et une succession d'états morbides dont la mort doit être le dernier terme.

Dans tous les cas, la lésion organique, générale ou partielle, bornée aux bronches ou étendue aux vésicules du poumon, envahissant aussi le parenchyme lui-même, est caractérisée par une simple modification de la sécrétion muqueuse ou par la phlegmasie (avec ou sans dilatation) des bronches et des vésicules, par une espèces particulière d'inflammation du tissu, par une hépatisation disséminée ou généralisée, ou bien par l'affaissement des vésicules connu sous le nom de carnification ou d'état fœtal.

Nous comprenons cet ensemble de lésions sous le nom de bronchite ou de broncho-pneumonie, pour abréger, et sans y attacher l'idée d'une altération toujours inflammatoire.

Les travaux nombreux dont cette partie de la pathologie infantile a été l'objet dans ces dernières années, et les discussions importantes soulevées par plusieurs médecins, nous entraîneront dans des détails beaucoup plus longs que ne devrait le comporter un livre essentiellement pratique.

Pour mettre de l'ordre dans ce sujet compliqué, nous exposerons dans un premier chapitre, sous-divisé en plusieurs articles, toutes les considérations générales relatives à la maladie décrite sous les noms de bronchite capillaire, de pneumonie lobulaire, de broncho-pneumonie, de pneumonie catarrhale. L'anatomie pathologique, les symptômes, les causes et la nature de la maladie, son pronostic, son traitement, seront tour à tour passés en revue.

Dans les chapitres suivants, nous décrirons sous autant de titres distincts les différentes formes des affections catarrhales des voies respiratoires. C'est là que le praticien trouvera, sous le nom de *trachéo-bronchite*, la maladie qui porte aussi la dénomination de rhume, de catarrhe, de trachéite ; sous celui de *bronchite générale suraiguë suffocante*, celle appelée *catarrhe suffocant*, *bronchite à râle vibrant* et à *râle bulaire ;* sous celui de *bronchite générale* et de *broncho-pneumonie aiguë et subaiguë*, celle dénommée aussi *bronchite capillaire, pneumonie lobulaire, partielle, mamelonnée, généralisée, pseudo-lobaire, broncho-pneumonie, pneumonie catarrhale, pneumonie secondaire ;* sous le titre de *broncho-pneumonie cachectique*, celle qui correspond à la pneumonie *cachectique* décrite dans notre première édition. Enfin nous décrirons dans un dernier chapitre la bronchite chronique et la dilatation chronique des bronches que nous rattachons aux maladies catarrhales.

Nous ne nous dissimulons pas que la marche que nous adoptons nous exposera inévitablement à des redites, mais il nous semble que, dans un sujet aussi important, il n'y a que de l'avantage à examiner le sujet sous toutes ses faces, même au prix de quelques répétitions. D'ailleurs, en agissant ainsi, nous isolons la description de chacune des formes symptomatiques de cette maladie complexe ; et le praticien qui désirera les renseignements utiles au lit du malade pourra se borner à la lecture des pages qui suivent le présent chapitre. Un mot encore. Ce chapitre général concerne presque exclusivement les maladies connues sous les noms de bronchite capillaire, de broncho-pneumonie, etc. Nous avons groupé dans celui consacré à la trachéo-bronchite la plupart des détails étiologiques et nosographiques relatifs à cette dernière affection beaucoup moins importante que les autres.

Art. I. — Anatomie pathologique.

Les lésions anatomiques de la broncho-pneumonie, nombreuses et variées, sont inflammatoires ou n'ont pas ce caractère. Cette ques-

tion nous occupera ; mais au point de vue organique, il est plus important de distinguer celles dont le siége réel est dans les bronches
et les vésicules pulmonaires, de celles qui appartiennent au parenchyme lui-même. Nous ne parlerons pas des altérations de la trachée
et de la première division des bronches, parce que nous n'avons pas
eu l'occasion de voir, à l'autopsie, la maladie bornée à ces organes.

LÉSIONS BRONCHIQUES.

§. I. *Altérations des produits de sécrétion.* — Lorsque la maladie a
été médiocrement intense, les bronches ne contiennent, en général,
qu'une petite quantité de liquide muqueux, visqueux, transparent,
aéré, ou jaunâtre opaque. Dans les cas, au contraire, où elle a été vive
en même temps qu'elle a suivi une marche rapide, ou que sa
durée a été longue, les bronches sont remplies d'un liquide jaunâtre ou blanc jaunâtre, ou tout à fait blanc, épais, non aéré, mélangé de mucus et de pus, ou bien encore d'un pus liquide, gris,
ténu, finement aéré qui découle à la section des orifices bronchiques
béants.

L'incision longitudinale des bronches fait voir qu'elles sont presque
entièrement remplies par ce liquide purulent, souvent plus adhérent
dans les points où il est en contact immédiat avec la membrane
muqueuse à la surface de laquelle il forme une couche plus ou moins
épaisse. On voit quelquefois entremêlées à ce liquide, des parties plus
consistantes, aplaties, minces, molles, blanchâtres, pseudo-membraneuses. Il y a dans ce cas réunion de pus et de fausses membranes.
D'autres fois ces fausses membranes sont le seul produit phlegmasique. Elles occupent, ainsi que le liquide, les bronches les plus
capillaires. Tantôt petites et sous forme de fragments isolés, elles
tapissent seulement un point circonscrit de la bronche ; tantôt plus
étendues, réunies en lames, elles forment un cylindre complet qui
occupe toutes les ramifications bronchiques. Elles sont presque toujours peu adhérentes et très molles. Blanches ou jaunâtres, elles sont
quelquefois si minces et si transparentes qu'elles échappent presque
entièrement à l'examen, et l'on ne peut les reconnaître que par la
teinte louche que leur communique l'immersion du poumon dans
l'eau. La muqueuse sous-jacente aux fausses membranes est quelquefois remarquablement pâle, et nullement diminuée de consistance ;
d'autres fois elle est rouge, ramollie, inégale.

Il est rare que les produits liquides occupent toute l'étendue de
l'arbre bronchique. Ils sont d'ordinaire beaucoup plus abondants dans
les bronches du lobe inférieur.

L'excès et l'altération des sécrétions muqueuses est un des caractères essentiels de la broncho-pneumonie. L'auscultation démontre
leur existence dès le début du mal, et rend compte des circonstances

très rares dans lesquelles on ne les constate pas à l'autopsie. La sécrétion en effet peut être subitement et complétement suspendue. Ainsi nous n'avons pas trouvé une goutte de liquide dans les bronches, chez un garçon de treize ans qui avait succombé à une bronchite aiguë suffocante ; cependant la membrane muqueuse était rouge, rugueuse, ramollie. Pendant la vie, nous avions entendu dix-huit jours de suite du râle sous-crépitant très abondant dans toute l'étendue de la poitrine. Il avait disparu, il est vrai, la veille de la mort, en sorte qu'il s'était probablement fait là une sorte de résorption comme à la surface des plaies suppurantes.

§. II. *Lésion de la membrane muqueuse.* — La rougeur se montre sous l'apparence d'un pointillé fin ou d'une injection très délicate des petits vaisseaux qui parcourent la membrane muqueuse. Elle est parfois partielle et très vive, d'autres fois plus générale, continue, uniforme et alors violacée. Elle ne disparaît pas par le lavage. Pour ne pas s'en laisser imposer par une fausse apparence, il faut tenir compte de l'état des tissus sous-jacents, surtout quand on examine les plus petites bronches.

S'il n'est pas toujours aisé de constater la rougeur inflammatoire, il est aussi très difficile, dans certains cas, de s'assurer de la consistance de la membrane muqueuse. Les lambeaux que l'on enlève assez aisément dans les grosses bronches sont difficiles à obtenir dès que leur calibre se rétrécit sans même devenir tout à fait capillaire ; la ténuité de ces fragments empêche d'ailleurs qu'on puisse reconnaître d'une manière positive leur altération pathologique. Nous avons cependant constaté, dans quelques cas, un ramollissement évident de la membrane muqueuse qui était parfois aussi un peu épaisse, inégale, rugueuse, chagrinée.

Nous n'avons jamais rencontré d'ulcérations. Notre ami le professeur Fauvel en a observé dans un cas de bronchite pseudo-membraneuse. Voici sa description (1) : « Au nombre de huit ou dix, ces ulcérations » siégeaient presque toutes à l'origine d'une division bronchique cen- » trale et de moyen calibre ; elles formaient des plaques de grandeur » variable, depuis une demi-ligne jusqu'a 4 lignes de diamètre » longitudinal, de forme ovale, arrondie ou irrégulière, à fond jau- » nâtre, rugueux, avec des points rouges. Sur ces plaques, la mem- » brane muqueuse était complétement détruite ; elle finissait au pour- » tour où sa couleur était d'un rouge foncé. Les bords étaient peu » saillants, et le fond de ces ulcérations paraissait constitué par le » tissu cellulaire, le tissu jaune élastique, et en quelques points par » un détritus rougeâtre de la membrane muqueuse. »

Il est souvent très difficile de démontrer *anatomiquement* l'existence de l'inflammation de cette membrane, car, comme nous

____
(1) *Loc. cit.*, p. 52,

le disions ailleurs (1), les tuyaux bronchiques devenant d'autant moins épais et d'autant plus transparents qu'ils sont plus capillaires, la teinte des tissus sous-jacents apparaît facilement et peut en imposer pour la couleur de la membrane muqueuse elle-même. Le professeur Fauvel (2) a fait remarquer, en outre, que la structure de la tunique interne qui tapisse les petites bronches a plus d'analogie avec une membrane séreuse qu'avec une membrane muqueuse ; il en a tiré cette conséquence que la rougeur pouvait avoir disparu après la mort, bien que l'inflammation eût réellement existé pendant la vie, comme on l'observe quelquefois dans les pleurésies et les péritonites.

Dans ce cas, les symptômes observés pendant la vie et l'altération des liquides constatée après la mort, sont-ils suffisants pour prouver l'existence d'une phlegmasie difficile à reconnaître sur le cadavre, ou qui aurait disparu, en raison de son peu d'intensité ou de l'époque de la maladie à laquelle la mort serait survenue?

A ce sujet nous faisons les remarques suivantes :

1° Bien qu'il soit difficile de s'assurer de la phlegmasie des bronches, on y parvient cependant sans trop de peine lorsqu'elle est réelle.

2° L'existence ou l'absence de la phlegmasie peuvent être constatées toutes deux aussi bien dans les premiers temps que dans le cours ou à la fin de la maladie.

3° Sur un même malade, qui a présenté pendant la vie des symptômes stéthoscopiques des deux côtés de la poitrine, et après la mort une sécrétion morbide dans les deux poumons, on peut ne rencontrer des lésions de la muqueuse que d'un seul côté.

4° Nous verrons plus tard (voyez MALADIES GASTRO-INTESTINALES) les phlegmasies de la muqueuse intestinale manquer dans des circonstances analogues.

En présence de ces faits, nous sommes autorisés à penser que très probablement la phlegmasie de la muqueuse des bronches n'existe pas dans certains cas. Dès lors nous sommes portés à reconnaître l'existence d'une simple lésion de sécrétion, premier acte morbide d'une affection dont la phlegmasie pourra être un degré plus avancé.

Quoi qu'il en soit de ces idées, la phlegmasie visible des bronches, habituellement double, est aussi fréquente à droite qu'à gauche, lorsqu'elle est bornée à un seul côté. Elle siége souvent dans le lobe inférieur seul, mais peut s'étendre aussi à la presque totalité de l'arbre bronchique. L'âge paraît avoir une influence sur son développement ; car le nombre des enfants chez lesquels on la constate va en augmen-

---

(1) *Maladies des enfants ; affections de poitrine*, première partie, PNEUMONIE, 1838, p. 38.

(2) *Recherches sur la bronchite capillaire*, etc , p. 57.

tant de un à cinq ans. A partir de cet âge jusqu'à neuf ans, elle est fréquente. Nous la constatons moins souvent entre dix et quinze ans. On trouve bien plus habituellement des traces de phlegmasie chez les enfants encore robustes que chez ceux qui sont tout à fait détériorés. Enfin cette même bronchite a été constatée, lorsque la mort était survenue après le premier septénaire, dans une proportion plus grande que lorsque l'enfant a succombé dans les huit premiers jours.

Cette dernière circonstance est une présomption nouvelle à l'appui de cette idée, que la phlegmasie réelle des bronches n'est pas toujours le premier point de départ de la lésion locale, tandis que l'influence de l'âge et de la constitution semble indiquer que cette même phlegmasie est plus facile lorsque l'enfant est encore fort et résistant.

§ III. *Dilatation des bronches.* — Lorsque la maladie est intense, et surtout lorsqu'elle est accompagnée d'une sécrétion abondante, une troisième lésion, la dilatation des bronches, peut s'ajouter aux précédentes.

Les bronches dilatées sont en général béantes et font saillie sur la surface incisée du poumon. Elles se présentent là sous la forme de cercles d'un rouge plus ou moins vif, ayant l'aspect d'emporte-pièces de divers calibres, desquels découle par la pression un liquide muco-purulent. L'incision longitudinale des conduits aériens démontre encore mieux la forme, l'étendue, et les apparences diverses de leur dilatation. En effet, les ciseaux, au lieu de s'accrocher aux parois, suivent avec facilité les petits rameaux et arrivent bientôt à la surface pulmonaire ; alors, en étalant tout le conduit ouvert dans sa longueur, ou voit qu'à partir de l'une des premières divisions, la bronche conserve ses dimensions jusque près de la surface du poumon, ou bien va en augmentant insensiblement. Parfois la bronche augmente brusquement de calibre et contraste immédiatement avec celle qui lui a donné naissance. Quelquefois la dilatation ne commence que dans les petites bronches, qui ont alors un accroissement peu considérable mais bien réel. Nous n'avons pas vu de dilatation fusiforme dans laquelle une bronche se dilatât pour diminuer peu après de calibre, de manière à simuler une caverne.

Cependant une fois nous avons vu la bronche principale de la languette qui contourne le cœur considérablement dilatée, et présentant par places des renflements très notables. Il est moins rare de voir les bronches déjà larges augmenter encore de diamètre, et former des espèces d'ampoules en approchant de la périphérie pulmonaire.

L'augmentation de diamètre peut être très considérable : ainsi, nous avons vu des bronches avoir près de la surface pulmonaire jusqu'à un centimètre et demi.

Les bronches que l'on trouve le plus souvent dilatées sont celles de la partie postérieure et inférieure des poumons, et là la lésion occupe une grande partie du lobe. Elle s'étend aussi quelquefois aux lobes supérieurs, et est ainsi presque générale. D'autres fois, au contraire, la dilatation est partielle et occupe la languette qui contourne le cœur, ou la partie correspondante du poumon droit.

Là la bronche se dilate de manière à former un canal long et large, qui occupe le centre de l'appendice, et duquel s'échappent en tous sens des rameaux qui peuvent être dilatés. Ailleurs, au centre d'un lobe, on trouve une portion isolée du reste du tissu, et dans laquelle une bronche et ses rameaux, tout à coup dilatés, forment comme un noyau de canaux flexueux et enroulés.

Les bronches dilatées contiennent des produits de sécrétion toujours abondants et altérés. Dans des cas très exceptionnels, nous n'avons trouvé dans les conduits ainsi malades qu'un peu de mucus visqueux et transparent. Souvent, mais non toujours, l'inflammation de la muqueuse y est manifeste. Enfin le tissu pulmonaire qui environne les bronches dilatées peut être sain ; mais le plus ordinairement il est malade et privé d'air, c'est-à-dire congestionné ou carnifié, plus rarement hépatisé.

L'abondance de la sécrétion, la phlegmasie de la muqueuse, l'imperméabilité du tissu environnant, sont les trois conditions d'existence de la dilatation des bronches. Toutes trois se réunissent le plus souvent et accompagnent l'altération du calibre, mais aucune d'elles n'est absolument nécessaire. La première, celle qui manque le moins souvent, l'imperméabilité du tissu est la moins indispensable, mais peut suffire à elle seule. Quel est le rôle de chacune d'elles et par quel mécanisme se produit la dilatation ? Comme nous le disions en 1838, elle peut s'expliquer d'une manière toute physique par la sécrétion abondante et le séjour prolongé des mucosités purulentes sans cesse poussées par les efforts inspirateurs des gros canaux bronchiques dans les plus petits. Aussi lorsque la mort est survenue très rapidement, la dilatation est très rare. Les nouveaux faits que nous avons recueillis nous ont confirmés dans cette opinion qui a été partagée par MM. Fauvel et Grisolle. D'autre part, la fréquence de la phlegmasie de la muqueuse suffit pour indiquer son influence procréatrice. Il est possible qu'elle favorise la dilatation en diminuant la consistance des tuyaux bronchiques ou, suivant l'idée du docteur William Stokes, en paralysant les muscles circulaires de Reissessen, et surtout en activant la sécrétion. A cette action il faut joindre sans doute celle qui résulte de l'affaissement des vésicules pulmonaires. En se rétractant, le tissu intermédiaire aux surfaces pleurale et bronchique tend à les rapprocher, et détermine ainsi, d'une part, la dépression de la première, et d'autre part, la dilatation de la bronche au niveau des tissus condensés. En effet, la dilatation est en général plus considérable dans les tissus carnifiés ; c'est même là que nous avons vu les bronches de la surface acquérir plus d'un centimètre de circonférence. C'est dans ce cas aussi que la phlegmasie manque souvent, en sorte que la dilatation n'est pas rare sans inflammation de la muqueuse dans un tissu carnifié.

Les autres conditions qui favorisent l'augmentation du calibre des bronches paraissent être l'âge de trois à cinq ans et surtout la durée de la maladie. C'est à peine si l'on constate des dilatations lorsque la mort est arrivée après un septénaire; elles sont fréquentes après quinze jours de maladie. La constitution de l'enfant paraît avoir moins d'influence; il serait possible cependant que la faiblesse favorisât la dilatation.

Telle que nous venons de la décrire, cette lésion ne saurait être comparée à celle qui existe dans la bronchite chronique. Elle est mécanique, aiguë, non permanente, et doit disparaître plus ou moins rapidement après la terminaison de la maladie qui lui a donné naissance. Nous disons plus ou moins rapidement, parce que l'insufflation pratiquée dans les tissus congestionnés ne suffit pas pour rendre leur calibre normal à des bronches dilatées. Aussi est-il possible de concevoir que la dilatation aiguë soit l'origine de la dilatation chronique, dans certains cas où la lésion a été telle, que les bronches ou le parenchyme n'ont pu reprendre leur état normal après la disparition de l'état aigu (Voir Bronchite chronique) (1).

§ IV. *Lésions des vésicules pulmonaires.* — A. *Bronchite ou pneumonie vésiculaire, grains jaunes, granulations purulentes.* — Cette lésion se montre à la surface du poumon sous la forme de taches de couleur jaune, dont l'étendue varie du volume d'un grain de millet à celui d'une petite lentille et qui sont en général saillantes. Leur couleur et leur saillie tranchent assez vivement sur celles du tissu voisin, surtout

---

(1) MM Legendre et Bailly n'admettent guère de dilatation que dans le cas de maladie chronique des conduits aériens. Ils croient que nous prenons pour une dilatation aiguë l'état normal rendu plus facilement appréciable, parce que l'inflammation ou la condensation des tissus environnants permet aux ciseaux bronchiques de suivre le canal avec plus de facilité que lorsque le tissu est perméable à l'air. Nous ne saurions partager cette manière de voir, et nous appuyons la nôtre sur les considérations suivantes :

1° La dilatation bronchique n'existe pas dans tous les cas de condensation pulmonaire; loin de là, elle n'est même alors qu'une exception.

2° On peut la rencontrer dans des parties du poumon perméable à l'air.

3° Il peut arriver que la dilatation ne soit pas égale des deux côtés, ou même qu'elle manque dans l'un des poumons. Bien plus, nous avons rencontré un cas dans lequel le poumon droit étant imperméable la dilatation existait dans le poumon gauche, perméable à l'air.

4° Il ne nous paraît pas possible de nier la dilatation lorsque la circonférence de la bronche est d'un centimètre et plus, près de la surface ou des bords du poumon; lorsque son calibre va graduellement en augmentant, et aussi lorsque les petites bronches présentent des renflements ampullaires.

5° Enfin l'influence de l'âge et de la durée du mal est inexplicable dans l'opinion de ces deux pathologistes.

s'il a la couleur violette et la dépression qui caractérisent la congestion. Ces grains, durs et résistants sous le doigt, sont isolés ou confluents, limités par les intersections lobulaires ou plus petits que les lobules. Piqués et légèrement pressés, il fournissent un liquide grisâtre d'apparence purulente.

La coupe du poumon présente un nombre variable de ces grains isolés ou confluents comme à la surface, et plus ou moins saillants suivant l'état du tissu voisin. Les uns ont été tranchés par la section, les autres lui ont échappé et sont restés arrondis. Ils donnent à la coupe un aspect inégal, comme mamelonné, mais nullement granuleux comme dans l'hépatisation. Isolés avec soin des tissus voisins, ils précipitent au fond de l'eau. Par leur section, quelques-uns fournissent immédiatement un liquide grisâtre puriforme; d'autres fois, il faut les piquer ou les presser légèrement, et alors on voit sourdre le muco-pus par une ou plusieurs petites ouvertures. Le liquide étant ainsi exprimé, on peut souvent apercevoir un ou plusieurs points déprimés au milieu de la trame celluleuse. Il nous est arrivé de pouvoir suivre un canal très délié de quelques lignes de longueur, à parois lisses, petit tuyau bronchique qui venait se terminer ainsi dans la granulation.

Ces caractères suffisent pour différencier les granulations des tubercules miliaires qui sont pleins, solides et résistants, ne donnent pas de liquide à la pression et ont une couleur plus jaune. Il est plus facile de les confondre avec des points d'hépatisation au troisième degré. Elles s'en distinguent par leur volume constamment peu considérable, par leur couleur d'un jaune grisâtre uniforme sans marbrure rouge, par leur aspect un peu spongieux et nullement granuleux, par l'absence d'hépatisation réelle immédiatement autour d'elles. En effet, elles tranchent vivement par leur saillie et leur couleur sur le tissu environnant qui est sain ou déprimé par la congestion ou la carnification; que si les grains purulents se confondent insensiblement sur leurs bords avec le tissu congestionné, on voit comme des points grisâtres et petits, jetés sur un fond violet, mais nullement les marbrures qui caractérisent le passage du second au troisième degré de l'hépatisation.

L'insufflation modifie diversement la bronchite vésiculaire. En distendant les tissus voisins, en leur donnant une couleur gris rose, elle dissimule les granulations. Celles-ci alors ne sont plus reconnaissables que par la sensation de dureté qu'elles donnent au doigt, par leur très légère saillie, par leur teinte plus grise, et parce que, isolées avec soin, elles précipitent au fond de l'eau. Mais il faut une grande attention pour constater ces caractères et pour ne pas croire que tout le tissu a été insufflé. D'autres fois, les granulations ne résistent pas à l'introduction de l'air, et le plus grand nombre réellement insufflées disparaissent.

MM. Bailly et Legendre décrivent comme premier degré de cette lésion des cellules situées au centre de lobules légèrement injectés, et qui, au lieu d'être transparentes, offrent une teinte gris-perle, puis plus foncée, sans dilatation ni saillie, s'affaissant par la piqûre et laissant alors suinter un liquide grisâtre, opalin, visqueux. Nous avons quelquefois cherché ces vésicules et nous n'avons pas réussi à les trouver. Nous ne nions cependant pas leur existence, et nous sommes persuadés qu'un examen plus répété nous eût permis de les constater. Ce fait, d'ailleurs, confirme l'opinion que nous avions déjà émise en 1838 en disant que la granulation pouvait être le résultat de l'union de plusieurs vésicules voisines devenues simultanément malades.

Dans un degré plus avancé, la granulation perd une partie de sa solidité et de sa résistance; le noyau qu'elle forme n'est plus aussi rempli ni aussi saillant, il est comme affaissé et semi-liquide. Cependant elle ne constitue pas encore une collection purulente. Car le liquide, emprisonné dans des mailles cellulaires lâches, exige une pression pour s'écouler en gouttelettes séparées. La granulation détachée, en tout ou par parties, précipite au fond de l'eau, même après l'insufflation qui ne l'a pas modifiée, bien qu'elle ait distendu les parties voisines. Cette forme nous paraît une transition des grains jaunes aux vacuoles; mais nous n'affirmons pas qu'elle soit constante (1).

La bronchite vésiculaire peut se développer dans toutes les parties du poumon; mais on la rencontre moins souvent dans le lobe supérieur que dans l'inférieur où les grains jaunes sont plus nombreux et plus confluents. Cependant le point où ils s'agglomèrent le plus souvent, et le seul, pour ainsi dire, où leur réunion forme de larges surfaces, est la languette cardiaque du lobe supérieur gauche et la partie correspondante du poumon droit.

Aussi souvent simple que double, la bronchite vésiculaire est peut-être plus fréquente à gauche qu'à droite, et de ce côté elle est quelquefois bornée au lobe moyen seul.

Cette lésion coïncide presque toujours avec une abondante sécrétion de la muqueuse bronchique. Nous dirions volontiers que c'est là une

---

(1) Cette transition des granulations aux vacuoles n'ayant pas encore été indiquée, nous donnons la description suivante extraite de l'une de nos observations : « Garçon de deux ans ayant succombé au vingt et unième jour d'une broncho-» pneumonie. La coupe du lobe inférieur du poumon droit montre un tissu vio-» lacé lisse, flasque, déprimé, sur lequel font saillie des taches jaunes, résistantes » (granulations jaunes). Quelques-unes des plus grosses, en petit nombre, affais-» sées, sont presque liquéfiées et paraissent former une collection purulente : ce-» pendant la section ne les a pas vidées, et la pression fait sortir le liquide par plu-» sieurs petits points. Le poumon gauche présente à l'extérieur la même apparence » que le poumon droit : l'insufflation a distendu toutes les parties violettes, et a » respecté le plus grand nombre des granulations, même celles qui sont ramollies » et affaissées; la pression en fait toujours sourdre du liquide purulent; et isolées » avec soin, elles plongent au fond de l'eau. »

des conditions essentielles de son existence, si dans un très petit nombre
de cas nous n'avions trouvé à peu près vides les bronches qui environnent les granulations purulentes.

La rougeur et la dilatation des petites bronches coexistent fréquemment avec la bronchite vésiculaire, mais la congestion avec
affaissement du tissu pulmonaire est encore plus habituelle. En effet,
dans les cas mêmes où le tissu voisin est encore perméable à l'air, il
présente le plus souvent des points engoués ou congestionnés non loin
de ceux qui sont occupés par les grains purulents. D'autres fois la
bronchite vésiculaire, située au milieu des parties saines dans une portion du poumon, est entourée de tissu congestionné dans une autre
portion du même poumon. Nous n'avons pas trouvé de cas dans lesquels la bronchite vésiculaire existât indépendamment de l'une ou
de l'autre de ces trois lésions.

L'âge n'a qu'une médiocre influence sur la production des grains
purulents; peut-être sont-ils plus fréquents de trois à neuf ans qu'avant
ou après cet âge. Mais l'une des conditions favorables à leur développement semble être la conservation des forces en même temps
que la durée de la broncho-pneumonie. En effet, la proportion des
cas est notablement plus considérable chez les enfants qui ont conservé une certaine force que chez ceux qui sont débilités. D'autre
part la bronchite vésiculaire ne marque pas le début du mal; il faut que
celui-ci ait duré un certain temps pour qu'on la trouve à l'autopsie.

D'après la description qui précède, il paraît certain que la maladie
siége primitivement dans l'extrémité des tuyaux bronchiques. Le premier degré, décrit par MM. Legendre et Bailly, en est une preuve, et
montre en même temps la vésicule isolément malade. Plus tard celle-
ci se dilate, devient saillante, et constitue la granulation purulente
uniloculaire, que la section vide immédiatement et qui fournit le liquide
par une seule ouverture. Si le travail morbide a lieu dans plusieurs
vésicules juxtaposées, il en résulte les granulations plus volumineuses
qui, après la section, donnent issue au liquide par plusieurs pertuis.
Dans tous ces cas, les parois vésiculaires existent encore, elles sont
résistantes, dilatables; les cavités sont isolées les unes des autres, et
l'insufflation, en faisant pénétrer l'air dans les vésicules, déplace le
muco-pus et fait disparaître la granulation, ou, tout au moins, la
diminue notablement.

Notre ami, le professeur Fauvel, a rattaché comme nous cette lésion à la bronchite capillaire aiguë; il la regarde comme analogue à
la dilatation des bronches et produite mécaniquement par le passage
du liquide bronchique dans la vésicule pulmonaire. Cette explication
est la seule qu'il admette, et il ne croit pas que les vésicules elles-
mêmes aient pu sécréter le liquide morbide (1). Il trouve trop subtile

(1) *Mémoires de la Société médicale d'observation*, t. II, p, 514.

la distinction que nous avions faite entre l'inflammation de la surface interne des vésicules pulmonaires et celle du tissu cellulaire de leurs parois ; il pense que, dans une organisation aussi délicate, il n'est pas possible de comprendre l'une sans l'autre. Ne pouvant reconnaître l'existence d'une pneumonie au troisième degré dans une lésion qui n'en présente pas les caractères anatomiques, il croit préférable d'admettre un dépôt purement mécanique de matière purulente.

D'un autre côté, MM. Bailly et Legendre repoussent complétement cette explication. «On comprendrait difficilement, disent-ils, que des vésicules remplies d'air pussent admettre dans leur intérieur le liquide qui remplit les bronches capillaires. Car ce fait serait en opposition avec les lois physiques qui démontrent que des tubes capillaires fermés par une de leurs extrémités et remplis d'air ne peu 'en admettre de liquide dans leur intérieur. » Cette objection serait très plausible, s'il s'agissait de tubes non dilatables. Elle nous semble disparaître devant ce fait que, les vésicules pulmonaires, comme les tuyaux bronchiques capillaires, peuvent augmenter ou diminuer de calibre, et, par conséquent, permettre au liquide, poussé par les efforts inspirateurs, de chasser l'air contenu dans les vésicules. Il faut bien d'ailleurs, qu'il en puisse être ainsi, car on ne comprendrait pas davantage comment, après la mort, l'insufflation ferait pénétrer l'air dans des vésicules pleines de pus non dilatées et non dilatables. M. Fauvel avait d'ailleurs répondu d'avance à cette objection : « Par un effort expirateur, dit-il, il peut arriver qu'une ou plusieurs cellules se débarrassent de l'air qui les distendait, et si une inspiration vigoureuse survient, alors la matière bronchique, refoulée par la colonne d'air qui ne peut la traverser facilement, avance vers la périphérie et peut envahir les cellules du poumon. » Cette dernière idée de M. Fauvel est confirmée par la théorie ingénieuse que le docteur Gairdner a donnée, quelques années plus tard, de l'affaissement du poumon ; théorie qui est, pour ainsi dire, contenue en germe dans cette explication de notre savant ami.

Cependant nous persistons à croire que la sécrétion peut se faire directement dans les vésicules bronchiques. Nous ne voyons pas pourquoi la muqueuse, quelque ténue qu'elle soit, ne pourrait pas sécréter un mucus altéré sans que le tissu cellulaire qui la double soit enflammé, et sans qu'il existe une véritable hépatisation. Les travaux de MM. Legendre et Bailly viennent à l'appui de cette opinion que nous avions déjà émise, et qui se trouve confirmée par les remarques suivantes.

Il est des grains purulents, résultat de l'agglomération de plusieurs vésicules malades, qui ne nous paraissent pas être uniquement constitués par une sécrétion intra-vésiculaire. Avant ou après la maladie de la muqueuse, le tissu qui sépare les vésicules est le siége d'un travail morbide et d'une sécrétion purulente qui est aussi extra-vésiculaire.

En admettant cette forme anatomique, nous rentrons dans l'idée du docteur Fauvel et nous comprenons pourquoi la pression ne chasse pas complétement le pus que ces grains contiennent; pourquoi aussi ils résistent à l'insufflation la plus énergique. En outre, nous nous rendons ainsi compte de ces granulations affaissées, et cependant imperméables à l'air, dont nous avons parlé ci-dessus; par là, enfin, nous pourrons expliquer plus tard la fonte purulente de la granulation (1).

Il résulte de cette discussion : 1° que nous regardons la granulation purulente comme le résultat de la présence du muco-pus dans une ou plusieurs vésicules pulmonaires; 2° que le liquide morbide a été sécrété sur place, ou mécaniquement amené par les efforts inspirateurs, après expulsion préalable de l'air contenu dans les vésicules ; 3° qu'il paraît que cette sécrétion est souvent le résultat d'une phlegmasie que la ténuité des tissus ne permet pas de reconnaître à simple vue; 4° qu'à une certaine période la phlegmasie ne peut plus guère être révoquée en doute; 5° que probablement elle siége souvent à l'extérieur des vésicules aussi bien qu'à l'intérieur.

B. *Vacuoles pulmonaires.* — Les vacuoles sont des cavités non anfractueuses, situées à la surface ou à la profondeur du poumon, communiquant avec les bronches dont elles paraissent être la continuation, contenant soit de l'air, soit du muco-pus, soit plus souvent tous les deux réunis. Plus volumineuses que les granulations purulentes uniloculaires, elles présentent, lorsqu'elles ne contiennent que du pus, les mêmes caractères qu'elles, et ne diffèrent que par leur volume

---

(1) Nous savons bien qu'il manque à cette idée la preuve positive que pourrait donner le microscope du siége précis de la suppuration au dehors aussi bien qu'au dedans des vésicules. Dans le but d'obtenir cette preuve, nous avons prié M. Lebert, dont le monde savant connaît le mérite et apprécie l'habileté spéciale, d'exa-. miner ces granulations au microscope ; malheureusement nous n'avons pu lui fournir qu'une seule occasion de faire cette étude. Voici un extrait de la note qu'il a bien voulu nous remettre : « Les taches jaunâtres sont formées par une véritable » infiltration purulente, dans laquelle le microscope démontre des globules puru- » lents à noyau et des globules pyoïdes sans noyau. Cette infiltration purulente, » par semis multiple, ne diffère de l'hépatisation grise que par l'aspect plus fran- » chement purulent et par la dissémination des taches. Ces infiltrations purulentes » partielles montrent, examinées à la loupe, la destruction des vésicules à leur » niveau et la conservation du tissu cellulaire seulement. Des vaisseaux nombreux » entourent ces infiltrations, mais on n'en voit plus au milieu d'elles. »

Est-ce dans le tissu cellulaire conservé qu'existe l'infiltration purulente? ou bien n'ocupe-t-elle que la place des vésicules détruites? Si le pus occupe le tissu cellulaire, s'y est-il infiltré consécutivement à la rupture des vésicules, ou bien y a-t-il été produit d'emblée? L'absence de vaisseaux au centre des infiltrations, c'est-à-dire dans ce tissu cellulaire, n'indique-t-il pas une altération du tissu lui-même? Il est d'ailleurs inutile de faire remarquer que pour arriver à la solution complète de la question, il faudrait étudier un grand nombre de ces granulations sur divers sujets et à divers degrés de développement.

plus considérable. Les plus petites, en effet, pourraient loger un pois, les plus grosses un œuf de moineau ou même de pigeon. Les premières peuvent ne contenir que du muco-pus, les secondes renferment toujours en même temps de l'air. Les parois de ces cavités sont minces, lisses, transparentes, parfois injectées, semblables à celles des plus petites bronches avec lesquelles elles se continuent sans solution de continuité apparente. Elles siégent dans l'épaisseur du poumon ou à sa surface. Dans le premier cas, le tissu qui les entoure est ou aéré et sain en apparence, ou congestionné et imperméable à l'air ; dans le second, elles font à l'extérieur une saillie arrondie, transparente, dont la paroi est formée par la plèvre doublée du tissu cellulaire, et, dans certains cas sans doute, par les membranes amincies de la vésicule bronchique dilatée. Cette saillie, qui simule l'emphysème, s'affaisse par une simple piqûre. MM. Bailly et Legendre ont constaté que l'insufflation les distend et les rend plus apparentes.

Il peut arriver qu'un poumon ne contienne qu'une seule vacuole, ou, s'il y en a plusieurs, qu'elles soient isolées les unes des autres, ou bien qu'elles soient voisines et comme agglomérées dans un point donné du poumon. Alors la coupe de l'organe présente une surface alvéolaire formée par plusieurs cavités arrondies communiquant entre elles et avec les bronches. La communication se fait au moyen d'une simple demi-cloison, ou de petits canaux cylindriques, qui sont des bronches ordinairement dilatées.

Nous avons toujours constaté la dilatation et la phlegmasie des bronches qui aboutissent aux vacuoles, en sorte que, jusqu'à présent, ces deux lésions nous paraissent être une des conditions essentielles à l'existence de ces cavités.

Il n'est pas rare de rencontrer, concurremment avec elles, des noyaux de bronchite vésiculaire justifiant par leur présence la filiation que nous établirons bientôt entre ces deux lésions anatomiques.

Si nos chiffres étaient plus nombreux, nous dirions que l'âge n'a qu'une médiocre influence sur la production des vacuoles, que la force du malade la favorise, et qu'elles ne se développent que lorsque la maladie a duré quelque temps.

Ces cavités ne sont pas des abcès : car elles contiennent un liquide semblable à celui des bronches ; elles ne sont pas tapissées par une fausse membrane ; elles ne sont pas entourées de tissu hépatisé ; et enfin les bronches qui y conduisent semblent se continuer avec elles et ne présentent pas une solution de continuité apparente. Il est impossible de les confondre avec de petites cavernes en raison de l'absence de tubercules autour d'elles ou même dans le reste de l'organe, et aussi parce que le tissu voisin n'a pas subi l'induration particulière aux affections de longue durée. Enfin elles ne sont pas de l'emphysème interlobulaire avec suppuration, parce qu'elles communiquent avec les bronches, contiennent le même liquide qu'elles, et sont distendues par l'insufflation , caractères que l'emphysème interlobulaire ne présente jamais.

L'analogie est plus frappante avec l'emphysème vésiculaire. Cette analogie que nous avions notée dès 1838 a frappé aussi MM. Legendre et Bailly. Bien plus, ils affirment que le siége de ces deux lésions est identiquement le même, et disent avoir vu chéz les vieillards des vacuoles regardées comme des excavations emphysémateuses, et qui, cependant, outre l'air, renfermaient du muco-pus.

Cette analogie remarquable, ou cette identité d'après MM. Béhier et Hardy, nous paraît justifier l'opinion que nous avions primitivement émise en considérant ces vacuoles comme le résultat de la dilatation sans rupture des vésicules bronchiques. Le fait paraît impossible à MM. Legendre et Bailly, et c'est là la seule raison contradictoire qu'ils nous opposent. Or Laënnec, et après lui notre savant maître M. Louis, ont décrit un premier degré de l'emphysème vésiculaire dans lequel les vésicules dilatées peuvent acquérir jusqu'au volume d'un noyau de cerise (1). Ce n'est que plus tard, et lorsque cette dilatation atteint ses limites, que les cellules sont déchirées et forment des espèces d'appendices. Il est donc possible que les vésicules pulmonaires se dilatent d'une manière notable sans se rompre.

M. Barrier nous a fait une objection en apparence plus sérieuse en disant que les vacuoles sont immédiatement sous-jacentes à la plèvre, ou en contact les unes avec les autres ; et que, si elles n'étaient que dilatées , leurs parois devraient être formées par autre chose que la plèvre seule ou par les parois des cellules voisines. Cette objection n'est que spécieuse, car la même disposition se retrouve dans l'emphysème vésiculaire. La plèvre transparente paraît exister seule : mais en réalité elle est doublée par les tissus cellulaire et membraneux, transparents aussi , qui forment les parois des vésicules. M. Barrier admet d'ailleurs que chaque lobule pulmonaire est composé d'une membrane d'enveloppe renfermant un tissu spongieux. Celui-ci serait formé par l'assemblage de cellules communiquant toutes entre elles. Le tuyau bronchique qui y aboutit ne pénétrerait point dans le lobule, mais cesserait en y entrant, ou plutôt se continuerait avec la membrane d'enveloppe, comme le goulot d'une bouteille se continue avec le corps du vase. Il regarde donc la vacuole pulmonaire comme un lobule dont le tissu spongieux intérieur a éprouvé une fonte purulente.

Cette manière de comprendre la structure du poumon est complétement détruite par ce fait, que les vésicules pulmonaires peuvent devenir isolément malades. Et il faut ajouter que ces idées émises

---

(1) « Tant que la maladie se borne là, dit Laënnec, l'air est encore renfermé dans ses vaisseaux propres ; et la maladie consiste en une dilatation permanente, excessive et contre nature, des cellules aériennes. »

« Les cellules, dit M. Louis, sont dilatées à divers degrés, depuis le volume d'un grain de semoule jusqu'à celui d'un pois de petite dimension. »

par M. Cruveilhier sur la structure du poumon n'ont pas été adoptées par la majorité des anatomistes. On admet généralement que la vésicule est formée par l'extrémité arrondie de chaque ramuscule bronchique ; qu'un certain amas de ces vésicules indépendantes les unes des autres, et ne communiquant que par l'intermédiaire du rameau bronchique, constitue le lobule ; et que ce groupement des vésicules en lobules paraît être une condition assez secondaire (Ollivier, *Dictionnaire de médecine*). Or ces idées, confirmées par l'anatomie pathologique, s'accordent avec le fait de la dilatation possible et isolée d'une des vésicules aussi bien qu'avec celui d'une fonte purulente d'un lobule ou d'une portion de lobule, succédant à la bronchite vésiculaire.

Il nous semble, en effet, d'après la description que nous avions donnée en 1838 de la vacuole pulmonaire, d'après les détails qu'y ont ajoutés MM. Barrier, Bailly et Legendre, et enfin d'après les idées, que nous avons émises sur la structure de la granulation purulente, que l'on peut admettre deux formes, ou, si l'on veut, deux degrés de la lésion qui nous occupe. L'une, simple dilatation de la vésicule pulmonaire, et l'exagération de notre première forme de bronchite vésiculaire : la vésicule dilatée outre mesure, ouverte dans un ramuscule bronchique dilaté lui-même, donne facilement accès à l'air et forme ainsi une poche unique contenant à la fois de l'air et du muco-pus. Dans une autre forme, les granulations purulentes résultant de la suppuration intra-et extra-vésiculaire, la muqueuse et le tissu celluleux ramollis par l'inflammation, n'ont pu, sans se rompre, se prêter à une distension aussi grande, et ont fini par communiquer les unes avec les autres. De là ces vacuoles volumineuses qui occupent la totalité d'un lobule ou même plusieurs lobules accolés ; de là ces séparations formées par des canaux dilatés ou par des demi-cloisons, ou même « par des filaments celluleux que la dessiccation après insufflation met parfaitement en évidence (Legendre et Bailly, page 212). »

LÉSIONS PULMONAIRES.

Les lésions que nous venons de décrire sont, à proprement parler, bronchiques. S'il en est quelques-unes, telles que la granulation purulent et les vacuoles, dans lesquelles le tissu pulmonaire lui-même soit atteint, leur point de départ cependant est si évidemment bronchique qu'il est impossible de les séparer des lésions des conduits aériens. Mais dès lors elles servent (si l'on peut employer ce terme) de trait d'union entre les deux parties de cette unité que nous étudions sous le nom de broncho-pneumonie. Dans les lésions qui vont nous occuper, le parenchyme du poumon est directement atteint.

§ I. *Congestion lobulaire, disséminée ou généralisée, avec affaissement du poumon* (1). — A la surface, le poumon est souple, mou et d'une couleur rose plus ou moins foncée. Il présente disséminées par places des taches d'un rouge violet de quelques millimètres à 1 ou 2 centimètres d'étendue, circulaires ou allongées de haut en bas, isolées ou confluentes par places, surtout au bord postérieur où elles siégent de préférence, bien qu'on en puisse trouver sur toutes les parties de l'organe. Elles sont en général, mais non toujours, limitées par les intersections lobulaires qui restent assez apparentes sur leur surface. Ces taches sont ou au niveau du reste de l'organe, ou légérement déprimées. Elles donnent sous le doigt la sensation d'un corps solide, plein, plus compacte que les parties aérées et non crépitant comme elles. Quelquefois elles manquent à l'extérieur ou s'y font voir sur une très petite surface; mais le doigt sent des duretés plus ou moins profondes et volumineuses, comme seraient des noyaux arrondis, solides, et quelquefois assez résistants pour simuler des tubercules.

A la coupe, le poumon est marbré de gris rose et de rouge violet foncé. Les taches extérieures répondent aux parties foncées de l'intérieur qui pénètrent plus ou moins profondément, tandis que d'autres sont tout à fait centrales. Toutes forment des noyaux d'engorgement qui sont ou légèrement déprimés au-dessous des parties plus roses du poumon ou au même niveau qu'elles. Leur couleur est uniforme et non marbrée, leur coupe est lisse, leur apparence un peu moins spongieuse que celle du tissu sain. Elles résistent peu au doigt qui les pénètre et les déchire assez facilement. Elles ne crépitent pas et sont plus pesantes que l'eau.

L'insufflation modifie considérablement ces caractères. L'air pénètre avec facilité dans le tissu pulmonaire, le distend à peu près complétement, lui rend sa souplesse et sa couleur rouge clair. Les parties malades sont redevenues crépitantes, plus légères que l'eau, la limite entre elles et les parties saines a disparu. Cependant, en examinant avec soin le tissu ainsi revenu à un état en apparence normal, on trouve plus de friabilité, ou si l'on veut, moins de résistance à la pression que dans l'état sain. Quelquefois aussi le doigt, promené à la surface, sent des points plus solides que les autres; l'œil y découvre alors une portion moins spongieuse que les voisines, et qui, sauf la couleur redevenue rosée, conserve la plupart des caractères qu'elle avait avant

---

(1) Nous nous servons du mot *congestion* faute d'un autre meilleur pour différencier cette forme de pneumonie de l'hépatisation réelle. La congestion n'est pas non plus l'engouement. Les différences entre ces lésions sont capitales, et nous voulons prévenir un rapprochement auquel pourrait conduire l'insuffisance du langage. Nous n'avons pas adopté les mots *état fœtal*, proposés par MM. Bailly et Legendre, parce que ce nom repousse l'idée de phlegmasie, et parce que ces auteurs en ont fait la dénomination générique de deux altérations de tissu qu'il nous est impossible de ranger sous le même chef; à savoir, la carnification, ou mieux l'affaissement simple du poumon, et la congestion lobulaire avec affaissement.

l'insufflation. Ces parties, isolées avec soin, plongent au fond de l'eau.

Lorsque la congestion est à son début, on trouve, au lieu de noyaux solides, des taches qui, sauf leur couleur violette, ont presque tous les caractères du tissu sain. Elles sont très spongieuses, crépitent, fournissent un liquide sanglant, aéré, surnagent l'eau, quel que soit le soin avec lequel on les isole. Le passage entre ce degré et le précédent est parfaitement établi par quelques-unes de ces taches, qui, tout en conservant les caractères que nous venons de donner, sont cependant un peu déprimées et moins spongieuses.

Dans un degré plus avancé, les noyaux indurés se sont étendus et réunis ; la lésion envahit presque tout le bord postérieur et se prolonge à l'intérieur du poumon en gagnant la racine des bronches par des prolongements irréguliers. Souvent un lobe presque entier ou même un poumon est envahi, sauf la partie antérieure.

Dans tous ces cas, la surface est généralement d'un violet foncé. Quoique évidemment revenu sur lui-même, quoique moins volumineux et plus flasque que dans l'hépatisation lobaire, l'organe est cependant lourd, plein et gonflé. Les intersections lobulaires sont presque toujours apparentes et légèrement déprimées. Souvent cependant, au lieu d'être blanches, elles ont une coloration violette plus foncée que le reste du tissu. Tous ces caractères extérieurs peuvent être dissimulés par une pellicule pseudo-membraneuse.

Lorsqu'on a incisé le poumon, la coupe du tissu congestionné est violette et présente sur une large surface des portions malades à divers degrés mélangées entre elles avec ou sans lobules sains intermédiaires, et limitées par des lignes brisées, dues aux intersections lobaires qu'on retrouve aussi sur toute la surface de la coupe. Celle-ci, non granuleuse, lisse, humide, laisse écouler par la pression du sang rouge foncé, qui s'échappe pur et en assez grande abondance des vaisseaux et du parenchyme pour se mêler bientôt au mucus purulent qui sort des bronches.

Si l'on soumet à l'insufflation l'organe ainsi malade, on le voit se dilater considérablement et devenir rose presque partout à la surface (1). La coupe fait voir que cette couleur claire s'est étendue à la plus grande partie de l'organe, dont quelques portions cependant, surtout au centre, et souvent sur l'extrême limite du bord postérieur, ont pris seulement une couleur rouge clair. Presque toujours alors (et nous insistons sur ce point) il est possible de trouver des portions assez étendues de tissu qui, bien qu'elles aient perdu leur couleur violette, ont cependant conservé tous les autres caractères du tissu malade.

La congestion lobulaire est très fréquente ; nous dirions volontiers

____

(1) Il arrive quelquefois que, sous l'influence d'une insufflation prolongée et forte, la plèvre se décolle et se rompt avant que tout le poumon ait pris la coloration rosée.

que dans la broncho-pneumonie, elle est avec les altérations de sécrétion la plus commune de toutes les lésions pulmonaires et bronchiques (1). Nous ajoutons que là où la congestion existe, on est à peu près certain de rencontrer aussi des traces de lésions des bronches. C'est à peine, en effet, si, dans un très petit nombre de cas (trois au plus), nous avons trouvé des noyaux de congestion rares et peu volumineux chez des malades qui, pendant leur vie, n'avaient présenté à l'auscultation aucun râle, et dont les bronches à l'autopsie ne contenaient aucun produit de sécrétion. S'il paraît donc possible que la congestion lobulaire se développe en dehors de l'influence du catarrhe pulmonaire, le fait est exceptionnel; et l'on peut dire que la congestion est une des conséquences, tout au moins un des accompagnements du catarrhe.

La congestion lobulaire faisant partie intégrante de la bronchopneumonie est, comme elle, très fréquente chez les plus jeunes enfants qui y sont évidemment plus disposés que les autres. On la constate chez ceux qui sont encore robustes comme chez ceux qui sont débilités, et aussi quelle que soit l'époque à laquelle la mort soit survenue.

Nous remarquons, et nous appelons l'attention sur ce point, que lorsque la maladie a duré peu de jours, la congestion est tout aussi fréquente si les enfants ont conservé des forces que s'ils sont débiles.

La lésion que nous venons de décrire n'est certainement pas l'hépatisation pulmonaire, et l'on doit à MM. Legendre et Bailly d'avoir parfaitement établi les différences qui séparent ces deux altérations de tissus ; nous y reviendrons bientôt. Mais auparavant nous chercherons à établir quelle est la nature anatomique de la congestion lobulaire et quelles sont les causes de sa production.

Le tissu pulmonaire, ainsi malade, ne contient plus d'air ; il est ramolli, il est gorgé de liquides.

L'imperméabilité à l'air est démontrée par la pesanteur spécifique des parties malades. Cependant il est bien certain qu'il n'existe dans les vésicules aucun épanchement de lymphe plastique ou de tout autre liquide qui ait pu chasser l'air qu'elles contenaient primitivement. Le fait est surabondamment démontré par l'absence complète des granulations caractéristiques de l'hépatisation, et par la possibilité d'insuffler de l'air, souvent dans toutes les vésicules, toujours dans le plus grand nombre. L'air a donc été simplement expulsé, nous dirons bientôt par quel mécanisme, et les parois vésiculaires ont été mises en contact les unes avec les autres comme elle le sont dans les poumons du fœtus. Cette comparaison faite par MM. Legendre et Bailly nous paraît très exacte.

(1) Nous ne donnons cette affirmation qu'avec réserve, à cause du doute que laissent bon nombre de nos autopsies trop incomplètes au point de vue de la distinction à faire entre la congestion et l'hépatisation.

Le ramollissement de l'organe est prouvé par la facilité avec laquelle le tissu cède et se déchire sous la pression du doigt, et par le grattage au moyen du scalpel.

En outre, le tissu pulmonaire est congestionné et gonflé. Cette turgescence est beaucoup plus grande qu'on ne pourrait le croire à la vue de la dépression des parties malades au-dessous des portions saines. Mais il faut penser que le gonflement du parenchyme a lieu en grande partie aux dépens de la place occupée par l'air dans l'état sain. L'affaissement des vésicules dissimule l'intensité de la congestion; car le poumon simplement revenu sur lui-même est réduit à des proportions bien moindres encore, ainsi qu'on peut le voir à la suite des épanchements pleurétiques et dans la carnification.

Le gonflement est d'ailleurs directement prouvé par la quantité de liquide sanguin ou séro-sanguin qui s'écoule lorsque l'on presse ou déchire le tissu. L'afflux du liquide a lieu dans les plus petits vaisseaux comme dans les gros troncs qui sont gorgés d'un sang noir et veineux. par l'orifice béant de la section; il rougit et artérialise rapidement L'insufflation chasse de ces dernirs le sang que l'on voit s'écouler celui qui est contenu dans les plus petits capillaires.

Cette fluxion purement vasculaire ne nous paraît pas pouvoir expliquer pourquoi, dans bon nombre de cas, l'insufflation ne pénètre pas toutes les vésicules pulmonaires. Nous concevons qu'elle puisse contribuer pendant la vie à l'affaissement des vésicules; nous ne comprenons pas, qu'après la mort, elle s'oppose, dans certains points, à la dilatation provoquée par une insufflation vigoureuse; et que, dans d'autres, elle la permette entière et complète. Il faut que l'obstacle soit persistant et immobile, tel que pourrait être un engorgement dans le parenchyme lui-même. Cet-engorgement, résultat d'une sécrétion *extra-vésiculaire* et *extra-vasculaire*, serait sans doute le second degré d'une véritable phlegmasie occupant le tissu cellulaire (1).

Il nous est en effet difficile d'admettre que la congestion lobulaire

(1) Nous savons qu'il manque à cette opinion la preuve directe de l'existence du fait ; mais dans des tissus si déliés la vue seule ne suffit pas, et il faut avoir recours au microscope. Une seule fois nous avons pu prier M. Lebert de nous prêter le concours de son habileté bien connue. Voici le résultat de cet examen qui vient tout à fait à l'appui de notre manière de voir : « Lorsqu'on examine des tranches minces » de la surface, vues par le côté interne, on reconnaît très bien les vésicules pul- » monaires entourées de réseaux vasculaires très nombreux, et montrant dans leur » intérieur un épithélium pavimenteux infiltré de granules graisseux. On n'y voit » point de produit d'exsudation inflammatoire, qui paraît s'être opérée dans les » bronches capillaires et *dans le tissu intervésiculaire.* Les premières sont en partie » remplies par un muco-pus jaunâtre montrant des globules purulents à noyau. » Le tissu intervésiculaire est plutôt infiltré par un sérum granuleux sans globules » distincts. » M. Lebert résume son opinion sur ce fait, en disant que cette lésion est « une hyperémie vive avec exsudation séreuse autour des vésicules pulmonaires » qui ne paraissent pas malades dans leur intérieur. »

soit toujours un simple résultat de l'hypostase identique avec celle qui se produit lors de l'agonie. Certes, nous reconnaissons bien que la faiblesse de l'enfant, le décubitus dorsal longtemps prolongé, et les entraves ainsi apportées à la circulation, facilitent la production de cet état et lui donnent l'apparence d'une simple congestion passive. Mais nous croyons qu'il existe en outre (sinon toujours, au moins fréquemment) un travail réellement actif et même phlegmasique.

Comment, en effet, comprendre autrement ces faits :

Que l'afflux du sang se fait par noyaux isolés et n'a pas lieu dès l'abord sur une surface continue ;

Que ces noyaux sont souvent disséminés dans tout l'organe, et non pas seulement et toujours dans la partie la plus déclive du bord postérieur ;

Qu'on rencontre la congestion chez des enfants encore vigoureux, chez lesquels elle s'est développée dès les premiers jours d'une maladie qui a suivi la marche d'une affection très aiguë ;

Qu'on la voit parfois se produire en quelques heures accompagnée d'un mouvement fébrile violent.

Enfin, l'inflammation si manifeste des bronches dans bon nombre de cas ; dans tous, l'abondance de la sécrétion bronchique, prouvent, sans réplique, ce semble, la présence fréquente d'une congestion réellement active (1).

La congestion pulmonaire est d'ailleurs favorisée par les entraves qu'apporte à la circulation la présence des mucosités bronchiques. Cette sécrétion abondante et visqueuse obstrue les conduits capillaires et est difficilement déplacée par des efforts respiratoires rapides et incomplets. Il en résulte, ainsi que nous l'expliquerons bientôt, que l'air est expulsé peu à peu des vésicules pulmonaires et n'y peut pas rentrer. Or on sait que toutes les fois que la circulation aérienne est empêchée, le sang stagne dans les poumons et n'y subit pas les modifications de l'hématose ; et c'est sans doute lorsque la circulation aérienne est entravée dans les petites bronches indépendantes les unes des autres et disséminées dans diverses parties du poumon, que la congestion, compagne de la bronchite, est elle-même lobulaire et disséminée.

(1) Nous comparons volontiers cet état à celui qui existe sur les parties déclives de la peau enflammée. Ainsi les érysipèles, lorsqu'ils siégent sur la partie antérieure du corps, sont d'un rouge vif ; dès qu'ils passent sur le dos, ils prennent une teinte livide en conservant les autres caractères d'une inflammation. Ainsi les pustules varioliques entourées d'un cercle rouge vif inflammatoire sur le devant du corps ont une teinte vineuse sur la partie postérieure. C'est qu'en effet pendant la vie il suffit que la circulation soit partiellement entravée par un travail inflammatoire pour que la pesanteur, force constante, reprenne pour ainsi dire ses droits et maintienne dans les vaisseaux veineux de la portion la plus déclive une certaine quantité de sang, qui est ainsi en partie soustraite à l'impulsion circulatoire générale. De là un mélange des caractères de l'inflammation et de l'hypostase.

Ainsi donc la cause de cette congestion pulmonaire est triple : fluxion active et même phlegmasie, hypostase, entrave à la circulation aérienne. Ces trois actions se mélangeant à divers degrés suivant la force et l'âge de l'enfant, suivant l'époque du mal, suivant la cause qui l'a produit, suivant l'abondance des sécrétions, donnent à la congestion pulmonaire des caractères mélangés aussi à différents degrés. De la sorte la congestion lobulaire sera chez les uns surtout active et inflammatoire, chez les autres principalement passive et hypostatique. D'autre part, ce travail congestif, soit par sa nature spéciale, soit par son siége, soit en raison de l'état de la muqueuse bronchique, n'a que peu de tendance à produire l'épanchement plastique vésiculaire qui caractérise l'hépatisation lobaire et primitive.

Maintenant il reste à déterminer quel rapport existe entre cette congestion et l'affaissement des vésicules du poumon. Nous avions admis avec les docteurs Legendre et Bailly que la turgescence du tissu cellulaire et des vaisseaux comprime les vésicules et en chasse l'air qu'elles contiennent. Nous en trouvions une preuve dans le fait que l'insufflation des poumons congestionnés chasse le sang des vaisseaux, et n'est pas complète si un obstacle s'oppose à la sortie du liquide sanguin hors des vaisseanx (1). Le docteur Gairdner s'élève contre cette opinion et donne, à propos de l'expulsion de l'air hors des vésicules, une explication fondée sur des preuves qui nous paraissent irrécusables. L'importance de son travail nous engage à en donner un extrait.

Lorsqu'une bronche est obstruée dans un point de son étendue, une certaine quantité d'air se trouve emprisonnée au-dessous de l'obstacle dans les petites bronches et les vésicules d'une portion du poumon. Que devient cette quantité d'air sous l'influence des mouvements respiratoires? Est-elle augmentée ou diminuée, ou bien reste-t-elle la même ?

D'après l'idée commune que la force inspiratrice l'emporte sur celle d'expiration, on peut croire que cette quantité d'air doit augmenter. Mais cette opinion sur la puissance comparée des deux mouvements respiratoires est radicalement fausse, les expériences de Hutchinson et de Mendelsohn ayant démontré que l'expiration est d'un tiers environ plus puissante que l'inspiration. Bien plus, dans les efforts de la toux, cette puissance de l'expiration est augmentée par tout l'avantage mécanique d'une impulsion soudaine et de la force expansive qu'acquiert l'air comprimé.

Aussi, lorsqu'il existe une bronchite, ce n'est pas l'expiration qui est difficile et incomplète, c'est l'inspiration qui exige l'emploi de toutes les forces du malade.

Donc la quantité d'air emprisonnée derrière un obstacle bronchique

(1) Voyez les *Comptes rendus de la Société médicale des hôpitaux de Paris* (*Union médicale,* 1851).

ne peut pas augmenter ; bien plus, elle diminue. En effet, lorsqu'il existe une bronchite, l'air s'accumule et dilate les vésicules là où l'auscultation, comme l'autopsie, démontre l'absence d'un obstacle, c'est-à-dire au sommet du poumon. L'air au contraire disparaît, et les vésicules s'affaissent là où le stéthoscope et le scalpel démontrent l'existence de l'obstacle, c'est-à-dire à la base de l'organe.

Les expériences sur les animaux et les observations de corps étrangers introduits dans les bronches démontrent aussi qu'au-dessous d'un obstacle bronchique le poumon tend à s'affaisser.

Il reste donc prouvé que, s'il existe une obstruction des bronches, la quantité d'air emprisonnée dans les vésicules diminue, et que cela est dû, en partie du moins, à la faiblesse relative de la puissance inspiratrice.

Mais que devient l'air qui disparaît ainsi? Est-il résorbé, comme le pense le docteur Fuchs? M. Gairdner explique le fait d'une manière plus simple et plus lucide.

Les bronches forment une série de tuyaux cylindriques dont le calibre va en diminuant depuis leur origine jusqu'aux vésicules. Supposez un bouchon de mucosités visqueuses occupant l'une d'elles et subissant l'influence alternative de l'inspiration et de l'expiration. Dans le premier temps il descendra jusqu'au moment où, arrivé dans une bronche plus petite, il en fermera complétement le calibre et s'opposera à toute introduction de l'air. Dans le second temps, au contraire, repoussé vers des tubes plus larges, le bouchon muqueux cheminera avec plus de facilité, et une portion de l'air emprisonné pourra s'échapper.

S'il survient une quinte de toux, le bouchon peut être expulsé violemment, et alors l'inspiration renouvelle la provision d'air vésiculaire : mais si la toux est empêchée ou incomplète, le bouchon muqueux continuant son mouvement de va-et-vient, et faisant l'effet d'une soupape à bille, l'air emprisonné s'échappe peu à peu, et, comme il ne peut être remplacé, il arrive un moment où il n'en reste plus; alors le poumon est affaissé.

En résumé, l'affaissement pulmonaire résulte :

1° De la présence du mucus bronchique dont l'action est d'autant plus certaine qu'il est plus visqueux et plus abondant;

2° De la faiblesse ou de l'insuffisance des forces inspiratrices ;

3° De l'impossibilité de tousser ou d'expectorer.

L'affaissement pulmonaire ne peut pas se produire en l'absence de la première de ces causes ; la seconde résulte soit de la faiblesse musculaire et de la débilité générale, soit d'un développement accidentel de l'abdomen s'opposant à la descente du diaphragme, soit du défaut de résistance des parois thoraciques.

Dans cette théorie mécanique, qui nous semble irréfutable, le docteur Gairdner ne tient nullement compte de la fluxion sanguine, il ne s'occupe que de l'affaissement des vésicules du poumon par obstruction bronchique. Aussi, tout en adoptant ses idées, nous insistons sur cette fluxion qui doit jouer un certain rôle comme cause, ou comme effet, ou comme simple accompagnement de l'affaissement pulmonaire. Elle doit agir en effet d'une manière analogue au ramollissement des côtes, au développement exagéré de l'abdomen, et comme toutes les causes qui, agissant à l'extérieur des vésicules, font obstacle à une inspiration complète. Dans ces cas l'obstruction la plus légère qui, seule, n'eût pas produit d'effet, détermine l'affaissement (1).

Résumant donc tout ce que nous avons dit sur la pathogénie de la congestion partielle ou généralisée, nous la regardons comme le résultat d'un affaissement du poumon par obstruction bronchique jointe à une fluxion sanguine active ou passive et quelquefois même à une phlegmasie extra-vésiculaire sans épanchement plastique.

Cette lésion une fois produite, comment le poumon peut-il revenir à l'état normal? Lorsque la congestion active disparaît avec la même rapidité qu'elle s'est faite, l'une des causes qui s'opposaient à la dilatation complète des vésicules disparaissant, l'obstruction bronchique, si elle n'est pas absolue, pourra être vaincue par les efforts inspirateurs d'un enfant encore vigoureux (2). Mais il faut bien reconnaître que la quantité ou la viscosité du mucus sont habituellement si considérables, que la cessation de la fluxion ne suffit pas pour permettre l'entrée de l'air, et que, comme le dit le docteur Gairdner, il n'y a pas de raison pour que cela arrive tant que l'obstruction bronchique persiste. Nous verrons, en effet, dans le paragraphe suivant, que les choses se passent ainsi.

(1) Dans le but de connaître l'effet réel de la congestion des vaisseaux sur la capacité des cellules aériennes, nous avons injecté les veines et les artères d'un poumon sain. L'organe s'est gonflé, a cessé d'être crépitant et est devenu manifestement moins spongieux; cependant les vésicules n'ont pas été complétement affaissées. Pour nous assurer plus positivement de la sortie de l'air, nous avons injecté un lobe sain, après avoir adapté à la trachée un tube de verre coudé à angle aigu. Une colonne d'eau introduite dans le tube a servi à séparer l'air extérieur de l'air contenu dans le poumon. Alors une injection, poussée avec peu de force dans les vaisseaux, a distendu l'organe, et l'air, chassé des bronches, a soulevé la colonne d'eau d'une auteur de 3 centimètres et demi.

Ainsi, d'une part, l'air injecté dans les bronches vide les vaisseaux (voy. page 429); d'autre part, l'injection poussée dans les vaisseaux chasse une partie de l'air contenu dans le poumon. L'opinion que nous exprimons aujourd'hui sur l'influence de la congestion pulmonaire est donc expérimentalement prouvée.

Nous devons des remercîments à M. Caron, interne du service d'hôpital de l'un de nous, à Paris, qui a bien voulu disposer toutes ces expériences.

(2) Voyez l'observation VI de notre mémoire inséré dans les *Archives* de novembre 1851. Il nous paraît très probable que notre explication est applicable à ce cas.

Or, lorsque le poumon est affaissé, l'expiration et la toux perdent toute leur puissance expultrice, et le mucus ne peut que rester à la même place, ou, sous l'influence de l'inspiration, s'avancer vers les vésicules. Cette maladie est-elle donc incurable? Bien que la mort la termine trop souvent, l'auscultation prouve qu'elle peut guérir, et que le poumon revient à son état normal. Alors, dit M. Gairdner, il semble raisonnable d'attribuer aux bronches elles-mêmes une part active dans l'expulsion du mucus au moyen de la contraction lente des fibres circulaires de Reissessen. Cette contraction analogue au mouvement péristaltique des intestins peut être mise en jeu (d'après les expériences de Williams) par des stimulants mécaniques ou chimiques appliquées sur la muqueuse. Il est dès lors facile de comprendre comment les bronches, au moins celles qui n'ont pas de cerceaux cartilagineux, ont le pouvoir de faire cheminer les corps étrangers indépendamment des forces de la respiration. Peut-être même est-ce là leur emploi dans l'état naturel; peut-être leur contraction péristaltique a-t-elle pour but d'empêcher l'obstruction si facile des petites bronches par les sécrétions normales, qui, quelque peu abondantes qu'elles soient, ont nécessairement de la tendance à s'accumuler dans les vésicules.

§ II. *Carnification, état fœtal, affaissement pulmonaire simple.* —La carnification, parfaitement décrite par M. Rufz, rattachée par nous à la pneumonie lobulaire dont elle nous avait paru être la conséquence, a été longuement étudiée par MM. Legendre et Bailly.

Le poumon carnifié est à l'extérieur déprimé, mou et flasque; sa couleur est violacée ou rouge pâle, marquée par des lignes blanches circonscrivant des surfaces anguleuses qui dessinent les lobules. Il ne crépite pas et il est plus lourd que l'eau. Sa coupe présente un tissu d'un rouge plus ou moins foncé, lisse, résistant sous le doigt qui le presse, et le laissant pénétrer avec peine. Son aspect est à peu près celui d'un muscle à fibres serrées et peu distinctes. Il fournit à la pression un liquide très peu abondant, séreux ou sanglant non aéré, et un grattage modéré n'enlève ni ne détruit le parenchyme. L'insufflation le distend avec assez de facilité et lui rend l'aspect du tissu normal.

La carnification occupe souvent le pourtour de la base d'un des poumons; elle est alors marginale, ou bien elle occupe une partie assez considérable d'un lobe : le lobe moyen est le seul que nous ayons vu entièrement envahi; d'autres fois, au contraire, elle a son siége dans des lobules disséminés, et affecte la forme lobulaire.

Il résulte de là que cette lésion représente pour le siége et la forme toutes les espèces de congestion avec affaissement, pourvu qu'elles ne soient pas très considérables.

Elle est à peu près aussi fréquente à droite qu'à gauche; elle est plus souvent simple que double; les points où on la rencontre le plus fréquemment, sont à gauche la languette du cœur, à droite le lobe moyen ; elle a, en outre, ainsi que l'ont fait remarquer MM. Bailly et Legendre, une grande tendance à occuper la périphérie de l'organe, c'est-à-dire les points où il a le moins d'épaisseur.

La carnification ressemble beaucoup à l'état d'un poumon comprimé par un épanchement pleurétique, ou mieux encore à ces portions de l'organe comprimées entre la colonne vertébrale et les gonflements costaux chez les rachitiques. Aussi, en l'absence d'une pression extérieure, la première idée qui vient à l'esprit lorsqu'on examine ce tissu, est qu'il ressemble à celui d'un poumon de fœtus qui n'a pas respiré. On dirait que les vésicules pulmonaires ne sont pas encore dilatées sous l'influence de l'expansion thoracique, et n'ont pas encore admis l'air dans leur intérieur ; ou plutôt il semblerait qu'elles se sont affaissées à la suite de quelque maladie, sans conserver aucune trace d'engorgement.

Cette lésion doit être rattachée à la broncho-pneumonie ; les altérations bronchiques coïncident avec elle et siégent dans les mêmes parties de l'organe. Les bronches qui parcourent les tissus carnifiés contiennent un mucus altéré. Nous ne trouvons dans nos notes que deux exceptions à cette règle générale ; encore dans ces deux cas il coexistait une pneumonie partielle. La phlegmasie pulmonaire accompagne presque toujours en effet la carnification : quatre fois seulement sur trente et un cas nous avons vu manqner cette coïncidence.

La carnification se développe à tous les âges de l'enfance ; plus fréquemment peut-être de trois à cinq qu'à tout autre, et on la constate, quelle qu'ait été la durée de la maladie. Mais la condition essentielle de son développement, chez les enfants atteints de catarrhe est la faiblesse de la constitution ou la débilité produite par la prolongation des maladies antérieures.

C'est à ces deux causes, faiblesse et catarrhe, que MM. Bailly et Legendre ont rattaché la carnification. Le mécanisme par lequel elle se produit est celui que nous avons exposé dans le paragraphe précédent, d'après le docteur Gairdner. Le poumon peut s'affaisser, indépendamment de toute congestion pulmonaire, surtout chez les plus jeunes enfants dont les côtes sont encore peu résistantes, et par conséquent chez les rachitiques. (Voy. p. 42, INTRODUCTION.)

Mais l'affaissement simple peut aussi succéder à la lésion que nous avons décrite dans le paragraphe précédent. Lorsque l'état aigu cesse, lorsque la fluxion sanguine disparaît, si les mucosités bronchiques sont abondantes et ne sont pas évacuées, l'affaissement pulmonaire simple persiste seul. Nous possédons, en effet, quelques observations qui semblent justifier cette idée ; et, entre autres, celle d'un enfant qui, ayant présenté longtemps des signes de pneumonie à droite, finit par succomber à une pneumonie gauche, et offrit, à l'autopsie, une assez vaste carnification du côté droit, dans les points où l'auscultation avait primitivement annoncé l'existence d'une phlegmasie.

On peut, en outre, dans quelques cas, suivre les transformations par lesquelles passe le parenchyme pulmonaire, depuis le premier degré de la congestion jusqu'à la carnification complète. Ainsi on trouve là un tissu simplement engoué; plus loin des noyaux indurés et friables; plus loin encore, d'autres noyaux dont la couleur est moins foncée, et se rapproche plus de la teinte rose. Ces lobules se laissent beaucoup plus difficilement que les premiers pénétrer par le doigt; ils sont plus résistants, cependant ils sont encore friables; ailleurs enfin on trouve des noyaux tout à fait carnifiés.

Nous ne suivrons pas MM. Bailly et Legendre dans la comparaison qu'ils établissent entre cette lésion et l'hépatisation, parce qu'il a été reconnu depuis bien longtemps par M. Rufz d'abord, et par nous ensuite, qu'il ne s'agissait pas là d'une hépatisation aiguë (1). Nous avons pu regarder la carnification comme une conséquence de la pneumonie aiguë, et la chose (considérée comme nous l'avons fait tout à l'heure) nous paraît toujours vraie dans certains cas. Nous avons, il est vrai, ajouté que *nous serions tentés de la regarder* comme une pneumonie chronique. Là est la seule erreur que nous ayons commise. Car nulle part nous n'avons confondu la carnification avec la pneumonie aiguë. C'est qu'en effet cette lésion spéciale aux enfants débiles, n'ayant d'analogue aux autres âges que cet état du poumon qui est mécaniquement comprimé, n'a aucun des caractères de l'hépatisation aiguë.

§ III. — *Hépatisation partielle, disséminée ou généralisée.* — 1° *Hépatisation disséminée.* — A l'extérieur, la portion malade se présente sous la forme d'un noyau d'étendue variable, très franchement saillant au-dessus des parties voisines, le plus souvent recouvert d'une petite fausse membrane. Après l'ablation de cette membrane, la couleur du tissu est d'un rouge acajou uniforme ou marbré de jaune. Les limites de la partie malade sont quelquefois formées par des lignes brisées, traces des intersections lobulaires; plus souvent elles s'étendent irrégulièrement sans les respecter. Les intersections ont en général disparu de la surface du noyau malade, surtout s'il a quelque étendue; mais parfois on les y voit encore peu distinctes et comme si elles s'étaient effacées graduellement par la marche envahissante de la phlegmasie.

(1) Nous en avions d'ailleurs acquis la preuve par le résultat d'injections pratiquées avec la gélatine, résultat que nous n'avons pas fait connaître, parce que nous n'avions pas suffisamment, à notre gré, répété les expériences. Au moyen de ces injections, nous avons distendu les tissus carnifiés, qui prenaient alors la même apparence à peu près que les tissus sains environnants. L'hépatisation, au contraire, n'avait pas été du tout pénétrée par l'injection.

A la coupe, le noyau malade est d'un rouge terne plus ou moins foncé, tantôt de couleur acajou, tantôt marbré de jaune. Il est turgescent, fait saillie au-dessus des parties voisines. Il est dense, plus lourd que l'eau, compacte, mais friable, et s'écrase très facilement sous la pression du doigt. Sa surface est à peine humide ; mais si on le déchire, ou si on le racle avec le scalpel, on amène une sanie épaisse abondante, en général homogène, d'une couleur rouge clair plus ou moins mêlée de gris. Le raclage détruit facilement le parenchyme ramolli. Enfin, la surface de la coupe, moins lisse que celle des tissus congestionnés, a perdu toute apparence spongieuse, et tantôt est grenue, tantôt ne l'est pas. Les granulations, lorsqu'elles existent, plus visibles à la déchirure du poumon que sur la coupe, ont un volume variable depuis celui d'un acarus jusqu'à celui d'un gros grain de semoule.

L'insufflation, quelles que soient la force et la persistance avec lesquelles on la pratique, ne détermine pas de changement dans les parties hépatisées. Elle ne modifie en aucune façon ni leur volume, ni leur couleur, ni aucun de leurs caractères. Elle a pour seul effet de les isoler davantage en ramenant à l'état normal les parties engouées ou congestionnées qui les environnent (1).

(1) Si, par le fait de la distension des parties voisines par l'insufflation, le noyau hépatisé paraît à l'extérieur avoir diminué d'étendue et s'être déprimé, cette modification apparente disparaît par la section des tissus, qui rend aux parties saines leur volume normal et aux tissus hépatisés toute la saillie qui leur est propre. Il est des cas rares dans lesquels on peut croire, à un examen superficiel, que l'hépatisation a été insufflée ; mais c'est une fausse apparence qu'on reconnaît sans peine. Ainsi, lorsque l'insufflation est vigoureuse, on voit quelquefois le gonflement de l'organe se propager à la surface sur les points hépatisés. Mais il est facile de voir que le gonflement ne se fait pas, comme dans les parties voisines, par la dilatation des vésicules, mais bien par le décollement de la plèvre qui se détache du tissu pulmonaire hépatisé. Il suffit de pratiquer une incision pour retrouver tous les caractères de l'hépatisation. Une fois il nous est arrivé de simuler plus complétement encore l'insufflation du tissu hépatisé. Voici le fait : « Un garçon de dix mois ayant succombé du quinzième au seizième jour d'une broncho-pneumonie, on constate à l'autopsie une bronchite avec dilatation des bronches, granulations purulentes, congestion lobulaire généralisée, hépatisation partielle. Un des noyaux de cette dernière lésion, du volume d'une très grosse noisette, siége sur le bord inférieur du lobe moyen ; il est rouge, uniforme, gros, saillant, dur sous le doigt, et présente tous les caractères extérieurs de l'hépatisation. L'insufflation, pratiquée graduellement, mais vigoureusement, jusqu'à rupture de la plèvre, distend beaucoup l'organe dans presque toutes ses parties. Le noyau hépatisé résiste d'abord complétement, puis peu à peu la plèvre se soulève comme si elle se décollait. Une section pratiquée sur ce point fait voir un tissu très mou comme réduit par places en une bouillie rouge, et dont la pression fait sortir quelques bulles d'air ; les portions restées solides ont les caractères de l'hépatisation (couleur, aspect grenu, etc.), et cependant quand on les met dans l'eau elles surnagent. Il semble donc que l'air a pénétré les parties hépatisées ; mais en réalité l'insufflation n'a fait que déchirer les tissus, car il suffit de les comprimer légèrement entre les doigts pour en chasser

L'hépatisation partielle telle que nous venons de la décrire est précédée par un premier degré d'altération dans lequel le tissu rouge engoué présente des caractères qui nous ont paru être les mêmes que ceux décrits pour le premier degré de la congestion lobulaire (1). Il est probable qu'il existe des différences réelles entre ces deux espèces d'engouement ; mais la vue seule n'a pas suffi à nous les démontrer, et jusqu'à présent nous sommes obligés de les considérer comme identiques.

Le troisième degré est caractérisé par une coloration jaune, ou gris jaunâtre, plus ou moins marbrée de rouge clair. Le tissu est plus ramolli que dans le second degré et la pression en fait suinter du liquide purulent. Les autres caractères sont les mêmes. Le troisième degré existe rarement seul, il est habituellement mélangé avec le second.

L'hépatisation partielle est presque toujours parfaitement circonscrite ; sa couleur et sa saillie tranchent sur celle du tissu environnant : c'est un point pneumonique bien isolé, jeté au milieu d'un tissu sain, engoué on congestionné, et sa limite est nettement tracée quand même les tissus ambiants sont malades. Elle mérite bien alors l'hépithète de mamelonnée.

Il peut même arriver que la limite soit établie par un cercle ou plutôt par une sphère blanche, résistante, d'un demi-millimètre environ d'épaisseur, et qui a l'aspect fibreux, ou mieux fibrineux (2).

---

l'air et leur rendre la pesanteur spécifique de la pneumonie. Or cela n'arrive jamais lorsque l'air remplit les vésicules pulmonaires.

(1) Excepté toutefois la légère dépression présentée par quelques lobules encore aérés.

(2) MM. Legendre et Bailly ont décrit plusieurs autres formes de cette transformation curieuse. Ils ont vu cette portion blanche, qui pouvait être coupée en tranches minces, occuper le centre du noyau hépatisé ; ou bien encore une zone hépatisée, ou en partie suppurée, séparait le centre et la circonférence ainsi dégénérés du noyau pneumonique. Dans une autre forme l'altération aurait envahi tout le noyau primitivement hépatisé.

En étudiant avec soin les faits de cette nature, et rapprochant d'eux ceux analogues dont nous parlerons au chapitre des apoplexies pulmonaires, nous sommes portés à croire que cette forme anatomique spéciale est le résultat d'un mélange d'hépatisation et d'apoplexie pulmonaire. Les parties blanches et d'apparence fibreuse, que M. Grisolle regarde comme une fausse membrane, ne seraient autre chose que de la fibrine séparée de la matière colorante, et restant seule après l'absorption successive de toutes les autres parties du caillot. D'une part, en effet, nous avons vu cette décoloration se faire autour de caillots sanguins qui se trouvaient ainsi entourés d'une sphère blanche, véritable couche fibrineuse. D'autre part, les noyaux d'hépatisation qui présentent cette même particularité sont très souvent portés dans nos notes comme étant noirâtres et semi-apoplectiques. Il y aurait donc dans ces cas la réunion de la phlegmasie et de l'apoplexie pulmonaire, dont les transformations successives et variées, suivant le mélange des deux lésions, détermineraient les formes anatomiques diverses que nous venons de décrire.

Le volume des noyaux d'hépatisation mamelonnée varie entre celui d'un grain de chènevis et celui d'un œuf de pigeon; leur pourtour est le plus souvent régulier ; ils représentent une sphère ou quelque forme analogue; leur nombre est très variable, depuis un seul dans tout un'poumon, jusqu'à vingt, trente et plus. L'inflammation est, si nous osons employer ce terme, centripète, c'est-à-dire qu'elle tend à se concentrer dans les parties primitivement affectées.

Dans ce cas, il n'est pas rare de voir l'hépatisation se terminer par suppuration et former de véritables abcès.

2° *Abcès du poumon.* — L'inflammation, en se concentrant ainsi dans une portion isolée de l'organe, parcourt une série de phases dont le premier terme est la congestion sanguine, et le dernier la formation d'une cavité purulente. Ainsi, dans un même poumon, on aperçoit là des noyaux hépatisés bien limités au premier et deuxième degré, plus loin de petites masses pneumoniques au troisième degré parfaitement arrondies, dont la teinte est jaune-paille et la coupe très humide.

A un degré plus avancé, le pus primitivement déposé dans les interstices du tissu pulmonaire se réunit en une petite collection qui occupe le centre du noyau inflammatoire. Cette goutte purulente est enveloppée par deux zones concentriques, l'une interne, jaunâtre (pneumonie au troisième degré), l'autre périphérique, rouge et plus consistante (pneumonie au deuxième degré). Plus tard le cercle rouge extérieur est envahi par la suppuration ; les dimensions de la cavité centrale s'accroissent aux dépens du cercle jaune, et enfin dans un dernier degré la coupe des points malades fait voir des vacuoles dont les dimensions varient de quelques millimètres à un ou deux centimètres. Elles sont en général parfaitement arrondies, plus rare-ment ovalaires. Elles contiennent d'ordinaire un liquide jaunâtre ou jaune verdâtre bien lié, épais, non aéré. Il est très rare de voir ce liquide rougeâtre et ténu ; mais quelquefois de véritables caillots san-guins sont mélangés avec le pus. L'intérieur de ces cavités, lorsqu'elles ne sont pas encore arrivées à leur summum de développement, est formé par une couche de tissu pulmonaire hépatisé au deuxième ou troisième degré, tapissé quelquefois d'une couche de pus concret, d'autres fois d'une fausse membrane jaunâtre, molle et facile à déta-cher. Plus tard, cette fausse membrane se transforme en une lame mince, lisse, polie, analogue à une membrane séreuse. Souvent ces abcès sont tout à fait isolés des bronches qui les contournent ; d'autres fois ils communiquent largement avec elles ; et au point où la bronche pénètre dans la cavité, la membrane muqueuse est taillée à pic et présente une véritable solution de continuité, ce dont on peut s'as-surer en formant des lambeaux, si toutefois le calibre de la bronche le permet.

Si l'inflammation a envahi séparément plusieurs lobules voisins, la cavité est multiloculaire, et chacune des loges purulentes est isolée de sa voisine par une lame de tissu hépatisé, ou communique avec elle, lorsque ces cloisons viennent à se rompre. Ces abcès peuvent siéger en différents points des poumons; mais ils ont en général une assez grande tendance à s'approcher de la surface de l'organe; il en résulte quelquefois alors, comme nous avons pu nous en assurer, une inflammation adhésive entre les deux feuillets de la plèvre. Une petite fausse membrane mince et molle, tout à fait analogue à celle qui recouvre les granulations tuberculeuses sous-pleurales, réunit les plèvres costale et pulmonaire, et quand on enlève le poumon, la fausse membrane se rompt et laisse voir un petit pertuis conduisant dans l'intérieur de l'excavation. Si l'inflammation adhésive ne se forme pas, la plèvre pulmonaire s'amincit graduellement, se perfore, et il en résulte un pneumo-thorax (1). (Voy. PNEUMO-THORAX.) Dans le cas où l'abcès communique avec la plèvre, on trouve la poche purulente entièrement vide. Mais nous avons rencontré aussi quelquefois des cavités vides tapissées par des membranes lisses et placées tout à côté d'abcès encore remplis de liquide. Il est bien probable que ces cavités étaient les restes d'anciens abcès, et que leur contenu avait disparu par absorption. On comprend la possibilité de leur cicatrisation, mais nous n'en avons pas observé d'exemple.

Une seule fois nous avons vu une inflammation adhésive établie entre la base du poumon gauche et le diaphragme, et l'abcès primitivement développé dans le poumon communiquer par la perforation du diaphragme avec la cavité péritonéale (2).

Les abcès pulmonaires sont souvent tout à fait isolés, et sauf la couche mince de parenchyme hépatisé qui les entoure, ils sont enveloppés de tous côtés par un tissu pulmonaire parfaitement sain; d'autres fois il n'en est pas ainsi, un lobe tout entier ou une grande partie d'un lobe a été envahie par l'inflammation. La coupe des tissus malades présente alors les caractères que nous assignerons tout à l'heure à la pneumonie *lobulaire généralisée*; mais, en outre, on découvre, soit au centre, soit à la surface des parties enflammées, des collections purulentes, dont on reconnaît l'origine mamelonnée à leur forme régulière, à la circonscription de leur contour par un cercle hépatisé jaunâtre,

____

(1) Nous avons observé cet accident chez deux de nos malades. Dans un cas, la perforation eut lieu à la partie inférieure et externe du lobe inférieur; dans l'autre, à la partie interne et moyenne du lobe supérieur gauche. Dans ces deux cas, la cavité communiquait largement avec les bronches.

(2) Voici la description de cette curieuse lésion, copiée textuellement sur nos notes: « La partie centrale de la base qui repose sur le diaphragme présente une » petite cavité qui s'est ouverte lorsqu'on a détruit les adhérences qui l'unissaient » au diaphragme, et l'on a pu voir alors les viscères abdominaux au travers de » l'ouverture des muscles. La cavité avait le volume d'une aveline; elle était » entourée de tissu hépatisé, et ne communiquait pas évidemment avec les » bronches. »

tandis que les parties intermédiaires sont inégalement mélangées de points au premier et au deuxième degré.

Nous ne voulons pas prétendre pourtant que les abcès pulmonaires ne puissent reconnaître pour origine une pneumonie partielle généralisée, car nous en possédons des exemples évidents. Nous en avons rencontré, mais rarement, dans la pneumonie lobaire.

Le nombre des abcès du poumon est très variable : tantôt il n'y en a qu'un seul, tantôt ils sont tellement nombreux qu'on ne peut les compter ; mais ce dernier cas est rare. Leur dimension est en général d'autant plus considérable qu'ils sont moins abondants. Il est beaucoup plus fréquent de les voir bornés à un seul poumon que de les rencontrer à la fois dans les deux organes. On les observe plus souvent dans le poumon gauche que dans le poumon droit. Par une coïncidence singulière, nous les avons rencontrés plus fréquemment dans le lobe inférieur gauche que dans le supérieur, et dans le lobe supérieur droit que dans l'inférieur. Ces abcès se développent plus habituellement avant l'âge de six ans.

Nous avons eu occasion de rencontrer une seule fois une autre forme de suppuration dans laquelle le pus entourait la surface externe des ramifications bronchiques. On voyait, au niveau de la partie antérieure du poumon droit, des traînées jaunâtres peu larges, ramifiées comme des vaisseaux : en disséquant les bronches, leur surface interne était parfaitement saine, tandis que leur surface extérieure était jaune et entourée d'un pus concret, semblable à celui que l'on trouve dans la méningite répandu au pourtour des veines cérébrales.

3° *Hépatisation généralisée.* — L'hépatisation partielle n'est pas toujours isolée et comme centripète ; elle est quelquefois entourée d'un cercle d'engouement et semble s'étendre ; ou bien des noyaux enflammés, développés dans des points rapprochés les uns des autres, se réunissent de manière à former des surfaces étendues dans lesquelles le poumon présente des portions hépatisées au second et au troisième degré mélangées. La surface est alors marbrée de rouge et de gris jaunâtre. Cette forme d'inflammation mérite très bien le nom d'hépatisation généralisée, pour la différencier de l'hépatisation lobaire avec laquelle elle avait été confondue avant nos premiers travaux sur la pneumonie.

Il y a, en effet, une différence entre ces deux formes d'hépatisation ; car, si dans toutes les deux il peut y avoir réunion de plusieurs degrés, ils y sont différemment disposés. Ainsi, dans la pneumonie lobaire commune, lorsque la maladie commence par la base, elle s'élève successivement, et tandis que la base passe au second degré, les parties supérieures se prennent au premier degré, et ainsi de suite. Dans l'autre cas, au contraire, l'inflammation a envahi simultanément plusieurs lobules séparés et s'est étendue en tous sens autour de chacun de ces noyaux primitifs. Ainsi accrus, ces noyaux ont fini par s'unir et par former une ou plusieurs masses de volume variable.

Cette considération peut servir à distinguer sur le cadavre si l'on a affaire à une hépatisation lobaire ou partielle ; cependant elle ne convient pas dans tous les cas, parce qu'il en est où la phlegmasie, en se généralisant, ne passe pas au troisième degré, mais reste entièrement au second, et simule ainsi parfaitement l'hépatisation lobaire. Cette forme anatomique, assez rare, répond à la troisième variété admise par le docteur Barrier sous le nom de *pseudo-lobaire*.

Dans ce cas, comme dans les précédents, on trouve dans le même poumon, ou dans celui du côté opposé, des lobules hépatisés au second degré, des restes d'hépatisation partielle bien dessinés ; lésions que l'on a regardées pendant longtemps comme des mélanges de pneumonie lobaire et lobulaire.

Enfin, l'étude des causes et des symptômes observés pendant la vie devra compléter le diagnostic.

Nous ne voulons pas affirmer cependant que les formes lobulaires et lobaires ne puissent exister chez le même individu ; mais nous regardons le fait comme fort rare, et nous maintenons qu'avec un peu d'attention on parvient toujours à reconnaître la forme lobulaire généralisée aux caractères que nous lui avons assignés. Voici une des circonstances dans lesquelles nous avons, à l'autopsie, constaté chez un même sujet la pneumonie lobulaire et lobaire. De jeunes enfants avaient été pris d'une pneumonie lobaire bien caractérisée ; la maladie n'avait qu'imparfaitement passé à la résolution ; il était survenu différentes complications sous l'influence desquelles une pneumonie lobulaire s'était développée. Les malades succombaient, et nous trouvions à l'autopsie les restes d'une pneumonie lobaire, et en outre une pneumonie lobulaire double. D'autre part, chez quelques malades atteints de pneumonie lobaire *secondaire* occupant tout un lobe ou tout un poumon, nous avons trouvé du côté opposé, ou dans le même poumon, quelques rares noyaux de pneumonie mamelonnée.

Que l'hépatisation soit partielle ou généralisée, elle est habituellement double et siége indifféremment dans toutes les parties de l'organe. Lorsque les noyaux indurés sont petits et nombreux, on les trouve ainsi disséminés, mais lorsqu'il n'en existe qu'un petit nombre et d'un volume primitivement plus considérable, il n'est pas rare de les rencontrer au niveau du point de contact des trois lobes du poumon droit et aux points correspondants du poumon gauche. Cette partie de l'organe, beaucoup plus que le bord postérieur du lobe inférieur, semble être le lieu d'élection de cette forme de la phlegmasie pulmonaire.

L'hépatisation partielle est liée comme la congestion au catarrhe pulmonaire : à cet égard, les résultats de l'autopsie, joints à ceux de l'auscultation et à la marche des symptômes, ne laissent aucun doute. Dans des cas rares, aussi rares que ceux notés pour la congestion, on rencontre à l'autopsie quelques noyaux isolés d'hépatisation qu'on ne saurait rattacher à un catarrhe. Mais c'est là une exception qui ne peut pas autoriser la séparation complète de l'hépatisation partielle et de la pneumonie catarrhale. Les mêmes motifs conduisent à rattacher à la bronchite capillaire la congestion et l'hépatisation. On ne peut séparer l'une sans être contraint d'isoler l'autre. La seule différence à établir est la fréquence moindre de l'hépatisation.

Une autre preuve à l'appui de cette opinion est l'union fréquente des deux altérations anatomiques. La congestion est beaucoup plus fréquente que l'hépatisation, et par cela seul existe souvent sans elle. La seconde, au contraire, se montre rarement là où n'est pas la première (1).

L'hépatisation partielle est moins fréquente avant l'âge de deux ans qu'après ; c'est surtout à partir de trois ans qu'elle nous paraît se développer plus facilement. On la rencontre aussi de préférence chez les enfants encore robustes et dont la maladie a duré un certain nombre de jours. Ainsi, les conditions qui favorisent le développement de l'hépatisation chez un enfant atteint de catarrhe sont un âge et une force compatibles avec une action vitale encore énergique.

La distinction entre la congestion et l'hépatisation partielles est un fait nouveau dans la science et qui a rencontré quelques contradicteurs. Beaucoup de pathologistes français, à l'exception des docteurs Hardy et Béhier, Beauvais, etc., ont élevé des doutes sur la réalité des faits annoncés par MM. Bailly et Legendre. Nous croyons donc utile, avant d'étudier la structure des tissus hépatisés, de résumer les caractères tranchés qui séparent les deux lésions.

CONGESTION.	HÉPATISATION.
Couleur uniforme violette à l'extérieur et à l'intérieur.	Couleur rouge-acajou ou marbrée de jaune grisâtre.
Conservation des divisions lobulaires, évidente, à peu près constante et complète sur toute la partie lésée.	Disparition habituelle, mais non constante, des divisions lobulaires, qui souvent alors sont peu marquées, et ont disparu sur une portion de la partie hépatisée.
Les parties malades restent au niveau	Les parties malades sont franchement

(1) Sur cinquante-six faits dans lesquels la description anatomique ne laisse aucun doute, vingt-six fois la congestion avec affaissement existait sans hépatisation ; vingt et une fois les deux lésions étaient réunies ; neuf fois cette dernière était isolée ; dans huit de ces neuf faits les altérations des bronches étaient évidentes.

Il n'est pas une seule des propositions avancées dans tout cet article qui ne soit le résultat chiffré de l'analyse scrupuleuse de nos observations. Nous avons supprimé les détails statistiques pour ne pas allonger encore un travail déjà bien long. Nous donnons les chiffres précédents, parce qu'ils sont en contradiction avec les résultats signalés par MM. Legendre et Bailly.

des parties saines, ou sont déprimées au-dessous d'elles, soit à la surface du poumon, soit sur une coupe ; en sorte que le tissu semble être au premier abord plutôt affaissé que turgescent.

La coupe est lisse ; le tissu, quoique privé d'air et plus lourd que l'eau, a encore une apparence spongieuse. La déchirure ne montre pas de granulations.

La déchirure est facile ; le tissu résiste médiocrement et s'écrase sous la pression.

Les parties malades sont humides, et fournissent par la pression ou le grattage un liquide sanguin ou séreux-sanguin et des traînées de muco-pus, qui sortent évidemment des bronches.

Par le raclage, on déchire facilement la surface, mais les portions ainsi enlevées conservent leurs caractères anatomiques.

La congestion disséminée se développe indifféremment dans toutes les parties de l'organe ; mais le bord postérieur du lobe inférieur est son siége de prédilection. Le fait est vrai, surtout lorsque la congestion est généralisée.

Lorsque la congestion est généralisée, l'organe est plein et lourd, mais flasque, et rappelle certains cas de compression du poumon par un épanchement pleural.

L'insufflation modifie toujours plus ou moins les tissus congestionnés ; elle colore en rose toutes ou presque toutes les parties malades. L'air pénètre partout ou presque partout, et rend la crépitation et la légèreté spécifique à la plus grande partie du tissu.

---

saillantes, soit à la surface du poumon, soit sur une coupe. Elles sont manifestement pleines, gonflées, turgescentes.

Le tissu est privé d'air, il est plus lourd que l'eau ; sa coupe n'est ni spongieuse ui parfaitement lisse, et présente souvent des granulations rouges qui sont plus visibles à la déchirure ; quelquefois cependant elles manquent.

Le tissu, très mou, très cassant, s'écrase avec une grande facilité sous la pression des doigts.

Elles sont assez sèches, et fournissent à la pression une sanie homogène d'un rouge grisâtre ou grise.

Le raclage détruit le tissu et n'amène qu'un détritus rouge gris dans lequel a disparu toute apparence d'organe.

L'hépatisation disséminée se développe indifféremment dans toutes les parties de l'organe ; mais les noyaux volumineux et ceux qui, par leur réunion, forment une surface étendue, siégent de préférence en arrière aux environs du point de réunion des trois lobes du poumon droit, et dans la partie correspondante du poumon gauche.

Dans l'hépatisation généralisée, le poumon est lourd, gros, compacte, turgescent.

L'insufflation ne modifie jamais en rien les tissus hépatisés. Elle n'a pas d'autre effet que de faire disparaître l'engouement ou la congestion des parties environnantes, et de rendre, s'il est possible, les parties malades plus distinctes et plus tranchées sur la coupe.

Les éléments de cette comparaison ne sont pas tout à fait identiques avec ceux que nous lisons dans le remarquable travail de MM. Legendre et Bailly. Mais ils suffisent pour établir une différence complète entre les deux lésions. Ces deux pathologistes expliquent cette différence, en admettant que dans l'hépatisation il y a un état d'*in-*

farctus de la cavité des vésicules, résultat de l'épanchement d'une matière fibrineuse plastique. Les produits phlegmasiques sont déposés « dans les vésicules et la trame organique des poumons, » tandis que dans la congestion il y a simple affaissement des cellules aériennes. Pour eux la différence qui existe entre la pneumonie franche et la pneumonie catarrhale consiste en ce que « dans la première ce serait » aux dépens des produits phlegmasiques que s'accompliraient les » différentes terminaisons de l'inflammation, tandis que dans la se- » conde, où l'on n'observe pas la même tendance à une production » nouvelle, mais seulement une congestion secondaire et tout à fait » accessoire (1) du parenchyme, ce serait spécialement l'élément mu- » queux qui subirait les différentes phases de l'inflammation. »

Nous partageons complétement l'avis de nos confrères, lorsque nous comparons avec eux les cas extrêmes qui forment les derniers anneaux d'une chaîne qui, pour nous, n'est pas interrompue; mais nous craignons que, frappés par des différences si tranchées et poussés par le désir de prouver surabondamment la différence de nature de deux lésions à tort confondues jusqu'à leurs travaux, ils n'aient pas vu certains cas intermédiaires nombreux encore, dans lesquels les caractères des deux lésions mélangées à divers degrés expliquent certaines différences que présentent les hépatisations partielle et lobaire.

Ainsi ces pathologistes affirment que les parties véritablement hé- patisées offrent à la coupe, d'une manière *constante et invariable*, un aspect grenu. Il nous est impossible d'admettre cette assertion. On a pu, avec raison, accuser d'erreur nos premières recherches lorsque nous avions confondu la congestion et l'hépatisation. Mais aujourd'hui, après des études répétées, après avoir reconnu la vérité de la plupart des faits nouveaux annoncés par MM. Legendre et Bailly, nous ne pouvons admettre celui-ci; nous affirmons qu'il est des cas d'hépati- sation partielle, dans lesquels la granulation manque, ou n'existe que plus ou moins rarement disséminée. Dans ces faits, on peut constater tous les caractères de l'hépatisation, excepté un seul, la pré- sence des granulations qui indiquent l'état *d'infarctus* de la vésicule pulmonaire (2).

C'est qu'en effet l'hépatisation ne consiste pas seulement dans un

_____

(1) Nous avons déjà dit qu'à nos yeux cette congestion est loin d'être accessoire.

(2) Il est un autre caractère qui est spécial à la congestion lobulaire, et que nous avons rencontré dans un certain nombre de cas d'hépatisation partielle. Nous voulons parler de la persistance des intersections lobulaires sur les limites et à la surface des tissus malades. Mais les différences ici même sont tranchées. Dans la première lésion, les intersections lobulaires, très marquées, sont souvent sensibles au doigt aussi bien que visibles, en raison de leur couleur blanche. Dans l'hépati- sation, elles sont plus rares, moins générales, sont au même niveau que les par- ties malades, ne se distinguent que par une coloration un peu plus foncée, et sem- blent s'être effacées graduellement.

épanchement intra-vésiculaire de lymphe plastique. Il se fait aussi dans les capillaires sanguins, d'après M. Magendie ; dans la trame organique, d'après MM. Legendre et Bailly. M. Chomel admet que l'inflammation a lieu dans les parois et dans le tissu cellulaire inter-vésiculaire. Et il faut bien qu'il en soit ainsi, car sans cela on ne comprendrait pas pourquoi les vaisseaux et le tissu cellulaire sont ramollis, confondus et indistincts au milieu des produits phlegmasiques.

Or on voit facilement que si une cause quelconque s'oppose à ce que l'épanchement plastique se fasse d'abord ou simultanément dans les vésicules, il peut en résulter qu'il y devienne impossible, et que par conséquent l'état grenu ne puisse pas se produire. Cet état dépendra donc à peu près exclusivement du siége primitif de l'épanchement plastique, et cette seule différence de siége ne saurait impliquer nécessairement une différence de nature. M. Chomel avait déjà reconnu ce fait en disant : « Peut-être l'absence de granulation est-elle due sur-» tout à ce que l'inflammation occupant spécialement le tissu cellu-» laire inter-vésiculaire, comprime les cellules et en efface la cavité (1). »

Il nous semble, en outre, qu'il faut tenir compte de la nature du produit inflammatoire. Ainsi nous avons à peu près démontré que dans la congestion portée à un certain degré il se fait un épanchement extra-vésiculaire, et qui, d'après un seul examen au microscope, serait un sérum granuleux. Or il faut admettre que dans l'hépatisation le produit inflammatoire est plus plastique, se solidifie plus rapidement, et remplit ainsi d'une manière plus complète et plus absolue les parties de l'organe dans lesquelles il est sécrété. De là sans doute la turgescence et la compacité de l'hépatisation, de là l'impossibilité absolue de céder à l'insufflation, même lorsque l'épanchement est extra-vésiculaire ; de là, en un mot, les différences capitales qui séparent l'hépatisation, même non grenue, de la congestion lobulaire avec engorgement.

Il est difficile cependant de ne pas admettre un rapport entre ces deux dernières lésions, et la possibilité du passage de l'une à l'autre. Que sous l'influence de la force du sujet, de son âge, de la nature de la maladie première, l'épanchement congestionnel actif prenne un caractère plus inflammatoire ; rien ne s'oppose à ce qu'il devienne plastique, et à ce qu'une véritable hépatisation extra-vésiculaire succède à une congestion lobulaire. Ainsi s'expliqueraient la conservation, puis l'effacement graduel des intersections lobulaires sur les noyaux hépatisés ; aussi bien que l'affaissement primitif des vésicules ferait comprendre l'absence des granulations, ou même leur rareté et leur dissémination dans un même noyau hépatisé (2). Les choses se

(1) *Dict. de méd.*, t. XXV, p. 156.

(2) L'existence de l'épanchement plastique vésiculaire disséminé dans des tissus congestionnés nous semble évidente dans quelques cas de congestion généralisée,

passent à peu près de la même manière, lorsqu'une hépatisation envahit le tissu pulmonaire déjà comprimé par un épanchement : ce fait, que nous avons eu l'occasion de vérifier, a été déjà constaté par M. Chomel (1).

Cependant l'aspect grenu manquant parfois aussi dans des cas où l'hépatisation ne s'est pas développée au sein de la congestion, il faut admettre que d'autres circonstances peuvent contrarier son développement. Peut-être l'état particulier dans lequel se trouve la muqueuse bronchique et vésiculaire, par le fait du catarrhe, s'oppose-t-il en partie à ce que l'hépatisation soit intra-vésiculaire. Peut-être faut-il remarquer aussi que les vésicules pulmonaires sont, chez les enfants, à peine visibles à l'œil nu, et que ce petit volume doit être un obstacle de plus à la production et peut-être à la constatation des grains pneumoniques dans une maladie dont la tendance spéciale est d'affaisser les vésicules dans les parties malades.

S'il existe des rapports incontestables et une filiation à peu près certaine entre la congestion lobulaire et l'hépatisation partielle, il est peut-être aussi possible de suivre le passage de cette dernière lésion à la granulation purulente. On trouve assez souvent, en effet, au milieu du tissu sain ou congestionné, des noyaux d'hépatisation plus ou moins distincts, en nombre en général considérable, tous du même volume, et n'excédant pas celui d'un grain de chènevis. Ils ont la même distribution à peu près que les granulations purulentes, coexistent souvent avec elles et présentent les mêmes caractères, sauf la couleur et la suppuration. Ces petits grains rouges, solides, saillants, nullement granuleux, nullement pénétrables par l'insufflation, sont-ils un degré très avancé de la congestion extra-vésiculaire, ou un commencemént d'hépatisation ? Peuvent-ils aussi en passant à la suppuration, devenir le grain purulent non insufflable ? Nous n'en avons pas la preuve ; mais la ressemblance est telle que nous croyons devoir indiquer ce rapprochement.

§ IV. *Carnisation.* — Nous avons observé deux faits qui nous semblent être un degré peu avancé de cet état du poumon, auquel MM. Legendre et Bailly ont donné le nom de *carnisation,,* et qui survient lorsque la maladie aiguë n'a pas passé à la résolution.

Dans l'un de ces faits, il s'agit d'un enfant de trois et demi qui succomba à une broncho-pneumonie rubéolique. La maladie présenta, au milieu de son cours, une amélioration de peu de durée, et entraîna

au sein de laquelle nous avons constaté quelques granulations semblables à celles de l'hépatisation, isolées, perdues au milieu du tissu congestionné, et qui eussent certainement échappé aux yeux si l'insufflation eût été pratiquée. Ces faits expliquent l'opinion du docteur Gairdner, qui attache à l'insufflation moins d'importance que n'ont fait MM. Legendre et Bailly. Il pense que l'hépatisation *récente* et *unie* à l'affaissement pulmonaire peut être insufflée. (*Loc. cit.*, p. 14.)

(1) *Dict.*, t. XXV, p. 118.

la mort au trentième jour environ. A l'autopsie le poumon offrit des noyaux nombreux de congestion partielle, des grains jaunes de bronchite vésiculaire, des grains rouges de cette hépatisation partielle, que nous supposons être un premier degré de certaines granulations purulentes, une bronchite générale avec dilatation de quelques bronches, une sécrétion abondante de mucus bronchique. De plus, le pourtour antérieur de la base d'un des poumons, dans une étendue de 3 à 4 centimètres, était comme décoloré, et sur cette portion, saine d'ailleurs, tranchaient par leur saillie des granulations du volume d'un grain de chènevis, saillantes, non grenues, plongeant au fond de l'eau, dures sous le doigt, résistant à l'écrasement, ne fournissant pas de liquide à la pression, et dont la couleur était d'un gris blanchâtre.

Chez l'autre enfant, que nous avons trop incomplétement observé, le tissu malade était d'un rose clair, à peu près lisse à la coupe, formé par une réunion de lobules, dont les séparations étaient très distinctes ; il était solide, dur sous le doigt et avait complétement résisté à une insufflation énergique.

Ces deux lésions peuvent sans doute être considérées comme une forme de pneumonie chronique, ou, si l'on veut, de résolution très incomplète de broncho-pneumonie.

CONCLUSIONS GÉNÉRALES.

Nous venons d'étudier les éléments divers dont se compose l'expression anatomique de la broncho-pneumonie. Il est inutile maintenant de les considérer dans leur ensemble. Excès et altération de la sécrétion bronchique, bronchite capillaire, dilatation aiguë des petites bronches, bronchite vésiculaire, vacuoles pulmonaires, congestion lobulaire avec affaissement des vésicules, hépatisation partielle, abcès, carnification et même carnisation, tels sont les éléments anatomiques nombreux, phlegmasiques ou non inflammatoires, qui, par leur association, constituent un ensemble morbide, variable dans sa forme, dont le point de départ est unique.

Déjà nous nous sommes efforcés de faire voir comment s'établit le passage de l'une de ces lésions à l'autre, et comment chacune agit pour favoriser le développement de l'autre. Le fait est évident et admis partout le monde pour ce qui concerne les lésions bronchiques. Mais la généralité des auteurs a jusqu'à ces derniers temps séparé la bronchite capillaire de la pneumonie partielle, tout en reconnaissant l'intimité des rapports qui unissent ces deux maladies. MM. Legendre et Bailly, séparant la congestion lobulaire de l'hépatisation partielle, ont exclusivement rattaché la première au catarrhe. Nous avons cherché à prouver la réalité du lien qui unit la seconde au catarrhe et à la congestion. Nous voulons encore insister sur la solidarité qui existe entre les altérations des bronches et celles des poumons.

Presque spéciales à la première enfance, ces lésions sont toutes fréquentes jusqu'à l'âge de cinq ou six ans ; passé cette époque de la vie, c'est par exception qu'elles peuvent être constatées, et cette loi est la même pour toutes (1). Toutes aussi siégent à peu près constamment des deux côtés de la poitrine Si souvent l'un des poumons est plus malade que l'autre, les deux sont presque toujours atteints ; et c'est par exception très rare que l'on voit les lésions bronchiques doubles s'accompagner d'une lésion pulmonaire simple. Enfin (et cette dernière raison nous paraît péremptoire), là où l'anatomie pathologique démontre une des lésions bronchiques, là aussi on est à peu près certain de trouver une lésion pulmonaire : d'autre part, là où existe une des lésions du parenchyme, on démontre avec presque certitude une ou plusieurs lésions des conduits aériens, soit par l'auscultation, soit par l'investigation anatomique (2).

Les lésions bronchiques nous paraissent être, dans la grande majorité des cas, le point de départ et la cause des lésions pulmonaires. Le fait nous semble démontré par la fréquence du catarrhe antérieur (capillaire ou non), par le degré peu avancé, la petite étendue, et la dissémination des lésions du parenchyme dans les premiers jours de la maladie. On comprend même que si la lésion des bronches se développe rapidement sur une grande étendue de l'arbre respiratoire, la mort peut survenir avant que les lésions pulmonaires se soient produites. C'est ainsi que M. Fauvel les a vues manquer deux fois sur huit, et c'est à la rapidité avec laquelle est survenue la mort qu'il attribue leur absence. Ces faits rares, qui démontrent l'antériorité des lésions bronchiques, n'autorisent pas la séparation de la broncho-pneumonie en deux maladies distinctes (3).

(1) Le travail si remarquable de M. Fauvel démontre que, lorsque la bronchite capillaire se développe chez l'adulte, ses caractères sont à peu près les mêmes que chez l'enfant. Le travail congestif et inflammatoire en est peut-être cependant une conséquence moins fréquente. La vigueur et la profondeur plus grandes des mouvements inspiratoires sont sans doute la cause de ce fait. La même maladie redevient très fréquente dans la vieillesse, et bien des travaux récents ont reproduit pour la broncho-pneumonie des vieillards les assertions émises par MM. Legendre et Bailly. S'il était permis de juger par quelques faits trop peu nombreux, nous dirions que la plupart des détails anatomiques précédents peuvent être constatés dans la vieillesse, avec quelques différences dues à l'âge.

(2) Il est bien entendu qu'en parlant ainsi nous désignons les faits seuls qui peuvent avoir trait à la maladie que nous décrivons ; car on voit des bronchites plus ou moins capillaires, des dilatations des bronches, de la congestion ou de l'hépatisation accompagner des tubercules. Ces lésions peuvent alors être isolées les unes des autres, et ne reconnaissent plus le catarrhe pour point de départ. Mais en dehors de ces circonstances et autres analogues, dans lesquelles le plus souvent une cause locale explique le développement de l'une ou de l'autre lésion bronchique ou pulmonaire, la proposition que nous émettons est parfaitement vraie.

(3) Ce sont là, en effet, des différences de forme analogues à celles qui existent

Cependant nous ne serions pas éloignés d'admettre que dans un certain nombre de cas le catarrhe est simultané, ou peut-être même postérieur à l'altération du parenchyme (1).

Quoi qu'il en soit, les lésions bronchiques sont loin de parcourir toutes leurs périodes et de subir toutes leurs transformations avant le développement des lésions pulmonaires. Celles-ci naissent tantôt dès le début, tantôt pendant le cours des premières, marchent concurremment avec elles en poursuivant leurs transformations propres, et le mélange de toutes ces lésions, soit à divers degrés, soit en nombre divers, constitue des formes anatomiques nombreuses variées, et qu'il faut renoncer à représenter toutes, à moins de donner la description de la plupart des cas particuliers.

Cependant nous croyons qu'on peut les rapporter à plusieurs types anatomiques principaux.

1° Dans une première forme les lésions bronchiques dominent. Elles sont étendues, nombreuses, variées ; la sécrétion bronchique, altérée, abondante, remplit les conduits aériens capillaires d'une grande partie des deux poumons ; quelques rares noyaux de congestion ou d'hépatisation sont disséminés dans le parenchyme ; l'organe reste volumineux, souple, crépitant, plus léger que l'eau.

A ce groupe se rapporteraient les faits probables de congestion bronchique suraiguë avec gonflement de la muqueuse, faits dont l'autopsie ne démontre pas l'existence.

2° Ailleurs c'est la congestion avec affaissement des vésicules qui, à première vue, frappe surtout. Alors le poumon est violet et flasque, bien que gonflé. Il est solide, non aéré, plus lourd que l'eau ; et cet état existe sur une portion considérable des deux lobes inférieurs. Mais la moindre attention suffit pour démontrer que dans ce cas les lésions bronchiques sont en rapport avec les lésions du parenchyme. Les bronches de ces parties sont rouges, dilatées, gorgées de mucosités purulentes ; ou bien, sur le fond violet de la partie congestionnée se détachent les grains purulents de la bronchite vésiculaire,

dans toutes les maladies qui peuvent entraîner la mort avant que le mal ait parcouru toutes ses phases.

(1) Cette circonstance se présente : 1° dans les cas où la congestion hypostatique est le fait dominant et primordial, eu égard au catarrhe ; 2° dans les cas rares où l'on découvre à l'autopsie un certain nombre de noyaux pneumoniques (congestion lobulaire ou hépatisation partielle) en général petits et clair-semés au milieu du parenchyme, et qui indiquent que l'inflammation disséminée peut exister sans catarrhe ou peut-être le précéder : l'auscultation, en effet, ne donnant pas le moyen de constater ces lésions pendant la vie, on ne peut pas affirmer que certaines broncho-pneumonies n'aient pas commencé de cette manière ; 3° enfin dans les cas rares aussi où la fluxion pulmonaire aiguë apparaît au début et domine la maladie, le catarrhe bronchique étant presque nul. (Voy. les observations contenues dans notre mémoire publié dans les *Archives*.)

qui rendent la surface ou la coupe inégale, mamelonnée, et leur donnent un aspect granitique. Ailleurs, ces inégalités et ces mamelons sont produits par les noyaux plus rouges et plus saillants de l'hépatisation partielle.

Cet état du poumon, borné en général aux lobes inférieurs ou au bord postérieur, laisse voir dans les autres parties des noyaux disséminés de congestion ou d'hépatisation, ou même de carnification, ou encore les grains de la bronchite vésiculaire, ou un petit nombre de vacuoles.

3° Dans des cas nombreux intermédiaires au premier et au second type, les noyaux de congestion, abondants et volumineux, sont répandus partout et nullement généralisés.

4° Dans une quatrième forme, c'est l'hépatisation qui domine et qu'on trouve disséminée dans tout l'organe, mêlée ou non à du tissu congestionné, et parfois arrivée jusqu'à suppuration ; ou bien encore les noyaux d'hépatisation, volumineux, rapprochés, confondus, rappellent l'hépatisation lobaire.

5° Enfin on voit des cas, assez peu nombreux, où la carnification est la lésion dominante.

Nous avons essayé d'indiquer les circonstances qui favorisent le développement de chaque lésion anatomique, et l'on comprend dès lors dans quelles occasions tel type anatomique pourra être rencontré de préférence à tel autre. Ainsi chez un enfant robuste, bien portant, ou non encore affaibli par une maladie longue, on verra se développer de préférence les formes bronchiques générales à marche très rapide, ou bien les formes pulmonaires inflammatoires, telles que l'hépatisation ou la congestion active. Au contraire, chez les enfants faibles ou débilités, on verra de préférence les catarrhes bronchiques, les congestions passives, qu'elles soient rapides ou lentes, et la carnification mélangés à toutes les formes des lésions catarrhales.

Complications. — Les lésions que nous venons de décrire ne sont pas les seules altérations pulmonaires que nous devons étudier ici ; il en est d'autres qui, accompagnant habituellement la broncho-pneumonie, doivent aussi attirer notre attention. Ces lésions secondaires concomitantes ou consécutives, appartiennent à toutes les variétés de broncho-pneumonie ; elles se rencontrent soit dans le poumon lui-même, soit dans ses dépendances. Nous allons donc dire quelques mots de l'emphysème du poumon, de l'inflammation des ganglions bronchiques et de la pleurésie.

1° Nous nous contenterons de mentionner l'*inflammation des ganglions bronchiques*, cette complication étant sans importance pratique.

2° *Pleurésie.* — La pleurésie est une complication fréquente, et l'on a quelquefois l'occasion de constater une véritable broncho-pleuropneumonie. Nous ne parlons pas ici des adhérences et autres lésions anciennes de la plèvre, mais seulement des altérations récentes. On jugera de la fréquence de ces lésions lorsque nous dirons qu'environ un quart de nos malades atteints de pneumonie lobulaire nous ont présenté des traces de pleurésie plus ou moins intense. Dans ce nombre se trouvent quelques pneumonies mamelonnées sans autre lésion du parenchyme pulmonaire.

Nous renvoyons, du reste, pour de plus amples détails, au chapitre de la pleurésie.

3° *Emphysème.* — L'emphysème aigu du poumon complique fréquemment la broncho-pneumonie. Son intensité est en rapport avec plusieurs éléments dont il faut tenir compte : 1° avec l'étendue de la phlegmasie pulmonaire ; 2° avec celle de la bronchite ; 3° avec l'acuité plus ou moins grande de la maladie ; 4° avec la suffocation qui l'a accompagnée. Cet emphysème occupe le sommet de l'organe ou son bord tranchant ; il est plus souvent sous forme vésiculaire que sous forme interlobulaire. Le plus ordinairement il est double comme la pneumonie. Quand celle-ci est unilatérale, l'emphysème est en général borné au côté malade ; il est toujours plus prononcé du côté où l'inflammation est le plus considérable.

4° *Organes situés hors du thorax.* — Il est extrêmement rare de rencontrer ces organes à l'état normal ; mais aussi dans l'immense majorité des cas, les lésions dont ils sont atteints sont sous la dépendance d'une maladie, première cause de la pneumonie elle-même. Nous croyons donc devoir renvoyer l'étude anatomique de ces lésions au chapitre qui leur est destiné. Lorsqu'elles sont sous la dépendance immédiate de la broncho-pneumonie, elles constituent des complications qui seront décrites dans un chapitre spécial, et dont l'anatomie ne doit pas être étudiée ici.

Art. II. — Symptômes physiques.

L'auscultation et la percussion fournissent de précieuses indications pour le diagnostic de la bronchite et des altérations du parenchyme pulmonaire qui l'accompagnent. Il ne faut cependant pas leur accorder une valeur exagérée et croire que ces moyens d'investigation permettent toujours de distinguer les unes des autres toutes les variétés de lésions anatomiques que nous avons décrites dans le chapitre précédent. Nous répéterons ici ce que nous disions dans notre première édition : « Chez les enfants et surtout chez les plus jeunes, la distinction entre la pneumonie lobulaire et la bronchite est d'une extrême difficulté. Ces deux affections n'en font souvent qu'une seule, qu'on pourrait, avec Seiffert, décrire sous le nom de *bronchopneumonie* (1). »

(1) *Traité des maladies des enfants*, t. I, p. 28, 29, 1ʳᵉ édition.

Mais de même qu'en classant sous la dénomination de *broncho-pneumonie* les maladies que nous avions jadis décrites séparément sous les noms de *bronchite* et de *pneumonie lobulaire*, nous avons eu soin d'étudier à part les lésions des bronches et celles des poumons ; de même aussi nous étudierons séparément les symptômes bronchiques et les symptômes pulmonaires, les premiers appartenant plus spécialement à la bronchite, et les seconds à la broncho-pneumonie.

A. *Symptômes bronchiques.* — Ces symptômes sont les râles que nous distinguons avec M. Beau en : *vibrants* (sonores, sibilants) et en *bullaires* (sous-crépitants, muqueux). Nous verrons que, s'ils sont le signe de la bronchite, ils sont quelquefois aussi les seuls symptômes que l'on perçoive lors même qu'il existe des altérations pulmonaires assez étendues. Nous aurons à discuter la question soulevée par M. Beau de l'hétérogénéité de nature des deux formes de bronchites dont ils sont le symptôme principal.

a. Le *râle vibrant* ne présente pas dans l'enfance des caractères différents de ceux qu'il offre dans l'âge adulte ; on peut observer toutes les variétés de timbre depuis le gros ronflement jusqu'au sifflement le plus aigu. Ce râle, plus souvent partiel que général, est d'ordinaire circonscrit à la partie postérieure des poumons. Le râle partiel ou lentement généralisé accompagne la bronchite légère en moyenne.

Le râle rapidement généralisé se rencontre dans les formes suraiguës et suffocantes chez les plus jeunes enfants ; on l'entend souvent alors à distance. On observe aussi cette forme de râle dans certaines variétés de bronchites de la seconde enfance, qui, par leur courte durée, leur répétition fréquente, l'intensité de la dyspnée, mais en même temps le peu de vivacité de la fièvre, se rapprochent des accès d'asthme de l'adulte (bronchite et râle vibrant de Beau).

Quand le râle est rapidement généralisé, il disparaît d'ordinaire aussi avec rapidité, quelquefois en quarante-huit heures ou trois jours. Lorsqu'au contraire il s'est généralisé plus lentement, il est aussi plus long à disparaître.

Quand il est partiel, il est remarquable par son intermittence ; on l'entend un jour, le lendemain il a disparu.

Quand le râle sibilant est partiel, il est le plus souvent accompagné ou assez rapidement suivi par des bulles muqueuses ou par du râle sous-crépitant plus ou moins abondant et serré, principalement dans les bronchites secondaires. Les râles vibrants, surtout le gros ronflement, précèdent quelquefois, masquent plus souvent encore les bruits pulmonaires (souffle bronchique).

b. Râles bullaires. — On peut entendre dans la broncho-pneumonie de l'enfance toutes les variétés de râles humides, depuis le râle crépitant fin, analogue au râle de la pneumonie lobaire, jusqu'au râle muqueux gros et gargouillant. Nous ne nous occuperons ici que du râle sous-crépitant et muqueux. Les râles humides apparaissent quelquefois d'emblée ; mais ils sont le plus souvent précédés par des râles vibrants ; on les entend d'ordinaire à la partie postérieure des deux poumons. Le plus souvent au début, ce sont des craquements muqueux isolés et plus tard des bulles plus humides, plus nombreuses, plus égales, perçues dans les deux temps respiratoires ; dans des cas rares et graves, le râle se généralise rapidement : en un, deux ou trois jours, il a envahi toute la partie postérieure ou même toute l'étendue de la poitrine.

Les râles humides sont bien plus persistants que les râles secs, cependant ils sont quelquefois momentanément suspendus et remplacés par du râle sibilant ou par de la faiblesse du bruit respiratoire. Le râle muqueux est quelquefois le seul symptôme stéthoscopique que l'on perçoive du début à la mort, non-seulement dans la bronchite simple, mais aussi dans les bronchites compliquées de congestion ou d'hépatisation partielle ou généralisée.

Dans ce cas, si la maladie se prolonge et dépasse deux septénaires, le râle devient de plus en plus gros et prend un timbre un peu gargouillant ; il est alors probable que la dilatation des bronches accompagne la bronchite. Il est plus fréquent cependant d'entendre quelque bruit pulmonaire succéder au râle quand il a duré pendant deux ou trois jours, surtout quand il est serré, abondant et perçu des deux côtés en arrière.

Il arrive quelquefois que le râle disparaît entièrement un ou deux jours avant la mort, sans que pour cela les autres symptômes diminuent de gravité. C'est ici le lieu de discuter la question de l'hétérogénéité de nature des bronchites à râles vibrants et des bronchites à râles bullaires.

M. Beau (1), qui a publié un mémoire fort intéressant sur la *bronchite*, a soutenu que ces deux formes devaient être décrites à part et que leur nature était différente.

Pour lui, la bronchite à râle vibrant attaque surtout la vieillesse et l'âge mûr ; elle est apyrétique, se montre d'une manière habituelle chez les malades qu'elle a une fois affectés ; elle n'est pas grave, malgré l'intensité de la dyspnée. La seconde espèce présente des caractères inverses ; elle est commune dans la jeunesse et l'enfance ; atteint des sujets débilités ; n'est guère sujette à récidive ; est accompagnée de fièvre et offre un grand danger si la dyspnée est continue et si l'on perçoit des râles bullaires dans la trachée.

Ces remarques de notre habile confrère sur la bronchite des adultes et des vieillards ne sont qu'en partie applicables à celle de l'enfance : ainsi, l'hétérogénéité de nature de ces deux formes ne nous paraît pas aussi grande que M. Beau semble l'admettre ; car nous avons vu la bronchite *à répétition* avoir sur le même enfant, tantôt la forme sibilante, tantôt la forme bullaire ; nous avons vu aussi des enfants d'une

____

(1) *Archives de médecine*, 4ᵉ série, t. XVIII, p. 170.

même famille être atteints simultanément sous l'empire de la même constitution épidémique, les uns de la première espèce de bronchite, les autres de la seconde.

Enfin, et cette remarque est applicable à tous les âges, les deux variétés coexistent ou alternent souvent sur le même individu pendant le cours d'un seul et même catarrhe, c'est-à-dire que l'on perçoit par l'auscultation un mélange de râles muqueux et sibilants.

Quant aux différences que M. Beau établit entre les deux formes sous le rapport de leur gravité et des symptômes généraux qui les accompagnent, elles sont évidemment bien moins tranchées chez les jeunes enfants que chez l'adulte. En effet, lorsque la bronchite est généralisée, elle s'accompagne d'une fièvre intense et d'une extrême oppression. La bronchite à râle vibrant ne le cède en rien à la bronchite à râle bullaire sous le rapport de la gravité apparente. Toutes deux méritent également le nom de *catarrhe suffocant*, qui emporte avec soi l'idée d'un grand danger. Quant à la gravité réelle, nous sommes assez tentés de partager l'opinion de M. Beau, parce que la bronchite sibilante est le plus souvent primitive et se complique rarement de congestion, d'hépatisation, ou d'affaissement pulmonaire; tandis que la gravité de la bronchite à râle bullaire dépend en partie de ce qu'elle est secondaire et fréquemment compliquée d'altérations du parenchyme pulmonaire. Mais il faudrait des faits plus nombreux que ceux que nous avons recueillis pour résoudre d'une manière définitive la question du pronostic.

Quant aux causes anatomiques des deux espèces, elles sont différentes. Les râles sifflants sont dus à un rétrécissement du calibre des tuyaux bronchiques qui détermine dans la colonne d'air une vibration sonore transmise à l'oreille à travers les parois solides du thorax. Ce rétrécissement lui-même peut être produit par deux causes : la présence d'un mucus visqueux, tenace, adhérent, que la colonne d'air ne peut déplacer, ou bien un épaississement partiel de la membrane muqueuse. C'était là l'opinion de Laënnec qui attribuait les râles ronflants au siége du rétrécissement dans les grosses bronches, et la sibilance à l'obstruction partielle des petits tuyaux bronchiques.

La première de ces causes est évidente et ne peut être révoquée en doute; car il est des cas où un effort de toux détache les mucosités tenaces, en amène l'expectoration et fait disparaître le râle sifflant. Aussi tous les auteurs adoptent-ils cette opinion, tandis que plusieurs, parmi lesquels on compte MM. Beau, Barth et Roger, nient que les râles sifflants puissent être déterminés par un gonflement partiel de la muqueuse.

Mais, lorsqu'on voit dans certains cas la rapidité avec laquelle se produisent ces râles et le peu d'intervalle qui sépare leur apparition du début du mal, on doute que les mucosités puissent être si promptement sécrétées, et l'on est plutôt tenté de croire à une congestion aiguë

de la membrane muqueuse avec gonflement rapide, sorte d'enchifrènement qui précède quelquefois les sécrétions muqueuses et qui peut
rendre compte des râles sifflants. Il est vrai que la preuve anatomique manque (1); car l'autopsie n'est jamais faite avant la sécrétion
des mucosités, et le fût-elle, elle ne donnerait probablement aucun
résultat, le gonflement de la muqueuse ayant disparu après la mort.
C'est ainsi que l'on voit la peau érysipélateuse, turgescente pendant la vie, s'affaisser sur le cadavre au moment de la terminaison
fatale. Mais, comme le fait remarquer avec beaucoup de raison le professeur Requin (2), c'est sur d'autres membranes muqueuses qu'il faut
chercher la preuve du fait. Ainsi, sous l'influence d'un refroidissement partiel, il peut se produire un gonflement rapide de la membrane pituitaire qui obstrue plus ou moins complétement le passage
de l'air. Cette congestion venue tout à coup peut s'évanouir de même
et sans sécrétion aucune, ou bien elle produit un écoulement aqueux
qui termine immédiatement le mal, ou bien elle devient un véritable
coryza accompagné d'une sécrétion muqueuse augmentée et altérée.

Une congestion analogue se produit sur le larynx dans les cas où
l'enfant est réveillé tout à coup au milieu de la nuit par l'accès de
suffocation de la laryngite spasmodique, et, comme pour la pituitaire,
cet accès peut se terminer brusquement sans accidents ultérieurs, ou
bien être le début d'un catarrhe laryngo-trachéal. Cette congestion
peut se faire aussi sur la partie inférieure de l'arbre respiratoire, et
l'on comprend dès lors que les mêmes phénomènes puissent se passer
dans les bronches. Nous avons vu des cas dans lesquels un accès
de dyspnée avec râle sibilant disparaissait sans qu'il y eût à la suite
ni rejet de mucosités ni râles bullaires. Mais nous le répétons, c'est
seulement par analogie et d'après des preuves symptomatiques qu'on
peut admettre ces congestions subites avec gonflement de la muqueuse
bronchique. Le professeur Fauvel avait déjà donné en ce sens
quelques considérations très justes (3).

Or, que la cause anatomique des râles sifflants soit un mucus visqueux ou une congestion avec gonflement de la muqueuse, nous y
trouvons l'explication de la gravité moindre du mal. Le mucus visqueux et tenace est, par sa nature même, immobile et attaché au
point où il est produit; les efforts inspirateurs ne sauraient le conduire vers les extrémités bronchiques dont l'obstruction complète
serait si rapidement grave. Là où il est sécrété, là il produit des bruits
qui se propagent très facilement dans l'arbre bronchique, vu leur
extrême sonorité, en sorte qu'en réalité il y a beaucoup de bruit pour

_____

(1) Cependant Laënnec affirme avoir souvent constaté cette tuméfaction de la
membrane muqueuse.

(2) *Bulletin de la Société médicale des hôpitaux de Paris*, 1851, p. 70.

(3) *Mémoires de la Société médicale d'observation*, t. II, p 505.

une petite lésion. On comprend toutefois très bien avec M. Beau, que l'intensité des symptômes dyspnéiques sera en rapport avec la capillarité et l'obstruction plus ou moins complète des tuyaux bronchiques ; mais nous savons aussi par ce qui se passe dans le coryza, que lorsque la sécrétion des muqueuses est aussi tenace, elle est peu abondante ; que si elle augmente en quantité, elle devient en même temps plus liquide, et alors elle donne naissance aux râles bullaires.

La lésion est-elle, au contraire, une de ces congestions rapides qui, peut-être il est vrai, se font sur une grande étendue de l'arbre bronchique, les symptômes pourront être plus graves, la suffocation plus imminente, l'expansion vésiculaire plus empêchée ; mais la nature de ces congestions est de ne pouvoir durer et de s'évanouir avec la même rapidité qu'elles se sont produites. Pour peu qu'elles se prolongent, elles déterminent des sécrétions phlegmorrhagiques ou muqueuses, et alors les râles deviennent bullaires.

De toutes façons donc, si la bronchite à râle sifflant ne se termine pas par un retour rapide à la santé, elle se convertit en une bronchite à râles bullaires. Il faut avouer que cette transformation très rapide chez les enfants est aussi la marche la plus ordinaire du mal à cet âge. Qr, cette bronchite bullaire est nécessairement plus grave que l'autre : en effet, la sécrétion, qui est plus abondante, occupe une plus grande étendue de l'arbre respiratoire ; les efforts d'inspiration conduisent les liquides vers les capillaires bronchiques ; la toux, faible ou nulle, ne chasse pas les mucosités qu'une sécrétion nouvelle augmente à chaque instant : tout, en un mot, concourt pour mettre un obstacle plus complet à la circulation de l'air, et par suite pour donner de la gravité à la maladie. Elle en acquiert encore bien plus si la sécrétion se fait rapidement et en abondance dans les bronches les plus capillaires, parce qu'alors les vésicules pulmonaires elles-mêmes peuvent être envahies. S'il arrive qu'une grande partie des petites bronches soit ainsi prise, la mort peut survenir dans un très court espace de temps. Dans ces cas, la congestion pulmonaire se joint bientôt au catarrhe et peut devenir une véritable pneumonie ; or cette dernière complication est liée presque nécessairement à la bronchite capillaire à râle bullaire et ne saurait survenir dans la bronchite à râle sifflant, qui n'est elle-même que la première période de l'autre. Ces remarques expliquent pourquoi nous ne sommes pas aussi persuadés que M. Beau de l'hétérogénéité de nature des bronchites à râles vibrants, et des bronchites à râles bullaires.

Les phlegmasies de la muqueuse des voies respiratoires débutent de deux manières : 1° par une sécrétion de mucus abondant, visqueux, adhérent, avec ou sans lésion appréciable de la muqueuse elle-même ; puis dans une seconde période qui succède plus ou moins vite à la première, le mucus perd de sa viscosité et devient plus abondant ; 2° par une congestion, quelquefois rapide, avec gonflement de la membrane et obstacle au passage de l'air : cette congestion se termine elle-même par une seconde période de phlegmorrhagie ou de sécrétion muqueuse.

B. *Symptômes pulmonaires.* — a. *Respiration vésiculaire.* — On avance généralement que dans la bronchite, les râles vibrants et bullaires alternent souvent, les premiers surtout, avec l'obscurité du bruit respiratoire, résultat de l'empêchement permanent ou momentané de l'abord de l'air dans les vésicules : le fait est vrai; mais il est d'autres cas beaucoup plus rares, mais bien réels, où l'on n'observe qu'une exagération considérable du bruit respiratoire, une respiration ultra-puérile telle qu'on pourrait la produire en insufflant artificiellement de l'air dans les poumons. Nous en avons observé un remarquable exemple à l'hôpital sur un enfant de dix mois qui fut enlevé en trois jours par une bronchite générale constatée à l'autopsie. Nous ne notâmes d'autres symptômes stéthoscopiques qu'une énorme exagération du bruit respiratoire; la percussion était très sonore; le pouls, d'une excessive petitesse, atteignait 200 pulsations; la respiration, pénible, bruyante, soulevait tout le thorax, et se répétait 90 fois par minute.

Depuis lors, dans notre pratique, nous avons vu plusieurs faits analogues, dans lesquels l'exagération du bruit respiratoire était le seul signe stéthoscopique d'un affection catarrhale accompagnée d'une dyspnée considérable. Cette respiration ultra-puérile ne diffère que par son étendue de la respiration exagérée que l'on perçoit à la partie antérieure du poumon dans presque tous les cas où les lésions bronchiques et pulmonaires sont un peu considérables à la partie postérieure, et elle est très probablement le résultat de l'obstruction de quelques bronches centrales par du mucus visqueux.

b. *Râle vésiculaire, souffle bronchique,* etc. — 1° *Pneumonie lobulaire disséminée (hépatisation, congestion avec affaissement,* etc.). — Le râle crépitant, la respiration dure ou bronchique, l'expiration prolongée, la diminution de sonorité, sont les symptômes de la congestion ou de l'hépatisation du parenchyme pulmonaire. Mais il est fort difficile d'étudier les signes de ces lésions dans leur état de simplicité parfaite; parce qu'on ne les rencontre presque jamais qu'avec la présence simultanée de la bronchite ou au moins des mucosités bronchiques; en sorte qu'au lieu de trouver les symptômes pulmonaires isolés, on constate un mélange des deux éléments bronchique et pulmonaire.

Mais de combien de circonstances dépend la prédominance de l'un ou de l'autre? Ayez, par exemple, quelques points pneumoniques rarement disséminés, et beaucoup de mucosités, l'élément bronchique sera plus abondant; ayez, au contraire, peu de mucus et des points pneumoniques rapprochés, ce sera l'élément pulmonaire qui dominera; même différence si les noyaux sont superficiels ou centraux, s'ils sont volumineux ou peu étendus. Lorsque les lobules enflammés sont rares, lorsqu'ils siégent tout à fait à la base ou à la partie interne du poumon, il est impossible de reconnaître leur existence par l'auscultation ou la percussion ; mais alors la maladie est tout à fait limitée, elle complique d'ordinaire une affection grave, et cette erreur d'auscultation n'entraîne aucun préjudice pour le malade.

Lorsque les noyaux imperméables à l'air sont plus abondants, les symptômes sont encore très irréguliers. Remarquons toutefois que l'élément bronchique existe toujours plus général que l'autre, l'entourant en quelque sorte, et qu'il doit par conséquent se faire entendre de préférence : aussi, lorsque nous avons constaté à l'autopsie de la pneumonie lobulaire, nous avons le plus ordinairement entendu des râles muqueux ou sous-crépitants souvent remarquables par leur persistance, puisqu'ils durèrent du début à la mort sans interruption. Dans ces cas, la percussion ne nous a pas fourni de lumières, car la sonorité est presque toujours restée la même qu'à l'état normal. Lorsque les noyaux sont plus nombreux encore et surtout plus superficiels, on peut entendre un râle plus sec, se rapprochant par son timbre du râle crépitant et dont les bulles fines et serrées se distinguent parfaitement des bulles plus volumineuses et plus humides des râles sous-crépitants et muqueux environnants. D'autres fois et lorsque le râle diminue d'abondance, on entend çà et là de l'expiration prolongée ou de la respiration dure, quelquefois de l'expiration bronchique, mais jamais de véritable souffle.

Le cri retentit souvent d'une manière diffuse. Ce dernier symptôme est dans bien des cas le seul qui révèle l'existence de la lésion du parenchyme, l'abondance des râles humides couvrant tous les autres symptômes pulmonaires.

Les différents signes stéthoscopiques dont nous venons de parler sont remarquables par leur diffusion, leur dissémination, leur irrégularité ; mais ils sont toujours plus faciles à constater dans les points où le râle est moins abondant et tend à manquer par moments, comme par exemple aux parties supérieure et moyenne du poumon. Dès qu'au moyen des signes précédents on a reconnu l'existence de la pneumonie lobulaire en un point, on peut être assuré qu'elle existe plus générale ; car cette forme de pneumonie a une grande tendance à se disséminer irrégulièrement dans plusieurs parties de l'organe.

On ne doit pas porter un diagnostic positif après un premier examen ; mais il faut explorer le malade à plusieurs reprises dans la même journée : la mobilité des signes stéthoscopiques de la bronchite permettra de saisir les symptômes de l'inflammation du parenchyme qui avaient été masqués lors du premier examen. Il va sans dire qu'il faudra aussi, avant de se prononcer sur la nature de la nature, s'être assuré de la marche qu'elle a suivie, des conditions qui lui ont donné naissance et des symptômes généraux qui l'ont accompagnée, etc.

Dans des cas rares où l'inflammation lobulaire semblait exister seule, nous avons quelquefois constaté l'absence des râles humides et l'existence isolée des symptômes pulmonaires. Dans d'autres cas, la maladie est restée latente.

2° *Pneumonie lobulaire généralisée (hépatisation et congestion avec affaissement des vésicules pulmonaires).* — Lorsque la pneumonie s'est généralisée, les symptômes stéthoscopiques précédemment décrits subissent les modifications suivantes : la respiration bronchique est perçue dans les deux temps et souvent dans une grande étendue des deux poumons en arrière. On l'entend alors dans l'inspiration et l'expiration ou dans l'inspiration seule. Le râle diminue d'abondance, et à cette période il est difficile de distinguer par l'auscultation seule la forme de la pneumonie, les symptômes étant identiques avec ceux de la pneumonie lobaire. Nous avons plusieurs fois entendu un râle crépitant parfaitement pur dans la pneumonie lobulaire généralisée lorsque l'inflammation était superficielle. Ce râle, sec et fin, apparaissait par bouffées, et des myriades de bulles venaient crever près de l'oreille, comme dans la pneumonie lobaire, tandis qu'ailleurs on entendait un râle sous-crépitant gros et humide parfaitement distinct de celui-ci. Dans tous ces cas, la percussion était peu sonore ; cette diminution de sonorité indiquait jusqu'à un certain point l'étendue de l'imperméabilité du parenchyme.

Les signes fournis par l'inflammation du parenchyme pulmonaire sont quelquefois entièrement couverts par les râles humides de la bronchite. Ainsi, nous avons observé bon nombre de cas dans lesquels la percussion et les symptômes généraux annonçaient évidemment une inflammation très étendue, tandis que par l'auscultation on percevait seulement des râles humides très abondants. Mais alors ces râles avaient un timbre métallique remarquable ; en outre le cri et la voix retentissaient d'une manière toute spéciale, et ces deux symptômes, joints à la diminution de sonorité, mettaient sur la voie du diagnostic. Nous ne saurions trop recommander, dans les cas où l'on soupçonne une pneumonie lobulaire généralisée, d'ausculter les enfants tout de suite après la toux. Ces secousses, en déplaçant les râles, facilitent la perception de certains bruits qu'ils effacent par leur abondance. D'ailleurs, le retentissement particulier de la toux et celui du cri qui l'accompagne sont des signes précieux pour le diagnostic.

Lorsque l'on assiste au début de la pneumonie lobulaire généralisée, on peut suivre la progression que nous avons indiquée des râles humides au souffle bronchique ; mais il est bien difficile d'établir en chiffres la durée de ces deux périodes, ou, en d'autres termes, d'indiquer d'une manière précise le temps qu'une pneumonie lobulaire met à se généraliser. Cette marche plus ou moins rapide de l'hépatisation ou de la congestion varie suivant un certain nombre de circonstances que nous apprécierons ultérieurement en présentant le tableau de la maladie. Nous pouvons affirmer cependant, que dans plusieurs cas la généralisation a été très rapide et s'est effectuée en un ou deux jours, et même en quelques heures.

En résumé, la totalité de nos observations nous fait voir que, dans les cas où la broncho-pneumonie a suivi une marche aiguë, très rarement les signes de la condensation du parenchyme se sont montrés avant le troisième jour, le plus ordinairement du troisième au huitième. Lorsque la maladie a marché plus lentement, c'est à une époque bien plus éloignée que l'on a constaté les premiers symptômes de la phlegmasie pulmonaire. Quand la broncho-pneumonie doit se terminer par la mort, les symptômes précédents persistent, ou présentent, les uns par rapport aux autres, de fréquentes oscillations, sans que pour cela ils aient diminué d'intensité dans leur ensemble. Lorsqu'au contraire la résolution commence, l'abondance des râles humides et leur persistance empêchent souvent d'en préciser l'époque. En thèse générale, la résolution est beaucoup plus tardive que dans la pneumonie lobaire, soit que l'inflammation reste plus longtemps stationnaire, soit que la résolution des points primitivement enflammés coïncide avec l'hépatisation ou la congestion d'autres portions du poumon, ce qui rend la marche de la maladie très irrégulière. Ici ce ne sera pas le râle de retour qui indiquera la résolution de la phlegmasie, puisque les râles humides existent presque toujours en permanence ; mais on reconnaîtra la décroissance de l'inflammation à la réapparition de la sonorité ; à la diminution de l'étendue du souffle, du retentissement de la voix, de la toux, du cri, et enfin à la disparition des symptômes généraux. Malgré ces signes favorables, on constatera encore pendant bien des jours l'existence des râles humides.

3° *Symptômes stéthoscopiques des diverses lésions pulmonaires.* — Peut-on par l'auscultation distinguer les *congestions* pulmonaires un peu étendues des *hépatisations* proprement dites ? Dans un grand nombre de cas, cette distinction est impossible ; le plus souvent elle est très difficile à faire. MM. Legendre et Bailly ont avancé que le souffle de la congestion avait un timbre spécial ; ils l'ont comparé à celui des épanchements pleurétiques. Ce caractère différentiel n'a que peu de valeur, car dans la pneumonie lobaire la mieux caractérisée le souffle a souvent un timbre identique avec celui de la congestion ; *à fortiori*, il en est de même dans l'hépatisation généralisée. Si le timbre du souffle est sans valeur diagnostique, nous n'en dirons pas autant de la marche de ce symptôme, rapprochée des phénomènes d'auscultation qui l'ont précédé. En thèse général, c'est la mobilité du souffle et la rapidité avec laquelle il se déplace, disparaît et se fait entendre de nouveau, qui distinguent celui de la congestion de celui de l'hépatisation.

On peut soupçonner une congestion avec affaissement et non une hépatisation :

1° Quand le souffle a été pendant plusieurs jours précédé par du râle sous-crépitant à bulles fines et serrées, et surtout quand il est perçu au travers d'un râle très abondant et très humide, qui, ainsi que nous le disions plus haut, a lui-même un timbre métallique tout spécial ;

2° Quand, précédé ou non de râle, il paraît et disparaît rapidement, passe du jour au lendemain d'un côté à l'autre pour disparaître de nouveau ; à moins toutefois que l'effacement du bruit pulmonaire ne soit le résultat de l'intensité du bruit produit par l'accumulation des liquides bronchiques ;

3° Quand, en arrière, il existe des deux côtés ;

4° Quand le malade est atteint d'une broncho-pneumonie secondaire aiguë, et surtout quand le type se rapproche des formes subaiguës ou cachectiques.

Nous devons placer ici, à propos de la respiration bronchique mobile, une remarque qui n'est pas sans importance. Plus les enfants sont jeunes, plus ils ont la poitrine étroite, plus il est difficile de les bien ausculter. Il arrive fréquemment, si l'on n'y prend pas garde, qu'en appliquant l'oreille dans un point voisin de la colonne vertébrale, surtout dans l'espace inter-scapulaire, on entende la respiration bronchique transmise au côté sain au moyen des vibrations que la portion hépatisée ou congestionnée imprime à la colonne vertébrale et aux côtés. Si l'on oublie la possibilité de cette cause d'erreur, et que le lendemain on n'entende plus le souffle perçu la veille (parce que l'oreille sera appliquée un peu plus en dehors), on peut croire qu'il a disparu, et diagnostiquer une de ces congestions mobiles dont nous parlions tout à l'heure ; tandis qu'en réalité la congestion n'a pas plus existé que le souffle bronchique lui-même. La percussion bien pratiquée et l'auscultation répétée à plusieurs reprises le long d'une ligne verticale, un peu éloignée de la colonne vertébrale, serviront à rectifier le diagnostic.

Il est une autre cause d'erreur qui peut faire croire à l'existence d'un souffle bronchique, qui n'existe pas en réalité. Lorsque les enfants respirent très rapidement ; lorsqu'une inspiration, pour ainsi dire, n'attend pas l'autre, l'air ne pénètre pas dans les vésicules pulmonaires ; et l'on entend alors, surtout dans les espaces inter-scapulaires, le retentissement des bruits laryngés trachéaux et bronchiques transmis à l'oreille par un parenchyme qui n'est pas condensé.

Ce pseudo-souffle se rapproche de la respiration bronchique ; mais on évitera l'erreur en observant qu'en général on l'entend des deux côtés dans des points similaires, au niveau des espaces inter-scapulaires ; qu'il n'a pas le timbre métallique du souffle véritable ; qu'il ressemble plutôt à un sifflement ou à un ronflement ; qu'il ne s'accompagne pas de râle ni de matité, ni surtout de retentissement aigu et métallique du cri ; enfin qu'il suffit de quelques inspirations profondes et complètes pour permettre d'entendre la respiration vésiculaire. Celle-ci, perçue *une seule fois*, ne laisse plus de doute sur la cause du pseudo-souffle. C'est surtout chez les rachitiques qui font, en respirant, un bruit de soufflet de forge que l'erreur est aisée à commettre.

La carnification est généralement trop peu étendue pour fournir des signes d'auscultation bien tranchés. Le plus souvent nous n'avons noté que du râle muqueux et sous-crépitant avec diminution du son. L'idée générale qui nous reste après avoir examiné nos observations, c'est qu'à égalité d'étendue, la carnification donne lieu à moins de symptômes stéthoscopiques que la pneumonie; deux fois cependant dans une vaste carnification nous constatâmes à plusieurs reprises de la respiration bronchique.

4° *Réunion des diverses espèces de broncho-pneumonies et complications.* — Les complications sont de deux espèces : ou bien plusieurs sortes de pneumonies se trouvent réunies sur le même sujet, ou bien il se joint à l'une d'elles quelqu'une des lésions dont nous avons déjà donné ou dont nous donnerons ailleurs les symptômes.

Dans les cas de ce genre, les symptômes dépendent tout à fait du mélange et du degré des deux éléments bronchique et pulmonaire : ainsi nous avons vu des cas de réunion de bronchite capillaire avec la pneumonie lobaire ou la carnification; mais nous n'avons pas le moyen de distinguer à l'auscultation ces lésions compliquées de celles qui sont simples.

Ailleurs la pneumonie est compliquée de dilatation des bronches, d'emphysème, d'inflammation des ganglions bronchiques, etc.

Il est difficile d'indiquer *à priori* quels sont les symptômes qui révèlent à l'oreille la dilatation des bronches; car, si d'une part elle favorise la production du souffle par l'agrandissement de leur calibre, d'autre part elle rend le râle muqueux plus gros, plus abondant et plus humide, et fait ainsi prédominer l'élément bronchique. Ce dernier cas est celui que nous avons rencontré le plus fréquemment.

Dans notre monographie sur la pneumonie, nous avons cité un cas d'emphysème chronique dans lequel nous observâmes une diminution notable de l'intensité de la respiration. Depuis lors nous avons recueilli un nombre considérable de pneumonies compliquées d'emphysème aigu, et plusieurs fois nous avons noté au niveau des points où l'emphysème était le plus considérable une exagération manifeste de l'intensité du bruit respiratoire. Mais nous reviendrons sur ce sujet dans un court chapitre consacré à cette maladie.

Nous n'avons jamais observé aucun symptôme qui pût nous mettre à même de reconnaître l'inflammation des ganglions bronchiques, ces organes n'ayant pas acquis un volume et une densité assez considérables pour donner lieu aux symptômes de la phthisie bronchique.

Lorsque la pneumonie a été compliquée de pleurésie avec épanchement, nous avons observé quelquefois une absence complète du bruit respiratoire et une matité absolue qui, succédant au souffle tubaire et à une matité peu considérable, indiquaient évidemment la nature de la complication. Dans d'autres cas, nous avons noté un retentissement très considérable du cri que nous avons comparé à la pectoriloquie, et une exagération manifeste du souffle bronchique. Nous ne faisons qu'indiquer ici ces modifications de l'auscultation, et nous renvoyons pour de plus amples détails à notre chapitre de la PLEURÉSIE.

Art. III. — Symptômes rationnels.

Toux. — Le timbre de la toux varie suivant le siége de la maladie; suivant sa forme anatomique et symptomatique, suivant sa période.

Quels que soient le siége et la forme de la broncho-pneumonie, la toux est constante, existe du début à la terminaison, et persiste souvent au delà de l'époque où la guérison peut être depuis longtemps considérée comme complète. Quand la maladie débute par le larynx, la trachée ou les grosses bronches, la toux présente des caractères que nous indiquerons plus tard. Dans la bronchite suffocante suraiguë, la toux ressemble quelquefois à celle de la trachéite. Dans les cas de bronchite capillaire ou de broncho-pneumonie aiguë, où l'inflammation est très étendue, la toux n'offre pas toujours des caractères constants; cependant nous l'avons le plus ordinairement notée fréquente ou très fréquente, sèche au début, plus humide à une période avancée, très rarement rauque.

Nous devons ici insister sur le caractère spécial que la toux nous a offert chez quelques enfants atteints de la bronchite aiguë ou subaiguë capillaire, terminée par la mort et survenue d'emblée dans le cours d'une bonne santé. La toux, dès le premier jour, débuta par des quintes qui offrirent des caractères à peu près identiques; elles étaient très courtes, duraient un quart, une demi-minute au plus, et ne s'accompagnaient presque jamais de sifflement. Offrant de grandes différences dans leur intensité, elles revenaient à des intervalles irréguliers; quelquefois la quinte, bien que très courte, était interrompue au milieu. Ces quintes duraient presque sans interruption jusqu'à la mort; nous les avons vues cependant, peu de jours avant la terminaison fatale, remplacées par une simple toux grasse abondante. Elles différaient de celles de la coqueluche par leur brièveté et par l'absence, l'irrégularité et le peu d'intensité du sifflement. Nous avons aussi noté la toux quinteuse dans quelques cas de bronchite légère.

Très rarement la toux a été accompagnée de douleur thoracique, lorsque l'inflammation est restée purement bronchique; cependant nous avons vu un enfant se plaindre à chaque secousse de toux de douleurs dans toute l'étendue du thorax; un autre d'une douleur au bas du sternum; dans ces deux cas la bronchite était très intense. M. Fauvel a observé plusieurs fois en cas pareil de la douleur à la suite de la toux.

Quand la terminaison de la maladie doit être fatale, la toux est étouffée, les enfants n'ayant plus la force de tousser : ce symptôme est très fâcheux.

Quand la broncho-pneumonie est secondaire, aiguë, la nature de la maladie première influe sur les caractères de la toux. Mais les détails sur ce sujet seront mieux placés dans le chapitre consacré à la coqueluche, à la rougeole, etc.

Dans la forme cachectique, la toux manque quelquefois ou bien elle est tout à fait insignifiante, peu abondante et sans caractère particulier.

Expectoration. — L'expectoration manque chez les jeunes sujets, quels que soient la forme et le siége de la maladie. Quand on voit cracher un enfant âgé de moins de cinq ans, on doit présumer l'existence d'une coqueluche et non pas d'une simple bronchite. Il ne faut pas croire que l'absence d'expectoration soit un signe d'absence de sécrétion. Les râles humides, le stertor trachéal, sont là pour démontrer que la sécrétion se fait; mais elle encombre les conduits bronchiques, ou bien si elle se détache, elle est avalée par le petit malade. Quand les enfants ont dépassé l'âge de cinq ans, l'expectoration manque assez souvent dans toutes les formes de bronchite ou de broncho-pneumonie. Quand elle existe, elle est d'abord de moyenne intensité séro-muqueuse ou muqueuse jaunâtre avec liquide mousseux, puis elle devient mucoso-purulente, amorphe ou nummulaire ; cette dernière forme se rencontre quelquefois dans la bronchite qui succède à la rougeole. Dans les cas de broncho-pneumonie aiguë avec congestion ou hépatisation partielle ou généralisée, nous n'avons pas vu les enfants rejeter des crachats rouillés. L'expectoration manque dans la forme cachectique.

La voix ou le *cri* n'offrent pas de timbre particulier dans le cas où le larynx n'est pas atteint. Mais quelquefois la trachéo-bronchite et la broncho-pneumonie succédant à une laryngite simple ou spasmodique, primitive ou secondaire à la rougeole, il peut arriver que la voix soit sourde, rauque, voilée. Elle est entrecoupée dans les formes suffocantes, et le cri est éteint chez les plus jeunes enfants dans les formes graves.

Respiration. — Chez les enfants très jeunes, la respiration s'accélère avec une remarquable facilité à l'occasion de la plus légère irritation de l'arbre trachéo-bronchique. Ainsi dans la trachéo-bronchite la plus simple, les enfants ont par moments une dyspnée très considérable, mais alors elle est intermittente. Dans les formes suffocantes suraiguës, surtout dans celles à râles vibrants chez les jeunes enfants, la dyspnée est extrême et atteint son apogée en quelques heures ; le nombre des inspirations passe soixante et même quatre-vingts suivant l'âge. Nous avons chez de très jeunes enfants seulement (de la naissance à trois mois) observé un symptôme qui indique en général un haut degré de gravité. Nous voulons parler de la suspension momentanée de la respiration. Cette apnée peut durer de quelques secondes à une, deux minutes et plus. On peut croire que l'enfant a expiré, puis une inspiration reparaît suivie d'autres de plus en plus rapprochées, et les alternatives d'apnée et de respiration fréquente se répètent à plusieurs reprises jusqu'à la mort. Il est arrivé une fois à l'un de nous (M. Rilliet) de laisser pour mort un enfant de deux mois dont l'apnée avait duré plusieurs minutes, et de le retrouver vivant à son grand étonnement quelques heures après. La mort n'arriva que le lendemain. Ce sont probablement les faits de cette espèce qui ont fait donner à cette maladie le nom de *paralysie des poumons*. L'apnée a été citée par Iörg comme caractéristique de l'*atélectasis*.

Dans les bronchites capillaires, à râles bullaires ou dans les bronchopneumonies assez rapidement généralisées, l'accélération de la respiration est progressive et régulièrement croissante. Ainsi, quand on assiste au début de la maladie, le nombre des inspirations n'atteint pas son maximum dès les premiers jours ; mais d'abord peu accélérée, la respiration va ensuite progressivement en croissant. Comme dans la forme précédente, la respiration est d'autant plus accélérée que l'enfant est plus jeune. Ce dernier résultat est conforme à celui auquel est arrivé M. Fauvel ; mais le premier en diffère. Ainsi ce médecin a observé que le maximum de la respiration avait lieu à une époque plus rapprochée du début que son minimum.

Les caractères de la respiration sont en rapport avec son accélération. Lorsque les inspirations ne sont pas très nombreuses, la respiration, quoique large, reste régulière ; puis, en même temps que les inspirations se multiplient, les mouvements du thorax {deviennent plus amples, la poitrine est soulevée en totalité à chaque mouvement respiratoire ; souvent les inspirations sont irrégulières et presque arrêtées à l'expiration ; tantôt abdominales, tantôt thoraciques, presque toujours pénibles, quelquefois bruyantes. Dans ces cas (à une époque rapprochée de la terminaison fatale) elles produisent un bruit semblable à celui que les rachitiques font en respirant, ou mieux encore au sifflement d'un soufflet que l'on agite avec rapidité. Mais ces caractères de la respiration, signes d'une dyspnée intense, ne se prononcent en général que dans les derniers jours de la vie, et si l'on pouvait diviser en plusieurs périodes une maladie dont la durée est souvent très courte, nous dirions que ce n'est guère que dans sa dernière moitié ou son dernier tiers que se manifeste la dyspnée très intense.

Dans certaines broncho-pneumonies la dyspnée est peu considérable ; dans ces cas la lésion du parenchyme est plus apparente que celle des bronches. Il y a donc une corrélation beaucoup plus évidente entre l'abondance des râles humides et la dyspnée qu'entre celle-ci et l'intensité du souffle.

Dans les formes cachectiques, l'accélération de la respiration est très peu marquée (24-28). Dans les broncho-pneumonies secondaires, l'intensité de la dyspnée n'est pas toujours en rapport avec l'étendue de la lésion bronchique ou pulmonaire : ainsi dans certaines rougeoles ataxiques on observe une dyspnée extrême avec une lésion peu considérable.

La fièvre mérite une attention particulière. En étudiant de près la fièvre catarrhale, et cette étude est plus facile à faire en ville qu'à l'hôpital, on ne peut méconnaître que la forme du mouvement fébrile, quelle que soit la partie des voies respiratoires qui soit envahie, offre d'ordinaire quelque chose de particulier. La peau n'est pas en général sèche et ardente comme dans la pneumonie lobaire ; elle est plutôt moite et souvent baignée par des sueurs abondantes rappelant la sueur des fièvres intermittentes. Le pouls n'est pas en général dur ; il est plutôt souple, mou, rarement vibrant. Le type de la fièvre se rapproche souvent du type rémittent et même intermittent. Le fait est très apparent, quand il s'agit des cas légers ou lorsqu'on assiste au début de la maladie. Ainsi on voit souvent dans la journée la fièvre disparaître presque entièrement, il ne reste plus qu'un peu de chaleur dans la paume des mains ou dans les plis du cou ; puis, le soir, la température de la peau s'élève, la face se colore, le pouls reprend de la fréquence. Ce sont ces caractères de la fièvre catarrhale qui la spécialisent ; ils sont même tellement tranchés qu'il est des cas particuliers où ils dominent les lésions locales qui ne se révèlent que par des symptômes très légers. Le mouvement fébrile est alors presque le seul phénomène morbide et justifie, jusqu'à un certain point, l'idée de l'existence d'une fièvre. (Voy. Nature de la maladie.) Cependant ces caractères si réels sont puissamment modifiés par un grand nombre de causes, notamment par la forme de la maladie catarrhale et par l'espèce et l'étendue des lésions locales.

Plus la forme se rapproche du type suffocant suraigu, foudroyant, plus la fièvre a l'apparence continue ; l'intensité et l'étendue de la lésion maintiennent forcément l'état fébrile à un haut degré.

Plus la lésion tend à être pulmonaire plutôt que bronchique, plus aussi la fièvre se rapproche du type continu. Pour nous faire bien comprendre, nous dirons qu'à du souffle bronchique intense avec matité et peu de râle, correspondra une fièvre se rapprochant du type continu et revêtant l'apparence de la fièvre inflammatoire ; tandis qu'à du râle sous-crépitant très humide, très abondant et très étendu, pourvu qu'il se soit graduellement développé, correspondra une fièvre rémittente, prenant quelquefois le cachet hectique, si la maladie dure depuis deux ou trois septénaires. Dans bien des cas les variations passagères dans l'existence ou l'intensité des lésions locales sont marquées par des variations analogues dans le retour et les caractères du mouvement fébrile auquel on ne peut alors refuser le titre de réactionnel. Que la fièvre ait le type rémittent ou se rapproche du continu, son

intensité sera d'autant plus grande : 1° que l'enfant sera plus jeune ;
2° que la maladie marchera avec plus de rapidité et revêtira la forme
suffocante ; 3° que les lésions pulmonaires ou bronchiques seront plus
étendues ; 4° que la forme sera primitive ou secondaire aiguë. N'oublions pas que, dans les formes secondaires, la maladie première influe grandement sur l'intensité et le type de la fièvre. Dans les formes
cachectiques, l'état fébrile est à peine accusé.

Le caractère du pouls varie surtout suivant la forme et la période
de la maladie.

Dans la forme suffocante suraiguë, le pouls, quelquefois difficile
à compter, est d'une extrême fréquence, à une époque très voisine
du début. Ces caractères sont d'autant plus prononcés que l'enfant
est plus jeune. Dans les formes aiguës, suffocantes ou non, le pouls
au début est assez plein, vibrant, régulier ; il va constamment en
s'accélérant jusqu'à ce qu'enfin il ait atteint son maximum. Puis,
lorsque la terminaison doit être fatale, à une époque qui varie pour
chaque cas particulier, le pouls change de caractère; il devient petit,
tremblotant, irrégulier, inégal. On peut constater ce caractère pendant plusieurs jours, quelquefois plusieurs semaines, si la maladie se
prolonge beaucoup. A un moment voisin de la mort, le pouls est
tellement petit qu'il devient souvent insaisissable.

Forces. — Amaigrissement. — Les maladies catarrhales trachéo-bronchiques s'accompagnent presque toujours, pour peu qu'elles se prolongent, d'amaigrissement; de mollesse, de flaccidité des chairs ; de
pâleur ; de perte des forces. Le fait n'a rien d'étonnant quand il s'agit
d'une bronchite capillaire ou d'une broncho-pneumonie un peu étendue et accompagnée d'une réaction fébrile intense ; mais il est plus
surprenant quand il s'agit des trachéo-bronchites légères. Cependant
on rencontre tous les jours dans la pratique, des enfants qui, pour
avoir toussé pendant un, deux ou trois septénaires et avoir eu un peu
de fièvre rémittente, ont les traits fatigués, le visage amaigri, les chairs
flasques, et sont éprouvés comme s'ils avaient eu une véritable maladie. Dans les formes suraiguës, l'amaigrissement est quelquefois visible
au bout de deux ou trois jours; dans les formes aiguës, la faiblesse et
l'amaigrissement font tous les jours des progrès; lorsque la maladie
atteint, et surtout dépasse le second septénaire, les enfants sont déjà
dans un état de maigreur avancée, et lorsqu'ils meurent, au bout
d'un mois à six semaines seulement, ils sont dans le dernier degré de
marasme.

Facies. — Décubitus. — C'est l'anxiété qui dans les formes suffocantes donne au facies un cachet particulier ; le visage du petit malade
exprime l'angoisse dyspnéique qu'il éprouve ; les yeux sont cernés ; le
regard exprime la souffrance, quelquefois un profond abattement.
L'expression anxieuse augmente avec l'oppression ; les ailes du nez sont
largement dilatées ; les narines sont sèches ou croûteuses ; les lèvres et

la face, d'une extrême pâleur, ou momentanément congestionnées, prennent une teinte violette, très marquée surtout à la suite des quintes de toux. L'amélioration momentanée du facies coïncide, quand la maladie se prolonge, avec la diminution de la dyspnée ; puis la pâleur du visage et l'altération des traits reparaissent et durent jusqu'à la mort. Dans les formes secondaires aiguës le facies offre dès le debut une altération profonde suivie d'un rapide amaigrissement. Dans les formes cachectiques la face est pâle, souvent bouffie, le regard éteint sans anxiété. Le décubitus, dans les formes suffocantes, est assis, ou dorsal, ou latéral élevé ; les enfants changent souvent de position. M. Fauvel a vu un de ses malades d'abord assis, se courber ensuite en avant jusqu'à être plié en deux, et finir par se coucher à plat ventre la tête aux pieds du lit ; les plus jeunes ne peuvent être mis sur leur séant sans que leur tête bascule tantôt sur une épaule, tantôt sur l'autre. Dans les autres formes le décubitus n'offre rien de spécial.

Symptômes nerveux. — Les affections catarrhales trachéo-bronchiques sont quelquefois précédées et plus souvent suivies, surtout chez les jeunes enfants, de symptômes nerveux Nous avons vu en ville plusieurs malades avoir une ou plusieurs attaques d'éclampsie au début de la broncho-pneumonie, et quelquefois des trachéo-bronchites simples primitives, mais revêtant plus ou moins la forme suffocante. Les convulsions, toutes choses égales d'ailleurs, sont cependant plus fréquentes dans les pneumonies lobaires, de préférence dans celles du sommet. C'est un accident que l'on doit toujours redouter, surtout chez des enfants âgés de moins de deux à trois ans , quand la forme suffocante capillaire domine et quand la maladie est secondaire principalement à la coqueluche.

Chez les enfants plus âgés, à une époque un peu avancée de la maladie, un ou plusieurs jours avant la mort dans les formes suffocantes, on observe souvent du délire accompagné de cris aigus, ou bien un assoupissement et une somnolence très marqués. La tendance à l'assoupissement a lieu pendant le jour et l'agitation pendant la nuit. Les cris offrent quelquefois une identité parfaite avec les cris hydro-céphaliques. L'un de nous (M. Rilliet) en a observé cette année deux exemples fort remarquables. Ce symptôme était tellement caractéristique, que les médecins de ces deux enfants avaient cru à une affection cérébrale. Nous ne serions pas éloignés de penser que ces cris intenses, prolongés, intermittents, analogues à ceux de la méningite , sont le résultat des violentes douleurs névralgiques que les enfants, les plus jeunes surtout, ne peuvent exprimer d'une autre façon ; nous aurions aussi de la tendance à rapporter à la même cause certaines attaques d'éclampsie. En effet, les douleurs névralgiques, si rares dans le jeune âge, se rencontrent quelquefois dans les affections catarrhales de la seconde enfance ; alors le diagnostic du symptôme n'est pas difficile ; la maladie catarrhale antécédente, la description fidèle que

les enfants font de leurs douleurs, leur siége, leur répétition, leur
nature, et l'absence d'autres symptômes méningés, mettent sur la voie
du diagnostic. Cependant il y a des cas où leur intensité est telle
qu'elle peut donner du souci pour une affection cérébrale.

La névralgie est en général sus-orbitaire ou frontale ; elle est le plus
souvent périodique ; l'intensité de la douleur est quelquefois extrême,
les enfants supplient qu'on leur serre la tête. La douleur irradie du
front au vertex, s'accompagnant de battements ; elle est tellement déchirante qu'ils pleurent ou poussent des cris aigus ; ils craignent le
bruit et la lumière, et quand la douleur se calme, ils restent immobiles sur le dos, les yeux demi-fermés, le facies exprimant la souffrance.
Quand la maladie revêt le type périodique, les accès peuvent durer
plusieurs heures ; dans leurs intervalles, si la trachéo-bronchite est
de moyenne intensité, les enfants reprennent leur entrain et leur gaieté ;
au moment de l'accès, le pouls baisse, mais il ne devient pas irrégulier ;
il n'y a ni vomissements ni constipation, et la quinine juge le mal en
le faisant disparaître.

Voies digestives. — Dans les formes suffocantes suraiguës ou aiguës, la
soif est d'ordinaire très vive et en rapport avec l'intensité de la fièvre.
L'appétit est perdu dans les premiers jours ; cependant lorsque la maladie se prolonge et qu'elle revêt le type subaigu, on voit quelquefois
les enfants demander des aliments, bien que la fièvre et l'oppression
soient très intenses. Le dévoiement a lieu chez un grand nombre de
malades ; mais dans les formes secondaires aiguës ou cachectiques, il
est dans la dépendance de la maladie principale, et préexiste souvent
à l'affection trachéo-pulmonaire. M. Beau croit que la déglutition des
crachats a de graves inconvénients pour les enfants ; qu'elle produit
différents troubles des fonctions digestives et en particulier une diarrhée fétide et abondante ; il va même jusqu'à croire qu'il peut en
résulter des symptômes typhoïdes ou méningés, et, en un mot, des
accidents analogues à ceux de la résorption purulente. Les faits cités
par M. Beau ne nous ont pas convaincus ; nous n'avons vu dans ceux
qu'il rapporte qu'une simple coïncidence, et l'on peut très bien les
expliquer en disant que le principe catarrhal, après avoir épuisé son
action sur la membrane muqueuse bronchique, gagne la membrane muqueuse intestinale et produit la diarrhée. D'ailleurs les
symptômes graves signalés par M. Beau sont rares, et l'on devrait
les rencontrer à chaque instant si la cause qu'il leur assigne était la
véritable.

Art. IV. — Pronostic.

La broncho-pneumonie est une maladie très dangereuse ; mais une
foule de circonstances modifient la gravité du pronostic. Les conditions
favorables sont : un bon état de santé au début, une constitution robuste,
une position aisée, l'âge de deux ans et au delà, la forme suffocante,

suraiguë sibilante primitive, ou bien la forme aiguë secondaire avec
prédominance des symptômes pulmonaires. Les circonstances les plus
défavorables sont : un mauvais état de santé au début, surtout lorsque
la maladie est tertiaire, une constitution débile, le séjour à l'hôpital,
la pauvreté, l'âge au-dessous de deux ans (principalement de la naissance à trois mois), la forme aiguë ou subaiguë suffocante avec prédominance des symptômes bronchiques, les formes cachectiques, certaines constitutions épidémiques. Les attaques d'éclampsie qui précèdent la broncho-pneumonie lui impriment un cachet de gravité plus
grand, surtout quand les enfants sont en travail de dentition.
En général, toutes les complications rendent la maladie plus fâcheuse, et comme elles sont beaucoup plus fréquentes à l'hôpital
qu'en ville, on comprend combien le séjour de l'infirmerie est défavorable (1).

Les symptômes les plus fâcheux sont : la petitesse continue et
croissante du pouls dès le début ; à une époque plus avancée ce symptôme est aussi fort grave, il annonce une terminaison fatale dans un
temps qui, ordinairement, n'est pas très éloigné ; cependant nous
avons publié dans les *Archives* l'observation d'un enfant dont la vie
se prolongea pendant plusieurs jours alors même que le pouls était
insensible. Le refroidissement permanent des extrémités et la teinte
asphyxique de la face, sont de mauvais augure. L'accélération
de la respiration est moins fâcheuse que son ralentissement et son
rhythme saccadé. L'apnée chez les très jeunes enfants est un symptôme de la plus haute gravité. Le râle bullaire, trachéal, perçu à
distance, symptôme si grave chez l'adulte, l'est beaucoup moins chez
l'enfant, à moins qu'il ne soit continu, très liquide et accompagné de
râles humides dans toute la poitrine. La cessation de la toux, la su-
pression complète des sécrétions nasale et oculaire sont de mauvais
symptômes. Les convulsions au début, comme nous l'avons déjà dit,
mais surtout celles qui surviennent à une époque plus avancée de la
maladie, sont très fâcheuses ; ces dernières sont presque constamment
mortelles ; il en est de même du délire chez les enfants plus âgés.
L'amaigrissement considérable, la détérioration du facies qui exprime
une tristesse profonde ou un abattement extrême, l'irritabilité exces-

----

(1) Pour montrer quelle différence existe entre la ville et l'hôpital sous le rapport du pronostic, nous rappellerons qu'à l'hôpital M. Fauvel a perdu tous ses malades atteints de bronchite capillaire, primitive ou secondaire, et nous tous les
nôtres, et le plus grand nombre de ceux atteints de broncho-pneumonie, primitive
ou secondaire, aiguë ou subaiguë, et presque tous les cachectiques. En ville, nous
avons été assez heureux pour voir guérir les deux tiers des enfants atteints de
broncho-pneumonie primitive, et les trois huitièmes de ceux qui avaient des bronchites capillaires ou des broncho-pneumonies secondaires. La plupart des morts
n'avaient pas dépassé l'âge de deux ans dans la forme secondaire, et celui de deux
mois dans la forme primitive suffocante.

sive, la teinte générale jaune de la peau, la diarrhée abondante, annoncent une mort prochaine.

Quelque grave que soit en apparence la broncho-pneumonie, on ne doit jamais perdre toute espérance tant que l'enfant respire encore ; nous pourrions ajouter, alors même qu'il ne respire plus (voyez ce que nous avons dit de l'apnée page 463). Nous avons publié des observations où la mort, qui semblait imminente, a cependant pu être conjurée par un traitement convenable. (Voy. *Archives de médecine, mémoire cité*, 1851.)

<h3 style="text-align:center">Art. V. — Causes.</h3>

Age. — La broncho-pneumonie, quelle que soit sa forme et quelles que soient les circonstances au milieu desquelles. elle a pris naissance, est beaucoup plus fréquente dans les cinq premières années de la vie que passé cette époque. A partir de l'âge de cinq ou six ans, quand on observe une broncho-pneumonie, elle est presque toujours secondaire, tandis que les formes primitives suffocantes suraiguës ou aiguës sont presque exclusives aux enfants qui n'ont pas atteint l'âge de cinq ans. Les formes secondaires aiguës se rencontrent quelquefois dans la seconde enfance, tandis que les formes cachectiques sont l'apanage des enfants âgés de moins de cinq ans.

Dentition. — *Croissance.* — Ces deux phénomènes physiologiques, le premier surtout, ne sont pas entièrement étrangers à la production du catarrhe ; il est hors de doute que les affections trachéo-bronchiques sont très fréquentes pendant la première dentition, et il n'est pas moins vrai que l'évolution dentaire imprime dans certains cas un cachet de gravité tout particulier aux affections catarrhales en apparence les plus simples.

Sexe. — Le sexe exerce une influence évidente sur la production de la pneumonie lobaire : il n'en est plus de même pour la bronchite et la broncho-pneumonie : ce résultat est des plus frappants. Quelle que soit la forme de la broncho-pneumonie primitive ou secondaire, suffocante ou non suffocante, suraiguë, aiguë ou subaiguë, les garçons et les filles y sont également sujets, tandis que pour la pneumonie lobaire le nombre des garçons est beaucoup plus considérable. Les formes cachectiques sont plus fréquentes chez les filles que chez les garçons.

Constitution. — *Tempérament.* — Si la broncho-pneumonie peut atteindre des enfants de tempéraments variés, il est hors de doute cependant que, dans un certain nombre de cas, il y a une prédisposition constitutionnelle, comme nous l'avons indiqué plus haut (voy. PRÉLIMINAIRES, page 83) ; le fait est surtout évident quand il s'agit de la bronchite à répétition.

Maladies antérieures. — La broncho-pneumonie est beaucoup plus

souvent secondaire que primitive ; à l'exception des formes suraiguës
suffocantes qui sont rares, dans la grande majorité des cas la broncho-
pneumonie n'est qu'une maladie secondaire. Les affections qu'elle
complique sont, par ordre de fréquence : la rougeole, la coqueluche,
puis la fièvre typhoïde et la grippe. Dans ces cas, la forme de la maladie
est aiguë ou subaiguë, suffocante ou non. La circonstance commune à
toutes les maladies que nous venons d'énumérer est le catarrhe antécédent, et la complication est d'autant plus fréquente et plus facile
que le catarrhe joue un rôle plus important, témoin la rougeole et la
coqueluche. L'entérite chronique, le rachitisme avancé, et cet état
de débilitation profonde qui accompagne la convalescence de quelques
maladies aiguës et certaines formes de gangrène, donnent, au contraire, naissance à des broncho-pneumonies cachectiques. Nous n'a-
vons jamais vu la suppression d'un écoulement habituel ou d'une
dermatose chronique produire la broncho-pneumonie. Mais nous
avons souvent remarqué chez des enfants atteints de maladies chroniques de la peau ou du cuir chevelu, que la chute des croûtes ou
l'arrêt de l'exsudation, loin d'être la cause de la phlegmasie pulmonaire, en étaient bien plus souvent, au contraire, le résultat ;
et que, consécutivement au développement de l'inflammation, les
symptômes de l'affection cutanée se modifiaient d'une manière
sensible.

Causes antihygiéniques. —Tous les auteurs qui ont étudié la pneumonie du jeune âge ont reconnu avec M. Léger que le décubitus
dorsal longtemps prolongé, l'inspiration d'un air vicié, la mauvaise
alimentation, la négligence des soins de propreté, avaient une influence réelle sur le développement de la pneumonie secondaire.
Nous avons pu nous convaincre nous-mêmes de la vérité de cette
assertion, car nous possédons des observations dans lesquelles la seule
cause qui puisse expliquer le développement de la pneumonie secondaire est le séjour dans les salles encombrées, et l'inaction dans laquelle on laisse les jeunes malades. Dans le jeune âge, la faiblesse, la
difficulté de l'expectoration favorisent la stase des liquides dans les parties les plus déclives, et leur séjour détermine la phlegmasie ou plutôt
la congestion plus ou moins lente des bronches et du parenchyme pulmonaire. C'est à la réunion des ces causes qu'est dû le grand nombre
de pneumonies secondaires que l'on observe à l'hôpital des Enfants à
Paris. En ville, quelque défavorables que soient les circonstances
hygiéniques pour les enfants pauvres, ils échappent souvent aux
deux influences les plus pernicieuses de l'hôpital : l'entassement des
malades et l'infection. D'après le docteur Copland, la bronchite capillaire des enfants serait fréquente chez ceux qui habitent les grandes
villes, qui appartiennent à des parents pauvres, et sont en conséquence mal vêtus, mal nourris, vivent dans des lieux bas, au rez-
de-chaussée, dans des rues étroites, ou dans des localités où l'air n'est

pas renouvelé. On comprend l'influence de ces causes, en se rappelant qu'elles peuvent créer la prédisposition lymphatique; aussi est-il vrai que, dans les épidémies, les enfants pauvres paient bien plus souvent leur tribut à la maladie que les enfants riches. Cependant les conditions hygiéniques les plus favorables ne mettent pas toujours le jeune âge à l'abri des broncho-pneumonies primitives ou secondaires: nous en avons eu bien souvent la preuve.

Épidémies. — La broncho-pneumonie règne quelquefois épidémiquement. L'influence de la constitution épidémique sur le développement des formes, soit primitives, soit secondaires, est des plus évidentes. Dans ce dernier cas, c'est presque toujours à la même époque, et pendant un temps limité, que la complication se produit. Quand la broncho-pneumonie est primitive, elle règne en même temps que les autres maladies catarrhales. Nous l'avous vue limitée à un quartier, à un hameau, à quelques maisons rapprochées.

Saisons. — La broncho-pneumonie règne dans toutes les saisons; la fréquence plus ou moins grande de la maladie est en rapport avec l'époque où se développent les épidémies de fièvres catarrhales, de rougeole, de coqueluche, qu'elle complique le plus ordinairement. Quant au catarrhe à répétition, il se reproduit quelquefois à une époque qui correspond assez exactement à celle de la crise de l'année précédente.

Causes occasionnelles — Quelque soin que nous ayons mis à nous enquérir des causes occasionnelles, nous n'avons pu que rarement arriver à une conclusion positive. Il est des cas cependant où la maladie se développe très évidemment à la suite de l'impression du froid et par la suppression brusque de la transpiration. Ainsi nous avons plusieurs fois vu, chez un enfant prédisposé au catarrhe, ou dans un temps d'épidémie, la maladie prendre naissance lorsque l'enfant, ayant chaud dans son lit, s'était découvert pendant la nuit, ou bien lorsqu'il demeurait en repos la tête ou le corps nus exposés à un courant d'air. L'inspiration d'un air froid paraît aussi avoir une influence réelle, pour faire naître ou entretenir les maladies catarrhales des voies respiratoires. Ainsi l'un de nous (**M. Barthez**) a sous les yeux l'histoire d'un enfant héréditairement prédisposé au catarrhe, chez lequel on voulut vaincre cette prédisposition en l'endurcissant contre le froid. A cet effet on le faisait sortir par tous les temps avec les jambes, les bras et le cou découverts. L'enfant ne cessant pas d'avoir des catarrhes broncho-pnlmonaires de toutes formes, on le fit couvrir de flanelle. Mais les mêmes maladies ne continuèrent pas moins à se développer et furent graves pendant plusieurs années. Enfin comme il était bien établi que l'enfant ne pouvait pas aller à l'air froid sans s'enrhumer, on s'est décidé à le garder, pendant toute la saison froide, dans l'appartement maintenu à une température à peu près uniforme, Depuis ce moment, et jusqu'à la fin de la saison, la toux a cessé, et aucun nouveau rhume ne s'est développé, malgré la persistance d'une constitution épidémique catarrhale à laquelle l'enfant n'eût pas échappé en toute autre occasion.

Art. VI. — Nature de la maladie.

Nous avons assez insisté sur les différences fondamentales qui séparent les maladies catarrhales et les maladies inflammatoires bronchopulmonaires pour n'avoir pas à y revenir ici.

Nous voulons seulement faire comprendre comment nous rattachons à une seule affection, le catarrhe, des maladies si différentes par leur siége, leurs lésions anatomiques, leurs symptômes.

Nous croyons à l'existence d'une modification de tout l'organisme, d'une maladie générale, cause ou effet d'une altération du sang, et qui se localise sur l'appareil respiratoire.

L'altération du sang, inconnue dans son espèce, paraît consister dans la surabondance ou la viciation des matériaux qui doivent être éliminés par l'appareil folliculaire muqueux.

L'altération plus ou moins grande des liquides, la rapidité, la durée, l'intensité, ou le siége du molimen éliminatoire, la résistance plus ou moins énergique des organes, expliquent la variété des formes symptomatiques et des lésions anatomiques (hypersécrétion, fluxions, phlegmasies diverses.)

Cette opinion trouve un appui dans les remarques suivantes :

1° L'hypersécrétion muqueuse est le seul phénomène local constant, autour de lui viennent se grouper, comme effet ou accompagnement, les autres lésions anatomiques.

2° Cette hypersécrétion reconnaît presque exclusivement pour cause des agents dont l'influence générale n'est pas douteuse. En effet :

Les maladies qui se compliquent de broncho-pneumonie sont toutes des affections générales, remarquables par une altération du sang et par une lésion de l'appareil folliculaire chargé de l'élimination de matériaux morbides. Cette dernière circonstance établit un rapport direct entre ces maladies générales et le catarrhe.

Certaines causes telles que l'encombrement, l'infection, la mauvaise hygiène, exercent leur action sur tout l'individu et non pas sur les voies respiratoires en particulier.

Lorsque la maladie est primitive, l'action de l'épidémie régnante ou de la constitution individuelle est habituellement évidente.

En insistant sur l'influence des causes générales, nous ne voulons pas nier celle des causes topiques locales. Ainsi, le contact sur la muqueuse respiratoire d'un air trop froid, de vapeurs ou de liquides irritants, peut être la cause du développement de ces maladies. Mais, d'une part, il est certain que cette cause locale n'est souvent que l'occasion de la localisation d'un catarrhe, imminent d'ailleurs. Et d'autre part, il reste à rechercher s'il n'existe pas des plegmasies bronchiques non catarrhales ou des catarrhes bronchiques locaux, c'est-à-dire non liés à une maladie générale. Nous n'étudions pas ici ces questions, à propos desquelles nous réservons notre opinion ultérieure.

La théorie que nous venons d'exposer a besoin, nous le sentons, de preuves plus détaillées; nous les donnerons en parlant des maladies catarrhales des voies digestives, car les mêmes remarques sont applicables à ces maladies dont la nature est identique.

Cette identité est elle-même une preuve que la broncho-pneumonie ne consiste pas tout entière dans une phlegmasie des voies respiratoires. (Voyez Catarrhes et Phlegmasies du tube gastro-intestinal.)

Notre conviction, si profonde qu'elle soit, sur la différence de nature des pneumonies catarrhales et des pneumonies inflammatoires, ne nous empêche pas de reconnaître sur le même malade l'alliance des deux états morbides. Ainsi, lorsque nous voyons la broncho-pneumonie survenir chez un enfant robuste encore, soit spontanément, soit dans les premiers temps d'une maladie aiguë; lorsque l'auscultation nous fait supposer l'existence d'une hépatisation réelle, alors nous croyons que la maladie est complexe, et que les états catarrhal et inflammatoire marchent simultanément. C'est là, en effet, à nos yeux, la signification réelle de l'hépatisation disséminée ou généralisée; l'existence de cette lésion (résultat ou cause de l'état inflammatoire) prouve que l'inflammation joue un certain rôle; son peu d'étendue, sa dissémination, prouvent la prépondérance du catarrhe.

Cette alliance du catarrhe et de l'inflammation se fait à tous les degrés possibles: ainsi nous avons cité de simples granulations hépatiques disséminées au centre de la congestion, et nous avons vu tous les degrés intermédiaires entre celui-là et l'hépatisation généralisée. Dans tous ces cas, le catarrhe nous a paru précéder ou dominer l'inflammation; c'est pour cela que nous les avons rangés parmi les maladies catarrhales, tout en tenant compte de la présence de l'autre élément morbide. Nous avons, au contraire, classé parmi les maladies inflammatoires celles dans lesquelles l'hépatisation est restée lobaire malgré la présence simultanée du catarrhe; là, en effet, si les deux états morbides coexistent, l'inflammation domine. Ainsi se trouve établie cette chaîne non interrompue que nous avons reconnue autrefois entre les diverses phlegmasies pulmonaires, bien que nous n'en ayons pas alors saisi toute la signification.

Ces vues, résultats d'une observation rigoureuse, ont une portée pratique réelle: car elles expliquent pourquoi le traitement antiphlogistique peut être utile dans certaines broncho-pneumonies, et d'un autre côté pourquoi tous les auteurs ont posé en règle générale la modération dans son emploi; enfin, elles nous apprennent à choisir les cas dans lesquels ce traitement est utile. Ces vues ne sont d'ailleurs que la confirmation des idées émises et des règles de conduite tracées bien avant nous par des médecins que ne guidaient pas encore les résultats de l'anatomie pathologique (1).

Ces idées nous permettent de revenir sur les caractères de la fièvre catarrhale, d'établir leur valeur et de comprendre leurs variétés. Les caractères du mouvement fébrile décrits page 465 appartiennent en propre aux maladies catarrhales, car ils sont les mêmes, quel que soit le siége de celles-ci dans les voies repiratoires ou digestives. Ce mouvement fébrile est-il toujours une réaction de l'économie contre la lésion locale ? Le peu d'importance des altérations anatomiques dans quelques cas particuliers répond par la négative. Nous nous rappelons, en outre, plusieurs faits qui nous ont paru significatifs à cet égard : ainsi nous avons vu cette fièvre, si spéciale, durer quinze jours ou un mois, sans autres symptômes locaux qu'un peu de toux, et quelques râles sibilants et muqueux rares, qui ne variaient pas même suivant les paroxysmes fébriles. Rien ne nous prouvait l'existence d'une fièvre typhoïde, nous arrivions enfin à croire à une tuberculisation aiguë, lorsque nous avons vu les symptômes céder peu à peu soit spontanément, soit après quelques prises de sulfate de quinine, soit après quelques évacuants, et les enfants, pâles et amaigris comme après un rhume prolongé, reprendre peu à peu leurs couleurs et leur embonpoint habituel. Ces faits, joints aux remarques qui précèdent, nous permettent d'admettre jusqu'à plus ample informé, que le mouvement fébrile n'est pas constamment et uniquement réactionnel; qu'il doit être quelquefois, aussi bien que les lésions locales et concurremment avec elles, considéré comme un symptôme direct de la modification générale de l'économie qui constitue le catarrhe. En un mot, nous ne sommes pas éloignés d'admettre l'existence d'une

---

(1) « Comme il y a plusieurs états intermédiaires entre la péripneumonie inflam-
» matoire et celle dont je viens de parler (fausse péripneumonie), il nous est im-
» possible d'indiquer au juste le traitement qui lui convient, à cause que la mala-
» die péripneumonique que l'on a à traiter incline tantôt plus et tantôt moins vers
» l'inflammation. » Tout ce que nous venons de dire n'est que le développement et la confirmation par l'anatomie de cette phrase de Huxham. Il est remarquable de voir l'anatomie pathologique, trop décriée par quelques auteurs modernes, confirmer si complétement les remarques pratiques des médecins antérieurs à notre siècle, et qui de nos jours sont trop oubliées. Nous croyons qu'il en sera toujours ainsi des idées vraies ; l'anatomie pathologique, bien comprise, doit leur venir en aide. Les lésions anatomiques d'un même organe diffèrent suivant l'état général auquel elles se rattachent. Ainsi la pustule ombiliquée de la variole et l'éruption rubéolique suffisent au lit d'un malade pour nous faire reconnaître la maladie générale dont il est atteint, et le mélange des deux éruptions nous prouve la coexistence des deux états morbides. De même ici, l'hypersécrétion muqueuse, la congestion, la pneumonie vésiculaire nous démontrent l'existence du catarrhe; l'hépatisation nous prouve l'état inflammatoire; le mélange de ces lésions indique la coexistence des deux états morbides.

pyrexie, d'une fièvre catarrhale broncho-pulmonaire, comme nous admettrons plus tard une fièvre catarrhale gastro-intestinale.

L'opinion que nous venons d'émettre ne nous empêche pas de reconnaître toute l'influence des lésions locales sur la production du mouvement fébrile. L'organisme souffre et réagit lorsqu'une de ses parties est fortement ou rapidement atteinte; de là, dans les maladies qui nous occupent, l'existence de la fièvre catarrhale réactionnelle. De même les variétés nombreuses des lésions anatomiques expliquent assez bien les modifications que subit la fièvre dans le catarrhe. Mais il faut quelquefois chercher ailleurs la cause de ces modifications : par exemple, lorsque le mouvement fébrile se rapproche de la forme qu'il revêt dans les maladies inflammatoires, c'est-à-dire lorsqu'il devient continu avec quelques exacerbations, que la peau est chaude et sèche, que le pouls est plein et appelle les émissions sanguines. Ici, en effet, nous retrouvons la complication de l'inflammation et du catarrhe. Le mouvement fébrile n'est plus seulement une conséquence du catarrhe et des lésions catarrhales, il est aussi l'effet de la phlegmasie vraie et de l'état inflammatoire. Il s'est donc développé sous l'influence de plusieurs causes dont l'action a été simultanée, et qui, suivant leur prédominance, lui imposent des caractères différents.

Si le lecteur a bien voulu suivre la marche de nos idées, il comprendra facilement toute la différence que nous admettons entre les dénominations suivantes :

Fièvre catarrhale bronchique ;

Catarrhe bronchique avec mouvement fébrile catarrhal ;

Broncho-pneumonie avec mouvement fébrile catarrhal ;

Broncho-pneumonie avec mouvement fébrile catarrhal et inflammatoire.

Il comprendra que, dans un cas particulier, on peut arriver à la connaissance de ces états divers, soit par les variétés de la fièvre et des symptômes généraux, soit par l'espèce des lésions locales révélées par l'auscultation. Il saisira enfin tout le parti qu'on en peut tirer dans le traitement de ces graves maladies.

Art. VII. — Classement des maladies catarrhales broncho-pulmonaires.

Si la nature de ces maladies est la même, leurs formes sont très variées; aussi est-il impossible de donner une description générale sans fractionner le sujet.

Pour comparer les faits comparables, nous avons groupé dans des tableaux distincts les cas qui offraient la plus grande analogie; et, pour y parvenir, nous nous sommes servis de l'étiologie, de la symptomatologie, du pronostic et de l'anatomie pathologique. L'âge du malade, le siége de la maladie, sa gravité, ses formes anatomiques et symptomatiques, primitives ou secondaires, sont les caractères principaux dont nous avons dû tirer parti.

Nous distinguons quatre formes de phlegmasies trachéo-pulmonaires.

I. *La trachéo-bronchite.* — Lorsque la maladie est limitée à la trachée-artère ou aux premières divisions bronchiques. Cette forme se présente sous différents types. Chez les très jeunes enfants, elle est tantôt légère, tantôt grave et suffocante. Chez les enfants plus âgés, elle est toujours légère ou de moyenne intensité, et se rapproche de la bronchite commune de l'adulte. En ville cette forme est plus souvent primitive que secondaire; c'est le contraire à l'hôpital.

II. *La bronchite générale suraiguë suffocante.* — Plus spéciale aux jeunes enfants, et se rapprochant de la trachéite grave. Cette forme est presque toujours primitive et sujette à récidive.

III. *La bronchite générale et la broncho-pneumonie aiguë ou subaiguë.* — Correspondant aux maladies que nous avons décrites dans notre première édition sous le nom de bronchite capillaire, de pneumonie lobulaire simple et généralisée, de pneumonie secondaire aiguë. Cette maladie est surtout fréquente dans la première enfance, avant l'âge de cinq ans; elle est presque toujours secondaire.

IV. *La broncho-pneumonie cachectique.* — Spéciale aux enfants âgés de moins de cinq ans et correspondant à la maladie décrite dans notre première édition sous le nom de pneumonie cachectique. Cette forme est toujours secondaire.

Il serait sans doute convenable et conforme à la vérité de décrire comme forme distincte la fièvre catarrhale bronchique. Mais d'une part les éléments suffisants nous manquent pour le faire; et d'autre part si la connaissance de cette forme nous paraît utile au point de vue de la science et du diagnostic, elle nous le paraît moins sous celui du traitement. Sous ce rapport il n'y a aucun inconvénient à la confondre avec la première des quatre formes que nous admettons.

Art. VIII. — Considérations générales sur le traitement des maladies catarrhales broncho-pulmonaires.

Les détails dans lesquels nous sommes entrés à propos de ces maladies, les variétés nombreuses de siége, de lésions, de formes symptomatiques qu'elles présentent, doivent faire présumer toutes les difficultés dont est entourée leur thérapeutique. Aussi, avant de décrire les formes particulières, croyons-nous utile d'insister sur les sources d'indications qui leur sont communes. Nous les tirons de la nature de la maladie, de sa forme, de son siége et de son espèce anatomique, de la période à laquelle elle est parvenue, de la prédominance de certains symptômes, de l'état des forces, de l'âge de l'enfant, de son état avant le début. Le médecin qui ne tiendrait pas compte de la plupart de ces circonstances avant d'instituer un traitement serait exposé à des mécomptes cruels.

Indications tirées de la nature de la maladie. — La maladie est, avons-nous dit, simple ou compliquée d'inflammation : de là deux indications différentes.

: Nous ne pouvons pas attaquer directement le catarrhe dont la nature nous échappe, mais nous pouvons favoriser la sécrétion et l'évacuation des mucosités. Les succès obtenus par cette méthode de traitement justifient assez bien la théorie que nous avons émise sur le catarrhe, et nous permettent de regarder les expectorants et les évacuants comme les antidotes directs de cette espèce d'empoisonnement. Les antimoniaux et l'ipécacuanha méritent, à ce titre, la préférence sur les autres moyens analogues. Le second surtout provoque une abondante et facile sécrétion de mucosités, et il agit non pas seulement comme vomitif pour faire évacuer le mucus avalé après les quintes de toux, mais bien en provoquant la sécrétion gastrique et en expulsant ainsi une partie des matériaux qui, jusque-là, étaient exclusivement éliminés par les voies respiratoires.

Ces moyens sont utiles au début et dans le cours de la maladie ; mais il peut arriver un moment où la sécrétion muqueuse, se prolongeant pendant un temps trop long, devient une cause d'affaiblissement et retarde la convalescence. Alors le catarrhe ne persistant plus pour ainsi dire qu'à l'état local, on devra employer les moyens qui tarissent les sécrétions muqueuses : à savoir ; les balsamiques et les sulfureux.

Lorsque l'état inflammatoire est uni au catarrhe, l'indication du traitement antiphlogistique est souvent précise. C'est alors que les émissions sanguines sont utiles. La marche de la maladie exige presque toujours qu'elles soient faites au début, mais la coexistence du catarrhe indique la nécessité d'une grande modération dans leur emploi. Sur ce point il y a peu à ajouter aux préceptes donnés par Sydenham et par Huxham. Dans ce cas aussi le traitement mixte par les saignées et l'émétique rend de véritables services. Ici le tartre stibié est souvent préférable à l'ipécacuanha, parce qu'à sa vertu vomitive il joint une grande puissance hyposthénisante.

Indications fournies par la forme de la maladie. — Ces indications sont nombreuses et importantes. Mais comme il nous reste à décrire les diverses formes, nous exposerons dans les chapitres suivants, ce qui a trait aux indications qu'elles fournissent.

Indications fournies par le siége. — La phlegmasie des bronches précède, cause et souvent domine la lésion pulmonaire ; mais la lésion du parenchyme n'est pas moins réelle et grave. Quelle que soit cependant l'importance de cette considération, le siége de la maladie dans les bronches ou le parenchyme ne peut pas modifier les indications fondamentales, mais il doit influer sur le mode d'emploi des moyens thérapeutiques indiqués d'ailleurs. Plus petites sont les bronches que le mal atteint, plus étendue est la lésion des conduits aériens ou du poumon lui-même, plus grand et plus imminent en général est le danger ; plus rapide, plus énergique doit être l'application des moyens exigés par les autres circonstances de la maladie.

Indications fournies par l'espèce anatomique de la lésion. — 1° *Sécrétions bronchiques*. — Lorsque les produits de la sécrétion bronchique sont très abondants, et ne sont pas expulsés par les efforts de la toux au fur et à mesure de leur production, ils deviennent un obstacle mécanique dont il faut débarrasser les voies respiratoires. Alors tous les moyens qui produisent des secousses violentes et des quintes de toux, doivent être employés. Les vomitifs énergiques, les révulsifs, et peut-être les bains, sont ceux qui répondent à ces indications.

2° *Congestions*. — Celles qui sont actives et qui arrivent au début du mal concurremment avec le catarrhe, ou chez un enfant robuste, exigent quelquefois l'emploi des émissions sanguines locales ; mais lorsque ce moyen est d'ailleurs contre-indiqué, les révulsifs et les dérivatifs cutanés doivent être mis immédiatement en usage. L'influence désastreuse des vésicatoires à l'hôpital des Enfants nous avait donné une grande répugnance pour cet agent thérapeutique. Mais l'expérience de la ville nous a instruits en nous apprènant que les vésicatoires non-seulement n'avaient pas tous les dangers que nous leur avions trouvés à l'hôpital, mais que, dans certains cas, ils rendaient d'incontestables services. En conséquence, nous recommandons l'application de ce révulsif, dans les formes suffocantes suraiguës et aiguës avec prédominance de l'élément congestif, aussi bien que dans tous les cas de broncho-pneumonie non cachectique où il faut exercer une stimulation un peu vive. Si la congestion moins active est plus évidemment la conséquence de l'obstruction des bronches ; si elle est réellement passive, ou s'il y a un simple affaissement du poumon, il faut s'efforcer, par tous les moyens possibles, de faire pénétrer l'air dans les vésicules aériennes ; on y arrive quelquefois en provoquant la toux, l'éternument, le vomissement ou même les cris.

3° *Phlegmasies*. — Les inflammations locales, si nombreuses, si diverses qu'elles soient, n'exigent pas d'autres traitements que ceux déjà énumérés. Celles qui sont purement catarrhales céderont aux évacuants ; l'hépatisation indique les antiphlogistiques.

Indications fournies par la prédominance de certains symptômes. — La dyspnée, la suffocation, la toux pénible, doivent attirer l'attention ; mais c'est à la cause qui les produit qu'il faut demander les indications thérapeutiques (voy. ci-dessus). Lorsqu'on a quelque raison de croire que ces symptômes sont nerveux ou spasmodiques, lorsqu'ils s'accompagnent d'agitation et d'anxiété, les antispasmodiques, les calmants divers, les bains, sont utiles. Par contre, la viciation de l'hématose ayant pour résultat d'entraver les fonctions et de dissimuler les forces réelles des jeunes malades, il sera quelquefois nécessaire de stimuler momentanément les organes pour que la réaction puisse se produire (excitants).

La fièvre par son type rémittent ou intermittent indique les antipériodiques ; si elle est continue, si elle s'accompagne d'une chaleur sèche et âcre, si la transpiration ne s'établit pas, elle exige l'usage des bains.

Indications fournies par l'état des forces. — Il est rare que les forces dominent, et que leur exagération indique l'emploi des débilitants, plus souvent elles sont prostrées et dissimulées ; plus ou moins rapidement, mais toujours, il arrive un moment où elles diminuent et où l'adynamie est réelle. Aussi est-il bien rare que l'indication de la médication tonique ne se présente pas tôt ou tard (vin, quinquina, alimentation).

Indications fournies par la période de la maladie. — Les moyens que nous venons d'énumérer rapidement ne peuvent pas être employés à toutes les époques de la maladie, et les diverses indications surgissent suivant la marche croissante et décroissante de la broncho-pneumonie.

Un traitement convenablement institué débute en général par les émollients et antiphlogistiques, unis aux expectorants et bientôt aux vomitifs (ipécacuanha ou émétique, suivant le besoin). A ces moyens, continués autant qu'il est nécessaire et possible, doivent être joints ceux qui naissent des indications intercurrentes ; les dérivatifs cutanés (vésicatoires, sinapismes) sont utiles à cette période ; le traitement est terminé par les toniques, et enfin par une alimentation réparatrice.

On comprend facilement que cette vue d'ensemble est modifiée dans les détails d'application par les exigences des cas particuliers.

Les indications fournies *par l'âge et l'état de santé antérieur* étant les mêmes dans presque toutes les maladies aiguës de l'enfance, nous n'avons pas à y insister ici.

CHAPITRE III.

TRACHÉO-BRONCHITE.

Nous voulons décrire ici la maladie, en général légère, connue sous le nom vulgaire de *rhume*, ou sous celui de *bronchite* légère, de *trachéite*. La conservation du timbre de la voix, et l'absence ou l'espèce des symptômes stéthoscopiques, nous font penser que le larynx et les petites bronches ne sont pas malades. Nous supposons, sans en avoir la preuve anatomique, que la lésion locale est constituée par une irritation sécrétoire, avec ou sans phlegmasie de la membrane muqueuse de la trachée et des grosses bronches, et quelquefois peut-être par une fluxion rapide et momentanée sur cette même membrane.

Nous décrirons plusieurs variétés suivant que la maladie se développe dans la première ou la seconde enfance, et suivant qu'elle revêt une forme legère ou grave.

Art. I. — Tableau. — Forme. — Marche. — Durée.

Trachéo-bronchite depuis la naissance jusqu'à la fin de la seconde année.

La maladie se développe d'ordinaire sous l'influence épidémique. Elle est très souvent primitive et sujette à récidive ; elle atteint des enfants de force diverse, mais plus souvent les enfants gros et lymphatiques que les enfants maigres ; elle est plus fréquente en hiver que dans les autres saisons ; elle affecte deux types distincts, que nous décrirons sous les noms de *forme légère* et de *forme grave*.

A. *Forme légère* — La trachéite légère débute par de la toux fréquente, sèche, accompagnée de gêne de la respiration et de fièvre. La toux a souvent lieu par petites quintes, laissant entre elles des intervalles plus ou moins longs ; elle est plus fréquente au moment du réveil, ou bien dans la journée lorsque l'on agite l'enfant ; cette toux s'accompagne souvent de malaise, d'angoisses, de nausée incomplète, et d'une expression du visage qui indique évidemment qu'elle est douloureuse ; les enfants font des demi-mouvements de déglutition, et des contractions de la mâchoire en cherchant à retenir la toux pour éviter la souffrance. La respiration est fréquente, mais inégalement, suivant les moments de la journée; elle est tantôt très rapide, tantôt plus lente, et cela par quintes pour ainsi dire comme la toux. Au bout de peu de temps (un, deux, trois jours), on entend à distance un stertor, tantôt sec et un peu ronflant, tantôt plus humide, rappelant le râle à'petites ou grosses bulles ; ce caractère de la respiration, qui existe quand elle est accélérée, manque quand elle est ralentie ; quelques secousses de toux suffisent pour le faire disparaître. L'application de l'oreille sur la poitrine, soit en avant, soit en arrière, ne fait ordinairement percevoir aucun bruit anormal permanent ; quelquefois le bruit respiratoire est masqué par le retentissement du ronchus trachéal ; d'autres fois, au contraire, on entend bien la respiration qui est puérile ; la percussion est toujours sonore ; au bout de trois ou quatre jours, il peut arriver que l'on entende un peu de râle muqueux, soit d'un seul côté, soit des deux côtés en arrière, mais le fait est exceptionnel, et le plus ordinairement le bruit respiratoire ne présente pas d'autre caractère que ceux que nous lui avons assignés. Le plus souvent, la voix et le cri sont naturels, mais il arrive principalement chez les très jeunes enfants que le cri est éteint ou voilé, et que la reprise seule se fait entendre. Les yeux sont habituellement très humides, les paupières un peu gonflées, et les narines coulantes. La fièvre ne manque presque jamais, mais elle est variable, très rarement continue, le plus souvent rémittente, quelquefois intermittente. Pendant le paroxysme, la chaleur est brûlante, les enfants sont abattus, assoupis, quelques-uns ont des soubresauts : ces paroxysmes durent une ou deux heures, et sont suivis de sueurs très abondantes ; chez d'autres, le mouvement fébrile est beaucoup moins bien dessiné ; pendant une demi-heure ou plus, le pouls s'élève ainsi que la chaleur, qui cependant ne devient pas ardente, puis ces symptômes disparaissent pour se reproduire quelques heures plus tard. La fièvre tend d'autant plus à être intense, continue ou rémittente, que les enfants sont plus âgés. L'appétit est assez en rapport avec la fièvre, c'est-à-dire qu'il est perdu quand elle est forte ; mais en général il est presque toujours notablement diminué ; les évacuations sont plutôt rares, surtout quand la fièvre est intense. La langue conserve toujours son humidité, mais elle est souvent couverte d'un enduit blanchâtre. Les forces sont conservées dans l'intervalle des paroxysmes ; le plus souvent alors on trouve l'enfant assis dans son berceau, ou porté sur les bras de sa nourrice ; il est gai, suit les objets, s'amuse avec ses jouets. Le regard est bon, le facies n'est pas anxieux, ou s'il le devient, ce n'est que momentanément.

Ce sont ces caractères qui, réunis à l'absence de fièvre, de dyspnée continue et de râles humides dans la poitrine, indiquent que la maladie n'a pas de gravité. En effet, cette affection se termine presque toujours par le retour à la santé, mais elle doit être surveillée à cause de la possibilité de sa transformation en une bronchite grave ou en une pneumonie. La maladie que nous venons de décrire est souvent précédée pendant quelques jours par une toux plus ou moins fréquente, mais tout à fait apyrétique ; quelquefois elle succède à une attaque de laryngite spasmodique ; sa durée est variable, en général elle est d'un septénaire : quelquefois plus, rarement moins.

B. *Forme grave.* — La trachéite peut être accompagnée de symptômes plus graves, qui se développent tantôt à la suite d'une simple toux, tantôt au milieu de la bronchite légère, tantôt enfin spontanément. La fièvre est intense, continue et avec redoublement ; la dyspnée aussi est continue avec menace de suffocation ; la toux est pénible, courte, sèche, angoissée ; l'enfant est tantôt agité, tantôt somnolent. Le bruit respiratoire, entendu à distance, a un timbre de sécheresse bien caractérisé ; il est *rêche*, sans que le cri présente rien autre d'anormal que la faiblesse qui est en rapport avec l'état général des forces. A l'auscultation, la respiration pénètre dans les poumons d'une manière incomplète ; elle est masquée par le retentissement de la respiration trachéale, ou bien l'on entend une légère sibilance avec quelques bulles muqueuses, mais rien qui ressemble au râle sous-crépitant fin et serré de la bronchite capillaire ou à la sibilance générale qui accompagne certains catarrhes suffocants. Si la maladie poursuit sa marche, la suffocation augmente encore, la face est violette, les membres se refroidissent, il y a menace d'asphyxie ; ou bien

la fièvre redouble, la chaleur est brûlante, le pouls atteint un chiffre
extrême.

Les symptômes alarmants sont d'ordinaire de courte durée, de
quelques heures à un ou deux jours. Ils cessent assez brusquement,
soit sous l'influence d'une médication spéciale, soit spontanément.
L'enfant conserve encore de| la toux, pendant plusieurs jours, sans
dyspnée, ou bien il présente pendant quelque temps les symptômes de
la forme légère. Si l'état fébrile se prolonge, il est à craindre qu'il ne
survienne une pneumonie ou une bronchite capillaire, il peut même
arriver que, sans que ces complications se soient manifestées, on voie
apparaître des accidents cérébraux qui emportent le jeune malade. Alors
l'enfant a une agitation excessive, une anxiété continuelle ; les joues
sont colorées, le regard est inquiet, l'œil suit incomplétement la lumière,
la pupille est contractée, le pouls est incomptable, la respiration très
accélérée ; le petit malade est baigné de sueur ; puis les yeux ne suivent
plus la lumière, la pupille se contracte encore davantage, on commence à apercevoir de légers mouvements saccadés dans les commissures ; enfin apparaissent des convulsions générales, avec roideur du
tronc et des membres, la respiration s'embarrasse de plus en plus ; elle
devient stertoreuse, les convulsions un moment suspendues sont remplacées par le coma ; le pouls devient faible, petit, inégal, et la mort
arrive quelques heures après le début des premiers accidents.

Trachéo-bronchite après l'âge de deux ans.

Quand on s'éloigne de la première enfance, la maladie se rapproche davantage de la bronchite commune, légère, ou de moyenne
intensité, telle qu'on l'observe chez l'adulte. Deux cas peuvent se présenter : ou bien la phlegmasie catarrhale reste presque exclusivement
confinée dans la trachée, ou bien elle s'étend dans les bronches
grosses ou moyennes.

Dans le premier cas, elle est caractérisée seulement par une toux
plus ou moins fréquente, qui devient bientôt muqueuse et s'accompagne quelquefois, mais non pas toujours, d'un stertor sec ou humide, ou d'un véritable gargouillement trachéal, résultat de l'accumulation des mucosités. La fièvre est habituellement presque nulle, à
peine la paume des mains est-elle plus chaude qu'à l'ordinaire : les
enfants continuent leurs jeux ou leurs occupations, cependant ils ont
moins de force et d'entrain, ils sont un peu pâles, l'appétit diminue,
la langue blanchit ; cette indisposition, car c'est plutôt une indisposition qu'une maladie, dure un temps variable. Le catarrhe nasal et
oculaire disparaît assez rapidement à la fin du premier septénaire,
époque où la maladie est quelquefois terminée; mais la toux est plus
persistante ; elle se prolonge quelquefois pendant quinze jours, trois
semaines et plus ; mais sans que l'examen de la poitrine, répété quoti-

diennement, révèle aucune altération du bruit respiratoire, et sans que la santé générale offre aucun dérangement bien digne d'attention. Dans les cas où la toux est rebelle, elle a souvent un type quinteux, elle est plus fréquente la nuit que le jour.

Lorsque l'inflammation catarrhale s'étend dans les grosses et moyennes bronches, la toux est assez fréquente, tantôt sèche, tantôt humide ; il y a un léger mouvement fébrile avec le type rémittent ou intermittent ; l'intensité des accès de fièvre est quelquefois disproportionnée avec le peu de gravité des autres symptômes, ils se répètent sans régularité.

L'auscultation fait entendre du râle sibilant, ou un mélange de râle sibilant et sous-crépitant à la partie postérieure des deux poumons ; et quand ce râle est très abondant et rapidement généralisé, il y a de la dyspnée ou plutôt de la difficulté dans la repiration qui est pénible et longue quoique médiocrement fréquente. Dans les cas où les râles sibilants et sous-crépitants sont mélangés, et surtout quand ils sont partiels, la gêne de la respiration est peu marquée. Plus on s'éloigne de la première enfance, plus il est fréquent de voir la bronchite légère caractérisée par du râle sous-crépitant. Les râles sont ordinairement de courte durée. Au bout de quelques jours la maladie reste stationnaire, puis la toux devient plus humide et s'accompagne, chez les enfants âgés de plus de cinq ans, d'une expectoration muqueuse, jaunâtre ou salivaire, plus ou moins abondante. La fièvre, qui existait au début, cède alors ; la toux persiste encore pendant plusieurs jours, bien que la soif soit peu vive, que l'enfant reprenne l'appétit et que tout annonce la solution de la maladie ; puis elle cesse peu à peu et finit par disparaître à une époque où l'enfant peut déjà être considéré comme guéri depuis longtemps.

La maladie est quelquefois compliquée par un dérangement d'entrailles ou par de violentes douleurs névralgiques.

Les enfants restent quelquefois assez éprouvés à la suite des affections catarrhales, surtout quand les accès fébriles ont été très intenses et un peu répétés. Dans ces cas l'amaigrissement, la flaccidité des chairs, la dépression des forces, sont peut-être la conséquence des transpirations abondantes qui accompagnent la fièvre rémittente.

<h3 align="center">Art. II. — Diagnostic.</h3>

C'est sur les symptômes, à peu près négatifs, fournis par l'auscultation, qu'est basé, chez l'enfant comme chez l'adulte, tout le diagnostic de la trachéo-bronchite. L'absence complète ou presque complète de râles, et l'absence absolue de souffle bronchique, servent, comme nous l'avons dit, à distinguer la trachéite grave de la bronchite capillaire et de la pneumonie. L'absence de raucité de la toux, la conservation de la voix, ou de l'expression douloureuse du visage à chaque secousse de toux,

le stertor trachéal humide, l'absence d'accès de suffocation, franchement intermittents, séparent suffisamment la maladie que nous vé-
nons de décrire, des laryngites simple ou spasmodique, pour qu'il
soit inutile d'insister davantage sur ces distinctions.

Mais il est une autre maladie qui présente plusieurs des symptômes
de la *trachéite de la première enfance*, et surtout le stertor intermittent qui lui est si spécial. Nous avons observé cet état morbide chez
des enfants naissants, et chez d'autres qui n'avaient pas atteint l'âge
d'un an. Une seule fois, nous l'avons vu sur une petite fille très délicate âgée de trois ans. Cette maladie est quelquefois aiguë, mais le plus
souvent chronique. Comme nous sommes encore en doute sur la
véritable cause du symptôme, et que, privés d'une démonstration anatomique indispensable, nous hésitons entre une trachéite chronique,
ou une compression de la trachée, nous allons exposer les faits tels
que nous les avons observés, et le lecteur jugera. Le fait que l'un de
nous (M. Rilliet) a cité dans la *Revue médico-chirurgicale*, et le suivant
que nous allons reproduire ici, nous paraissent des cas de stertor produits par la compression. Voici l'abrégé de cette dernière observation
qui nous semble des plus frappantes (1).

Un jeune enfant présenta, dès sa naissance, ce singulier stertor, qui dans
les premiers temps était presque continu ; mais il redoublait toutes les fois
que l'enfant s'agitait ; il était cependant plus marqué dans le sommeil et dans
le décubitus horizontal que dans la position assise. Le stertor était plus sec
qu'humide ; il se rapprochait d'un gros ronflement ; il avait lieu dans les deux
temps, mais surtout dans l'inspiration. L'enfant à sa naissance avait le cou
volumineux dans sa totalité, mais surtout à sa partie centrale au niveau de la
glande thyroïde ; la percussion était aussi notablement mate à la partie supérieure du sternum. Malgré la persistance du stertor qui, très intense pendant les
premiers mois, diminua graduellement ensuite, l'enfant était très prospère ; il
avait bon appétit et digérait bien ; il engraissait, son teint était excellent.
Jamais l'auscultation n'a révélé aucun symptôme du côté de la poitrine ; le cri
est toujours resté clair ; ce n'est guère qu'à l'âge de dix mois que le stertor a
diminué, puis il a disparu. Le traitement que nous avons employé a été dirigé
entièrement contre la cause présumée (la compression thyroïdienne et thy-
mique). Au début nous avons prescrit des frictions avec une pommade d'hydriodate de potasse, et fait prendre une solution de ce médicament à la nourrice, et plus tard à l'enfant. L'effet du fondant a été rapide ; le volume du cou
et la matité sternale ont promptement diminué, ainsi que le stertor. Plus tard,
nous avons substitué à l'hydriodate de potasse, que nous donnions à très petites
doses (2 centigrammes par jour), le sirop de noyer à la dose de 2 cuillerées à
café par jour. Ce dernier médicament a eu un effet encore plus marqué que
l'hydriodate ; car il y eut une remarquable corrélation entre son administration et la diminution du stertor ; entre sa suspension et la réapparition du
symptôme. Maintenant l'enfant est dans un état de santé parfaite : il a plus
de quatre ans.

(1) Observation recueillie par M. Rilliet.

Dans ce cas, on ne peut révoquer en doute l'influence de la compression ; mais nous en avons observé d'autres, où nous n'avons pu que la soupçonner.

Dans les cas auxquels nous faisons allusion, la maladie s'est montrée dans le cours de la première année, mais à une époque plus ou moins éloignée de la naissance, sur des enfants de sept, huit, dix mois, une seule fois à trois ans (1). Voici sous quelle forme elle s'est offerte à notre observation : les enfants avaient la respiration inégale, calme dans l'état de repos, accélérée quand ils s'agitaient, l'auscultation ne fournissant que des résultats négatifs. En général, l'expansion vésiculaire était masquée par le retentissement du stertor. Le symptôme le plus caractéristique était le stertor humide, véritable gargouillement, trachéal, très abondant, surtout prononcé après la toux, et quand on excitait l'enfant ; on l'entendait facilement à distance ; il paraissait superficiel et tout à fait temporaire ; on aurait dit qu'il devait suffire d'une secousse de toux pour le produire, et d'une autre pour le faire disparaître. L'expectoration du mucus semblait devoir être si aisée, qu'on ne comprenait pas que les crachats ne se détachassent pas immédiatement pour passer dans l'estomac ; mais il n'en était rien, le stertor persistait, et s'il disparaissait momentanément, c'était parce que l'enfant se calmait ; car dès qu'il s'agitait, le bruit se produisait de nouveau ; on l'entendait à plusieurs reprises pendant la même visite, on l'entendait le lendemain, on l'entendait les jours suivants, et même pendant des semaines et des mois ; on aurait dit que la même mucosité restait toujours à la même place, pour produire le même bruit. Les enfants atteints de cette indisposition ne nous ont pas paru en être éprouvés d'une manière fâcheuse. Cependant ils étaient plutôt pâles et bouffis, et avaient souvent la peau des mains moite et chaude ; nous n'avons pas observé d'accès de suffocation, la face n'était pas violette ; le cœur était à l'état normal, et rien ne pouvait faire penser à la cyanose ; les amygdales n'étaient pas hypertrophiées, le cri était clair ; le larynx restait donc étranger à la maladie.

Si l'adage : *Curationes morborum naturam ostendunt*, est vrai, le traitement devrait mettre sur la voie du diagnostic. La médication que nous avons mise en usage est celle par les fondants, et nous n'avons eu qu'à nous louer de leur emploi ; cependant cet argument n'est pas sans réplique, et il n'y aurait rien d'impossible à ce que les préparations d'iode et de noyer modifiassent d'une manière avantageuse une irritation, ou une hypersécrétion chronique de la trachée.

(1) Depuis que cet article a été rédigé, la jeune fille à laquelle nous faisions allusion a succombé à une méningite tuberculeuse. Le stertor, qui avait duré pendant plusieurs mois, disparut entièrement à l'époque de l'invasion de l'affection cérébrale, et cependant il était causé par la compression du pneumo-gastrique, par une masse ganglionnaire bronchique, comme nous avons pu nous en assurer par l'autopsie.

On trouve dans l'ouvrage du docteur Reid (1) sous le titre de *Râle muqueux dans le larynx*, la description du stertor trachéal tel que nous l'avons si souvent observé. L'auteur rattache le symptôme au *laryngismus stridulus* (spasme de la glotte). Dans les cas que nous avons vus, cette coïncidence n'existait pas. Le docteur West admet que, dans les cas où le stertor est permanent, il est le résultat d'un catarrhe, ou produit par une irritation de la trachée chez les enfants qui ont des tubercules dans les poumons, ou bien dont les glandes bronchiques sont hypertrophiées.

Voici la traduction du passage de l'ouvrage du docteur Reid relatif au stertor :

« Dans plusieurs cas on a remarqué que le stertor muqueux qui s'entend dans le larynx, était un des symptômes précurseurs les plus caractéristiques du *laryngismus ;* aussi doit-il toujours éveiller l'attention du médecin. L'auscultation de la poitrine ne fait percevoir aucun des râles de la bronchite. Le bruit morbide est limité à la partie supérieure du larynx, il est très mobile. Il peut manquer en effet, pendant deux, trois jours, puis reparaître à des heures différentes de la journée ou de la nuit ; il ressemble exactement à celui que l'on perçoit dans le larynx des nouveau-nés, lorsqu'il y existe une accumulation de mucus. Ce symptôme peut apparaître entre les accès, et l'on peut le regarder comme la conséquence d'une irritation de la membrane muqueuse qui tapisse les cordes vocales et ses parties avoisinantes. Il précède souvent le paroxysme et annonce alors l'apparition d'un accès, il ressemble sous plusieurs rapports au râle que l'on observe avant un paroxysme de coqueluche. Mason Good, ainsi que Hugh Ley, ont constaté ce que nous venons de dire, et dans un cas, ce dernier remarqua que ce symptôme persista pendant plusieurs mois, presque sans interruption. C'était chez un enfant dont la sœur aînée et le frère avaient souffert de la même maladie (ce dernier mourut subitement) ; Ley constata ce râle du quatrième au sixième mois. Il se produisait exclusivement dans la partie supérieure du larynx ; il apparaissait et disparaissait sans causes appréciables, et n'était accompagné ni de toux ni d'apnée.

» Il est à noter que ce symptôme se montrait surtout au moment du réveil de l'enfant. L'état général de la santé était excellent, ainsi que la disposition d'esprit ; seulement les selles avaient une couleur peu naturelle, elles ressemblaient à du fromage. L'enfant était très irritable et n'était content que lorsqu'on le promenait. Une coïncidence que je ne dois pas oublier, quoique je ne puisse la regarder comme une explication sur la cause, c'est que s'il arrivait par hasard que la nourrice fût obligée pendant quelque temps d'éviter tous les stimulants, l'enfant, durant cette période, n'offrait pas les symptômes

---

(1) *On infantile laryngismus*, etc., traduit de l'allemand, par Ed. Lorent, p. 45.

que je viens de décrire. Plus tard, lorsque le petit malade eut quitté Londres, il eut encore de véritables paroxysmes de *laryngismus*, quoique légers. »

Art. III. — Pronostic.

La forme légère, comme son nom l'indique, se termine toujours par le retour à la santé; mais cette affection, toute bénigne qu'elle paraisse, doit être surveillée, parce que l'inflammation peut s'étendre dans le reste des voies aériennes, et l'on voit alors apparaître les symptômes de la bronchite capillaire, ou bien ceux de la broncho-pneumonie. La forme grave du premier âge présente des symptômes très alarmants, mais elle se termine souvent par le retour à la santé. Ce qu'il y a de plus à craindre dans les cas de cette espèce, ce n'est pas tant la suffocation que l'apparition d'accidents cérébraux promptement mortels. Ces symptômes sont probablement le résultat de la congestion cérébrale produite par l'accumulation du sang veineux par suite de la gêne de la respiration. Les signes qui peuvent faire redouter l'apparition de cette complication ont été indiqués plus haut. Quant à ceux qui annoncent un danger imminent, ce sont l'intensité de la fièvre et de la suffocation, la diminution de la toux, la suppression des sécrétions nasale et oculaire, et l'insensibilité de l'estomac aux sollicitations des vomitifs.

Art. IV. — Traitement.

I. *Indications.* — Peu d'indications sont spéciales à cette forme du catarrhe bronchique. Son peu de gravité doit engager le médecin à se borner à une médication peu énergique. Cependant la forme suffocante grave exige des moyens actifs.

II. *Médications.* — Nous conseillons l'emploi des boissons mucilagineuses, des tisanes de mauve, de guimauve, de capillaire, de violette, édulcorées avec du sirop de gomme; l'administration de loochs ou de potions gommeuses, auxquels on ajoutera suivant l'âge 0,05 à 0,15 de kermès. Si le mouvement fébrile se dessine plus intense, s'il y a quelques râles, il faudrait avoir recours, surtout chez les plus jeunes enfants, à l'administration d'un ou de plusieurs vomitifs et de quelques prises de poudre de James. Si la toux avait lieu par quintes fatigantes et pénibles, on la ferait disparaître par l'emploi d'un julep additionné de poudre ou d'extrait de belladone ou du sirop de belladone. On aurait soin de donner ces médications à petites doses, et de n'en pas continuer l'usage au delà de cinq ou six jours. Nous conseillons avec encore plus de confiance, pour ce cas spécial, l'hydrochlorate d'ammoniaque, dont nous avons maintes fois obtenu d'excellents effets. Ce remède se donne dans un looch ou dans une infusion de réglisse aromatisée à la fleur d'oranger, à la dose de 60 centigrammes à 1 gramme 50 centigrammes. On peut sans inconvénient le continuer pendant plusieurs jours.

En même temps l'enfant sera tenu au lit, chaudement couvert, et mis à l'abri des changements de température. Si la fièvre est très peu prononcée, la diète ne sera pas absolue : on permettra des bouillons légers, des potages, ou même un peu de viande blanche. Si le mouvement fébrile est plus marqué, la diète sera plus sévère, et l'on ne donnera que du lait coupé de moitié d'eau. Mais dès que l'état aigu sera enrayé, il faudra nourrir l'enfant pour éviter la débilitation, suite nécessaire d'une diète prolongée, et qui, à cet âge, peut avoir des suites fâcheuses. Si le petit malade est nourri au sein, on le laissera manger suivant son instinct.

Lorsque la fièvre est tombée, si la toux se prolonge et que l'on n'entende plus que du râle sibilant fugace, on peut abandonner la maladie à elle-même, tout en continuant les précautions hygiéniques conseillées ci-dessus. Nous avons vu, à cette période de la maladie, chez plusieurs de nos malades, la poudre de fleur de soufre, donnée à doses fractionnées, avoir une influence réelle sur la disparition de la toux. Si les râles sont abondants et qu'il y ait un peu de gêne dans la respiration, il ne faut pas hésiter à prescrire un émétique ou un purgatif ; mais il serait parfaitement inutile ou même nuisible d'avoir recours, à cette époque, au traitement antiphlogistique.

Dans la forme grave les mêmes moyens sont utiles au début ; mais lorsque la dyspnée est considérable, il faut appliquer un vésicatoire sur le devant de la poitrine, ou même des révulsifs plus immédiatement énergiques. Ainsi l'un de nous a cité l'observation d'un enfant qui dut sa guérison à l'emploi du cautère à l'eau chaude appliqué aux jambes (1). Dans des cas moins urgents, on peut se contenter d'appliquer des sinapismes, des linges imbibés dans de l'eau sinapisée ; de larges cataplasmes vinaigrés, etc.

Résumé. — *A.* Vous êtes appelé auprès d'un enfant qui tousse depuis quelques jours, dont la fièvre est médiocre ou nulle, le facies naturel, la respiration peu accélérée ; à l'auscultation, vous n'entendez que des râles sibilants ou un mélange de râle sous-crépitant et sibilant, ou même aucun bruit anormal :

Prescrivez le traitement suivant :

1° L'enfant boira dans la journée de la tisane de mauve édulcorée avec du sirop de gomme ;

2° Toutes les heures, il prendra une cuillerée d'un looch contenant 1 décigramme de kermès ;

3° Il gardera le lit, et le soir on placera aux extrémités des cataplasmes vinaigrés chauds ;

4° On ne donnera pour aliments que des bouillons coupés.

____

(1) *Revue médico-chirurgicale, loc. cit.*

On continuera ce traitement tant que la maladie ne subira pas de changement.

B. Si la fièvre devient plus intense, si la respiration est plus accélérée, et que les râles soient plus abondants, vous continuez la même tisane, ou vous la remplacez par une tisane de violette ou de capillaire. Vous prescrivez en outre un vomitif avec l'ipécacuanha.

C. Malgré ces moyens la toux a lieu par quintes pénibles et fatigantes, ajoutez au traitement l'un des moyens suivants :

<pre>
Julep .... 60 grammes.
Extrait de belladone.................. 0,01
</pre>

donné par cuillerée à dessert chaque heure ;

Ou bien sirop de belladone une cuillerée à café, une, deux ou trois fois dans les vingt-quatre heures ;

Ou mieux le chlorhydrate d'ammoniaque. (Voy. p. 488.)

D. Un enfant est pris, soit au milieu de la bonne santé, soit après un rhume léger, d'accidents aigus et graves (fièvre continue ou rémittente, dyspnée avec accès de suffocation, etc.) ; le bruit respiratoire est incomplet avec un peu de sibilance : ajoutez aux moyens généraux qui précèdent :

1° Sinapismes aux extrémités, promenés pendant une demi-heure sur différentes places ;

2° Pour peu que l'effet favorable ne suive pas immédiatement, posez un vésicatoire pendant quelques heures sur le devant de la poitrine ;

3° Si la suffocation augmente, si la face est violette, si les membres se refroidissent, s'il y a menace d'asphyxie, appliquez les cautères à l'eau bouillante.

E. Dans tous les cas précédents la maladie a cédé et marche vers la convalescence; mais celle-ci est lente, la toux persiste, l'enfant est amaigri et se remet lentement, prescrivez :

1° Soit la fleur de soufre, soit l'eau sulfureuse d'Enghien ou les Eaux-Bonnes, que vous remplacerez plus tard par l'eau ferrugineuse de Bussang ou de Spa ;

2° Une alimentation substantielle.

CHAPITRE IV.

BRONCHITE SUFFOCANTE SURAIGUÉ.

Dans cette forme du catarrhe, ce sont surtout les bronches capillaires qui sont affectées. La sécrétion bronchique abondante, altérée, mêlée quelquefois de parcelles pseudo-membraneuses, a envahi une grande partie des petites bronches des deux poumons. Des fluxions rapides ont lieu soit sur la membrane muqueuse, soit sur le tissu pulmonaire; l'autopsie démontre, en outre, l'existence de rares noyaux de congestion ou d'hépatisation que l'oreille n'a pu reconnaître pendant la vie.

Art. I. — Tableau de la maladie. — Terminaison. — Durée.

Cette maladie, très distincte de la forme légère de la trachéo-bronchite, offre, comme nous l'avons déjà dit, la plus grande analogie avec la trachéite grave.

Un enfant jeune encore est, depuis un ou plusieurs jours, sous l'empire d'une légère affection catarrhale ; ses yeux sont larmoyants, ses narines coulantes, son visage est un peu bouffi, il tousse ; mais ces symptômes ne donnent aucune inquiétude à ceux qui l'entourent ; la santé générale ne paraît pas compromise, l'enfant joue dans les bras de sa nourrice, et, s'il est plus âgé, il se livre comme par le passé aux amusements de son âge.

Tout à coup, la scène change, dans un espace de quelques heures, d'un ou deux jours au plus, un ensemble de symptômes formidables se déclare.

La fièvre s'allume, la respiration s'accélère, la toux devient fréquente, quinteuse, sèche. L'enfant est haletant; il respire haut et court; la respiration est saccadée, incomplète; les ailes du nez sont largement dilatées; les traits expriment à un haut degré l'angoisse dyspnéique; le regard est voilé; couché sur le dos ou sur le côté, l'enfant a la tête renversée en arrière; toutes ses forces sont concentrées dans la dilatation des parois de la poitrine; les autres parties du système musculaire sont dans l'affaissement; c'est avec peine qu'on peut le mettre sur son séant, et alors sa tête bascule à droite ou à gauche. En appliquant l'oreille sur la poitrine, on entend partout, ou bien seulement à la partie postérieure, du râle sibilant ; abondant, sonore, ou bien un mélange des râles sibilant et bullaire. Le râle est quelquefois perçu à distance comme chez les adultes asthmatiques ; d'autres fois l'air ne pénètre que d'une manière incomplète au delà des divisions moyennes des bronches ; l'expansion vésiculaire n'est plus moelleuse ; elle est remplacée par un sifflement inspiratoire, retentissement du bruit laryngo-bronchique. Dans des cas rares, du souffle bronchique, superficiel et partiel, indique que la congestion pulmonaire s'est jointe à la congestion bronchique.

La percussion est sonore ; la peau chaude généralement, mais sans âcreté, est brûlante dans la paume des mains ; le pouls passe 140, 160, 180 ; la respiration est à 60, 70, 80. L'asphyxie paraît imminente ; la face est pâle ou marbrée de violet ; les mêmes marbrures se retrouvent sur la peau des mains et des avant-bras ; l'affaissement augmente, l'enfant est dans la somnolence ou agité par des tressaillements. La respiration est de plus en plus haute, difficile, accompagnée de stertor bruyant; mais le cri et la voix restent clairs, la toux persiste plus ou moins fréquente, mais elle n'est ni rauque ni éteinte.

Douze, vingt-quatre, trente-six heures se sont déjà écoulées depuis l'apparition des symptômes graves, et quoique la maladie semble avoir atteint son apogée, et la dyspnée ses dernières limites, quoiqu'une suffocation si continue, et réellement strangulatoire, paraisse incompatible avec la prolongation de la vie, on peut observer des symptômes plus fâcheux encore sans que la mort s'ensuive. Le pouls est alors d'une telle fréquence qu'il est devenu incomptable; la respiration est stertoreuse au plus haut degré, tantôt accélérée, tantôt ralentie et saccadée; les yeux se creusent, le visage s'amoindrit, la toux est supprimée, le cri éteint, l'œil est strabique ou tourné en haut, des tressaillements agitent le tronc, des soubresauts de tendons les avant-bras, et l'apnée chez les très jeunes enfants est quelquefois si prolongée. que l'on peut croire qu'ils touchent à leur dernière heure. En effet si la scène se prolonge encore quelques heures, elle se terminera nécessairement d'une manière fatale.

Si, au contraire, le retour à la santé doit avoir lieu, on voit graduellement les symptômes graves perdre de leur intensité. Ainsi le pouls redevient perceptible, la respiration qui s'était ralentie s'accélère de nouveau, puis se règle; la toux reparaît, le cri reprend de l'énergie, l'œil n'est plus voilé, la teinte asphyxique de la face fait place à une coloration plus naturelle, la somnolence disparaît, les forces sont meilleures, on peut faire asseoir l'enfant sans que la tête s'incline sur l'une ou l'autre épaule, cependant le visage est encore bien éprouvé et amaigri. Si l'on avait perçu du souffle bronchique superficiel, il a disparu, mais on entend encore pendant un, deux ou trois jours du râle sous-crépitant rare, quelques simples craquements ou du râle sibilant; la fréquence du pouls et de la respiration est beaucoup moins marquée, mais il y a encore un peu de chaleur dans la paume des mains, un léger état fébrile irrégulier, rémittent; en un mot, on voit persister, pendant quelques jours, les symptômes d'une fièvre catarrhale légère ou d'un simple rhume. Il est remarquable de voir avec quelle rapidité s'établit la guérison; les enfants passent de la maladie à la santé sans l'intermédiaire d'une longue convalescence.

S'il était permis d'établir des périodes dans une maladie qui marche avec une aussi grande rapidité, on pourrait, dans le cas où elle se termine par le retour à la santé, en distinguer trois: une de prodromes, une d'augment ou de danger, et une de déclin. La première manque très rarement, sa durée est très variable, d'un à plusieurs jours; la seconde est très courte, d'un à trois jours; la dernière n'est guère plus longue, de deux à cinq jours.

Si la maladie se termine par la mort, la troisième période manque; les symptômes vont en s'aggravant, l'altération des traits est profonde, le pouls insensible, la toux étouffée, la face pâle ou violette, la dyspnée tantôt extrême, tantôt remplacée par un retentissement stertoreux ou une apnée complète; il y a des alternatives d'assoupissement et d'agitation; la mort a lieu par asphyxie, ou bien, chez les plus jeunes enfants, elle est hâtée par des symptômes nerveux et en particulier par une attaque d'éclampsie.

Art. II. — Diagnostic. — Pronostic.

La soudaineté des accidents thoraciques graves fait reconnaître cette maladie et la distingue de toute autre. La forme grave de la trachéo-bronchite peut seule être confondue avec elle : mais il suffit d'appliquer l'oreille sur la poitrine pour que les symptômes stéthoscopiques révèlent le siége et l'étendue du mal.

Cette maladie effrayante et grave se termine souvent par la mort, surtout à l'hôpital et lorsqu'elle survient chez des enfants déjà malades. Nous avons eu le bonheur de voir guérir plusieurs des malades que nous avons traités en ville (1). La bonne santé antérieure et les forces des enfants leur ont permis de surmonter le mal avant que les tissus aient été atteints d'une lésion profonde. Sans doute aussi des conditions hygiéniques favorables, et des soins assidus, administrés à temps, n'ont pas été étrangers à ce résultat.

Art. III. — Traitement.

I. *Indication.* — 1° Dans cette forme grave et suraiguë, les indications sont urgentes, le médecin doit agir tout à la fois avec décision, énergie et rapidité.

2° La suffocation est le phénomène dominant, le praticien doit s'assurer si elle est le résultat d'une congestion rapide ou de l'accumulation des mucosités dans les plus petites bronches. De là deux nuances dans le traitement qui répond à cette indication.

3° Les forces se dépriment et même s'épuisent plus rapidement et plus facilement que dans toute autre forme du catarrhe : de là l'indication d'éviter les débilitants, de ménager les forces, et même quelquefois de les stimuler.

II. *Médications.* — *Émissions sanguines.* — Le plus souvent on peut et l'on doit s'abstenir de ce moyen. Toujours il faut se borner à des saignées locales. Si l'enfant est robuste, si la maladie est à son début, si la suffocation est le résultat d'une congestion bronchique ou pulmonaire, si les mucosités ne remplissent pas les bronches, on peut les employer; une à quatre sangsues à la base de la poitrine ou à l'anus,

(1) Voy. le mémoire publié dans les *Archives*, 1851.

auront un résultat salutaire; mais nous préférons de beaucoup l'application sur le dos de ventouses petites et nombreuses. Ce moyen dont l'action est plus rapide et peut être mesurée exactement, qui ne laisse aucun danger après lui, est de tous le mieux approprié à l'indication. Nous en avons constaté les excellents effets.

Vomitifs. — Nous disons vomitifs et non pas expectorants ou antimoniaux, parce que l'indication présente n'est pas de favoriser la sécrétion muqueuse. C'est l'acte même du vomissement qui est utile; ce sont les secousses qu'il détermine qui auront pour effet de favoriser la sortie des mucosités. C'est la répétition et l'emploi coup sur coup de ce moyen qui, dans bien des cas, sauveront les enfants. On commencera par l'ipécacuanha, mais, dès qu'il ne produira plus d'effet, on donnera l'émétique. Le vomitif sera administré matin et soir, un ou deux jours de suite, tant que les vomissements pourront être provoqués, tant qu'ils ne seront pas remplacés par une diarrhée abondante, et tant que la dépression des forces et l'hyposthénisation ne seront pas manifestes. La maladie que nous décrivons étant presque spéciale aux plus jeunes enfants, nous préférons l'ipécacuanha à l'émétique, qui produit dans certains cas des effets désastreux sur les voies digestives.

Dans les cas où le vomitif ne peut pas être administré, ou doit l'être avec ménagement, le kermès, donné à doses un peu élevées, rend de véritables services.

Révulsifs. — L'utilité des révulsifs est grande, car ils répondent à plusieurs indications. S'il y a congestion active et rapide, si les émissions sanguines ont échoué ou n'ont pas pu être employées, les révulsifs cutanés appliqués loin du siége de la maladie y suppléeront avec avantage; ils devront être gradués suivant la rapidité du mal et l'imminence du danger (sinapismes ou cautères à l'eau bouillante); si la congestion est plus lente, et si la suffocation résulte de l'accumulation des mucosités, il sera préférable de les appliquer sur la poitrine. Enfin ils trouveront encore un emploi utile, lorsqu'il s'agira de stimuler momentanément les forces plutôt dissimulées que détruites. Quelle que soit d'ailleurs l'indication à laquelle on veuille répondre en faisant usage des révulsifs cutanés, nous préférons les faire précéder par les émissions sanguines locales et les vomitifs. L'effet de ces remèdes étant épuisé, ou ayant besoin d'être soutenu, l'action des révulsifs sera efficace. Quand nous prescrirons le vésicatoire sur la poitrine, nous lui donnerons de grandes dimensions.

Calmants et antispasmodiques. — Nous employons peu ces moyens dans la forme suffocante suraiguë. L'agitation et l'anxiété des enfants dépendent plutôt de la lésion locale et de l'asphyxie qui les menace, que de la surexcitation primitive du système nerveux. Nous craignons aussi de voir accélérer sous leur influence l'apparition toujours trop rapide de la prostration des forces. Les moyens précédents doivent suffire à calmer l'anxiété et l'agitation ; si nous croyons devoir agir plus directement sur le système nerveux, nous préférons l'emploi des bains.

Bains. — Nous n'avons pas fait usage des bains un grand nombre de fois ; mais d'après le peu que nous avons vu, nous croyons qu'ils sont d'une grande utilité et répondent à plusieurs indications. Lorsque l'on met dans un bain tiède un enfant atteint de catarrhe suffocant, il est quelquefois pris de quintes de toux plus ou moins violentes, qui peuvent se prolonger pendant tout le temps du séjour dans l'eau. Cet effet, qui a lieu surtout pendant les premiers bains, diminue pendant les suivants, et finit par n'avoir plus lieu. Après la sortie du bain, l'enfant se calme, et en général jouit d'un sommeil tranquille pendant plusieurs heures. Pendant ce temps la respiration est moins fréquente et moins saccadée, la toux n'est pas aussi incessante, la peau se couvre de moiteur ou même d'une sueur abondante; en un mot, il se fait une véritable rémission du mal, et il y a un repos réel pour l'enfant et pour ceux qui l'entourent. Cet effet, que nous n'avons presque jamais vu manquer, est fugace; au bout de peu d'heures les mêmes accidents se montrent de nouveau et peuvent être calmés par un autre bain. Il est des cas dans lesquels cette amélioration passagère va croissant à chaque bain jusqu'à ce qu'elle devienne définitive; il en est d'autres où elle diminue et s'épuise jusqu'à ce point que le bain n'est plus suivi de sommeil ni de calme. C'est dans cette circonstance que l'un de nous (M. Barthez) a vu périr un enfant atteint de bronchite suffocante primitive.

Les bains nous paraissent devoir être employés lorsque la fièvre est vive, la peau sèche et brûlante, l'agitation et l'anxiété grande, la toux petite, fréquente, incomplète; lorsque la respiration est très accélérée et que les mucosités sont accumulées dans les petites bronches. Nous donnons le bain d'eau de son, tiède à 28 degrés Réaumur, dans une chambre bien chauffée et à l'abri des courants d'air. L'enfant est tenu par une personne qui passe ses bras sur les aisselles et les cuisses du petit malade, de manière à le sortir de l'eau au premier signal.

La durée du bain est de dix minutes environ, plus ou moins, suivant qu'il est supporté bien ou mal; à la sortie, l'enfant est immédiatement entouré de linges chauds et secs, il est essuyé avec soin et rapidité, et enveloppé de suite dans une couverture de laine, dans laquelle on le laisse dormir avant de l'habiller. Le bain peut être ainsi donné une ou deux fois par jour pendant plusieurs jours de suite.

Toniques et stimulants. — Lorsque l'oppression est considérable, lorsque l'enfant n'a plus la force de vomir, de tousser, d'expectorer; si le visage est altéré, si le regard a perdu l'éclat fébrile pour prendre une apparence terne et inanimée, si la face est légèrement violacée, et que les extrémités aient de la peine à se réchauffer ; il ne faut pas hésiter, quelle que soit la forme anatomique et symptomatique, à recourir aux stimulants toniques. Le vin est celui de tous qui a l'action la plus prompte et la plus efficace ; nous avons vu des cas où la mort paraissait imminente et où l'usage du vin a permis de franchir une période qui, dans l'immense majorité des cas, est la dernière (1).

Il faut choisir un vin de liqueur, Malaga, Madère ou Porto, le donner par cuillerée à café ou par cuillerée à soupe, mêlé à trois ou quatre parties d'eau. Dans les cas pressants, on doit l'administrer toutes les demi-heures ; dans les cas moins urgents, toutes les deux ou trois heures. Il faut s'arrêter quand la réaction est un peu vive. Nous ne sommes pas les seuls à conseiller le vin dans les maladies aiguës de poitrine chez les enfants. Ainsi le docteur Posner de Berlin recommande le vin doux de Hongrie employé à petites doses, et avec persévérance ; mais il commence par le polygala et la liqueur d'ammoniaque anisée.

Ces moyens doivent être employés dans la période aiguë de la maladie : lorsque le danger est passé, et que les enfants marchent vers la convalescence, s'ils restent pâles et débiles, nous nous sommes bien trouvés de leur faire prendre l'extrait de quinquina à petites doses, ou les eaux minérales ferrugineuses, telles que celles de Spa, de Bussang ou de Passy, jointes à un régime graduellement substantiel.

III. *Résumé.* — *A.* Un jeune enfant est pris subitement des symptômes de la bronchite suffocante ; le médecin appelé dès les premières heures du mal trouve à l'auscultation la respiration embarrassée, obscure, avec râle sibilant rare et sous-crépitant disséminé. La fièvre est vive, l'enfant est robuste ; il faut prescrire :

1° Une application de ventouses scarifiées sur le dos, de manière à tirer 60 à 90 grammes de sang ;

2° Des cataplasmes vinaigrés aux extrémités.

B. Le médecin a été appelé plus tard, ou bien les symptômes précédents n'ont pas cédé ; on entend des râles sous-crépitants fins ; l'embarras de la respiration tient à l'abondance et au siége des mucosités ; pour cette raison, ou vu la constitution de l'enfant, les émissions sanguines ne peuvent être pratiquées, il faut prescrire :

1° Immédiatement un vomitif avec l'ipécacuanha, qu'on renouvelle le soir ;

2° Après deux heures de repos, un looch avec kermès donné par cuillerée à soupe toutes les deux heures ;

3° Des sinapismes aux jambes.

C. Le second jour, la dyspnée persiste, les râles sont abondants, l'état est le même ou aggravé. On prescrira :

1° Le vomitif, et s'il produit encore de l'effet, on le renouvellera le soir ;

____

(1) Voir l'observation première de notre mémoire publié dans les *Archives*, 1851.

2° Un large vésicatoire sur la poitrine pendant deux, trois ou quatre heures ;

3° La continuation du kermès.

4° L'application des sinapismes aux extrémités.

C. Le troisième jour, les accidents ne cèdent pas ou même ils s'aggravent ; la chaleur est vive et la peau sèche, l'enfant est agité, anxieux ; la toux est petite, quinteuse ou incessante, elle ne chasse plus les mucosités ; les vomitifs ne font plus d'effet, ou bien il existe une diarrhée abondante ; prescrivez :

1° Un bain tiède de dix à quinze minutes, qui sera renouvelé le soir et les jours suivants, s'il y a lieu.

2° Suspension du kermès et des vomitifs.

3° Un second vésicatoire.

4° Un petit lavement amidonné.

5° Un peu de bouillon léger.

D. Le même jour ou les jours suivants, la maladie s'est aggravée ; l'enfant est tombé dans la prostration et ne résiste plus au mal, il n'a plus la force de vomir ni de tousser, l'asphyxie fait des progrès, les extrémités se refroidissent ; prescrivez :

6° Toutes les demi-heures ou toutes les heures, une cuillerée à café d'un vin de liqueur mêlé à trois ou quatre parties d'eau.

Continuez jusqu'à ce que la réaction s'établisse.

E. A une époque quelconque, les symptômes diminuent d'intensité, et la maladie semble être enrayée ; diminuez graduellement le traitement actif, donnez promptement du bouillon, du lait d'ânesse, et aussi une potion gommeuse de 60 grammes contenant un ou deux grammes d'extrait de quinquina, et enfin, un peu d'eau de Bussang.

CHAPITRE V.

BRONCHITE CAPILLAIRE OU BRONCHO-PNEUMONIE SUFFOCANTE OU NON SUFFOCANTE, AIGUE OU SUBAIGUE.

Cette forme du catarrhe pulmonaire est caractérisée anatomiquement par une grande variété de lésions organiques. Elle répond sous ce rapport aux seconde, troisième et quatrième formes anatomiques décrites page 448, et dans lesquelles les lésions bronchiques et pulmonaires sont mélangées à divers degrés, suivant la durée de la maladie, suivant son étendue et la coexistence des états catarrhal et inflammatoire ; alors à l'hypersécrétion et à la phlegmasie bronchique sont unis, soit la congestion partielle ou générale avec les grains de la

pneumonie vésiculaire, soit l'hépatisation disséminée ou généralisée,
soit un mélange de toutes ces lésions.

Cette maladie que l'on doit ranger à côté de la forme foudroyante
du catarrhe suffocant, a des symptômes moins violents, moins urgents, moins rapides, mais elle offre plus de danger. Dans les cas de
cette espèce, la maladie peut se développer à toutes les périodes de
l'enfance, mais beaucoup plus fréquemment dans les cinq premières
années. Elle est secondaire dans la grande majorité des cas. Les maladies dans le cours desquelles elle se développe de préférence sont
la rougeole, la coqueluche, la fièvre typhoïde, le croup.

Art. I. — Tableau de la maladie. — Formes.

Le début est moins nettement tranché que dans la forme précédente où le passage entre la santé et la maladie est pour ainsi dire
instantané.

Les affections préexistantes, en absorbant l'attention du médecin,
empêchent souvent de reconnaître le début précis de la complication.

Un redoublement de fièvre que n'explique pas l'affection première,
la dyspnée, l'apparition ou l'augmentation de la toux, et dans les cas
graves, une altération profonde des traits. sont les symptômes qui
marquent le plus souvent l'invasion du mal.

Le pouls est assez plein, la peau est chaude, la figure altérée, l'œil
brillant, inquiet. La fièvre offre un caractère rémittent bien tranché, la
toux est fréquente, répétée, parfois quinteuse, la dyspnée ne tarde pas
à paraître ; elle est souvent considérable, mais progressive, graduelle ;
elle n'arrive pas, comme dans la forme précédente, à son apogée en
vingt-quatre heures, ce n'est qu'au bout de plusieurs jours que les
inspirations se succèdent avec rapidité et que la suffocation asthma-
tique se prononce. Une fois la maladie confirmée, une fois les bronches
enflammées dans une grande étendue et le parenchyme congestionné
ou hépatisé, la maladie peut se présenter sous deux apparences différentes : l'une qui se rapproche de la forme suffocante que nous avons
décrite tout à l'heure ; l'autre qui ressemble davantage aux pneumonies lobaires (1).

Première forme (bronchite capillaire). — Dans ce premier cas, c'est
la dyspnée qui imprime à la maladie une apparence particulière ; la
fièvre est intense, le pouls est plein, accéléré, mais irrégulièrement
suivant les heures de la journée ; la peau, chaude, est par moment
baignée de sueur ; la soif est excessive ; la toux est fréquente, sèche,
souvent quinteuse, quelquefois accompagnée de douleur, et au bout
de quelques jours suivie d'une expectoration jaunâtre. L'auscul-

---

(1) La première correspond à la description que nous avons donnée de la bronchite capillaire dans notre première édition, et la seconde à celle de la pneumonie
lobulaire généralisée.

tation fait entendre, dans les premiers jours, un mélange de râles sibilants et sous-crépitants. Ce dernier ne tarde pas à augmenter ; il est abondant, à bulles serrées ; il occupe la partie postérieure des deux poumons, et quelquefois toute l'étendue de la poitrine ; il varie d'abondance à différents moments de la journée, et sa diminution coïncide quelquefois avec celle de la dyspnée. Alors l'enfant a quelques instants de calme, on le trouve assis dans son lit, s'occupant des objets qui l'entourent, s'amusant des jouets qu'on lui présente ; mais ces rémissions sont de courte durée, et sur le soir, la fièvre, la dyspnée, l'angoisse, l'anxiété, alternant avec la somnolence, reprennent leur empire. Si la maladie doit se terminer d'une manière funeste, chaque jour aggrave la position du petit malade. La respiration s'accélère encore, elle devient inégale, courte, soufflante ; cette oppression considérable s'accompagne d'anxiété, d'une large dilatation des ailes du nez et de pâleur, ou de congestion violacée de la face. Ce dernier symptôme est surtout manifeste pendant et après les quintes de toux. L'accélération du pouls persiste et augmente, mais en même temps ses caractères changent ; il devient petit, inégal. Les râles humides persistent abondants, l'on entend souvent à distance un râle bullaire trachéal plus ou moins gros ; quelquefois on perçoit au travers du râle bronchique un peu de souffle superficiel qui paraît et disparaît à plusieurs reprises, mais n'est d'ordinaire qu'un symptôme accessoire. Dans ces points, la percussion donne un son un peu moins clair que dans les autres parties de la poitrine, tandis que la sonorité persiste quand le râle sous-crépitant est le seul symptôme stéthoscopique. Si la maladie se prolonge, les enfants maigrissent considérablement, la fièvre prend l'apparence hectique, les traits sont étirés, les yeux chassieux, la peau est sèche et terreuse. Alors la ressemblence de la broncho-pneumonie avec certaines formes de phthisie subaiguë est si frappante que les observateurs les plus habiles s'y trompent. L'erreur est d'autant plus facile que les signes physiques eux-mêmes concourent à l'entretenir.

Quelle que soit la durée de cette forme, si la mort doit survenir, la toux devient très pénible, la dyspnée est extrême, et l'enfant meurt asphyxié ou dans une attaque de convulsions.

Deuxième forme (pneumonie lobulaire généralisée). — Comme nous le disions tout à l'heure, la maladie peut se présenter sous une autre forme qui se rapproche davantage de la broncho-pneumonie lobaire. La dyspnée est beaucoup moins considérable, l'enfant est assis ou couché dans son lit ; la peau est chaude, le pouls vif, la fièvre se rapproche du type continu, les joues sont colorées, les ailes du nez sont dilatées. A l'auscultation, l'on entend au début d'un seul côté en arrière, et plus souvent des deux côtés, du râle sous-crépitant médiocrement abondant, ou bien de l'obscurité respiratoire, quelquefois même du souffle bronchique. Quand le râle est le symptôme initial, le souffle lui succède au bout d'un temps variable, deux, trois ou quatre jours. La respiration bronchique est disséminée, mais cependant plus marquée à la base; le souffle débute d'un seul côté, mais il y reste rarement limité ; au bout de peu de jours il passe du côté opposé. Alors les deux poumons sont envahis dans une assez grande étendue, et l'on entend soit du souffle seul, soit du souffle mélangé de râle humide ; mais le bruit pulmonaire prédomine: la diminution de la sonorité est très sensible. La fièvre persiste intense, la respiration est très accélérée, mais la dyspnée ne présente pas le cachet orthopnéique. On est tout surpris de voir quelquefois les enfants chez lesquels l'auscultation indique un engorgement considérable du parenchyme des deux poumons, rester tranquillement assis dans leur lit, et s'amuser avec leurs jouets. Mais il ne faut pas se fier à cette apparence d'amélioration; elle est trompeuse tant que le mouvement fébrile persiste au même degré ; si au contraire la fièvre diminue en même temps que la dyspnée, si le visage devient meilleur, si l'appétit et les forces se raniment, l'on peut espérer la guérison. Mais la phlegmasie pulmonaire ne se résout pas à une époque déterminée ; on observe au contraire de fréquentes alternatives d'augmentation et de diminution, résultat nécessaire de la coexistence de toutes les lésions qui composent la broncho-pneumonie. Les râles humides sont abondants ; le souffle, irrégulier dans sa marche, apparaît un jour pour disparaître un autre et reparaître plus tard ; ce n'est qu'au bout d'une ou de plusieurs semaines que les symptômes stéthoscopiques disparaissent.

Art. II. — Terminaison. — Durée. — Pronostic.

* La convalescence à la suite de la broncho-pneumonie secondaire est toujours plus ou moins longue, la santé des enfants a été fortement compromise; ils ne passent pas rapidement de la maladie à la santé comme dans la bronchite suffocante ; ils sont très amaigris et affaiblis, la peau est sèche, écailleuse, les traits sont étirés, les yeux excavés, la paume des mains conserve longtemps de la chaleur. Les petits malades sont irritables, les plus jeunes veulent constamment être portés dans les bras de leur bonne ou de leur nourrice. Il y a souvent du dérangement des voies digestives, l'appétit revient avec lenteur, il est capricieux comme le caractère; en en mot, la lutte entre la santé et la maladie se poursuit encore assez longtemps. Il se passe souvent une ou plusieurs semaines avant que les enfants aient repris une bonne apparence.

Cette espèce de broncho-pneumonie étant secondaire dans l'immense majorité des cas, sa durée est tout à fait subordonnée aux conditions dans lesquelles elle a saisi le malade. Cette durée est souvent difficile à préciser: la maladie est plus courte dans les cas où la lésion parenchymateuse prédomine, plus longue quand il y a mélange des lésions bronchique et pulmonaire, plus longue encore si les bronches seules sont malades. Ainsi, lorsque la respiration bronchique succède rapidement au râle, il faut s'attendre à une maladie, quelle que soit son issue, plus courte que dans les cas où le râle existe seul ou presque seul et est très abondant, sans s'accompagner cependant d'une suffocation strangulatoire. Dans le premier cas si les malades succombent, c'est d'ordinaire au bout de trois à huit jours ; s'ils guérissent, la maladie a une plus longue durée, ce n'est guère qu'au bout de quinze jours à trois semaines qu'ils sont rétablis. Dans les cas où la forme bullaire prédomine, si la maladie se termine par la mort, elle survient le plus souvent du dixième au quinzième jour; mais elle peut arriver à une période bien plus reculée, au bout d'un mois ou même de six semaines; c'est dans les cas de cette espèce que la broncho-pneumonie presque toujours secondaire à la rougeole ou à la coqueluche, revêt le cachet propre aux maladies chroniques et simule, à s'y méprendre, la phthisie pulmonaire.

Art. III. — Traitement.

I. *Indications.* — Il n'est guère d'indications tout à fait spéciales à la broncho-pneumonie : toutes celles dont nous avons parlé dans l'article du traitement en général, trouvent ici leur application suivant les cas particuliers ; aussi le traitement doit-il subir des modifications selon la maladie qui a précédé, selon la prédominance de l'état catarrhal ou de l'état inflammatoire, selon l'étendue et l'espèce de la lésion anatomique, la forme de la fièvre, etc. Il est important de noter que la maladie pouvant être longue, et les enfants étant souvent épuisés au moment de la convalescence, il faut ménager les moyens d'action, se réserver des ressources, et enfin, éviter d'affaiblir les enfants dès le début et sans nécessité absolue.

II. *Médications.* — *Émissions sanguines.* — Une des premières indications à remplir est souvent de combattre l'organisme inflammatoire ou de diminuer l'afflux sanguin qui a lieu sur la membrane muqueuse bronchique ou le parenchyme pulmonaire, en soustrayant une certaine quantité de sang. Mais il ne faut pas employer ce moyen en aveugle ; les émissions sanguines doivent être proportionnées à l'âge, à la force de l'enfant, à la période de la phlegmasie, à sa forme primitive ou secondaire. C'est dire assez que la perte de sang sera d'autant moindre que l'enfant est plus jeune, plus faible, et que la broncho-pneumonie est survenue dans le cours d'une autre affection. Il faut même s'en abstenir dans le cas où le sujet est débilité d'une manière notable par une maladie préexistante. Nous ne conseillons pas, dans les formes suffocantes bronchiques, de répéter les émissions sanguines au delà du troisième jour, ou même de les employer dans les cas où les symptômes de suffocation existent dès le début. Nous en avons vu de mauvais effets. Des enfants saignés à plusieurs prises dans le cours d'une broncho-pneumonie intense, non-seulement n'en ont éprouvé aucun soulagement, mais après chaque saignée le pouls et la respiration se sont accélérés de plus en plus jusqu'à la terminaison fatale. Les auteurs sont d'ailleurs d'accord sur ce point; ils reconnaissent tous que la débilitation, qui succède aux émissions sanguines employées à une époque où la faiblesse est grande, aggrave évidemment la maladie. La physiologie rend du reste parfaitement compte de ce résultat. Soustraire du sang à une époque où l'accumulation des liquides dans les canaux bronchiques, suite de la faiblesse, détermine la viciation de l'hématose, c'est ajouter nécessairement à la gravité des accidents. L'enfant à cette période de la maladie a besoin de toutes ses forces pour lutter contre l'asphyxie qui le menace, et lui enlever du sang dans ces circonstances, c'est lui ôter toute chance de salut.

Vomitifs. — Il faut donc avoir recours à une autre médication. M. Fauvel nous paraît avoir bien saisi les indications du traitement de la bronchite intense, en conseillant l'emploi fréquemment répété de vomitifs qui favorisent le rejet des produits de la sécrétion bronchique. C'est aussi sur leur administration qu'insistent Badham, Cheyne, Hasting, Cruse, etc. Bien que les auteurs conseillent d'employer cette médication seulement après les émissions sanguines, nous ne voyons pas l'absolue nécessité de cette pratique. Nous croyons même que, dans certains cas où les phénomènes d'asphyxie prédominent d'emblée et où la sécrétion s'opère avec une grande rapidité, il serait désavantageux de ne pas débuter par l'emploi des vomitifs. Le reproche que nous adressions tout à l'heure aux émissions sanguines est tout à fait applicable aux cas de cette espèce; elles seraient alors plus nuisibles qu'utiles.

Les vomitifs doivent être administrés de la manière indiquée dans le chapitre précédent, avec moins d'énergie toutefois. Il n'est pas aussi nécessaire de les donner coup sur coup. Tant que l'oppression et les signes d'une sécrétion bronchique abondante persisteront, il en faudra continuer l'emploi. Cependant ils nous semblent moins convenables dans la dernière période. Ils déterminent rarement alors des secousses, mais de simples régurgitations. Et d'ailleurs, comme nous avons eu occasion de l'observer, le vomitif à cette époque ne produit pas toujours l'effet pour lequel on l'administre. Les muscles abdominaux, l'estomac, l'œsophage n'ayant plus l'énergie nécessaire pour se contracter, il peut arriver alors que, si l'on continue l'usage de l'ipécacuanha et de l'émétique, le vomitif superpurge et jette les enfants dans un état de prostration dont on a grand' peine à les sortir.

Nous croyons que, dans certains cas, c'est à une congestion veineuse cérébrale qu'est due l'insensibilité de l'estomac pour ces excitants spéciaux. Imbus de cette idée, nous avons essayé de donner l'émétique en même temps que nous faisions plonger les jambes dans l'eau sinapisée, et souvent nous sommes parvenus à obtenir des vomissements, après avoir échoué quelques heures auparavant.

Préparations antimoniales. — L'émétique à dose fractionnée, l'oxyde blanc d'antimoine, les poudres de James, le kermès, sont souvent utiles. Nous préférons le kermès dans le cas où l'élément catarrhal domine. Il ne faut pas craindre de l'employer à doses un peu élevées, de 20 à 60 centigrammes dans les vingt-quatre heures. Nous avons cité des observations où son emploi presque exclusif a été suivi de succès (1). Nous réservons les autres préparations antimoniales, à l'exception de la poudre de James, que nous employons souvent comme sudorique dans la forme bronchique, pour les cas où l'élément parenchymateux l'emporte. Nous renvoyons au chapitre destiné à la pneumonie lobaire, pour les détails relatifs à l'administration de ces remèdes, principalement pour ce qui concerne la méthode mixte (émissions sanguines et tartre stibié). Cette méthode est applicable à certains cas de broncho-pneumonie secondaire lorsque la complication s'est développée à une époque voisine du début de la maladie première, lorsque l'enfant est encore fort et résistant, lorsqu'il existe un état inflammatoire franchement accusé.

Aconit. — Nous employons souvent la teinture d'aconit seule ou unie à la poudre de James dans les cas où nous voulons obtenir une abondante transpiration. La dose est de 15 à 36 gouttes, suivant l'âge. Ce remède peut être utile quand on désire exercer une action antiphlogistique modérée, et lorsque la période ou la forme de la maladie repousse l'emploi des émissions sanguines ou des vomitifs.

Acétate de plomb opiacé. — Nous avons quelquefois employé cette préparation que nous administrons avec succès dans certaines formes de pneumonie de l'adulte. Nous pensons qu'elle peut être utile dans les cas où il faut ménager la susceptibilité des voies digestives, et dans ceux où il y a une grande surexcitation du système nerveux, et aussi dans les broncho-pneumonies avec sécrétion abondante. Ainsi nous n'avons eu qu'à nous applaudir d'avoir administré ce remède dans la broncho-pneumonie compliquée d'accidents cérébraux fort graves. Nous en dirons autant d'un cas de pneumonie généralisée double des plus intenses. Nous donnons l'acétate de plomb en potion ou en pilules, suivant l'âge. La dose est de 20 à 40 centigrammes avec 1 à 3 centigrammes d'opium dans les vingt-quatre heures ; le médicament doit être administré pendant plusieurs jours de suite. Le docteur Cruse préconise dans la bronchite grave le foie de soufre, le sulfate de cuivre, et un grand nombre de remèdes employés dans le traitement du croup. L'expérience n'a pas encore prononcé sur l'efficacité de ces préparations.

Révulsifs cutanés. — Les remarques que nous avons faites dans le

____

(1) Voyez *Mémoire sur la rougeole*. (*Gazette médicale*, 1847.)

chapitre précédent (page 494) à propos de ces moyens énergiques sont tout à fait applicables dans le cas actuel. Aussi en faisons-nous usage avec confiance dans toutes les variétés de broncho-pneumonie non cachectique, à l'époque où les vomitifs n'agissent plus et où il faut cependant exercer avec une stimulation un peu vive. Dans d'autres cas nous employons les révulsifs cutanés comme dérivatifs.

Bains. — Le docteur Cruse conseille les bains aromatiques dans la période où la dépression des forces domine et où l'asphyxie fait des progrès. Il dit que, sous leur influence, le pouls se régularise, la chaleur reparaît.

Tout ce que nous avons dit dans le chapitre précédent (p. 495) sur l'emploi des bains tièdes, doit être répété ici. Ce moyen peut être mis en usage quand la fièvre est vive, l'excitation grande, la toux incomplète et insuffisante pour chasser les mucosités bronchiques.

Toniques. — *Stimulants.* — L'adynamie arrive plus ou moins rapidement dans les broncho-pneumonies graves, mais elle arrive toujours ; aussi est-il bien rare que l'indication de la médication tonique ne se présente pas tôt ou tard.

Si les symptômes d'adynamie et l'oppression se présentent avec les caractères notés dans le chapitre précédent (p. 495), à une époque où les forces sont plutôt dissimulées que détruites, nous n'hésitons pas à employer le même moyen, c'est-à-dire le vin de liqueur à doses fractionnées et répétées. Mais à une époque plus avancée de la maladie, lorsque la débilitation est venue graduellement, lorsque les forces sont réellement détruites, le vin a une action moins utile, et il faut lui préférer les toniques réels, c'est-à-dire le quinquina et une alimentation peu abondante, mais substantielle, autant que l'enfant pourra la supporter.

Sulfate de quinine. — Nous réservons ce médicament pour les cas très fréquents où la rémittence fébrile est bien accusée, quelle que soit la forme de la maladie ; nous lui trouvons le grand avantage de diminuer d'une manière notable l'intensité du redoublement : c'est par la méthode endermique que nous faisons pénétrer le sulfate de quinine, au moyen de tampons de coton placés dans les aisselles et recouverts d'une couche de pommade. Chaque paquet d'onguent contient de 30 à 60 centigrammes de sulfate de quinine pour 1 gramme de cérat. Il faut avoir soin de maintenir le coton en place au moyen d'un mouchoir noué sur l'épaule. Avant de réappliquer la quinine (car on continue d'ordinaire son emploi pendant plusieurs jours) il faut laver l'aisselle à l'eau de savon. Nous avons quelquefois aussi et avec succès administré la quinine en pilules et surtout en lavement. Nous donnons alors un lavement de 60 à 120 grammes contenant 0,15 à 0,30 de sulfate de quinine suspendus dans un jaune d'œuf et additionnés de 1 à 3 gouttes de laudanum de Sydenham. Le lavement ainsi administré est presque toujours conservé.

Nous préférons ce moyen à celui qui consiste à dissoudre le sel dans un excès d'acide. Les enfants rejettent presque toujours immédiatement le lavement ainsi composé.

Eaux minérales. — Nous faisons un fréquent usage des diverses eaux minérales soit pendant le cours de la maladie, soit pendant la convalescence. Les unes, telles que les eaux de Vichy, paraissent avoir une vertu résolutive qui aide puissamment l'action des révulsifs (1). Cette eau donnée à une époque déjà avancée de la maladie est d'autant plus utile qu'alors les enfants, dégoûtés des boissons sucrées, la prennent souvent avec avidité et la préfèrent à l'eau pure.

Lorsque la maladie n'est plus à l'état aigu, lorsque la convalescence est longue, et que l'enfant a de la peine à se remettre, nous donnons les eaux sulfureuses et les balsamiques (voy. BRONCHITE CHRONIQUE), si la sécrétion muqueuse est trop abondante; les eaux ferrugineuses, si c'est l'atonie, la pâleur et l'amaigrissement qui dominent.

Résumé. — A. L'enfant auprès duquel vous êtes appelé a la face colorée, le regard anxieux, la peau chaude, le pouls accéléré, la respiration gênée; vous entendez dans toute la poitrine des râles humides abondants. La maladie est à son début; vous devez prescrire :

1° Un vomitif avec l'ipécacuanha ;

2° Trois heures plus tard, un looch ou un julep gommeux additionné, de 0,10 à 0,15 de kermès, que l'enfant prendra par cuillerées toutes les heures ;

3° Des applications de cataplasmes vinaigrés sur les extrémités inférieures, pour le soir ;

4° Pour boisson ordinaire, de la tisane de mauve nitrée et édulcorée avec du sirop de gomme ;

5° La diète absolue.

B. Vous êtes appelé le second ou troisième jour, la fièvre est vive, le pouls est fort rapide, l'oppression est grande ; l'auscultation démontre qu'une partie du poumon est imperméable à l'air. L'apparence inflammatoire vous fait soupçonner le début d'une hépatisation disséminée, ou bien vous reconnaissez qu'elle existe et qu'elle se généralise ; vous prescrivez :

1° Si l'enfant a plus de six ans, une saignée d'une palette et demie à deux palettes ; s'il est plus jeune, une application de quatre à six sangsues à la partie supérieure des cuisses, ou à la base de la poitrine, ou mieux encore des ventouses scarifiées sur le dos, de manière à tirer 60 à 120 grammes de sang.

2° Une heure après la saignée, l'ipécacuanha à dose vomitive ; et, s'il ne fait pas d'effet, l'émétique ; mais, autant que possible, préférez l'ipécacuanha ;

(1) Voyez l'observation VI de notre mémoire sur la broncho-pneumonie, *Archiv.*, novembre 1851.

3° Quatre heures plus tard vous renouvelez le vomitif ;

4° Dans l'intervalle, vous donnez par cuillerée, toutes les heures, une potion faite avec une infusion de polygala, ou un looch additionnés de kermès ; et, à petite doses, la tisane de serpentaire de Virginie.

C. Si la maladie persiste en conservant le caractère inflammatoire, continuez le traitement comme il sera dit pour la pneumonie lobaire. Si au contraire l'état catarrhal domine, vous continuerez le traitement précédent, sauf les émissions sanguines. Si, comme il arrive souvent, l'enfant refuse les potions ou boissons sucrées, accordez-lui l'eau pure et fraîche qu'il réclame et boit avec avidité. Vous pourrez, s'il en est besoin, donner encore l'émétique de cette manière.

D. Si, sous l'influence de ce traitement, il survient de l'amélioration (la fièvre étant moins intense, la toux moins incessante, les râles un peu moins abondants), donnez, si les vomitifs ne produisent plus d'effet et si l'élément inflammatoire est bien diminué :

1° La poudre de James (0,20 à 0,40 par jour) ;

2° Une potion, peu ou point sucrée, contenant l'alcoolature d'aconit napel (0,75 à 1,50 par jour) ;

3° Un peu de bouillon.

E. L'amélioration précédente ne continue pas ; la fièvre reprend de nouveau, l'oppression est extrême, les bronches sont pleines de mucosités ; de nouvelles congestions pulmonaires ont lieu, ou bien les vésicules du poumon s'affaissent ; les médications précédentes ne sont plus applicables ; ordonnez :

1° L'application d'un large vésicatoire sur la poitrine pendant deux à quatre heures ;

2° Pour boisson, l'eau de Vichy (grande grille) ;

3° Un bain tiède.

F. Ce traitement est continué pendant plusieurs jours ; mais s'il arrive que la fièvre est régulièrement rémittente ou intermittente, vous y joignez l'emploi du sulfate de quinine (page 504).

G. Si malgré tous vos efforts la maladie fait des progrès, si les symptômes d'asphyxie augmentent, si le pouls est très petit, la respiration inégale, saccadée, la toux nulle ou incomplète, le regard éteint, les forces abatues, les extrémités refroidies :

1° Vous appliquez un nouveau vésicatoire sur la poitrine ;

2° Vous ranimez la sensibilité cutanée au moyen de frictions excitantes sur les extrémités inférieures avec le baume dé Fioraventi ou l'éther sulfurique.

3° Vous recommandez que l'enfant soit placé dans un décubitus élevé, s'il est possible, ou tout au moins latéral ;

4° Vous donnez le vin de liqueur comme il a été dit page 496.

5° Alternativement avec le vin, vous faites prendre un looch contenant de 30 à 60 centigrammes de musc, ou bien la potion suivante :

> ℞ Carbonate d'ammoniaque............ 1,50
> Eau camphrée.................... 90   grammes.
> Sirop de polygala............... 15   grammes.

Enfin l'amélioration se dessine, la fièvre baisse, la poitrine est moins remplie, l'oppression est moindre ; l'enfant refuse toute boisson sucrée ; donnez :

1° De l'eau laiteuse que vous alternez comme tisane avec l'eau de poulet ;

2° De temps à autre une cuillerée d'une potion gommeuse additionnée de 1 à 2 grammes d'extrait de quinquina, ou les pastilles de tannate de quinine (de Bareswill) ;

3° Un peu plus tard, surtout si la toux grasse persiste, vous y joindrez une à cinq cuillerées par jour d'une eau sulfureuse (Enghien, Eaux-Bonnes).

4° Aussitôt que possible, une alimentation graduellement substantielle, le lait d'ânesse et les eaux ferrugineuses.

CHAPITRE VI.

BRONCHO-PNEUMONIE CACHECTIQUE.

A cette forme de catarrhe correspondent les congestions pulmonaires passives et lentes, la carnification et une hypersécrétion plus ou moins abondante des bronches. La phlegmasie locale et active, si souvent évidente dans la maladie précédemment décrite, est remplacée par des lésions auxquelles on a pu avec raison dénier le nom de phlegmasiques.

Cette forme anatomique, aussi bien que les symptômes qui la révèlent, s'explique très bien par l'état antérieur du malade.

Dans les formes précédentes, les enfants atteints de bronchite ou de broncho-pneumonie étaient au début de la maladie dans un état de santé parfait (car ce léger catarrhe précurseur ne peut pas passer pour une maladie), ou bien ils étaient atteints d'une affection aiguë encore près de son début, et qui par conséquent ne les avait pas profondément débilités ; tandis qu'au moment de l'invasion de la broncho-pneumonie cachectique la santé générale est beaucoup plus altérée ; les enfants sont déjà amaigris, affaiblis par une succession de maladies aiguës ou en proie au rachitisme avancé, ou à une diarrhée chronique, ou bien encore leur constitution est minée par une succession de causes débilitantes.

Cette forme, très fréquente à l'hôpital, très rare en ville, a été décrite dans notre première édition sous le nom de *pneumonie cachectique.*

Art. I. — Formes. — Marche. — Durée.

Dans les cas les plus tranchés, les symptômes extérieurs sont peu
manifestes ; la toux est rare, quelquefois même elle manque ; la douleur thoracique est nulle, la peau est sèche, terreuse ou pâle et froide ;
le pouls est très petit, la face et les extrémités sont œdématiées. Cependant il survient d'ordinaire un mouvement de réaction au moment où le parenchyme est congestionné dans une grande étendue ;
alors le pouls et la respiration s'accélèrent, la température de la peau
s'élève ; mais cette acuité est de courte durée.

La maladie resterait le plus souvent complétement latente, si l'auscultation ne venait pas révéler les symptômes du catarrhe bronchique
et des congestions partielles ou généralisées. Malgré le dévoiement,
qui est en général colliquatif, l'appétit est souvent conservé, la soif
n'est pas augmentée. La peau se couvre quelquefois de furoncles et
d'ecchymoses ; des ulcérations se manifestent soit au siége, soit dans
les points où l'on a appliqué des exutoires ; la maigreur fait d'incessants progrès, et l'enfant finit par succomber dans le dernier degré
du marasme.

A côté de ce tableau, qui représente la forme cachectique dans ce
qu'elle a de plus tranché, il ne serait pas difficile de placer des types
intermédiaires entre cette forme et la précédente. On y ferait rentrer les
cas où la constitution n'est pas profondément détériorée, mais où la
complication se développe à une période déjà éloignée du début chez
des enfants affaiblis, amaigris, encore fiévreux, mais non tout à fait
débilités. Dans les cas de cette espèce, les symptômes de réaction sont
plus évidents, tandis que les symptômes physiques sont le plus souvent insignifiants, la bronchite n'étant pas généralisée et la congestion (et beaucoup plus rarement l'hépatisation) étant partielles.

La durée de cette forme est difficile à assigner et dépend d'une
foule de causes différentes. De toutes les espèces de broncho-pneumonie elle est, surtout à l'état lobulaire simple, la plus difficile à
reconnaître, mais, de toutes elle est la moins importante ; épiphénomène d'une autre affection, survenant dans les circonstances les plus
défavorables, et à une époque où la maladie qui la précède a déjà
produit de graves désordres dans l'organisme, elle n'ajoute que peu
de gravité au pronostic.

Art. II. — Traitement.

On comprend que la thérapeutique a peu de chose à faire dans
d'aussi tristes circonstances. L'état des voies digestives s'oppose en
général à l'emploi des vomitifs et dérivatifs intestinaux. La faci-

lité avec laquelle la peau s'ulcère repousse les révulsifs cutanés ; aucune indication locale ne peut être satisfaite ; une seule indication domine toutes les autres : la nécessité de soutenir les forces.

Le seul traitement que nous puissions conseiller est le suivant :

1° La potion de quinquina ;

2° Un bain sulfureux ;

3° Le lait d'ânesse ; s'il n'est pas supporté, le bon bouillon de poulet ou la gelée de viande ;

4° Un peu de vin de Bordeaux.

5° Les balsamiques ou la potion de carbonate d'ammoniaque. (Voy. p. 507.)

CHAPITRE VII.

BRONCHITE CHRONIQUE ET DILATATION CHRONIQUE DES BRONCHES.

Cette maladie est rare chez les enfants, et c'est par analogie plutôt que sur des preuves positives que nous la rangeons parmi les maladies catarrhales ; aussi n'avons-nous pas fait rentrer ses caractères anatomiques dans la description générale que nous avons donnée de celles des phlegmasies catarrhales.

Enfin, son peu de fréquence dans le jeune âge nous engage à citer des exemples plutôt qu'à présenter une description générale.

Art. I. — Anatomie pathologique.

Les lésions anatomiques qui caractérisent cette maladie consistent dans la dilatation du calibre des bronches, avec altération des parois et condensation plus ou moins prononcée du tissu pulmonaire. Ainsi nous avons vu un cas où une bronche dilatée aboutissait à la surface pulmonaire ; les deux feuillets de la séreuse étaient en ce point fortement adhérents, de façon que nous fûmes obligés d'inciser les adhérences pour détacher le poumon de la paroi costale ; nous aperçûmes alors à la partie moyenne du lobe supérieur droit un orifice pouvant admettre une plume d'oie. On pénétrait par cet orifice dans un canal situé dans l'épaisseur du parenchyme du poumon, et qui communiquait largement avec la bronche-mère du lobe. Les parois de ce conduit étaient blanches, inégales, criaient légèrement sous le scalpel ; une membrane muqueuse mince tapissait son intérieur : au-dessous d'elle on voyait des fibres transversales hypertrophiées ; on ne trouvait pas distinctement des cerceaux cartilagineux. De ce conduit, il en partait un grand nombre d'autres qui présentaient la même dilatation et la même structure. Leur longueur était de plus de 1 centimètre, et ils communiquaient entre eux par d'autres canaux secondaires. Le parenchyme pulmonaire qui les environnait était condensé, non crépitant. Les autres bronches du même poumon offraient les caractères d'une inflammation aiguë ; elles étaient généralement dilatées par continuité de calibre. La lésion que nous venons de décrire, et que nous avons observée, presque identique dans d'autres cas pareils avec celui-ci, diffère de la dilatation aiguë en vacuoles : 1° par l'absence d'ampoules ; 2° par l'absence de rougeur de la membrane muqueuse ; 3° par l'épaississement du conduit bronchique dont le tissu crie légèrement sous le scalpel ; 4° par le développement de fibres transversales qui ne sont peut-être autre chose qu'une hypertrophie des fibres musculaires.

Ces dilatations bronchiques chroniques forment des surfaces aréolaires remarquables. Sur une large coupe, on aperçoit un grand nombre d'orifices parfaitement arrondis ressemblant tout à fait (qu'on nous passe cette comparaison vulgaire) à la coupe d'un fromage dont les yeux sont très multipliés. Lorsque tous les orifices et les canaux de communication ont été incisés, le parenchyme pulmonaire a pour ainsi dire presque entièrement disparu ; et l'on n'a plus sous les yeux qu'une surface large et irrégulière, composée de la réunion de plusieurs plans dont les arêtes sont représentées par les bords des canaux incisés. Nous n'avons jamais, chez l'enfant, observé de dilatation chronique des bronches assez considérable pour former une seule cavité un peu grande et simulant une caverne, comme on l'observe chez l'adulte.

Nous allons transcrire ici la description d'un poumon dont le lobe inférieur tout entier était envahi par une dilatation chronique des bronches. Nous devons cette observation à l'obligeance de notre ami le docteur Legendre.

Garçon de sept ans et demi, mort après quatre années de maladie. — Poumon gauche. — Son lobe inférieur ne semble pas diminué de volume ; il a 13 centimètres de hauteur sur 7 centimètres d'épaisseur à la base ; il est lourd, dur au toucher, sans la moindre apparence de vésicules, et offre un peu l'aspect extérieur du rein. Divisée dans toute sa hauteur, on voit que cette portion du poumon gauche est convertie en un tissu rougeâtre, homogène, très lourd et très dense, ayant complétement perdu sa structure vésiculaire primitive, et offrant une consistance comme squirrheuse.

Le tissu pulmonaire ainsi altéré est en outre criblé d'aréoles d'étendue variable, dont les plus petites pourraient loger un petit pois, et les plus grandes, qui existent surtout à la base et le long du bord postérieur de ce lobe, seraient capables d'admettre une grosse amande de noisette. Ces aréoles sont remplies d'un liquide épais, visqueux, d'un jaune verdâtre. Une fois qu'on a enlevé ce liquide purulent, on voit qu'elles sont tapissées par une membrane d'aspect un peu villeux, d'une couleur gris ardoisé, et pouvant s'enlever par lambeaux de 4 à 6 millimètres d'étendue. Dans quelques points, cette membrane a un aspect réticulé. Pour la couleur, la densité et la consistance, ainsi que pour l'aspect aréolaire, nous ne saurions mieux faire que de comparer le parenchyme pulmonaire ainsi altéré au tissu utérin lorsqu'il est parcouru de sinus veineux.

En divisant les bronches de leur origine à leur terminaison, on constate que jusqu'à leur entrée dans le tissu pulmonaire, et même jusqu'à leur première division, elles n'offrent rien de remarquable; mais à partir de ce point, au lieu de diminuer par les divisions successives qu'elles subissent, les bronches conservent le même calibre jusqu'à leur terminaison, et même, dans quelques points, ce diamètre paraît supérieur à celui de la bronche-mère. C'est ainsi que les dernières ramifications bronchiques ont jusqu'à 2 centimètres de circonférence. Les bronches se terminent par des culs-de-sac qui n'ont pas subi de dilatation ampullaire. Dans aucun point de leur trajet on ne voit non plus d'exemple de dilatation fusiforme. La membrane interne des bronches, ainsi que nous l'avons dit en parlant de l'aspect et de la structure des aréoles, est d'un gris ardoisé; elle est épaissie, non ramollie, et peut s'enlever par lambeaux de 4 à 5 millimètres d'étendue.

Le lobe supérieur gauche, presque aussi pesant que l'inférieur, est loin d'être aussi dense, et surtout de jouir d'une cohésion aussi grande que lui. Son tissu, bien que complétement privé d'air, offre cependant la structure lobulaire qui lui est propre. Une fois divisé, ce lobe est loin de représenter la même dilatation bronchique. Il est bien parcouru par des rameaux dont les parois sont maintenues écartées en raison de la densité qu'a acquise le tissu pulmonaire; mais ces canaux pourraient admettre seulement une grosse plume de corbeau, tandis que ceux du lobe inférieur pourraient recevoir le bout du petit doigt.

Le tissu de ce lobe supérieur est d'un gris rougeâtre: il est grenu à la coupe et assez friable. Toutefois il est moins friable que dans le cas d'hépatisation récente.

Nous avons rapporté en son entier la description de cette curieuse lésion, qui s'accompagnait, d'ailleurs, de symptômes remarquables. On peut voir cependant qu'elle ne diffère de celle que nous avons donnée d'après nos observations, que par son étendue beaucoup plus considérable. Ce cas doit être rapproché de l'observation publiée par Laënnec (1) d'un enfant de trois ans qui, à la suite de la coqueluche, fut atteint d'une dilatation chronique des bronches du lobe inférieur du poumon gauche. La lésion offrait une assez grande analogie avec la précédente pour la forme, l'étendue et le siége.

La lésion que nous venons de décrire comme appartenant à la bronchite chronique porte exclusivement sur le calibre du vaisseau et sur les tissus sous-jacents à la membrane muqueuse qui sont épaissis et hypertrophiés, tandis que la tunique interne reste lisse et polie; mais nous avons eu occasion d'observer une autre lésion qui affectait à la fois la membrane muqueuse et les tissus sous-jacents.

Chez une jeune fille qui succomba à une bronchite aiguë entée sur

____

(1) *Traité de l'auscultation*, t. II, p. 210.

une bronchite chronique, les bronches du lobe inférieur gauche contenaient un liquide sanieux, sanguinolent, non aéré, très abondant ;
elles étaient généralement dilatées ; cette dilatation était continue
jusqu'au niveau de la surface pulmonaire. Leur surface interne, aréolaire, d'un blanc grisâtre, était coupée par un grand nombre de
lignes sinueuses qui s'entrecroisaient en laissant entre elles des intervalles où la muqueuse avait disparu. En certains points, la surface
interne était ramollie, tandis qu'en d'autres elle était plus dense et
résistante. Les parois, évidemment épaissies, étaient assez opaques
pour que l'on ne pût pas apercevoir autour d'elles la couleur des
tissus sous-jacents. Dans le poumon droit, les lésions étaient beaucoup plus récentes, les bronches généralement dilatées, rouges par
arborisation ; la membrane muqueuse était à peine épaissie ; elles
contenaient un liquide muqueux blanchâtre.

La maladie avait duré deux mois. D'après les renseignements
fournis par les parents, la toux, la fièvre et l'oppression existaient
depuis le début. Ces accidents avaient beaucoup augmenté à la suite
d'une fièvre éruptive ; et pendant les trois jours que l'enfant fut soumise à notre observation, elle nous offrit les symptômes de la bronches aiguë grave. Il nous semble évident que la lésion des bronches
gauches était le résultat de la bronchite chronique, et celle des bronches droites celui de la bronchite aiguë.

Doit-on rapporter à une bronchite chronique l'hypertrophie des cartilages bronchiques signalée par M. le docteur Gintrac sur un enfant de
huit ans ? Dans ce cas, les parois de la trachée à la partie inférieure,
et celles des bronches et de leurs principales divisions étaient denses,
résistantes, blanchâtres ; leur aspect était fibro-cartilagineux. Les parois de la trachée avaient 7 millimètres d'épaisseur, et son calibre était
réduit à 5 millimètres (1).

La condensation du tissu pulmonaire notée dans les observations
précédentes, rappelle, jusqu'à un certain point, la congestion catarrhale passée à l'état chronique. C'est cet état que MM. Bailly et Legendre ont décrit sous le nom de *carnisation*, et dont nous avons
donné deux exemples qui paraissent établir le passage entre les cas
aigus et les cas chroniques. (Voy. p. 445.)

Art. II. — Symptômes.

Symptômes physiques.—La dilatation chronique des bronches, quand
elle est considérable, se révèle-t-elle à l'auscultation par des symptômes
spéciaux ? Voici ce que nous apprennent trois de nos observations
réunies à celle qu'a bien voulu nous communiquer M. Legendre.

Il a été constaté dans ces cas de la respiration bronchique, ou même

____

(1) *Bulletin médical de Bordeaux*, mai 1844, et *Gaz. méd.*, 1844, p. 577.

caverneuse, du retentissement de la voix, du cri et de la toux. La respiration bronchique différait par son timbre presque caverneux de celle de la pneumonie, et en outre elle était intermittente.

Le retentissement de la voix, du cri et de la toux n'a été noté que dans les observations précédentes, et doit par conséquent être attribué à la dilatation considérable des bronches. La percussion a été, en général, sonore; nous devons dire cependant que, dans les cas où la dilatation était considérable et accompagnée d'une condensation du tissu pulmonaire, comme dans l'observation de M. Legendre, il y a eu diminution de son évidente, ou même matité absolue.

Les *symptômes généraux* de la dilatation chronique des bronches simulent, à s'y méprendre, ceux de la phthisie pulmonaire. Nous avons dans le tableau de la broncho-pneumonie subaiguë fait ressortir cette analogie; nous y renvoyons le lecteur. Mais la maladie peut se présenter sous une forme beaucoup plus insolite, et avoir une durée plus longue. Elle ressemble beaucoup alors à la bronchite pseudo-membraneuse chronique. Elle s'accompagne comme elle d'accès de suffocation bientôt suivis du rejet d'une grande quantité de pus, en même temps que l'on constate les symptômes généraux que nous avons précédemment énumérés.

Ainsi, dans l'observation qui nous a été communiquée par M. Legendre, il s'agit d'un enfant de sept ans et demi, qui, à l'âge de trois ans et demi à quatre ans, commença à rejeter, à la suite de secousses de toux, une quantité considérable de suppuration deux à trois fois par jour; il avait en outre habituellement de la gêne à respirer, de la fièvre le soir, et la nuit des sueurs abondantes. La matité était complète en arrière et à gauche, où l'on entendait à l'auscultation un souffle caverneux très intense accompagné de râle muqueux. L'enfant avait tout à fait l'habitus phthisique. La fièvre augmenta d'intensité, l'amaigrissement fit des progrès, il survint une diarrhée abondante; puis une gangrène de la bouche, qui, réunie à la maladie première, finit par entraîner la mort.—La maladie dura en tout près de quatre années. On constata à l'autopsie une bronchite chronique, avec dilatation considérable des bronches (voy. ANAT. PATHOL., pag. 510); l'intestin ne présentait aucune altération morbide.

Art. III. — Traitement.

Le traitement de la bronchite chronique varie suivant la forme que revêt la maladie. Ainsi, dans le cas où l'inflammation subaiguë n'est pour ainsi dire que la continuation d'un catarrhe, nous conseillons de recourir à la médication tonique, dès qu'il surviendra une rémission dans l'intensité des accidents fébriles et thoraciques. On nourrira l'enfant avec des bouillons, un peu de viande rôtie, et une petite quantité de vin de Bordeaux. En outre, on lui fera prendre une tisane tonique (serpentaire de Virginie, quinquina, etc.). Si l'on parvient ainsi à fortifier le jeune malade, on pourra concevoir l'espérance de la guérison. Il faudra alors joindre à la médication précédente l'emploi des médicaments qui exercent une influence évidente sur la sécrétion de la membrane muqueuse. Ainsi les préparations résineuses, le baume de Tolu, le benjoin, les pilules de Morton, l'eau de goudron faite à froid, l'infusion de bourgeons de sapin, les eaux minérales sulfureuses à petites doses seront convenables. S'il revenait par moments des accès de suffocation, il faudrait de nouveau avoir recours aux vomitifs.

Lorsque la bronchite, primitivemeut chronique, s'accompagnera d'expectoration purulente, de fièvre hectique et d'amaigrissement, il va sans dire qu'il ne faudra en aucune circonstance avoir recours aux émissions sanguines ; mais bien : 1° mettre en usage le traitement tonique conseillé ci-dessus ; 2° placer de temps à autre un émétique qui aura l'avantage de faciliter l'expectoration du liquide purulent, qui encombre les bronches ; prescrire les eaux minérales sulfureuses de Bonnes ou celles du Mont-Dore ; 4° donner des bains aromatiques ou sulfureux ; 5° recommander l'application de la flanelle sur la peau.

SECTION II.

Maladies inflammatoires.

CHAPITRE VIII.

PNEUMONIE.

Lorsqu'une phlegmasie s'est développée et a suivi ses phases dans tout un poumon ou dans tout un lobe, ou dans une seule portion d'un lobe, ou bien lorsqu'ayant envahi d'abord un seul point, elle a progressivement gagné les parties voisines ; s'étendant ainsi de proche en proche ;

Lorsque, d'ailleurs, cette phlegmasie a revêtu le caractère de l'engouement ou de l'hépatisation, nous disons qu'il existe une pneumonie lobulaire, ou si l'on veut, une pneumonie franche, légitime, régulière, normale, ou mieux encore, une pneumonie inflammatoire. En effet, cette phlegmasie différente de celle qui a reçu le nom de *broncho-pneumonie, pneumonie lobulaire, disséminée, catarrhale,* est liée à un état inflammatoire qui se révèle par l'ensemble des symptômes locaux et généraux, et par les nécessités du traitement aussi bien que par la lésion anatomique.

La pneumonie lobaire, ordinairement primitive, se développe chez des enfants robustes et jouissant d'une bonne santé. Revêtant alors le caractère de l'inflammation la plus franche, elle se termine dans la grande majorité des cas par une guérison rapide. Beaucoup plus rarement secondaire, et alors souvent mortelle, elle conserve la plupart des caractères qui annoncent une inflammation véritable ; mais elle emprunte à la maladie qui l'a précédée quelques-uns des symptômes généraux qui la font ressembler à certaines formes de broncho-pneumonies décrites dans le chapitre précédent. L'irrégularité de sa marche complète la ressemblance. Enfin, la pneumonie lobulaire peut atteindre des enfants faibles et débilités par les maladies antérieures, alors elle revêt la forme des maladies cachectiques et rappelle tout à fait les broncho-pneumonies terminales que nous avons décrites plus haut.

La pneumonie lobaire primitive attirera surtout notre attention ; nous passerons plus rapidement, sans les négliger cependant, sur les symptômes et la marche des pneumonies secondaires.

Art. I. — Anatomie pathologique.

Nous avons eu assez rarement l'occasion de faire l'autopsie d'enfants qui avaient succombé à une pneumonie lobaire. Cependant l'étude du petit nombre de faits que nous avons eus à notre disposition nous permet d'affirmer que les caracètres anatomiques de cette phlegmasie sont à peu près les mêmes chez l'enfant que chez l'adulte. On peut constater les trois degrés de l'inflammation : engouement, hépatisation rouge, hépatisation grise, tels que Laënnec les a décrits. Il est donc inutile d'insister sur ces caractères.

Nous ferons seulement les remarques suivantes :

1° Dans la plupart des cas, nous avons noté l'aspect grenu, soit à la coupe, soit surtout en déchirant le parenchyme. Les granulations sont souvent très fines et demandent à être recherchées avec soin. Il faut peut-être attribuer ce fait à la petitesse des vésicules pulmonaires dans le jeune âge. Cependant, quelques autres circonstances déterminent sans doute l'absence de ce caractère habituel de l'hépatisation lobaire.

Telle est une pleurésie concomitante avec épanchement considérable. Il est vraisemblable aussi que le dépôt de matière plastique propre à l'hépatisation peut se faire primitivement en dehors des vésicules (voyez ce que nous avons dit à cet égard en parlant de l'hépatisation partielle, page 443). C'est de cette seule manière que nous pouvons expliquer les faits rares, du reste, dans lesquels nous trouvons notée dans nos observations une absence complète de granulations, soit à la coupe, soit à la déchirure.

2° Nous n'avons pas eu l'occasion de pratiquer l'insufflation ; mais en nous rappelant que ce procédé ne modifie en rien l'hépatisation partielle chez l'enfant, non plus que l'hépatisation lobaire chez l'adulte [faits que nous avons constatés après d'autres pathologistes (1)], nous sommes convaincus que l'insufflation ne pourrait déterminer aucun changement dans l'hépatisation lobaire chez l'enfant.

3° La pneumonie lobaire se termine rarement par une collection purulente ; nous n'en avons constaté que deux exemples.

4° Les traces d'inflammation des bronches sont beaucoup plus rares dans la pneumonie lobaire que dans la pneumonie catarrhale. On peut dire même que plus la pneumonie est franche, et légitime, et moins les bronches elles-mêmes participent à la phlegmasie du parenchyme. Ainsi, nous trouvons inscrites dans nos notes, soit la rougeur de la muqueuse, soit la présence d'un liquide purulent abondant, et une fois même des fausses membranes, lorsque la pneumonie s'est développée chez des enfants débilités par une ou plusieurs maladies antérieures, et qui se trouvaient dans des circonstances où la broncho-pneumonie est ordinaire.

La pleurésie est habituelle et intense dans la plupart des cas d'hépatisations lobaires terminées par la mort. L'injection de la plèvre ou du tissu sous-jacent, des fausses membranes épaisses, étendues, un épanchement plus ou moins abondant, sont notés chez presque tous nos malades. Les exceptions à cet égard portent presque exclusivement sur des cas de pneumonie lobaire secondaire ayant revêtu la forme propre à la broncho-pneumonie.

Contrairement à la pneumonie lobulaire, la pneumonie lobaire est le plus ordinairement simple ; elle est plus fréquente à droite qu'à gauche, et plus à la base qu'au sommet. Les pneumonies du sommet sont rares à gauche et très fréquentes à droite.

Ces résultats, qui nous avaient été fournis par les observations prises à l'hôpital, ont été confirmés par les faits observés en ville (2).

(1) Nous savons que le docteur Bouchut croit avoir insufflé des poumons hépatisés. Mais nous espérons qu'une étude plus approfondie l'engagera à revenir sur l'opinion qu'il a exprimée à cet égard, et que nous pensons être une erreur.

(2) A l'hôpital, sur 84 observations d'enfants morts ou guéris, nous comptons 9 pneumonies doubles, 48 droites, 27 gauches. Dans les cas où la maladie a été double, elle était à peu près égale à droite et à gauche. Sur les 75 pneumonies bornées à un seul poumon, 48 fois l'inflammation occupait la base du poumon, 27 fois le sommet. Sur les 27 pneumonies du sommet, il y en avait 23 à droite, 4 à gauche.

En ville, sur 36 malades, la pneumonie occupait 15 fois le sommet droit, et pas

Les pneumonies lobaires et lobulaires, dans des cas rares, coexistent chez le même individu. Nous avons déjà dit (page 440) quelles sont les conditions qui favorisent cette coïncidence.

Art. II. — Symptômes physiques.

La pneumonie lobaire se manifeste chez l'enfant par du râle crépitant ou sous-crépitant, de l'obscurité de la respiration, de la respiration bronchique, de la bronchophonie, du retentissement de la toux ou du cri et de la matité. Si l'âge n'apporte aucune différence dans les symptômes de la pneumonie lobulaire, il n'en est pas de même pour la pneumonie lobaire, qui, chez les plus jeunes enfants (au-dessous de cinq ans), débute quelquefois par du râle sous-crépitant, tandis que chez les enfants plus âgés le râle crépitant ou la respiration obscure sont les premiers symptômes stéthoscopiques.

Mais ici encore les conditions dans lesquelles l'inflammation se développe viennent restreindre l'influence de l'âge. En effet, si la pneumonie lobaire survient dans le cours d'une autre maladie compliquée de bronchite, le râle sous-crépitant ou la faiblesse de la respiration, quelquefois même le râle sibilant, peuvent marquer le début, quel que soit l'âge du jeune malade.

Quoi qu'il en soit, au râle sous-crépitant ou crépitant, ou à l'obscurité de la respiration, succède assez rapidement, de quelques heures à deux ou trois jours, la respiration bronchique; perçue d'abord dans l'expiration, puis dans les deux temps respiratoires, elle s'accompagne de retentissement de la voix, de la toux ou du cri, et de diminution de la sonorité.

La rapidité avec laquelle apparaît le souffle, l'intervalle qui s'écoule d'ordinaire entre l'époque du début de la maladie et celle où l'homme de l'art est appelé, fait que, dans l'immense majorité des cas, la respiration bronchique est le premier symptôme stéthoscopique constaté par le médecin.

Le plus souvent, les altérations du bruit respiratoire sont perçues d'un seul côté en arrière, et le plus ordinairement en bas de la région dorsale. Lorsque la pneumonie a envahi le lobe supérieur exclusivement, et que nous avons été à même de suivre, dès le début, la marche de l'hépatisation, nous avons vu quelquefois la respiration bronchique n'exister manifestement qu'au bout de quelques jours, et arriver à l'oreille à peu près à la même époque à la partie antérieure et posté-

une fois le sommet gauche; 3 fois le poumon entier était malade, une fois à droite, 2 fois à gauche; 15 fois les lobes inférieurs étaient enflammés; 3 fois la pneumonie était double et occupait les deux lobes inférieurs; dans ces cas elle avait été précédée d'un léger catarrhe; mais les symptômes et la marche de la maladie indiquaient évidemment une hépatisation lobaire très étendue et persistante.

rieure du poumon. Il nous a semblé alors que l'hépatisation avait marché du centre à la circonférence. Dans la pneumonie du lobe inférieur, au contraire, le souffle a succédé rapidement au râle, ou est apparu ensuite, et a suivi une progression régulière de la base à la partie supérieure. Jamais nous n'avons vu la respiration bronchique disparaître avant le cinquième jour ; et dans la grande majorité des cas, nous avons cessé de la percevoir le septième, huitième, et neuvième jour, lorsque la phlegmasie se terminait par la guérison ; tandis que lorsque celle-ci avait une issue funeste, le souffle persistait jusqu'à la mort. Ici cependant nous devons placer une distinction relative à l'âge. Chez les plus jeunes enfants, lorsque dans la pneumonie lobaire le souffle dure au delà des limites de temps que nous lui avons assignées, ce fait indique en général un haut degré de gravité de la maladie ; tandis que chez ceux qui sont plus âgés, la respiration bronchique, comme on le remarque chez l'adulte, peut se prolonger pendant plusieurs jours et plusieurs semaines, lors même que les symptômes généraux ont entièrement disparu.

Le râle sous-crépitant persiste très rarement dans la pneumonie primitive en même temps que le souffle s'accroît ; mais on le voit presque constamment reparaître ou apparaître du sixième au neuvième jour, époque à laquelle survient la résolution ; il dure alors un, deux ou trois jours, rarement une ou deux semaines ; et le souffle diminue progressivement pour disparaître ensuite presque entièrement à l'époque que nous avons assignée. Il ne faut pas croire, cependant, que la respiration vésiculaire succède immédiatement à la disparition du souffle ; car le jour où l'on n'entend plus celui-ci, on perçoit encore de la dureté de l'inspiration, de l'expiration prolongée, du retentissement de la toux et du cri, accompagnés de quelques bulles de râle sous-crépitant, d'un peu d'obscurité du bruit respiratoire et d'une très légère diminution de son. Il suit de là que les symptômes stéthoscopiques de la pneumonie lobaire qui disparaît sont à peu près les mêmes que ceux de la pneumonie qui commence. L'expiration prolongée, le retentissement de la toux et du cri s'effacent à leur tour ; et il ne reste plus en définitive qu'une légère diminution de l'intensité du bruit respiratoire qui fait place enfin à la respiration pure. Dans les cas où le râle se prolonge, ce n'est qu'aux environs du vingt et unième jour que ses dernières traces ont disparu.

Telle est, dans la grande majorité des cas, la marche des pneumonies lobaires terminées par guérison. Cependant, lorsque l'inflammation est secondaire, la résolution est moins régulière et s'effectue en général plus tardivement.

Nous devons citer ici, comme cas tout à fait exceptionnel, l'observation d'un enfant atteint de pneumonie lobaire, chez lequel nous ne constatâmes pendant toute la durée de la maladie, avant comme après la toux, qu'une absence complète du bruit respiratoire ; nous dia-

gnostiquâmes en conséquence un épanchement pleurétique ; mais à
l'autopsie, la séreuse était parfaitement saine, et le poumon entièrement hépatisé.

Nous avons vu, dans l'article précédent, que les pneumonies lobulaires et lobaires pouvaient, dans certaines circonstances très rares,
être réunies chez le même individu. Dans les cas de cette nature, la
pneumonie lobaire occupe en général le sommet ; elle suit sa marche
accoutumée, se termine même quelquefois par résolution, ou se résout en partie à l'époque ordinaire. Mais il survient du râle sous-crépitant, entendu des deux côtés en arrière, qui persiste en s'accompagnant quelquefois d'autres symptômes de pneumonie lobulaire. Si
l'enfant meurt, on trouve à l'autopsie les lésions de la pneumonie
lobulaire et lobaire dont on avait constaté les signes pendant la vie.

Dans tout ce qui précède, nous n'avons rien dit des signes qui indiquent que l'inflammation a passé du deuxième au troisième degré.
Nous avouons que cette distinction est bien difficile à établir par l'auscultation seule. L'infiltration purulente du parenchyme, quand nous
avons eu occasion de l'observer, ne s'est révélée à nous que par les
symptômes propres à l'hépatisation ordinaire. En effet, toutes les fois
que nous avons rencontré de l'hépatisation grise, il n'y avait pas
de ramollissement considérable du parenchyme pulmonaire. Or tout
le monde sait que, d'après Laënnec, l'infiltration de pus dans le poumon ne donne lieu à aucun symptôme particulier, tant que ce pus
est concret. D'ailleurs, à supposer qu'il eût commencé à se liquéfier,
le râle muqueux, qui, en pareil cas, indique chez l'adulte le passage
de la pneumonie du deuxième au troisième degré, serait peu utile
chez l'enfant, vu sa grande fréquence.

Art. III. — Symptômes rationnels.

1° La *toux*, dans la pneumonie franche, marque le début ; chez les
jeunes enfants, elle le précède quelquefois de plusieurs jours. Le premier et le second jour, elle est fréquente et sèche ; puis à partir du
quatrième ou du cinquième, elle augmente d'abondance. A l'époque
de la résolution, elle devient humide.

Dans presque tous les cas de pneumonie du sommet et à tous les
âges, la toux offre un caractère spécial ; elle est courte, petite, sèche,
répétée, quelquefois comme empêchée ; d'autres fois éclatante, déchirante, ou un peu rauque. Nous l'avons vue aussi se répéter par petites
quintes sans sifflement. Le caractère quinteux de la toux n'est pas
spécial à la pneumonie du sommet ; nous l'avons notée chez quelques enfants au moment de la résolution. Nous nous rappelons,
entre autres, une petite fille de six semaines, atteinte d'une pneumonie lobaire de la totalité du poumon droit, et chez laquelle la
toux quinteuse coïncidant avec un râle de retour très abondant,

était si intense, que le médecin qui lui donnait des soins crut à une coqueluche.

La durée de la toux est variable, elle ne disparaît guère avant le neuvième jour, et d'ordinaire, dans les cas terminés par la guérison, du neuvième au seizième. Nous citerons comme cas exceptionnels les observations de deux enfants, chez lesquels la toux a duré jusqu'au vingt-septième jour ; mais la pneumonie, quoique survenue au milieu d'un état de santé parfaite, était compliquée dans un cas d'anasarque, et dans l'autre d'accès d'asthme d'une forme tout à fait insolite. Lorsque la maladie s'est terminée par la mort, la toux a persisté jusqu'à la fin.

2º *Expectoration.* — Nous n'avons jamais vu des enfants au-dessous de l'âge de cinq ans rejeter les crachats rouillés caractéristiques de la pneumonie. Cette variété de l'expectoration est même rare chez les enfants plus avancés en âge, qui, lorsqu'ils expectorent, rejettent seulement des crachats teints de sang. Nos observations concordent tout à fait sur ce point avec celles de M. Gerhard. Nous n'avons pas observé cette écume sanguinolente signalée par M. Valleix dans la pneumonie des enfants nouveau-nés.

On a prétendu qu'on pouvait retrouver les crachats rouillés dans les selles ou dans les matières vomies des jeunes enfants qui avalent les produits de l'expectoration Nous n'avons pas constaté ce fait.

3º *Douleurs thoraciques.* — Il est très difficile de s'assurer de l'existence de douleurs thoraciques chez les jeunes sujets, vu qu'ils sont souvent hors d'état d'exprimer leurs souffrances, et qu'il est presque impossible de les apprécier par la percussion des parois de la poitrine. Cependant nous les avons constatées chez quelques enfants âgés de vingt-huit mois à quatre ans et demi. Lorsque les enfants sont plus avancés en âge, la douleur est à la fois plus fréquente et plus facilement appréciable. L'époque d'apparition du point de côté est variable ; le plus souvent on l'observe au début de la maladie, rarement à partir du troisième jour. Dans une circonstance exceptionnelle, nous l'avons noté à la fin de la maladie. Son siége est en rapport avec le côté malade ; il occupe d'ordinaire le creux de l'aisselle. Presque toujours la douleur est peu vive ; cependant la toux, le décubitus et la percussion l'exagèrent évidemment. Sa durée est courte ; nous ne l'avons pas vue se prolonger au delà du septième ou du huitième jour.

4º *Décubitus.* — Le décubitus est le plus ordinairement dorsal chez les plus jeunes sujets. Quelques uns en changent sous l'influence d'une douleur thoracique, tandis que d'autres, quelques jours après le début, se couchent tantôt à droite, tantôt à gauche. Le décubitus ne nous a rien offert de spécial chez les enfants plus âgés.

5º *Respiration.* — L'accélération de la respiration est considérable au début de la pneumonie primitive, surtout chez les jeunes enfants ;

mais elle n'a pas le caractère suffocant ; elle varie entre 40 et 60. Chez les plus âgés, elle ne dépasse guère le chiffre 40. A mesure que la maladie fait des progrès, le nombre des inspirations augmente, et on les voit atteindre les chiffres 72 et 80 pour les plus jeunes ; 48, 60 et 68 pour les plus âgés. La fréquence des mouvements respiratoires suit d'ordinaire la fréquence des pulsations artérielles ; elle s'accroît avec elle et diminue à l'époque où le nombre des pulsations diminue. Dans les cas qui se terminent par la guérison, l'accélération de la respiration disparaît au plus tôt le sixième jour, au plus tard le douzième, et en général le septième, huitième et neuvième jour.

Lorsque la maladie a une issue funeste, ce symptôme persiste jusqu'à la mort ; il diminue cependant les derniers jours dans le cas où la pneumonie se prolonge ; tandis que si elle parcourt rapidement ses périodes, la respiration va progressivement en augmentant de fréquence jusqu'à la mort.

Ses caractères sont variables : nous l'avons vue égale, régulière, dans plus de la moitié des cas ; d'autres fois elle était courte, plaintive, abdominale, inégale ou saccadée. Parfois l'inspiration se fait normalement, l'expiration seule étant dure, bruyante, difficile à son commencement, semblant exiger un effort et être un phénomène actif et non passif. Du reste, ces différents caractères n'offrent rien de constant, et fréquemment même changent plusieurs fois dans la journée. Nous n'avons pas observé que ces variétés de la respiration dépendissent d'une étendue plus ou moins considérable de la phlegmasie ; mais nous avons remarqué que l'inégalité des mouvements respiratoires, et surtout le rhythme saccadé, appartenaient presque exclusivement aux pneumonies du sommet chez les jeunes enfants. Ce fait, que nous avions déjà énoncé dans notre *Monographie de la pneumonie*, a été confirmé par nos recherches ultérieures.

L'accroissement simultané du nombre des pulsations et des inspirations existe au début : et dans bien des cas ces deux symptômes suivent une progression et une décroissance proportionnelles. Nous devons dire cependant qu'il n'en est pas toujours ainsi ; quelquefois, soit sous l'influence du traitement, soit sous l'influence de causes qui nous échappent, la marche comparée du pouls et des inspirations devient irrégulière, à partir du troisième ou du quatrième jour de la maladie.

6° *Facies.* — Nous n'avons rien observé dans les différents plis de la peau du visage qui pût nous mettre sur la voie du diagnostic de la maladie ; ou, en d'autres termes, la pneumonie, pas plus que les autres inflammations, ne nous paraît avoir son trait facial.

Ce que nous venons de dire cependant ne s'applique pas à la dilatation des ailes du nez. Nous l'avons observée presque dans tous les cas ; elle précède immédiatement l'inspiration, et se montre rarement pendant toute la durée de la maladie. Elle est d'ordinaire beaucoup plus marquée les premiers jours ; son intensité est en raison directe de l'étendue et de l'acuité de l'inflammation et du nombre des mouvements inspiratoires, et d'autant plus prononcée que la respiration est plus saccadée.

La paupière inférieure présente d'ordinaire un cercle bleuâtre très manifeste chez les plus jeunes enfants, et qui devient de plus en plus marqué à mesure que la maladie fait des progrès, et surtout que l'amaigrissement de la face se prononce davantage. Les narines et les lèvres sont sèches. Le facies, dans son ensemble, exprime l'anxiété; dans les premiers jours, l'œil est brillant, le regard inquiet; d'autres fois, au contraire, l'expression anxieuse est remplacée par un abattement très remarquable.

La face est le plus souvent colorée, tantôt sur les deux joues, tantôt sur une seule, sans rapport évident avec le côté malade. Cette coloration plus prononcée chez les jeunes enfants que chez les plus âgés, existe surtout dans les premiers jours de la maladie. Nous n'avons pas remarqué qu'elle fût en rapport avec le décubitus (la plupart de nos jeunes malades étant couchés sur le dos). Nous n'avons pas vu non plus cette coloration être plus prononcée dans les pneumonies du sommet que dans celles de la base. Lors même que les joues sont très colorées, le masque est, en général, pâle ou légèrement jaunâtre, et cette pâleur fait paraître encore plus vive la coloration des pommettes. Celle-ci offre, du reste, plusieurs variations dans le courant d'une même journée ; elle est assez en rapport avec la chaleur et l'intensité du mouvement fébrile. Presque toujours la coloration a disparu le septième jour, souvent auparavant; elle est alors remplacée par une pâleur générale ou bien par une légère nuance violette des joues. Nous avons vu, cependant, une jeune fille de trois ans atteinte de pneumonie franche du sommet, dont la face était pâle et le masque jaune le jour même du début. Lorsque la maladie a une issue fâcheuse, la pâleur de la face se prononce de plus en plus, la peau prend une teinte jaune, et le visage maigrit rapidement.

7° *Coloration générale de la peau.* — L'injection des téguments dont nous venons de parler n'est pas toujours bornée à la face, mais on l'observe aussi sur toute l'étendue de la peau. A l'hôpital nous avons vu chez deux jeunes enfants de trois ans, le jour même du début de la pneumonie, une coloration d'un rose très vif répandue sur toute la surface de la peau. Cette injection différait grandement de la scarlatine par sa teinte, et de la rougeole par l'uniformité de sa distribution et l'absence complète de saillie. Les cris et l'agitation des enfants dont la peau était d'une finesse extrême augmentèrent l'intensité de la coloration. Nous insistons sur ce symptôme, parce qu'en pareille circonstance un observateur inattentif pourrait prendre cette coloration de la peau pour une fièvre éruptive à son début, et méconnaître l'inflammation du poumon. La nature de cette injection et la rapidité

avec laquelle elle disparaît suffisent, en général, pour empêcher toute
erreur. De nouveaux faits observés, soit à Paris, soit à Genève, sont
venus, depuis la première édition de notre ouvrage, confirmer l'exactitude de cette remarque. Nous citerons en particulier le suivant : « L'un
de nous (M. Rilliet) fut appelé en consultation non point par un observateur inattentif, mais par un très habile médecin, pour voir un enfant
qui était, disait-on, atteint de scarlatine. La rougeur de la peau était
si vive que, si nous n'eussions pas été prévenu de la possibilité d'une
erreur, nous l'aurions commise comme notre confrère ; mais l'auscultation leva tous les doutes, et la vive coloration de la peau, qui
n'était accompagnée d'aucun des symptômes locaux ou généraux de
la scarlatine, disparut au bout de quelques heures. »

Cette coloration de la peau, que nous avons aussi constatée dans le
catarrhe pulmonaire fébrile, ne simule pas exclusivement la scarlatine. Elle est quelquefois disséminée sur la surface du corps en taches
isolées ; et l'un de nous (M. Barthez) les a vu confondre avec une
éruption de rougeole à son début.

8° *Fièvre.* — La fièvre est intense dans tous les cas de pneumonie
franche. Nous n'avons pu, chez les plus jeunes sujets, nous assurer de
l'existence du frisson, qui est bien appréciable chez les enfants plus
âgés. Quel que soit l'âge, le pouls ne bat jamais moins de 120 pulsations du premier au sixième ou septième jour de la maladie ; chez les
plus jeunes enfants, il a atteint dans cet intervalle le chiffre 140, 160
et même 180, tandis qu'il ne dépasse guère le chiffre 140 chez les plus
âgés. Au début, on le trouve vibrant et régulier. Lorsque la maladie
se termine par la guérison, la fréquence du pouls diminue progressivement, à partir du cinquième, sixième ou septième jour. Cette diminution, quelquefois très rapide, est dans certains cas sous l'influence
évidente du traitement. Dans les cas malheureux, la fréquence du
pouls diminue aussi à peu près à la même époque ; mais il a bientôt
repris son accélération première, et il la conserve jusqu'à la mort ; dans
les derniers jours, surtout chez les plus jeunes enfants, il est d'une
petitesse extrême, quelquefois même insensible la veille ou le jour
de la mort.

Au début de la maladie, la chaleur de la peau est brûlante, sèche,
et persiste aussi longtemps que dure l'accélération du pouls. Ajoutons
cependant que, dans les cas terminés par la mort, la chaleur est
presque nulle dans les derniers jours, tandis que le nombre des pulsations ne diminue pas. L'élévation de la température de la peau au
début est un symptôme qui a une très grande importance pour le
diagnostic. On ne retrouve une aussi grande chaleur que dans la fièvre
éphémère, la scarlatine et la fièvre typhoïde. Cette observation, que le
toucher seul nous avait fait faire, a été confirmée par les expériences
du docteur H. Roger. La différence entre les pneumonies lobulaires
et lobaires est remarquable sous ce rapport. Le type de la fièvre est

beaucoup plus continu dans l'hépatisation lobaire où les exacerbations nocturnes manquent en général. L'allure de la fièvre est aussi bien plus régulière dans sa période d'accroissement et de décroissance ; elle l'est tellement que, ainsi que nous le disions au commencement, on peut prédire à l'avance, et presque sans chance d'erreur, la marche qu'elle doit suivre. La fièvre est ordinairement en raison directe de l'étendue plus ou moins considérable de l'inflammation. Nous n'avons pas observé que la forme ou le siége de la pneumonie eussent une influence marquée sur l'intensité du mouvement fébrile.

9° *Système nerveux.* — La pneumonie des jeunes enfants est souvent compliquée par des accidents cérébraux qui lui impriment une physionomie assez caractéristique pour que nous ayons cru devoir en donner une description particulière sous le nom de *Pneumonie cérébrale.* Il ne sera question ici que des symptômes nerveux qu'on observe dans la plupart des maladies de l'enfance : ce sont, l'anxiété, l'agitation qui surviennent pendant la nuit principalement, et qui sont ensuite remplacées par de l'assoupissement.

Dans les cas où la maladie se prolonge chez les plus jeunes sujets, nous avons plusieurs fois observé une extrême irritabilité. Les enfants qui, à l'époque où l'inflammation était très considérable, se laissaient souvent examiner passivement, devenaient plus tard très excitables, criaient constamment, se refusaient obstinément à l'exploration. Dans des cas de cette nature la maladie s'est souvent terminée d'une manière fâcheuse.

10° *Forces.* — Il n'est pas nécessaire d'ajouter, que, quelle que soit la forme de la pneumonie, elle s'accompagne en général de dépression des forces. Mais cette dépression est plus apparente que réelle. Dans la pneumonie inflammatoire les forces sont dissimulées plutôt que détruites.

11° *Voies digestives.* — Les troubles des fonctions digestives, dans les pneumonies franches, sont des symptômes accessoires dont il faut cependant tenir compte. Dans tous les cas sans exception l'appétit est perdu dès le début ; la soif est d'une vivacité extrême, beaucoup plus intense qu'on ne l'observe dans la plupart des autres maladies fébriles chez les enfants. Ainsi nous avons vu les jeunes malades avaler avec avidité les liquides qu'on leur présentait, et ne cesser de boire que pour reprendre haleine. La langue reste parfaitement humide ; chez la moitié des enfants, elle est légèrement grisâtre, avec une coloration rouge ou rosée au pourtour. Chez les autres, elle est couverte d'un enduit jaunâtre plus ou moins épais. Les gencives sont souvent recouvertes de petites pellicules blanches et molles, les dents sont humides. L'haleine ne nous a rien offert de particulier ; nous n'avons pas observé qu'elle fût plus *chaude* que dans d'autres affections, comme Henke dit l'avoir constaté. L'abdomen a son volume ordinaire ; rarement il est douloureux, plus rarement encore ballonné.

Les vomissements spontanés et bilieux ont lieu au début presque toujours le premier jour, rarement le second, chez près de la moitié des malades. Dans le courant de la maladie, les vomissements n'ont lieu que s'ils sont provoqués. Très rarement ils durent plus de deux jours. Ce que nous venons de dire des vomissements est applicable au dévoiement : nous l'avons vu survenir au début chez le même nombre de malades. Sa durée est extrêmement variable ; dans les cas terminés par la mort, il persiste jusqu'à la fin, et alors il constitue une véritable complication. Lorsque la maladie se termine par la guérison, la diarrhée est en général beaucoup moins persistante. Le dévoiement et les vomissements coexistent chez plusieurs malades. Lorsque la diarrhée paraît à une époque plus avancée de la maladie, elle est le plus ordinairement le résultat de la médication (potion stibiée). Les vomissements et la diarrhée ont lieu à peu près également à tous les âges. Cependant le dévoiement prolongé se montre exclusivement chez les plus jeunes enfants.

Art. IV. — Formes. — Marche. — Durée. — Terminaison.

Première forme. — Pneumonie primitive normale. — La pneumonie franche débute à tous les âges par une fièvre intense, quelquefois précédée, chez les plus jeunes enfants, des symptômes d'une bronchite légère (broncho-pneumonie). L'accélération de la respiration est constante, la douleur thoracique rare, la toux petite et sèche. L'auscultation pratiquée le premier jour fait entendre du râle crépitant ou sous-crépitant, parfois même du souffle, bornés à un des côtés du thorax, ordinairement à la base. L'obscurité de la respiration précède, dans certains cas, tous les autres symptômes. Quelquefois le premier jour on observe des vomissements ; et chez les plus jeunes enfants du dévoiement. La soif est très vive, l'appétit complétement perdu. L'enfant est d'ordinaire couché dans le décubitus dorsal ; les joues sont assez vivement colorées, la peau est ardente, l'œil est brillant ; mais le facies n'exprime presque jamais cette anxiété dyspnéique si caractéristique dans la broncho-pneumonie. On voit du premier coup d'œil, malgré la fréquence de la respiration, que le type de la maladie n'est pas suffocant. Chez les plus jeunes sujets, il y a de l'agitation, de l'angoisse, mais cet état nerveux n'a pas le cachet de l'orthopnée.

Les jours suivants, un grand nombre des symptômes précédemment énumérés augmentent, d'autres disparaissent, d'autres apparaissent pour la première fois : ainsi on voit progressivement augmenter l'intensité de la fièvre et l'étendue du souffle bronchique, tandis qu'au contraire les râles tendent à disparaître. Les ailes du nez sont largement dilatées ; les inspirations se succèdent avec rapidité ; elles sont quelquefois inégales, saccadées, si l'inflammation siége au sommet ;

alors aussi la toux est fréquente, courte, sèche, pénible, saccadée, quinteuse. L'expectoration se manifeste ; elle est peu abondante, souvent sanglante, rarement rouillée ; elle manque chez les plus jeunes sujets. Il en est de même de la douleur thoracique, qui, du reste, est peu fréquente et peu vive chez les enfants plus âgés. A partir du quatrième ou cinquième jour, l'accélération du pouls et de la respiration a atteint son maximum ; il en est de même de l'étendue de l'hépatisation. Le souffle est intense ; on le perçoit dans les deux temps ; il est accompagné de bronchophonie ou de retentissement du cri, et d'une matité qui n'est pas absolue. L'inflammation reste ainsi à sa période d'état pendant un ou deux jours. A partir du sixième au neuvième jour, la scène change : la chaleur de la peau, la fréquence du pouls diminuent ; les mouvements inspiratoires sont moins nombreux : les ailes du nez ne se dilatent plus ; la coloration de la face a disparu ; le facies est naturel ; la toux est devenue humide. A l'auscultation, on entend du râle sous-crépitant assez abondant ; le souffle est limité à l'expiration ; la voix retentit diffuse ; la matité est beaucoup moins marquée. Alors la fièvre a disparu ; la respiration a repris son rhythme normal ; la soif n'existe plus ; l'appétit reparaît ; la toux a beaucoup diminué. Du dixième au quinzième jour, la convalescence s'établit ; mais l'auscultation fait encore entendre un peu d'expiration prolongée, et de retentissement diffus de la voix ; la respiration reste quelquefois faible pendant peu de jours et ne reprend que plus tard son timbre vésiculaire, quoique la guérison soit déjà complète.

Nous venons de décrire la marche régulière de la pneumonie qui se termine par la guérison. Lorsque la maladie doit avoir une issue funeste, la mort survient d'ordinaire à une époque éloignée du début. Dans ces cas, la pneumonie, qui avait présenté les cinq ou six premiers jours les symptômes que nous avons précédemment énumérés, arrivée à la période de résolution, reste stationnaire ; ou bien la résolution se fait d'une manière incomplète. L'intensité de la fièvre a diminué ; cependant le pouls reste accéléré, le visage pâlit, le corps s'amaigrit, les chairs deviennent flasques, la peau s'étiole ; l'appétit est presque nul, la soif moins vive, le dévoiement persiste ; la toux, qui avait diminué, reparaît pénible, difficile. Les symptômes fournis par l'auscultation indiquent une hépatisation assez étendue, ou bien le développement d'une pneumonie secondaire double, quelquefois tuberculeuse ; et au bout de trois à quatre semaines, la mort survient, les enfants étant dans un état d'émaciation et de faiblesse extrême. La terminaison fatale peut être hâtée de quelques jours par le développement d'une pneumonie secondaire, d'une pleurésie, d'une rougeole, d'une gangrène de la bouche, d'une hémorrhagie, d'une attaque d'éclampsie, etc.

Deuxième forme.—Pneumonie cérébrale primitive. — Nous croyons devoir consacrer un paragraphe particulier à la pneumonie compliquée d'accidents cérébraux. Sa fréquence, son apparence trompeuse, les erreurs de diagnostic qu'elle fait commettre aux praticiens même les plus exercés justifient cette description spéciale. Pour montrer combien l'erreur est aisée et fréquente, nous dirons que, dans tous les cas sans exception où nous avons été appelés en consultation pour des enfants atteints de pneumonie compliquée de symptômes nerveux graves, la maladie avait été prise pour une affection encéphalique. La pneumonie cérébrale se présente sous deux formes : l'une que nous appellerons *éclamptique;* l'autre à laquelle nous donnerons le nom de *méningée,* celle-ci étant comateuse ou délirante. C'est presque exclusivement dans les pneumonies du sommet que l'on observe les symptômes convulsifs ou comateux ; notre expérience de plusieurs années confirme les résultats de nos recherches de l'hôpital des Enfants.

La pneumonie convulsive est spéciale aux jeunes enfants et surtout à ceux qui souffrent d'une dentition laborieuse, tandis que la pneumonie comateuse est surtout l'apanage des enfants de deux à cinq ans, et la pneumonie délirante de ceux de cinq à dix.

Dans la pneumonie cérébrale éclamptique, ce sont les convulsions partielles et générales qui donnent à la maladie son cachet spécial. L'éclampsie accompagnée ou précédée de fièvre marque le début ; d'autres fois l'assoupissement et la fièvre sont les premiers symptômes, et les convulsions ne se montrent qu'à une période plus éloignée, du quatrième au sixième jour ; quelquefois même elles sont terminales. Elles sont tantôt générales, épileptiformes, tantôt partielles. Dans ce dernier cas, on n'observe que quelques mouvements saccadés des extrémités supérieures, accompagnés d'une sorte de carpologie et de beaucoup d'agitation ; les globes oculaires seuls sont réellement convulsés, car il n'y a ni écume à la bouche ni distorsion des traits. Quand les convulsions sont épileptiformes et générales, les attaques sont peu nombreuses. Elles peuvent se répéter un grand nombre de fois dans le jour si elles sont partielles. Après la disparition des convulsions générales, dans les cas où elles ont eu lieu au début, l'enfant reprend toute sa connaissance ; cependant il conserve quelquefois encore dans son facies quelque chose de cérébral ; l'œil est fixe, les mouvements sont saccadés, les bras tremblants, il y a de la tendance à l'assoupissement. Si les convulsions surviennent dans le cours de la maladie et surtout à la fin, elles sont suivies de roideur des membres, de contraction, d'assoupissement et même de coma.

Dans la forme méningée, l'assoupissement, le délire, la céphalalgie les vomissements sont dans certains cas les principaux symptômes. L'assoupissement est d'autant plus trompeur qu'aux symptômes précités, se joint quelquefois la constipation. Le facies revêt aussi l'aspect propre aux affections cérébrales, l'œil peut même être strabique. Mais la somnolence n'est jamais aussi caractérisée que celle des maladies encéphaliques proprement dites, on peut en sortir l'enfant ; et elle n'est

accompagnée ni de cris automatiques, ni de soupirs, ni de grincements de dents, ni de changement fréquent de coloration du visage,
ni de cette expression d'indifférence et de sécheresse, si caractéristique
de la méningite. L'assoupissement disparaît le plus souvent à partir
du quatrième ou du cinquième jour ; cependant il peut persister sans
interruption jusqu'à l'époque de la résolution de la pneumonie. Voici
en quel état nous trouvâmes le huitième jour un jeune enfant de cinq
ans atteint de pneumonie du sommet droit, et dont la maladie avait
débuté par de l'agitation, de l'assoupissement, de la céphalalgie et
du strabisme. « L'enfant est couché sur le dos les yeux demi-ouverts,
le regard est tantôt éteint, tantôt étonné, les pupilles sont plutôt
contractées que dilatées, le facies a tout à fait l'expression de la méningite, le petit malade répond difficilement aux questions. »

Le délire est, dans des cas beaucoup plus rares, le symptôme le
plus apparent ; il a lieu alors au début et disparaît au bout de deux ou
trois jours, il n'est pas violent. Nous l'avons vu très prononcé chez
des enfants de sept à dix ans à l'époque où la maladie passait à la
résolution ; il faut être prévenu du fait pour ne pas croire à une complication de méningite.

Les symptômes cérébraux qui donnent à la maladie sa physionomie
spéciale effacent par leur nombre et leur intensité les symptômes ordinaires de la pneumonie : c'est à peine si l'on fait attention à la toux
qui, du reste, est rare ; le point de côté et l'expectoration manquent.
Cependant la peau est brûlante, la respiration accélérée, le visage
coloré et l'auscultation permet quelquefois (mais non pas toujours
comme nous le verrons dans l'article DIAGNOSTIC) de reconnaître l'inflammation du poumon. La marche de la pneumonie cérébrale est
moins régulière que celle de la pneumonie normale, et sa gravité est
beaucoup plus grande.

Troisième forme. — Pneumonie secondaire. — On peut dire en thèse
générale que la marche de la pneumonie s'éloigne d'autant plus du
type primitif que la santé de l'enfant s'éloigne plus de l'état normal.
Expliquons-nous par quelque exemple : Lorsque la pneumonie survient dans la convalescence d'une maladie aiguë, mais à une époque
un peu éloignée du début, elle peut fort bien suivre la marche et
offrir l'ensemble des symptômes qui caractérisent les pneumonies
primitives. Ainsi nous avons vu des pneumonies développées dans la
convalescence d'une variole, d'une rougeole, d'une coqueluche, présenter tous les symptômes d'une pneumonie franche et se terminer
par le retour à la santé, les enfants n'étant plus sous l'influence
catarrhale. Nous avons aussi observé chez de jeunes sujets des pneumonies survenues dans le cours d'une maladie mal caractérisée
(amaigrissement, diminution de l'appétit, irrégularité de la digestion, dévoiement intermittent) suivre aussi la marche des pneumonies primitives.

Les pneumonies secondaires diffèrent en général des primitives par leur début plus insidieux ; par leurs symptômes moins nombreux et moins tranchés (soit qu'ils manquent, soit que la maladie première les masque) ; par leur marche moins régulière, leur terminaison plus rapide par la mort ou plus lente par la guérison ; et enfin par leur tendance à envahir les deux poumons. Sous ces différents rapports elles offrent une très grande ressemblance avec les broncho-pneumonies généralisées, que nous avons décrites précédemment. Mais elles en diffèrent par la fixité, l'étendue, la persistance des symptômes parenchymateux comparés au peu d'abondance et d'intensité des symptômes bronchiques. L'influence catarrhale se retrouve, au contraire, un peu plus apparente dans les symptômes généraux, la fièvre tend à être rémittente et s'accompagne de sueurs abondantes, la dyspnée est plus grande, le point de côté et l'expectoration sanglante manquent presque toujours.

La pneumonie lobaire secondaire peut revêtir la forme aiguë ou la forme cachectique ; la première est beaucoup plus fréquente que la seconde : nous l'avons observée dans la proportion de sept à un. Nous renvoyons au chapitre précédent pour tous les détails relatifs à la pneumonie cachectique ; l'identité entre ces deux formes, à l'exception de quelques symptômes stéthoscopiques, étant complète, cette description ne doit pas nous arrêter plus longtemps.

Art. V. — Diagnostic.

Le diagnostic de la pneumonie, chez l'adulte, n'offre pas d'ordinaire de grandes difficultés ; l'invasion brusque de la maladie, l'apparition du point de côté, l'expectoration caractéristique, jointes aux autres symptômes dont les malades peuvent rendre un compte exact, laissent rarement de l'incertitude dans l'esprit du médecin. Chez l'enfant, il n'en est plus de même car les symptômes rationnels les plus caractéristiques manquent et sont souvent remplacés par d'autres qui contribuent à introduire de nouvelles causes d'erreur dans le diagnostic. Il résulte de là que la pneumonie, qui chez l'adulte, ne peut guère être confondue qu'avec d'autres maladies de poitrine, est souvent, chez l'enfant, difficile à distinguer de plusieurs affections complétement étrangères à celles de l'appareil respiratoire. Nous citerons en particulier : la fièvre éphémère, la scarlatine, la fièvre typhoïde, les affections cérébrales. Les caractères communs aux trois pyrexies et à la pneumonie sont : l'intensité de la fièvre et surtout l'élévation de la température de la peau, la vive coloration du visage, l'accélération de la respiration jointe à un mouvement fébrile considérable, quelquefois aussi la toux. Comme le point de côté et l'expectoration rouillée manquent le plus souvent, et que les symptômes fournis par l'auscultation et la percussion ne sont pas toujours très faciles à constater, on comprend que le diagnostic doit présenter dans quelques cas d'assez sérieuses difficultés le premier et le second jour. C'est l'auscultation qui doit lever tous les doutes ; aussi l'incertitude n'est-elle pas de longue durée quand la pneumonie est lobaire et occupe le lobe inférieur. Mais il n'en est pas de même quand on a affaire à une pneumonie du sommet : l'indocilité des jeunes malades ; la difficulté de l'application de l'oreille à la partie supérieure de leur petite poitrine ; la marche de la phlegmasie du centre à la circonférence, qui empêche les bruits pathologiques d'être perçus à la surface pendant un temps plus ou moins long, sont des difficultés qu'il n'est pas toujours facile de surmonter. En cas pareil, le médecin doit s'aider des caractères différentiels des pyrexies : ainsi il doit tenir grand compte pour la fièvre éphémère de l'instantanéité du début, de la rapidité avec laquelle le mouvement fébrile atteint son apogée, de l'habitude de ces accès fébriles chez l'enfant ; pour la scarlatine, de l'épidémie régnante, de la rougeur de la langue, de la rougeur et de la douleur de la gorge, de l'absence de la toux et de l'accélération de la respiration ; pour la fièvre typhoïde, des prodromes, de l'invasion moins rapide du mal, de l'âge de l'enfant, de l'absence de la toux au début. A propos de cette dernière maladie, nous insistons sur l'âge ; car les pneumonies difficiles à diagnostiquer sont surtout celles qui atteignent les enfants dans le cours de la première et de la seconde année, et à cette époque de la vie, la fièvre typhoïde est d'une extrême rareté.

La distinction entre la pneumonie et les affections cérébrales est quelquefois très difficile ; nous en avons déjà dit quelques mots ailleurs (page 118), mais l'importance du sujet nous engage à y revenir. Les symptômes qui attirent l'attention sont en effet plus cérébraux que pulmonaires ; et comme d'ordinaire, c'est à une pneumonie du sommet que l'on a affaire, les difficultés que nous signalions tout à l'heure deviennent quelquefois des impossibilités. Une nouvelle cause d'incertitude chez les très jeunes enfants dépend de l'accélération de la respiration qui, dans certains cas de méningite franche, est aussi grande que dans la pneumonie. Il faut alors tenir grand compte de l'intensité de la chaleur et de la toux. Le premier de ces symptômes est beaucoup plus prononcé dans la pneumonie que dans la méningite, et le second manque complétement dans cette dernière maladie. En outre, dans la méningite, les convulsions sont suivies de symptômes cérébraux graves et continus qui n'existent pas dans la pneumonie. L'assoupissement des pneumoniques présente des caractères différents de ceux des enfants atteints de méningite : nous les avons énumérés plus haut ; la céphalalgie est beaucoup moins intense, et il n'y a aucun trouble des fonctions des organes des sens.

Nous avons placé sur le premier plan du diagnostic les maladies générales ou encéphaliques qui pouvaient être confondues avec la pneumonie ; mais il en est d'autres qui réclament aussi notre attention : telles sont les différentes espèces de broncho-pneumonies et certaines maladies de poitrine, telles que la pleurésie, la phthisie, etc.

Les différentes espèces de broncho-pneumonies que nous avons décrites présentent des caractères qui empêchent qu'on ne puisse toujours les distinguer aisément de la pneumonie lobaire. Lorsqu'on assiste au début de la maladie, l'erreur de diagnostic est rare. Les pneumonies lobulaires, s'annonçant en général par des râles humides abondants, tantôt d'un seul côté, tantôt des deux côtés en arrière, ne sauraient être confondues avec la phlegmasie lobaire. Il n'en est plus de même lorsque l'on n'a pas pu suivre la succession des symptômes stéthoscopiques. Éclaircissons ce sujet par quelques exemples.

Si vous arrivez près d'un enfant malade depuis plusieurs jours, et que l'auscultation vous révèle de la respiration bronchique dans une grande étendue, et la percussion une notable diminution de son, restez dans le doute entre une pneumonie lobaire ou lobulaire généralisée; croyez cependant de préférence à la première si elle est primitive, bornée à un seul côté s'il n'y a pas ou peu de râle humide. Au contraire, croyez à la seconde, si la maladie est consécutive, si elle est double, s'il y a une grande abondance de râles. Suivez en outre la marche de la phlegmasie, et la manière dont survient la résolution achèvera d'assurer votre diagnostic. Dans la pneumonie lobulaire, la respiration bronchique disparaît et reparaît à plusieurs reprises quand les râles augmentent ou diminuent; dans la pneumonie lobaire, elle s'accompagne de râle de retour assez peu abondant et en général de courte durée.

Nous renvoyons le lecteur pour le diagnostic différentiel de la pleurésie, de la pneumonie tuberculeuse et de la phthisie pulmonaire aux différents chapitres où ces affections sont étudiées en détail.

Art. VI. — Complications.

Nous ne parlerons ici que des complications des pneumonies primitives, celles des pneumonies secondaires ne devant pas être séparées de l'étude de la maladie générale sous l'influence de laquelle elles se sont développées.

La pneumonie primitive, comme toutes les maladies des enfants, peut être compliquée par une autre affection qui, suivant l'époque à laquelle elle survient, rend sa marche anormale, ou aggrave considérablement son pronostic. Voici les différentes complications que nous avons eu occasion d'observer. Deux fois seulement nous avons vu en même temps que la pneumonie une anasarque intense générale. Les deux enfants qui ont offert cette complication étaient âgés de trois et cinq ans; tous deux étaient atteints de pneumonie du sommet. Les urines ne contenaient pas d'albumine; l'œdème se prolongea au delà de la convalescence; mais les petits malades recouvrèrent la santé. Dans deux autres cas, c'est seulement à partir du huitième jour qu'est survenu un œdème borné à la face ; il a disparu rapidement. Un de ces deux enfants a succombé.

Une seule fois nous avons vu une méningite survenir dans les premiers jours d'une pneumonie. L'inflammation de la pie-mère était simple ; elle entraîna rapidement la mort.

Nous devons mettre aussi au nombre des complications que l'on peut observer dans les premiers jours d'une pneumonie franche les convulsions, dont nous avons déjà parlé, les fièvres éruptives, et en particulier la rougeole. Nous étudierons plus tard (voy, ROUGEOLE) l'influence que l'exanthème exerce sur l'inflammation du poumon. Nous devons regarder aussi comme une véritable complication le dévoiement qui survient à une époque rapprochée du début de la pneumonie : dans certains cas il est l'indice d'une colite.

La pleurésie assez intense pour constituer une véritable complication s'est présentée dans un très petit nombre des pneumonies primitives qui ont été soumises à notre examen. L'étude des symptômes qui résultent de l'union des deux phlegmasies sera l'objet d'un examen approfondi dans le chapitre PLEURÉSIE.

A une époque plus éloignée du début, nous avons observé deux autres complications résultant de la détérioration générale qui avait succédé à la pneumonie prolongée au delà de certaines limites. Ainsi, un des deux malades, garçon de quatre ans, fut atteint d'une gangrène de la bouche au vingt-neuvième jour de la pneumonie, et cette complication entraîna la mort le trente-troisième jour. Dans l'autre cas, il s'agit d'un garçon de trois ans, très vigoureux, atteint de pneumonie franche du côté gauche ; la phlegmasie passe à la résolution à partir du sixième jour ; plus tard, il se développe une pneumonie du côté droit. Cette nouvelle inflammation augmente progressivement d'étendue et finit par envahir toute la partie postérieure du poumon. La fièvre et l'accélération de la respiration persistent intenses. Le vingt-deuxième jour, le malade est pris d'une épistaxis ; le sang est pâle, séreux ; l'écoulement sanguin continue avec intermittence jusqu'au soir ; le facies est altéré, d'une pâleur extrême ; le pouls est petit et fréquent ; la respiration accélérée. A neuf heures du soir, l'enfant rend par le vomissement plus d'un demi-kilogramme de sang liquide ; plus tard, il rend encore des caillots de sang qu'on peut évaluer à 32 grammes. L'oppression est excessive, il y a plus de 100 inspirations par minute ; l'anxiété est extrême, et la mort survient à deux heures du matin.

A l'autopsie, nous constatons une hépatisation de toute la partie postérieure du poumon droit au deuxième et troisième degré ; l'estomac offre des ecchymoses pointillées, bornées à la membrane muqueuse. Les huit à dix derniers pieds de l'intestin grêle sont d'un rouge noir à l'extérieur ; à l'intérieur on voit de larges taches d'un rouge noir couvertes d'une exsudation sanguine ; au voisinage du cœcum elles se réunissent et forment une surface continue d'un noir foncé. La membrane muqueuse n'a pas perdu sa consistance, elle est seulement infiltrée de sang. Le gros intestin présente le même aspect jusqu'à un demi-pied du rectum. Nulle part nous ne trouvâmes de vaisseau déchiré qui pût expliquer l'hémorrhagie; il est donc très probable qu'elle dépendait d'une simple exhalation sanguine, et qu'elle ne reconnaissait pas d'autre cause que la débilité générale.

Art. VII. — Pronostic.

Pronostic. — Les conditions les plus importantes à bien connaître pour porter un pronostic exact sont :

La santé au début; l'âge; la position sociale; la forme anatomique de la phlegmasie; son siége, son état de simplicité ou de complication; le traitement déjà employé.

Les conditions favorables sont, en thèse générale :

Le bon état de santé au début; l'âge de trois à quinze ans; une position aisée; la forme unilatérale; le siége à la base; la simplicité; un traitement judicieux.

Les conditions défavorables sont :

Une maladie antérieure; le très jeune âge, principalement celui de moins de deux ans, et surtout l'époque de la dentition; le séjour à l'hôpital; le siége au sommet ou dans les deux poumons; les complications; un traitement intempestif.

Mais ce seul énoncé ne suffit pas : il faut grouper ces différentes conditions, afin de tirer de leur combinaison de véritables formules de pronostic qui puissent s'appliquer à la grande majorité des cas qui se rencontrent dans la pratique.

Propositions. — I. Les pneumonies lobaires primitives, unilatérales, du lobe inférieur, judicieusement traitées, *quel que soit l'âge*, se terminent presque toujours par le retour à la santé.

II. Les pneumonies lobaires primitives, unilatérales, du sommet chez les enfants de un à deux ans, surtout chez ceux qui souffrent d'une dentition laborieuse, sont très dangereuses, parce que souvent elles se compliquent d'accidents cérébraux graves. La pneumonie du sommet, passé l'âge de trois ans, n'est guère plus souvent mortelle que celle de la base.

III. Les pneumonies lobaires primitives, unilatérales, compliquées, sont graves à tous les âges, quelle que soit la nature de la complication. Indépendamment des symptômes cérébraux, les complications les plus dangereuses chez les jeunes enfants sont : l'entérite, la gangrène de la bouche, les hémorrhagies et les récidives de pneumonie; mais elles sont plus à redouter à l'hôpital que dans la pratique civile, plus dans la classe pauvre que dans la classe aisée. Chez les enfants qui ont dépassé l'âge de quatre à cinq ans, les complications toujours ou souvent mortelles sont : les fièvres éruptives et diverses inflammations, telles que la pleurésie, la méningite.

IV. La pneumonie double est à tous les âges beaucoup plus grave que la pneumonie unilatérale.

. V. Les pneumonies qui tiennent le milieu entre les primitives et les secondaires participent pour la gravité de cette origine mixte : telles sont celles qui surviennent dans la convalescence avancée d'une autre maladie, au début d'une affection légère, ou bien encore chez des enfants très délicats ou placés dans des circonstances hygiéniques débilitantes.

VI. Les pneumonies secondaires sont beaucoup plus graves que les pneumonies primitives : d'une part, parce que l'organisme est déjà profondément atteint; d'autre part, parce qu'elles attaquent les enfants les plus jeunes et les plus délicats. Le pronostic est, du reste, subordonné à la nature, à la période de la maladie dans le cours de laquelle elles se manifestent, et à l'existence ou l'absence d'autres complications. (Voy. ROUGEOLE, COQUELUCHE.) Les plus fâcheuses de toutes sont celles qui atteignent des sujets profondément débilités par une maladie longue, tandis que celles qui surviennent dans le cours d'une maladie aiguë sont plus susceptibles de guérison.

. Les différentes règles que nous venons de poser seront sans doute utiles au praticien, mais elles ne seraient pas complètes si nous ne faisions pas pour les symptômes le même résumé que nous avons fait pour l'étiologie. En étudiant chacun des symptômes de la pneumonie franche, nous avons indiqué ceux qui étaient favorables ou défavorables; maintenant nous devons résumer cette analyse dans la synthèse suivante.

Propositions. — I. Tant que la pneumonie suit une marche normale, le praticien doit porter un pronostic favorable. Ainsi, si la fièvre est modérée, si la respiration n'est pas plus accélérée, si le visage n'exprime l'angoisse ou l'accablement qu'à un médiocre degré, si les symptômes d'auscultation suivent une marche régulière dans leur accroissement et leur décroissance, s'il n'y a pas de diarrhée abondante, si les symptômes cérébraux manquent, il y a tout lieu de croire que la maladie se terminera par le retour à la santé, surtout si l'enfant est placé dans les conditions indiquées au paragraphe I. (Voy. p. 533.)

II. Toute circonstance qui sort de la règle précédente doit tenir le médecin en éveil : tels sont, au début, la petitesse du pouls, son extrême fréquence, ainsi que celle de la respiration ; les convulsions, lors même qu'après leur disparition l'enfant aurait repris connaissance ; un assoupissement profond, une grande irritabilité, la difficulté de constater les signes physiques de la pneumonie.

A une époque plus avancée, la persistance de la fièvre, ou sa réapparition passé le neuvième jour, coïncidant avec la résolution incomplète de la pneumonie à la période où d'ordinaire elle est presque achevée; l'apparition des symptômes de l'inflammation du côté opposé à celui primitivement atteint; la persistance de la diarrhée et des symptômes cérébraux ; une altération profonde des traits qui expriment une tristesse profonde ; un amaigrissement considérable ; la teinte jaune de la peau ; une irritabilité excessive, sont des signes d'un très mauvais augure, surtout si on les observe chez des enfants placés dans les conditions mentionnées dans les paragraphes III à VI (p. 533)(1).

Art. VIII. — Causes.

Age. — Plusieurs auteurs, en particulier MM. Gerhard et Rufz, ont prétendu que la pneumonie franche, idiopathique, lobaire en un mot, n'existait pas chez des enfants âgés de moins de cinq ans. Nous nous étions déjà élevés contre l'inexactitude de cette assertion dans notre travail publié en 1838 et dans notre première édition. Les nouveaux faits que nous avons recueillis dans notre pratique civile n'ont fait que nous confirmer dans notre opinion. Ils nous ont aussi démontré qu'en ville la proportion entre les pneumonies primitives et secondaires était bien différente de celle qu'on observe à l'hôpital (2).

Nous avons en ville observé des cas de pneumonies primitives sur des enfants âgés de dix semaines, quatre ou six mois. La maladie a été beaucoup plus fréquente (voyez la note précédente) au-dessous qu'au-dessus de l'âge de six ans. Ce résultat ne concorde pas avec celui obtenu à l'hôpital, mais nous le croyons plus exact.

Sexe. — En ville comme à l'hôpital, le nombre des garçons est supérieur à celui des filles dans la proportion de trois contre un.

Constitution. — Les enfants atteints de pneumonie primitive sont en général bien constitués, assez forts, un peu plus souvent bruns que

(1) En ville, nous avons perdu environ un huitième de nos malades : le plus jeune avait un an, le plus âgé trois ans. Les uns ont succombé évidemment à des accidents produits par la médication (empoisonnement par l'émétique), un autre a été victime d'une rechute due à de mauvais soins hygiéniques, d'autres sont morts d'une pneumonie cérébrale du sommet ; ils étaient en travail de dentition.

A l'hôpital, nous avons perdu un septième de nos malades. Les enfants âgés de moins de cinq ans ont succombé à des complications cérébrales, gangréneuses ou intestinales. Ceux âgés de plus de cinq ans sont morts, les uns parce qu'ils étaient scrofuleux ou débiles, et que l'inflammation, quoique lobaire, était double ; les autres parce qn'elle s'était compliquée de pleurésie, de scarlatine et de méningite.

A l'hôpital, les six septièmes des sujets atteints de pneumonie secondaire ont succombé.

(2) A l'hôpital nous avons observé 55 cas de pneumonie lobaire primitive ; 23 sur des sujets âgés de un à cinq ans, dont 5 de un à deux ans, et 18 de trois à cinq ans. Nous avons aussi observé à l'hôpital 28 cas de pneumonies lobaires secondaires.

En ville, presque toutes les pneumonies lobaires sont primitives ; nous en comptons près de la moitié sur des enfants âgés de moins de deux ans, et seulement un cinquième sur des enfants ayant dépassé l'âge de six ans.

blonds. Ils ne présentent pas d'ordinaire les attributs du tempérament catarrhal. Il ne faut cependant pas trop généraliser et croire que cette maladie ne choisit que les enfants robustes et sanguins. Nous avons vu assez souvent des enfants lymphatiques, scrofuleux même, être atteints de pneumonie primitive.

La pneumonie à répétition n'atteint guère que les enfants lymphatiques ; ne peut-on pas admettre, comme nous l'avons dit à propos du catarrhe des voies respiratoires, qu'il se fait sur le poumon lui-même une élimination des matériaux hétérogènes, et que l'inflammation du parenchyme, comme celle des bronches, est la conséquence de cet acte morbide. Ces pneumonies à répétition offrent en effet une grande analogie avec les catarrhes à répétition et sont un nouveau lien qui rattache les affections catarrhales aux affections inflammatoires du parenchyme.

Saisons. — M. Gerhard affirme que la pneumonie primitive est plus fréquente dans les mois d'avril et de mai ; les observations que nous avons faites en ville confirment l'opinion de ce médecin.

Nous avons vu quelquefois la pneumonie primitive régner épidémiquement ; dans ces cas, la forme était broncho-lobaire et l'élément catarrhal faisait sentir son influence. Un fait assez remarquable a été observé par nous à l'hôpital en 1840 : dans les mois d'avril, mai et juin, chez presque tous les enfants atteints de pneumonie, cette phlegmasie occupait le sommet.

Maladies antérieures, pneumonies secondaires. — Dans l'immense majorité des cas, les pneumonies secondaires sont lobulaires, simples ou généralisées ; il est hors de doute pour nous cependant, que la pneumonie lobaire peut compliquer plusieurs des maladies de l'enfance. Nous en avons observé à l'hôpital des exemples incontestables et dans lesquels la preuve anatomique n'a pu laisser le moindre doute. Nous en avons vu d'autres en ville où les symptômes et la marche de la maladie n'ont pas été moins convaincants. Les maladies que la pneumonie lobaire complique sont des affections dans lesquelles le catarrhe pulmonaire joue un rôle principal (trachéo-bronchite plus ou moins intense), ou accessoire (fièvre typhoïde, rougeole, coqueluche), ou nul (gangrène, purpura, entérite, rachitisme, variole, maladies du cœur).

Dans les deux premiers cas, la maladie mérite le nom de *broncho-pneumonie lobaire et secondaire ;* dans le second, celui de *pneumonie lobaire consécutive* (1).

Causes occasionnelles. — Presque toute l'étiologie de la pneumonie se réduit aux causes prédisposantes ; nous avons cependant observé quelques cas dans lesquels un coup, une chute, un brusque refroidis-

______

(1) Nous avons vu des exemples de pneumonie lobaire compliquant les différentes maladies que nous venons d'énumérer, soit à l'hôpital, soit en ville.

sement ont déterminé l'apparition de la maladie. L'influence du froid nous a paru plus évidente quand il s'agit soit de la rechute d'une pneumonie primitive, soit d'une pneumonie secondaire. Nous avons dit d'ailleurs que l'influence des vers intestinaux sur la production d'une phlegmasie pulmonaire devait être reléguée au rang des fables.

Art. IX. — Nature de la maladie.

La pneumonie est le type des maladies inflammatoires. La lésion locale est une phlegmasie dont les caractères sont identiques dans tous les cas où il est possible de les constater.

L'augmentation de la quantité de fibrine, prouvée par la présence de la couenne sur le sang des saignées et par les recherches de la chimie, est constante.

Le mouvement fébrile présente au plus haut degré les caractères attribués de tout temps à la fièvre inflammatoire.

Les causes sont celles qui favorisent les inflammations, et nous verrons que la médication antiphlogistique est la plus appropriée à cet état morbide.

Ainsi, l'ensemble des phénomènes morbides locaux et généraux, les causes, la thérapeutique, prouvent la nature inflammatoire du mal : aucun doute ne peut exister à cet égard.

La phlegmasie locale est-elle la cause ou l'effet de l'état inflammatoire général ? Nous ne croyons pas qu'il y ait un grand intérêt à résoudre ici cette question, elle appartient à la pathologie de tous les âges. Il nous suffit d'établir qu'il existe un état inflammatoire, et que jusqu'à présent tout semble prouver qu'il existe seul.

Nous pouvons cependant reconnaître la vérité des faits suivants :

L'altération du sang se développe dès que la phlegmasie locale commence (1).

La fièvre et les autres symptômes généraux sont le plus souvent en rapport avec l'étendue et la marche de la phlegmasie locale.

D'où il suit que celle-ci peut être regardée comme la cause de la souffrance de toute l'économie, et est en réalité le phénomène le plus important.

Cependant l'influence des causes générales prédisposantes, la préexistence, dans certains cas, des symptômes généraux, semblent prouver alors la préexistence d'une modification générale de l'économie dont l'altération du sang et la lésion du poumon seraient la conséquence simultanée.

La pneumonie lobaire, lorsqu'elle est consécutive, cesse-t-elle d'être inflammatoire ? Nons ne le pensons pas. La phlegmasie du poumon et l'altération du sang restant les mêmes, cela nous suffit pour recon-

____
(1) Andral, *Hématologie*, p. 97.

naître que l'inflammation locale et générale peut se développer à la suite d'autres affections qui modifient à peine ses caractères.

Nous ne voyons pas en effet pourquoi des enfants déjà malades ne seraient pas disposés à contracter une pneumonie lobaire aussi bien qu'une péritonite, une pleurésie, une méningite, etc.; si les bronchites, les congestions et les hépatisations partielles qui constituent la broncho-pneumonie lobulaire sont bien plus souvent secondaires, c'est que l'influence catarrhale l'emporte sur la prédisposition à la phlegmasie franche, et que la rapidité avec laquelle se produit la broncho-pneumonie lobulaire et la nature même des lésions qui l'accompagnent s'opposent au développement régulier de la pneumonie normale. Mais il n'y a rien d'absurde à admettre que, dans certains cas, c'est l'élément inflammatoire qui domine; tandis que dans d'autres les deux influences pathologiques se balancent.

Art. X. — Traitement.

§ I. *Indications* — Les praticiens sont assez généralement d'accord sur le traitement de la pneumonie des enfants et l'on trouve dans toutes les monographies une énumération complète des médications mises en usage contre cette inflammation. Il nous semble cependant qu'un certain nombre de médecins n'ont pas étudié la question sous son véritable point de vue. Absorbés dans la contemplation de la phlegmasie pulmonaire, ils n'ont pas vu que bien souvent l'état local était dominé par l'état général, et que les indications du traitement antiphlogistique n'étaient pas applicables partout et toujours. Autant certaines formes d'inflammation sont heureusement modifiées par le traitement débilitant ou la méthode contro-stimulante, autant ces deux médications sont nuisibles lorsque l'inflammation se présente sous un autre aspect. Cependant il faut bien reconnaître que la nature de la maladie indique dans la majorité des cas un traitement exclusivement antiphlogistique.

§ II. *Examen des médications.* — 1° *Émissions sanguines.* — Employées à une époque rapprochée du début, elles ont pour effet de diminuer la chaleur de la peau, la coloration du visage, et l'accélération du pouls chez les plus jeunes sujets. Chez les enfants plus âgés, leur action immédiate est encore plus positive. La céphalalgie, l'agitation et l'oppression diminuent. Cependant à tout âge la durée de la maladie ne paraît pas abrégée d'une manière très sensible par l'emploi de cette médication, et son influence sur l'étendue de l'hépatisation est à peu près nulle. Les résultats que nous énonçons ici d'une manière générale ressortent de l'analyse de nos observations et d'autres faits publiés par MM. Blache et Constant dans les *Archives de médecine* et la *Gazette médicale*, et enfin des conclusions qui terminent le mémoire de M. Gerhard.

Les émissions sanguines, telles que ces auteurs et nous-mêmes les avons employées, ne sauraient donc juguler la pneumonie (1) ; cependant elles constituent une médication utile en diminuant le mouvement fébrile, et nous conseillons leur emploi modéré dans la pneumonie primitive. Là, en effet, l'inflammation locale est le fait important, et réclame les antiphlogistiques directs.

Il n'en est plus de même pour les pneumonies secondaires. Ici nous ne saurions être partisans de cette médication, et la plupart des auteurs sont d'accord avec nous sur ce point. Ils reconnaissent que les applications de sangsues et la saignée, dans les pneumonies secondaires, doivent constituer l'exception et non la règle. Les faits sont là d'ailleurs pour prouver les insuccès de cette méthode, que la connaissance de l'organisme de l'enfant et de la marche de ses maladies pouvait du reste faire prévoir. Nous restreignons donc à un petit nombre de cas l'emploi des émissions sanguines. Ainsi, lorsque l'enfant n'est pas très jeune, lorsque la maladie dans le cours de laquelle survient la pneumonie n'existe pas depuis longtemps et ne l'a pas profondément débilité, on peut employer une émission sanguine modérée. Dans le cas contraire il faut s'en abstenir, et recourir à une autre médication. Nous ne voudrions pas cependant donner des règles fixes et invariables ; car le précepte que nous venons de poser subit quelques modifications que nous chercherons à apprécier ailleurs. Est-il nécessaire d'ajouter que les émissions sanguines doivent être proscrites du traitement des pneumonies cachectiques?

Les émissions sanguines, qui presque toujours doivent être locales chez les plus jeunes enfants, consisteront dans l'application de ventouses scarifiées ou de quatre à six sangsues sur le côté malade: chez les enfants plus âgés on pourra en appliquer huit, dix et quinze. La saignée générale devra aussi être réservée pour cet âge ; et l'on pourra tirer à la fois de une palette et demie à trois palettes de sang. Chez les plus jeunes enfants, on laissera saigner les piqûres de sangsues pendant deux heures seulement, et l'on s'assurera au bout de ce temps que l'écoulement de sang est suspendu. On pourra, chez les sujets plus âgés, laisser couler le sang pendant trois ou quatre heures. Si ces émissions sanguines ont été employées le premier jour, on pourra les renouveler le second ou le troisième, soit au moyen de la lancette, soit par de nouvelles applications de sangsues ou de ventouses.

2° *Émétique.* — L'émétique administré à dose contro-stimulante peut être prescrit dans la pneumonie primitive à tous les âges.

Un de ses effets physiologiques les plus remarquables est la con-

(1) Dans quelques cas rares, et lorsque nous avons pu employer le traitement antiphlogistique dès le début de la pneumonie franche et primitive, sa durée a évidemment été abrégée, la résolution ayant commencé alors dès le quatrième jour et la guérison étant complète le huitième ou le neuvième.

centration du pouls, la diminution du nombre des pulsations et des inspirations après les premières prises. Il est rare que cet effet se soutienne pendant longtemps. Du reste, la baisse du pouls n'est pas suivie immédiatement de la résolution de la phlegmasie. Ainsi, si l'émétique a été administré le premier, le second, le troisième jour, il n'empêche pas l'inflammation de poursuivre son cours ; tandis qu'au contraire si on le prescrit seulement le cinquième ou le sixième jour, on voit succéder à son emploi tous les signes de la résolution. Est-ce dans ce cas à l'émétique qu'il faut attribuer tout l'honneur de cet effet favorable ? Nous ne le pensons pas. Il dépend bien plus, ce nous semble, de l'époque à laquelle la maladie est parvenue. L'émétique administré sagement est cependant un médicament utile dans la pneumonie primitive. Son influence sur le mouvement fébrile et la respiration indique qu'il peut empêcher la phlegmasie d'acquérir une étendue très considérable.

Nous avons dit que l'émétique devait être administré sagement ; car nous nous rappelons des cas où des doses trop élevées données à de jeunes enfants ont produit des effets désastreux. On observe alors les symptômes d'un véritable empoisonnement ; les vomissements sont incessants, accompagnés d'une diarrhée extrême ; la peau est froide, les yeux sont caves, le facies profondément altéré, le pouls presque insensible, l'ataxie alterne avec la prostration, et l'enfant finit par succomber par suite de la médication plutôt que par la marche envahissante de la maladie.

Dans les pneumonies secondaires, l'émétique sera encore utile, comme l'expérience nous le prouve. Mais ici il faudra observer certaines règles. Ainsi on évitera d'employer le tartre stibié dans le cas où la phlegmasie pulmonaire complique une fièvre éruptive, lorsque la constitution épidémique prédispose au développement d'une inflammation gastro-intestinale.

L'existence d'un dévoiement abondant antérieur à la pneumonie sera un motif pour en rejeter l'emploi.

Ce médicament sera proscrit du traitement des maladies qui ont revêtu l'aspect propre aux maladies chroniques.

On prescrit l'émétique aux jeunes sujets à la dose de 0,1 à 0,2 dans 120 grammes de liquide à prendre dans les vingt-quatre heures. Pour les plus âgés, cette dose peut être portée jusqu'à 0,3. La potion émétisée doit être administrée par cuillerée toutes les deux heures. Si la première prise fait vomir, on éloigne les suivantes. La potion donnée le jour du début peut être continuée pendant deux, trois ou quatre jours. Nous conseillons toutefois de mettre de la mesure dans l'administration de l'émétique, surtout chez les plus jeunes enfants. Il faut surveiller attentivement l'état des voies digestives, et, s'il survenait des vomissements trop abondants ou une diarrhée très intense, si le pouls faiblissait outre mesure, si la peau devenait froide, l'œil cave, si le visage était profondément altéré, il ne faudrait pas hésiter à suspendre promptement le remède. On a conseillé, pour prévenir ces effets désastreux, l'association de l'émétique et des stimulants diffusibles, de l'ammoniaque en particulier. Nous ne voyons que de l'avantage à adopter cette méthode. Si l'intensité de l'inflammation obligeait de recourir de nouveau à l'émétique, il faudrait le prescrire à doses très fractionnées, et le supprimer immédiatement si les accidents intestinaux reparaissaient.

3° *Méthode mixte, émissions sanguines et tartre stibié.* — Après avoir cherché à apprécier séparément la valeur du tartre stibié et des émissions sanguines, nous devons étudier le mode d'action de ces deux médications réunies.

L'effet immédiat produit par leur emploi simultané est une diminution considérable dans le nombre des pulsations et des inspirations, diminution beaucoup plus prononcée qu'on ne l'observe en employant chaque méthode isolément. Ainsi nous avons vu, dans un espace de quinze à vingt heures, le pouls baisser de 20, 30 pulsations, et à une époque antérieure à celle où d'après l'évolution naturelle de la maladie la fièvre doit diminuer d'une manière sensible ; en même temps, on observe un ralentissement analogue dans les mouvements inspiratoires : nous les avons vus chez les plus jeunes sujets tomber brusquement de 60 à 40. Malgré une influence aussi évidente sur le mouvement fébrile et l'oppression, nous n'avons observé qu'un petit nombre de cas où la pneumonie ait passé à la résolution avant l'époque ordinaire.

En examinant et comparant avec soin les observations que nous avons analysées, nous avons pu nous convaincre que l'influence heureuse exercée par la méthode mixte sur les symptômes généraux dépendait de l'emploi presque simultané des émissions sanguines et de l'émétique. Ainsi nous avons vu des cas dans lesquels une première émission sanguine n'avait exercé aucune influence sur le pouls et la respiration, tandis que le lendemain une seconde émission sanguine suivie de l'administration de l'émétique déterminait une notable amélioration dans les symptômes généraux.

De toutes les médications mises en usage dans la pneumonie des enfants, la méthode de Laënnec est celle qui paraît le plus souvent suivie de succès. C'est donc cette méthode que nous conseillons dans les pneumonies idiopathiques. Elle nous a aussi parfaitement réussi dans la forme qui établit le passage entre les pneumonies primitives et secondaires. C'est à cette méthode que nous avons dû la guérison d'enfants chez lesquels la pneumonie était survenue dans la convalescence d'une rougeole ou d'une variole, mais à une époque assez éloignée du début de la maladie.

Lorsque la phlegmasie est secondaire, la méthode mixte ne doit être employée qu'avec réserve et dans des cas bien déterminés. Nous renvoyons à cé que nous avons dit au sujet des émissions sanguines et du tartre stibié dans cette variété de pneumonie (p. 539-540).

Voici la manière d'employer cette médication. On commence par les émissions sanguines, que l'on prescrit comme nous l'avons déjà dit ; puis après que la saignée a été pratiquée ou que les piqûres de sangsues ont cessé de couler, on laisse reposer l'enfant quelques heures, et l'on commence l'administration de l'émétique d'après les règles et avec les précautions que nous avons indiquées ; on en continue ensuite l'emploi jusqu'à l'époque de la résolution, où l'on cesse toute médication active.

4° *Oxyde blanc d'antimoine.* — L'oxyde blanc d'antimoine peut être donné aux enfants à des doses assez élevées. L'influence de cetté médication nous a paru, en général, à peu près nulle sur le pouls, la respiration et la résolution de la phlegmasie pulmonaire, soit après la première prise, soit après plusieurs jours d'usage. Si quelquefois les pulsations diminuaient de nombre, d'autres fois elles augmentaient ou restaient aussi nombreuses. Il en était de même de la respiration, dont les variations ne s'accordaient pas avec celles du pouls. Mais l'action du remède est encore bien moindre sur la marche de la maladie elle-même : presque jamais il n'y a d'amélioration notable.

Nous n'avons remarqué aucune action de cet oxyde sur les voies digestives ; jamais nous n'avons observé d'accidents qui aient été causés par son emploi. Cependant il peut agir comme un léger irritant de la muqueuse gastrique, puisque, sur deux de nos malades traités, l'un à petite dose, l'autre à dose considérable, et chez lesquels nous trouvâmes, après la mort, de l'oxyde blanc dans l'estomac, nous constatâmes des rougeurs plus ou moins vives au niveau des points de la muqueuse qui étaient en contact avec l'oxyde.

Les différentes observations publiées sur l'emploi de l'oxyde blanc d'antimoine dans la pneumonie des enfants ne contredisent en rien les résultats auxquels nous sommes parvenus. Dans plusieurs d'entre elles nous n'avons pas vu qu'il ait eu aucune action sur le pouls, la respiration et la phlegmasie elle-même ; et dans d'autres, où l'on invoque son influence sur la marche de la maladie, il nous a été impossible de décider si l'amélioration était due au médicament ou si la nature seule avait fait les frais de la guérison, l'époque précise du début de la pneumonie n'étant pas indiquée.

Nous concluons, en conséquence, que l'oxyde blanc d'antimoine ne doit pas être employé dans la pneumonie primitive toutes les fois que l'on désire produire une action énergique ; mais que ce médicament peut être administré dans ces cas, si nombreux dans la pratique, où il faut varier les méthodes et gagner du temps.

Nous l'avons prescrit à des doses élevées, depuis 0,75 à 1 jusqu'à 2 ou 4 grammes, chez des enfants de deux à cinq ans ; et chez les plus âgés, depuis 4 jusqu'à 16 grammes.

On l'emploie à toutes les époques de la maladie, mais de préférence à celle de la résolution.

5° *Kermès.* — Souvent utile dans le traitement de la broncho-pneumonie, le kermès n'est qu'un médicament secondaire dans celui de la pneumonie lobaire ; mois actif que l'émétique, il est tout à la fois moins avantageux et moins dangereux que lui. Pendant son administration, on voit les symptômes généraux et locaux suivre le plus ordinairement leur marche naturelle, et s'accroître ou diminuer, suivant la période à laquelle est parvenue la phlegmasie.

Cependant, il est plusieurs de nos observations dans lesquelles nous ne pouvons nous refuser à admettre une certaine action produite par le kermès à dose un peu élevée. Nous avons, en effet, constaté alors la diminution du nombre des pulsations et des inspirations, soit après les premières prises, soit après plusieurs jours du traitement ; la guérison même est venue quelquefois à la suite de cette amélioration dans les symptômes fébriles.

Nous ne voyons aucune raison pour substituer le kermès au tartre stibié dans le traitement de la pneumonie primitive. Mais il n'en est plus de même dans la broncho-pneumonie lobaire ; il peut alors rendre de grands services, surtout quand l'élément bronchique domine.

Nous donnons le kermès à des doses très diverses, depuis 0,05 jusqu'à 0,80. Il est préférable de débuter par des quantités minimes pour arriver insensiblement à de plus considérables.

6° *Poudre de James (pulvis antimonialis).* — Ce médicament est précieux, il est d'un grand usage en Angleterre et à Genève. Il a sur les autres préparations antimoniales l'avantage de n'occasionner ni vomissement, ni diarrhée, et cependant d'abaisser le pouls et de provoquer des sueurs abondantes. Nous le recommandons d'une manière spéciale, comme succédané de l'émétique, dans les pneumonies primitives des très jeunes enfants, dans celles des enfants délicats, et surtout dans les formes secondaires. Nous nous sommes souvent bien trouvés de suspendre l'émétique pendant un ou deux jours, pour le remplacer par la poudre antimoniale. La poudre de James se donne à la dose de 0,2 à 0,6 dans les vingt-quatre heures. Nous l'avons souvent unie à la teinture d'aconit dans un julep gommeux.

7° *Vomitifs, purgatifs, expectorants.* — Les différentes médications que nous venons de passer en revue (émissions sanguines et antimoniaux) sont celles qui conviennent dans presque tous les cas de pneumonies primitives et dans la plupart des pneumonies secondaires ; ce sont celles aussi qui sont le plus généralement mises en usage en France. On a cependant proposé plusieurs autres méthodes dont nous devons dire quelques mots.

La plupart des praticiens de l'Allemagne traitent les pneumonies des enfants par les vomitifs ; mais dans la grande majorité des cas, ils font précéder leur emploi de celui des émissions sanguines. Ils administrent les vomitifs à plusieurs reprises, et pendant plusieurs jours de suite. C'est en général le tartre stibié qu'ils emploient, mais comme émétique et non comme contro-stimulant. Ils recommandent le vomitif non-seulement dans la première période, mais aussi à une époque plus avancée et dans les cas où l'inflammation, après s'être dissipée, tend à reparaître.

Lorsque l'hépatisation persiste après la disparition du mouvement fébrile, l'administration du calomel et de la digitale est souvent d'après eux suivie de succès. Il faut continuer l'emploi de ces médicaments aussi longtemps que l'hépatisation ne passe pas à la résolution. Si la guérison tarde à se prononcer, il faut avoir recours à la scille et au polygala.

Nous n'avons employé ces différentes méthodes que dans un trop petit nombre de cas pour avoir une opinion arrêtée sur leur efficacité. Nous devons dire cependant que la médication vomitive, combinée avec les émissions sanguines, peut être utile dans la pneumonie franche (1).

Nous ne saurions conseiller l'emploi du calomel dans les pneumonies secondaires. Quant aux primitives, nous n'avons aucun motif pour substituer à l'emploi d'une médication dont nous avons presque toujours observé les bons effets, un traitement beaucoup plus incertain. Nous devons dire cependant que, dans les cas où l'émétique ne serait pas toléré, ou pourrait peut-être le remplacer avec avantage par le calomel, administré à doses fractionnées et comme altérant. Le polygala sénéka, que nous n'avons du reste jamais administré qu'après l'emploi des antimoniaux ou concurremment avec eux dans des pneumonies secondaires, ne nous a paru exercer aucune influence sur la marche de la maladie.

8° *Médication tonique.* — La médication tonique ne doit dans aucun cas faire la base du traitement de la pneumonie primitive ; mais comme méthode adjuvante et dans des circonstances bien déterminées elle peut rendre des services importants. Voici les cas auxquels on doit réserver l'emploi de cette méthode : dans les pneumonies franches, chez les jeunes sujets, lorsque la maladie se résout incomplétement, que les malades maigrissent, que le mouvement fébrile n'est plus très intense, que l'état général commence à prédominer sur l'état local et que la faiblesse fait d'incessants progrès. Il faut alors négliger l'élément inflammatoire pour s'opposer au progrès de la débilité générale par un sage emploi des toniques. Une bonne nourriture, des préparations de fer ou de quinquina, une petite quantité de bon vin rendent alors beaucoup plus de services que l'emploi inconsidéré des médicaments altérants ou des émissions sanguines. On évitera ainsi ces

(1) Voyez un mémoire du docteur Legendre (*Clinique des maladies des enfants*).

supersécrétions de la membrane muqueuse intestinale, ces gangrènes de la bouche, ces hémorrhagies générales qui sont un résultat évident de la faiblesse.

Ce que nous venons de dire de la pneumonie franche est entièrement applicable aux pneumonies secondaires.

9° *Des exutoires.* —Jusqu'ici nous n'avons rien dit de la médication révulsive dans la pneumonie ; mais nous avouerons que nous en sommes peu partisans. Nous n'avons jamais vu l'application des vésicatoires, des emplâtres de poix de Bourgogne simples ou saupoudrés de tartre stibié, avoir la moindre influence sur un seul des symptômes de la pneumonie ; ils semblent, au contraire, augmenter la fièvre ; tandis que leur utilité dans la bronchite et la broncho-pneumonie est incontestable, Cependant, dans les cas où la fièvre est tombée, où l'état inflammatoire n'existe plus et où la phlegmasie locale tarde à se résoudre, nous avons appliqué avec avantage un large vésicatoire au niveau du point malade.

§ III. *Résumé.* — A. Un enfant fort et robuste est pris au milieu de la bonne santé d'une pneumonie intense.

Si le médecin est appelé pendant la période croissante de la maladie, il prescrira :

1° Une saignée immédiate de 1 à 3 palettes, suivant l'âge de l'enfant ; si l'âge ne permet pas la saignée générale, il ordonnera une application de 2 à 12 sangsues, ou mieux de ventouses scarifiées sur le côté malade.

2° Quelques heures après, il fera commencer une potion stibiée, suivant la formule indiquée ailleurs ; cette potion sera donnée par cuillerées toutes les deux heures, et ne sera suspendue que dans les cas où les évacuations seraient abondantes et persistantes.

3° Si, après l'emploi de ces moyens, c'est-à-dire après vingt-quatre heures environ du début de la médication, la fièvre persiste la même, et si le pouls conserve sa force, on renouvellera la saignée et la potion stibiée.

4° Dans le cas où la fièvre aurait baissé, on continuerait la potion stibiée, qui, à moins d'intolérance, sera renouvelée jusqu'à ce que la résolution se dessine. On aura soin de ne faire prendre qu'une seule potion dans les vingt-quatre heures.

5° Pendant tout cet intervalle, on prescrira des boissons tièdes émollientes, telles que l'eau de mauve, de violette, de capillaire, etc., édulcorées avec le sirop simple, le miel, ou le sirop des mêmes plantes. En même temps, on fera prendre des cuillerées d'un looch ou d'un julep, avec addition de thridace 0,20 à 0,50, et de sirop diacode à la dose de 4 à 12 grammes. Les cuillerées de cette potion calmante seront alternées avec celles de la potion stibiée. On peut aussi donner cette dernière exclusivement le jour, et réserver l'autre pour le soir et la nuit, de manière à laisser un peu de repos.

6° L'enfant sera maintenu à la diète absolue.

7° Il sera placé dans une chambre d'une température modérée, et sera couvert de manière à conserver la chaleur, sans exciter une transpiration surabondante.

B. Dans les mêmes circonstances, si la maladie est peu intense, ou bien si le médecin est appelé à l'époque de la résolution de la pneumonie, ou encore si l'enfant, quoique bien portant, n'est pas d'une constitution robuste, on prescrira :

1° Si la fièvre est encore notable, une petite saignée ou l'application d'un petit nombre de sangsues ; si la fièvre est légère, on s'abstiendra d'émissions sanguines.

2° Si la constitution de l'enfant s'oppose aux émissions sanguines, on donnera la potion stibiée de 0,1 à 0,3, suivant l'âge, et on ne la renouvellera pas, à moins de nécessité absolue.

3° Après l'emploi de l'un de ces deux moyens, ou d'emblée, s'il n'y a pas lieu de les mettre en usage, le médecin prescrira l'aconit et les poudres de James, et continuera ces remèdes jusqu'à la chute complète du mouvement fébrile et jusqu'à l'amélioration très notable des autres symptômes.

4° La partie hygiénique du traitement ci-dessus exposé ne subira pas de modifications ; toutes les fois que l'enfant demandera de lui-même de la nourritnre, on lui permettra : s'il est jeune, du lait en petite quantité ; s'il est plus âgé, un peu de bouillon coupé d'eau à moitié ; on augmentera peu à peu l'alimentation en surveillant soigneusement les voies digestives et en s'assurant qu'il n'existe ni dévoiement ni douleurs abdominales, auquel cas on suspendrait toute nourriture.

5° L'enfant pourra quitter le lit lorsque la fièvre aura complétement disparu depuis plusieurs jours; on lui permettra la promenade à l'air libre, seulement après la disparition complète des symptômes stéthoscopiques, et si le temps est favorable.

C. Un enfant bien portant est pris de pneumonie avec accidents cérébraux graves, convulsions, etc.

Dans les cas de ce genre, la médication doit avoir pour but :

1° D'attaquer la maladie première cause des accidents ;

2° D'atténuer ces accidents et de les faire disparaître s'ils sont assez graves pour inspirer de l'inquiétude. Souvent, en effet, les convulsions et autres symptômes nerveux cessent spontanément au bout de peu de temps, et la pneumonie persiste seule. Si les accidents nerveux sont graves, mais si en même temps la pneumonie est étendue, la fièvre violente et le pouls plein et fréquent, on prescrira :

1° L'application de ventouses ou de sangsues en petit nombre sur la poitrine, et la potion émétisée, administrée de la même manière que dans les cas précédents.

2° Dans l'intervalle de chaque prise, on fera prendre une cuillerée à café de sirop d'éther.

Si les accidents nerveux dominent, et si la pneumonie est peu étendue, on traitera l'enfant comme s'il avait simplement des convulsions, c'est-à-dire par la valériane, le musc, l'oxyde de zinc, la jusquiame, le calomel, etc. (Voy. CONVULSIONS.) Toutefois, on surveillera la pneumonie, afin de la traiter directement dans le cas où elle marcherait rapidement *conjointement* avec les accidents nerveux.

3° Après la disparition des symptômes cérébraux, on reprendra le traitement ordinaire de la pneumonie, eu ayant soin d'introduire dans la potion calmante une plus grande quantité d'eau de fleurs d'oranger et de donner de temps à autre quelques prises d'oxyde de zinc à la dose de 0,20 à 0,70.

D. La pneumonie est secondaire, mais à forme aiguë; l'enfant n'est pas détérioré.

Il faut encore ici faire deux distinctions :

1° La pneumonie est survenue au début de la maladie première, et les deux affections marchent simultanément. Dans ce cas, l'affection primitive fournira des contre-indications, soit de l'émétique, soit des émissions sanguines.

2° La pneumonie survient lors de la convalescence de la maladie première ; alors le médecin emploie le traitement indiqué sous le titre *B*.

E. Chez les plus petits enfants, on pourra préférer le traitement suivant :

1° Donner le matin, jusqu'à vomissement, une ou plusieurs cuillerées à bouche d'un mélange de sirop et de poudre d'ipécacuanha ;

2° Dans la journée, une potion avec l'eau de laitue, l'eau de fleurs d'oranger, le sirop de pavot blanc et le sirop de chicorée mélangés ;

3° Pour le reste, même traitement que pour la pneumonie primitive.

F. La maladie première a déterminé une détérioration assez profonde pour contre-indiquer les médications énergiques, et cependant la pneumonie est fébrile et à forme aiguë; ou bien encore l'enfant est primitivement peu robuste. On prescrira chez les plus âgés le traitement indiqué au titre *B*, n°⁰ 3 et 4. Si l'enfant est plus jeune, on préférera le traitement indiqué au titre *E*.

CHAPITRE IX.

PLEURÉSIE.

Dans l'enfance comme dans l'âge adulte, il existe plusieurs espèces de pleurésies ; nous ne traiterons dans ce chapitre que de l'inflammation de la plèvre, indépendante des tubercules pulmonaires ou pleuraux. Nous renvoyons à notre *troisième volume* pour tous les détails qui concernent la *pleurésie tuberculeuse*.

Article I. — Anatomie pathologique.

§ Ier. *Lésions de la membrane séreuse.* — La plèvre offre quelquefois une injection fine et délicate d'un rouge assez vif; 'd'autres fois, des taches ponctuées ecchymotiques, principalement dans les points qui sont recouverts par les fausses membranes. Dans des cas beaucoup plus nombreux, cette injection manque complétement, et la membrane lisse, polie, diaphane, n'offre aucune altération; ou bien encore, la rougeur n'existe pas dans la plèvre : mais le tissu sous-jacent offre de nombreuses arborisations. Les changements d'épaisseur et de consistance de la membrane séreuse sont fort rares. Nous avons vu une seule fois la plèvre, d'un rouge vif et continu, évidemment ramollie et recouverte d'une fausse membrane très mince ; tandis qu'au contraire, dans les points pâles, elle n'avait subi aucune altération de consistance. Une fois aussi elle était inégale et dépolie. Nous avons trouvé chez quelques sujets la plèvre blanche, opaque, lisse, manifestement épaissie, et nous avons pu nous assurer que cet épaississement était dû en entier à la plèvre elle-même. Du moins, une dissection attentive ne nous a pas permis de reconnaitre la juxta-position de plusieurs feuillets. Cette lésion appartient à la pleurésie chronique.

§ II. *Produits de sécrétion.* — Les produits liquides sécrétes par la plèvre varient de nature : tantôt c'est de la sérosité transparente dans laquelle nagent quelques flocons albumineux, et dont la quantité est très variable; tantôt le liquide est beaucoup plus épais, jaunâtre, purulent. Entre ces deux extrêmes, sérosité un peu trouble et véritable pus, on trouve tous les intermédiaires de couleur et de consistance. Nous regardons encore comme produit inflammatoire un liquide visqueux, filant et incolore qui rend la membrane poisseuse au toucher. Une seule fois, l'épanchement avait contracté une odeur fétide ; dans ce cas, la cavité pleurale communiquait avec l'air extérieur (1). D'ordinaire, le liquide occupe la partie la plus déclive de la plèvre et s'élève à une hauteur plus ou moins considérable. Dans plusieurs cas cependant, nous l'avons vu rassemblé dans des foyers limités, soit par des fausses membranes récentes, soit par des adhérences anciennes, soit enfin par un des lobes du poumon frappé d'inflammation.

Ainsi, nous avons vu au niveau de la partie postérieure et inférieure du poumon des plaques pseudo-membraneuses jaunâtres, disséminées par places assez larges, déprimées et circonscrivant des cavités assez vastes, dont la plus grande avait 4 centimètres de haut sur 6 de large. Ces cavités contenaient un liquide séro-purulent, avec flocons albu-

(1) Nous ne parlons pas ici de la gangrène du poumon et de la plèvre.

mineux abondants. D'autres fois, nous avons trouvé du pus jaunâtre
bien lié dans de petites loges situées à la partie antérieure du poumon.
Les parois de ces loges étaient formées par des adhérences celluleuses
vivement injectées, tandis que le reste de la plèvre contenait un liquide
beaucoup plus séreux. Dans d'autres cas, un foyer rempli d'un verre
de pus crémeux était limité supérieurement par une inflammation du
tiers moyen du poumon à sa partie externe et postérieure. Enfin, nous
avons vu au niveau de l'angle externe et postérieur du lobe moyen,
au point d'union des trois lobes du poumon droit, une cavité de la
grosseur d'un œuf de poule, close de toutes parts par des adhérences,
et contenant une à deux bonnes cuillerées de pus vert, homogène,
épais. Le poumon, du reste, était parfaitement sain. On trouve dans
la science quelques exemples d'épanchements interlobulaires profonds, simulant un abcès (1); mais nous n'en avons pas observé
nous-mêmes.

Fréquemment des fausses membranes récentes, plus ou moins
larges, tapissent les plèvres costale ou pulmonaire. Elles varient
considérablement dans leur largeur et dans leur épaisseur. Tantôt
elles sont très molles, déposées sous formes de petits points ; d'autres
fois, plus étendues, mais très minces, comme une feuille de papier ;
dans d'autres cas, plus épaisses, plus solides, d'une à trois lignes
d'épaisseur, elles peuvent se décomposer en plusieurs feuillets. Les
plus superficiels sont jaunes, élastiques, mous, et les plus profonds,
soit du côté des parois thoraciques, soit du côté du poumon, sont
rouges, plus résistants, et parcourus par de fines arborisations vasculaires. A leur surface libre, les fausses membranes, d'une dimension
un peu considérable, sont plus ou moins inégales, irrégulières, cha-
grinées, et quelquefois hérissées d'inégalités, circonscrivant des loges
dans lesquelles est contenu un liquide séro-purulent. Nous avons
vu aussi les plèvres costale et pulmonaire unies l'une à l'autre par
des brides molles.

A un degré plus avancé, les fausses membranes se transforment en
adhérences celluleuses, tantôt très lâches, tantôt beaucoup plus serrées, et unissant intimement le poumon aux parois costales. Nous ne
répéterons pas ici la description de Laënnec, qui a si bien indiqué le
passage de la fausse membrane aux adhérences ; nous nous contenterons de faire observer que, chez les enfants, elles sont en général
minces, transparentes, souvent sous forme de brides assez lâches,
tandis que les adhérences très intimes sont beaucoup plus rares. Une
seule fois, dans la pleurésie non tuberculeuse, nous avons vu des
fausses membranes demi-cartilagineuses. Dans un cas de pleurésie
chronique, avec perforation ancienne des muscles intercostaux, nous
avons trouvé la plèvre pulmonaire tapissée d'une fausse membrane

____

(1) Constant, *Gazette médicale*, 1834, p. 106.

assez dense, inégale, grisâtre, que l'on ne pouvait détacher en promenant le scalpel à la surface du poumon. Il était impossible, à la coupe, de distinguer le feuillet pleural entre la fausse membrane et le parenchyme pulmonaire. La plèvre contenait plus d'un verre d'un liquide noirâtre excessivement fétide.

Les adhérences arrivées à leur période d'état jouent le rôle d'une seconde séreuse ; elles en ont tous les caractères, la minceur, la diaphanéité ; et, comme la plèvre elle-même, elles sont susceptibles de s'enflammer. L'inflammation des adhérences celluleuses avait, du reste, été parfaitement indiquée par Laënnec. « Quelquefois même les lames » séreuses accidentelles s'enflamment (dit le célèbre auteur de l'aus- » cultation), et alors leur surface est recouverte de fausses membranes » tout à fait analogues à celles qui leur ont donné naissance, et leurs » intervalles sont remplis de sérosité ; mais ce cas est très rare (1). »

§ III. *État du poumon.* — L'état du poumon, en contact avec les différents produits de sécrétion dont nous venons de parler, doit attirer notre attention. L'examen des lésions de cet organe nous permettra d'établir si l'épanchement complique une hépatisation du poumon, et dans ces cas s'il est antérieur ou postérieur à l'inflammation pulmonaire. Dans les cas d'épanchement, le poumon présente l'un ou l'autre des états suivants :

1° Il est refoulé contre la colonne vertébrale, soit en totalité, soit partiellement ; son volume est beaucoup diminué, son tissu flasque, lisse à la coupe, impénétrable au doigt, en un mot carnifié. Dans les cas où l'épanchement est circonscrit, la carnification est superficielle.

2° D'autres fois, tout le lobe inférieur du poumon qui baigne dans le liquide pleural est gros, lourd, et en général peu refoulé contre la colonne vertébrale. A la coupe, son tissu est charnu, assez dur, plus difficilement pénétrable au doigt que dans l'hépatisation simple, ne donnant issue par la pression qu'à une petite quantité de sang.

On peut facilement se rendre compte de ces différents états. Ainsi dans le premier cas, lorsque le poumon est refoulé entre la colonne vertébrale et complétement carnifié, il est évident que la compression s'est exercée sur l'organe non hépatisé et perméable à l'air. Dans le second cas, au contraire, il est très probable que l'épanchement est postérieur ou concomitant à l'hépatisation. Le poumon enflammé est devenu plus solide et n'a pu être complétement affaissé par le liquide. De là est résultée cette altération du tissu qui participe à la fois des caractères de l'inflammation et de la carnification. D'ailleurs, en suivant pendant la vie la marche de la maladie et la succession des phénomènes stéthoscopiques, nous avons pu nous convaincre que l'hépatisation avait été antérieure à l'épanchement. Il nous a semblé que le tissu était plus résistant et plus refoulé, c'est-à-dire dans un état plus

---

(1) Laënnec, p. 415, édit. d'Andral, t. I.

Voisin de la carnification lorsque la pneumonie était lobulaire, effet qui s'explique assez aisément par la perméabilité des portions pulmonaires non hépatisées et facilement compressibles. Nous nous sommes demandé dans quel état serait le poumon, si son inflammation succédait à l'épanchement. Nos observations ne nous ont pas fourni de solution positive : seulement chez un malade dont la pleurésie semblait s'être développée antérieurement à la pneumonie qui occupait le lobe inférieur, nous avons trouvé le poumon dans l'état suivant :

Le lobe supérieur est flasque, aplati, n'a guère qu'un centimètre d'épaisseur : sa coupe est lisse ; il n'est pas friable, ne donne issue à aucun liquide, et se précipite en totalité au fond de l'eau. Les bronches sont lisses, sans injection, et ne contiennent pas de liquide.

Le lobe inférieur tout entier est lourd, dense ; sa moitié supérieure et postérieure est lisse, tuméfiée, d'un rouge vif; sa partie inférieure est déprimée ; cette surface est blanche, marbrée de sinuosités rouges ; une ligne jaunâtre parfaitement dessinée sépare la portion rouge et tuméfiée de celle qui lui est inférieure. A la coupe, le tissu est manifestement grenu partout; il est d'un rouge brun mêlé de gris à la partie moyenne, tandis qu'à la partie antérieure le rouge prédomine, et à la partie postérieure le tissu gris. Tout le lobe est extrêmement friable, et précipite en totalité au fond de l'eau. La pression fait découler de la section une quantité considérable de liquide sanieux, non aéré, rougeâtre, fétide. Les bronches de ce lobe sont lisses, à peine injectées, et ne contiennent pas de liquide.

La plèvre correspondante contient environ un litre de liquide.

Dans ce cas l'épanchement avait probablement commencé à exercer une compression sur le lobe inférieur du poumon ; l'inflammation avait ensuite envahi le parenchyme et occupé tout le lobe inférieur ; mais cette phlegmasie dont nous avons constaté les caractères anatomiques n'avait pas pu restituer à l'organe son volume primitif. La dépression du lobe inférieur avait persisté, tandis qu'au contraire la partie supérieure qui n'avait été comprimée que plus tard par le liquide paraissait tuméfiée et saillante.

Enfin, nous avons observé des cas dans lesquels le poumon, du côté où l'épanchement avait existé, était souple et crépitant, mais alors il ne restait plus dans le plèvre qu'une petite quantité de liquide, la plus grande partie ayant été résorbée.

Nous ne croyons pas nécessaire d'étudier d'une manière détaillée les lésions des autres organes, puisqu'elles sont presque toutes antérieures à la pleurésie, et que, même dans les cas où elles lui sont postérieures, il est fort difficile d'établir si elles sont dans la dépendance de cette inflammation ou de la maladie première dans le cours de laquelle elle est survenue. Nous allons, en terminant, donner quelques chiffres qui établissent les rapports de fréquence et de siége des différentes espèces de pleurésies. Nous aurons toujours soin d'indiquer les cas où nous réunirons toutes les espèces de pleurésies et ceux où nous étudierons seulement la pleurésie simple.

1° *Siége.* — La pleurésie, dégagée de toute complication pulmonaire, est beaucoup plus souvent unilatérale que double, et un peu plus souvent droite que gauche.

La pleurésie, qui complique la pneumonie, est aussi plus souvent unilatérale que double, mais elle est plus souvent gauche que droite.

En réunissant les pleurésies compliquées ou non d'inflammation pulmonaire, on les trouve plus souvent unilatérales que doubles et plus fréquentes à gauche qu'à droite.

Il en résulte que la pneumonie influe sur le siége de la pleurésie. Ce fait est si vrai qu'en réunissant aux malades qui ont succombé ceux atteints de pleurésies simples, primitives ou secondaires qui ont guéri, nous trouvons encore que la maladie est aussi fréquente à droite qu'à gauche. On serait peut-être tenté de voir dans cette assertion une contradiction apparente avec ce que nous avons dit ailleurs (voyez PNEUMONIE) de la plus grande fréquence de la pneumonie droite. Mais n'oublions pas que la pneumonie droite lobaire *primitive* seulement est plus fréquente que la pneumonie gauche. Or, les observations que nous résumons ici appartiennent presque toutes aux pleuro-pneumonies secondaires (1).

2° *Fréquence proportionnelle et siége comparé des différents produits inflammatoires.* — De tous les produits de l'inflammation, le plus fréquent est sans contredit la fausse membrane, qui est quelquefois la seule lésion phlegmasique (2), puis vient la sérosité trouble ; le pus est de tous le plus rare. La quantité de ces différents produits est en général peu considérable ; rarement nous avons vu l'épanchement de pus ou de sérosité trouble s'élever jusqu'à un litre. Cependant M. Heyfelder a rapporté des observations dans lesquelles on avait évacué par la ponction six chopines de pus, chez des enfants de six à sept ans, et nous avons nous-mêmes observé des fait analogues. Il est infiniment rare de rencontrer ces deux produits sans fausses membranes, cependant nous l'avons observé quelquefois. Comme nous l'avons dit précédemment, les liquides, sauf quelques cas exceptionnels, occupent

---

(1) Sur 85 enfants à l'autopsie desquels nous avons constaté, seules ou réunies, les altérations caractéristiques de la pleurésie (rougeur avec sérosité trouble, pus ou fausses membranes), nous avons compté : à droite seulement, 30 ; à gauche seulement, 38 ; dans les deux plèvres, 17.

Sur 21 enfants dont la pleurésie était simple, l'inflammation siégeait : à droite seulement, 11 ; à gauche seulement, 8 ; dans les deux plèvres, 2.

(2) Sur les 85 cas de pleurésie, nous avons observé des fausses membranes 79 fois.

dans la plèvre droite seulement. .	27
— gauche — ..	38
dans les deux plèvres..........	14

Sur les 79 cas où il y avait des fausses membranes, elles existaient seules ou avec de la rougeur 28 fois.

dans la plèvre droite...........	14
— gauche..........	13
dans les deux plèvres..........	1

la partie la plus déclive. Il en est de même pour les fausses membranes qui tapissent très rarement la paroi costale seule ou l'espace interlobulaire ; souvent elles sont pulmonaires, plus souvent encore pariéto ou plutôt costo-pulmonaires La fréquence des pleurésies pulmonaires et costo-pulmonaires trouve son explication toute naturelle dans la cause qui produit la pleurésie (pneumonie). Nous avons très fréquemment rencontré des adhérences cellulaires plus ou moins intimes : elles existent tantôt seules, tantôt avec d'autres produits inflammatoires. Leur siége par ordre de fréquence est la plèvre droite, les deux plèvres, la plèvre gauche. Ce résultat n'infirme nullement ce que nous avons dit tout à l'heure de la rareté des pleurésies doubles, puisque les adhérences que l'on constate dans les deux plèvres peuvent très bien être le résultat de pleurésies unilatérales développées à plusieurs semaines, plusieurs mois ou même plusieurs années de distance. On comprend à quels résultats erronés conduirait la réunion des adhérences aux produits phlegmasiques pour la détermination du siége de la pleurésie.

Dans la grande majorité des cas, les adhérences sont pariéto-pulmonaires, puis pulmonaires et interlobulaires seules. Elles siégent beaucoup plus souvent au niveau du lobe inférieur que du supérieur, et de la base que du sommet.

Art. II. — Symptômes physiques (1).

Les symptômes fournis per l'auscultation et la percussion méritent une attention toute spéciale, car dans un grand nombre de cas ce sont les seuls que l'on puisse constater. Il va sans dire que pour les apprécier convenablement il est indispensable de séparer les cas où la pleurésie est compliquée de ceux où elle est simple.

Ces symptômes se succèdent en général dans un ordre assez régulier que nous suivrons dans leur histoire.

1° *Bruit de frottement.* — La plupart des auteurs ont décrit le bruit de frottement comme spécial au début de l'inflammation ; mais nous devons reconnaître avec M. Baron qu'il est fort rare de le constater à cette époque de la maladie, tandis qu'assez souvent on l'observe pendant la résorption de l'épanchement. Nous n'attachons pas une grande

---

(1) Nous devons avertir le lecteur que pour l'appréciation des symptômes nous avons étudié seulement les pleurésies accompagnées d'épanchement ou de fausses membranes épaisses, celles en un mot qui sont diagnosticables ; nous laissons de côté toutes celles qui, à proprement parler, ne constituent pas une maladie (adhérences celluleuses, fausses membranes molles et peu étendues) ; si nous diminuons ainsi le nombre de nos observations, nous avons l'avantage de gagner en qualité ce que nous perdons en quantité. L'analyse suivante porte sur 60 faits recueillis à l'hôpital des Enfants, et sur un grand nombre d'autres observés en ville ou consignés dans les recueils de médecine. Il va sans dire que nous ne comprenons pas dans ce nombre les pleurésies latentes par défaut d'examen.

valeur à ce symptôme, parce qu'il survient à une époque où d'autres signes fournis par l'auscultation et la percussion indiquent d'une manière plus précise et plus certaine la marche et la disparition de l'épanchement. L'âge paraît influer sur la production du bruit de frottement. Nous ne l'avons jamais entendu chez les enfants âgés de moins de cinq ans.

2e *Respiration bronchique.* — On sera peut-être étonné que nous rangions la respiration bronchique parmi les symptômes du début; c'est cependant celui que nous avons constaté à l'époque la plus rapprochée de l'origine de la maladie, le premier, deuxième et troisième jour (nous verrons tout à l'heure qu'on peut aussi le percevoir à une époque plus éloignée) (1). Dans les premiers jours, nous avons le plus ordinairement constaté la respiration bronchique dans l'inspiration. Son timbre nous a presque toujours offert quelque chose de spécial ; il était métallique, superficiel ou profond, et alors on l'entendait seulement dans de très fortes inspirations. Cette respiration bronchique différait du véritable souffle de la pneumonie par son timbre, et surtout par sa marche et sa durée.

Dans la très grande majorité des cas nous l'avons entendue en arrière, presque toujours d'un seul côté. La hauteur à laquelle elle est perçue varie suivant l'époque de l'examen ; ainsi, à une période rapprochée du début, c'est dans presque toute la hauteur ; plus tard seulement, aux environs de l'angle inférieur de l'omoplate ou de l'espace interscapulaire.

Sa durée est très variable ; nous l'avons vue disparaître avec une grande rapidité au bout de un, deux ou trois jours ; d'autres fois elle persiste beaucoup plus longtemps, et alors on l'entend tantôt dans les deux temps, tantôt dans l'expiration, tantôt dans l'inspiration seulement, sans aucune régularité. Nous l'avons notée jusqu'au vingt-septième jour chez un garçon de trois ans dont la maladie se termina par la mort le vingt-huitième. Lorsque la pleurésie a eu une issue funeste, nous avons plusieurs fois entendu du souffle, comme dans le cas précédent, jusqu'au dernier jour. A l'autopsie, nous n'avons pas observé la plus légère trace de pneumonie. Il est donc incontestable pour nous que la respiration bronchique peut être le résultat de l'épanchement.

Dans les cas où la maladie se termine par la guérison, le plus ordinairement et à des époques variables, le souffle est remplacé par de la faiblesse du bruit respiratoire, plus rarement par du bruit de frottement, quelquefois par de la respiration pure.

Ajoutons enfin que la respiration bronchique a manqué chez quel-

---

(1) M. Monneret, dans un travail intéressant publié dans la *Gazette médicale* (1842, p. 849), a signalé la respiration bronchique comme un symptôme fréquent dans la pleurésie de l'adulte ; ses remarques ont été confirmées par MM. Natto et Damoiseau.

ques sujets ; mais alors l'examen de la poitrine n'avait pas, en général, été pratiqué au début. Dans presque tous les cas où nous avons
noté du souffle au début, la pleurésie a suivi une marche très aiguë,
et l'épanchement s'est probablement effectué avec une grande rapidité. Lorsqu'au contraire l'inflammation a marché dès l'origine avec
lenteur, et que l'épanchement a augmenté progressivement, la respiration bronchique a manqué pendant les premiers jours.

L'âge, dans la pleurésie simple, n'apporte pas de différence sensible
dans les symptômes précédents. Ainsi nous avons observé la respiration bronchique chez des enfants de deux, trois et quatre ans, aussi
bien que chez ceux de six, huit et quinze. Nous devons ajouter que
si nous l'avons rencontrée beaucoup plus fréquemment chez les enfants qui avaient dépassé l'âge de cinq ans que chez les autres, cela
tient à ce que la pleurésie simple est fort rare dans la première enfance.

On peut, ce nous semble, expliquer la fréquence de la respiration
bronchique par : 1° la capacité proportionnellement beaucoup plus
étroite du thorax chez l'enfant que chez l'adulte ; 2° la quantité des
mouvements inspiratoires; 3° le peu d'abondance de l'épanchement ;
4° le peu de densité du liquide.

Ces deux dernières conditions ne sont pas indispensables, car depuis
la publication de notre première édition nous avons recueilli quelques
faits qui tendent à prouver que, dans certaines pleurésies chroniques
avec épanchement plus ou moins considérable, probablement purulent,
on peut, pendant plusieurs jours, plusieurs semaines, plusieurs mois
même, percevoir une respiration bronchique, qui, par son intensité et
par son timbre, simule, à s'y méprendre, la respiration caverneuse, et
même cette variété de respiration amphorique que l'on perçoit dans
les grandes cavernes. L'illusion est quelquefois rendue plus complète
encore par l'apparition d'un gros râle humide qui ressemble à un véritable gargouillement(1). Il va sans dire qu'on ne peut, dans les cas auxquels nous faisons allusion, expliquer ces modifications du bruit respiratoire ni par l'union de la pleurésie et de la pneumonie (voyez p. 561),
ni par la communication de la cavité pleurale avec les bronches.

La première fois que nous constatâmes ce curieux phénomène, ce fut sur
une jeune fille de treize ans atteinte d'une pleurérie latente gauche compliquée
de bronchite, et soignée par l'un de nous (M. Rilliet). Nous crûmes à la formation d'une excavation dans le poumon, mais comme l'épanchement se dis-
sipa complétement, et que la respiration redevint parfaitement pure, nous

(1) M. Chomel avait déjà trouvé ce gargouillement chez l'adulte dans quelques
cas de pleurésie chronique. Il suppose qu'il peut se produire lorsqu'il existe une
cavité pulmonaire séparée de l'épanchement pleurétique par une pellicule mince.
Il croit que le gargouillement produit dans la cavité pulmonaire est transmis à
toute la périphérie de la poitrine par le liquide contenu dans la plèvre. (*Pathologie
générale*, p. 219.)

fûmes forcé de reconnaître que nous n'avions affaire qu'à un simple épanchement pleurétique. Deux ans plus tard cette même jeune fille eut une récidive;
l'épanchement fut plus considérable que la première fois, car il finit par occuper les trois quarts de la poitrine, et il ne fut entièrement dissipé qu'au bout
de cinq mois. Pendant plus de trois mois nous perçûmes dans toute l'étendue
de la région dorsale inférieure une respiration bronchique ayant véritablement
le timbre caverneux, et accompagnée d'un gargouillement gros, humide, identique avec celui que l'on entend au niveau des grandes cavernes des phthisiques. Averti par l'expérience, nous ne retombâmes pas dans la même erreur;
nous annonçâmes que nous n'avions affaire qu'à un épanchement pleurétique.
Nos prévisions furent justifiées par l'événement : l'épanchement disparut, l'enfant guérit. Redoutant pour cette jeune fille le climat sévère de Genève, nous
conseillâmes à ses parents de lui faire passer l'hiver suivant dans le Midi. Pour
éviter au praticien qui pourrait être appelé à lui donner des soins, si la maladie récidivait, la chance de porter un diagnostic fautif et partant un pronostic
erroné, nous eûmes soin, dans notre consultation écrite, de bien préciser la
nature des symptômes d'auscultation qui pourraient se développer, et d'indiquer leur signification. Ce que nous avions prévu arriva ; la maladie récidiva ;
un médecin fut appelé. Les symptômes stéthoscopiques lui parurent si graves,
que sans tenir compte de nos avertissements il n'hésita pas à penser que le
poumon était creusé d'une vaste excavation, et prononça que l'enfant était
perdue. L'illusion ne fut pas de longue durée, car au bout de trois semaines
cette jeune fille entrait en convalescence, et la respiration avait en grande
partie recouvré son timbre normal. Depuis cette époque, plusieurs années se
sont passées et la maladie n'a pas reparu.

Voici un second exemple de ces méprises d'auscultation qui n'est
pas moins instructif que le précédent :

L'un de nous, M. Rilliet, fut appelé en consultation pour voir un enfant de
huit ans atteint d'une pleurésie chronique. Ce jeune malade recevait des soins
d'un de nos confrères fort habile et fort expérimenté en auscultation, qui
nous raconta que l'épanchement, caractérisé par la matité et de la faiblesse de
la respiration dans la région dorsale droite, avait subi plusieurs oscillations,
soit en accroissement, soit en décroissance, lorsqu'au bout de trois semaines il
avait perçu à la partie moyenne et postérieure du poumon une respiration amphorique bien caractérisée qui, nous disait-il, persistait encore. Cependant
l'enfant n'avait point eu d'accès de suffocation, et n'avait ni vomi ni craché du
pus en abondance. Nous le répétons, ces renseignements nous étaient fournis
par un praticien rompu à toutes les difficultés da la stéthoscopie.

En nous approchant de l'enfant, nous remarquâmes d'abord qu'il produisait
en respirant un bruit laryngé très intense et très creux, n'ayant cependant
aucun rapport avec le *raucedo* du croup. En auscultant en arrière à droite,
nous entendîmes dans toute la région dorsale inférieure et dans l'aisselle un
bruit respiratoire qui, pour son timbre et son intensité, tenait le milieu entre
un souffle bronchique très intense, la respiration caverneuse et la respiration
amphorique, et paraissait se faire plutôt dans un grand tube que dans une
large cavité. Cette respiration pseudo-amphorique différait de la véritable par
l'absence de la vibration métallique si caractéristique ; il n'y avait non plus ni
tintement métallique, ni toux, ni voix amphorique ; celle-ci paraissait plutôt

caverneuse. La matité était absolue dans la région dorsale, et, au sommet, où le son aurait dû être très clair si l'on avait eu affaire à un pneumo-thorax, la percussion était seulement assez sonore et la respiration, au lieu d'être absente, s'entendait très bien. En avant, la percussion était mate à partir de la troisième côte jusqu'à la base ; la respiration était silencieuse, et par moments après la toux, elle prenait un timbre bronchique. Sous la clavicule, elle s'entendait bien et la percussion était assez sonore. L'ensemble de ces caractères, joint à l'absence des symptômes locaux et généraux d'un pneumo-thorax, nous fit annoncer que nous n'avions pas affaire dans ce cas à une perforation du poumon, mais à une de ces bizarreries de l'auscultation qui ne sont pas toujours faciles à expliquer. Nous annonçâmes que le bruit pseudo-bronchique ne tarderait pas à se dissiper si l'épanchement augmentait. Le fait arriva comme nous l'avions prévu ; dès le lendemain la respiration avait seulement le timbre bronchique, et peu de jours après, l'épanchement ayant encore augmenté, elle fut elle-même remplacée par l'obscurité du bruit respiratoire. La meilleure preuve de l'absence du pneumo-thorax fut fournie plus tard par l'apparition d'un abcès thoracique communiquant avec la plèvre, *mais sans emphysème sous-cutané*, et plus tard encore par la thoracentèse qui, pratiquée au bout de cinq semaines, ne donna pas issue à une seule bulle d'air.

Nous disions tout à l'heure que la cause de ces bizarreries d'auscultation était difficile à expliquer : nous sommes portés à croire que le retentissement intense du bruit laryngé était, dans le cas particulier que nous venons de rapporter, l'une des causes de la modification du bruit respiratoire, mais ce n'était pas la seule, et dans ce fait, comme dans le précédent et dans d'autres encore, il faut chercher une autre explication. En voyant les modifications que l'union de la pleurésie et de la pneumonie apporte à l'auscultation, nous sommes assez tentés de croire que, dans les cas où l'on perçoit dans la pleurésie chronique une respiration bronchique simulant le timbre caverneux, il coexiste avec l'épanchement une induration plus ou moins considérable du parenchyme pulmonaire. Dans ces cas, et suivant le point de la cage thoracique sur lequel appuie le poumon comprimé, on peut percevoir des effets acoustiques analogues à ceux que nous indiquerons à propos de la phthisie bronchique. L'exemple suivant nous a paru pouvoir être compris de cette manière :

Au mois de septembre 1848, l'un de nous, M. Barthez, fut appelé dans la clientèle du docteur de Saint-Laurent pour voir une jeune fille de quatorze ans, blonde, délicate, maigre, ayant quelque chose de l'*habitus* des phthisiques, et présentant à l'examen de la poitrine les symptômes suivants :

En arrière, à droite, matité dans les deux tiers inférieurs se prolongeant jusque dans l'aisselle. Tout à fait à la base, absence du bruit respiratoire remplacé, à mesure qu'on ausculte une région plus élevée, par une respiration bronchique de plus en plus intense qui, vers le milieu du bord spinal de l'omoplate, atteint les proportions d'un véritable souffle caverneux. En ce point, retentissement considérable de la voix, véritable pectoriloquie qui, en dehors, devient de l'égophonie simple et disparaît à mesure qu'on descend vers la base du thorax. En outre, au point où existe la respiration caverneuse et la pectori-

loquie, il arrive, en faisant tousser la malade, d'entendre par moment un véri·
table gargouillement.

Au sommet du poumon, en arrière, la sonorité est normale et la respiration
pure; en avant, au sommet et dans presque toute la hauteur, résonnance considérable à la percussion et respiration puérile.

Du côté gauche, le bruit respiratoire est normal et même puéril en avant.

Voici dans quelles circonstances la maladie s'est développée :

Cette jeune fille, née d'un père rhumatisant, avait été atteinte à l'âge de onze
ans, et pour la seconde fois, d'un rhumatisme articulaire compliqué de pleurésie gauche et de péricardite. La pleurésie, qui se révéla par ses symptômes
habituels, dura longtemps et se termina par résolution avec rétrécissement de
la cage thoracique, et légère incurvation de la colonne vertébrale. L'enfant resta
sujette à des rhumes fréquents avec expectoration abondante, malgré le retour
des forces et l'apparence d'une bonne santé.

Au mois de novembre 1847, elle fut prise de nouveau de quelques douleurs
articulaires suivies de frissons, de fièvre, de douleur dans le côté droit, de toux
quinteuse très fatigante, avec expectoration muqueuse et salivaire. Bientôt
l'auscultation démontra l'existence d'une pleurésie (matité dans la moitié inférieure droite de la poitrine, souffle bronchique, surtout à la partie moyenne,
silence de la respiration à la base, égophonie).

Ces symptômes persistèrent en augmentant jusqu'à prendre en peu de mois
les caractères signalés plus haut, qui existaient déjà depuis quelque temps lorsque
nous fûmes appelé à voir cette jeune fille, dix mois après le début de la maladie.

A cette époque, l'idée d'une phthisie pulmonaire existait, avec bien des
doutes, dans l'esprit du médecin ordinaire, et dans le fait, l'amaigrissement
graduel de la malade, son apparence extérieure, la toux, l'expectoration abondante, la respiration caverneuse, la pectoriloquie, le gargouillement, justifiaient
ces craintes.

Cependant, en constatant la cause rhumatismale, l'absence de sueurs, de
fièvre à accès quotidiens, de diarrhée, d'hémoptysie ; en établissant le siége
précis des lésions, et l'état parfaitement sain du sommet des poumons ; en considérant la marche de la maladie, et nous rappelant les modifications possibles
des symptômes stéthoscopiques de la pleurésie, et aussi les effets acoustiques
de l'application des corps denses contre la colonne vertébrale, nous rejetâmes
l'idée d'une phthisie pulmonaire.

La conclusion fut l'existence très probable d'une pleurésie chronique dont les
symptômes stéthoscopiques étaient modifiés par une circonstance accidentelle
et inconnue, peut-être par une perforation pleuro-pulmonaire ou par une dilatation des bronches avec induration du poumon, application de l'organe contre
la colonne vertébrale et propagation des sons par les côtes.

La suite de la maladie prouva la justesse de ce diagnostic.

Pendant longtemps l'auscultation donna le même résultat, puis les sym·
ptômes diminuèrent graduellement, et vers la fin de 1851 on entendait la respiration pure et sans râle partout, sauf entre le milieu du bord libre de l'omoplate et la colonne vertébrale, où l'on percevait une respiration un peu soufflante, mais n'ayant rien de commun avec le souffle caverneux. La guérison fut
définitive, et aujourd'hui cette jeune personne, qui s'est réglée dans l'intervalle, jouit d'une bonne santé (1).

____

(1) Dans le courant de cette année (1852) l'un de nous, M. Barthez, a pu constater

Puisque nous parlons des anomalies de l'auscultation dans la pleurésie chronique, il en est une autre sur laquelle nous devons appeler l'attention. Lorsque l'épanchement est très considérable, il peut arriver qu'il dépasse le médiastin antérieur et refoule le poumon du côté opposé. Dans ce cas on constate une matité considérable sous la clavicule, et, comme la trachée est comprimée et refoulée par l'épanchement, il en résulte une respiration trachéale intense, bruyante, entendue à distance. Si l'on applique l'oreille sur la clavicule du côté sain, on perçoit une respiration qui simule la respiration caverneuse; ce caractère, joint à la matité, peut faire croire à une caverne et exclure toute idée d'opération. Pour ne pas se laisser abuser, il faut bien étudier le siége de la matité; on voit alors qu'elle est verticale et non horizontale sous-claviculaire, ce qui aurait nécessairement lieu si elle était le résultat d'une induration du poumon. Du reste, les faits étant, dans ce genre, ce qu'il y a de plus instructif, nous copions textuellement dans nos notes les résultats fournis par l'examen de la poitrine d'un jeune enfant atteint d'un énorme épanchement du côté droit, tels que nous les avons inscrits avant de pratiquer l'opération de l'empyème (1).

L'épanchement occupe tout le côté droit, mais, chose curieuse, la matité dépasse la ligne médiane et s'étend à gauche dans la moitié interne de la région sous-claviculaire (le poumon gauche est probablement refoulé par l'épanchement). On entend en auscultant en ce point un bruit intense, comme caverneux, résultant du retentissement du bruit laryngo-trachéal, perçu à distance transmis à l'oreille, soit par le liquide, soit par le poumon condensé. Il faut bien de l'attention pour ne pas s'en laisser imposer et croire à une vaste excavation ou à une induration du sommet du poumon ; on arrive à la vérité en observant que la partie externe de la région sous-claviculaire gauche est bien sonore. Évidemment, si le poumon était induré ou excavé, il ne serait pas ainsi partagé en deux zones verticales, la matité serait horizontale et occuperait toute la région sous-claviculaire. Dans l'aisselle gauche, la percussion est bien sonore, le son est éclatant dans toute la partie postérieure de ce côté, surtout dans la région dorsale. La respiration est ultra-puérile, surtout en bas.

Après l'opération tous ces symptômes disparurent, mais l'épanchement s'étant reproduit, ils reparurent pour disparaître encore après une nouvelle évacuation du liquide.

3° *Egophonie.*—La respiration bronchique s'accompagne quelquefois d'égophonie. Ce symptôme se montre au début, dans les cas très aigus, à la partie postérieure de la poitrine, le plus ordinairement au bas de l'espace inter-scapulaire et dans la région dorsale inférieure. Une seule fois nous l'avons perçu dans toute l'étendue de cette région. Dans tous les cas, sauf un seul, l'égophonie coexistait avec de la respiration bronchique. (Dans le cas exceptionnel dont nous parlons, elle coïncidait avec une diminution du bruit respiratoire.) L'égophonie est

chez deux pleurétiques adultes des phénomènes analogues à ceux que nous venons de décrire. (Voy. *Comptes rendus de la Société des hôpitaux.*)
(1) Observation recueillie par M. Rilliet.

remarquable par sa brièveté; on l'entend un, deux, trois et quatre jours au plus. Quelquefois intermittente, elle disparaît pour reparaître au bout de quelque temps ; dans certains cas, on la perçoit le matin, et le soir elle n'existe plus. Chez quelques malades l'égophonie est remplacée par un retentissement diffus de la voix. Ce symptôme a entièrement manqué lorsque la quantité de liquide est très abondante.

L'âge n'apporte pas de grandes différences dans l'égophonie ; cependant elle est plus distincte chez les sujets plus âgés ; mais nous l'avons très bien constatée chez des enfants de deux, trois et quatre ans.

Nous n'avons jamais pu tirer partie de l'*autopsie* pour le diagnostic de la pleurésie. Il est à regretter que ce mode d'exploration ne soit pas plus utile, car il est souvent difficile d'obtenir des jeunes malades quelques paroles qui permettent de reconnaître l'altération de la voix.

4° *Faiblesse ou absence du bruit respiratoire.*—Ce symptôme marque rarement le début de la pleurésie aiguë ; il existe, au contraire, lorsque la maladie suit une marche subaiguë ou chronique, et que l'épanchement, s'effectuant peu à peu, comprime successivement le poumon de bas en haut ; ou bien, lorsque l'inflammation se développe chez des sujets très affaiblis, qu'il y a peu de réaction, et surtout que les mouvements inspiratoires sont peu nombreux et peu amples. La diminution du bruit respiratoire, constatée d'abord à la base, gagne ensuite les régions supérieures et antérieures, et finit souvent par occuper toute l'étendue du côté malade. Dans ce cas, le bruit respiratoire diminue progressivement jusqu'à ce que la respiration soit complétement silencieuse.

Dans d'autres cas plus nombreux où la maladie suit une marche aiguë, l'absence du bruit respiratoire survient à différentes époques de la maladie. Lorsqu'elle se montre à une période voisine du début, elle coexiste dans le même poumon, mais dans des points différents, avec la respiration bronchique. Ainsi on avait primitivement entendu le souffle dans toute la hauteur ou dans les trois quarts inférieurs du poumon, bientôt on ne le perçoit plus qu'au niveau de l'espace interscapulaire ou de l'angle inférieure de l'omoplate, et la respiration est faible ou nulle dans la région dorsale.

Si la maladie suit une marche très aiguë, l'obscurité de la respiration reste bornée à la région dorsale, et ne tarde pas à disparaître. Dans des cas de cette espèce nous l'avons vue se dissiper au bout d'un, deux, trois ou six jours.

Quand, au contraire, la maladie est primitivement chronique ou passe à l'état chronique après une période aiguë très courte, le silence du bruit respiratoire persiste à la partie postérieure de l'un des côtés de la poitrine pendant plusieurs mois, et même à une époque où les symptômes généraux ont disparu depuis longtemps, et où les malades peuvent être considérés comme entièrement guéris. Très probablement il dépend alors de la présence des fausses membranes.

Dans ce cas la percussion est seulement médiocrement sonore. Dans
d'autres, au contraire, l'absence du bruit respiratoire occupe toute
l'étendue d'un des côtés de la poitrine : elle est absolue et s'accompagne d'une matité complète et de symptômes généraux graves qui
indiquent l'existence d'un épanchement considérable (Heyfelder).

5° *Percussion.* — Lorsque la pleurésie ne consiste pas seulement
dans des adhérences ou des fausses membranes minces, ou dans quelques cuillerées de liquide, la percussion est d'une grande utilité pour
le diagnostic.

Si la pleurésie marche d'une manière très aiguë, la percussion est
presque toujours médiocrement sonore, et presque jamais *complétement mate*, les deuxième, troisième ou quatrième jours, pendant le
moment où l'on perçoit le souffle bronchique. Lorsque la maladie se
prolonge ou revêt d'emblée la forme chronique, la matité devient de
plus en plus considérable et suit dans ses oscillations et son intensité
l'accroissement ou la diminution de la faiblesse du bruit respiratoire.

Dans les cas qui se sont terminés par la guérison, nous l'avons vue
passer graduellement par plusieurs intermédiaires, soit en augmentation, soit en décroissance. Si la maladie est très aiguë, la matité disparaît quelquefois brusquement, et pour ainsi dire du jour au lendemain, en même temps que la respiration redevient parfaitement pure.

Nous répéterons au sujet de la percussion une remarque que nous
avons déjà faite ailleurs ; savoir, qu'il faut se pénétrer du son normal
de la poitrine chez les enfants, afin de ne pas s'exposer à regarder
comme naturel celui qui ne l'est pas en réalité. L'erreur est moins
facilement commise dans la pleurésie que dans la pneumonie, parce
que le plus ordinairement l'inflammation de la plèvre n'occupe qu'un
des côtés de la poitrine, tandis que celle du poumon est souvent
double.

Les changements de position chez l'enfant comme chez l'adulte, modifient les signes fournis par l'auscultation et la percussion ; mais dans
la pleurésie aiguë le plus souvent l'indocilité du petit malade s'oppose
à ce que l'on puisse convenablement constater ces modifications.

6° *Modifications des symptômes stéthoscopiques par l'union de la pleurésie et de la pneumonie.* — Après avoir décrit les altérations du bruit
respiratoire et les signes fournis par la percussion dans la pleurésie
simple, nous allons voir si ces symptômes n'offrent pas quelques différences lorsque l'inflammation de la plèvre complique celle du poumon. Nous appelons d'une manière spéciale l'attention du lecteur sur
ces faits qui sont peu connus et qui cependant ont une certaine
importance.

Ce que nous allons dire ici ne s'applique pas aux cas où la pneumonie ne consiste que dans quelques noyaux isolés, et la pleurésie dans
quelques fausses membranes ; mais nous entendons parler des pleurésies avec épanchement et des pneumonies lobulaires généralisées ou

lobaires assez étendues et se révélant à l'auscultation par leurs symptômes caractéristiques.

Lorsqu'un épanchement vient se surajouter à une pneumonie, il arrive quelquefois (mais c'est le cas le plus rare) qu'une absence presque complète du bruit respiratoire remplace la respiration bronchique. Le plus ordinairement, au contraire, *le souffle augmente considérablement d'intensité*, quelquefois même il prend un véritable timbre caverneux ; et si quelques mucosités bronchiques, agitées par la colonne d'air, donnent naissance à des bulles de râles, on croirait, à s'y méprendre, qu'il s'est formé une véritable excavation dans le poumon. En même temps la voix retentit avec tant de force qu'elle fait *littéralement* mal à l'oreille. Si l'on percute la poitrine, la matité est devenue complète, tandis que peu auparavant elle était relative. Nous poserons donc en principe que *lorsqu'un épanchement pleurétique survient chez un enfant atteint d'une hépatisation de la partie postérieure du poumon, tous les bruits anormaux qui étaient perçus au niveau du point malade sont considérablement exagérés, et la sonorité disparaît.*

Nous avons dit tout à l'heure que ce curieux phénomène ne survenait pas dans tous les cas. La condition nécessaire est que l'hépatisation soit assez étendue et assez profonde pour que le poumon ne puisse pas s'affaisser. Ainsi lorsqu'une absence complète de bruit respiratoire succède aux symptômes d'une pneumonie bien constatée, on peut en inférer que l'hépatisation était peu étendue et peu profonde ; tandis que, au contraire, si le souffle, le retentissement de la voix et la matité sont subitement exagérés, on doit conclure que la pneumonie, à laquelle vient se joindre l'épanchement pleurétique, occupe une grande étendue en profondeur et en surface.

7° *L'inspection de la poitrine, sa palpation, sa mensuration,* peuvent fournir des symptômes utiles, mais la difficulté avec laquelle les petits malades se prêtent à l'examen rend souvent impossibles ces moyens d'exploration. Lorsque nous avons examiné avec soin les parois thoraciques, nous avons vu les côtes maintenues par l'épanchement n'exécuter que des mouvements bornés du côté malade en même temps que les espaces intercostaux étaient écartés.

Quand on pratique la mensuration dans des cas où la pleurésie est très aiguë et à une courte durée, on n'observe pas de différence dans les deux côtés de la poitrine. Toutes les fois, au contraire, que la maladie a persisté pendant plusieurs semaines, qu'elle est accompagnée d'un épanchement abondant, on observe une dilatation du côté correspondant à celui de l'épanchement ; on trouve alors une différence de 1 à 2 centimètres du côté malade. Elle a été plus considérable chez les sujets âgés de plus de cinq ans que chez les plus jeunes, toutes choses égales d'ailleurs. L'épanchement ayant été résorbé, la dilatation est remplacée par un rétrécissement qui ne nous a jamais paru très considérable. M. Heyfelder, dans son mémoire sur la pleurésie chronique, a rapporté plusieurs observations d'enfants de six et sept ans chez lesquels il a constaté une déformation considérable de la poitrine, une courbure de la colonne vertébrale et du sternum, une déviation dans la position du cœur, dont les battements n'étaient plus perçus dans le lieu où on les constate d'ordinaire (1).

La distinction entre la pleurésie et la pneumonie est si difficile chez les jeunes enfants, qu'il faut tirer parti de tous les moyens d'investigation propres à différencier ces deux maladies : c'est sous ce rapport que l'application de la main sur la poitrine, soit pendant la respiration, soit pendant la phonation, peut être très utile. Les recherches de M. Monneret ont donné une assez grande valeur à ce mode d'exploration, en démontrant que, si le retentissement vibratoire de la voix était supprimé dans la pleurésie, il était, au contraire, notablement augmenté dans la pneumonie. Nous avons vérifié l'exactitude de la proposition de M. Monneret. L'application de la main pendant la respiration ne permet de percevoir aucune vibration des parois thoraciques. Ce symptôme était très marqué chez un enfant de trois ans, qui succomba an vingt-huitième jour de la maladie.

Il est très important d'examiner souvent et avec soin les parois de la poitrine dans la pleurésie chronique, afin de s'assurer s'il ne se développe point d'abcès, cette terminaison n'étant pas très rare chez les enfants. Dans ces cas on observe de l'œdème du côté malade, de la rougeur à la peau, et plus tard une fluctuation manifeste. L'un de nous, M. Rilliet, a observé un remarquable exemple de cette terminaison de la pleurésie sur un enfant de huit ans.

« Six semaines après le début de la maladie, on commença à s'apercevoir qu'indépendamment de la dilatation générale du côté droit envahi par l'épanchement, la région thoracique antérieure et latérale était plus bombée que les jours précédents ; au-dessous de l'aisselle, la peau avait pris une coloration rouge diffuse, en outre il y avait un œdème très évident. Pendant trois jours, ces symptômes allèrent en croissant ; le quatrième on observa, entre la première et la seconde côte, une légère saillie sans rougeur au niveau de laquelle on percevait une sensation de mollesse qui n'était ni celle de l'œdème, ni celle d'une véritable fluctuation. *Le sixième jour*, les symptômes étaient encore plus caractérisés, la rénitence plus marquée. La peau de la région mamelonienne était devenue luisante, rosée ; entre la sixième et la septième côte on sentait une fluctuation mal caractérisée. Le septième jour, la saillie de la peau, entre la deuxième et la troisième côte, avait encore augmenté ; la fluctuation était devenue distincte ; on sentait le liquide sous-jacent à la peau osciller d'un doigt à l'autre ; par une pression un peu continue, la tumeur s'effaçait pour

(1) Au moment où nous corrigeons cette épreuve, nous prenons connaissance d'un mémoire fort intéressant du docteur Riecke, de Berlin (*Journal für Kinderkrankheiten*, janvier et février 1852), sur l'influence de la pleurésie chronique sur la scoliose ; le temps et l'espace nous manquant pour analyser ce mémoire, nous renvoyons nos lecteurs à l'ouvrage original.

reparaître assez rapidement, dès qu'on supprimait la compression, qui du reste n'était pas douloureuse. Les jours suivants, l'ampliation générale du côté alla en augmentant ; la fluctuation et la rougeur étaient de plus en plus marquées. Le treizième jour on donna issue au pus, en incisant le point le plus rouge, le plus déclive et le plus saillant. »

C'est ordinairement au bout de six semaines à deux mois que les abcès thoraciques apparaissent.

Art. III. — Symptômes rationnels.

Les signes physiques que nous venons d'étudier ne sont pas les seuls que l'on observe dans la pleurésie, il est d'autres symptômes locaux qui sont d'une grande importance pour le diagnostic, mais qui ne se rencontrent pas indistinctement dans toutes les espèces de pleurésies.

1° *Douleur.* — Un des symptômes qui, chez l'adulte, marque le début de la pleurésie, *la douleur thoracique* est souvent inappréciable chez les jeunes enfants. Cependant, lorsque la maladie est très aiguë, on la constate quelquefois ; ainsi nous avons recueilli l'histoire d'un enfant de trois ans qui se plaignit spontanément d'une violente douleur dans le côté droit de la poitrine. Cinq jours plus tard on constata les signes d'un épanchement dans ce côté du thorax. Lorsque la pleurésie est très légère, lorsqu'elle survient chez des sujets affaiblis ou atteints d'une maladie aiguë adynamique, la douleur est souvent inappréciable. Dans presque tous les cas, au contraire, où l'inflammation est aiguë, la douleur existe dès le premier jour, c'est du moins le fait qui résulte de toutes nos observations. Deux fois seulement nous l'avons notée à une époque plus avancée : le deuxième et le huitième jour.

Lorsque les malades sont assez âgés pour rendre compte de la nature de la douleur, ils la comparent à des picotements, et ils indiquent clairement qu'elle augmente par la toux, la respiration, le décubitus et la percussion.

Chez les plus jeunes enfants la percussion est quelquefois le seul moyen de la reconnaître (1), L'âge établit une différence sensible, pour la fréquence de la douleur thoracique, entre les pleurésies aiguës primitives et les secondaires. Son siége est en rapport avec celui du côté malade. Presque toujours elle existe en avant, tantôt mal limitée dans toute l'étendue d'un des côtés de la poitrine, le plus souvent bornée aux fausses côtes et plus rarement au niveau du mamelon. Cette rareté de la douleur dans la région mamelonienne avait déjà été notée par M. Baron. Une seule fois, le deuxième jour de la maladie, un jeune garçon de dix ans accusa une douleur de la région lombaire ;

____

(1) M. Baron recommande avec raison de percuter d'abord le côté présumé sain.

trois jours plus tard elle s'était localisée au niveau des fausses côtes gauches. Quelle que soit la marche que suive la maladie, la douleur n'est pas, en général, de longue durée ; nous l'avons le plus souvent vue disparaître au bout de trois à six jours ; dans des cas exceptionnels elle a duré douze et quinze jours. Du reste sa vivacité avait déjà beaucoup diminué lorsqu'elle dépassait le sixième jour. Dans la pleurésie primitivement chronique, la douleur est peu vive au début (Heyfelder).

Il est possible que chez les plus jeunes sujets l'anxiété, l'agitation, les accès d'étouffement et même les convulsions que l'on observe quelquefois soient le mode de manifestation de la douleur.

2° La *toux* existe dans tous les cas de pleurésie primitive et presque toujours au début ; dans des cas exceptionnels, elle survient le deuxième et le troisième jour. Habituellement fréquente et sèche, elle conserve ce caractère, dans les cas très aigus, pendant quatre, cinq, six jours, puis elle diminue et disparaît rapidement du septième au onzième jour. Lorsque la durée de la maladie se prolonge, la toux persiste ; mais elle diminue beaucoup d'intensité, sa durée n'a alors rien de constant, elle dure un mois et plus. Nous avons dit tout à l'heure que la toux était fréquente et sèche au début, rarement elle nous a présenté d'autres caractères qui pussent la faire distinguer de la toux de la pneumonie. Quelquefois elle est courte, pénible, empêchée, ou bien elle a lieu par petites quintes ; dans ce dernier cas elle ne prend ce caractère que plusieurs jours après le début. Dans la pleurésie secondaire aiguë, nous n'avons pas observé que la toux présentât des caractères particuliers.

Elle est constante dans la pleurésie chronique et souvent fatigante.

3° L'*expectoration* ne nous a jamais rien offert de spécial dans la pleurésie aiguë.

Dans la pleurésie chronique, il arrive quelquefois que les enfants rejettent ou avalent des crachats qui ont une fétidité et une saveur détestables. Cette expectoration externe ou interne mérite une grande attention, car elle indique en général qu'il s'établit une communication entre la cavité pleurale et le poumon. C'est probablement dans les cas où la communication est étroite que le pus est rendu sous forme de crachats ; tandis que, si la perforation est plus large, les enfants rejettent du pus en abondance et avec efforts de vomissement. En même temps que cette expectoration se produit, la toux revêt des caractères spéciaux ; elle devient sèche, quinteuse, pénible, saccadée, incessante, s'accompagne d'une grande dyspnée, quelquefois même d'accès de suffocation.

4° *Respiration*. — Dans les pleurésies aiguës primitives, la respiration est habituellement accélérée au début en même temps que régulière, égale et large ; mais la dyspnée est loin d'être aussi considérable que dans la pneumonie.

Lorsque la pleurésie aiguë est secondaire et surtout à une pneumonie, l'oppression devient subitement extrême, la respiration s'élève de dix, quinze mouvements et plus au delà de ce qu'elle était avant l'invasion de la complication ; parfois même chez les plus jeunes sujets on observe au début de l'épanchement des accès d'étouffement. Nous avions déjà signalé ce symptôme dans notre monographie sur la pneumonie ; depuis il a été observé par M. Baron.

Dans les pleurésies chroniques, la respiration est habituellement peu accélérée et régulière.

Indépendamment du caractère que chaque forme de pleurésie imprime aux mouvements respiratoires, on doit dire en outre d'une manière générale que la dyspnée est d'autant plus considérable que les enfants sont moins âgés, que l'épanchement s'est effectué avec une plus grande rapidité et qu'il occupe une étendue plus considérable.

Dans la pleurésie simple primitive, la dyspnée est en général de courte durée ; elle disparaît du quatrième au sixième jour, et la respiration reste alors à peine plus accélérée que dans l'état normal.

5° *Fièvre.* — Dans la pleurésie primitive très aiguë, le frisson n'est pas fréquent ; le mouvement fébrile n'est presque jamais très intense et surtout sa durée est courte. Ainsi du premier au troisième jour le pouls atteint quelquefois le chiffre de 108 à 120 ; mais il ne tarde pas à diminuer rapidement, de façon que du quatrième au septième jour au plus, il ne bat que 96, 72 ou même 68. La chaleur n'est pas très vive, et si la coloration du visage est assez intense les premiers jours, elle ne tarde pas à disparaître. Ainsi nous avons vu la face pâle le troisième jour.

Dans la pleurésie secondaire aiguë, le mouvement fébrile est en général plus intense en raison des affections concomitantes, et cela aussi explique sa durée plus prolongée.

Lorsque la pleurésie tend à passer à l'état chronique, le mouvement fébrile disparaît quelquefois, mais il se reproduit plus tard et alors d'une manière très irrégulière, ou se montre par exacerbations le soir, et la fièvre devient hectique.

La pleurésie cachectique présente sous le rapport du mouvement fébrile les mêmes caractères que la pneumonie de même nature.

Avant d'aller plus loin faisons remarquer combien il est important pour le diagnostic de la pneumonie et de la pleurésie primitive de tenir compte de l'intensité du mouvement fébrile et de l'accélération de la respiration, puisque dans la seconde de ces deux maladies les symptômes de réaction sont toujours moins intenses et ont une durée plus courte que dans la première. Aussi, dans les cas où l'on voit la respiration rester très accélérée et la réaction fébrile être intense au delà du cinquième jour dans une maladie qui a débuté d'une manière très aiguë et comme une pleurésie, on peut être à peu près certain qu'il existe une complication et probablement une pneumonie.

6° *Facies et habitude extérieure.* — Dans la pleurésie primitive chez

les enfants âgés de plus de six ans, le facies n'exprime pas en général
la souffrance, il est naturel, indifférent ou abattu. Nous devons dire
cependant que chez deux enfants de huit ans le facies exprimait la
souffrance le troisième et le cinquième jour de la maladie ; mais cette
altération des traits du visage ne fut que momentanée.

. Nous n'avons noté de la dilatation des ailes du nez que dans les
premiers jours ; elle n'existait guère qu'à l'époque où la respiration
était accélérée.

. Lorsque la pleurésie survient dans le cours d'une maladie aiguë,
d'une pneumonie, par exemple, chez les jeunes enfants, le facies exprime l'agitation ou l'anxiété à l'époque où l'épanchement apparaît.

Lorsqu'à tout âge l'inflammation se développe chez les sujets profondément débilités, c'est à peine si l'on observe des changements
dans le facies.

Dans la pleurésie chronique, le visage est amaigri, les pommettes
sont saillantes, le nez effilé, et peu à peu le facies revêt l'aspect
hippocratique.

Dans presque tous les cas de pleurésie primitive, le décubitus est
dorsal ou indifférent ; dans le petit nombre de ceux où il est latéral,
on n'observe rien de constant relativement au côté du décubitus,
comparé à celui de l'inflammation. Ce que nous disons ici en parlant
des pleurésies primitives, est tout à fait applicable aux pleurésies
secondaires aiguës. Nous ajouterons toutefois que, dans ce dernier
cas et surtout lorsque la maladie survient dans le cours de la convalescence des fièvres éruptives, le décubitus est quelquefois élevé, à
cause de la gêne extrême de la respiration. Lorsqu'au contraire la
maladie survient chez des enfants peu avancés en âge et très affaiblis
par des maladies antérieures, le décubitus reste toujours indifférent.

D'après M. Heyfelder, la position accroupie sur le côté malade est,
dans la pleurésie chronique, un symptôme qui mérite l'attention du
médecin ; elle est d'autant plus prononcée que l'épanchement est plus
considérable. D'après notre expérience, ce symptôme n'est pas
constant ; et en outre il existe dans d'autres maladies chroniques des
voies respiratoires.

7° *Symptômes nerveux.* — Chez plus de la moitié des enfants âgés
de plus de six ans et atteints de pleurésie primitive, nous avons observé
de la céphalalgie du premier au troisième jour, à partir du début. Elle
était frontale, peu vive et de courte durée (de un à quatre jours.) Une
seule fois, chez un garçon de trois ans, nous avons vu, le jour du
début, du délire, de l'agitation et des soubresauts de tendons ; le
délire dura trois jours. Les mêmes symptômes ont eu lieu chez un
garçon de huit ans. Dans ces divers cas, la maladie suivit une marche
très aiguë. Dans la pleurésie secondaire des enfants âgés de plus de
six ans, nous n'avons pas observé de symptômes nerveux. Chez les
plus jeunes, nous avons vu, dans quelques cas, la maladie débuter

par de violentes convulsions. Ainsi, un garçon de trois ans fut pris, dans le cours d'une entérite chronique, d'une attaque convulsive intense. Nous avions constaté le matin la pureté du bruit respiratoire; le lendemain, l'épanchement était déjà formé, et l'on entendait du souffle bronchique dans toute l'étendue d'un des côtés de la poitrine. A l'autopsie, nous constatâmes l'existence d'une pleuro-pneumonie.

8° La *dépression des forces* n'existe guère qu'au début en même temps que la fièvre; dès que celle-ci a disparu, les enfants se lèvent. Nous en avons vu venir à pied à l'hôpital le quatrième jour de la maladie.

9° L'*amaigrissement* dans la pleurésie aiguë n'offre rien de particulier. Ce symptôme prend au contraire une grande importance dans la pleurésie chronique. Les enfants dans ce dernier cas tombent très rapidement dans le marasme. Au bout de six semaines de maladie, ils sont souvent réduits à un état squelettique. La rapidité et l'intensité de l'amaigrissement sont en rapport avec la diminution de l'appétit et surtout avec l'intensité de la fièvre hectique.

10° *Voies digestives.* — Dans la pleurésie aiguë primitive, l'*appétit* diminue et la *soif* augmente; mais ces deux symptômes ne sont jamais aussi prononcés que dans la pneumonie. La *langue* est presque toujours humide, quelquefois légèrement blanchâtre; l'*abdomen* est souple et indolent. Deux de nos malades se sont plaints de coliques ; plus de la moitié ont eu des *vomissemnts* bilieux spontanés le jour du début, le second ou le troisième jour. Dans d'autres cas, les vomissements sont survenus un peu plus tard et ont été provoqués par la médication. Les *selles*, au début, sont le plus souvent régulières. Cependant quelques malades, et en particulier les plus jeunes, ont eu du dévoiement, qui persista pendant plusieurs jours.

L'état des voies digestives, dans les pleurésies consécutives, est sous la dépendance des maladies qui ont précédé l'inflammation pleurale.

Dans la pleurésie chronique, au bout d'un certain temps l'appétit disparaît, les déjections deviennent difficiles; il y a des alternatives de diarrhée et de constipation. L'un de nous (M. Rilliet) a observé sur un de ses malades âgé de huit ans un symptôme signalé déjà par quelques auteurs, savoir: l'abaissement du foie. Un mois après le début on percevait une saillie manifeste de cet organe, surtout de son lobe gauche. La pression était douloureuse à l'épigastre; il y avait en outre une légère fluctuation et un dérangement complet des fonctions digestives. Tous ces symptômes disparurent rapidement après l'évacuation d'une portion de l'épanchement par une ouverture pratiquée à la paroi thoracique.

Art. IV. — Tableau de la maladie. — Formes. — Marche. — Durée.

En étudiant les symptômes, nous avons cherché, autant que possible, à faire la part d'influence des circonstances dans le cours desquelles survient la maladie ; nous suivrons la même marche dans l'étude des formes.

Entremêler, en effet, dans un cadre unique toutes les espèces de pleurésies, aiguës ou chroniques, primitives ou secondaires, inflammatoires ou tuberculeuses, légères ou graves ; ne pas établir les distinctions que réclament l'âge, la constitution et la force du malade, c'est s'exposer à présenter au praticien un tableau tout à la fois infidèle et confus, qui lui sera d'une inutilité complète au lit du malade.

La pleurésie se présente sous quatre formes différentes :

1° Pleurésie primitive (c'est le type du genre) ;

2° Pleurésie secondaire aiguë ;

3° Pleurésie secondaire cachectique ;

4° Pleurésie primitive ou secondaire chronique.

Première forme. — *Pleurésie primitive aiguë.* — Cette première variété de pleurésie est spéciale aux enfants âgés de plus de six ans ; ce n'est que par exception qu'on la rencontre au-dessous de cet âge. Elle débute par une douleur thoracique ordinairement très vive, de la toux, une gêne médiocre de la respiration, une accélération du pouls qui n'est pas très considérable, de la soif, de la perte d'appétit, souvent des vomissements bilieux, quelquefois de la céphalalgie, presque jamais du délire. L'auscultation pratiquée à une époque voisine du début fait le plus souvent entendre de l'inspiration bronchique sans râle ; la percussion est peu sonore. La toux, la douleur thoracique, la fièvre et la gêne de la respiration continuent pendant quelques jours ; puis les trois derniers symptômes disparaissent, et la toux persiste. Cependant, à cette époque, les forces sont bonnes, l'appétit reparaît, la soif est modérée, et l'auscultation, après avoir subi différentes phases que nous avons indiquées plus haut, ne révèle plus que de légères altérations du bruit respiratoire ; la respiration est encore faible, la percussion légèrement moins sonore. Ces derniers symptômes ne tardent pas à se dissiper, et le malade est entièrement guéri dans un espace de temps qui varie entre sept et dix-huit jours. Cependant, à cette époque, la faiblesse du bruit respiratoire et la diminution du son persistent quelquefois, alors même que les symptômes généraux ont entièrement disparu. Nous n'avons jamais vu la pleurésie aiguë primitive et double ; cependant Constant paraît en avoir observé un exemple.

Récidives. — Les récidives de pleurésie aiguë ne sont pas très rares. L'un de nous (M. Rilliet) en a observé plusieurs exemples dans sa pratique particulière. Il a vu la phlegmasie se reproduire jusqu'à trois fois, à trois années de distance, à la même époque de l'année, avec les mêmes caractères et la même durée. C'est seulement dans la seconde période de l'enfance, et plus spécialement sur des jeunes filles chlorotiques et lymphatiques, que nous avons observé des récidives.

Deuxième forme. — *Pleurésie secondaire aiguë.* — Cette espèce de pleurésie se développe dans le cours d'une maladie aiguë, tantôt d'une pneumonie, tantôt d'une autre affection. Ses symptômes de début sont variables. Dans des cas rares, elle s'annonce chez les plus jeunes enfants par de violentes convulsions, ou par des accès d'étouf-, fement. Chez les plus âgés, c'est la douleur thoracique qui marque le début. Cependant elle n'est pas constante; la toux, lorsqu'elle existait avant l'apparition de la douleur, n'est pas en général modifiée. L'accélération de la respiration et du pouls est quelquefois très intense. Les signes fournis par l'auscultation et la percussion, souvent identiques avec ceux de la pleurésie simple, subissent certaines modifications dont nous avons parlé à propos de l'union de la pleurésie et de la pneumonie. La maladie suit alors une marche très aiguë et se termine beaucoup plus promptement que dans les cas où la pleurésie est simple; dans les autres cas, sa durée varie suivant une infinité de circonstances qui seront mieux appréciées en étudiant la pleurésie comme complication des différentes maladies dans le cours desquelles elle se développe. Lorsque la pleurésie se termine par le retour à la santé, les symptômes disparaissent peu à peu; ils vont, au contraire, en augmentant, quand elle a une issue funeste. Le refroidissement des extrémités, la pâleur de la face, la petitesse du pouls; en un mot, tout le cortége des symptômes qui accompagnent la terminaison des maladies aiguës se manifeste, et l'enfant succombe.

Cette forme est, comme la précédente, susceptible de passer à l'état chronique.

Troisième forme. — Pleurésie cachectique. — Cette forme, plus spéciale aux jeunes enfants et souvent latente, accompagne presque toujours la pneumonie cachectique. Les symptômes de réaction sont peu caractérisés, la douleur est nulle. Lorsque l'épanchement s'est effectué progressivement, il n'y a pas de symptômes de suffocation; l'auscultation et la percussion seules peuvent fournir quelques lumières pour le diagnostic. La faiblesse du pouls, la pâleur de la face, un dévoiement abondant, accompagnent en général cette variété de pleurésie; ces différents symptômes dépendent des complications accessoires à la pleurésie et non de la pleurésie elle-même. Cette forme assez rare est tellement analogue dans sa manifestation extérieure à la pneumonie cachectique, que nous ne croyons pas nécessaire d'insister davantage sur elle. Nous nous bornerons à remarquer qu'elle est le plus souvent aiguë, fait qui n'a rien d'étonnant, puisque l'inflammation de la plèvre se joint à celle du poumon, et que la réunion des deux maladies entraîne rapidement la mort.

Quatrième forme. — Pleurésie chronique. — La pleurésie chronique n'est pas très rare chez les enfants (1). Elle peut être primitivement

---

(1) Nous en avions recueilli cinq observations à l'hôpital des Enfants. Depuis lors nous avons observé huit nouveaux cas dans notre pratique particulière, dont

chronique, mais il est beaucoup plus fréquent de la voir succéder à la
pleurésie aiguë ou subaiguë primitive ou secondaire (1). La facilité
avec laquelle s'établit la réaction fébrile, l'impressionnabilité nerveuse
des enfants, leur exquise sensibilité rendent facilement compte de la
rareté des pleurésies latentes dans l'enfance. Dans la pleurésie primitivement chronique, les symptômes fébriles manquent quelquefois
complétement ou sont mal dessinés, la douleur thoracique est vague,
peu intense ou nulle, la toux rare.

Dans la pleurésie chronique consécutive à la pleurésie aiguë, les
symptômes aigus diminuent ou disparaissent comme dans la pleurésie
aiguë; au bout de quelques jours, la douleur ne se fait plus sentir, la
dyspnée est peu marquée, la toux rare; mais la fièvre ne disparaît pas
complétement ; l'épanchement, qui n'occupait d'abord qu'une partie
de la région dorsale inférieure, augmente graduellement ; l'appétit
diminue, l'amaigrissement se prononce, l'enfant devient irritable,
capricieux ; l'épanchement augmente encore et finit par remplir toute
la capacité de la poitrine. Alors (à la fin du premier mois) l'appétit est
nul, les fonctions digestives sont dérangées, la fièvre va graduellement en augmentant, elle revêt le type hectique, le redoublement du
soir est très intense, la respiration est accélérée. L'enfant, qui, dans
le premier temps, était couché sur le dos ou indifféremment sur l'un
ou l'autre côté, se tient obstinément couché sur le côté malade qui est
œdématié. Au bout de six semaines ou deux mois la maladie a atteint
son apogée : l'amaigrissement a fait de grands progrès, il est comparable à celui des phthisiques au troisième degré ; le teint est pâle, les
traits sont tirés, les doigts effilés, l'appétit est complétement perdu, il
y a des alternatives de diarrhée et de constipation ; l'inspection de la
poitrine fait reconnaître une déformation considérable, les signes physiques indiquent un épanchement énorme. Alors si l'art ou la nature
n'interviennent pas, les symptômes persistent pendant un temps variable et l'enfant finit par succomber dans le dernier degré de marasme.
Si la nature doit faire les frais de la guérison, il peut arriver encore à
cette période (six semaines à deux mois, ou plus tard même) que
l'épanchement soit graduellement résorbé et que l'enfant guérisse.
Cette terminaison est rare dans le cas où la fièvre hectique et l'amaigrissement sont très prononcés ; elle est plus fréquente quand ces
symptômes manquent ou sont peu intenses.

Il peut arriver aussi, sans que l'état des malades se modifie, que
l'on voie apparaître graduellement une tuméfaction partielle du côté
malade, d'abord mal limitée et sans changement de couleur de la

sept à Genève et un à Paris. Nous avons consulté en outre un assez grand nombre
de faits consignés dans les recueils de médecine.

(1) Nos observations, celles de Heyfelder, Cruveilhier, Fleury, etc., en sont la
preuve.

peau , puis au bout de quelques jours mieux circonscrite , colorée, fluctuante. Ces tumeurs abandonnées à elles-mêmes s'ouvrent au bout de deux ou trois semaines , ou bien le médecin hâte l'évacuation du pus au moyen de l'instrument tranchant. Le pus s'écoule en abondance ; il est d'abord jaune, bien lié ; plus tard l'ouverture fournit une sérosité mêlée de flocons albumineux , puis de nouveau du pus dont l'odeur est nauséabonde. Après l'évacuation du liquide, l'exploration de la poitrine indique la pénétration de l'air dans la plèvre ; en même temps l'état général s'améliore assez rapidement, la gaieté reparaît, l'appétit se prononce de plus en plus, il devient même dévorant, les digestions se rétablissent ; mais la fièvre persiste pendant assez longtemps tout en diminuant d'intensité.

Quant à l'écoulement purulent, il continue, mais il est moins abondant. Après bien des oscillations, bien des alternatives d'amélioration et d'aggravation dans les symptômes physiques et dans l'état général, l'écoulement continuant toujours, l'enfant finit par guérir au bout de plusieurs mois, de plus d'une année même (1) , ou bien il succombe épuisé par la continuité et l'abondance de la suppuration. L'un de nous a vu mourir un enfant de huit ans six mois après l'opération de l'empyème, et au bout d'un an de maladie. Lorsque l'art intervient au bout de six semaines à deux mois, avant la formation de la tumeur fluctuante, *si l'épanchement est évacué en totalité*, les suites de la maladie sont bien plus courtes , puisque au bout de sept jours la fistule peut être cicatrisée (2). Une dernière terminaison de la pleurésie chronique, lorsque la nature vient en aide au malade, est l'évacuation du pus par les bronches (3). C'est aussi au bout d'un ou deux mois que s'établit la communication entre la cavité pleurale et le poumon. Au milieu de la pleurésie, qui suivait sa marche chronique sans modification apparente, les enfants sont saisis d'une toux courte, précipitée, pénible, avec augmentation de la dyspnée, et alors ils rejettent, par l'expectoration ou le vomissement, une matière purulente, fétide, mélangée ou non de sang. Cette expectoration purulente peut persister pendant plusieurs mois, mais le plus souvent elle est de courte durée, et l'enfant ne tarde pas à se rétablir. Après l'expectoration purulente, on observe , en général, les mêmes phénomènes locaux et généraux que nous avons signalés plus haut comme la conséquence de l'évacuation de liquide. Enfin on a observé dans l'enfance des cas où l'évacuation purulente avait lieu à la fois par la paroi thoracique et par le poumon. Telle est l'observation d'un garçon de douze ans qui , à la suite d'un effort, éprouva une vive douleur au niveau du mamelon droit ; il survint un abcès qui fut ouvert : cet abcès commu-

---

(1) Cruveilhier, *Dictionnaire de médecine et de chirurgie pratiques*, t. XIII, p. 312.
(2) Heyfelder, Obs. I.
(3) Rilliet, deux observations; Heyfelder, Obs. V.

niquait évidemment avec les bronches, car des injections faites dans sa cavité occasionnaient une toux insupportable. L'enfant guérit.

Art. V. — Diagnostic.

Quelles sont les maladies que l'on peut confondre avec la pleurésie? Pour répondre à cette question, nous devons, comme nous l'avons fait dans le tableau de la maladie, rapprocher les uns des autres des faits comparables, et chercher à établir les différences qui existent entre la pleurésie et les maladies qui, pendant la vie, peuvent en imposer pour cette inflammation.

En nous guidant d'après ces principes, nous voyons qu'on peut confondre :

1° La pleurésie primitive aiguë avec la pneumonie lobaire ;
2° La pleurésie simple aiguë secondaire avec la pleuro-pneumonie ;
3° La pleurésie secondaire avec l'hydro-thorax ;
4° La pleurésie aiguë avec la péricardite ;
5° La pleurésie chronique simple avec la pleurésie tuberculeuse ;
6° La pleurésie chronique avec la phthisie pleurale.

Les maladies que nous venons d'énumérer sont les seules qui offrent, dans leur marche et dans leurs principaux symptômes, une certaine analogie avec la pleurésie. Nous aurions pu étendre beaucoup ces considérations en comparant la pleurésie à toutes les maladies qui peuvent s'accompagner de dyspnée ou de suffocation. Nous aurions ainsi parcouru presque tout le cadre nosologique, car il n'est pas une des maladies aiguës de l'enfance qui ne puisse s'accompagner à son début d'une oppression intense. Ainsi les différentes variétés de laryngites, la bronchite, les fièvres éruptives, la fièvre typhoïde, etc., auraient été tour à tour passées en revue, mais fort inutilement pour le lecteur. Du reste, nous nous bornerons ici à présenter le diagnostic de la pleurésie et de la pneumonie, renvoyant aux chapitres HYDRO-THORAX, PÉRICARDITE, PLEURÉSIE TUBERCULEUSE, PHTHISIE PLEURALE, le complément de ce que nous avons à dire.

Nous devons l'avouer, il est quelquefois difficile de distinguer une pleurésie aiguë franche d'une pneumonie de même forme; les conditions d'âge, de début, et les principaux symptômes, offrent entre eux une grande analogie, comme on pourra le voir dans le tableau synoptique suivant :

Pleurésie aiguë franche.	*Pneumonie lobaire franche.*
Fréquente depuis l'âge de six ans.	Fréquente depuis l'âge de six ans.
Très rare au-dessous de cet âge.	Beaucoup moins rare au-dessous de cet âge.
Début par de la toux sèche, une douleur thoracique assez vive, de la respiration bronchique métallique dans l'inspi-	Début par de la toux, une douleur thoracique peu vive et du râle crépitant ou sous-crépitant, et plus tard de la

ration, soit le jour du début, soit plus tard ; plus rarement par de l'obscurité du bruit respiratoire.	respiration bronchique dans l'expiration avec bronchophonie.
Modification des symptômes par le changement de position. Pas de vibration de la paroi thoracique pendant la phonation.	Pas de modification dans les mêmes circonstances. Vibration très marquée de la paroi thoracique pendant la phonation.
Mouvement fébrile et accélération de la respiration en général médiocre. Diminution rapide du quatrième au septième jour.	Mouvement fébrile intense, accélération considérable de la respiration. Diminution moindre et moins rapide du sixième au neuvième jour.
Expectoration nulle ou insignifiante.	Expectoration muqueuse, quelquefois sanglante, très rarement rouillée.
Marche irrégulière de la maladie, disparition très rapide dans certains cas, durée prolongée en d'autres. Le souffle est remplacé ou masqué par de la faiblesse du bruit respiratoire.	Marche régulière de la maladie, progression d'ordinaire croissante, puis diminution à partir du sixième au neuvième jour. La respiration bronchique se dissémine et s'accompagne de râle sous-crépitant.
Possibilité du passage de la maladie à l'état chronique.	La maladie reste toujours aiguë.

Lorsque la pneumonie est secondaire, le diagnostic est plus facile ; elle est le plus ordinairement disséminée ou généralisée, et l'abondance des râles humides, la dissémination du souffle, le peu d'intensité de la matité établissent une différence bien tranchée entre la pneumonie et la pleurésie. Il n'en est pas cependant toujours ainsi ; à ce propos nous rappellerons ici l'observation que nous avons déjà citée dans notre chapitre PNEUMONIE, et dans laquelle il s'agit d'un enfant dont la maladie débuta sous nos yeux, et ne se révéla que par une absence complète de bruit respiratoire avec matité très prononcée.

Le peu d'intensité de la toux et l'absence du point de côté dans les deux maladies ne peuvent pas mettre sur la voie du diagnostic. Le changement de position et la mensuration pourraient seuls dans ce cas lever tous les doutes.

Nous avons énuméré plus haut quels étaient les symptômes qui indiquaient qu'une pleurésie venait compliquer une pneumonie ; nous les résumerons rapidement ici. Lorsque chez les jeunes enfants on voit subitement survenir, dans le cours d'une pneumonie, des accès d'étouffement très caractérisés, on doit craindre le développement d'une pleurésie. Cette crainte sera presque transformée en certitude si (à tous les âges) une douleur thoracique vive se déclare, si une matité absolue vient rapidement remplacer la matité relative qui existait auparavant, si en même temps la respiration est complétement nulle dans le côté malade. Le diagnostic ne sera pas moins positif si, à l'époque où la matité est devenue absolue, la respiration bronchique a doublé d'intensité, et si le retentissement de la voix est devenu analogue à de la pectoriloquie.

Art. VI. — Complications.

Les complications de la pleurésie nous arrêteront peu. Dans les cas où la maladie est primitive et simple, nous n'avons pas observé de complications qui pussent être considérées comme le résultat de la phlegmasie. L'inflammation de la plèvre survenant dans la grande majorité des cas chez des enfants robustes et qui ont dépassé l'âge de dix ans, suivant en outre une marche rapide, et ne s'accompagnant pas d'une réaction intense, on conçoit qu'elle doit parcourir ses périodes sans qu'une lésion intercurrente ait le temps de se développer. Ces idées *à priori* sont confirmées par les résultats de l'expérience. On comprend cependant sans peine que dans les cas où la maladie se prolonge, si l'enfant est placé dans des conditions capables de favoriser le développement des maladies secondaires, il n'y échappera pas. Ainsi la pleurésie ne le préservera pas d'une rougeole, d'une variole, d'une scarlatine, d'une diphthérite, etc.; mais ce seront là de simples coïncidences, et il n'y aura aucun rapport de cause à effet.

Ce que nous venons de dire ici s'applique aussi aux pleurésies secondaires. Il est cependant une complication qui peut être regardée comme étant dans la dépendance de la pleurésie; nous voulons parler des convulsions et de quelques accidents cérébraux irréguliers que l'on observe quelquefois au début des pleurésies secondaires. Rappelons, en terminant, une remarque déjà faite, savoir, que dans les maladies secondaires, lorsque plusieurs lésions se succèdent, il est souvent très difficile de décider si une complication appartient à la maladie primitive ou à celle qui est développée immédiatement après elle. Ainsi nous avons vu une méningite survenir dans le cours d'une pleurésie; mais cette pleurésie elle-même s'était développée dans le cours de la maladie de Bright. La phlegmasie cérébrale était-elle une complication de l'inflammation de la plèvre ou de celle des reins ?

Art. VII. — Pronostic.

Le pronostic de la pleurésie offre de grandes différences suivant l'âge des jeunes malades et surtout suivant les conditions qui ont donné naissance à l'inflammation.

La pleurésie primitive simple chez les enfants âgés de plus de six ans est une maladie en général bénigne, et l'on peut être presque certain de la voir se terminer par le retour à la santé dans les cas où elle suit une marche très aiguë (1).

____

(1) Vingt et un malades atteints de pleurésie primitive aiguë à l'hôpital ont guéri, et nous n'en avons point perdu en ville.

Les pleuro-pneumonies primitives sont plus graves que les pleuré-sies et que les pneumonies primitives simples (1).

Lorsque la pleurésie idiopathique survient chez de jeunes enfants, elle est probablement plus grave. Les observations de cette espèce sont tellement rares qu'il nous est bien difficile d'établir à cet égard des règles générales (2).

Le pronostic est bien plus difficile à établir quand il s'agit des pleurésies secondaires aiguës. Nous pouvons dire, cependant, 1° que la pleurésie secondaire simple est en général moins grave que la pneumonie secondaire ; toutefois le pronostic est modifié par la nature et la marche de la maladie primitive (scarlatine, par exemple); 2° que la pleuro-pneumonie secondaire aiguë est une maladie fort grave (3).

A tous les âges, lorsque la pleurésie est cachectique, elle entraîne presque constamment la mort. Compliquant d'ordinaire une pneumonie de même forme , elle est plus grave encore que la pneumonie cachectique simple.

La pleurésie chronique qui offre un si haut degré de gravité chez l'adulte est certainement bien moins dangereuse chez l'enfant (4). Les circonstances les plus importantes pour asseoir le pronostic sont : l'intensité de la fièvre hectique, l'amaigrissement, le dérangement des voies digestives, l'abondance et la nature de l'épanchement.

Dans tout ce que nous avons dit jusqu'ici nous avons parlé des pleurésies accompagnées d'épanchement et qui se révèlent pendant la vie par des symptômes positifs. Est-il nécessaire d'ajouter qu'une douleur thoracique accompagnée d'une petite exsudation albumi-neuse qui deviendra plus tard une adhérence celluleuse, est une ma-ladie peu grave? Non seulement elle se termine par le retour à la santé , mais nous n'avons jamais observé qu'elle ait exercé une in-fluence fâcheuse sur les fonctions des organes respiratoires. Nous n'avons rien à ajouter sur le sexe et les saisons, qui ne nous pa-raissent exercer aucune influence appréciable sur le pronostic de la pleurésie.

(1) Sur cinq malades observés à l'hôpital, deux sont morts.

(2) A l'hôpital, sur deux malades, l'un a guéri, l'autre a succombé au bout de vingt-huit jours de maladie. En ville, trois enfants âgés de dix-huit mois à trois ans ont guéri.

(3) A l'hôpital, sur dix malades huit sont morts.

(4) Un grand nombre d'observations de guérison ont été publiées par Heyfelder, Cruveilhier, Ch. Gérard, etc. A l'hôpital nous avons recueilli sur cinq malades trois cas de guérison par résorption, et depuis lors, en ville, sur huit pleurésies chroniques, sept fois la maladie s'est terminée par le retour à la santé : quatre fois par résorption, deux fois par l'évacuation du pus par les bronches, une fois par l'ouverture de la paroi thoracique. Un enfant a succombé six mois après l'opéra-tion de l'empyème.

Art. VIII. — Causes.

État de santé antérieur. — La pleurésie peut être primitive ou secondaire ; mais l'état de santé antérieur est loin d'exercer sur son développement une influence aussi évidente que sur celui de la pneumonie ; et s'il est vrai de dire que les pleurésies secondaires sont plus fréquentes que les primitives, nous devons reconnaître cependant que la différence n'est pas très considérable. Les faits que nous avons recueillis ne sont pas assez nombreux pour que nous puissions en tirer des conclusions générales sur la fréquence comparative des différentes formes. Cependant la pleurésie aiguë, simple, primitive, est celle qui nous semble la plus fréquente à l'hôpital et en ville (1).

Age. — La pleurésie simple aiguë ou chronique existe à tous les âges, mais elle est en général beaucoup plus fréquente chez les enfants qui ont dépassé cinq ans. L'influence de l'âge est encore bien plus tranchée quand on compare les pleurésies primitives aiguës ou chroniques aux secondaires aiguës ou cachectiques.

Au contraire, si la pleurésie complique la pneumonie, et que ces deux maladies soient primitives, elles sont plus fréquentes au-dessus de six ans ; sont-elles secondaires aiguës ou cachectiques, le rapport devient inverse (2).

---

(1) A l'hôpital, en ne tenant compte que des pleurésies reconnues pendant la vie, nous voyons que, sur soixante cas, vingt-cinq fois la phlegmasie était primitive, trente-cinq fois secondaire. Ces soixante cas se décomposent de la manière suivante :

Pleurésies aiguës simples primitives	21	Pleurésies simples secondaires aiguës		12
Pleurésies avec pneumonie primitive	5	Pleurésies secondaires aiguës avec pneumonie		10
Pleurésies chroniq. { primitives	4	Pleurésies cachectiq. { avec pneum		5
{ secondaires	1	{ sans pneum		2

(2)   *Pleurésies sans pneumonie.*

Primitives aiguës ou chroniques. } 26	{ de 1 à 5 ans		3
	{ de 6 à 15 ans		23
Secondaires aiguës ou cachectiques. } 14	{ de 1 à 5 ans		5
	{ de 6 à 10 ans		9

Pleurésies compliquées de pneumonie.

Primitives aiguës 5	{ de 1 à 5 ans		0
	{ de 6 à 15 ans		5
Secondaires aiguës ou cachectiques. } 15	{ de 1 à 5 ans		11
	{ de 6 à 15 ans		4

Sur 18 cas de pleurésie chronique recueillis à l'hôpital et en ville ou empruntés à différents auteurs, nous n'en comptons qu'un au-dessous de cinq ans.

Si, faisant abstraction des formes symptomatiques, nous nous bornons à consulter l'anatomie pathologique, nous arriverons à un résultat différent. Ce fait s'explique d'une manière toute naturelle par l'influence de la pneumonie sur le développement de ces pleurésies partielles qui, n'étant pas diagnosticables, ne sont pas entrées en ligne de compte dans les analyses précédentes (1).

Sexe. — Il est incontestable que les garçons sont beaucoup plus sujets à la pleurésie que les filles ; mais, comme nous l'avons vu en parlant de la pneumonie, la prédisposition est d'autant plus évidente que la maladie est primitive (2).

L'influence du sexe masculin reparaît dans la pleurésie chronique; ainsi presque toutes les observations que nous avons recueillies (3) à l'hôpital ou en ville, et la plupart de celles que nous avons consultées appartiennent à des garçons.

Constitution. — L'étude de la constitution comptète l'analogie des causes prédisposantes des différentes formes de pleurésies avec les formes correspondantes de pneumonie. Ainsi, les enfants bruns ou blonds forts sont principalement exposés à la pleurésies primitive ou secondaire aiguë, tandis que les pleurésies chroniques ou cachectiques surviennent le plus souvent chez des enfants bruns ou blonds dont la constitution est peu forte.

Maladies antérieures. — La pneumonie exerce une influence évidente sur la production de la pleurésie. Mais souvent l'inflammation de la plèvre ne consiste que dans quelques fausses membranes ou dans un épanchement de liquide peu abondant, et ne constitue pas une maladie sérieuse. Cependant, dans d'autres cas, il n'en est pas ainsi, et la pleurésie est aussi grave que la pneumonie qu'elle complique. Nous

(1) Pleurésies sans pneumonie.   21 { de 1 à 5 ans .... 8 / de 6 à 15 ans................ 13

Pleurésies avec pneumonie.. 61 { de 1 à 5 ans.............. 44 / de 6 à 15 ans.............. 17

Dans 3 cas qui, réunis aux chiffres précédents, complètent nos 85 autopsies, la pleurésie était double, la pneumonie n'existant que d'un seul côté, et ces trois enfants étaient âgés de 1 à 5 ans.

Adhérences celluleuses sans autres   { de 1 à 5 ans.................. 55
lésions de la plèvre .... 93 { de 6 à 15 ans................ 38

(2) A l'hôpital, sur 21 enfants atteints de pleurésie simple, nous comptons 20 garçons et une fille; tandis que sur 12 cas de pleurésie secondaire simple, il y avait 6 garçons et 6 filles.

		Nombre des cas.	Garçons.	Filles.
(3)	A l'hôpital.	5	5	0
	En ville.	7	6	1
	Dans les auteurs.	7	6	1
		19	17	2

avons déjà détaillé toutes les circonstances dans lesquelles cette complication a lieu. Une foule de maladies qui sont considérées comme causes prédisposantes de la pleurésie n'ont par elles-mêmes aucune influence directe sur elle ; mais, comme elles donnent fréquemment naissance à la pneumonie, on trouve dans cette inflammation la cause réelle du développement de la phlegmasie pleurale ; ainsi, rien de plus rare que de voir la rougeole se compliquer de pleurésie simple, etc.

Le rhumatisme, la scarlatine, la maladie de Bright, sont les maladies dans le cours desquelles la pleurésie survient le plus ordinairement. N'oublions pas cependant qu'il ne faut pas confondre avec cette phlegmasie les hydro-thorax aigus qui sont aussi une complication assez fréquente des maladies que nous venons d'énumérer.

Saisons. — Nous répéterons, au sujet des saisons, ce que nous avons déjà dit en parlant de la pneumonie, savoir, que nos chiffres sont trop peu nombreux et nos observations recueillies dans des conditions trop différentes pour que nous puissions en tirer des conclusious positives. Nous dirons cependant que le mois d'avril est celui qui évidemment a présenté le plus grand nombre de pleurésies simples primitives. Il nous est impossible de combler cette lacune en faisant un emprunt aux auteurs qui nous ont précédés, car ils n'ont pas posé d'une manière convenable les termes de la question. M, Baron, par exemple, en dressant un tableau dont la conclusion est que la pleurésie est plus fréquente en hiver, a négligé d'établir plusieurs préliminaires indispensables à la solution de la question. Ainsi, 1° il n'a pas séparé les pleurésies idiopathiques des consécutives ; par conséquent, il n'a pas pu décider si, primitive ou secondaire, l'inflammation du poumon accompagnait celle de la plèvre. 2° Il a omis d'étudier à part les inflammations simples ou tuberculeuses. 3° Il a oublié d'indiquer si les observations qu'il a analysées avaient été recueillies dans le même service pendant toute l'année, ou bien, au contraire, plus particulièrement dans certaines saisons, ce qui expliquerait tout naturellement la plus grande fréquence de la maladie à différentes époques de l'année. Il n'est pas nécessaire d'insister pour faire comprendre que la solution du problème est impossible, quand on laisse de côté des distinctions aussi nécessaires.

Les causes hygiéniques débilitantes, une mauvaise alimentation, l'inspiration d'un air vicié, le coucher sur le dos longtemps continué, le séjour prolongé à l'hôpital, ne nous ont pas semblé exercer sur la production de la pleurésie une influence aussi évidente que sur les inflammations des bronches et du poumon ; ou, tout au moins, elles n'ont agi que d'une manière médiate en déterminant une pneumonie, cause réelle du développement de l'inflammation pleurale.

Les *causes occasionnelles*, comme celles de toutes les inflammations, nous ont le plus ordinairement échappé. Cependant, chez quelques-uns de nos malades, la pleurésie a été le résultat évident d'un brusque changement de température. M. Baron (1) a cité aussi plusieurs observations de pleurésies contractées sous l'influence de la même cause, et il a rappelé que MM. Cruveilhier, Favrot, Delens et Ch. Gérard avaient rapporté des observations analogues. Nous avons vu chez quelques enfants la maladie être le résultat d'une violence extérieure. Nous ne pouvons que répéter ici ce que nous avons dit ailleurs, savoir, que la répercussion d'un exanthème, d'une dermatose, d'un écoulement habituel, n'a jamais été la cause occasionnelle du développement de la phlegmasie.

Art. IX. — Nature de la maladie.

La pleurésie n'est pas toujours une phlegmasie franche, et nous croyons qu'il faudra un jour établir entre les diverses pleurésies de l'enfance des divisions aussi fondamentales que celles que nous avons admises entre les diverses inflammations des bronches et du poumon. Ce que nous avons pu faire pour ces derniers organes, parce que l'abondance des cas particuliers nous a permis de saisir avec quelque facilité leurs différences de nature, nous nous voyons obligés de l'ajourner pour les phlegmasies de la plèvre. Ici les faits sont plus rares ; ils ne naissent pas sous cette influence épidémique qui leur donne un cachet d'ensemble si frappant ; et leur dissémination rend difficile l'étude des rapports et des différences qu'on doit établir entre eux. Nous ne pouvons donc que poser des jalons pour l'avenir, et nous devons même dans ce travail préparatoire faire plus d'une excursion dans la pathologie de tous les âges. Ce qui nous justifie à cet égard, c'est que la pleurésie de l'enfance se rapproche de celle de l'adulte beaucoup plus que ne le font les inflammations broncho-pulmonaires.

Et d'abord, il s'agit bien ici d'une phlegmasie ; toutes les fois que l'autopsie a pu être faite, les produits d'une inflammation locale ont été surabondamment trouvés.

Mais que de différences et de variétés dans cette lésion anatomique! Ici les produits plastiques dominent, et les fausses membranes jaunes, élastiques, résistantes, unies à une injection plus ou moins vive de la plèvre, sont presque le seul résultat de l'inflammation : là, au contraire, c'est l'abondance des liquides qui frappe à première vue, l'injection et les produits plastiques sont presque nuls ; ailleurs, c'est une suppuration si abondante qu'on dirait une diathèse purulente localisée dans la plèvre :

Or ces différences si capitales dans les caractères anatomiques de la phlegmasie locale sont-elles le résultat du hasard ? tiennent-elles à des causes accidentelles ou individuelles ? Ou bien, ne vaut-il pas

____

(1) *Loc. cit.*, p. 96.

mieux se rappeler ce principe trop méconnu et sur lequel nous avons insisté déjà plus d'une fois, à savoir : que les différences dans la phlegmasie d'un même organe sont le résultat d'une différence dans la nature même de la maladie?

Cette idée, vers laquelle l'anatomie pathologique nous conduit tout d'abord, s'appuie tout aussi fortement sur les variétés de la marche, des symptômes et des causes. Que la maladie soit primitive ou secondaire, on la voit tantôt s'accompagner de symptômes inflammatoires locaux et généraux qui appellent le traitement antiphlogistique ; tantôt se développer sourdement et s'accroître presque sans que le malade en ait conscience. Alors elle est latente (1), ou mieux elle participe des hydrodisies. Ailleurs elle s'accompagne de tous les symptômes généraux de la fièvre hectique et simule la marche et l'aspect de la phthisie pulmonaire.

Dans certaines circonstances que nous avons cherché à déterminer dans les articles précédents, la maladie est courte, se termine rapidement par le retour à la santé ; dans d'autres, sa tendance à s'accroître résiste à toutes les médications, tout aussi bien qu'il lui arrive de rester stationnaire avec une déplorable opiniâtreté.

Toutes ces différences ne sont-elles pas suffisantes pour caractériser des affections d'une nature entièrement opposée et qui n'ont de commun que leur localisation dans la plèvre et leur nom trompeur de phlegmasie?

S'il pouvait rester des doutes, l'appréciation des choses les détruirait facilement. Ici la pleurésie accompagne la phlegmasie la plus franche (la pneumonie lobaire), elle se développe avec elle sous l'influence des mêmes causes, guérit avec elle et participe de sa nature. Là, elle se développe sous l'influence d'une affection rhumatismale ; ailleurs ce sont les maladies qui se compliquent d'hydropisies qui lui donnent naissance (scarlatine, maladie de Bright) ; dans bien des cas la cause échappe ou bien elle réside dans une de ces modifications profondes et graves de l'économie dont la nature est inconnue et dont le résultat est la formation du pus.

C'est là, nous n'en doutons pas, que l'on devra chercher le point de départ d'une division naturelle des phlegmasies de la plèvre dans l'enfance, divisions déjà admises par bien des médecins pour l'adulte (2), et que nous eussions transportées dans notre ouvrage, si nous eussions été suffisamment certains de la concordance des ca-

(1) Voyez à ce sujet l'excellent mémoire lu à la Société médicale des hôpitaux, par le docteur Pidoux, dont nous consultons toujours les travaux avec le plus vif intérêt, lorsque, se bornant à la médecine. il oublie la polémique. (*Mémoire sur le pronostic de la pleurésie latente*, etc., dans les *Actes de la Société médicale des hôpitaux de Paris*; 1er fasicule, p. 89.)

(2) Voyez surtout le mémoire de M. Pidoux et les caractères qu'il attribue à chaque espèce de pleurésie.

ractères anatomiques, symptomatiques, étiologiques et thérapeutiques de chacune de ces pleurésies.

Un jour viendra peut-être où, classant les maladies d'après leurs affinités de nature et non pas d'espèce anatomique, nous décrirons la pleurésie rhumatismale à côté des autres maladies de même nature, la pleurésie inflammatoire à côté des autres maladies inflammatoires, etc. Aujourd'hui nous nous sommes bornés à décrire la pleurésie comme une simple phlegmasie de la plèvre parce que :

Nous ne sommes pas fixés sur le nombre des diverses espèces naturelles qu'on doit admettre ;

Parce que nous ne pouvons pas caractériser suffisamment les espèces dont l'existence nous semble prouvée dès aujourd'hui ;

Parce qu'enfin (et ceci est d'une importance extrême) sur le même enfant l'affection inflammatoire peut s'unir à l'affection rhumatismale ou à toute autre diathèse, pour produire une pleurésie qui participera plus ou moins de l'une ou de l'autre cause qui lui aura donné naissance. C'est ainsi que nous avons vu l'affection catarrhale s'unir à l'inflammation et produire des maladies intermédiaires entre la pneumonie inflammatoire et le catarrhe broncho-pulmonaire. Or, s'il nous est impossible aujourd'hui de donner les caractères des pleurésies de nature simple, à bien plus forte raison ne pouvons-nous pas décrire celles qui sont complexes.

Art. X. — Traitement.

Quelques praticiens ont conseillé d'abandonner à elle-même la pleurésie des enfants ; nous ne saurions partager complétement leur avis. La médecine expectante, applicable à bon nombre de pleurésies aiguës primitives, ne saurait cependant être admise comme méthode unique ; car si certaines formes guérissent avec une grande facilité, elles peuvent aussi passer à l'état chronique, et il est toujours prudent d'agir dans l'éventualité d'une pareille terminaison.

§ 1. *Indication.* — Les indications que réclame le traitement de la pleurésie nous paraissent être en partie les mêmes que celles de la bronchite et de la pneumonie.

1° Ainsi l'inflammation de la séreuse, comme celle de la muqueuse bronchique ou du parenchyme pulmonaire, nécessite la soustraction d'une certain quantité de sang. Le traitement antiphlogistique doit cependant être administré avec la mesure et les précautions qu'exigent l'âge du sujet, l'intensité et surtout la forme de la maladie.

2° Si cette première indication est commune aux trois inflammations que nous avons étudiées, les autres règles de thérapeutique ne sont plus les mêmes. Ici il n'y a pas de produit sécrété dont on puisse provoquer le rejet à l'extérieur au moyen des expectorants ou des vomitifs, puisque les liquides et les fausses membranes sont contenus dans une cavité close de toutes parts ; mais à une certaine période et dans des circonstances bien déterminées il faut chercher à favoriser la résorption du liquide soit en employant les médicaments qui ont une action spéciale sur l'absorption (altérants), soit en activant certaines sécrétions (diurétiques, sudorifiques, purgatifs).

3° La débilitation générale réclame aussi dans certains cas l'emploi du traitement tonique.

4° Enfin, si ces diverses médications échouent et si l'épanchement est très considérable, l'évacuation du liquide par une opération chirurgicale devient quelquefois nécessaire.

§ II. *Examen des diverses médications. — Émissions sanguines.* — Les émissions sanguines doivent être employées dans la pleurésie aiguë franche des enfants, quel que soit l'âge. Chez les plus jeunes (de deux à cinq ans) on posera de trois à six sangsues sur le côté malade avec les précautions indiquées dans le chapitre précédent. Chez les plus âgés on pratiquera une saignée de deux à trois palettes suivant l'âge. En même temps on recouvrira le côté malade de cataplasmes émollients, et l'on administrera des boissons diaphorétiques ou diurétiques. Les émissions sanguines seront employées à une époque voisine du début ; bien rarement il sera nécessaire de les répéter ; on y aurait recours toutefois de nouveau si la douleur reparaissait très vive. On observe en général, après l'emploi des émissions sanguines, une diminution assez sensible dans la douleur thoracique et dans l'intensité du mouvement fébrile. Si le médecin n'est appelé que plus tard, le point de côté et la fièvre ayant presque entièrement disparu, il sera inutile de revenir à cette médication. Il faudra de même s'en abstenir si la pleurésie est secondaire aiguë. Nous en exceptons cependant les cas où la maladie s'accompagne d'une réaction très intense et d'une suffocation imminente, comme on l'observe dans les épanchements suraigus qui succèdent aux fièvres éruptives. Dans ces cas une émission sanguine diminuera les angoisses qui accompagnent la dyspnée extrême, en ralentissant les mouvements inspiratoires et l'accélération du pouls. Les cas de cette espèce marchent avec une telle rapidité qu'on ne saurait employer des moyens trop actifs. On évitera cependant que la déperdition sanguine soit trop abondante. Dans la pleurésie subaiguë ou même chronique, lorsque les enfants ne sont pas très jeunes et que les symptômes de fièvre hectique n'existent pas encore, on pourra quelquefois débuter par une émission sanguine locale peu abondante. Hors les cas que nous venons de préciser, nous ne pensons pas que les émissions sanguines puissent être employées avec avantage dans la pleurésie des enfants ; elles seraient évidemment inutiles et même nuisibles dans les pleurésies cachectiques et à une époque éloignée du début dans les pleurésies secondaires aiguës.

2° *Tartre stibié.* — L'émétique administré après les émissions sanguines produit les mêmes effets que dans la pneumonie, c'est-à-dire qu'il exerce une influence évidente sur la diminution de la fièvre et de la dyspnée.

La potion émétisée unie aux émissions sanguines pourra donc être utile dans la pleurésie aiguë; mais il faudra en limiter l'usage aux cas suivants : 1° à la pleurésie primitive, et alors que la fièvre n'aurait pas cédé après l'émission sanguine ou se prolongerait au delà de l'époque que nous lui avons assignée; 2° à certains cas de pleuro-pneumonie secondaire, dans lesquels les indications sont les mêmes que dans la pneumonie de même forme. (V. PNEUMONIE.)

Nous avons vu l'émétique échouer dans des pleurésies secondaires simples qui s'accompagnaient d'une grande orthopnée. Nous ne saurions donc conseiller l'emploi de la méthode mixte dans cette forme de la maladie. D'après les faits que nous avons vus ou consultés, il nous a semblé qu'elle avait peu de chance de succès (1).

3° *Altérants.* — L'emploi de ces médicaments, et du mercure en particulier, doit être réservé pour des cas bien déterminés. Ainsi il sera tout à fait inutile d'y avoir recours dans les pleurésies primitives lorsque la maladie suit sa marche habituelle; mais si de l'état aigu l'inflammation passe au type subaigu, c'est le moment de recourir à cette méthode. Il n'en est pas de même dans les pleurésies secondaires aiguës qui s'accompagnent d'accidents considérables d'orthopnée, et dans lesquelles l'émétique échoue. Alors le calomel uni à la digitale pourra rendre de grands services ; il a été conseillé par les auteurs allemands dans des cas de cette nature (Wendt). Mais c'est dans les pleurésies chroniques que le mercure est particulièrement indiqué. Avertissons cependant le praticien qu'il ne saurait mettre trop de mesure dans l'emploi de ce médicament énergique, et qu'il doit le bannir de sa thérapeutique lorsque la débilitation générale est trop avancée. Il devra aussi en suspendre l'usage dès qu'il verra les voies digestives ou la membrane muqueuse buccale être influencées d'une manière fâcheuse. Le mercure peut être administré soit à l'intérienr, soit à l'extérieur. Dans le premier cas, on doit préférer le calomel; dans le second l'onguent napolitain, en frictions sur le côté malade, ou placé sous les aisselles.

4° *Diurétiques.* — Le nitrate de potasse, la digitale et la scille ont été spécialement conseillés dans la pleurésie. Ces médicaments peuvent être employés comme adjuvants et à petites doses dans les pleurésies primitives. Ainsi la tisane habituelle du malade contiendra une certaine quantité de nitrate de potasse. En outre on lui donnera une potion additionnée de quelques gouttes de teinture, ou de quelques centigrammes de poudre de digitale.

(1) Le docteur Legendre a publié une observation de pleurésie suraiguë survenue dans la convalescence d'une scarlatine, qui confirme notre assertion. La méthode mixte employée avec vigueur ne fut suivie d'aucun succès, bien cependant que la fièvre et la dyspnée aient momentanément diminué.

Dans les pleurésies secondaires aiguës qui s'accompagnent d'une suf-focation intense et marchent avec une grande rapidité, et surtout dans celles qui succèdent aux fièvres éruptives, il faudra avoir recours, si les préparations mercurielles ont échoué, aux diurétiques employés à haute dose, aux teintures de scille et de digitale en potion, ou mieux encore aux infusions de ces plantes convenablement aromatisées. Dans les pleurésies chroniques les diurétiques sont conseillés par plusieurs auteurs. Comme leur emploi, sous peine d'insuccès, doit être continué pendant bon nombre de jours, il faudra débuter par de petites doses, et varier le médicament si celui primitivement employé n'a pas réussi. L'état des voies digestives contre-indiquant l'emploi de cette médication à l'intérieur, on pourrait employer la scille et la digitale en frictions, ou plutôt placer sous les aisselles des pommades contenant une certaine dose de ces médicaments.

5° *Purgatifs.* — M. Baron a beaucoup préconisé l'emploi des pur-gatifs ; nous ne croyons pas qu'ils puissent être d'une grande utilité dans les pleurésies aiguës, les moyens précédemment indiqués étant suffisants pour faire disparaître l'épanchement. Nous ne saurions non plus les conseiller dans les pleurésies secondaires qui le plus souvent sont accompagnées d'accidents du côté des voies digestives. Dans la pleurésie chronique, au contraire, ils peuvent être utiles au même degré et dans les mêmes conditions que les diurétiques. M. Baron dit avoir vu employer avec succès la manne, l'eau de Sedlitz, l'huile de ricin, le tartre stibié en lavage. Il conseille fortement l'emploi de la potion purgative au café, mise en usage par Baudelocque à l'hôpital des Enfants. Nous sommes complétement d'accord avec M. Baron sur le mode d'administration des purgatifs, et nous pensons comme lui que dans les cas où l'on juge convenable de les prescrire, il faut employer de préférence les plus doux, les donner à faible dose, et si l'on juge convenable d'en faire la base de la médication, en cesser momenta-nément l'usage pour les reprendre plus tard.

6° *Dérivatifs cutanés.* — L'emploi des vésicatoires et des cautères a été conseillé par la plupart des praticiens. Notre expérience per-sonnelle n'est nullement favorable à ce genre de médication (au moins dans la période fébrile de la maladie), et nous ne pourrions que ré-péter ici ce que nous avons dit en parlant de la pneumonie lobaire. Nous faisons cependant une exception pour les pleurésies accompa-gnées d'une grande dyspnée; dans ces cas un large vésicatoire peut être utile, et nous avons vu un soulagement marqué succéder à chaque application nouvelle du vésicatoire. Ces circonstances exceptées, nous ne croyons pas que ce moyen puisse rendre de grands services dans les pleurésies primitives ou secondaires. En est-il de même de la pleu-résie chronique? Ici les faits nous manquent pour résoudre la ques-tion : contentons-nous de rappeler que presque tous les praticiens appliquent des vésicatoires ou des cautères, soit sur le côté malade, soit dans un point éloigné dn thorax (le bras, par exemple). En repoussant, en thèse générale, de la thérapeutique de la pleurésie, l'emploi des révulsifs cutanés énergiques, nous croyons cependant qu'il pourra être de quelque utilité d'envelopper le côté malade d'un large emplâtre de diachylon; non pas que le sparadrap favorise par lui-même l'absorption, mais il a l'avantage de mettre la peau à l'abri du contact de l'air et de produire une légère excitation cutanée.

7° *Toniques.* — Les médicaments toniques, inutiles dans les pleurésies primitives ou secondaires aiguës, doivent être réservés pour les pleurésies cachectiques et chroniques. Les préparations de quinquina et de fer, une bonne alimentation, et à l'extérieur les bains sulfureux ou aromatiques, sont particulièrement indiqués.

8° *Traitement hygiénique.*—Observer les règles d'une sage hygiène est d'une absolue nécessité pour la curation de la pleurésie des enfants. Ainsi le repos au lit, une chaleur suffisante, et les précautions les plus minutieuses pour que l'enfant ne se refroidisse pas, sont indispensables dans les pleurésies aiguës. Les mêmes précautions sont utiles dans la pleurésie chronique. Cependant nous croyons que, lorsque les forces sont peu déprimées, que la fièvre ou les sueurs sont presque nulles, il est beaucoup plus avantageux que l'enfant respire le grand air et fasse chaque jour une promenade, si la saison le permet. La diète sera sévère, sans être absolue, dans les pleurésies aiguës, chez les enfants âgés de plus de cinq ans; plus courte et moins absolue chez les plus jeunes. Dans les pleurésies chroniques, on cherchera à remonter les forces au moyen d'une bonne alimentation. L'abondance de la suppuration et l'âge des jeunes malades nous font attacher une grande importance à leur régime alimentaire.

9° *Opération de la thoracentèse.* — Dans ces dernières années l'opération de l'empyème a repris beaucoup de faveur. Nous nous étions déjà prononcés d'une manière affirmative dans notre première édition sur l'opportunité de l'opération, les nouveaux faits que nous avons observés ou consultés n'ont fait que nous confirmer dans notre opinion. Diverses circonstances donnent, *à priori*, à l'opération de l'empyème chez les enfants plus de chances de réussite que chez l'adulte,

1° La pleurésie chronique non tuberculeuse est assez fréquente dans l'enfance.

2° Le poumon n'est presque jamais enveloppé de fausses membranes cartilagineuses qui empêchent sa dilatation.

3° Cette dilatation s'opère avec une grande facilité et une grande rapidité.

4° Enfin l'expérience a démontré que l'opération a été pratiquée souvent avec succès sur des enfants (1).

(1) MM. Monneret et Fleury, qui, dans un excellent article sur l'hydrothorax

A quelle époque l'opération doit-elle être pratiquée? — C'est l'état général, l'abondance de l'épanchement et la dyspnée qui doivent décider de l'opportunité de l'opération. Si l'épanchement, quoique considérable, ne s'accompagne pas de symptômes généraux graves, il n'y a aucun inconvénient à attendre. Nous avons vu dans ces cas la résorption avoir lieu au bout de deux, quatre ou cinq mois même. Si l'épanchement est limité, les symptômes généraux étant graves, il n'y aura pas non plus grand avantage à opérer; car, dans ce cas, l'état fébrile est très probablement dans la dépendance d'une affection tuberculeuse, et il n'y aurait rien à gagner à extraire une petite quantité de liquide.

Lorsqu'au contraire un épanchement considérable s'accompagne de symptômes généraux intenses et d'une grande dyspnée, il ne faut pas hésiter à opérer. C'est ordinairement au bout de six semaines ou deux mois que la pleurésie chronique, accompagnée de fièvre hectique et d'amaigrissement, a atteint son apogée : c'est à cette époque que la nature fait quelquefois les frais de la guérison; c'est à cette époque aussi que nous conseillons d'opérer. Nous pensons qu'il vaut mieux le faire avant l'apparition de l'abcès thoracique (empyème de nécessité), parce que l'on n'a qu'à perdre en laissant se produire ces vastes suppurations du tissu cellulaire thoracique, et ces perforations multiples des espaces intercostaux. Le seul avantage que l'on pourrait invoquer en faveur de l'expectation est la dilatation du poumon qui s'opère graduellement à mesure que le pus émigre de l'intérieur de la cavité pleurale dans le tissu cellulaire. Mais cet avantage est plus que compensé par l'inconvénient d'une suppuration qui peut durer pendant plusieurs mois, pendant plus d'une année même; tandis qu'en opérant plus tôt, le pus peut être évacué en totalité et la fistule rapidement cicatrisée. Le docteur Heyfelder donne le conseil d'évacuer en une seule fois la totalité de l'épanchement, et c'est en suivant cette méthode qu'il a obtenu ses plus beaux succès.

La dilatation du poumon n'est jamais tellement prompte que le changement qui s'opère dans la circulation doive faire craindre des accidents analogues à ceux que l'on observe dans certains cas de paracentèse abdominale. Mais si la syncope ne peut pas être le résultat de

(*Compendium*, t. V, p. 29), ont traité avec tous les développements possibles l'importante question de la thoracentèse, donnent les résultats statistiques suivants : sur un relevé de 49 malades guéris à la suite de l'opération de l'empyème, 5 avaient moins de six ans, 6 avaient de six à dix ans, 8 de dix à vingt ans, 8 de vingt à trente ans, 4 de trente à quarante ans.

Depuis l'époque de la publication du *Compendium*, de nombreuses opérations de thoracentèse ont été pratiquées à Paris chez des enfants atteints de pleurésie chronique. Voyez à ce sujet la thèse du docteur Lacaze-Duthiers et l'intéressante observation publiée récemment par le docteur Marrotte. (*Revue médico-chirurgicale*, septembre 1852.)

l'ampliation rapide du poumon, elle peut arriver pendant l'opération sous une autre influence. Il est indispensable, quand on opère, de placer les enfants sur le côté sain ; mais il résulte de cette position forcée une gêne de là respiration qui peut s'accompagner de syncope, et si l'on n'a pas la précaution de changer rapidement la position du patient, la mort peut être la conséquence soit de l'asphyxie, soit de la syncope.

Voici le fait dont l'un de nous (M. Rilliet) a été témoin.

« Un garçon de huit ans et demi est opéré de l'empyème ; l'épanchement existait depuis trois mois environ, il était énorme et occupait le côté droit. L'opération est pratiquée très adroitement et rapidement par M. le docteur Bizot. L'enfant est couché sur le côté gauche ; la dyspnée augmente à chaque instant ; le pus s'écoule, mais point en trop grande abondance ; la dyspnée augmente encore. Nous retournons précipitamment l'enfant sur le côté droit ; tout semble annoncer une mort prochaine ; 'en effet, le pouls se ralentit, devient inégal ; quelques pulsations manquent, l'œil est fixe, la pupille se dilate, la respiration se fait par longues inspirations, inégales. saccadées ; les extrémités se refroidissent, la face est d'une pâleur extrême. Nous ouvrons largement la 'fenêtre ; l'enfant est aspergé d'eau de Cologne, et peu à peu le pouls se règle, les mains se réchauffent, le regard prend de l'éclat et la crise passe. »

Les détails précédents ont trait à la thoracentèse appliquée à la pleurésie chronique ; nous n'avons pas observé, au moins chez l'enfant (1), d'exemple de pleurésie aiguë simple primitive qui ait produit des accidents tels que l'opération devînt urgente, et nous n'avons vu aucun avantage à pratiquer cette opération dans des cas où la nature pouvait faire seule les frais de la guérison.

En parlant ainsi nous ne voulons pas poser en principe que cette opération ne doit jamais être pratiquée dans la pleurésie ¡aiguë de l'enfance. Nous savons que M. Trousseau s'est vu contraint de ponctionner la poitrine dans des cas de cette nature. Ainsi chez un enfant de dix ans atteint d'un épanchement aigu primitif, il évacua 1,000 grammes de liquide ; mais l'épanchement se reproduisit, et il fallut, au bout de huit jours, avoir recours à une seconde ponction : la guérison a été définitive (2).

En outre, un élève de ce professeur, M. Lacaze-Duthiers, a, dans une thèse importante (1851), rassemblé un grand nombre d'observations de thoracentèse, pratiquée pour la plupart par M. Trousseau dans des pleurésies de toute sorte et à différents âges. Sur les quarante-six

(1) L'un de nous (M. Barthez) a vu à Paris, à l'hôpital, un exemple de pleurésie simple, chez l'adulte, terminée par la mort, et il a eu depuis le vif regret de n'avoir pas pratiqué la thoracentèse,

(2) *Journal de médecine et de chirurgie pratiques*, avril 1850.

observations que contient cette thèse, il en est neuf qui ont trait à des enfants de six à seize ans, parmi lesquels six étaient atteints de pleurésie et d'hydrothorax aigus. M. Lacaze-Duthiers s'est efforcé de préciser les cas dans lesquels l'opération doit être faite, et sa conclusion est qu'elle est un moyen efficace de guérison des hydrothorax aigus.

Quelque temps avant la publication de la thèse de ce jeune médecin, M. le docteur Pidoux avait cherché dans la nature de la maladie les indications de la thoracentèse appliquée à la pleurésie aiguë.

Bien que ce travail, lu à la Société des hôpitaux de Paris, ait spécialement trait à la pleurésie de l'adulte, nous en reproduisons les conclusions, parce que nous les croyons applicables à l'enfant. Nous nous abstenons de les discuter, parce que la question qu'elles soulèvent est encore en litige, et que nous n'avons pas par devers nous les éléments de la discussion.

Après avoir cherché à établir la différence des pleurésies inflammatoire, rhumatismale, latente, grave, tuberculeuse, M. Pidoux conclut :

« La thoracentèse est spécialement applicable à l'hydrothorax aigu ou pleurésie latente.

» Renfermée dans cette indication, la thoracenthèse est un moyen qui peut devenir indispensable.

» Pratiquée selon la méthode de M. Reybard, et avec les précautions recommandées par M. Trousseau, elle est très généralement exempte des dangers qu'on lui impute. Ces dangers ne reposent que sur la confusion qu'on fait entre les épanchements où dominent les caractères inflammatoires, et ceux où dominent les caractères hydropiques de la maladie.

» Ces derniers caractères sont : l'absence de symptômes inflammatoires excessifs ; l'abondance extrême de l'épanchement, sa tendance à augmenter indéfiniment.

» Lorsque l'épanchement est assez considérable pour que dans tous les points du côté affecté, accessibles à l'auscultation et à la percussion, le son plessimétrique et les bruits respiratoires naturels et morbides aient absolument disparu, l'indication de pratiquer la thoracentèse existe pour plusieurs raisons. »

Ces raisons, dont nous abrégeons l'énoncé, sont : l'inutilité de la thérapeutique, la possibilité de la mort subite, la lenteur de la résolution, la transformation possible du liquide séreux en liquide purulent, les déformations de la poitrine et du rachis. Avouons, jusqu'à plus ample informé, que la seconde de ces raisons est la seule qui nous paraisse réellement importante.

§ III. *Résumé.* — *A.* Prescrivez à un enfant atteint de pleurésie aiguë primitive simple, si vous êtes appelé au début :

1° Une application de sangsues sur le côté malade ; on laissera couler les piqûres pendant une heure et demie.

2° Un large cataplasme que l'on aura soin de renouveler fréquemment.

3° Un looch donné par cuillerées d'heure en heure , auquel vous ajouterez 5 à 10 grammes de sirop de diacode, si la douleur est vive ou s'il y a beaucoup d'agitation.

4° Pour tisane, une décoction de chiendent avec addition de nitrate de potassé.

5° La diète absolue.

Les jours suivants, ne renouvelez pas l'émission sanguine ; remplacez le cataplasme par un large emplàtre de diachylon ; supprimez les potions diacodées si la douleur a disparu et si l'enfant est calme ; continuez l'emploi du nitrate de potasse ; insistez sur le repos au lit , en diminuant progressivement la sévérité de la diète. Si , au contraire, la fièvre persistait après l'application des sangsues, donnez pendant deux jours la potion émétisée , aux mêmes doses et de la même manière que dans la pneumonie,

B. Si la pleurésie est secondaire aiguë, si la suffocation est considérable, la peau brûlante, le pouls accéléré, l'enfant n'étant pas débilité et âgé de plus de six ans, prescrivez :

1° Une émission sanguine locale ou générale, suivant l'âge ;

2° Toutes les deux heures l'une des poudres suivantes :

Divisez en 8 parties égales.

```
Calomel....................................  0,40
Poudre de digitale ........................  0,10
Poudre de gomme...........................  4      (Wendt).
```

3° Une tisane non acide , bourrache, quatre fleurs, tilleul, coquelicot, orgeat, etc. ;

4° La diète absolue.

Si le calomel occasionne des évacuations alvines fréquentes , vous diminuerez les doses ; si la sécrétion urinaire devient abondante et si la diarrhée ne s'établit pas, vous continuerez la médication tant qu'il ne surviendra pas d'amendement.

C. Lorsque la fièvre a disparu , si l'épanchement persiste et reste stationnaire; si surtout il augmente, l'enfant conservant ses forces, appliquez sur le côté malade un large vésicatoire volant, que vous renouvellerez s'il est besoin.

D. Si, malgré ces moyens, l'épanchement fait des progrès, s'il remplit la poitrine , si l'oppression devient extrême et que la suffocation soit imminente, n'hésitez pas à recourir à la thoracentèse.

E. Si la pleurésie est chronique , mais si les forces sont en partie conservées, si la fièvre hectique est nulle, si les voies digestives sont en bon état , prescrivez :

1° Une infusion de digitale (0,50 pour 120 grammes de véhicule)

prise par cuillerée à dessert toutes les deux heures. (Persévérez dans la médication si vous voyez les urines augmenter et l'épanchement diminuer.)

2° Des bains aromatiques deux ou trois fois par semaine ;

3° Une alimentation tonique ;

4° L'usage de la flanelle sur la peau ;

F. S'il ne survient pas de changement après l'usage de la digitale, 1° remplacez-la par des frictions mercurielles sur le côté malade, en commençant par 3 grammes et augmentant progressivement jusqu'à 12 grammes pour un enfant au-dessus de six ans, s'il ne se développe aucun signe de saturation mercurielle ;

2° A une époque plus avancée de la maladie, suspendez les médications internes, remplacez les bains aromatiques par des bains sulfureux ;

3° Si la fièvre, l'émaciation, les sueurs augmentent, pratiquez l'opération de l'empyème.

Art XI. — Historique.

La distinction entre la pleurésie et la pneumonie n'est pas très ancienne : aussi l'on comprendra facilement que l'inflammation de la plèvre, chez les enfants, n'ait pas été décrite d'une manière spéciale par les anciens auteurs. Dans ces dernières années, elle a été étudiée en Allemagne, en Angleterre, et surtout en France.

En Allemagne, Meissner et Henke sont les seuls auteurs qui, dans leurs traités des maladies des enfants, aient consacré un chapitre spécial à la pleurésie. Mais en parcourant leurs ouvrages, on voit qu'ils ont confondu dans une même description la pleurésie et la pneumonie. Cette dernière affection est la seule qui ait spécialement attiré leur attention, la seule, en réalité, qu'ils aient décrite. Nous n'avons trouvé dans les riches collections de mémoires publiés à Leipzig et à Prague, sur les maladies des enfants, aucune monographie sur l'inflammation de la plèvre. Le docteur Heyfelder, de Sigmaringen, a publié un excellent mémoire sur la pleurésie chronique (1), dans lequel il a rapporté bon nombre d'observations relatives à des enfants. Nous avons eu occasion, dans le cours de notre travail, d'en citer plusieurs qui offrent pour la plupart beaucoup d'intérêt.

En Angleterre, MM. Evanson et Maunsell ont consacré quelques lignes à la pleurésie. « Souvent, disent-ils, on trouve à l'autopsie des traces de pleurésie ; mais pendant la vie aucun symptôme ne peut servir à la faire distinguer des autres inflammations des organes de la respiration. D'ailleurs il n'est pas très important de savoir si la plèvre est spécialement enflammée, puisque le traitement est le même que celui des autres inflammations de poitrine. »

(1) *Archives*, 3ᵉ série, t. V, p. 59.

Le docteur West (1) a consacré un court chapitre à l'histoire de la pleurésie aiguë idiopathique ; il dit avoir vu quatre fois la maladie se terminer par la mort chez des enfants âgés de moins de neuf ans. Enfin il insiste surtout sur les diverses causes d'erreur de diagnostic particulières à l'enfance.

En France, on trouve quelques détails sur la pleurésie dans deux articles, publiés par Constant, dans la *Gazette médicale* (2) et la *Lancette* (3). Constant affirme que la terminaison de la pleurésie franche par la guérison est le cas le plus ordinaire chez les enfants, quel que soit du reste le traitement employé.

L'un de nous (M. Rilliet) a présenté, en 1839, au concours des hôpitaux, un mémoire sur la pleurésie des enfants (4). Ce mémoire inédit, déposé au secrétariat général de l'administration des hôpitaux, au mois de septembre 1839, contenait une partie des faits et des idées qui nous ont servi dans le travail que nous avons soumis à nos lecteurs. Le grand nombre d'observations que nous avons recueillies depuis cette époque, réunies à celles que l'un de nous (M. Barthez) possédait déjà sur le même sujet, nous a permis d'agrandir notre cadre, èt d'appuyer sur des chiffres plus nombreux les résultats exposés dans le mémoire dont nous venons de parler.

Un de nos collègues, M. le docteur Baron, a soutenu, à la Faculté de médecine (le 10 mars 1841), une thèse sur la pleurésie dans l'enfance. Ce travail, très considérable et très complet, embrasse l'histoire de toutes les espèces de pleurésies, depuis la naissance jusqu'à la puberté. Les recherches de M. Baron sont intéressantes à plus d'un titre. Nous regrettons toutefois que ce médecin n'ait pas mis plus d'ordre dans la distribution de ses matériaux. Nous eussions désiré qu'il eût établi d'une manière plus nette les différences qui séparent les formes symptomatiques, et étudié l'influence de l'état de santé antérieur sur la marche, la terminaison et le traitement de la maladie.

Ce que nous avons dit en parlant des causes (voyez SAISONS), et ce que nous aurions pu répéter au sujet des symptômes du diagnostic et du pronostic, montre quels sont, suivant nous, les *desiderata* du travail de M. Baron. Malgré ces critiques, nous n'en regardons pas moins son œuvre comme celle d'un médecin laborieux et consciencieux, et nous pensons que les pathologistes qui s'occupent de recherches spéciales sur les maladies des enfants pourront consulter avec avantage les nombreux documents qu'il a rassemblés.

(1) *Lectures on the diseases of infancy and childhood*, p. 211.
(2) *Gazette médicale*, 1836, p. 265.
(3) *Lancette*, 1837, p. 146.
(4) Ce mémoire et celui sur la fièvre typhoïde des enfants ont été couronnés par le jury.

M. Barrier (1) a consacré un court chapitre à l'histoire de la |pleu-
résie. On comprend qu'avec *huit* faits ce médecin n'ait pu présenter
que quelques considérations sur la maladie que nous venons d'étudier
en détail. Mais, en bon observateur, il en a tiré le meilleur parti possible. M. Barrier a reconnu, avec Constant, la rareté de la pleurésie
primitive avant l'âge de six ans : il va cependant trop loin en disant
qu'elle n'existe pas. Il a vu, sur six pleurésies simples, l'inflammation
occuper cinq fois le côté droit, une fois le côté gauche.

Nous n'avons cité ici que les travaux un peu considérables sur la
pleurésie des enfants ; mais on trouvera dans les thèses de la Faculté
de Paris, de Montpellier et de Strasbourg, et dans les collections de
journaux de médecine, bon nombre d'observations qui pourront être
consultées avec fruit. Nous renvoyons pour l'examen de ces documents à la thèse de M. Baron, qui a puisé à toutes les sources.

<h1 style="text-align:center">SECTION III.</h1>

Maladies diverses.

<h1 style="text-align:center">CHAPITRE X.</h1>

<h3 style="text-align:center">BRONCHITE MEMBRANEUSE CHRONIQUE.</h3>

Art. I. — Nature de la maladie. — Anatomie pathologique. — Étiologie.

M. Valleix (2), auquel on doit un excellent travail sur la *bronchite
pseudo-membraneuse*, regarde la forme chronique comme étant d'une
nature identique avec la forme aiguë. Notre opinion ne peut pas être
aussi absolue. Il nous semble que la bronchite pseudo-membraneuse chronique est de deux espèces : l'une dont la nature se rapproche de celle de la forme aiguë ; l'autre que nous avons surtout
observée et dont la véritable place dans le cadre nosologique devrait être dans la classe des hémorrhagies. Si nous continuons à lui
donner le nom de bronchite et à la classer parmi les inflammations, c'est parce que le nom de bronchite chronique pseudo-membraneuse est celui sous lequel elle est connue, et parce qu'il reste
encore des doutes dans notre esprit sur sa véritable nature. L'anatomie
pathologique et l'examen des matières expectorées nous font regar-

______

(1) *Loc. cit.*, p. 241.
(2) *Guide du médecin praticien*, t. I, p. 356.

I.   38

der ces pseudo-membranes comme des produits fibrineux différents
des fausses membranes croupales. Celles-ci sont canaliculées, et si
elles forment un cylindre complet, c'est un cylindre creux et non un
cylindre plein ; tandis que les concrétions de la seconde espèce de
bronchite membraneuse chronique sont pleines, cylindriques. Leur
forme et leur couleur indiquent leur origine ; nous pensons en effet,
avec Laënnec, que ces concrétions sont de nature fibrineuse et résultent de la transformation d'un caillot. La partie liquide ayant été
résorbée, il ne reste que la portion fibrineuse qui, progressivement
décolorée et tapissant l'intérieur des bronches, finit par en revêtir la
forme. Nous avons cité dans notre première édition, à l'appui de notre
opinion, le cas d'un enfant atteint de fièvre typhoïde, et dans les
bonches duquel nous trouvâmes des corps allongés, élastiques, roses,
évidemment fibrineux ; il est possible que si l'enfant eût guéri, ces
concrétions eussent fini par se décolorer entièrement et eussent donné
plus tard naissance aux symptômes de la bronchite pseudo-membraneuse. Depuis lors l'un de nous (M. Rilliet) a observé avec le docteur
Maunoir, un fait encore plus concluant, car l'analogie était frappante entre la nature de la fausse membrane et les caillots trouvés
dans le cœur.

« Sur une jeune fille phthisique qui avait eu neuf mois avant sa mort une
hémoptysie abondante, et qui huit jours avant de succomber avait à plusieurs
reprises expectoré des fausses membranes allongées, ressemblant à du macaroni de petit diamètre, nous trouvâmes à l'entrée de l'une des bronches du
lobe supérieur une masse blanchâtre qui semblait faire l'office de bouchon ;
en suivant avec les ciseaux l'une de ses ramifications nous arrivâmes très près
de la surface pulmonaire, presque dans les dernières bronches. Alors prenant
le gros tronc à son origine, et le tirant avec précaution, nous fîmes sortir en
entier la fausse membrane de l'étui multiple, formé par l'arbre bronchique,
sans éprouver aucune résistance, et probablement sans rompre aucune des
extrémités les plus ténues. Nous pûmes alors constater que la membrane muqueuse bronchique était partout fixe, transparente, nullement épaissie, ni
injectée, et que l'arbre formé par la fausse membrane était solide, plein, et
nullement canaliculé. »

L'hémoptysie antécédente, l'intégrité parfaite de la membrane muqueuse bronchique, et la forme de la concrétion démontrent sa
nature fibrineuse (1). Il est probable que si la jeune fille avait
vécu, elle aurait eu la maladie au complet, c'est-à-dire qu'elle
aurait continué à rejeter de temps en temps des concrétions membraniformes.

(1) Le rapport que nous cherchons à établir ici entre la bronchite pseudo-membraneuse chronique et les hémorrhagies est confirmé par ce que nous avons dit et
par ce que nous dirons encore de la décoloration et de la transformation des noyaux
hémoptoïques. (Voy. BRONCHO-PNEUMONIE, p. 436, note, et HÉMORRHAGIES PUL-
MONAIRES.)

L'étiologie comparée du croup et de la maladie que nous décrivons ici sanctionne encore la différence que l'anatomie pathologique établit entre ces deux espèces. Ainsi, la bronchite n'a pas été observée à notre connaissance sur des enfants âgés de moins de neuf ans, tandis que le croup est surtout fréquent de deux à sept ans. La diphthérite est épidémique, la bronchite chronique membraneuse est essentiellement sporadique; le croup est le plus souvent primitif, la bronchite est plus souvent secondaire à une phthisie; la diphthérite n'atteint le même sujet qu'une fois dans sa vie, tandis que la bronchite est, comme l'hémoptysie, une maladie à répétition.

At. II. — Symptômes.

I. *Symptômes stéthoscopiques.* — Dans les cas où l'auscultation a été pratiquée, les symptômes ont offert plus de ressemblance avec ceux de la bronchite sibilante qu'avec ceux de la bronchite capillaire bullaire. Il n'en est aucun, sauf peut-être le bruit de soupape signalé par MM. Barth et Cazeaux, qui permette de reconnaître la forme de la maladie. Le docteur Van Meerbeck a noté, au moment des accès, un fort bruit de souffle accompagné d'un râle à grosses bulles. Ce râle existait aussi bien dans les parties moyennes et inférieures du poumon que dans les parties supérieures. Le malade lui-même percevait de temps en temps ce râle, et les assistants l'ont parfois assimilé au râle des agonisants.

II. *Symptômes rationnels.* — La *dyspnée* est en général habituelle, les enfants ont de la peine à courir et à se livrer aux jeux de leur âge; mais en outre au moment ou l'expectoration se manifeste, il survient de véritables *accès de suffocation*, accompagnés d'une expression de souffrance et d'anxiété très marquée et d'une quinte violente de *toux* glapissante et sonore (Raickem). Après l'expectoration des fausses membranes, il survient un état de calme et de bien-être remarquable. Ces accès de suffocation sont séparés par de longs intervalles de tranquillité (Thore).

Expectoration. — Les malades expectorent des corps ou des cylindres pseudo-membraneux. Leur couleur est d'un blanc nacré ou d'un blanc rosé, rose et même sanguine (Van Meerbeck); ils paraissent contenir des fibres allongées et résistantes; ils sont tantôt pelotonnés, tantôt cylindriques, et se bifurquent par division dichotomique, comme l'a fort bien observé M. Thore. Ces produits qui, pour nous, sont fibrineux, se distinguent des fausses membranes croupales par leur couleur, leur structure fibreuse, leur résistance, leur élasticité et souvent par l'absence du canal central. Cette expectoration caractéristique est quelquefois précédée ou accompagnée de crachats sanglants ou même d'une véritable hémoptysie.

Fièvre. — *Amaigrissement.* — Il y a, quand la maladie se prolonge,

des sueurs très abondantes , une fièvre hectique avec redoublement
le soir et un grand amaigrissement.

Art. II. — État avant le début. — Marche. — Durée. — Terminaison.

État avant le début. — Les enfants atteints de la bronchite membraneuse chronique sont , pour la plupart , d'une constitution ché-
tive ; plusieurs sont phthisiques. Avant l'apparition des symptômes
caractéristiques, et depuis un temps plus ou moins long, ils ont presque
tous de la toux avec ou sans fièvre , de l'oppression habituelle, ils ont
maigri. Cependant l'accès peut débuter dans le cours d'une santé en
apparence bonne (Thore).

Marche. — La maladie , une fois établie, ses caractères participent
de ceux des affections aiguës et chroniques. Les symptômes qui précèdent les accès, la répétition de ceux-ci et la durée totale de la maladie, doivent la faire classer parmi les affections chroniques ; mais
chaque accès constitue un état aigu dont les symptômes offrent beaucoup d'analogie avec ceux de la bronchite aiguë suffocante et sont
spécialement caractérisés par le rejet des fausses membranes que nous
avons décrites. Les accès se répètent à des intervalles très variables,
de quelques semaines à quelques mois, ou même à plusieurs années
(Thore). Dans leur intervalle la santé peut être bonne , ou bien les
symptômes qui ont précédé le début persistent. Il est probable alors
qu'ils sont le résultat d'une complication (phthisie).

Durée. — La durée totale de la maladie, quand elle est continue, est
longue ; elle peut durer plusieurs mois et même n'être pas terminée
an bout d'une année (Raickem, Van Meerbeck).

Terminaison. — La maladie est grave , la plupart des enfants succombent soit à la maladie elle-même , soit aux complications préexistantes (phthisie). Cependant il existe dans la science des cas de
guérison bien avérés (Thore).

Art. IV. — Traitement.

Les bases du traitement doivent être cherchées dans les considérations thérapeutiques dont nous avons fait suivre les chapitres relatifs
à la bronchite suffocante et à la bronchite chronique. Nous nous bornons donc à rappeler que l'on a conseillé dans cette affection les médicaments qui ont une action spéciale sur la fibrine, et en particulier
les préparations de soude.

CHAPITRE XI.

EMPHYSÈME DU POUMON.

Cette altération anatomique joue une rôle très peu important dans les maladies de l'enfance. Elle ne paraît être la cause d'aucun accident sérieux, elle ne se révèle par aucun symptôme, et n'a, en conséquence, aucun intérêt pratique. Toutefois la fréquence de cette lésion et les différences qu'elle présente avec la même maladie chez l'adulte nous engagent à lui consacrer quelques lignes.

Presque toujours la dilatation des vésicules est aiguë et secondaire. Nous faisons toutefois une réserve pour celle qui est produite par la pression qu'exercent sur le poumon les côtes rachitiques. Jugeant de l'ancienneté de la lésion pulmonaire par celle de la déformation thoracique qui lui donne naissance, nous avons dû, dans ces cas, regarder l'emphysème comme chronique; cependant ses caractères anatomiques ne diffèrent pas sensiblement de ceux que nous allons décrire et qui sont évidemment produits d'une manière aiguë. En considérant la fréquence de l'emphysème chronique chez les adultes et sa rareté chez les enfants, nous avons pensé que, dans les cas où les symptômes de cette maladie paraissent remonter à la première enfance, il s'agissait peut-être de sujets rachitiques dont la déformation de la poitrine avait diminué ou disparu, mais dont la lésion pulmonaire avait persisté. Nous avons été amenés à cette opinion en remarquant que la dépression des parois rachitiques est la seule cause à nous connue d'emphysème chronique chez les enfants, et en voyant combien les rachitiqnes ressemblent par leur dyspnée extrême aux adultes emphysémateux (1).

Art. I. — Anatomie pathologique.

Les caractères anatomiques de l'emphysème, tel que nons l'avons observé, présentent quelques points de contact et beaucoup de dissemblance avec ceux signalisés par Laënnec et M. Louis dans l'emphysème chronique de l'adulte.

Ainsi, à l'ouverture du thorax, nous avons toujours trouvé les poumons volumineux; ils occupaient toute la capacité de la poitrine et ne s'affaissaient pas. La distension vésiculaire portait principalement sur le bord antérieur et le sommet; nous avons vu plusieurs fois l'un des poumons s'avancer vers la ligne médiane, mais bien

---

(1) Est-il nécessaire de dire que dans l'étude suivante nous avons éliminé tous les cas où l'emphysème était l'effet d'un commencement de putréfaction?

rarement recouvrir celui du côté opposé. En examinant de près les
parties distendues par l'air, on aperçoit les vésicules toutes visibles à
l'œil nu ayant la dimension d'une tête de camion à une tête d'épingle
ordinaire ; une fois nous les avons vues atteindre le volume d'un grain
de chènevis. Dans aucun cas ces vésicules, qui n'étaient pas toujours
égales en volume, ne formaient d'appendices. Le bord antérieur du
poumon était mou, son sommet arrondi ; quand on pressait les parties
emphysémateuses entre les doigts, elles ne paraissaient pas plus
épaisses que d'habitude. Nous n'avons jamais constaté à la coupe une
différence appréciable dans l'épaisseur des parois vésiculaires ; toutes
les parties distendues par l'air étaient en général décolorées. Cet emphysème, tel que nous venons de le décrire, et qui mérite le nom de
vésiculaire, occupait quelquefois tout un poumon qui était alors énormément distendu et comme insufflé ; d'autres fois il était borné à un
seul lobe ou à quelques parties d'un lobe ; enfin nous l'avons vu limité à quelques lobules qui tranchaient, par leur saillie et leur teinte
d'un blanc rosé, sur les parties environnantes, qui étaient affaissées
et quelquefois violacées.

Nous avons observé bien plus rarement l'emphysème *interlobu-*
laire ; il occupait d'ordinaire la partie antérieure du poumon ; on
apercevait alors des lignes transparentes, sinueuses, saillantes et
comme noueuses, qui serpentaient à la surface de l'organe, se per-
daient quelquefois dans sa profondeur et s'affaissaient toujours par
une simple piqûre. Ces lignes, souvent étranglées d'espace en espace,
formaient une série de renflements analogues au corps de certains
insectes. Nous avons vu un cas où l'extravasation de l'air dans le tissu
cellulaire était si considérable qu'il en résultait une tumeur transparente occupant toute l'épaisseur du poumon, et au travers de laquelle
on apercevait le péricarde. Cette tumeur gazeuse, du volume d'une
muscade, appuyait sur la face extérieure du cœur, où elle avait déterminé une dépression notable autour de laquelle le péricarde viscéral était un peu opalin. Dans un autre cas, trois larges traînées
d'emphysème interlobulaire, partant de la racine des bronches,
s'avançaient jusqu'au bord antérieur du poumon en le traversant de
part en part de manière à lui donner l'aspect d'une vessie étranglée
de distance en distance. Dans l'intérieur de ces vessies on apercevait
des vaisseaux qui, libres dans toute leur étendue et unis au parenchyme pulmonaire par leurs extrémités, allaient d'une paroi à l'autre
se perdre en se ramifiant dans les lobules disséqués par la distension
de l'air.

Les emphysèmes vésiculaire et interlobulaire sont deux altérations
anatomiques très distinctes. Le second ne nous paraît pas être un degré plus avancé du premier. Il nous semble difficile d'admettre qu'il
résulte de la rupture d'un certain nombre de vésicules pulmonaires
distendues avec excès, et de l'infiltration de l'air ainsi épanché dans

le tissu cellulaire. En effet, si l'on insuffle de l'air dans un poumon qui présente les deux espèces de lésions, les vésicules pulmonaires se dilatent considérablement, le poumon est distendu, mais la tumeur gazeuse ne subit aucune modification. D'autre part l'insufflation, bien qu'on la pratique avec toute l'énergie possible, ne produit jamais l'emphysème interlobulaire. Si les vésicules sont rompues par la violence de l'effort, la plèvre se soulève et forme une ampoule ; mais les lobules ne sont pas séparés les uns des autres.

Ces faits permettent sans doute d'établir qu'on doit admettre une différence d'origine et de nature entre les deux espèces d'emphysème.

Le premier, l'emphysème vésiculaire, est beaucoup plus fréquent que le second. Il est souvent borné au bord antérieur et au sommet, il est rarement général ; d'ailleurs son étendue est entièrement subordonnée aux causes qui lui donnent naissance : aussi, suivant la nature de cette cause, l'emphysème sera tantôt général, tantôt partiel.

Quand l'emphysème interlobulaire existe, on le trouve tantôt seul, tantôt réuni au vésiculaire (1).

On rencontre dans les poumons emphysémateux des lésions variées, mais presque toujours une inflammation des bronches ou du parenchyme. Ces inflammations siégent d'ordinaire à une certaine distance des parties emphysémateuses, et cela n'a rien de surprenant, puisque le siége d'élection de la bronchite et de la pneumonie est le lobe inférieur, et celui de l'emphysème le lobe supérieur. Nous n'avons trouvé aucun rapport entre la dilatation des bronches et celle des vésicules pulmonaires ; nous n'avons pas reconnu non plus un rapport évident entre l'emphysème et la bronchite vésiculaire ; celle-ci occupait en effet rarement le même siége que l'autre. M. Fauvel, dans sa thèse sur la *bronchite capillaire*, après avoir décrit l'emphysème qui accompagne cette phlegmasie, a signalé, comme effet consécutif de la distension gazeuse des vésicules : 1° l'état exsangue du poumon ; 2° la réplétion du système veineux général par le sang noir ; 3° la vacuité des cavités gauches. On n'observe ces derniers phénomènes que dans les cas où l'emphysème est général et très considérable, tandis que l'état exsangue est constant, quelles que soient l'étendue de la dilatation vésiculaire et la nature de la maladie première.

Art. II. — Symptômes.

Nous venons de voir que l'emphysème aigu différait assez sensiblement de l'emphysème chronique que l'on observe chez l'adulte. La

(1) Sur 142 cas d'emphysème aigu dans lesquels nous avons tenu un compte exact de la nature et du siége des différentes formes de la maladie, nous voyons qu'il y avait 134 cas d'emphysème vésiculaire : 20 fois il était interlobulaire ; 12 fois ces deux lésions étaient réunies ; 113 fois l'emphysème vésiculaire et 8 fois l'interlobulaire existaient seuls.

différence symptomatique est bien plus grande encore : car tandis que
chez l'adulte, l'auscultation fait percevoir une notable obscurité du
bruit respiratoire, accompagnée d'une augmentation de sonorité et
d'une dilatatiou des parois thoraciques, la respiration est, au contraire, chez l'enfant, remarquablement exagérée; le son reste à peu
près normal, et les parois ne subissent aucun changement de forme.
Ce dernier résultat s'explique d'une manière naturelle par la rapidité
avec laquelle la maladie suit sa marche. La non-augmentation de sonorité n'a rien d'étonnant quand on connaît la clareté du son que
rend la poitrine des enfants, et enfin l'exagération du bruit respiratoire trouve son explication dans les violents efforts d'inspiration
auquels se livrent les jeunes malades. Cette dernière remarque s'applique aussi bien à l'emphysème aigu qu'à l'emphysème chronique.
On aura donc de la peine à reconnaître chez l'enfant l'emphysème à des
signes positifs; mais nous ne craignons pas de poser en règle générale
qu'on peut être à peu près certain de son existence lorsqu'on examine
un sujet dont les parois costales sont déformées par le rachitisme, ou
un enfant atteint d'une affection aiguë des organes de la respiration,
dans les cas surtout où la maladie s'est prolongée pendant quelques
jours et a nécessité de grands efforts inspiratoires.

Chez quelques enfants âgés de cinq à dix ans, nous avons observé
la plupart des symptômes signalés par Laënnec et M. Louis comme
caractéristiques de l'emphysème : la distension des parois thoraciques,
l'exagération de son, la dyspnée intermittente et le râle sibilant. Mais
la respiration, au lieu d'être faible, est, comme dans l'emphysème
aigu, ultra-puérile. Ces enfants, au nombre de cinq (1), reçoivent nos
soins depuis plusieurs années; ils ont de temps en temps de violents
accès d'asthme liés à une bronchite à râle sibilant, et habituellement
un peu plus de gêne à respirer que les autres enfants de leur âge.
Contrairement à l'opinion émise par M. Beau, nous avons constaté,
dans l'intervalle des accès d'asthme liés à la bronchite sibilante,
la persistance de la saillie thoracique, et de l'exagération du bruit
respiratoire.

<h3 style="text-align:center">Art. III. — Causes.</h3>

Nous ne connaissons nullement les causes de l'emphysème interlobulaire : ce que nous avons dit plus haut ne nous permet pas de
croire qu'elles sont les mêmes que celles de l'emphysème vésiculaire.

Celui-ci, d'après MM. Legendre et Bailly, serait, pour ainsi dire
cadavérique et habituellement causé par l'obstacle que les mucosités
contenues dans les petites bronches apportent à la sortie de l'air lorsqu'à l'autopsie on pratique l'ouverture de la poitrine. Cet obstacle
contre-balancerait ainsi la force d'élasticité du tissu pulmonaire. En

____

(1) Quatre de ces faits ont été observés à Genève et un à Paris.

sorte que pour eux la dilatation des vésicules est physiologique et représente la disposition normale du poumon pendant la vie.

Il nous est difficile d'admettre cette opinion présentée d'une manière aussi générale, puisque les parties du poumon les plus emphysémateuses, c'est-à-dire le sommet et le bord antérieur, sont justement celles dans lesquelles la bronchite et l'augmentation de sécrétion muqueuse sont peu intenses et même manquent le plus fréquemment.

L'obstacle au retour de l'air n'existe donc pas ; et si dans certaines maladies du poumon on trouve les vésicules pulmonaires plus volumineuses que lorsque l'organe est tout à fait sain, il faut reconnaître que cette dilatation est anormale.

Le docteur Gairdner, qui admet que l'emphysème est un état anormal produit pendant la vie, a donné de sa formation une explication qui s'applique aussi bien à l'emphysème aigu des enfants qu'à l'emphysème chronique des adultes.

Il prouve que la dilatation des vésicules ne résulte pas de la présence des mucosités bronchiques faisant obstacle à la sortie de l'air, puisque la dilatation existe là où l'obstacle manque, et que là où l'obstacle existe il se produit un affaissement du tissu pulmonaire (voy. p 429). Il en conclut que la dilatation vésiculaire ne se fait pas comme on le pense pendant l'expiration, mais bien pendant l'inspiration.

Il croit que la condition nécessaire à la production de l'emphysème est que, la capacité thoracique restant la même, une portion de l'organe pulmonaire diminue de volume, comme cela a lieu dans l'affaissement. Alors la force expansive de l'inspiration agit d'une manière insolite sur les portions restées saines, de manière à y faire arriver l'air qui ne peut pas entrer dans la portion affaissée, mais qui doit pénétrer dans le thorax. En effet, si certaines parties du poumon ne se dilataient pas pour remplacer celles qui s'affaissent, il en résulterait soit une dépression des côtes, soit dans la cavité pleurale un vide qui, en réalité, est impossible.

Le pathologiste anglais remarque, à l'appui de sa théorie, que l'emphysème est beaucoup moindre ou même ne se produit pas dans la pneumonie lobaire. Car alors, dit-il, la portion pulmonaire malade est augmentée de volume et non pas affaissée. Nous avions noté cette différence dans notre première édition, et nous l'avions expliquée par l'intensité de l'oppression. C'est là, en effet, une des circonstances les plus favorables à la production de l'emphysème et qui ne contredit en rien la théorie du docteur Gairdner. Nos observations nous avaient en effet conduit à admettre que l'intensité de l'emphysème était en raison directe de l'intensité de l'oppression. Ainsi nous avions constaté un énorme emphysème chez des enfants qui avaient succombé en quelques minutes à une hémorrhagie foudroyante, accompagnée d'une suffocation considérable, résultat du passage du sang dans le poumon sain et de l'exagération des efforts inspiratoires pour vaincre cet obstacle. Dans ces cas là la colonne d'air entraînait jusqu'au sein des vé-sicules une partie du sang qui était versé dans les bronches. (Voy. Apo-plexie pulmonaire.) Il est possible, d'ailleurs, que cette dilatation poussée trop loin, ou prolongée trop longtemps, détermine une dimi-nution de l'élasticité du tissu rétractile du poumon, ou bien une mo-dification du système nerveux, une sorte de paralysie de l'organe, et que de là résulte une dilatation permanente des vésicules.

C'est sans doute ce qui a lieu dans l'emphysème chronique de l'adulte et dans les cas analogues que nous citions tout à l'heure. Aussi nous sommes-nous demandé si l'emphysème aigu ne pouvait pas persister lorsque la maladie qui lui a donné naissance a disparu, et s'il n'était pas le point de départ de l'emphysème chronique qui se manifeste par ses symptômes à une période plus avancée de la vie. Les malades auxquels nous avons donné des soins ne sont pas restés assez longtemps sous nos yeux pour que nous ayons pu constater s'ils conservaient, après la pneumonie ou la bronchite, de la difficulté à courir, de la gêne dans la respiration, enfin les symptômes qui annoncent un emphysème chronique. Toutefois, comme plusieurs enfants entrés à l'hôpital pour y être traités de maladies très diverses avaient eu auparavant des *fluxions de poitrine*, d'après le rapport de leurs parents, et que nous n'avons pas observé chez eux d'emphysème chronique, nous devons croire que la bronchite et la pneumonie ne l'amènent pas à leur suite, ou tout au moins qu'il disparaît bien plus rapidement que chez l'adulte. Observons aussi que les maladies du cœur qui accompagnent si fréquemment l'emphysème de l'adulte s'observent bien rarement chez l'enfant, et ne paraissent dans aucun cas avoir une relation directe ou indirecte avec lui.

Est-il nécessaire de dire, en terminant, que l'emphysème aigu ne réclame aucune médication particulière, puisqu'il n'est qu'un effet mécanique et inaperçu d'une autre affection? Son traitement consiste donc tout entier dans celui de la maladie qui lui a donné naissance.

———

CHAPITRE XII.

PNEUMO-THORAX.

Le pneumo-thorax est, d'après Laënnec, le résultat, soit d'une simple exhalation gazeuse dans la cavité pleurale, soit d'un épanchement d'air consécutif à une perforation du poumon. Cette dernière cause pathologique est la seule à nous connue qui, dans l'enfance, produise l'accident que nous allons étudier ici. Nous n'ignorons pas que l'on trouve dans la science quelques faits qui paraissent infirmer cette pro-

position; mais ils seront soumis plus tard à une analyse critique, et le
lecteur pourra vérifier lui-même la justesse de notre assertion.

D'après les observations que nous avons recueillies ou consultées,
la communication du poumon avec la plèvre a été observée, par ordre
de fréquence, dans les maladies suivantes : 1° l'affection tuberculeuse;
2° la pneumonie ; 3° la gangrène du poumon; 4° l'apoplexie pulmonaire.

Nous nous proposons d'étudier ici dans deux articles distincts :
1° le pneumo-thorax , en général , envisagé d'une manière très succincte ; 2° celui qui est produit par la rupture d'un abcès du poumon.

Nous renvoyons aux chapitres APOPLEXIE PULMONAIRE, GANGRÈNE, et
surtout à l'histoire des tubercules du poumon et des ganglions bronchiques, le complément de ce que nous allons dire ici.

I. PNEUMO-THORAX EN GÉNÉRAL.

Art I. — Anatomie pathologique.

Les lésions anatomiques du pneumo-thorax , quelle que soit sa
cause , présentent des caractères communs. Ainsi , le côté malade
est dilaté et donne à la percussion un son caverneux ; on trouve
toujours dans la cavité pleurale une certaine quantité d'air mélangé
dans la grande majorité des cas à de la sérosité sanieuse, trouble,
purulente ou à du sang ; il est plus rare d'y rencontrer seulement de
l'air et des fausses membranes. Si la poitrine est ouverte avec précaution, l'air s'échappe en sifflant à travers les lèvres de l'incision ;
si l'ouverture est pratiquée largement et rapidement , ce phénomène
peut manquer. La paroi thoracique enlevée, on voit le poumon plus
ou moins éloigné des parois costales, refoulé tantôt partiellement,
tantôt en totalité contre la colonne vertébrale. Son tissu est presque
toujours plus ou moins condensé ; si l'on pousse de l'air dans la
trachée, l'organe ne s'insufle pas, ou certaines portions seulement
sont distendues ; tandis que l'air sort en sifflant ou en bouillonnant
au travers du liquide par la perforation, dont il est en général facile
de reconnaître la communication avec les canaux bronchiques. Tels
sont les caractères communs à toutes les espèces de pneumo-thorax ;
les différences résultent du siége, de la dimension et de la forme de la
perforation, de la nature de la cavité avec laquelle elle communique,
des lésions secondaires du poumon et de ses dépendances. Nous
insisterons sur ces caractères dans les chapitres où le pneumo-thorax
sera décrit comme maladie spéciale.

Art. II. — Symptômes. — Marche. — Pronostic.

Les *symptômes physiques* du pneumo-thorax ne sont pas différents de ceux que l'on observe dans l'âge adulte. Ainsi nous avons
constaté chez nos malades , à toutes les périodes de l'enfance , la

respiration, la voix et la toux amphoriques, le tintement métallique, l'exagération de sonorité dans les parties correspondantes à l'épanchement gazeux, la matité dans les points où existait l'épanchement liquide, la dilatation du côté malade, etc. Nous verrons cependant, en étudiant les différentes espèces de pneumo-thorax : 1° que ces symptômes n'ont pas été toujours reconnus; 2° qu'ils ont été dans certains cas remplacés ou masqués par des altérations du bruit respiratoire qui éloignaient l'idée d'un pneumo-thorax. Indépendamment des symptômes physiques que nous venons d'énumérer, nous avons noté chez plusieurs de nos malades, mais non pas chez tous, une toux remarquable, c'est-à-dire courte, fréquente, sèche, saccadée, pénible ou convulsive, éclatante ou aiguë, une douleur thoracique en général très vive, une oppression considérable. Disons d'avanceque la dyspnée extrême, si utile chez l'adulte pour le diagnostic du pneumo-thorax à son début, a bien moins de valeur chez l'enfant, parce qu'elle accompagne la plupart des affections aiguës du thorax; nous verrons d'ailleurs qu'elle n'est pas constante.

Rappelons aussi que la douleur excessive du thorax, accusée nettement par les malades en âge d'exprimer leurs sensations, reste quelquefois latente, ou ne se dénote, chez les plus jeunes enfants, que par de l'anxiété, de l'agitation, des cris aigus qui peuvent faire soupçonner, mais n'indiquent pas nécessairement l'existence du symptôme.

L'accélération et la petitesse du pouls, la pâleur de la face, l'anxiété, ont été notées chez plusieurs de nos malades. Nous avons aussi observé des évacuations alvines abondantes involontaires paraissant coïncider avec le début de la maladie.

Marche. — Le pneumo-thorax marche quelquefois avec une grande rapidité et se termine par la mort en quelques heures ; d'autres fois sa durée est beaucoup plus longue, soit que les symptômes diminuent insensiblement pour disparaître ensuite complétement, soit qu'ils restent à peu près stationnaires, et que la maladie se prolonge pendant un ou plusieurs mois.

Pronostic. — Le pneumo-thorax est sans contredit une maladie fort grave; cependant, en considérant : 1° que les enfants supportent mieux que les adultes une gêne extrême de la respiration, pourvu que sa durée ne dépasse pas certaines limites; 2° que chez les enfants' atteints de pneumo-thorax la dyspnée n'est excessive que pendant peu de jours ; 3° qu'il existe des cas bien positifs de prolongation de la maladie pendant un mois et plus ; 4° que la cause possible de la maladie (abcès du poumon) n'implique pas une affection antérieure au pneumo-thorax presque nécessairement mortelle; 5° qu'il existe des faits très réels de guérison : on peut admettre, ce semble, que le pneumo-thorax est moins grave chez l'enfant que chez l'adulte. Mais cette proposition réclame la sanction de nouveaux faits.

Art. III. — Causes.

Nous avons dit en commençant que la seule cause pathologique à nous connue du pneumo-thorax était la perforation du poumon. Il existe cependant quelques observations qui semblent infirmer ce qu'une pareille proposition peut avoir d'absolu. Ainsi M. Maréchal a publié deux observations intitulées : *Pneumo-thorax reconnu par le bourdonnement amphorique et sans communication de l'épanchement aériforme avec l'air extérieur* (1).

Ce médecin a tiré des faits qu'il avait observés la conclusion qu'il n'existait pas de perforation. Il est vrai qu'elle n'a pas été trouvée après la mort; mais nous sommes portés à croire qu'elle a existé pendant la vie, et qu'elle a été le résultat probable de la rupture d'un très petit abcès. Nous reviendrons sur ces deux faits dans les pages suivantes. (Voy. p. 608.)

M. Baron a rapporté une observation qui n'est pas plus concluante que celles de M. Maréchal. Il s'agit d'une petite fille de quatre ans, qui, dans le cours d'une coqueluche, fut prise d'une orthopnée intense. On constata l'absence complète du bruit respiratoire; l'exagération de la sonorité et la dilatation du côté malade ; puis ces symptômes diminuèrent, *sans disparaître complétement*. L'enfant mourut rapidement. A l'autopsie, la plèvre, parfaitement saine, *ne contenait pas d'air*. Il n'y avait aucune déchirure à la surface du poumon ; le lobe moyen était hépatisé. Peut-on conclure de ce fait à l'existence d'un épanchement gazeux, quand, après la mort, les symptômes n'ayant pas *entièrement* disparu, on n'a pas constaté la présence de l'air dans la cavité pleurale? D'ailleurs, en supposant qu'il y ait eu un pneumo-thorax, est-il bien prouvé qu'il était essentiel? Ne peut-on pas admettre que les quintes de toux ont favorisé la rupture, soit d'une cellule pulmonaire, soit d'un très petit abcès du lobe moyen qui était hépatisé?

D'après l'énumération que nous avons faite des causes pathologiques de la perforation du poumon, on comprendra facilement que les causes prédisposantes de l'affection tuberculeuse, de la pneumonie, de la gangrène, de l'apoplexie, doivent influer d'une manière particulière sur la production du pneumo-thorax. C'est ainsi que l'âge, le sexe, la constitution, les maladies antérieures, les conditions hygiéniques qui favorisent le développement des maladies précitées, pourront devenir des causes de perforation pulmonaire. Chacune d'elles agira cependant dans certaines limites. Éclaircissons par un exemple ce que cette proposition peut avoir d'obscur. Les abcès du poumon sont une cause évidente du pneumo-thorax ; mais ces collections purulentes appartiennent presque exclusivement à la pneumonie lobulaire, et cette forme d'inflammation se développe surtout sous l'influence de la rou-

(1) *Journal hebdomadaire*, 1829, t. II, p. 117.

geole, et principalement chez les jeunes sujets. On doit donc *à priori* soupçonner que le pneumo-thorax peut se produire chez les enfants qui succombent à une pneumonie rubéolique. Cette idée est confirmée par l'observation.

Ce que nous disons ici du pneumo-thorax qui succède à la pneumonie, nous pourrions le répéter au sujet des gangrènes, des tubercules, etc.

Les causes occasionnelles du pneumo-thorax nous échappent le plus souvent, ou plutôt l'épanchement gazeux est le résultat naturel de la marche progressive d'une maladie organique qui, s'avançant du centre à la circonférence, finit par rompre la dernière barrière qui s'oppose à l'introduction de l'air dans la cavité pleurale. Cependant il est possible que certaines causes viennent hâter cet effet : ainsi, il n'est pas difficile de concevoir que l'accumulation du liquide bronchique, une forte quinte de toux, un effort violent, puissent hâter le résultat nécessaire de la lésion du poumon.

Art. IV. — Traitement.

Dans l'état actuel de la science, nous pensons que le traitement le plus rationnel du pneumo-thorax consiste à supprimer toute médication débilitante ; car c'est dans la prolongation de la maladie que le praticien doit placer son espoir, et toute cause qui enlève à l'enfant une partie de son énergie doit contribuer à hâter la terminaison fatale. Il faut donc bannir de la thérapeutique l'appareil antiphlogistique.

Les préparations d'opium et de belladone, qui diminuent le besoin de respirer, l'agitation et la toux, nous paraissent être les seules qui puissent exercer une influence faborable sur la maladie. Nous rappellerons ailleurs une observation publiée par Constant, et dans laquelle on voit la guérison venir à la suite du traitement par les opiacés. En outre, les deux malades que nous avons été assez heureux pour voir guérir n'ont été soumis à aucune médication, et nous avons l'intime conviction que si l'on avait mis en usage un traitement énergique, la maladie n'aurait pas eu la même issue.

II. PNEUMO-THORAX SUITE DE PNEUMONIE (1).

Art. I. — Anatomie pathologique.

Nous avons dit (p. 437) que les abcès du poumon étaient loin d'être rares, que fréquemment ils siégeaient à la surface de l'organe,

(1) Nous avons recueilli deux observations de pneumo-thorax suite de pneumonie terminée par la mort ; nous en avons trouvé deux autres dans l'ouvrage de M. Barrier, et nous pensons qu'on peut rapprocher de ces faits les deux exemples rapportés par M. Maréchal. Nous possédons aussi un cas de perforation pulmonaire, suite probable d'abcès, et qui s'est terminé par le retour à la santé. Les considérations que nous allons présenter sont tirées du rapprochement de ces faits.

et n'étaient quelquefois séparés de la cavité pleurale que par l'épaisseur de la séreuse. Nous avons observé tous les degrés de transition entre l'abcès à son début, l'abcès bien formé, et enfin l'abcès perforé. Nous avons cité un exemple où cette perforation aurait eu lieu sans aucun doute si la poche purulente n'avait été recouverte d'une petite fausse membrane qui, en réunissant les deux feuillets de la séreuse, avait empêché sa rupture et l'introduction de l'air dans la cavité pleurale. Mais, on le conçoit, cette inflammation adhésive, fréquente, quand elle est déterminée par un corps solide, lentement développé comme le tubercule, peut très bien ne pas se former quand il s'agit d'un abcès, et alors il semble que rien ne s'oppose à l'établissement d'une communication anormale entre le poumon et la plèvre.

En réfléchissant à la facilité avec laquelle peuvent se produire les perforations pulmonaires, on est même étonné qu'elles ne soient pas plus fréquentes.

Dans les observations que nous avons sous les yeux, les perforations ont en général un petit diamètre, c'est-à-dire celui d'une tête d'épingle, d'une plume de corbeau, ou même d'une petite lentille. Leur orifice est d'ordinaire parfaitement arrondi ; nous avons vu ses bords, formés par la plèvre, avoir la minceur d'une feuille de papier. Trois fois l'orifice était unique, dans un autre cas il était multiple. On voyait alors une surface de la dimension d'une pièce de deux francs perforée en plusieurs points ; les ouvertures étaient irrégulières, comme lacérées, séparées par des lambeaux de plèvre opaque et molle ; la moindre traction agrandissait l'orifice. Elles conduisaient dans des cavités de dimension variable, contenant une certaine quantité de pus jaune homogène, sans aucune trace de débris tuberculeux. En un mot, c'étaient de véritables abcès tout à fait semblables à ceux que nous avons décrits ailleurs. Les abcès communiquaient largement avec une ou plusieurs ramifications bronchiques qui étaient tantôt normales, tantôt dilatées.

Les perforations existaient deux fois à droite et deux fois à gauche, trois fois dans le lobe inférieur, dans un point voisin de la base, une fois à la partie interne moyenne du lobe supérieur.

Des quatres malades dont nous analysons les observations, trois avaient quelques tubercules dans le poumon ou les ganglions. Un seul n'en présentait aucun. Chez les trois premiers, les tubercules occupaient deux fois, au nombre de cinq ou six, le poumon du côté opposé à la perforation. Il n'y en avait pas un seul dans le poumon malade. Dans un troisième cas nous avons rencontré un tubercule du volume d'une noisette entouré de plusieurs petits tubercules miliaires au sommet d'un poumon, tandis que la perforation occupait la base, et que le lobe hépatisé n'en contenait pas. En sorte qu'en rapprochant les caractères anatomiques des cavités purulentes de l'absence ou du petit nombre et du siége des tubercules, il est de toute évidence pour

nous qu'il n'y avait aucun rapport entre les deux maladies, et que
leur coïncidence était tout à fait fortuite.

C'est ici le lieu de livrer à un examen critique les deux observations
de M. Maréchal. Dans ces cas le pneumo-thorax était probablement,
comme nous l'avons dit, le résultat de la rupture d'un très petit
abcès. Il s'agit de deux jeunes filles de dix ans, atteintes de pleuro-
pneumonie qui s'était développée chez l'une dans le cours d'une
fièvre typhoïde, et chez l'autre spontanément, autant du moins qu'on
peut en juger par le narré de l'auteur qui a été peu explicite à cet
égard. On constata pendant la vie des signes évidents de pneumo-
thorax, respiration amphorique, exagération de sonorité, etc.

A l'autopsie, après avoir reconnu que l'air s'échappait en sifflant de
la cavité pleurale, on insuffla le poumon par la trachée. Dans le premier cas les lobes supérieurs et inférieurs furent distendus, tandis
que le lobe moyen *ne le fut que très peu*. En outre, le lobe était en
partie *splénisé*. Les lobes supérieurs et inférieurs étaient parfaitement
sains. L'auteur conclut à l'absence de la perforation, parce que l'insufflation ne détermina pas de gargouillement dans le liquide pleural.
Mais, 1° comme la plèvre ne contenait que peu de liquide, il est possible que la perforation ne fût pas couverte par lui; rien d'étonnant alors
que le gargouillement ait manqué. 2° M. Maréchal, en parlant de la surface extérieure du poumon, a omis de dire si cet organe était ou non
revêtu d'une fausse membrane. 3° Il a oublié de décrire avec soin le
parenchyme malade, il s'est contenté d'affirmer qu'il était splénisé,
sans préciser d'une manière plus complète les caractères de cette splénisation. Il eût été de la plus haute importance d'indiquer s'il y avait
ou non des traces de suppuration dans le tissu malade. 4° Enfin la
respiration amphorique ne saurait exister dans les cas de pneumo-
thorax sans communication entre la plèvre et le poumon ; et ce signe
a été constaté pendant plusieurs jours de suite.

Les remarques critiques que nous venons de présenter au sujet de cette
première observation seraient en tout point applicables à la seconde.

Nous nous croyons en conséquence en droit de conclure que ces
deux faits ne sont pas des exemples de sécrétion gazeuse dans la cavité
close de la plèvre ; nous avons au contraire de la tendance à penser
qu'ils résultent plutôt de la rupture d'un très petit abcès. On conçoit parfaitement la facilité avec laquelle un orifice dont la dimension
ne dépasse pas une tête d'épingle peut être oblitéré par une petite
fausse membrane ou même par l'affaissement de ses bords et la condensation des tissus sous-jacents.

Art. II. — Symptômes. — Formes. — Marche.

Deux fois le pneumo-thorax s'est révélé par les symptômes qui
l'annoncent d'ordinaire. On observa dans un des cas rapportés

par M. Barrier (1) : « Une toux fréquente, la dilatation du côté malade avec exagération du son ; le bruit respiratoire était remplacé par un bruit de va-et-vient qui paraissait se passer dans la trachée ou dans les grosses bronches et était dû à des mucosités. On entendait en même temps un souffle amphorique, et lorsque le malade toussait, il s'y joignait un retentissement analogue à la vibration d'un tube d'airain à sons graves ; enfin, on percevait de la manière la plus distincte un tintement métallique qui consistait dans une espèce de glouglou ou de gargouillement clair, accompagné, surtout à la fin de chaque mouvement inspiratoire ou expiratoire, d'un bruit encore plus clair qui semblait produit par la chute de quelques gouttes de liquide dans une cavité à moitié pleine. Le tintement métallique était encore plus prononcé pendant les efforts de toux. »

Dans les observations de M. Maréchal, les symptômes physiques offrirent une grande analogie. Chez deux malades, on constata la respiration amphorique avec matité en certains points, exagération de son et absence de bruit respiratoire en d'autres. L'auteur a omis de parler de la toux, de la douleur thoracique et de la dyspnée.

Chez celui de nos malades qui a guéri, et dont nous rapportons plus bas l'observation, la maladie débuta brusquement avec l'appareil des symptômes d'une affection suraiguë des organes thoraciques. Le quatrième jour de la maladie nous constatâmes en arrière, à droite, une respiration amphorique des plus caractéristiques, accompagnée de matité ; et, en avant, une absence du bruit respiratoire avec exagération de sonorité. La respiration amphorique persista les jours suivants, mais la matité disparut pour faire place à un son tympanique. L'enfant guérit. Chez les trois derniers malades on ne put reconnaître les symptômes physiques du pneumo-thorax. Ainsi, l'un de ces enfants, dont l'observation appartient à M. Barrier (2), fut pris, dans le cours d'une broncho-pneumonie généralisée double, d'une oppression excessive accompagnée d'une toux très fréquente, convulsive, d'anxiété, d'agitation, de symptômes cérébraux ; l'auscultation ne révéla que des signes de pneumonie à l'époque où se développa cet appareil symptomatique ; cependant il est probable que le pneumothorax existait déjà. Un de nos malades, âgé de quinze mois, dont on trouvera l'observation à la fin de ce travail, ne nous a offert aucun symptôme de perforation pulmonaire, et cependant nous l'avons ausculté un quart d'heure avant la mort. Les signes physiques d'une pneumonie généralisée double, c'est-à-dire une respiration bronchique des plus intenses avec matité, accompagnée d'une toux courte, petite, sèche, pénible, se répétant à chaque instant, se montrent subitement. Le lendemain, la matité persiste, mais l'absence du bruit

(1) *Loc. cit.*, p. 290.
(2) *Loc. cit.*, t. I, p. 361.

respiratoire a remplacé le souffle. Nous diagnostiquons une pneumonie et un épanchement pleurétique. Ce sont, en effet, les lésions que
nous trouvons à l'autopsie ; mais, en outre, nous rencontrons un
pneumo-thorax que nous étions loin de soupçonner. Ajoutons cependant que la faiblesse extrême du malade nous empêcha de pratiquer
l'auscultation en avant et dans l'aisselle, précisément dans le point où
existait la perforation. Enfin, notre dernier malade fut probablement
suffoqué rapidement par l'épanchement d'air, car le jour de la mort
nous ne constatâmes aucun signe de pneumo-thorax.

Marche, pronostic, durée. — La maladie n'a duré probablement
que quelques heures chez un de nos malades, un jour chez un
autre, deux jours chez un troisième. Nous avons constaté des signes
de pneumo-thorax au delà du vingtième jour chez celui qui a guéri.
Quatre enfants ont succombé, un cinquième a guéri. Nous discuterons
dans les réflexions dont nous ferons suivre cette observation, la réalité de la cause à laquelle nous attribuons la maladie ; et si l'on se
refuse à reconnaître une perforation du poumon, suite d'abcès pulmonaire, on ne pourra nier l'existence d'un pneumo-thorax qui s'est
terminé par la guérison, et le fait ne perdra rien de son intérêt.

Art. III. — Causes. — Traitement.

Les observations que nous avons analysées dans ce travail justifient l'opinion que nous avons émise sur l'influence des causes.
Ainsi, la maladie s'est montrée de préférence chez les plus jeunes
enfants ; un seul avait dépassé huit ans, les autres étaient âgés de
quinze mois à trois ans.

Trois avaient eu la rougeole, un autre une bronchite intense avant
le début de la pneumonie. Chez le cinquième, le pneumo-thorax avait
débuté pendant le cours d'une bonne santé.

Une fois il a paru reconnaître pour cause occasionnelle l'administration d'un vomitif donné dans le cours d'une pneumonie. Un
enfant de trois ans, atteint de pneumonie lobulaire généralisée
cachectique, est traité par une application de sangsues, le sirop et la
poudre d'ipécacuanha ; les vomissements sont très abondants, et dès
le lendemain on constate le développement du pneumo-thorax. N'est-
il pas probable que les secousses occasionnées par les efforts du vomissement auront déterminé la rupture de l'abcès ?

Ce que nous avons dit en parlant du traitement du pneumo-
thorax en général est entièrement applicable ici. L'enfant, dont la
maladie se termina par le retour à la santé, fut abandonné à une sage
expectation. Une émission sanguine locale insignifiante, et quelques
juleps diacodés avec de petites doses d'oxyde blanc d'antimoine suf-
firent pour seconder le travail de la nature.

Observations.

Nous n'avons rien à dire sur l'historique du pneumo-thorax suite de pneumonie, les faits publiés sur ce sujet ayant été mis à contribution dans cet article. Nous nous contenterons de rapporter deux de nos observations auxquelles nous avons fait plusieurs fois allusion dans le cours de ce chapitre. Dans la première, la maladie se termina par la mort ; dans la seconde, par le retour à la santé.

PREMIÈRE OBSERVATION. — *Enfant de quinze mois. — Rougeole bénigne. — Huit jours après, développement d'une éruption de varioloïde. — Toux très fréquente, oppression extrême, respiration bronchique en arrière des deux côtés, mais surtout à gauche avec matité. — Le lendemain, toujours de la matité en arrière à gauche ; absence complète du bruit respiratoire de ce côté. — Mort. — A l'autopsie, hépatisation du lobe inférieur gauche. — Abcès du poumon à la base de ce lobe. — Communication de cet abcès avec la cavité pleurale et les bronches. — Pneumo-thorax.*

Jean Anissel, âgé de quinze mois, entra à l'hôpital des Enfants dans le commencement du mois de mars 1839, pour y être traité d'un impétigo qui occupait tout le visage. Lors de son entrée sa santé était très bonne. Le 12 mars, il fut pris des symptômes de la rougeole. La maladie fut bénigne et ne s'accompagna d'aucun accident du côté de la poitrine. La santé se rétablit. La toux qui avait accompagné l'éruption disparut ; l'appétit était bon ; l'enfant n'avait pas de fièvre.

Le 19 mars, survint un mouvement fébrile assez intense, et une légère éruption de varioloïde, accompagnée de toux fréquente. La toux alla en augmentant jusqu'au 20 mars, à cinq heures, époque à laquelle nous vîmes le petit malade. Il était dans l'état suivant :

Enfant chétif, petit, maigre ; cheveux blonds, yeux bleus ; quatre incisives supérieures, deux inférieures.

Le facies exprime la souffrance ; la respiration est criarde ou plaintive ; la peau chaude, le pouls à 140 ; la respiration accélérée ne peut être comptée à cause des cris et de la toux qui l'interrompent à chaque instant. Cette toux est courte, petite, sèche, pénible, fréquente. La poitrine est bien conformée. La respiration est pure des deux côtés en avant. En arrière, à gauche, dans toute la région dorsale inférieure, respiration bronchique dans les deux temps, avec quelques bulles de râle sous-crépitant ; matité. Au-dessus, respiration peu forte avec râle sous-crépitant. A droite, dans la région dorsale inférieure, respiration bronchique à timbre beaucoup moins marqué que du côté opposé, s'entendant dans deux travers de doigt seulement, mêlée à du râle sous-crépitant. Au-dessus, respiration pure, percussion sonore. La soif est très vive, l'abdomen très volumineux ; la langue est humide, un peu rouge ; anorexie. La jambe gauche est œdématiée ; la peau est couverte d'une éruption assez rare de pustules de varioloïde, ombiliquées : elles sont très pâles, plus abondantes sur les extrémités inférieures que sur le reste du corps.

Le petit malade est très grognon, se laisse examiner difficilement, pousse des cris aigus.

Le 31, l'éruption est très pâle, les pustules sont aplaties. Le pouls est à 144, bien senti ; la respiration à 40. La respiration bronchique, entendue hier si forte à gauche, a entièrement disparu ainsi que le râle. A droite, on n'en entend pas non plus. Elle est remplacée en arrière à gauche par une absence complète du bruit respiratoire. Là aussi la percussion est mate dans toute la hauteur. A droite, respiration obscure. La toux est moins fréquente qu'hier. L'oppression a été grande toute la nuit ; le cri est très voilé. Langue humide, blanchâtre ; deux selles, hier, semi-liquides.

Un instant après la visite, il meurt.

Autopsie trente heures après la mort. — Pas de roideur, pas de putréfaction de la paroi abdominale antérienre. Infiltration des extrémités. Pustules de varioloïde inégalement disséminées.

Le cerveau, le larynx, la trachée et la plèvre droite ne présentent aucune lésion.

Le poumon droit est rosé en avant, violacé en arrière. Le lobe supérieur est souple, crépitant partout ; pas de granulations ni de tubercules ; bronches saines. Le lobe moyen présente à l'extérieur quelques tubercules du volume d'une tête d'épingle recouverts d'une fausse membrane limitée à leur surface : le tissu du lobe est souple, contient peu de liquide. Le tiers supérieur du lobe inférieur est rouge à la coupe, friable, d'un grenu fin, se précipite au fond de l'eau ; le reste du lobe contient une assez grande quantité de sang ; pas de noyaux hépatisés, pas de tubercules. Les bronches contiennent un liquide aéré abondant, ténu : elles sont parfaitement saines.

Plèvre et poumon gauche. — A l'ouverture largement pratiquée du côté droit de la poitrine, on ne s'aperçoit pas qu'il sorte de l'air. On voit le lobe supérieur, occupant la moitié supérieure de la cavité pleurale, retenu à sa partie postérieure par des adhérences intimes. Un intervalle de plusieurs pouces existe entre les parois costales et le lobe inférieur. Ce lobe, diminué de volume, est couché sur les côtés de la colonne vertébrale, et maintenu seulement dans sa partie postérieure par des adhérences assez intimes, partout ailleurs il est libre. On trouve dans la cavité de la plèvre près d'un verre de liquide rouge clair, sanieux, mêlé de quelques flocons blancs. Ce liquide est assez analogue à celui qui sort de l'excavation qui sera ultérieurement décrite. La plèvre costale est tapissée de fausses membranes assez molles, rosées, adhérentes par places ; au sommet elles sont plus épaisses et forment des adhérences solides. Un soufflet ayant été introduit dans la trachée (avant que l'on ait détaché le poumon), le lobe supérieur est insufflé avec facilité. Le lobe inférieur au contraire n'est pas distendu par l'air, qui se fait jour au dehors au travers d'une petite perforation parfaitement arrondie, dont les bords ont la minceur d'une feuille de gros papier, et qui a l'étendue et la forme d'une petite lentille. Par cette perforation, on pénètre dans une excavation située à la partie tout à fait inférieure et externe du lobe inférieur, dans un point qui correspond entre la septième et la huitième côte, près de la partie antérieure de l'aisselle. Cette excavation, capable de contenir une muscade, a pour paroi externe (sur laquelle existe la perforation) la plèvre pulmonaire épaissie et blanche, et pour autres parois le tissu pulmonaire hépatisé. L'intérieur de la cavité est tapissé par une fausse membrane, molle, blanchâtre ; des vaisseaux non oblitérés, ne contenant ni sang ni caillots, la parcourent en plusieurs sens. Deux bronches communiquent largement avec elle. Ces bronches sont lisses, polies ; leur muqueuse n'est ni rouge ni épaissie ; en un mot, elles sont parfaitement saines. Le parenchyme du lobe inférieur est en entier converti en un tissu d'un rouge clair, friable, précipitant au fond de l'eau, soit par parties, soit en totalité. La coupe du tissu malade est d'un grenu très fin, et donne issue par la pression à une médiocre

quantité de liquide sanieux non aéré, à un peu de liquide blanchâtre qui sort
des bronches, et à un peu de sang qui sort des vaisseaux. Les bronches, aussi
loin que les ciseaux bronchiques peuvent pénétrer, sont lisses, polies, sans
épaississement, sans dilatation. En aucun point de ce lobe on n'aperçoit de
tubercules ou de granulations. Le lobe supérieur, rosé extérieurement, est
souple dans la majeure partie de son étendue ; son tissu, partout crépitant,
contient peu de liquide aéré. Au niveau de sa partie postérieure et moyenne
on trouve un tubercule du volume d'une noisette, entouré de tubercules miliaires tous crus ; le parenchyme environnant est parfaitement sain. Les bronches sont lisses, polies, non injectées, ne contiennent pas de liquide.

Les *ganglions bronchiques* sont nombreux, volumineux, tuberculeux. Le
péricarde est sain, le cœur a une forme arrondie ; ses valvules sont pâles,
souples et polies ; son tissu est très ferme, dense ; la capacité des ventricules
est considérablement diminuée par une hypertrophie de la cloison qui a 18 millimètres d'épaisseur.

Les organes abdominaux ne présentent aucune lésion notable, sauf quelques
tubercules dans les ganglions mésentériques et un état graisseux peu avancé
du foie.

Remarques. — Quelle est la nature de l'excavation dont la perforation a donné lieu aux symptômes du pneumo-thorax ? Est-elle d'origine tuberculeuse, ou reconnaît-elle pour cause un abcès du poumon ?
Nous adoptons cette dernière opinion par les raisons suivantes :
1° l'excavation au lieu de siéger au sommet du lobe supérieur, était,
au contraire, située à la base du lobe inférieur ; 2° le tissu qui entourait la cavité était franchement hépatisé et ne contenait pas de tubercules ; 3° l'excavation elle-même, tapissée d'une fausse membrane
molle récente, était parcourue par des vaisseaux non oblitérés, et enfin communiquait avec des bronches parfaitement saines. Or, tout le
monde sait que dans les cas où les cavernes sont d'origine tuberculeuse, les bronches qui communiquent avec elles sont rouges, plus ou
moins épaissies ou ramollies.

Il est probable que pendant le cours de la rougeole il se sera développé quelques points de pneumonie lobulaire dans le lobe inférieur,
qu'un de ces noyaux phlegmasiques aura passé à la suppuration et produit l'excavation. Plus tard le lobe tout entier se sera hépatisé. C'est à
cette époque que seront survenus les symptômes généraux et locaux
dont nous avons rendu compte dans notre observation, et que nous
allons chercher maintenant à expliquer. On comprend très bien pourquoi il est survenu une oppression extrême, une respiration bronchique très intense ; on comprend encore pourquoi cette respiration
bronchique a été remplacée le lendemain par de l'absence du bruit
respiratoire, l'hépatisation et l'épanchement qui lui est postérieur
expliquant la succession de ces deux symptômes. Ce que l'on comprend moins bien, c'est l'absence de la respiration amphorique et du
tintement métallique ; mais comme nous avons cherché à l'expliquer
ailleurs, cette absence est due probablement à ce que l'auscultation

n'a pas pu être pratiquée en avant et dans l'aisselle le second jour; si l'exploration de la poitrine eût été possible, nous eussions probablement alors constaté, soit la respiration amphorique, soit l'exagération de sonorité à la partie antérieure. Il est bien difficile d'assigner l'époque précise à laquelle s'est produit le pneumo-thorax ; tout ce que l'on peut dire, c'est qu'il s'est fait dans un intervalle de vingt-quatre heures avant la mort. Certainement il n'existait pas lors de la première exploration , puisque la respiration était pure en avant, à gauche, et la sonorité normale, et que, en arrière, on entendait seulement de la respiration bronchique. Toutefois, dès le premier moment où nous avons vu le malade, nous avons été frappé du caractère particulier de sa toux et de son extrême oppression , qui était tout à fait analogue à celle que l'on observe dans certains cas de pleurésie aiguë chez les jeunes enfants.

Obs. II. — *Enfant de trois ans, d'une forte constitution.— Début brusque par une toux intense, de la fièvre et des selles involontaires. — Quatre jours après on constate, en arrière à droite, une respiration amphorique des plus caractéristiques, avec diminution de la sonorité, tandis que du même côté, en avant, la respiration est nulle et la percussion très sonore. — A partir du sixième jour, la percussion devient de plus en plus sonore en arrière, à droite. —La respiration amphorique dure jusqu'au vingtième jour. — Ce jour-là on commence à entendre de la respiration vésiculaire en arrière, à droite ; mais elle est faible. — Le jour de la sortie, trentième de la maladie, respiration pure des deux côtés en arrière ; percussion également sonore. La respiration est toujours un peu plus faible qu'à gauche.*

Henri Legros, âgé de trois ans, entra le 27 novembre à l'hôpital des Enfants, et fut couché au n° 2, salle Saint-Thomas. Sa mère nous apprit qu'il avait toujours joui d'une excellente santé. Il était vacciné, et n'avait eu aucune fièvre exanthématique. Il marchait, courait comme tous les enfants de son âge, n'était sujet ni à l'oppression ni à la toux.

La maladie actuelle avait débuté soudainement, le 25 novembre, par une toux intense, des douleurs dans les jambes, du dévoiement involontaire, quelques nausées sans vomissement, une perte complète d'appétit, une soif vive. Le premier jour on avait observé de la somnolence ; le second jour des cris aigus continus.

Aucune cause ne pouvait expliquer la maladie ; on n'avait fait aucun traitement. Le 28, l'enfant était dans l'état suivant :

· Constitution forte, bonne carnation; cheveux châtains, yeux noirs. Décubitus dorsal, face colorée par places, surtout à droite ; les ailes du nez se dilatent largement, le facies n'exprime pas l'anxiété. La peau est brûlante, 72 inspirations par minute ; mouvements fréquents de la lèvre inférieure en rapport avec la dyspnée, et analogues à ceux que l'on fait en fumant la pipe. Pouls très accéléré, inégal, difficile à compter, à 144. En arrière, à gauche, respiration remarquablement puérile, percussion sonore. A droite, en arrière, dans toute la hauteur, absence complète de bruit respiratoire dans l'inspiration ; expiration clairement amphorique à la base. Pas de tintement métallique. Le timbre de la respiration amphorique diminue à mesure qu'on s'approche de la partie

supérieure du poumon; percussion généralement moins sonore dans toute la
hauteur, à droite qu'à gauche. En avant, à droite absence de bruit respiratoire, percussion très sonore. A gauche, la respiration s'entend bien, la percussion est sonore. Toux aiguë claire. Langue humide, abdomen volumineux,
tendu. (Mauve, gomme. — 2 vent. scarif. — Julep sirop diac. 8 gram. Lait.
Potage.)

29. Facies plus coloré qu'hier, pas de convulsions; mais par intervalles, cris
très aigus. 72 respirations par minute, abdominales ; pouls 120 à 130, plus
régulier qu'hier, surtout à gauche. L'enfant se met facilement sur son séant ;
mais il pousse des cris très aigus dès qu'on applique l'oreille sur sa poitrine. En
arrière, à droite, la respiration amphorique est aussi marquée qu'hier, peut-être
même davantage ; au sommet la respiration est pure ; mais dans les trois quarts
inférieurs, et surtout à la base, elle offre au plus haut degré le timbre amphorique ; pas de tintement métallique ; le cri n'a pas la résonnance amphorique ;
la percussion est toujours peu sonore en arrière à droite, en dehors et surtout
à la base. En avant, même état de l'auscultation. La voix est naturelle, la
toux, peut-être un peu plus fréquente qu'hier, est toujours claire et retentissante ; il n'y a pas d'anxiété. Langue humide, un peu jaunâtre ; l'enfant ne
mange rien et boit peu ; abdomen toujours volumineux ; pas de selles depuis
hier, (Traitement *ut suprà*, moins les ventouses.)

30. Cris très aigus hier dans le jour, et toute cette nuit ; maintenant l'enfant
dort ; décubitus dorsal, bras ramenés derrière la tête ; pendant le sommeil, la
respiration est peu gênée, de 50 à 60. Après le réveil, la peau n'est pas très
chaude, le pouls à 90, régulier, assez plein ; la toux assez fréquente, surtout
quand l'enfant est assis ; persistance de la respiration amphorique en arrière à
droite, surtout à la base ; pas de tintement métallique ; la percussion est toujours moins sonore en arrière, à droite. Un peu de dévoiement. (Traitement
ut suprà.)

1er *décembre*. Le facies est naturel, la peau à peine chaude ; décubitus dorsal, un peu incliné à droite ; l'enfant parle de lui-même ; il n'y a pas d'anhéla-
tion ; la respiration est beaucoup plus calme que les jours précédents, quoique
difficile à compter. L'enfant étant dans le repos il y en a alors au plus 36 ; elle
s'élève à 60 dès qu'il s'agite. En arrière, à droite, la respiration est remarquablement amphorique, surtout après la toux ; c'est principalement à la base que
l'on constate ce caractère, et aussi à la partie externe du poumon ; pas de tintement métallique ; la percussion est plus sonore que la veille à la base droite;
à gauche la respiration est toujours forte et pure. La langue et les lèvres sont
humides, la soif est vive ; mais, de même que les jours précédents, l'enfant ne
peut boire que trois ou quatre gorgées à la fois. L'abdomen est indolent.
(Traitement *ut suprà*.)

2. Même état général. Facies bon, non anxieux, sans dilatation des ailes du
nez ; décubitus comme hier ; pouls à 108, régulier ; respiration à 40 pendant
le repos, à 56 après que l'enfant a été agité ; il n'a presque pas crié. En arrière,
à droite, l'intensité du timbre de la respiration amphorique a diminué, on
l'entend cependant après la toux, dans l'expiration. Chose remarquable, dans
l'inspiration on commence à entendre de la respiration vésiculaire. Percussion
comme hier ; la toux persiste assez fréquente, humide ; la voix est toujours
bonne, la langue est humide. L'enfant boit souvent, il mange un peu de pain,
il a été à la selle sans dévoiement. (Traitement *ut suprà*.)

3. L'amélioration notée déjà le 1er décembre dans les symptômes généraux

continue ; l'enfant, sans être gai, n'est plus grognon ; il se met aisément sur son séant et sans crier ; il reste assis longtemps, tandis qu'auparavant il se recouchait tout de suite. Lorsqu'il est couché, le décubitus est toujours dorsal, un peu incliné à droite ; le faciès, quoique un peu amaigri, n'offre pas l'expression de la souffrance ; l'appétit reparaît et l'enfant boit plus facilement.

4. Pas de chaleur à la peau ; pouls inégal, à 108 ; respiration, 48 ; la toux est assez fréquente, surtout quand le malade est assis ; en arrière, à droite, respiration amphorique des plus caractéristiques, surtout à la base : on ne l'entend que dans l'expiration, l'inspiration étant en partie vésiculaire ; cependant après la toux, on l'entend dans les deux temps respiratoires. La percussion est plus sonore à droite qu'à gauche ; pas de tintement métallique. Langue humide, lèvres rosées ; deux ou trois selle sans dévoiement les jours précédents. (Traitement *ut suprà*.)

5. L'enfant est triste, abattu ; il se laisse examiner passivement, sans donner aucun des signes du déplaisir qu'il manifestait auparavant ; il est couché sur le dos et incliné à droite ; la respiration amphorique est un peu moins forte que la veille ; pas de tintement métallique, même état de la sonorité, pouls à 108, inégal ; 40 inspirations, peu amples, égales. (Traitement *ut suprà*.)

6. Toujours même décubitus ; la joue gauche est très colorée, la peau beaucoup plus chaude que la veille ; le pouls à 140, inégal par intervalles ; 40 inspirations par minute, dilatation des ailes du nez ; l'enfant est tranquille plutôt qu'assoupi ; en arrière, à gauche, la respiration est forte et pure, et la sonorité bonne ; à droite, à la base, on entend une respiration amphorique profonde (dans l'expiration), et dans l'inspiration une respiration dure. La percussion dans le tiers inférieur est extrêmement sonore, *comme un tambour* ; la toux est rare, la langue humide ; l'abdomen est indolent, un peu tendu, non ballonné, avec quelques marbrures rougeâtres à sa surface. (Mauve, sirop de gomme. — Julep sir. diac. 8 grammes. — Ox. antim. 0,05.)

7. La peau est moins chaude, la rougeur des joues a disparu ; pouls à 120, la respiration à 40 ; pas de dilatation des ailes du nez ; oppression moindre qu'hier ; la percussion et l'auscultation donnent le même résultat ; toujours quelques marbrures rougeâtres sur l'abdomen et la partie interne des cuisses, où l'enfant éprouve de vives démangeaisons. Il est calme sans être assoupi ; le faciès est naturel. (Traitement *ut suprà*.)

Le même jour au soir, décubitus dorsal, état de calme, peau brûlante, pouls à 148, respiration à 52, dilatation des ailes du nez. L'éruption s'est beaucoup étendue, elle est d'un rouge vif sur les extrémités inférieures ; les rougeurs ne sont pas saillantes, et elles sont séparées par des intervalles de peau saine ; elles occupent le tronc, les extrémités inférieures, et les avant-bras à leur face palmaire ; il n'y en a pas sur le front ni sur la partie moyenne du visage, mais les deux joues sont d'un rouge érysipaléteux, la peau en est tuméfiée et inégale. La langue est recouverte d'un enduit épais, blanchâtre ; pas de vomissement, un peu de dévoiement au matin ; l'enfant ne mange plus. (Traitement *ut suprà*.)

8. Les joues sont un peu moins colorées qu'hier au soir, le faciès est indifférent ; le malade a maigri d'une manière assez sensible depuis son entrée à l'hôpital ; pouls à 130, respiration à 44 ; l'éruption persiste dans les mêmes points qu'hier, mais elle a pâli ; même état de la poitrine ; la toux n'est pas très fréquente ; la langue est humide, un peu blanchâtre en arrière ; pas de dévoiement ni de vomissements ; l'enfant refuse toujours de manger. (Mauve, sir. gomme. Looch.)

9. Il crie dès qu'on le touche ; la peau est un peu chaude ; l'éruption a encore pâli, mais elle existe toujours sur le tronc et les membres inférieurs ; la partie moyenne des joues est rouge pâle ; pas de desquamation ; le pouls, difficile à compter à cause de l'agitation, est à 104, la respiration à 36. En arrière, à droite, on n'entend pas d'expiration amphorique, mais un peu de respiration bronchique dans l'inspiration et l'expiration au niveau de l'espace interscapulaire ; la percussion, de très sonore qu'elle était, est devenue obscure au sommet ; à gauche la respiration est forte et pure ; la toux n'a lieu que lorsqu'on met l'enfant sur son séant ; elle est humide. Même état des voies digestives.

(Mauve, sir. gomme. — Jul. diac. 8 gr. — Oxyde antim. 0,05 ; le 1/4.)

10. L'enfant est beaucoup plus maussade que les jours précédents ; il crie sans motif ; le décubitus est toujours le même ; la peau n'est pas très chaude, le pouls est à 116, la respiration à 40. La peau présente des marbrures rougeâtres sur les cuisses et l'abdomen ; elles sont en partie effacées, il n'y a pas de desquamation. En arrière, à droite, profondément à la base, on entend de nouveau de la respiration amphorique ; au-dessus la respiration bronchique a disparu ; la percussion, très sonore à la base, l'est peu dans l'espace interscapulaire. La toux n'est pas fréquente ; même caractère. (Mauve, sir. gomme. Jul. diac. 8 grammes.)

11. Facies naturel : l'enfant est calme quand on ne le touche pas ; peau chaude, pouls à 104 ; 60 inspirations faciles, égales, peu amples ; même état de la percussion et de l'auscultation ; toux assez fréquente ; encore quelques marbrures sur l'abdomen, pas de desquamation ; pas de dévoiement ni de vomissement ; le petit malade mange un peu de pain. (Traitement *ut suprà.*)

12. Même décubitus, peau un peu chaude, pouls à 120, respiration à 40. En arrière, à droite, respiration amphorique ; respiration pure à gauche. L'éruption a entièrement disparu ; du reste, même état. (Traitement *ut suprà.*)

13. Décubitus dorsal, facies naturel, peau un peu chaude ; les joues ne sont pas colorées ; 48 inspirations égales, pouls à 100 ; il y a toujours de la respiration amphorique à la base à droite ; à gauche la respiration est dure, la percussion est plus sonore à la base droite. Il y a un peu de dévoiement ; l'enfant ne mange que du pain ; il refuse la soupe ; il est maussade. (Traitement *ut suprà.*)

14. Décubitus dorsal ; le malade se tient bien assis quand on le met sur son séant, et présente les mêmes symptômes généraux ; il s'est levé hier dans la journée, mais n'a pu marcher. En arrière, à droite, dans l'inspiration, la respiration vésiculaire est perçue à peu près dans toute la hauteur ; la respiration amphorique n'est entendue qu'à la base, profondément par intervalles et seulement dans l'expiration : elle est plus marquée quand l'enfant crie ; la percussion est plus sonore à droite qu'à gauche, où le respiration est parfaitement pure ; la toux est moins fréquente. (Traitement *ut suprà.*)

15. L'amélioration continue ; l'enfant s'est encore levé hier une partie de la journée ; la fièvre et l'accélération de la respiration sont tombées; pouls 96, respiration 28 ; c'est à peine si l'on entend profondément en arrière, à droite, à la base et dans l'expiration, de la respiration amphorique ; à gauche, la respiration est toujours pure. Le petit malade mange du pain, mais refuse la soupe.

16. Il est tranquille. Pouls à 100, respiration à 28 ; la peau n'est pas chaude, le décubitus un peu incliné à droite, les joues un peu rosées. En arrière, à droite, on n'entend pas distinctement de respiration amphorique ; la respiration est généralement obscure dans toute la hauteur ; à gauche, elle est pure;

la percussion est égale et sonore des deux côtés ; la toux existe toujours ; l'appétit se soutient, la langue est bien humide.

17. Même état général ; l'enfant continue à se lever une partie de la journée ; la toux est plus rare que les jours précédents ; en arrière, à gauche, la respiration est toujours pure ; à droite elle peut être entendue dans toute la hauteur, mais elle est généralement obscure ; pas de respiration amphorique proprement dite à la base ; mais le cri a un timbre qui s'en rapproche.

18. L'état général est très bon, le facies surtout ; pouls à 100, respiration à 25, pas de chaleur à la peau ; appétit bon. On n'entend plus la respiration amphorique ; la respiration est faible en arrière, à droite, dans toute la hauteur, elle est pure à gauche. (Le quart de portion.)

21. L'état général continue à être bon ; l'enfant se lève et marche ; il n'y a d'accélération ni du pouls ni de la respiration ; les fonctions digestives se font bien. Même état de l'auscultation que le 18. La percussion est égale et sonore des deux côtés. (Mauv., sir. gom.; 1/2 portion.)

22. En arrière, à droite, dans l'inspiration, le bruit respiratoire est plus faible qu'à gauche. Même caractère en avant.

23. Même état de l'auscultation. Appétit excellent.

24. L'état général est toujours bon. En arrière, à droite, pas de traces de respiration amphorique : le bruit respiratoire est un peu plus fort qu'il ne l'était hier ; à gauche il est pur.

Ce jour-là l'enfant quitte l'hôpital.

Nous avons raconté l'histoire de notre malade dans tous ses détails, en copiant textuellement sur nos notes les résultats de notre examen quotidien. Nous avons évité de condenser certaines parties, afin de laisser au fait toute son originalité ; mais, nous devons l'avouer, cette observation soulève des questions qu'il est d'une extrême difficulté de résoudre d'une manière satisfaisante. Commençons d'abord par établir le diagnostic de la maladie. L'existence du pneumo-thorax nous paraît incontestable. Jamais, en effet, nous n'avons entendu de respiration plus clairement *amphorique*. Cette altération du bruit respiratoire a été constatée et par nous et par d'autres ; elle a augmenté, diminué, disparu et reparu, elle a offert en un mot diverses variations dans son intensité, mais non pas dans son timbre, qui était tout à fait semblable à celui de la respiration amphorique que l'on entend dans le pneumo-thorax chez l'adulte ; identique avec celui que nous avons constaté dans des cas de perforations pulmonaires terminées par la mort chez l'enfant. Il ne peut donc pas y avoir eu de méprise sur la nature du phénomène acoustique lui-même. En outre, la respiration, qui était nulle en avant à droite, en même temps que le son était exagéré, annonçait évidemment un épanchement d'air. La réunion de ces trois symptômes nous semble indiquer d'une manière positive l'existence d'un pneumo-thorax. Mais voici où commence la difficulté de l'explication. Comment se fait-il qu'en même temps que nous constations de la respiration amphorique en arrière à la base droite, la percussion fût moins sonore de ce côté que dans le point correspondant gauche ?

Répondre à cette question est difficile sans doute ; cependant, on peut se demander si le poumon induré, encore à peine refoulé par l'air, ne donnait pas lieu à la diminution de sonorité ; et si, ensuite, l'épanchement gazeux, en augmentant d'abondance, n'a pas dû éloigner l'organe des parois thoraciques et produire l'exagération constatée plus tard. Cette explication, qui n'est pas inattaquable, nous avait paru cependant être la seule qui pût, jusqu'à un certain point, rendre compte des phénomènes observés pendant la vie. Nous pensions, en conséquence, que l'enfant avait été atteint d'une pneumonie suraiguë qui probablement s'était terminée par abcès, que la perforation s'était produite à l'époque où le poumon, solide dans sa partie postérieure, ne pouvait être que peu refoulé : de là la diminution de son ; mais qu'ensuite l'épanchement d'air ayant augmenté en même temps que l'engorgement pulmonaire se résolvait, la percussion de plus en plus sonore avait remplacé la matité dans les parties inférieures, tandis que supérieurement on pouvait percevoir du souffle bronchique, indice d'une hépatisation du poumon. Mais aujourd'hui, après les expériences de M. Skoda, après la confirmation que leur a donnée M. Roger, il faut expliquer ces variations de sonorité par la tension plus ou moins grande des parois thoraciques. « M. Skoda a reconnu que plus la paroi pectorale est tendue par suite de l'accumulation du fluide élastique dans la plèvre, et moins grande est la résonnance du côté affecté. Le son, qui est tympanique avec une tension médiocre de la paroi thoracique, ne l'est presque jamais si cette tension est excessive (1). » Il faut donc croire que l'épanchement d'air a été d'abord très considérable, que la paroi thoracique a été très distendue, et la sonorité en conséquence peu apparente. Plus tard les gaz ayant diminué d'abondance, la paroi thoracique a été moins tendue et la sonorité est devenue tympanique.

Quoi qu'il en soit de la valeur de ces explications, le fait lui-même n'en est pas moins plein d'intérêt, soit à cause de la marche insolite des symptômes, soit surtout à cause de la terminaison. Le diagnostic du pneumo-thorax paraissait si positif, et la terminaison par la mort si probable, que nous avons évité de tourmenter notre petit malade, en exerçant la succussion hippocratique et en pratiquant la mensuration du thorax. Bien que, faute d'examen, nous n'ayons pas constaté ces deux symptômes, l'existence du pneumo-thorax ne nous en paraît pas moins incontestable.

(1) *Recherches cliniques sur quelques nouveaux signes fournis par la percussion, et sur le son tympanique dans les épanchements liquides de la plèvre,* par le docteur H. Roger. (*Archives,* août 1852, p. 441).

B. VOIES CIRCULATOIRES.

CHAPITRE XIII.

PÉRICARDITE.

La péricardite, affection rare et presque toujours secondaire, n'a pas une importance égale à celle des inflammations que nous avons déjà étudiées. Cependant, la rareté de cette phlegmasie ne doit pas nous la faire passer sous silence ; car, comme le dit avec raison Puchelt (1) : « *Nihil autem magis diagnosi justæ verœque obest quàm prœconcepta de raritate morbi cujusdam sententia ; qui enim rarissimus habetur morbus raro quoque venit in mentem medici, et ubi adest omnino non, aut justo serius cognoscitur.* »

Nous ne croyons pas cependant devoir entrer dans de nombreux détails sur chacun des points de l'histoire de cette maladie ; nous nous contenterons de résumer les faits que nous avons recueillis au nombre de vingt-quatre, et de rapprocher nos résultats de ceux des auteurs qui nous ont précédés.

Art. I. — Anatomie pathologique.

§. Ier. *Péricardite aiguë.* — L'inflammation détermine les mêmes altérations dans le péricarde que dans la plèvre, c'est-à-dire que la membrane séreuse est injectée et contient divers produits phlegmasiques.

L'*injection* est loin d'être constante ; nous l'avons vue cependant très marquée à l'origine des gros vaisseaux : elle avait lieu par fines arborisations. D'autres fois, la membrane séreuse avait une teinte générale rose.

Une seule fois le péricarde était très légèrement *épaissi* et *rugueux* ; mais le plus ordinairement la séreuse conservait son poli et sa transparence normale. Dans la plupart des observations de péricardite rapportées par les auteurs, il est fait mention de l'épaississement du péricarde ; mais il est probable que, trompés par une fausse apparence, ils ont pris la juxtaposition d'une fausse membrane au feuillet viscéral ou pariétal pour une augmentation d'épaisseur de la séreuse elle-même.

Nous n'avons jamais observé d'*ulcération* ou d'*érosion* du péricarde.

______

(1) *De carditide infantum commentarius.*

Dans un fait rapporté par Schmidel, il est dit que le péricarde était érodé par la suppuration ; mais il est probable que l'auteur aura pris pour des érosions de simples dépressions de la fausse membrane.

Les *produits de sécrétion* sont, comme ceux fournis par la plèvre, peu abondants. Ainsi, nous avons vu dans quelques cas le péricarde ne contenir que deux ou trois cuillerées de sérosité transparente dans laquelle nageaient des flocons albumineux. En même temps, le feuillet viscéral était découvert par une fausse membrane mince et molle. Lorsque l'inflammation était plus intense, la quantité de liquide était plus considérable ; le péricarde contenait alors sept ou huit cuillerées de sérosité trouble et floconneuse.

Enfin, à un degré plus avancé, la quantité de liquide était encore plus abondante ; il avait une teinte d'un jaune verdâtre ; les flocons albumineux étaient beaucoup plus nombreux.

Nous n'avons jamais observé de véritable pus, et dans la plupart des observations rapportées par les auteurs anciens et modernes il est toujours fait mention de liquide jaune, de sérosité lactescente, mais non pas de pus bien lié, fait qui trouve son explication dans la rapidité avec laquelle survient la mort.

Les fausses membranes sont, comme nous l'avons dit, en général minces ; elles recouvrent indifféremment les deux feuillets pariétal ou viscéral. Celles qui sont déposées sur ce dernier ne consistent quelquefois que dans de petites plaques comme granulées plus résistantes et plus adhérentes que celles qui, plus épaisses, plus larges et plus molles, revêtent le feuillet pariétal ; elles ont rarement un aspect réticulé. On peut, dans certains cas, les décomposer en plusieurs couches ; la lame la plus superficielle est molle ; la profonde est plus ou moins adhérente à la séreuse, mais la laisse lisse et polie.

Les faits rapportés par les auteurs concordent avec ceux que nous a fournis notre observation. Dans la plupart de ces cas (sauf dans un de ceux consignés dans *la Lancette*), les pseudo-membranes étaient beaucoup moins épaisses que celles que l'on observe chez l'adulte.

§ II. *Péricardite chronique.* — Les lésions chroniques du péricarde sont très différentes de celles que nous venons de passer en revue. Il en est du péricarde comme de la plèvre : les produits de l'inflammation subissent une série de transformations depuis la fausse membrane molle et jaunâtre jusqu'à l'adhérence intime des deux feuillets séreux.

Les adhérences sont partielles ou générales ; elles offrent de grandes différences dans leur étendue, leur siége, leur consistance ; ainsi nous avons vu des brides celluleuses très minces unir les deux lames du péricarde. D'autres fois, elles adhèrent fortement au cœur par une base un peu large, tandis que leur extrémité libre est flottante : on peut en trouver deux, trois ou quatre occupant à chaque point un espace de quelques millimètres. Nous en avons vu à la pointe du cœur qui étaient formées de filaments parallèles.

À un degré plus avancé, les adhérences ne sont plus isolées et flottantes ; ce n'est plus une simple bride qui unit les deux feuillets séreux, mais ce sont des adhérences tellement intimes qu'il est souvent
impossible de les séparer. Elles ont lieu au moyen d'un tissu cellulaire
extrêmement serré, et quelque soin que l'on emploie à séparer les
deux lames de la membrane, il est impossible de retrouver leur surface lisse et polie.

Le péricarde nous a présenté chez trois enfants d'autres altérations
chroniques dont voici la description :

Chez une jeune fille de onze ans, outre les adhérences générales, on voyait
un tissu d'aspect gélatineux, rougeâtre, mollasse et tremblotant, et cependant
très résistant à la déchirure. Ce tissu existait au voisinage des oreillettes, dans
les points où les adhérences étaient moins intimes.

Dans un autre cas, le péricarde contenait environ 60 grammes de sérosité
floconneuse, et en outre sur la portion qui recouvre l'oreillette droite on trouvait une multitude de petits grains aplatis, demi-transparents, comme cartilagineux, donnant, lorsqu'on les grattait, un son et une sensation semblables à
ceux que donnerait un petit grain de sable : ils avaient le volume d'un grain de
semoule à une très petite tête d'épingle. A côté d'eux on trouvait une plaque
de la largeur d'une lentille, ayant à peu près le même aspect, mais plus molle,
très mince et d'une couleur un peu plus rougeâtre.

Enfin, une seule fois nous avons vu l'adhérence entre les deux feuillets du
péricarde établie au moyen d'une lame grise, solide, consistante et *demi-
cartilagineuse*.

On trouve quelquefois sur le même individu la réunion de la péri·
cardite aiguë et chronique. Ainsi, dans une observation publiée par
la Lancette, la face postérieure du cœur adhérait intimement au péricarde, qui, dans le reste de son étendue, contenait des fausses membranes récentes (1).

Comme toutes les séreuses, le péricarde peut perdre sa transparence,
et devenir blanc opaque, épais et résistant. Cette altération existe, soit
dans une grande étendue de la membrane, soit sur des parties très
limitées. Ce dernier cas se rencontre surtout lorsqu'une pression a été
exercée par une organe voisin, tel que les côtes rachitiques.

Il est une dernière lésion que nous avons eu occasion de rencontrer,
quelquefois, et qui est regardée par la plupart des auteurs comme
appartenant à la péricardite passée à l'état chronique ; nous voulons
parler des taches laiteuses du péricarde. Elles n'offraient rien de régulier dans leur forme, leur dimension, leur siége et leur nombre.
Tantôt il n'y en avait qu'une seule, tantôt on en trouvait deux, trois et
quatre. Nous les avons rencontrées, soit au niveau du cœur droit,
soit au niveau du cœur gauche, mais presque toujours sur la face
antérieure de l'organe. Elles n'avaient guère que 3 à 6 millimètres, et

____

(1) *Lancette*, 1834, p. 461.

faisaient quelquefois une légère saillie. Dans deux cas où elles appartenaient au feuillet viscéral, nous les avons comparées pour le volume et la forme aux corpuscules de Pacchioni.

§ III. *État du cœur.* — Il est intéressant d'étudier les altérations du cœur lui-même dans les différentes formes de la péricardite. Dans les cas où la maladie est aiguë, légère ou intense, nous n'avons pas observé d'hypertrophie de ce viscère; une seule fois les valvules étaient d'un rouge assez vif, et l'endocarde d'une couleur rosée sans épaisissement ; dans les autres cas, la membrane interne du cœur n'offrait aucune trace d'injection. Lorsque la péricardite chronique ne consistait que dans des adhérences très limitées ou dans des taches laiteuses, le cœur ne nous a offert en général aucune altération. Il n'en a pas été de même lorsque des brides celluleuses ou des adhérences anciennes générales unissaient les deux feuillets de la séreuse.

Dans les trois observations de cette espèce que nous avons recueillies, l'hypertrophie a accompagné l'adhérence. Cette hypertrophie occupait deux fois le cœur gauche ; dans un troisième cas, elle était générale ; deux fois aussi les valvules étaient altérées. Nous reviendrons ailleurs sur ces faits (voyez MALADIES ORGANIQUES DU CŒUR). L'hypertrophie du cœur coïncidant avec une péricardite chronique se trouve indiquée dans quelques-unes des observations rapportées par différents auteurs, et entre autres dans celle de Lowis (1).

Art. II. — Symptômes physiques.

Les symptômes de la péricardite ne sont pas faciles à constater chez les enfants. Le peu d'abondance des produits phlegmasiques, la coïncidence d'autres affections graves qui détournent l'attention de l'observateur ou masquent les principaux phénomènes ; l'absence de la douleur, ou la difficulté que l'on éprouve à la constater ; l'agitation, l'anxiété des petits malades, qui empêchent quelquefois l'application de l'oreille à la partie antérieure du thorax, sont autant de causes qui s'opposent à ce que l'on puisse reconnaître facilement la phlegmasie. Nous devons dire ici qu'aucun symptôme n'a pu nous mettre sur la voie du diagnostic dans les cas où la péricardite ne consistait que dans des taches laiteuses ou dans des adhérences peu étendues; il nous a été aussi impossible dans ces cas de préconiser l'époque à laquelle avait

(1) Après avoir décrit d'une manière générale les lésions de la péricardite, nous devons indiquer la fréquence proportionnelle de ces différentes altérations dans les observations que nous avons recueillies :

Péricardite légère, fausses membranes rares, médiocre quantité de liquide. 3
Péricardite plus intense, fausses membranes beaucoup plus abondantes.... 2
Péricardite chronique légère, plaques laiteuses........................ 4
  —   adhérences peu étendues 3
Péricardite chronique avec adhérences générales 3

eu lieu l'inflammation du péricarde. Lorsque la maladie a suivi une marche aiguë, et que l'épanchement a été peu considérable, nous n'avons noté aucun symptôme particulier ; pas de douleur à la région précordiale, pas de bruit de frottement, pas de voussure, pas de matité, pas d'irrégularité du pouls. Dans les cas, au contraire, où l'épanchement a été plus abondant et les fausses membranes plus épaisses, nous avons constaté les symptômes suivants (1).

1° *Battements du cœur.*—Dans tous les cas, sans exception, les battements du cœur ont été sourds, cependant ils n'ont jamais été obscurs au point de n'être pas perçus. Cette obscurité, qui était quelquefois le premier symptôme, allait d'ordinaire en augmentant pendant plusieurs jours, puis elle finissait par disparaître. Quelquefois elle présentait des oscillations dans son accroissement et sa diminution. Le plus souvent (2) c'étaient les deux bruits qui étaient sourds ; cependant un seul pouvait être obscur.

Le maximum de l'obscurité avait lieu d'ordinaire au-dessous du mamelon, tandis qu'au voisinage du sternum on percevait les battements plus distincts. Ce symptôme dépendait de deux causes, de l'éloignement des bruits par l'épanchement, ou bien du bruit de souffle ou de frottement qui les masquait.

2° Les *bruits anormaux* que nous avons constaté chez la plupart de nos malades (3) consistaient tantôt dans un bruit de soufflet très manifeste, d'autres fois dans un bruit que nous avons comparé à celui produit par une râpe, un moulin à eau, le galop d'un cheval, enfin dans du bruit de frottement. Ces bruits duraient en général plusieurs jours de suite, puis ils diminuaient pour reparaître ou augmenter de nouveau au bout de quelques jours. Dans tous les cas terminés par la guérison, ils ont entièrement disparu avec la matité de la région précordiale. Chez deux de nos malades le bruit de frottement nous a paru beaucoup plus distinct dans la position assise.

3° Le plus ordinairement (4) la *respiration* pouvait être perçue à la région précordiale. Ce fait dépend du peu d'abondance de l'épanchement et de l'intensité du bruit respiratoire chez les enfants.

4° Nous avons noté une *matité* plus *absolue* que dans l'état normal à la région précordiale chez tous nos malades; mais rarement (5) elle dépassait les limites que nous lui avons assignées dans l'état sain (voy. page 55). Nous devons dire cependant que, chez un enfant

---

(1) En dernière analyse et par suite des diverses circonstances que nous venons d'exposer, nous avons noté des symptômes de péricardite chez neuf de nos malades seulement ; nous rapprocherons de ces faits ceux que les auteurs nous ont fournis.

(2) Huit fois sur neuf.

(3) Sept fois.

(4) Six fois.

(5) Trois fois.

de quinze ans, elle avait une étendue considérable (11 centimètres en tous sens).

5° Dans les cas où la matité n'avait pas augmenté d'étendue d'une manière sensible, nous n'avons pas observé de *voussure* à la région précordiale. Il n'en a pas été de même lorsque la diminution du son était considérable. Nous avons noté alors cette saillie du thorax ; une seule fois elle était très prononcée ; elle augmenta manifestement pendant deux jours, et alla ensuite en diminuant.

Tous les symptômes que nous venons d'étudier (altération des battements du cœur, matité, voussure) suivent la même marche dans leur accroissement et dans leur décroissance ; celui de tous qui disparaît le dernier est le bruit du souffle.

Art. III. — Symptômes rationnels.

Nous avons assez rarement observé de la douleur (1) et elle n'a jamais été très vive. Elle occupait la région précordiale au niveau du mamelon. Chez une fille de huit ans, la douleur augmentait à chaque mouvement respiratoire ; la percussion seule la révélait chez un garçon de onze ans. Dans une observation de Constant, la péricardite survenue dans le cours d'une affection rhumatismale fut accompagnée d'une douleur déchirante au niveau de la région du cœur. Il en est de même d'un fait rapporté par le docteur Mayne (2). Au contraire, la douleur n'a jamais été très vive chez les enfants dont Puchelt a recueilli l'histoire.

Nous n'avons pas observé de palpitations.

Nous dirons peu de chose des symptômes généraux. La péricardite, dans tous les cas que nous avons observés, étant secondaire, la toux, l'accélération du pouls et de la respiration étaient dans la dépendance des différentes maladies qui coïncidaient avec l'inflammation du péricarde, aussi bien que la péricardite elle-même. Nous ferons observer qu'une seule fois nous avons constaté l'irrégularité du pouls, bien que fréquemment la péricardite se soit développée sous nos yeux, que nous ayons compté le pouls chaque jour, et dans certains cas plusieurs fois dans le même jour. Ajoutons cependant que dans quelques-unes des observations de Puchelt le pouls est noté inégal, irrégulier, intermittent. De nouveaux faits sont donc nécessaires pour éclaircir ce point de pathologie.

La dyspnée, l'anxiété extrême, sont aussi notées dans un assez grand nombre de faits rapportés par les auteurs. Mais comme dans presque tous les cas il y avait des complications, il nous est difficile de savoir si nous devons rapporter ces faits à la péricardite.

(1) Quatre fois.
(2) *Archives*, 2ᵉ série, t. X, p. 73.

Les symtômes que nous venons de passer en revue appartiennent à la péricardite aiguë. Lorsqu'elle a été chronique, nous avons observé les signes d'une maladie organique du cœur (voy. MALADIES DU CŒUR). Nous n'avons pas retrouvé dans les cas d'adhérences générales du péricarde au cœur, le symptôme signalé par le docteur Sander (1), qui affirme (d'après une observation recueillie chez une fille de sept ans) qu'on voit entre les côtes de la région hypochondriaque gauche, tantôt un enfoncement, tantôt une élévation produite subitement par un choc, que l'on peut sentir avec la main.

Art. IV. — Tableau de la maladie. — Marche. — Durée, etc.

En réunissant les symptômes que nous venons d'étudier séparément, il est facile de présenter le tableau de la péricardite aiguë.

Maladie rare, presque exclusive aux enfants âgés de plus de six ans, survenant dans la grande majorité des cas pendant le cours d'une autre affection et principalement du rhumatisme, la péricardite débute souvent d'une manière insidieuse. Le mouvement fébrile appartient aussi bien aux maladies concomitantes qu'à elle-même. Le pouls est le plus souvent régulier, la respiration n'est pas accélérée. La région précordiale est quelquefois le siége d'une douleur variable en intensité. L'auscultation fait entendre du bruit de souffle et de frottement aux deux temps ou bien au premier seulement, les bruits du cœur sont très obscurs ; la matité est peu étendue, mais bien marquée, la région précordiale rarement saillante, et le bruit respiratoire presque toujours entendu dans toute la hauteur en avant.

Les symptômes précédents durent un temps très variable ; lorsque la maladie se termine par la santé, ils diminuent en général progressivement et finissent par disparaître entièrement. D'autres fois il reste quelque altération dans les bruits du cœur, qui indique qu'une affection des valvules a pris naissance pendant le cours de la péricardite, ou lui a succédé. Quelquefois la résorption du liquide est beaucoup plus lente. Il existe des alternatives d'augmentation et de diminution, et la guérison n'est complète qu'au bout d'un ou deux mois et plus.

Lorsque la péricardite se termine par la mort, la durée de l'inflammation est quelquefois très courte. Nous avons vu une jeune fille de huit ans et demi, atteinte d'une variole qui s'était accompagnée de diverses complications, succomber en vingt-quatre heures à une péricardite suraiguë. Mais dans les cas de cette espèce il faut faire la part des maladies concomitantes.

La maladie, après avoir guéri une première fois, peut récidiver une seconde et une troisième, et la mort survenir. A l'autopsie on trouve

(1) *Archives*, 1re série, t. I, p. 153.

alors une adhérence intime des deux feuillets du péricarde et une
affection organique du cœur. On voit un exemple remarquable de
cette récidive dans l'observation rapportée par Koppel ; on en trouve
une autre dans la *Lancette* (1).

Nos faits né sont ni assez nombreux ni assez variés pour que nous
puissions établir si nos quatre formes d'inflammation se retrouvent
dans la péricardite ; la forme secondaire aiguë, que nous venons de
décrire, est la seule qui se soit présentée à notre observation.

Art. V. — Diagnostic.

La péricardite simple, aiguë ou chronique, ne peut guère être confondue qu'avec la pleurésie ou l'endocardite. La péricardite chronique
simple peut être prise pour une péricardite tuberculeuse (voy. TUBER-
CULES). On a réellement confondu ces deux dernières maladies l'une
avec l'autre, tandis que nous admettons la possibilité d'une erreur de
diagnostic entre la péricardite et la pleurésie plutôt par analogie que
par observation directe. Quoi qu'il en soit, l'obscurité des battements
du cœur, la matité, la voussure, le bruit de frottement ou le souffle au
premier temps sont les symptômes que nous avons observés chez les
enfants atteints de péricardite. Nous n'avons jamais, chez les jeunes
malades soumis à notre observation, constaté de pleurésie limité à la
partie antérieure de la poitrine qui ait donné naissance aux symptômes
locaux et généraux de la péricardite ; nous pensons que l'énumération
que nous venons de présenter suffit pour établir le diagnostic des deux
maladies.

Art. VI. — Pronostic.

Si nous nous en rapportions aux faits que nous avons recueillis,
nous ne devrions pas considérer la péricardite comme une maladie
très grave. Le pronostic favorable est basé sur les considérations suivantes : 1° sur la fréquence des taches laiteuses et des adhérences limitées, traces de péricardites partielles guéries ; 2° sur le nombre de
cas terminés par la guérison que nous avons eu occasion d'observer.
Enfin, en considérant que chez les sujets qui ont succombé, la mort
était surtout le résultat des maladies qui avaient précédé la péricardite,
nous croyons que, dans l'enfance, cette affection n'a pas souvent un
très haut degré de gravité.

Mais nous devons faire ici une distinction entre les péricardites
partielle et générale. La première est, comme la pleurésie partielle,
une maladie évidemment légère, tandis que la seconde offre beaucoup
plus de gravité. Dans les cas rapportés par les auteurs, lorsque la
péricardite a été évidemment la cause de la mort, elle était presque
toujours très étendue. D'ailleurs les adhérences générales qui peuvent

(1) 1834, p. 505.

lui succéder, favorisant le développement d'une affection organique du cœur, doivent nécessairement aggraver le pronostic, mais pour un temps éloigné.

Il faut tenir compte aussi, en portant son pronostic, de l'âge des sujets, de la force de leur constitution, des circonstances dans lesquelles l'inflammation s'est développée. La péricardite rhumatismale simple nous paraît légère dans l'enfance. Nos quatres malades ont guéri; mais nous le répétons, ce ne sont là que de simples présomptions, et de nouveaux faits sont nécessaires pour décider quelle est la gravité réelle de cette maladie.

Art. VII. — Causes.

La péricardite primitive doit être extrêmement rare ; pour notre part, nous n'en possédons pas d'exemples ; et, dans tous les faits rapportés par les auteurs, l'inflammation du péricarde est survenue dans le cours d'une autre affection, d'une pneumonie, d'une pleurésie, d'un fièvre éruptive, ou d'un [rhumatisme. Cependant le docteur West a rapporté un exemple de péricardite idiopathique (1). Les faits nous manquent pour établir l'influence des différentes maladies que nous venons de citer comme causes prédisposantes ; nous nous contentons de noter leur coïncidence avec la péricardite. Il en est deux, toutefois, la scarlatine et le rhumatisme, qui nous semblent, quoique dans des circonstances bien différentes, prédisposer plus que les autres à cette complication : le rhumatisme par identité de nature, la scarlatine par la facilité avec laquelle elle se complique de l'inflammation des membranes séreuses. Vieusseux et Wells avaient indiqué les premiers cette cause de la péricardite chez les enfants. Chacun sait que le professeur Bouillaud a insisté d'une manière toute spéciale sur la fréquence de la péricardite rhumatismale chez l'adulte. Nous-mêmes, bien que les faits que nous avons recueillis ne soient pas très nombreux, nous sommes arrivés, pour les enfants, aux mêmes conclusions. A l'hôpital nous avons observé quatre fois la péricardite aiguë sur onze cas de rhumatisme articulaire.

Age. — D'après les faits que nous avons recueillis, la péricardite aiguë ou chronique serait extrêmement rare chez les enfants âgés de moins de six ans; un seul de nos malades avait trois ans ; tous les autres étaient âgés de sept à quinze ans, et les plus nombreux avaient de onze à quinze ans. En consultant les observations rassemblées dans le travail de Puchelt, et celles publiées dans les différents recueils périodiques, nous en avons trouvé quelques-unes concernant des enfants, de deux, trois et quatre ans. Nous citerons en particulier les faits rapportés par Schmidel, Lowis, Kruckenbergius, Puchelt, et West. La

____

(1) *Lectures on the diseases of infancy*, etc., p. 316.

plupart des autres, au contraire, ont été recueillis chez des enfants qui avaient dépassé cet âge.

Sexe. — Parmi nos vingt-quatre malades atteints de péricardite aiguë ou chonique, il y avait 21 garçons et 3 filles, et, bien qu'en général nous possédions un plus grand nombre d'observations de garçons que de filles, nous ne pouvons cependant regarder une si grande différence comme une simple coïncidence ; d'autant plus que, dans les faits rapportés par les auteurs, nous voyons aussi prédominer le nombre des garçons.

Nous avons peu de choses à dire sur les saisons, nos observations étant trop peu nombreuses pour que nous puissions en tirer des conséquences générales, et les faits des auteurs ne nous fournissant aucun renseignement à cet égard.

Puchelt fait jouer un grand rôle à l'hérédité et à l'hypertrophie du cœur comme cause prédisposante ; mais cette dernière maladie nous paraît plutôt l'effet que la cause de la péricardite chronique, lorsque celle-ci a eu pour résultat des adhérences très étendues. Il cite encore au nombre des causes toutes celles qui peuvent déterminer des inflammations, telles que les coups, les chutes, les changements brusques de température, etc.

Art. VIII. — Taritement.

§ I. *Indications.* — Les bases rationnelles du traitement de la péricardite sont en partie analogues à celles sur lesquelles nous avons établi la thérapeutique de la pleurésie. Cependant l'influence de la phlegmasie de la membrane séreuse sur les fonctions du viscère auquel elle sert d'enveloppe, et la réaction de ce viscère sur l'inflammation elle-même nécessitent quelques considérations spéciales. Les indications consistent : 1° à attaquer l'élément inflammatoire (antiphlogistiques); 2° à ralentir les mouvements de l'organe malade (digitale) ; 3° à favoriser la résorption rapide des produits de sécrétion (altérants, diurétiques, etc.). Nous insistons à dessein sur la nécessité d'une prompte résorption du liquide épanché, l'adhérence générale du péricarde au cœur étant presque toujours suivie d'une maladie organique de ce viscère. Puchelt, dont nous avons plusieurs fois cité l'intéressant travail, a en partie indiqué les règles de thérapeutique que nous venons d'exposer.

§ II. *Examen des médications.* — 1° *Antiphlogistiques.* — Lorsque la péricardite est primitive, ou lorsqu'elle est survenue dans le cours d'une maladie aiguë, si l'enfant n'est pas débilité, il ne faut pas hésiter à recourir à l'emploi des émissions sanguines locales ou générales. Chez les jeunes enfants de un à cinq ans, on appliquera de trois à six sangsues au niveau de la région précordiale; à un âge plus avancé, on pratiquera une saignée générale d'une palette et demie à trois palettes. L'âge de l'enfant, la force de sa constitution, l'intensité de la douleur, et surtout les maladies concomitantes , serviront de guide pour la répétition des émissions sanguines. Bien que les faits que nous avons recueillis ne soient ni assez nombreux ni assez variés pour que notre expérience personnelle puisse faire loi en pareille matière, nous devons dire cependant que nous avons vu chez quelques-uns de nos malades la saignée générale avoir une influeuce évidente sur la durée de la maladie et sur la diminution de la douleur.

Il va sans dire qu'il faudrait entièrement s'abstenir des émissions sanguines si la péricardite était survenue dans de mauvaises conditions et chez des enfants jeunes ou très débilités.

Puchelt conseille de joindre aux émissions sanguines l'emploi du nitrate de potasse, du sel de Glauber, de la crème de tartre, de l'oxymel scillitique, etc. Il ajoute que le traitement antiphlogistique resterait sans efficacité s'il n'était pas secondé par des soins hygiéniques bien entendus, le repos absolu, une chaleur modérée, la diète sévère, etc.

2° *Sédatifs du cœur.* — On remplira la seconde indication en administrant les médicaments qui ont pour effet de ralentir les battements du cœur. En première ligne se trouve la digitale. Ce médicament a en outre l'avantage d'activer la sécrétion urinaire et de favoriser ainsi la disparition de l'épanchement. Il sera donné en poudre ou en infusion. On en commencera l'usage après l'emploi des émissions sanguines, par des doses petites et fractionnées ; on augmentera ensuite progressivement en surveillant attentivement l'état du système nerveux et des voies digestives. Si ces dernières étaient irritées, on pourrait administrer la digitale par la méthode endermique ou iatraleptique.

Les Allemands, qui font grand usage de la digitale dans toutes les inflammations des enfants , l'associent souvent au calomel. La diminution de la fièvre , le ralentissement et la régularité du pouls serviront de guide pour la continuation de l'emploi du médicament.

Le nitrate de potasse administré, non plus comme adjuvant, mais comme méthode principale, pourrait remplacer la digitale lorsque ce médicament ne serait pas toléré.

3° *Altérants.* — Dans les cas où l'épanchement ne disparaîtrait pas rapidement, on aurait recours aux préparations mercurielles , telles que les calomélas, si l'intestin ne donnait pas de signes de souffrance.

Dans le cas contraire, on prescrirait l'onguent mercuriel en frictions sur la région précordiale. Cette médication sera employée avec les précautions que nous avons indiquées ailleurs. D'après Puchelt, il faudrait surtout avoir recours au calomel chez les enfants rachitiques ou scrofuleux. Il conseille de le donner à la dose de 2 à 5 centigrammes quatre fois par jour, et d'en commencer l'usage à partir du troisième ou quatrième jour de la maladie.

Puchelt recommande d'avoir grand soin de tenir le ventre libre. Ce conseil n'est pas superflu , car on sait combien l'accumulation des matières fécales, en déterminant une congestion sanguine dans les viscères abdominaux, exerce une influence fâcheuse sur les mouvements du cœur. L'emploi du calomel à petites doses remplira suffisamment l'indication. Si l'on ne jugeait pas convenable de mettre en usage ce médicament, on emploierait des lavements laxatifs (huile, manne, etc.), ou bien des purgatifs salins ou huileux, dans les cas où il serait nécessaire d'obtenir quelques évacuations. Mais on aurait toujours soin de ne pas les répéter assez souvent, ni à doses assez fortes pour provoquer une phlegmasie intestinale.

Les médications que nous venons de passer en revue sont applicables aux péricardites primitives ou secondaires aiguës. Dans ce dernier cas la nature de la maladie première réclame quelquefois des indications spéciales qui trouveront plus convenablement leur place ailleurs. Si l'enfant était débilité, on s'abstiendrait de toute médication énergique et l'on se bornerait à traiter la maladie principale. .

Révulsifs cutanés. — Ces moyens, et notamment les vésicatoires appliqués sur la région précordiale, sont fréquemment employés dans la péricardite de l'adulte. Nous en avons rarement fait usage chez l'enfant ; cependant l'un de nous (M. Barthez) en a constaté dernièrement les heureux effets dans une péricardite rhumatismale. Le vésicatoire ayant été appliqué après la période apyrétique de la maladie et lorsque l'épanchement du péricarde était assez abondant et stationnaire, la résolution ne tarda pas à se dessiner, et se continua jusqu'à la disparition du liquide. Nous croyons donc qu'en pareille circonstance il pourrait y avoir quelque avantage à employer ce moyen.

Résumé. — A. Au début d'une péricardite primitive ou secondaire aiguë, l'enfant étant robuste, on doit prescrire :

1° Une application de sangsues ou de ventouses à la région précordiale chez les plus jeunes enfants ; une saignée d'une palette et demie à trois palettes chez les plus âgés. Après la chute des sangsues, on appliquera des cataplasmes qui seront fréquemment renouvelés.

2° Deux heures après la saignée ou la chute des sangsues, on administrera par cuillerées à dessert, et toutes les deux heures, la potion suivante :

℞ Nitrate de potasse.................... 50 centigrammes.
Eau de fleurs de sureau............... 60 grammes.
Sirop de framboises................... 15 grammes.
(Henke, pour un enfant de deux à cinq ans.)

On pourra remplacer cette potion par la suivante, à prendre de la même manière :

℞ Eau distillée de laitue................ 60 grammes.
Thridace............................. 20 centigrammes.
Poudre de digitale .... 5 centigrammes.
Sirop de chicorée.................... } aa 8 grammes.
Sirop de pointes d'asperges.......... }

On variera les doses suivant l'âge ; on pourra les augmenter progressivement suivant le besoin.

3° Si les selles sont rares, on prescrira un lavement avec quelques cuillerées de miel ou d'huile d'olive ou de miel de mercuriale.

4° Pour tisane, du sirop de framboises, de cerises ou d'orgeat, mêlé d'eau en quantité suffisante. On fera boire tiède.

5° La diète absolue.

La fièvre restant modérée, la douleur peu vive, on continuera l'emploi des potions, des lavements et des tisanes rafraîchissantes ; il sera inutile de recourir de nouveau aux émissions sanguines. Au bout de quatre ou cinq jours on suspendra la potion, que l'on remplacera par 20 centigrammes de calomel, partagé en quatre paquets ; on en donnera un toutes les trois heures.

On n'emploiera pas de tisanes acides pendant l'administration du calomel.

B. A une époque plus avancée de la maladie, la fièvre ayant diminué, la douleur étant peu vive, on pourra prescrire, si l'auscultation indique un épanchement assez abondant dans le péricarde :

1° Des frictions sur la région précordiale avec la teinture de digitale.

2° On y laissera la flanelle imbibée de teinture.

3° On reprendra la potion de digitale ou bien seulement un looch avec addition de 5 à 10 centigrammes de poudre de digitale pour 70 grammes.

4° Une tisane de mauve nitrée.

5° Des lavements laxatifs.

6° Quelques légers aliments, du lait, du bouillon coupé et un peu plus tard du bouillon pur.

C. Si la résorption de l'épanchement était lente à s'effectuer, on pratiquerait des frictions mercurielles au niveau de la région précordiale ; on les continuerait pendant quatre ou cinq jours. Si ce moyen n'était pas suivi d'une prompte résolution, on le remplacerait par un vésicatoire volant appliqué sur la région précordiale.

Art. IX. — Historique (1).

La péricardite est, comme nous venons de le dire, fort rare chez l'enfant : aussi on ne sera pas étonné que cette maladie n'ait pas attiré d'une manière spéciale l'attention des pathologistes. En parcourant les annales de la science, nous n'avons trouvé qu'une seule monographie sur la péricardite ; mais en revanche les collections de

---

(1) La plupart des détails historiques qui suivent sont empruntés à la dissertation du docteur Puchelt, qui a rapporté en entier les observations particulières publiées sur la péricardite des enfants par les auteurs du siècle dernier.

journaux de médecine français et étrangers, les ouvrages des auteurs anciens ou modernes qui ont écrit sur les maladies du cœur ou sur d'autres sujets, renferment un assez grand nombre d'observations intitulées *Péricardites*, *cardites*, etc. Nous avons déjà eu occasion d'en citer plusieurs dans le cours de notre travail. Disons cependant que les faits publiés sous le nom de péricardite n'appartiennent pas tous à l'inflammation du péricarde. Dans les uns, en effet, la preuve anatomique manque, et les symptômes observés pendant la vie ne sont pas assez précis pour que l'on puisse porter un diagnostic positif. Dans les autres, les lésions anatomiques ne sont nullement suffisantes pour caractériser l'inflammation. Jetons un coup d'œil rapide sur ces faits. Les observations de Lieutaud, citées par Puchelt, ne sont rien moins que des cas de péricardite. Dans une seule il est fait mention d'un épanchement de cinq onces de sérosité citrine. L'observation de Schmidel (1) est un bel exemple d'une péricardite suraiguë chez un enfant de trois ans. Celle de Lowis est un fait non moins remarquable de péricardite passée à l'état chronique à la suite de plusieurs attaques aiguës chez un garçon de onze ans. Dans une observations de Koppel (2), nous voyons une péricardite survenue dans la convalescence de la rougeole, chez un garçon de neuf ans, se terminer par la mort. Mais il est évident pour nous que celle de Moll (3) ne doit pas être considérée comme un cas d'inflammation du péricarde. Il s'agit en effet d'un enfant qui devint épileptique à la suite d'une frayeur vive; il avait en même temps beaucoup d'anxiété, des douleurs dans le bras gauche, le pouls irrégulier, et de fortes palpitations. Ces symptômes précédèrent d'une heure l'attaque d'épilepsie, et doivent être considérés comme sympathiques de cette maladie.

Des exemples de péricardite aiguë très évidente, à la suite de la scarlatine et de la rougeole, ont été publiés par Krukenbergius (4), Roux (5), etc. D'autres faits non moins positifs d'inflammation aiguë et chronique du péricarde, à la suite ou pendant le cours d'un rhumatisme, chez des enfants âgés de neuf à quinze ans, ont été rapportés par Vieusseux, Davis et Wells. Ce dernier auteur considère la péricardite comme un rhumatisme du cœur, et décrit sous ce nom soit l'inflammation développée sous l'influence *rhumatique*, c'est-à-dire des causes capables de produire le rhumatisme, soit celle qui survient dans le cours du rhumatisme lui-même. En France, plusieurs observations ont été publiées sur la coïncidence de la péricardite et du rhumatisme chez les enfants (6).

(1) *Dissert. de exulc., peric.* Jenæ, 1742, p. 3.
(2) *Diss. de carditide. spont.* Erford, 1788, p. 9 et 10.
(3) *Diss. de arcto inter cordis morbos convulsivosque connexu.* Bonn., 1823.
(4) *Jahrbücher d. ambulatorischen Klinik* zu Halle, ı Bd. Halle, 1820.
(5) *De carditide exsudativa.* Lips., 1819, 4, p. 47.
(6) *Lancette,* 1834, p. 505. — *Gazette médicale,* 1834, p. 101, etc.

Le docteur Puchelt a joint à la plupart des observations que nous venons de citer tout à l'heure celles qu'il a lui-même recueillies, et qui ne sont pas, à beaucoup près, des exemples de véritable péricardite. Plusieurs fois la maladie s'est terminée par la guérison ; mais le diagnostic n'est pas assez clair pour que l'existence de l'inflammation du péricarde soit incontestable. L'auteur dont nous analysons le travail donne, après les observations, l'histoire de la maladie. Nous ne pouvons pas le suivre dans tous les détails dans lesquels il entre au sujet des causes, des symptômes et du traitement. Nous nous contenterons de dire qu'il admet parmi les causes prédisposantes l'hérédité, la dilatation du ventricule droit, l'arthrite, et qu'il remarque que le plus souvent la péricardite n'est que la complication d'une autre maladie. Il signale au nombre des symptômes, les accès d'asthme, l'anxiété, les palpitations, les douleurs vagues à la région précordiale, dans les bras et dans le dos. Les lipothymies sont rares, les convulsions fréquentes. En parlant du diagnostic différentiel, il affirme que la cardite des enfants et l'asthme de Millar sont la même maladie. C'est là une grave erreur. La péricardite est aussi différente de l'asthme de Millar que la pneumonie est différente de la laryngite. Enfin Puchelt termine son *Mémoire* en traitant successivement de l'anatomie pathologique, du pronostic et du traitement. Ce travail, auquel on peut reprocher de n'être pas à la hauteur de la science moderne, est cependant utile par les faits nombreux qu'il contient. Il est à regretter toutefois que l'auteur ait réuni dans un même cadre la péricardite et les autres affections du cœur. Le Mémoire de Puchelt a été reproduit en partie par plusieurs des auteurs qui ont écrit en Allemagne sur les maladies des enfants. Meissner y a ajouté les signes fournis par l'auscultation et la percussion ; mais il est bien évident qu'il a puisé ces notions dans les ouvrages publiés récemment en France sur les maladies du cœur, et en particulier dans le Traité du professeur Bouillaud.

Le docteur West a consacré quelques pages de son ouvrage à la péricardite ; il a décrit la péricardite idiopathique, la péricardite rhumatismale et celle qui se développe dans le cours d'autres maladies. Il a rapporté plusieurs observations qui ont un véritable intérêt.

CHAPITRE XIV.

ENDOCARDITE AIGUE.

Maladie peu importante en raison de sa rareté et du petit nombre de publications dont elle a été l'objet, l'endocardite aiguë est peut-être quelquefois primitive, comme semble l'indiquer une observation publiée par M. West, et un autre fait observé par l'un de nous à Genève (voy. p. 636). Mais, le plus ordinairement secondaire, cette phlegmasie se développe dans le cours d'une maladie aiguë ou chronique (1).

Art. I. — Anatomie pathologique.

On ne doit pas regarder comme inflammatoire la coloration rouge
que présente si fréquemment l'endocarde. Cette rougeur uniforme,
terne, fréquente après les fièvres éruptives et typhoïde, moins prononcée du côté gauche que du côté droit (où les caillots sont plus
abondants et plus liquides) n'est que le résultat d'une imbibition
cadavérique.

Deux fois seulement la rougeur vive nous a paru être inflammatoire,
aiguë, bien qu'elle ne fût pas accompagnée du ramollissement de la
membrane. Dans l'un de ces cas, elle occupait tout l'endocarde gauche; dans l'autre, elle était bornée à la valvule mitrale, et un caillot
organisé adhérait fortement aux tendons qui s'insèrent à ce bord.
Dans les deux cas, il existait un épaississement ancien du bord libre
des valvules.

Art. II. — Symptômes et marche.

Le plus important des symptômes locaux qui annoncent l'existence
de l'endocardite aiguë est un bruit de souffle d'une intensité variable
qui accompagne le premier bruit du cœur sans le cacher. On l'entend
dans presque toute la région précordiale, mais surtout à la base, et
quelquefois il se propage jusque dans l'aorte.

Sa durée est variable; nous l'avons entendu pendant onze jours au
moins. M. West a constaté sa prolongation longtemps après la disparition des accidents aigus. L'un de nous (M. Rilliet) a fait la même
remarque dans un cas d'endocardite aiguë primitive, et tous deux
nous avons constaté le même phénomène dans plusieurs endocardites
rhumatismales.

L'impulsion du cœur est augmentée; ses battements sont énergiques
et perçus dans une grande étendue de la poitrine, bien qu'à l'oreille
les bruits soient un peu sourds. Le cœur bat rapidement, mais avec

(1) Nous traçons l'histoire de l'endocardite d'après huit observations recueillies
à l'hôpital ou en ville, et d'après plusieurs notes incomplètes. Nous empruntons
aussi deux observations à M. West. Deux enfants nous ont présenté à l'autopsie les
caractères anatomiques d'une endocardite aiguë dont les symptômes avaient été
masqués pendant la vie par ceux d'une maladie organique du cœur. Lorsque la
maladie s'est terminée par la guérison, nous avons admis l'existence de l'endocardite en comparant les phénomènes avec ceux observés en pareil cas chez l'adulte
Cette manière de procéder n'étant pas à l'abri de tout reproche, nous regardons
comme provisoires les conclusions auxquelles nous sommes arrivés.

régularité (1). La matité de la région précordiale n'est pas augmentée.

A ces symptômes se joignent quelquefois des palpitations, une légère douleur à la région précordiale, l'altération des mouvements respiratoires et même de la dyspnée, du malaise, de l'insomnie, de l'agitation et un mouvement fébrile plus ou moins intense. La fièvre fut courte, mais d'une violence extrême dans le cas d'endocardite primitive; dans l'endocardite rhumatismale nous l'avons vue plus intense qu'on ne l'observe d'ordinaire dans le rhumatisme.

La plupart de ces symptômes ayant peu de violence, et marquant le début du mal, diminuent et disparaissent très rapidement.

Les faits que nous avons sous les yeux ne nous permettent pas de tracer un tableau général de la maladie, de sa marche et de sa durée. Il nous semble cependant qu'il faut distinguer deux formes, l'une franchement aiguë, conséquence de l'inflammation de l'endocarde primitivement sain, et qui se termine, soit par une guérison complète et assez rapide, soit par la disparition des symptômes extérieurs avec persistance des lésions locales. Cette espèce peut être primitive ou secondaire au rhumatisme.

Le fait d'endocardite primitive déjà cité nous a offert un bel exemple de la première variété.

Il s'agit d'un garçon de trois ans auquel l'un de nous (M. Rilliet) donne des soins depuis sa naissance. Plusieurs fois, pour des indispositions variées, la poitrine et le cœur avaient été auscultés et trouvés à l'état normal. Tout à coup cet enfant est pris d'un mouvement fébrile désordonné; chaleur brûlante, vive rougeur des joues, forte impulsion à la région du cœur, palpitations et en même temps bruit de souffle au premier temps se prolongeant dans l'aorte ; pas de douleur, pas de matité à la région précordiale ; respiration pure. Au bout de vingt-quatre heures, la fièvre avait déjà diminué d'intensité ; au bout de trois jours elle avait disparu ; mais il n'en a pas été de même du souffle, qui persiste encore aujourd'hui, bien que quatre années se soient écoulées depuis le début (2). L'enfant a de temps en temps des palpitations ; il ne peut pas courir aussi vite que les enfants de son âge ; il n'a pas du reste d'autres symptômes de maladies du cœur qu'une légère teinte jaunâtre de la peau du visage.

Une seconde forme plus difficile à reconnaître est la phlegmasie aiguë qui survient lorsque l'endocarde et les valvules sont déjà malades.

(1) Il en est ainsi dans nos observations. M. West dit que les battements du cœur sont *peut-être* irréguliers. (*Lectures of the diseases of inf. and child.*, p. 318.)

(2) Une année s'est écoulée depuis le moment où ces lignes sont écrites. Aujourd'hui, jour où nous corrigeons cette épreuve (octobre 1852), l'état local s'est notablement amélioré, le bruit de souffle a considérablement diminué, et tout fait espérer qu'il finira par disparaître.

Art. III. — Diagnostic.

On doit sans doute facilement méconnaître cette maladie lorsque les symptômes locaux n'attirent pas l'attention ; mais dès que le bruit de souffle aura été reconnu, la maladie ne peut plus guère être confondue qu'avec le péricardite sèche. Peut-être un bruit de souffle, résultat de l'anémie ou de la chlorose, pourrait-il être pris pour celui que produit l'inflammation de l'endocarde, surtout si ces deux maladies étaient accompagnées d'un mouvement fébrile, ou compliquaient le rhumatisme.

En effet, M. Becquerel (1) dit que, dans l'anémie des enfants, on constate souvent un bruit de souffle cardiaque et carotidien. Mais, d'une part, dans la chlorose survenue chez des filles âgées en général de plus de six ans, le même pathologiste n'a pas constaté de souffle cardiaque (2); d'autre part, le docteur West (3) affirme n'avoir jamais entendu de souffle cardiaque ou carotidien, suite d'anémie, chez des enfants âgés de moins de sept ans, et ne l'avoir constaté que très rarement dans un âge plus avancé.

Le bruit de souffle cardiaque, suite de l'endocardite aiguë, ne pourrait donc être confondu avec celui de l'anémie et de la chlorose que dans des circonstances très rares, et il nous est impossible de donner par expérience des règles de diagnostic.

Dans les faits qui nous appartiennent, le mouvement fébrile, la douleur cardiaque, la force de la constitution, l'absence des symptômes généraux de l'anémie ou de la chlorose, ne nous ont pas permis d'admettre l'existence de ces deux dernières maladies. D'autre part, le peu d'intensité du souffle qui accompagnait le premier bruit et différait du frottement péricardiaque ; l'absence de matité précordiale et de voussure ; l'énergie des battements du cœur frappant immédiatement la main lors du décubitus dorsal, nous ont conduits à rejeter l'idée de péricardite.

Art. IV. — Pronostic.

Une guérison assez rapide et le retour complet à la santé peuvent être la terminaison de la phlegmasie aiguë de l'endocarde, qui est

(1) *Clinique des hôpitaux des enfants*, 1844, p. 98.

(2) *Ibid.*, p. 163.

(3) « I have often sought for, but have never heard those endocardial, arterial, » or veinous murmurs which are produced by an impoverished state of the blood » in children under seven years old; and even at a later period they are exceedin- » gly rare, until that age is attained at which the changes that take place as pu- » berty approaches have already commenced, or are on the ove of beginning. » (*Loc. cit.*, p. 323.)

alors une maladie assez légère. Nos observations, malgré leur petit nombre, nous en ont offert deux exemples ; mais quelle que soit la bénignité apparente de la maladie, il ne faut pas oublier que sa tendance naturelle est de persévérer d'une manière insidieuse en l'absence de tout symptôme de réaction, et d'être ainsi l'origine d'affections organiques fâcheuses. Il va sans dire que cette inflammation revêt un plus haut caractère de gravité lorsqu'elle envahit un endocarde déjà malade, ou lorsqu'elle accompagne la péricardite.

Art. V. — Causes.

L'endocardite aiguë peut se développer dans le cours d'un rhumatisme articulaire ; le docteur West pense même que cette cause est la plus commune de toutes chez l'enfant comme chez l'adulte (1). Nous avons vu la même maladie naître à la suite de la rougeole ; le docteur Ammon l'a signalée comme complication d'une épidémie de scarlatine maligne observée à Dresde. Enfin une lésion chronique des valvules du cœur paraît prédisposer l'endocarde à l'inflammation aiguë.

Elle est peut-être moins rare après six ans qu'à un âge moins avancé : et il ne semble pas qu'elle se développe de préférence chez l'un ou l'autre sexe.

Art. VI. — Traitement.

La médication la mieux indiquée, et qui paraît avoir eu le plus d'efficacité, est celle qui a pour base les antiphlogistiques directs aidés des sédatifs du cœur. Ainsi des sangsues ou des ventouses seront appliquées sur la région précordiale, et la perte de sang sera proportionnée à l'âge et à la force de l'enfant.

S'il arrivait que la maladie ne cédât pas à ces moyens employés avec la persévérance convenable, ou bien si la constitution de l'enfant y mettait obstacle, on pourrait peut-être essayer avec avantage le calomel à l'intérieur à dose altérante ou purgative, des frictions mercurielles, ou l'application d'un vésicatoire sur la region du cœur.

Nous croyons inutile de formuler les détails de ce traitement qui est identique avec celui que nous avons conseillé pour la péricardite (voy. p. 629).

Art. VII. — Historique.

L'endocardite des enfants avait à peine attiré l'attention des pathologistes avant la publication de notre première édition. Cependant le docteur Ammon en avait parlé en 1832, et le docteur Copland lui

______

(1) Les faits que nous avons recueillis à Paris et à Genève concordent avec cette opinion. Sur huit enfants atteints d'endocardite aiguë, ou qui d'abord aiguë a passé ensuite à l'état chronique, nous en comptons une primitive et sept rhumatismales.

avait consacré quelques lignes dans son dictionnaire. Depuis nous,
le docteur West (1) a publié dans la *Gazette médicale de Londres* trois
observations d'endocardite aiguë idiopathique; mais dans son *Traité
des maladies des enfants*, il a rapporté avec raison le troisième fait à la
péricardite. Dans ce dernier ouvrage il a cité plusieurs observations
d'endo-péricardite, en distinguant l'endocardite rhumatismale de celle
qui est idiopathique; il a aussi insisté sur la tendance de cette maladie
à passer à l'état chronique et à devenir ainsi l'origine de maladies
organiques du cœur. La description qu'il en donne est très abrégée;
et le diagnostic avec la péricardite n'est pas tracé. Il affirme du reste
que les symptômes locaux et généraux de la maladie, aussi bien que
les bases du traitement, sont les mêmes dans l'enfance qu'après la
puberté.

CHAPITRE XV.

CONCRÉTIONS POLYPIFORMES DU CŒUR.

Il est assez fréquent de rencontrer dans le cœur des caillots dont la
formation remonte aux derniers moments de l'existence. Cependant
nous ne nous étendrons pas longuement sur ce sujet, soit à cause de
son peu d'importance pratique, soit à cause du très petit nombre de
cas dans lesquels ces caillots nous ont révélé leur existence par des
phénomènes appréciables. Nous nous contenterons donc de citer
quelques observations :

Un enfant de dix ans, d'une constitution assez forte, eut, six mois avant sa
mort, une coqueluche qui le retint au lit pendant six semaines. Depuis lors sa
santé ne s'est pas rétablie complétement ; il tousse de temps en temps. Le
12 février 1837, il est pris des prodromes d'une affection aiguë non caractérisée ; le 13, il entre à l'hôpital. Il ne présente qu'un mouvement fébrile assez
intense. La respiration est accélérée, mais pure ; les battements du cœur sont
normaux. Le 16, nous constatons l'existence d'une rougeole ; elle parcourt
régulièrement ses périodes : la rougeur a presque entièrement disparu le 19.
Le 20, surviennent de nouveaux symptômes ; l'enfant se plaint à chaque instant ;
il pousse des cris aigus, il est dans une agitation constante ; l'expansion vésiculaire s'entend à peine en arrière, surtout à droite. L'indocilité de l'enfant ne
permet pas d'explorer la partie antérieure du thorax. Le 22, il est dans l'état
suivant : agitation extrême, décubitus tantôt assis, tantôt latéral ; cris aigus,
respiration inégale ; pouls de 76 à 100, irrégulier ; les battements du cœur ne
sont pas entendus à la région précordiale ; ils sont masqués par du râle muqueux et ronflant ; on les perçoit à l'épigastre ; ils sont tumultueux, mais sans
bruit anormal. La respiration vésiculaire est remplacée des deux côtés en arrière

(1) West, *On endocarditis in childhood* (*Lond. med. Gazette*).

par du râle muqueux et ronflant. L'accélération du pouls et de la respiration, les caractères ci-dessus indiqués de la respiration et des battements du cœur, persistent jusqu'à la mort. La lividité de la face et des mains, le refroidissement des extrémités viennent, les jours suivants, se joindre aux autres symptômes.

Mort le 1er mars. A l'autopsie, le ventricule et l'oreillette gauche sont distendus par une quantité considérable de caillots noirâtres et amorphes dans l'oreillette; jaunâtres et fibrineux dans le ventricule : ces derniers adhèrent assez fortement aux colonnes charnues. Lorsque la cavité ventriculaire a été lavée à plusieurs reprises pour la débarrasser des caillots qu'elle renferme, on aperçoit une plaque jaunâtre, d'apparence pseudo-membraneuse, adhérente par sa partie supérieure à la portion de la valvule mitrale qui avoisine l'aorte; elle s'étend dans toute la hauteur du ventricule gauche, de manière à former une espèce de diaphragme qui sépare cette cavité en deux parties, l'une communiquant avec l'oreillette, l'autre avec l'aorte.

Indépendamment de son adhérence supérieure qui a lieu au moyen de l'enchevêtrement du tissu fibreux au milieu des tendons de la valvule, la cloison que nous décrivons est unie assez intimement avec la partie ventriculaire au moyen de petites languettes qui s'insinuent dans l'intervalle des colonnes charnues. Toutefois, au niveau de la face antérieure du ventricule, il existe un espace de quelques lignes qui permet au sang contenu dans la portion auriculaire de passer dans la portion aortique.

La cloison dont nous venons de décrire la disposition générale a deux pouces de large sur un pouce de haut, une ligne d'épaisseur à peu près : elle est élastique, très résistante; en la saisissant avec les doigts, on peut soulever le cœur sans qu'elle se rompe. Elle est de couleur jaunâtre, de nature évidemment fibrineuse : on n'y voit pas de vaisseaux.

Nous rapellerons, en outre, que M. Legroux a rapporté dans sa thèse l'observation d'un enfant de dix à douze ans dont le cœur contenait un caillot fibrineux entrelacé dans les colonnes charnues, et envoyant des prolongements dans l'artère pulmonaire et les veines caves supérieure et inférieure; les symptômes furent tout à fait analogues à ceux qui ont existé chez notre malade.

Il peut arriver que les concrétions polypiformes contiennent du pus. Voici la description d'un de ces caillots qui n'avait donné lieu à aucun symptôme.

Toutes les cavités du cœur sont gorgées de concrétions sanguines noires, solides, qui le remplissent exactement. A la pointe du ventricule droit est un caillot jaune, gros comme une noisette, entouré partout d'autres caillots noirs, et fort peu adhérent aux colonnes charnues. Le centre en est mou et rempli par une goutte de sanie rougeâtre purulente : autour de cette partie liquide, la concrétion sanguine est solide, jaune, fibrineuse. L'endocarde, nullement coloré, est dans un état parfait d'intégrité.

Comme nous trouvâmes en même temps une suppuration abondante de l'appareil pulmonaire, nous nous sommes demandé si le pus cardiaque n'avait pas été transporté en nature du poumon au cœur. Nous avons rejeté cette idée, parce que le caillot siégeait dans le ventricule droit; il eût dû occuper le ventricule gauche, si le pus fût venu du poumon. Il n'est pas probable, en effet, que le liquide purulent sorti de cet organe ait parcouru ensuite tout l'arbre circulatoire pour se fixer dans les cavités droites. En outre le pus du poumon était verdâtre, épais, louable et à sa période d'état; celui du cœur était sanieux, rougeâtre à son début.

Nous rapprochons de cet exemple deux faits plus remarquables encore publiés par le docteur Maréchal (1).

Chez une fille âgée de quatorze ans, on trouve dans la moitié inférieure du ventricule gauche très dilaté une masse arrondie blanche et fluctuante; la pointe d'un bistouri étant plongée au centre de cette tumeur, il s'échappe à travers les deux lèvres de l'incision un liquide d'un gris légèrement rouge, de consistance crémeuse, qui enveloppait un noyau parsemé de stries blanchâtres. Le liquide était contenu dans une membrane molle, très friable, de la couleur indiquée et faiblement adhérente aux colonnes charnues, dans l'intervalle desquelles elle envoie des prolongements en forme de cul-de-sac. Le reste de la cavité gauche renferme des caillots noirs, peu consistants, qui recouvrent immédiatement la tumeur.

Le cœur lui-même était dilaté et hypertrophié : cette altération portait surtout sur le ventricule gauche, épaissi à sa base, aminci à son sommet.

Les symptômes avaient été très graves : pouls fréquent, faible, presque misérable, altération profonde de la face, anxiété extrême, suffocation, refroidissement principalement aux extrémités inférieures. L'application continuelle de corps très chauds ne put ramener les extrémités, même à la température du corps. Cet état dura trois jours : alors il y eut quelques instants de calme à la suite d'une évacuation alvine abondante; mais bientôt les mêmes symptômes reparurent, et la malade mourut pendant un accès de suffocation.

Dans la seconde observation les symptômes furent différents, et l'enfant, âgé de dix ans, survécut sept jours à leur apparition. Pouls sans fréquence, très faible; douleur très vive et intermittente à la région précordiale; bouffissure de la face.

A l'autopsie, le cœur était au moins double de l'état naturel. « Cette augmentation de volume, dit M. Maréchal, dépend uniquement de la dilatation des deux ventricules dont les parois n'ont pas augmenté d'épaisseur. Ces deux ventricules, d'une capacité à peu près égale, sont remplis exactement de caillots noirs, sous lesquels on rencontre trois collections purulentes : l'une à gauche, reposant immédiatement par une de ses faces sur la cloison inter-ventriculaire, à peu près sur son milieu; les deux autres à droite. Des deux côtés elles présentent les mêmes caractères : du volume d'une petite noix, elles sont blanchâtres à l'extérieur; en contact avec les caillots et les faisceaux des colonnes charnues, elles envoient des prolongements dans l'intervalle de ces dernières. A l'intérieur, elles contiennent un liquide de consistance crémeuse, d'un gris sale, qui s'échappe en totalité dès qu'on a crevé la poche : celle-ci, d'un tiers de ligne d'épaisseur, est d'un blanc mat, légèrement rugueuse et très friable. »

(1) *Journ. hebd.*, 1819, t. II, p. 494.

Ces deux observations très remarquables sont peut-être les seules
connues où les caillots du cœur aient présenté une suppuration aussi
abondante. Toutefois, nous regrettons que M. Maréchal, en ne décrivant pas l'état de l'endocarde, nous ait mis dans l'impossibilité de
décider si l'inflammation de cette membrane n'avait pas donné lieu à
une suppuration qui se serait entourée plus tard de caillots.

Ce médecin n'hésite pas à croire que la suppuration s'est faite dans
le caillot.

« En n'admettant pas, dit-il, que ces abcès ont succédé à des caillots, il devient impossible d'expliquer leur présence dans le cœur,
car nous n'avons pas ici de vastes foyers de suppuration dont nous
puissions les faire naître. Nous n'avons pas non plus de gros vaisseaux enflammés à leur surface interne et fournissant une suppuration
qui, se mêlant au sang, arriverait avec lui dans les cavités où il se
déposerait. »

Nous ferons remarquer que M. Maréchal oublie de parler de l'endocarde et de la possibilité de son inflammation ; et en outre les poumons des deux enfants contenaient des altérations graves, de l'hépatisation et des tubercules ramollis, c'est-à-dire une véritable suppuration,
en sorte que le pus pouvait provenir de ces organes.

CHAPITRE XVI.

ENDOCARDITE CHRONIQUE ET MALADIES ORGANIQUES DU COEUR.

Ce groupe de maladies, qui occupe une place si étendue dans le
cadre nosologiqne, perd, à l'âge qui nous occupe, une partie de son
importance. Nous n'avons pu en effet rassembler qu'un petit nombre
d'observations d'affections du cœur, et dans l'impossibilité d'étudier
la question sous toutes ses faces, nous avons dû la restreindre dans
des limites assez étroites (1).

Art. I. — Anatomie pathologique.

Lésions des valvules. — Nous rapportons à l'endocardite chronique
toutes les altérations des valvules que nous avons constatées, et nous

(1) Les observations des malades qui nous serviront à faire l'analyse suivante
sont au nombre de douze recueillies à l'hôpital des Enfants, de onze recueillies à
Genève et une à Paris. Parmi les douze malades de l'hôpital, onze ont succombé ;
le douzième a quitté les salles sans être guéri. Parmi les douze malades de la ville,
deux sont morts (non autopsiés) ; les dix autres vivent encore, bien que le début de
leur maladie remonte à plusieurs années pour la plupart.

agissons ainsi parce que nous ne voyons aucune différence entre elles
et quelques-unes de celles que nous avons décrites aux chapitres de
la péricardite et de la pleurésie.

Nous avons observé un seul exemple d'adhérence des valvules;
voici la description :

Un garçon de quatre ans ayant succombé à une pleuro-pneumonie sans symptômes du côté du cœur, deux mois et demi après le début d'une rougeole, nous trouvâmes deux des valvules sigmoïdes de l'aorte réunies par leur bord libre, depuis le point d'adhérence jusqu'aux tubercules d'Arantius ; la ligne de réunion était formée par le bord des valvules épaissi et induré , en sorte que celles-ci ne pouvaient plus s'appliquer contre les parois aortiques. Il n'existait du reste aucune autre altération du cœur.

Il n'est pas nécessaire de rappeler que les adhérences des séreuses
entre elles (conséquence de leur inflammation) sont loin d'être rares.

Chez un autre malade nous avons rencontré, outre un léger épaississement des valvules, quelques petits grains demi-cartilagineux
opaques, dans l'épaisseur du tendon et à leur point d'insertion ;
d'autres fois nous avons trouvé les valvules épaissies et d'apparence
fongueuse, demi-cartilagineuses ; à la coupe elles criaient sous le scalpel. Une lésion du même genre existait beaucoup plus avancée chez
une malade âgée de onze ans ; en voici la description :

La lame de la valvule mitrale qui cache l'entrée de l'aorte est épaisse de plus d'un millimètre dans toute la hauteur, qui n'est guère que de 2 millimètres et demi ; ses bords sont cartilagineux et aussi épais que la valvule est longue. Les tendons qui s'y insèrent sont très puissants. L'autre lame, plus longue que la première, n'a cependant qu'un centimètre de hauteur ; elle présente du reste les mêmes caractères, bien qu'elle soit plus épaisse à son bord libre.

Nous avons noté dans la péricardite chronique une pareille transformation demi-cartilagineuse,

Une seule fois l'endocarde présentait des végétations tout à fait semblables à celles que nous avons décrites dans le chapitre PÉRICARDITE.
En même temps presque tous les tendons de la valvule mitrale s'inséraient au milieu de points durs et osseux.

D'après la description précédente nous croyons que ces altérations
de l'endocarde doivent être regardées comme des produits de son inflammation, et nous les résumons en disant qu'il peut exister :

1° Des adhérences;

2° Un ratatinement, une sorte de retrait ou de diminution de hauteur des valvules, d'où leur insuffisance ;

3° Un épaississement simple, puis cartilagineux et enfin osseux ;

4° Des végétations.

Toutes ces lésions de l'endocarde se rencontrent chez l'adulte plus
nombreuses, plus avancées, plus tranchées; dans l'enfance elles sont

le plus souvent presque à leur début, et portent plus évidemment le cachet des phlegmasies.

La valvule mitrale est celle de toutes qui est le plus souvent affectée comme chez l'adulte ; vient ensuite la valvule triglochine.

Lésions du cœur.—Les altérations dont nous venons de parler s'accompagnent le plus ordinairement de lésions du cœur ; mais elles peuvent exister sans elles, et réciproquement. La dilatation et l'hypertrophie sont à peu près également fréquentes. Nous avons observé cette dernière altération bornée à la cloison interventriculaire et indépendamment de toute autre lésion du cœur ; nous avons aussi constaté l'hypertrophie des colonnes charnues avec maladie des valvules et de l'orifice ventriculaire gauche. Nous avons vu l'ampliation de la totalité du cœur ; mais, d'après nos mesures, elle s'accompagne aussi souvent d'amincissement des parois que de leur hypertrophie, ou bien encore les parois conservent leur épaisseur normale.

En outre l'hypertrophie, lorsqu'elle existe, est peu considérable et nullement en rapport avec la dilatation totale de l'organe.

Il en résulterait donc, si l'on pouvait s'en rapporter à notre petit nombre d'observations, que les enfants sont beaucoup plus disposés aux dilatations du cœur qu'à l'hypertrophie. Et ce fait n'a rien qui nous étonne, si nous réfléchissons que la faiblesse et l'atonie des organes sont l'origine ou la conséquence d'un grand nombre des maladies de l'enfance.

Il résulte de cette dilatation que la cavité des ventricules ou des oreillettes est agrandie, que les orifices sont élargis. Dans les cas de ce genre, si les valvules sont ratatinées et diminuées, elles sont nécessairement insuffisantes ; si elles conservent leur étendue normale, il est possible qu'elles le deviennent encore, mais nous n'en avons pas acquis la preuve directe, soit pour avoir négligé de la rechercher, soit parce que nous n'avions aucun moyen certain de nous en assurer. Quelques-uns de nos malades nous ont offert un rétrécissement de l'un ou de l'autre de ces mêmes orifices dont les valvules étaient suffisantes.

Lorsque le cœur a subi une dilatation considérable, ses rapports avec les parties voisines changent à peu près comme chez l'adulte ; sa base s'élève vers les parties supérieures ; nous l'avons vu atteindre jusqu'au second espace intercostal, sa pointe s'efface, se tourne plus à gauche et s'abaisse. Ainsi, le cœur dépasse le mamelon et arrive presque jusqu'à toucher la paroi latérale du thorax, tandis qu'il descend jusqu'au cinquième ou même sixième espace intercostal. Les poumons, surtout le gauche, sont refoulés ; l'échancrure cardiaque de ce dernier est agrandie, et le péricarde touche les parois costales dans une grande étendue.

Le tissu charnu du cœur hypertrophié ou dilaté est, dans nos observations, rouge, ferme et normal ; un seul malade fait exception ; il avait une endocardite aiguë avec épaississement chronique des valvules, hypertrophie du cœur et adhérences générales du péricarde. Le tissu musculaire était flasque, peu résistant, d'un jaune rougeâtre ; en sorte qu'on doit peut-être considérer ce cas comme une cardite et une endocardite aiguës, entées sur une maladie chronique du cœur, de l'endocarde et du péricarde.

Art. II. — Symptômes.

Symptômes physiques.—Chez trois de nos malades la lésion du cœur était peu avancée et ne présenta aucun symptôme à l'auscultation.

Chez tous ceux qui furent examinés avec soin, les bruits du cœur ont éprouvé quelques modifications.

1° Toujours nous les avons perçus dans une *étendue* plus considérable qu'à l'état normal, soit dans tout le côté gauche en avant, soit dans toute la partie antérieure du thorax, soit même dans sa partie postérieure. Deux malades nous les ont présentés dans toute l'étendue de la poitrine, soit en avant, soit en arrière.

2° En même temps, les bruits étaient tantôt *sourds* et comme concentrés, mais *énergiques*, plus souvent *clairs* et *superficiels*.

Ordinairement *distincts*, une seule fois les deux bruits ont été confondus au point de ne pouvoir être séparés à l'oreille, et ce phénomène n'existait pas dans tonte l'étendue où on percevait les battements. Ainsi, distincts près le mamelon, ils se confondaient au niveau du sternum. Une seule fois, nous les avons trouvés *irréguliers* et intermittents ; deux fois des battements énergiques avaient lieu dans les carotides.

Sous l'influence d'un mouvement trop prompt, d'une émotion ou de toute autre cause analogue, les bruits du cœur devenaient plus rapides, tumultueux, irréguliers. Il existait alors de véritables *palpitations*.

3° Un seul malade ne présenta pas d'autres symptômes qu'une grande énergie des battements du cœur ; l'hypertrophie était peu avancée et les lésions valvulaires peu graves. Tous les autres nous offrirent *un bruit de souffle* plus ou moins intense, qui, chez l'un d'eux, devint râpeux dans les derniers temps de la vie.

Quelle que fût la lésion, le souffle a toujours accompagné ou suivi le premier bruit du cœur ; chez un seul malade cependant les bruits étaient confus ou plutôt remplacés tous deux par un souffle très prononcé qui, quelques jours plus tard, diminua d'intensité, existant surtout vers l'aisselle, où il se montrait à la fin des bruits du cœur. Tantôt le bruit se propageait dans l'aorte , tantôt il était plus apparent un peu au-dessous et en dehors du mamelon. Le premier cas a été le plus fréquent. Chez un enfant atteint de coqueluche compliquée de fréquentes épistaxis, deux ans après le début d'une endocardite chronique, le bruit de souffle, déjà intense, devint *énorme* sous l'influence de l'hémorrhagie, à tel point qu'il finit par masquer tout bruit respiratoire en avant à gauche; il avait lieu au premier temps. (Voy. Coqueluche.)

Le souffle, perçu dès l'époque où les malades furent examinés, persista sans interruption, mais souvent avec des irrégularités dans son intensité.

4° Chez quelques-uns de nos malades on voyait les battements dans une grande étendue, forts, énergiques et ondulant de la base à la pointe. Un petit nombre présentait une légère *voussure* de la région précordiale. Chez preque tous, cette région donnait à la main une impulsion énergique. Jamais nous n'avons perçu de frémissement cataire.

Si nous cherchons maintenaut à déterminer quels signes correspondaient à chacune des altérations cardiaques, nous éprouvons un véritable embarras en raison de la multiplicité des lésions chez le même individu, et du peu d'observations complètes que nous possédons. Cependant nous sommes arrivés aux conséquences suivantes: deux de nos malades avaient une insuffisance bien prouvée de la valvule mitrale avec dilatation de l'orifice correspondant ; tous deux avaient un bruit de souffle au premier temps : chez l'un, il était plus évident en bas et en dehors du mamelon ; chez l'autre, il était plus manifeste à la partie supérieure. Dans ce dernier cas, le cœur droit était plus dilaté que le gauche, bien qne les valvules et les orifices droits fussent moins malades.

Le souffle était encore notable et semblait remplacer les deux bruits du cœur, plus intense dans l'aisselle où il se montrait à la fin des deux temps, chez une fille qui avait une hypertrophie du cœur avec dilatation de l'orifice ventriculaire gauche, sans aucune lésion bien appréciable des valvules.

5° *Matité*. — Nous n'avons rien observé de constant relativement aux résultats fournis par la percussion. En général, la matité a été normale ou peu augmentée. Cependant nous avons vu une fille de quatorze ans dont la région précordiale présentait une matité de 9 centimètres et demi verticalement et de 6 centimètres transversalement: chez une autre, elle s'étendait depuis la seconde côte jusqu'à la base de la poitrine. Ces deux malades étaient les seules dont le cœur eût acquis un volume très considérable. : .

Symptômes rationnels. — 1° *Dyspnée*. La plupart de nos malades avaient la respiration habituellement accélérée ; cependant la dyspnée était en général peu intense lorsque la lésion du cœur était isolée. Elle augmentait lorsqu'à la maladie du cœur se joignit une lésion pulmonaire, et alors elle était plus considérable et plus soutenue que lorsque l'une ou l'autre maladie existait seule. Il nous arrive tous les jours en ville de rencontrer quelques-uns de nos jeunes malades atteints d'affections organiques du cœur très graves, si nous en jugeons par les résultats de l'auscultation ; et cependant ils marchent avec assez de facilité, ne sont guère essoufflés que lorsqu'ils courent ; et quand nous nous informons s'ils ont des accès de suffocation pendant la nuit, la réponse est presque toujours négative.

2° *Pouls.* — Une fois que la maladie, dans le cours de laquelle l'affection du cœur a pris naissance, a disparu, s'il ne survient aucune complication, les enfants peuvent vivre pendant plusieurs années sans avoir un dérangement bien notable de la circulation, sauf chez quelques-uns un peu plus de fréquence sans irrégularité. Mais dès qu'il survient une complication, un retour de rhumatisme, un épanchement pleural, ou bien lorsque la maladie s'est aggravée et approche d'une terminaison fâcheuse, alors le pouls s'accélère, et dans ce dernier cas, il devient petit, peu développé, filant. — On voit, en résumé, combien le pouls est de peu d'utilité pour le diagnostic, surtout lorsque la maladie n'est pas arrivée à déterminer la gêne de la circulation, quelle que soit l'intensité des bruits anormaux.

3° *Chaleur, sueurs*, etc. — La chaleur vive, s'il existe une complication inflammatoire, est, en général, nulle ou se montre peu intense et par intervalles.

4° *Hydropisies.* — L'anasarque ou les autres hydropisies sont loin d'être, dans l'enfance, un accompagnement aussi fréquent, aussi important et aussi hâtif des maladies du cœur, que dans l'âge adulte. La statistique suivante en est la preuve. — Sur vingt-quatre enfants, nous n'avons observé l'anasarque que six fois. Deux fois seulement elle a été générale. Enfin, presque toujours, elle a été terminale et s'est développée à une époque où la maladie organique avait acquis un développement notable, et compromettait déjà les jours du malade. Un de nos malades de la ville a eu un hydrothorax qui s'est terminé par le retour à la santé. Cette rareté des hydropisies, jointe à l'état du pouls et de la respiration, démontre que les enfants supportent bien mieux que les adultes des lésions organiques du cœur dont les signes physiques sont cependant aussi évidents qu'à un âge plus avancé.

5° *Douleurs.* — Quelques enfants ont accusé une douleur plus ou moins vive de la région précordiale. Elle s'étendait d'ordinaire dans tout le côté gauche en avant ; une fois même elle existait à l'épaule droite. L'un d'eux se plaignit de cette douleur pendant quarante-sept jours qu'il resta à l'hôpital ; chez un autre elle disparut le dernier jour ; un troisième, au contraire, ne l'accusa qu'à ce moment.

La douleur, en général peu vive, présentait chez le même malade des variations notables d'intensité.

6° *Toux et expectoration.* — Sèche ou humide, fréquente ou rare, la toux était plutôt le symptôme des complications thoraciques que le résultat de la maladie du cœur.

7° *Forces.* — Conservées chez la plupart de nos malades, les forces ne se déprimèrent d'habitude que dans les derniers jours de la vie. Il est vrai que les mouvements étaient en général lents et mesurés ; mais plutôt par crainte de donner lieu à des palpitations, que par suite d'un manque réel de forces.

8° *Décubitus.* — Le plus souvent le décubitus n'était pas aussi forcément élevé que chez l'adulte. La plupart de nos malades pouvaient se coucher à gauche ou à droite indifféremment. Un seul préféra le décubitus assis, mais seulement dans les derniers temps de son existence.

9° *Facies.* — L'aspect du visage a été loin d'être aussi caractéristique qu'il l'est en général chez l'adulte. Et si les maladies du cœur sont toujours telles que nous les avons vues, nous croyons qu'il est souvent impossible de les soupçonner par la simple inspection de l'aspect extérieur. La coloration de la face était habituellement pâle ou cireuse, surtout au pourtour du nez et des lèvres. Rarement une coloration rosée ou rouge se montrait sur la pommette, ou bien encore quelques marbrures s'y dessinaient. Les lèvres étaient le plus souvent pâles et rarement violettes. Dans tous les cas graves et avancés la figure était tirée, anxieuse, souffrante, et d'habitude avec persistance. Plusieurs des enfants observés en ville, et actuellement vivants, n'offrent rien qui les distingue des autres enfants de leur âge, sauf peut-être des traits plus délicats, une plus grande pâleur et de l'amaigrissement.

Art. III. — Tableau de la maladie.

Il existe deux formes bien distinctes de maladies chroniques du cœur. L'une, à laquelle on peut donner le nom de *latente*, est plus fréquente que chez l'adulte ; et l'autre, qui est *apparente*, offre, sauf les différences indiquées dans l'article précédent, une assez grande analogie avec la même maladie chez l'adulte.

A. *La forme latente* existe en général au-dessous de l'âge de six ans. L'étiologie (rhumatisme), un état aigu antécédent ou le hasard seuls la font reconnaître. Toute sa symptomatologie se reduit à du bruit de souffle très intense et très étendu, accompagné d'impulsion à la région précordiale et d'un peu de fréquence du pouls, de gêne à courir et de tendance au refroidissement des extrémités. Mais sauf cela, point de suffocation, point d'hydropisie, point d'irrégularité du pouls, point de facies caractéristique ; rien, en un mot, qui à l'extérieur distingue ces enfants, gravement atteints cependant, de ceux qui n'ont aucune lésion de l'organe central de la circulation.

La maladie peut rester latente pendant plusieurs années, ou bien elle revêt le second type.

B. *La forme apparente* peut exceptionnellement exister au-dessous de l'âge de six ans. Mais elle est surtout fréquente après cet âge, et d'autant plus qu'on s'approche de la puberté. Elle peut succéder à une endocardite primitive ou rhumatismale, ou bien se développer insensiblement. L'essoufflement et les palpitations marquent le début, puis on constate les signes physiques énumérés plus haut. Ces enfants sont pâles, maigres, chétifs, rarement ils ont des accès de dyspnée. La maladie s'aggrave quelquefois momentanément par l'apparition d'une complication ; puis la complication disparue, elle reprend son cours, et au bout de plusieurs mois, rarement de plus d'une année, la mort arrive ; la grande suffocation, la petitesse extrême du pouls et l'anasarque n'ayant guère existé que dans les derniers jours.

Complications. — Un enfant atteint de maladie de cœur est plus particulièrement exposé à deux espèces de complications : l'hydropisie et les hémorrhagies. Nous avons vu un hydrothorax aigu faire courir un grand danger à un enfant atteint depuis deux ans d'un rétrécissement aortique. Nous avons aussi observé quelques cas d'épistaxis graves, et cru pouvoir rapporter à une hypertrophie du cœur un cas d'apoplexie méningée. L'hypertrophie du foie, qui est une complication fréquente et grave chez l'adulte, est beaucoup plus rare chez l'enfant.

Art. IV. — Diagnostic.

Si quelque symptôme attire l'attention sur la possibilité d'une affection du cœur, il n'est pas difficile de s'assurer de son existence. La matité et la voussure précordiale, le bruit de souffle ou de râpe, l'énergie des battements du cœur, les palpitations, l'œdème s'il existe, la durée du mal, différencieront facilement cette maladie de la péricardite et de toutes les affections que nous avons décrites jusqu'à présent. Nous verrons plus tard que l'on peut confondre les plaques tuberculeuses pleurales avec le cœur malade.

Nous ne connaissons aucune autre affection de l'enfance qui puisse en imposer pour une maladie du cœur, lorsqu'un indice met sur la voie de son existence. Nous en excepterons toutefois l'anémie. Il n'est pas toujours facile de décider si un enfant convalescent de rhumatisme; par exemple et chez lequel on constate un bruit de souffle à la région du cœur, est simplement anémique, ou bien s'il est atteint d'une lésion organique. La marche de la maladie, le traitement employé et son influence, le caractère doux ou rude du bruit de souffle, sa prédominance à la base ou à la pointe du cœur, son existence ou son absence dans les vaisseaux du cou sont probablement, dans ces cas très rares d'ailleurs, les critériums les plus utiles pour établir un diagnostic positif.

Le grand nombre des affections latentes du cœur nous engage à donner le conseil de pratiquer l'auscultation de la région précordiale, chez tous les malades auxquels on est appelé à donner des soins, alors même qu'aucun trouble de la circulation ne dénote une maladie de l'organe central.

L'existence d'une maladie organique du cœur ou des valvules étant reconnue, il reste à en déterminer l'espèce. Nos observations nous

fournissent peu de ressources à cet égard, et jusqu'à ce que des travaux suffisants aient élucidé ces questions, nous croyons utile d'adopter
les règles de diagnostic longuement détaillées dans les divers ouvrages
où il est traité des maladies du cœur chez les adultes.

Art. V. — Durée. — Terminaison. — Pronostic.

Durée. — Rien de plus indéterminé que la durée des maladies
chroniques du cœur chez les enfants. A l'hôpital nous avons vu la
plupart de nos malades succomber plusieurs mois seulement après le
début, et en général avant que la maladie de l'organe fût très avancée. A Genève deux enfants sont morts, l'un après deux ans, l'autre
après dix-huit mois de maladie. L'endocardite, chez plusieurs de ceux
qui vivent encore, a débuté, il y a un, deux, cinq et même six ans, et
rien n'annonce qu'elle doive se terminer prochainement ; car elle a
encore la forme latente. Nous sommes même portés à croire, d'après
l'état tout à fait stationnaire de la lésion, et quelques faits observés
chez l'adulte, que ces enfants arriveront·à la puberté et peut-être
même à une âge assez avancé.

Il est très fréquent chez l'adulte de voir la maladie se terminer
brusquement par la mort. Dans l'enfance la mort subite est beaucoup
plus rare. Nous ne l'avons observée qu'une fois, et dans ce cas-là
même, elle n'a fait que hâter la fin de peu de jours.

Pronostic. — Une maladie organique du cœur est à tout âge une
affection fort grave; mais en pratique il existe une différence notable
pour la gravité immédiate entre la forme latente et la forme apparente. La première est certainement moins fâcheuse que la seconde.
Nous sommes, d'après tous les faits que nous avons observés, assez
tentés de croire avec les docteurs Latham et West, que le cœur, en
·croissant, peut prendre une forme et une volume adaptés aux lésions
valvulaires, de manière à s'opposer aux accidents graves dont celles-ci
sont la cause. Il faut tenir compte aussi de l'activité de la circulation
dans l'enfance, et de la force d'impulsion du cœur qui lui permet de
faire franchir au sang un obstacle qui chez l'adulte s'opposerait d'une
manière plus énergique à l'accomplissement de ces fonctions. Cette
double explication peut rendre compte du nombre des endocardites
latentes proportionnellement plus considérables dans l'enfance que
dans l'âge adulte. Nous avons été assez heureux pour voir les symptômes physiques d'une lésion organique se dissiper entièrement au
bout de quatre mois chez un garçon de douze ans, et presque entièrement au bout de plusieurs années chez un autre enfant plus jeune.

Art. VI. — Causes.

Age. — Nous comptons, sur 24 malades, 14 enfants âgés de moins
de six ans, et 10 âgés de six à quinze ans. Ce qui indique que les lé-

sions organiques du cœur ont plus de tendance à se développer chez les plus jeunes enfants que chez les plus âgés, surtout quand elles ne sont pas rhumatismales.

Parmi les plus jeunes, il en est deux (l'un examiné à l'âge de quinze mois, l'autre de dix-huit) dont la maladie était probablement congénitale, mais ils n'offraient aucun symptôme de cyanose.

Sexe. — L'endocardite chronique rhumatismale est, comme le rhumatisme, plus fréquente chez les garçons (sur six cas 5 garçons et 1 fille), tandis que les autres affections organiques du cœur non rhumatiques sont un peu plus fréquentes chez les filles, résultat qui ressort de nos chiffres de Paris et de Genève.

Constitution. — Ce sont surtout les enfants chétifs qui sont sujets aux maladies du cœur.

Maladies antérieures. — Rhumatisme. — A l'hôpital des Enfants, chez aucun de nos 12 malades, le rhumatisme n'a été la cause de la maladie du cœur. A Genève il n'en a pas été de même, puisque, sur 11 malades nous comptons six cas d'endocardite rhumatismale. M. West a donc insisté avec raison sur l'influence de cette cause, seulement il a peut-être eu le tort de trop la restreindre aux formes aiguës.

Scarlatine. — On cite des exemples de maladie organique du cœur survenue à la suite de la scarlatine; fait qui n'a rien d'étonnant pour celui qui connaît la tendance qu'a cette fièvre à se compliquer de lésions des membres séreuses internes ou externes.

Rougeole. — M. Bouillaud qui admet l'influence de la scarlatine, croit aussi que la rougeole est une cause prédisposante. Celui de nos malades qui nous offrit une adhérence des valvules sigmoïdes à l'aorte avait eu la rougeole deux mois avant sa mort; il succomba aux suites de cet exanthème.

Péricardite. — Trois des enfants qui sont morts à l'hôpital avaient des adhérences partielles ou générales du péricarde (voy. p. 623). La lésion du cœur était-elle primitive ou consécutive à celle de la séreuse? Nous avons peu d'éléments pour résoudre cette question; d'ailleurs les adhérences générales coïncidant avec une endocardite chronique et avec des lésions notables des valvules, la maladie du cœur pouvait être la suite de l'une aussi bien que de l'autre. Un seul malade nous offrit un exemple d'hypertrophie légère sans lésion des valvules à la suite d'une péricardite dont nous constatâmes les restes (adhérences partielles). On trouve un exemple à peu près analogue dans la *Lancette française* (juin 1834). Quel est, dans les cas de ce genre, le mécanisme de la lésion du cœur? Cette question obscure ne saurait nous intéresser; il nous suffit actuellement de constater le fait.

Le *rachitisme* du thorax peut, dans certains cas, occasionner une hypertrophie du cœur. Nous en avons rapporté un exemple dans un mémoire publié dans le *Journal des connaissances médico-chirurgi-*

cales (1). M. Sabatier a signalé un fait analogue dans la *Clinique des hôpitaux* (2) ; nous devons avouer cependant que cette cause est loin d'être fréquente.

Art. VII. — Traitement.

§ I. *Indications.* — On cherchera les indications dans les considérations suivantes : 1° Si l'enfant est maigre, débile, évidemment cachectique, les toniques seront indiqués.

Cependant, il peut arriver qu'en fortifiant la constitution on exagère encore les battements du cœur ; alors nous croyons qu'il faudrait faire un mélange de la médication tonique et de la sédative.

En effet, il existe une double indication : la débilitation générale coexiste avec la maladie du cœur, mais n'en est pas la cause, et peut plutôt en être la conséquence. Cependant, il faut remédier à cette débilitation et en même temps modérer l'action du cœur. Les toniques rempliront la première indication, et la digitale la seconde.

2° Si, au contraire, l'enfant est encore fort et robuste, si la maladie, bien que chronique, présente un aspect sthénique, il faut enlever au cœur cette surabondance de force, et les indications se trouvent dans cette phrase de M. le professeur Bouillaud : « Par les émissions san-
» guines on enlève au cœur une portion de son stimulus naturel et
» l'aliment indispensable à sa nutrition ; par la digitale on engourdit,
» on assoupit, en quelque sorte, le principe dynamique ou nerveux
» de l'action du même organe. »

3° Enfin, on n'oubliera pas que les collections séreuses et les autres accidents secondaires auront chacun leur indication spéciale à laquelle il faudra répondre.

§ II. *Médications et résumé.* — Voici dont le traitement que nous conseillons :

A. Un enfant d'une constitution encore forte a des palpitations violentes et les signes d'une affection chronique du cœur ; les battements énergiques, tumultueux, ne sont pas plus clairs que dans l'état normal, on prescrira :

1° Une saignée générale proportionnée à l'âge du sujet, ou bien, ce qui suffira le plus souvent, une application de ventouses à la région précordiale.

2° Une potion contenant une infusion de 60 centigrammes à 1 gramme de digitale pour 120 grammes de véhicule : elle sera donnée par cuillerée toutes les deux heures ou toutes les heures, mais de manière à être prise en entier dans les vingt-quatre heures, ou bien 1 à 3 granules de digitaline.

3° On ordonnera le repos le plus absolu, absence de tout mouve-

---

(1) *Recherches sur la conformation de la poitrine*, etc., avril 1840.
(2) Tome Ier, n° 7.

ment brusque et de tout ce qui pourrait procurer une agitation subite ou une émotion vive.

4° L'alimentation sera légère.

Ce traitement doit être continué longtemps et avec persévérance ; la saignée ne sera renouvelée que si la dyspnée est considérable, les palpitations fréquentes, et surtout si les forces du malade se soutiennent.

La digitale pourra être augmentée graduellement, mais il faudra en surveiller l'emploi à cause des accidents cérébraux et gastriques qui pourraient en résulter. Alors on la suspendrait pendant quelques jours, pour la reprendre ensuite à dose moindre. On aurait soin de changer de temps à autre la saveur des potions dans lesquelles on la suspend au moyen de la fleur d'oranger, des émulsions d'amandes, etc. Enfin, si l'enfant se refusait à prendre les potions, et si la maigreur n'était pas trop grande, on pourrait appliquer un vésicatoire sur la région précordiale, au niveau des parties moins sonores, et y poser chaque jour de 10 à 30 centigrammes de poudre de digitale.

5° S'il se produit une anasarque, on fera sur les parties œdématiées des frictions avec la teinture de scille et de digitale, ou bien des applications de linges imbibés d'eau de sureau ; on emploiera enfin les moyens que nous indiquerons plus tard au chapitre de l'Anasarque. Nous nous sommes très bien trouvés de l'emploi de l'hydriodate de potasse à la dose de 30 à 60 centigrammes par jour, pendant huit jours, dans un cas d'hydrothorax subaigu des plus graves, consécutif à une maladie organique du cœur qui datait de plus de deux ans. La digitale, le calomel, les vésicatoires, les purgatifs étaient restés sans résultat ; l'effet de l'hydriodate fut aussi prompt et aussi sûr que celui de la quinine dans la fièvre d'accès.

6° S'il y a de la constipation, on donnera de temps à autre des pilules ou des prises de calomel qu'on pourra mêler à une certaine dose de jalap. Tel serait, par exemple, pour un enfant au-dessus de six ans, 15 centigrammes de calomel avec 50 centigrammes de poudre de racine de jalap dans une cuillerée de confitures. Si la prise était trop forte pour une seule cuillerée, on la disséminerait dans plusieurs.

B. Si l'enfant est chétif, si la maladie est latente, ou si elle reprend ce type après avoir été apparente ; ou bien si, étant apparente, c'est la cachexie et non l'éréthisme qui domine, il ne faut pas hésiter à mettre en usage la médication tonique jointe dans une certaine mesure à la médication altérante. C'est au fer, à l'huile de foie de morue surtout quand l'affection a une origine rhumatismale, et aux eaux minérales iodurées, celle de Willdeg en particulier, que nous donnons la préférence. Il faut surveiller attentivement le malade et s'assurer si, tout en tonifiant la constitution, on n'exagère pas les pulsations du cœur. Dans les cas de ce genre, à la médication tonique par les ferrugineux et les aliments on joindra l'administration de la digitale, comme il est indiqué ci-dessus, et l'on prendra, du reste, toutes les précautions hygiéniques que nous avons énumérées.

Art VIII. — Historique.

Nous avons peu de choses à dire sur l'historique des maladies dont nous venons de présenter un court aperçu : aucun travail n'est parvenu à notre connaissance qui ait embrassé la totalité ou une partie un peu considérable du sujet ; quelques observations seulement sont rarement disséminées dans les collections de journaux ou dans des thèses inaugurales ; nous en avons cité le plus grand nombre. Elles sont dues à Constant, à MM. Burnet, Maréchal, Sabatier, Legroux, Sonier, et ont toutes rapport soit à l'hypertrophie du cœur, soit aux lésions chroniques des valvules, soit aux concrétions polypiformes.

Les auteurs, dont nous avons cité les noms dans notre aperçu historique de la péricardite, ont rapporté plusieurs exemples d'affections chroniques du cœur, unies à des adhérences générales du péricarde.

Le docteur West est, après nous, le seul auteur qui ait consacré un chapitre assez détaillé aux maladies du cœur : il a insisté sur la tendance qu'ont les lésions valvulaires à s'accroître sans cesse ; il pense, avec le docteur Latham, que le cœur en s'accroissant peut adapter sa forme et son mode de développement aux lésions matérielles, de manière à combattre et même à détruire leurs fâcheuses conséquences. Le docteur West ne s'est nullement occupé de rechercher les différences que l'âge peut apporter dans les lésions anatomiques ou dans les formes symptomatiques ; enfin il a vu les lésions organiques succéder à l'endocardité idiopathique.

On trouve dans la science plusieurs observations de persistance du trou de Botal avec hypertrophie du cœur ; nous ne nous sommes pas occupés de ce sujet. Nous avons aussi laissé de côté les ruptures de cet organe, car toutes les observations que l'on rencontre dans les livres ont rapport à des ruptures traumatiques.

ABDOMEN.

A. TUBE GASTRO-INTESTINAL.

CHAPITRE PREMIER.

GÉNÉRALITÉS SUR LES CATARRHES, CONGESTIONS, PHLEGMASIES ET RAMOLLISSEMENTS DE LA MEMBRANE MUQUEUSE GASTRO-INTESTINALE.

Ces altérations, si communes dans le jeune âge, ne correspondent pas à autant de maladies déterminées qu'elles représentent d'espèces anatomiques distinctes. A des lésions identiques en apparence, répondent des groupes symptomatiques différents ; à des formes symptomatiques pareilles, répondent les lésions les plus variées. Il en résulte que dans l'état actuel de la science on peut rarement établir, d'après l'espèce de lésion anatomique, la nature de la maladie et le traitement qui lui est applicable.

Ces faits, et bien d'autres qui ressortiront de l'étude à laquelle nous allons nous livrer, justifient l'expression *de chaos* que nous avions dans notre première édition appliquée aux maladies gastro-intestinales de l'enfance.

Les observations nombreuses que nous avons recueillies depuis nos premiers travaux, en les confirment les complètent, et nous permettent de présenter aujourd'hui sous une face nouvelle et vraiment pratique cet ensemble de maladies si difficiles à décrire.

Le présent chapitre sera consacré à des considérations communes à tout le tube digestif sous les rapports historique, anatomique, symptomatique, étiologique. Nous déduirons de ces prémisses la question de nature et les indications thérapeutiques. Cette connaissance nous servira, à son tour, à établir une classification méthodique.

Dans les chapitres suivants, nous décrirons séparément chacune des maladies gastro-intestinales.

Art. I. — Historique.

Nous réunissons dans un même article l'historique des maladies, souvent confondues entre elles, de l'estomac et de l'intestin. Cependant nous exposerons, dans des paragraphes distincts, les travaux des auteurs qui ont plus spécialement étudié les unes ou les autres de ces maladies.

I. MALADIES DE L'ESTOMAC.

Les inflammations et le ramollissement de l'estomac n'ont pas également attiré l'attention des pathologistes. C'est à peine s'il est fait mention de la gastrite dans les traités *ex professo* sur les maladies des enfants, tandis que plus de quatre-vingts auteurs, dont les noms appartiennent pour la plupart à l'Allemagne, ont étudié le ramollissement de l'estomac.

I. *Gastrite.* — Fleisch (1) a décrit, d'après Saillant (2), sous le nom d'inflammation de l'estomac, une maladie qui présente les caractères suivants. Les enfants atteints de cette affection sont âgés de deux à cinq ans ; au début on observe des douleurs de ventre intenses, beaucoup d'agitation et des mouvements convulsifs. Les enfants portent fréquemment les mains sur l'abdomen : la langue est sèche, les lèvres sont noires ; la respiration est gênée, le regard éteint ; il y a quelquefois du délire ou de l'assoupissement. A l'autopsie on trouve la membrane muqueuse de l'estomac très enflammée et parsemée de taches gangréneuses ; la vésicule du fiel est distendue par une bile foncée. Il nous est bien difficile, d'après une description aussi succincte et un exposé si peu détaillé des caractères anatomiques, de savoir si cette affection était réellement une gastrite. Fleisch est le seul des auteurs allemands qui ait consacré quelques lignes à la gastrite ; les autres ont entièrement passé cette affection sous silence. Nous en exceptons toutefois le docteur Lesser (3), qui, après avoir reproduit en partie la description de Saillant, termine en disant qu'aucun autre auteur n'a confirmé les observations de ce médecin.

En Angleterre, le docteur Dunglisson (4) a aussi emprunté la description de Saillant sans y rien ajouter. MM. Evanson et Maunsell ont consacré quelques lignes à la gastrite, qu'ils considèrent plutôt comme un état congestif de la membrane muqueuse, rarement indépendant de l'inflammation des intestins. D'après eux, la gastrite offre les symptômes suivants : une fièvre intense accompagnée d'exagération de la soif, de sécheresse et de rougeur de la langue ; dans les cas très intenses, l'estomac ne peut pas supporter la plus petite quantité de liquide ; il y a des alternatives d'agitation et d'assoupissement ; les évacuations alvines sont supprimées ou naturelles. Ces auteurs ne font pas mention des caractères anatomiques, en sorte qu'il est

(1) *Loc. cit.*, 1804, t. II, p. 381.
(2) *Mémoires de la Société royale de médecine*, 1786, p. 327.
(3) *Die Entzündung*, etc., p. 230.
(4) *Commentaries on diseases of the stomach and bowels*, etc.; London, 1824, p. 181.

difficile de juger, sur des symptômes si brièvement exposés, à quelle maladie ils ont eu affaire.

Billard (1) est le seul auteur français qui se soit occupé un peu longuement de l'inflammation de l'estomac. Il a décrit sous le nom de gastrite la plupart des lésions de cet organe, et entre autres le ramollissement gélatiniforme et la gangrène. Il admet quatre espèces de gastrite : 1° érythémateuse; 1° avec altération de sécrétion ; 3° folliculeuse ; 4° avec désorganisation du tissu. Il a étudié les lésions et les symptômes de ces variétés, qui peuvent exister à l'état aigu et à l'état chronique et succéder l'une à l'autre. A part ce travail de Billard, nous ne connaissons pas en France de monographie sur l'inflammation de l'estomac chez les enfants ; aucun des nombreux internes qui se sont succédé à l'hôpital des Enfants malades n'a décrit cette affection d'une manière spéciale. Nous n'avons pas non plus trouvé dans les nombreuses observations sur les maladies des enfants, insérées dans les recueils périodiques, un seul fait de gastrite spontanée. Nos recherches bibliographiques seront confirmées par nos recherches cliniques, qui démontrent que, dans le jeune âge, la gastrite a une importance tout à fait secondaire.

II. *Ramollissement de l'estomac.* — Le ramollissement de l'estomac n'a guère été décrit comme une maladie spéciale que depuis l'année 1811 ; cependant avant cette époque, Jæger, Camerarius, Morgagni, Cruikshank, Sandifort et Hunter (2) avaient déjà signalé cette lésion. Tout le monde connaît les belles recherches de Hunter sur ce sujet, et l'on sait qu'il regarde le ramollissement gastrique comme un phénomène cadavérique. Depuis lui, Armstrong, Burns, Adams, ont rapporté des observations analogues aux siennes : mais c'est à Jæger (3) que l'on doit d'avoir le premier décrit la maladie, bien qu'avant lui on rencontre dans la science quelques observations de ramollissement de l'estomac accompagné de symptômes. Nous avons trouvé en particulier, dans le *Journal de médecine, chirurgie et pharmacie* pour l'année 1786 (t. LXVI, p. 246), l'observation d'une fille de cinq ans qui, depuis trois semaines, avait de l'assoupissement, de la tristesse et peu d'appétit. Elle fut prise subitement de convulsions générales qui entraînèrent la mort. A l'autopsie, on trouva une large perforation du grand cul-de-sac dans la portion qui est contiguë à la rate ; les autres organes étaient sains.

Jæger a assigné les symptômes suivants à la maladie qu'il a décrite la premier: « Elle débute, dit-il, par une perte subite de l'appétit, de la fièvre, une soif intense, de l'anxiété, des vomissements, de la diar-

---

(1) *Maladies des enfants nouveau-nés,* p. 325.
(2) Voyez *De gastro-malacia gelatinosa infantum,* etc., par Aug. Fischer. *Dissert.,* Lipsiæ, 1837.
(3) *Journal d'Hufeland,* mai 1811.

rhée et de la décomposition des traits. Chez quelques malades, l'affection passe à l'état chronique ; chez d'autres elle entraîne la mort en
quatre ou cinq heures. A l'autopsie, on trouve un ramollissement
gélatiniforme du grand cul-de-sac qui a détruit les trois tuniques. »
Du reste Jœger reconnut qu'il avait rencontré quelquefois cette lésion
à l'autopsie sans que, pendant la vie, il en eût observé les symptômes.
Deux années plus tard (1), l'auteur que nous citons présenta de nouvelles observations sur le ramollissement de l'estomac. Il admit que la
maladie compliquait souvent des affections cérébrales, et qu'elle était
le résultat de l'augmentation de l'acide acétique et de son action sur
les parois de l'estomac.

Depuis les travaux de Jæger, les traités, les mémoires ou les observations sur le ramollissement de l'estomac se multiplièrent ; mais les
auteurs furent loin d'être d'accord sur bon nombre de questions capitales, et entre autres sur la nature et la cause prochaine de la maladie (2). Ainsi, tandis qu'Hunter et Gairdner regardaient le ramollissement comme produit chimiquement et après la mort par les liquides
qui remplissent l'organe, Roix, Billard, Nægel et Lesser en faisaient
une inflammation de la membrane muqueuse, un ramollissement du
tissu cellulaire, et Winter une congestion du système veineux déterminant consécutivement une réaction inflammatoire ; Schœnlein et
Camerer voyaient dans cette maladie une phlogose des nerfs, en particulier du pneumo-gastique, et Most et Teuffel, une lésion de l'innervation de ce même nerf. Dans ces dernières années, M. Trousseau,
reprenant après Carswell l'opinion de Hunter, a nié que le ramollissement gélatiniforme de l'estomac dût être regardé comme une véritable maladie. Pour lui, l'altération de l'estomac est cadavérique, et
c'est l'intestin qui est le véritable siége de la lésion. Frappé de l'analogie qui existe entre les symptômes de cette maladie et le choléra, il
lui a donné le nom d'*entérite cholériforme*. Les docteurs Friedleben
et Fleisch de Francfort placent aussi le siége de la lésion dans l'intestin et spécialement dans l'appareil folliculaire : ils lui donnent
le nom d'*inflammation aiguë des plaques de Peyer*. Nous discute-
ront en temps et lieu les opinions des médecins que nous venons de
citer.

S'il existe tant de différences entre les opinions des auteurs relativement à la cause prochaine et à la nature intime de la maladie, ils
sont en général plus d'accord sur les causes prédisposantes. La plupart, à l'exception de Jæger et de Harless, ont reconnu qu'elle était
surtout fréquente de la naissance à la seconde année ; qu'elle attaquait
d'ordinaire des enfants affaiblis ou atteints d'autres affections, fièvre
éruptive, hydrocéphale, etc. D'après le docteur Gairdner elle serait

<hr>

(1) *Journal d'Hufeland*, janvier 1813.
(2) Frænkel, *loc. cit.*, p. 299.

quelquefois héréditaire ; une mauvaise nourrice, un brusque changement de l'alimentation seraient aussi capables de la produire.

Le docteur Ramisch (1) est celui de tous les auteurs qui a établi le plus nettement la distinction du ramollissement en simple et compliqué : il sous-divise le premier en aigu et en chronique. Cette distinction a été reprise par le docteur Iselin (2). Du reste la plupart des auteurs ont répété, en la développant, la description donnée par Jæger ; ils ont divisé la maladie en deux périodes : l'une de réaction, l'autre de paralysie (3). A la première appartiennent l'agitation, une soif extrême, la perte de l'appétit, les vomissements séreux ou muqueux sans douleurs ni efforts (Winter) ; la diarrhée intense (Nægel) ; les douleurs et la tuméfaction du ventre, le fièvre, l'amaigrissement rapide. Le toux et la difficulté de la respiration sont des symptômes accessoires. A la seconde appartiennent la perte des forces, la mollesse, la flaccidité des parois abdominales (Romberg) ; le refroidissement des extrémités, la faiblesse et la petitesse du pouls, la cessation de la diarrhée et des vomissements, le hoquet (Schœnlein) ; la sortie de la langue hors de la bouche (Pommer), les accidents comateux ou convulsifs qui entraînent la mort. D'après le docteur Fischer (4), qui a présenté en détail le diagnostic différentiel, on peut confondre le ramollissement de l'estomac avec les maladies suivantes : 1° les vomissements et la diarrhée, suite d'indigestion ; 2° la gastrite et l'entérite ; 3° l'helminthiase ; 4° le carreau ; 5° la fièvre de la dentition ; 6° enfin l'hydrocéphale aiguë.

Jæger avait bien indiqué la nature de la lésion, mais c'est principalement aux docteurs Cruveilhier et Ramisch que l'on doit la description la plus exacte des caractères anatomiques du ramollissement gélatiniforme.

Jæger, Wiesemann, Vogel, Hufeland, Rhades, Blasius, Pommer, etc., ont fait de louables efforts pour établir un mode de traitement convenable ; mais on comprend qu'ils ont éprouvé de sérieuses difficultés à poser des indications dans une maladie dont le diagnostic est loin d'être certain : aussi la plupart des auteurs que nous avons cités les ont cherchées dans la cause prochaine à laquelle ils attribuent la maladie. Comme traitement préservatif, Camerer conseille l'emploi du muriate de fer chez les enfants faibles ; il prescrit en outre une petite quantité de boissons. M. Cruveilhier conseille une bonne nourrice, et après le sevrage l'emploi du bouillon coupé avec du lait. Comme traitement curatif, M. Cruveilhier et les docteurs Wiesemann, Vogel et Hufeland prescrivent de petites doses d'opium. Jæger conseille l'administra-

---

(1) *Aug. Lit. Zeit.*, mai 1826 ; n° 56, p. 447.
(2) *Medic. Heidelb.*, *Ann.* 1839, t. V, Heft. 3.
(3) Frænkel, *loc. cit.*, p. 297.
(4) Fischer, Thèse citée, p. 20 et 21.

tion des alcalins dans une potion composée d'un mélange de liqueur
de carbonate de potasse, de teinture aqueuse de rhubarbe, d'extrait
d'orange amère, de sirop diacode et d'eau de fenouil ; et pour boisson
ordinaire une infusion de café de glands. Pommer met en usage des
fomentations sur l'estomac avec une décoction de quinquina, de saule
ou chêne, ou d'espèces aromatiques dans du vin rouge ; à l'intérieur
il donne l'hydrochlorate de fer. Pitschaft a noté comme spécifique
l'acide pyroligneux, etc.

Il résulte de cet exposé de la marche et de l'état actuel de la science
que les opinions des auteurs sont, comme nous l'avons dit, loin d'être
fixées sur les points capitaux de l'histoire du ramollissement gélatiniforme. Nous avons pu remplir la lacune que nous avions laissée
sur ce sujet dans notre première édition au moyen des faits nombreux que nous avons recueillis, et nous avons cherché à concilier, par
une théorie qui pût embrasser tous les faits, les nombreux disparates
qui existent dans les opinions des médecins dont nous avons cité
les noms.

II. MALADIES DES INTESTINS.

Il est très difficile de présenter un résumé un peu complet des travaux qui ont eu pour objet l'étude des maladies intestinales chez les
enfants. Cette difficulté résulte : 1° de l'imperfection des descriptions ;
2° de l'absence des détails anatomiques ; 3° de la réunion en un seul
groupe des maladies de l'estomac et des intestins ; 4° de la confusion
des entérites spécifiques (fièvre typhoïde) et des entérites non spécifiques ; des formes primitives et des secondaires.

Plusieurs des auteurs que nous avons cités dans le paragraphe précédent, tels que Jæger, M. Cruveilhier, etc., ont confondu dans une
description générale les ramollissements de l'intestin et ceux de l'estomac. Nous renvoyons le lecteur, pour cette partie de l'historique, à
l'analyse que nous avons donnée du travail de ces pathologistes.

D'autres ont réuni dans un même tableau les phlegmasies intestinales simples ou spécifiques, en sorte qu'il est assez difficile de
discerner ce qui appartient à l'une ou à l'autre maladie. Le mémoire
d'Abercrombie (1) nous paraît en particulier mériter ce reproche.
Nous citerons ailleurs (Voy. FIÈVRE TYPHOÏDE) une partie de sa description. Disons ici qu'il a bien reconnu que l'entérite débutait souvent
à l'époque du sevrage, et qu'il était difficile de la distinguer à son
origine des troubles physiologiques de l'appareil intestinal chez les
enfants. C'est surtout d'après l'existence du mouvement fébrile dans
l'entérite qu'il cherche à établir le diagnostic. Les évacuations, dit-il,
varient beaucoup dans leur aspect, qui ne peut pas servir utilement
à poser le diagnostic de la maladie.

(1) *Edinburgh Med. and surg. journ.*, 1823.

Henke (1) a donné une description succincte des inflammations de l'intestin chez les enfants. Il n'établit aucune distinction entre les diverses formes des affections intestinales, et ne signale pas les caractères anatomiques de ces inflammations. Il s'attache principalement à déterminer les caractères qui permettent de reconnaître si la douleur indique une inflammation ou un simple trouble fonctionnel. Dans le premier cas, dit-il, la douleur d'abord générale, se concentre bientôt dans un point limité ; elle ne cesse jamais entièrement tant que dure l'inflammation ; elle est assez intense pour faire contracter douloureusement les muscles du visage. Il conseille, dans les cas où l'inflammation est légère et catarrhale, l'usage des purgatifs doux et une diète convenable; dans les cas où les symptômes sont plus aigus, des lavements émollients, des frictions calmantes, des bains chauds et quelques légères doses de calomel. Enfin, si l'inflammation est plus intense encore, il recommande l'application des sangsues et l'emploi du calomel.

Meissner (2) distingue parmi les inflammations intestinales celles qui affectent spécialement la membrane muqueuse, l'enveloppe péritonéale ou l'appareil folliculaire. Cette dernière n'est autre que la fièvre typhoïde dont nous parlerons plus tard. D'accord avec nous, il regarde l'abus des purgatifs comme cause efficace de l'entérite chez les enfants ; il cite entre autres l'emploi du calomel administré à trop haute dose dans certaines phlegmasies. On peut reprocher à ce travail, ainsi qu'à ceux que nous avons déjà cités, de manquer de détails symptomatiques suffisants, et de passer sous silence la forme de phlegmasie la plus importante chez les enfants, l'inflammation chronique des intestins.

On ne peut pas accuser du même oubli le docteur Lesser (3), qui, dans son volumineux *Traité sur les maladies du tube gastro-intestinal*, a décrit dans deux articles séparés l'inflammation aiguë et chronique chez les enfants. Mais en lisant attentivement cet ouvrage, on peut s'assurer que l'auteur n'a fait que reproduire les descriptions de Jæger et d'Abercrombie. Après les avoir comparées l'une à l'autre, il en tire la conclusion que ces deux médecins ont décrit la même maladie sous des dénominations différentes, et, si l'un (Jæger) en a placé le siége dans l'estomac, c'est, dit-il, qu'il n'examinait guère que cet organe, tandis qu'à son tour, Abercrombie ouvrait seulement l'intestin. La forme chronique peut, d'après Lesser, succéder à la forme aiguë ou débuter d'emblée. Après avoir établi ces deux formes, il revient ensuite sur chacun des symptômes qu'il étudie avec soin. Il termine en présentant le diagnostic de l'entérite avec les vomissements, la diarrhée, les coliques, l'hydrocéphale aiguë. Du reste, le docteur Lesser n'a pas

---

(1) *Handbuch*, etc., t. II, p. 39.
(2) *Die Kinderkrankheiten*, etc., t. II, p. 71.
(3) *Die Entzündung und Verschwärung*, etc. Berlin, 1830, p. 306-309.

méconnu que l'entérite était fréquemment une affection secondaire,
et coïncidait souvent avec d'autres maladies aiguës.

Naumann (1) a décrit collectivement les formes d'entérite aiguë chez
les enfants en réunissant les inflammations simples et spécifiques. Sa
description est empruntée en grande partie à Henke, à Abercrombie
et à Wendt. Nous verrons plus tard que la maladie décrite sous le
nom de *Febris mesaraïca* par ce dernier auteur n'est autre que la fièvre
typhoïde : ce travail n'offre du reste rien d'original.

Les auteurs américains, et en particulier Rush, Dewees, et plus
récemment encore, le docteur Coudie (2), ont décrit sous le nom de
Cholera infantum une maladie qui règne souvent d'une manière épidémique dans l'Amérique du Nord. Leur description se rapproche
beaucoup de celle que les auteurs cités dans notre précédent paragraphe ont donnée du ramollissement suraigu de l'estomac, et le fait
n'a rien d'étonnant, puisque nous prouverons dans un des chapitres
suivants que ces deux maladies sont identiques. La maladie se manifeste d'ordinaire à la fin de l'été ; elle est plus spéciale aux enfants
à la mamelle qui font leurs dents, ou à ceux qui sont récemment
sevrés.

Indépendamment du *Cholera infantum*, MM. Evanson et Maunsell
consacrent deux sections aux maladies de l'intestin. Dans la première,
à laquelle ils donnent le nom de *Troubles fonctionnels des voies digestives*, ils décrivent plusieurs maladies qui ne rentrent pas dans notre
cadre ; mais ce qu'ils disent des accidents intestinaux qui succèdent
au sevrage et certains points de l'histoire de la diarrhée nous semble se rapporter aux maladies que nous allons décrire. On a grand'-
peine, en effet, à trouver des différences bien tranchées entre leur
description de la diarrhée chronique et celle de l'entérite de même
forme. Dans une seconde section ils traitent de l'inflammation des
organes de la digestion, et consacrent deux articles séparés à l'entérite
et à la colite. Ils admettent que, lorsque l'inflammation passe à l'état
chronique, son traitement doit être semblable à celui prescrit contre la
diarrhée prolongée, c'est-à-dire qu'il doit consister dans l'emploi
des alcalis, des astringents ou des amers. Cette manière de voir confirme ce que nous dirons dans le courant de ce chapitre, et se rapproche entièrement de nos propres opinions.

Le docteur Heyfelder (3) a consacré quelques pages à *l'enteritis
exsudatoria ;* après avoir remarqué la facilité avec laquelle se forment
les fausses membranes chez les enfants, il rapporte deux observations
intéressantes dans lesquelles l'inflammation couenneuse a été primi-

---

(1) *Die Darmentzündung der Kinder, Handbuch der Medicin. Klinik* dans *Ang-
lecten*, IX Heft, S. 58.

(2) *Philadelphia journal*, etc., dans Frankel, *loc. cit.*, p. 294.

(3) *Studien in Gebiete der Heilwissenschaft*, etc., p. 173.

tive. Il termine par un exposé succinct de l'histoire de la maladie, et reconnaît que la nature des évacuations peut seule mettre sur la voie du diagnostic.

Frankel, dans ses additions à la traduction allemande de MM. Evanson et Maunsell, a étudié en détail chacun des symptômes de la gastro-entérite des enfants. Mais cette description, qui ne nous offre rien de nouveau, est la reproduction de celle de Lesser.

Nous somme étonnés que les différentes espèces de maladies intestinales n'aient pas, en France, été étudiées d'une manière plus complète ; nous n'avons trouvé dans les recueils périodique que nous avons parcourus que quelques courtes indications sur les inflammations de l'intestin, et parmi les dissertations inaugurales soutenues à la Faculté de Paris, deux seulement ont rapport à l'entérite.

En 1821, M. Leclerc soutint une thèse sur la *gastro-entérite des enfants* (1) ; dans ce court essai il rapporte trois observations : ce sont des exemples de fièvre typhoïde, de méningite, et d'entérite cérébrale, autant du moins qu'on peut en juger par sa description qui est fort incomplète. Ce travail, du reste, est tout à fait insignifiant.

En 1825 M. Napper prit l'entérite chronique des enfants pour sujet de sa description inaugurale. Il dit que la maladie serait mieux dénommée hépato-entérite chronique, le foie jouant un grand rôle dans le développement de cette affection. Les enfants de plus de six mois et de moins de deux ans sont principalement sujets à cette maladie, qui serait surtout fréquente dans les lieux bas et humides en automne, au printemps et en hiver ; elle atteindrait principalement les enfants mal nourris. Les symptômes sont assez semblables à ceux que nous décrirons. L'auteur a signalé entre autres le dévoiement et l'amaigrissement considérable ; mais le gonflement du ventre qu'il indique comme un symptôme constant ne nous paraît pas appartenir à l'entérite chronique. Nous regrettons, dans cette thèse, le manque de détails anatomiques ; mais le traitement nous paraît établi sur des bases convenables.

Constant a donné une bonne description de la dysenterie secondaire. M. Murdoch (2) a décrit succinctement l'inflammation pseudomembraneuse du gros intestin. Voici le texte de sa description : « En incisant le côlon, on dirait, au premier d'abord, que la muqueuse s'est épaissie et a pris un aspect chagriné ou granuleux, mais en raclant cette surface on enlève une couche membraniforme mince et plus consistante que celle de la diphthérite, et l'on trouve au-dessous la muqueuse plus ou moins altérée. Cette sécrétion plastique couvre ordinairement toute la surface interne du côlon ; quelquefois, cepen-

____

(1) Thèse de la Faculté, 1821, n° 141.
(2) *Clinique, Annales*, etc., t. II, p. ?

dant, elle est disposée par bandes larges, laissant entre elles des espaces où la muqueuse paraît tout à fait saine. Lorsqu'on enlève la pseudo-membrane, l'intestin se présente tantôt pâle et décoloré, tantôt légèrement arborisé. Les follicules mucipares nous ont toujours paru très développés, quelquefois même ulcérés au centre. La présence de ces follicules est-elle nécessaire à la formation des concrétions plastiques ? » M. Murdoch observe que les ganglions mésentériques sont très enflammés dans cette forme de phlegmasie intestinale. Il voit dans ce fait une analogie entre la colite pseudo-membraneuse et l'angine. Pour que cette conséquence fût exacte, il faudrait que les faits rapportés par M. Murdoch fussent plus concluants. Or, 1° ce sont, dit l'auteur, les ganglions *mésentériques* qui sont enflammés, tandis que les *pseudo-membranes* occupent le gros intestin et principalement sa partie inférieure; il ne peut donc y avoir ici de rapport de cause à effet entre les deux phlegmasies ; 2° dans l'une des observations on a trouvé des ulcérations dans l'intestin grêle, et le fait nous paraît un cas de fièvre typhoïde compliqué de *colite*.

Depuis la publication de notre première édition, nous avons à signaler plusieurs recherches intéressantes sur les maladies intestinales. Ainsi le docteur Trousseau a spécialement insisté sur la thérapeutique de la maladie à laquelle il a donné le nom d'*entérite cholériforme*, M. Legendre, qui considère les lésions intestinales comme le résultat et non comme la cause de la diarrhée, a remis en honneur l'emploi des purgatifs conseillés par les anciens et plus récemment par MM. Gendrin et Barrier. Ces deux médecins ont réuni, sous le nom [de *diacrise*, les affections gastro-intestinales des enfants, et les ont subdivisées en *folliculeuses, ascescentes* et *flatulentes*. Pour eux, l'inflammation ne joue qu'un rôle accessoire ; la lésion de sécrétion domine toute la maladie. Le docteur Bouchut a consacré un chapitre à la diarrhée spasmodique, et un autre à l'entéro-colite ou diarrhée inflammatoire. Le docteur Bourgeois a publié sur la cholérine quelques pages pleines d'intérêt. On doit à M Friedleben et Fleisch des considérations intéressantes sur l'anatomie pathologique des maladies intestinales ; et à M. West un travail qui, comme tous ceux de ce médecin, se distingue par des vues d'une utilité pratique incontestable. Nous nous bornons seulement à mentionner ces différents travaux, parce que nous aurons plus d'une fois l'occasion de les citer.

Art. II. — Étude anatomique.

Cette étude comprend trois parties : l'état sain, les altérations cadavériques, les lésions pathologiques.

I. État sain.

La membrane muqueuse gastro-intestinale est d'un blanc grisâtre ou d'un gris rosé clair ; cette coloration est souvent nuancée par des arborisations veineuses, variables en abondance et en ténuité. Son épaisseur, peu considérable, présente cependant des différences suivant les régions ; sa consistance est appréciable par la formation de lambeaux qui doivent avoir de 5 à 15 millimètres, selon les variations d'adhérence de la muqueuse dans les différents points du tube digestif. On doit avoir égard également au plus ou moins de facilité avec laquelle la muqueuse s'écrase sous la pince, ou se laisse enlever par le raclement avec le scalpel.

Le tissu sous-muqueux est d'un blanc mat, peu épais en général, résistant, et souvent parcouru d'arborisations plus volumineuses et moins serrées que celles de la membrane muqueuse.

Au-dessous de lui se trouve la membrane musculeuse, reconnaissable à la direction des fibres musculaires pâles ou rosées.

Cet aspect général présente quelques modifications dans chaque partie du tube digestif. La muqueuse de l'*estomac* est loin d'être la même dans les diverses régions de cet organe. Plus mince dans le grand cul-de-sac, et par conséquent plus pâle et plus blanche, parce qu'elle prend par transparence la teinte du tissu sous-muqueux, elle y est aussi moins adhérente et moins consistante ; en sorte qu'il est d'habitude de ne pouvoir obtenir dans cette partie que des lambeaux de 3 à 5 millimètres ; dans quelques circonstances rares, nous les avons faits de 1 centimètre et plus. La limite entre le grand cul-de-sac et le reste de l'organe se trouve quelquefois nettement tranchée par une ligne où les caractères de la muqueuse changent subitement. Souvent la gradation est insensible ; toujours est-il cependant que, plus on s'éloigne du cardia, plus la muqueuse devient épaisse et adhérente. Là son épaisseur peut aller jusqu'à 2 millimètres et plus ; sa couleur est toujours d'un rose tendre ou d'un gris rosé, et les lambeaux qu'elle fournit ont facilement de 1 à 2 centimètres.

La muqueuse présente, du reste, les mamelons aplatis, et toute l'apparence décrite dans les traités d'anatomie ; elle est, en outre, recouverte d'une couche de mucus visqueux, transparent, quelquefois opalin, d'épaisseur variable, et qu'il faut se garder de prendre pour la membrane elle-même. Chez les nouveau-nés, il s'y mêle quelquefois de petits grumeaux blancs qui semblent être du mucus concrété (Billard).

La capacité de l'estomac, très variable chez les enfants, est quelquefois considérable, souvent parce que l'organe est distendu par une grande quantité de liquides et de gaz, d'autres fois parce que l'enfant prend à la fois de très grandes quantités d'aliments ; il ne faut pas cependant attribuer une trop grande importance à cette cause dont les effets n'ont une influence permanente qu'à une époque plus avancée de la vie. Il faut tenir compte encore de l'action de certaines maladies qui, siégeant en dehors de l'estomac, ont cependant une influence réelle sur la contraction des fibres musculaires : ainsi les affections qui débilitent l'enfant d'une manière générale laissent l'estomac dans un état de relâchement complet, tandis que d'autres, telles que la péritonite aiguë, déterminent dans les fibres musculaires, une contraction qui persiste encore après la mort. De là vient que quelques enfants présentent une diminution notable du volume naturel de l'estomac, qui alors est à peine plus étendu en diamètre que l'arc du côlon.

Cette sorte d'atrophie de l'estomac, ou plutôt cette contraction, peut dépendre aussi d'une cause contraire à celle qui détermine son extension forcée, c'est-à-dire d'une diète trop prolongée, soit qu'elle ait été ordonnée par le médecin, soit qu'elle reconnaisse pour cause une incurie ou un mauvais vouloir criminels.

Toutefois, nous devons noter que ces états anatomiques sont uniquement le résultat de l'action musculaire. L'estomac dilaté présente à l'intérieur une surface lisse, polie ; il est sans ride aucune. Est-il contracté, il offre une multitude de plis qui longent la grande courbure de l'estomac, et qui, vers le petit cul-de-sac, s'entre-croisent de manière à former de larges aréoles. Si l'on vient à les tirailler, la membrane musculeuse se détend et les plis s'effacent. Quelquefois nous avons été tentés de comparer cette contraction des fibres musculaires de l'estomac à la contracture cadavérique, et de croire qu'elle pouvait s'être produite après la mort, et qu'après un peu de temps elle aurait pu céder aux progrès du relâchement général qu'amène le début de la décomposition putride. Ce qui semblerait justifier cette opinion, c'est que nous n'avons pas rencontré cette contraction chez des enfants morts depuis longtemps, et présentant les marques d'une putréfaction avancée.

Dans l'*intestin grêle*, la muqueuse, souvent colorée par les matières, surtout dans sa partie supérieure, a une couleur grise un peu moins rose que celle de l'estomac ; son épaisseur, assez considérable au duodénum, va en diminuant vers les parties inférieures de l'intestin ; en sorte qu'elle finit par n'être plus qu'une membrane mince et ténue, qu'on a justement comparée, dans bon nombre de cas, à une pelure d'oignon. Son adhérence aux tissus sous-jacents n'est pas considérable, et la formation des lambeaux est assez facile, même au niveau des valvules conniventes : toutefois, immédiatement au-dessous du pylore, les glandes duodénales y apportent obstacle par leur adhérence au tissu sous-jacent. Les follicules isolés ne sont nullement apparents et ne se développent que sous l'influence d'un état morbide ; ou bien, s'ils existent, ils forment une saillie très légère, arrondie et surmontée d'un point déprimé. Ils sont entièrement contenus dans l'épaisseur de la muqueuse, et si on enlève celle-ci, le tissu sous-muqueux n'en conserve aucune trace. Les plaques, au contraire, sont presque constammant visibles. Elles se présentent sous l'aspect d'un tissu à mailles ou aréoles déprimées et circonscrites par des lignes saillantes, sinueuses, qui, s'entre-coupant irrégulièrement, forment des cloisons entre les aréoles. Celles-ci sont plus ou moins petites et nombreuses, ou larges et rares; les cloisons sont peu saillantes, et leur réunion forme une plaque d'étendue variable, depuis 1 ou 2 centimètres de long jusqu'à 5 ou 6. Situées longitudinalement sur le bord libre de l'intestin, de couleur grise ou gris rosé, comme le reste de la muqueuse, elles forment à peine saillie sur sa surface, adhèrent assez fortement au tissu sous-jacent pour qu'on puisse à peine faire des lambeaux à leur niveau, et sont assez consistantes pour ne pas s'altérer par un grattage modéré (1).

Il est utile de bien connaître toutes ces apparences des plaques en raison des altérations que l'inflammation peut y déterminer.

Comme chez l'adulte, ces plaques sont d'autant plus nombreuses qu'on examine la partie la plus inférieure de l'intestin ; elles remontent cependant assez haut dans le jéjunum; on en voit même sur les valvules conniventes qu'elles semblent interrompre ; nous en avons retrouvé jusque près du duodénum; mais dans ces régions élevées, elles sont en général petites et peu nombreuses.

Enfin, il n'est pas rare de voir une foule de petits points noirs situés indistinctement sur toutes les parties de la membrane, et quelquefois assez nombreux pour donner à celle-ci une couleur gris noir ou presque noire : s'ils occupent la muqueuse elle-même, les points sont très petits, très abondants et presque imperceptibles ; s'ils occupent les plaques, ils sont plus volumineux, plus rares, et siégent au centre, là où est l'orifice du follicule qui occupe le fond de l'aréole ; ils donnent alors à la plaque cet aspect que l'on a comparé à celui de la barbe récemment faite. En voulant étudier ce point noir folliculaire, nous l'avons vu souvent se séparer en particules très petites et disparaître par la simple section du follicule.

Les opinions sont encore divisées au sujet de cette coloration, que quelques personnes considèrent comme la trace d'une ancienne phlegmasie. Nous n'avons pas cherché la solution de cette question ; seulement nous constatons que ce dépôt de matière noire n'entraîne aucune altération dans les fonctions digestives, et peut-être doit-on le rapprocher de celui qui se fait dans le parenchyme pulmonaire et dans les ganglions bronchiques.

(1) Il ne faut pas oublier que la profondeur des aréoles et la saillie des cloisons sont variables, en sorte qu'elles sont quelquefois à peu près au niveau les unes des autres et presque effacées, tandis que d'autres fois elles sont très apparentes ; mais ces différences, lorsqu'elles existent seules, ne sont qu'accidentelles, et ne tiennent en rien à la structure ni aux lésions des plaques.

D'après Billard, chez l'enfant naissant, le duodénum offre un aspect rosé qui se prolonge dans le jéjunum, et est moins remarquable dans l'iléon. Le jéjunum porte des traces assez saillantes de valvules conniventes; les villosités sont également assez prononcées, et l'on trouve très souvent dans cette portion de l'intestin des follicules mucipares isolés, aussi bien que des plexus folliculeux. Après la naissance, la membrane interne des voies digestives perd peu à peu sa couleur habituelle; elle devient d'un blanc laiteux et reste tomenteuse pendant quelque temps. Durant la première année, elle est remarquable par cet aspect et par la sécrétion fort abondante de ses mucosités.

Les docteurs Friedleben et Flesch veulent qu'on distingue avec soin l'adhérence de la muqueuse et sa consistance, parce que les altérations de ces deux propriétés, pouvant ne pas coïncider, doivent être recherchées séparément.

La description qu'ils donnent des follicules et des plaques agminées de l'intestin dans la première enfance, ne s'éloigne pas beaucoup de celle que l'on vient de lire.

Dans le *gros intestin*, la muqueuse, très mince à la partie supérieure, va en augmentant légèrement vers la partie inférieure; en sorte qu'à la terminaison du rectum elle a, en général, une épaisseur de moitié en sus ou peut-être même double de ce qu'elle est dans le cæcum. Et ici nous ne pouvons nous empêcher de remarquer que la muqueuse gastro-intestinale présente dans son ensemble des variations d'épaisseur dont le point de départ est au niveau de chacun des obstacles naturels de ce canal. Ainsi, mince au cardia, la muqueuse s'épaissit au pylore; de là elle va s'amincissant jusqu'à la valvule de Bauhin, d'où elle recommence à épaissir jusqu'à l'anus. Cette disposition est sans doute en rapport avec les fonctions de chacune des différentes parties de cette membrane; mais en tout cas, il est utile de la connaître, afin de ne pas prendre l'état normal pour un état pathologique.

La muqueuse du *cæcum* présente souvent des arborisations qui disparaissent en totalité ou en grande partie dans le reste du canal, ou reparaissent à peine à sa terminaison. En général donc, la muqueuse du côlon est pâle et mince; en même temps elle adhère très peu au tissu sous-jacent; en sorte qu'on obtient facilement des lambeaux de 1, 2 et même 3 centimètres.

La muqueuse du gros intestin, surtout celle du côlon et du rectum, est parsemée d'un nombre considérable de follicules à peine visibles dans l'état sain. Ils se présentent sous la forme d'une petite tache grise sous-muqueuse, offrant à son centre un petit pertuis de couleur plus foncée, souvent marqué d'un point noir, et par lequel on pénètre assez facilement dans l'intérieur du follicule sans déchirer la muqueuse. Cette petite cavité, dont l'ouverture est aussi à la surface, est cependant sous-muqueuse, et ses parois adhèrent au tissu fibreux ; car, en raclant la membrane, elles laissent leur trace sur ce tissu.

Celui-ci suit, en général, l'épaississement de la muqueuse ; en sorte qu'à la partie inférieure il est le double au moins de ce qu'il est au cæcum. Peut-être cette disposition est-elle l'effet de l'état de contraction dans lequel se présente d'habitude le rectum des enfants, opposé à l'état de dilatation du cæcum.

Au moment de sa naissance, le gros intestin ne présente pas encore les saillies et les enfoncements qui le caractérisent plus tard (Billard); nous aurons occasion de rappeler cette disposition anatomique pour expliquer l'invagination du gros intestin dans la première enfance. MM. Friedleben et Flesch soutiennent que chez les très jeunes enfants les plis de la muqueuse du gros intestin sont très prononcés (1).

II. ALTÉRATIONS CADAVÉRIQUES.

Les principales altérations que détermine la putréfaction dans la muqueuse gastro-intestinale sont des changements de couleur, de consistance, et la production de gaz sous-muqueux.

Après la mort, les liquides, soumis désormais aux lois physiques, s'écoulent peu à peu vers les parties inférieures, contournent d'abord les obstacles membraneux qu'ils rencontrent, puis les traversent et s'épanchent au sein des tissus. Cette loi générale se vérifie dans les intestins, où l'on voit le sang s'accumuler dans les vaisseaux veineux des parties déclives, et y former des arborisations plus ou moins étendues.

'Cependant celles-ci, bien que volumineuses dans les parties inférieures, pourront, en raison des phénomènes de capillarité et du petit calibre des intestins, siéger dans tout le pourtour d'une anse intestinale. Ces arborisations veineuses cadavériques sont loin d'être constantes, et se rencontrent de préférence chez les enfants qui sont morts des suites de ces maladies qui laissent après elles une congestion veineuse de tous les organes, ou bien encore lorsque la vie a été terminée par asphyxie. Cette circonstance n'est pas rare chez les plus petits enfants, dans les bronches desquels il s'accumule, vers la fin de la vie, des quantités considérables de mucosités.

Il en résulte que les arborisations dont nous parlons ne sont pas toujours cadavériques, mais se produisent dans les derniers temps de la vie ; la coloration bleuâtre de la face, des lèvres et de la langue qui se fait à cette époque et qui persiste après la mort, est une preuve de ce qui se passe à l'intérieur sur les autres surfaces.

(1) Nous avons éliminé de cet article toute recherche d'anatomie de structure et nous nous sommes bornés à décrire la muqueuse telle qu'elle se présente à simple vue. Notre but en effet est seulement de justifier les articles suivants et de faciliter l'étude des lésions pathologiques telles qu'elles apparaissent sans le secours du microscope et des injections.

Plus tard le sang s'échappe des vaisseaux, colore en un rouge moins foncé la muqueuse, qu'il pénètre comme par imbibition, formant de larges plaques d'un rouge terne dans lesquelles on ne saurait plus reconnaître ni vaisseaux ni pointillé. Cette imbibition du sang peut même aller jusqu'à traverser la muqueuse pour colorer en rose la couche de mucus qui tapisse la surface interne du tube digestif. Dans une autre forme, on voit de larges vergetures violettes, sinueuses, se dessiner sous la membrane le long du trajet des gros troncs veineux dont les parois ont été traversées par le sang qu'ils contenaient. Les plaques résultent, au contraire, de l'imbibition du sang contenu dans les arborisations vasculaires plus fines.

Plus tard encore la muqueuse prend une teinte verte qui n'est que l'extension de celle qu'on voit déjà depuis quelque temps sur la paroi abdominale ; alors la putréfaction est avancée, et les parties du corps vont subir les décompositions chimiques.

Il est une autre altération cadavérique de la muqueuse gastro-intestinale, le ramollissement, que nous devons étudier, parce qu'il peut être aussi le résultat d'une désorganisation morbide, et que cette double origine a donné lieu à plus d'une erreur. Nous ne voulons pas parler ici du ramollissement inflammatoire, dont les caractères bien tranchés seront bientôt étudiés, mais de ce ramollissement qui ne s'accompagne pas de rougeur.

Ici la muqueuse s'écrase facilement sous la pince, fournit à peine des lambeaux, ou même se déchire sans qu'on puisse en former, et cependant elle n'a pas changé d'aspect. Dans d'autres circonstances l'apparence n'est plus la même, la muqueuse est devenue comme transparente et comme gélatineuse ; elle est épaissie, et les membranes sous-jacentes participent plus ou moins à cette altération : ailleurs, la muqueuse a pris une couleur blanchâtre et est amincie, ou même a disparu par places, et cette lésion est tout à fait semblable à celle que M. Louis a décrite chez l'adulte. Toutes ces altérations ont été regardées par quelques personnes comme exclusivement cadavériques ; par d'autres comme exclusivement morbides. Le ramollissement, étant d'ailleurs une des plus fréquentes lésions de la muqueuse gastro-intestinale des enfants, a dû attirer spécialement notre attention.

Nous avons tenu compte de l'état de l'atmosphère sous le rapport de la température et de l'humidité, de la quantité et de la qualité des liquides contenus dans les voies digestives, de l'époque à laquelle a été faite l'autopsie, et aussi de la maladie qui a déterminé la mort. Il ne faut pas croire du reste que la question soit facile à résoudre. La multitude des éléments qu'il faut combiner entre eux, l'influence individuelle de chacun, et la nouvelle influence qu'ils prennent par suite de leur réunion avec d'autres, apportent de grands obstacles à la solution du problème. Il nous paraît inutile d'entrer à cet égard dans une discussion un peu étendue. La question a été longuement

étudiée par Hunter, MM. Carswell, Louis, Andral, Cruveilhier, etc.
Elle a été résumée d'une manière très complète et très lucide par les
auteurs du *Compendium* (1) et par M. Valleix (2). Nous nous bornerons
donc à de simples conclusions.

Le ramollissement de la muqueuse gastro-intestinale peut se produire
après la mort sous deux influences : la putréfaction ou la dissolution
des parois dans le suc gastrique.

1° La décomposition putride ne détermine le ramollissement de
l'estomac qu'à une époque éloignée de la mort, et lorsque dèjà d'autres
organes présentent des traces très évidentes de putréfaction. Ainsi
nous avons sous les yeux des exemples d'enfants morts pendant un
temps chaud et humide, dont l'estomac contenait des liquides assez
abondants pour le ramollir, dont l'autopsie ne put être faite que
lorsque les parois abdominales et thoraciques annonçaient une putréfaction assez avancée, dont la muqueuse gastrique offrait déjà des
vergetures ou même une coloration verdâtre, et qui cependant ne
présentaient que peu ou pas de ramollissement de cette membrane :
on pouvait obtenir des lambeaux de 4 à 5 millimètres dans le grand
cul-de-sac.

Il en est de même de la membrane muqueuse intestinale. Nous
avons pu si fréquemment, sur des intestins dont la muqueuse présentait des signes évidents de putréfaction, faire des lambeaux de 1 et
même de 2 centimètres, que nous ne pouvons regarder le ramollissement comme la preuve d'un commencement de décomposition putride. Or, nous disons qu'il y a des signes évidents de putréfaction,
lorsque le cadavre présente sur l'abdomen et la poitrine une teinte
verte étendue et profonde, lorsque les intestins eux-mêmes offrent
une coloration rouge terne, en plaques ou en bandes : si alors il existe
un ramollissement de la muqueuse, nous pouvons croire, sans en
être certains, qu'il est cadavérique.

2° L'influence exercée par les acides de l'estomac sur la muqueuse
gastro-intestinale ne saurait être niée. Cette digestion, après la mort,
d'organes qui, pendant la vie, et par le fait de la vie (3), résistaient à
l'action des sucs gastriques, reste démontrée, après les mémoires de
Hunter, Carswell, etc. Mais faut il regarder comme cadavériques tous
les ramollissements qui ne portent pas avec eux la preuve d'une
phlegmasie existant au moment de la mort.

Ici il faut distinguer l'estomac des intestins. Dans le premier, qui
sécrète seul et contient presque exclusivement les acides digestifs, ou
trouve, chez les enfants les plus âgés, le ramollissement avec teinte
bleuâtre, amincissement et disparition graduelle de la muqueuse, et
chez les plus jeunes le ramollissement gélatiniforme. Il est difficile

____

(1) *Compendium de méd. prat.*, t. III, p. 544.
(2) *Guide du médecin praticien*, t. II, p. 532.
(3) Hunter, trad. de Richelot, t. IV, p. 190.

d'admettre avec Carswell que ces deux lésions si dissemblables résultent de la même cause, et que les différences dépendent de la mollesse naturelle des organes qui en sont le siége. Les preuves qu'il donne, en montrant cependant la possibilité du fait, ne suffisent pas pour établir que la digestion cadavérique en est la seule cause. Le peu de fréquence de la lésion (1), son siége possible dans les parties antérieure et supérieure de l'estomac et même dans l'intestin (voy. obs. I, de notre mémoire), son existence dans des cas où ce viscère est vide, le bourrelet qui entoure quelquefois la lésion et qu'a décrit Billard, l'infiltration sanguinolente (2), prouvent que le ramollissement gélatiniforme peut aussi être produit pendant la vie. Les désordres fonctionnels qui accompagnent ces lésions, et que nous décrirons plus tard, en sont une nouvelle preuve. Il nous paraît impossible de les regarder toujours comme symptomatiques de désordres plus profonds d'autres organes, puisqu'il est des cas dans lesquels le ramollissement est la seule lésion cadavérique (3).

En résumé, nous croyons que le ramollissement de l'estomac est tantôt une lésion morbide, tantôt un phénomène cadavérique. Les travaux de nos devanciers nous portent à croire que la seconde altération est beaucoup plus fréquente que la première. Nous ne pourrions pas dire quelles différences anatomiques séparent ces deux espèces. Il nous semble cependant que le ramollissement gélatiniforme est plus souvent pathologique, tandis que l'autre est plus souvent cadavérique.

La muqueuse intestinale suit une règle tout opposée. Son ramollissement est beaucoup plus souvent morbide que cadavérique. Les liquides contenus dans les intestins sont surtout excrémentitiels et doués d'une force dissolvante beaucoup moins puissante que celle des sucs gastriques. C'est par exception seulement qu'on peut admettre le passage en nature de ces derniers dans le tube intestinal, dont le ramollissement d'ailleurs est plus fréquent dans les parties éloignées du pylore que dans celles qui l'avoisinent. En outre, il est rarement accompagné d'amincissement et de coloration bleuâtre avec transparence; c'est par exception qu'il est gélatiniforme, c'est-à-dire qu'il revêt rarement les caractères attribués à la dissolution des membranes muqueuses dans le suc gastrique.

Ajoutons, pour terminer, que nous avons toujours regardé comme cadavérique le développement des gaz sous la muqueuse intestinale

----

(1) *Compendium.*

(2) **Valleix.**

(3) **Voyez** à ce sujet le mémoire publié par l'un de nous (M. Rilliet) dans la *Gazette médicale.* La dixième observation, entre autres, est une preuve évidente de la vérité de nos assertions. Si des recherches ultérieures démontraient que ce genre de ramollissement est toujours chimique, il n'en faudrait pas moins admettre l'existence d'un acte morbide spécial, existant pendant la vie, et capable de déterminer le ramollissement après la mort.

ou stomacale; développement que nous avons eu rarement l'occasion d'observer, parce que nous nous sommes toujours efforcés de ne pas attendre, pour pratiquer l'autopsie, que le sujet fût dans un état de putréfaction avancée.

III. LÉSIONS PATHOLOGIQUES.

A. *Sécrétions morbides.* — Les matières contenues dans le tube gastro-intestinal sont d'apparence très diverse, suivant le siége qu'elles occupent et suivant la nature de la maladie. Bien qu'un bon nombre de pathologistes aient étudié ce sujet, nous croyons qu'il mérite de nouvelles recherches, et nous regrettons de n'avoir pu les faire. Laissant de côté l'étude des matières qui, à l'état normal, occupent le tube digestif, et sont plus ou moins délayées par les sécrétions morbides, nous insisterons en peu de mots sur ces dernières.

Parmi elles nous rangeons ces sécrétions à réaction acide, à odeur aigre et fétide, morbides, au moins sous le rapport de leur quantité, qui siégent spécialement dans l'estomac et auxquelles il faut rapporter dans bien des cas, la digestion (*post mortem*) des parois de l'organe. C'est sans doute à leur passage dans le tube digestif et à leur action sur le principe colorant de la bile qu'il faut attribuer la formation de ces grumeaux vert clair que l'on trouve si souvent mélangés aux matières dans toute la longueur du tube intestinal. L'influence nuisible de ces acides pendant la vie, prouve qu'ils sont pathologiques; ils nous paraissent d'ailleurs exercer plus fréquemment leur fâcheuse action dans la première que dans la seconde enfance.

Le docteur Bird (1) a publié des recherches fort intéressantes sur la nature des évacuations alvines de couleur verte chez les enfants. Il combat l'opinion la plus généralement adoptée qui attribue la coloration des évacuations de cette espèce à la bile. Il croit que cette coloration est due à la *biliverdine*, et qu'en dernière analyse elle est le résultat de la réaction de certains agents chimiques, le mercure en particulier, sur l'hématosine. Il regarde donc les selles vertes comme dépendant de la présence du sang altéré plutôt que d'un excès de bile, l'analyse ayant prouvé que ce liquide n'existait pas dans les selles vertes. Ce qui tendrait à confirmer cette opinion, c'est qu'avant l'apparition de selles de cette couleur et après qu'elles ont cessé de se produire, il passe une certaine quantité de sang dans les matières rendues par les enfants.

Il faut noter aussi la couche plus ou moins épaisse de mucus qui, en contact immédiat avec la membrane, la sépare des diverses matières contenues dans sa cavité. Lorsqu'il est peu abondant, transparent et incolore, le mucus ne paraît pas être le résultat d'un travail

---

(1) *London medical Gazette*, septembre 1845, et *Gaz. méd.*, 1846, p. 788.

maladif; tout au plus alors' doit-on admettre une exagération de la sécrétion naturelle.

Il n'en est plus de même lorsque le mucus gris, grumeleux, opaque, adhérent, couvre la muqueuse d'une couche épaisse, étendue quelquefois sur toute la longueur du tube digestif. Ces quantités considérables de mucosités sont morbides. Résultat d'une sécrétion exagérée et viciée, elles accompagnent souvent la phlegmasie de la membrane muqueuse, souvent aussi elles en sont indépendantes; c'est surtout dans la première enfance que cette dernière circonstance est fréquente.

D'autres fois, et dans les cas où la couche de mucus est peu épaisse ou manque entièrement, on trouve dans les intestins grêles ou gros des quantités considérables de liquide aqueux diversement coloré par la bile; ces liquides qui ne sont pas seulement constitués par les boissons, sont certainement le résultat d'une sécrétion morbide. On peut admettre que, dans quelques cas, un flux bilieux exagéré et vicié en est l'origine. Mais il paraît évident que la muqueuse elle-même peut aussi sécréter le liquide séreux; on en trouve la preuve dans les faits où la couleur bilieuse manque, et aussi dans les sécrétions analogues des autres membranes muqueuses de l'économie.

La sécrétion gastro-intestinale peut aussi être purulente; bien que la quantité du pus ne soit pas en général considérable, il nous a paru que son mélange avec les mucosités donnait à celles-ci une teinte d'un gris plus jaunâtre, les rendait plus ténues, plus liquides, et favorisait leur mélange avec les autres matières qui parcourent le tube digestif.

Celles-ci enfin peuvent être mélangées d'une certaine quantité de sang plus ou moins modifié dans son aspect par les autres liquides gastro-intestinaux.

B. *Lésions de la membrane muqueuse.* — 1° *Congestion.* — La coloration rouge de la membrane muqueuse peut exister seule et indépendamment des autres altérations inflammatoires. Dans ce cas la congestion active, celle dont nous voulons parler ici, est souvent difficile à distinguer de celle qui est le résultat d'une stase sanguine antérieure ou postérieure à la mort. Il est probable aussi qu'elle peut disparaître par la cessation du mouvement circulatoire, comme on le voit arriver pour la peau et les membranes accessibles à la vue, et qu'en réalité elle existe plus souvent qu'on n'a lieu de la constater sur le cadavre.

Voici les caractères que nous croyons devoir attribuer à cette congestion active.

La couleur rouge est disposée par lignes ou par bandes longitudinales largement sinueuses, peu ramifiées, ou rarement entrecroisées, occupant presque toujours le sommet des plis. Les lignes se composent, soit de très petites ramifications, soit d'un fin pointillé situé dans l'épaisseur même de la muqueuse; leur couleur est d'un rouge plus ou moins vif, et elles ne doivent pas être confondues avec des ramifications nombreuses entrecroisées en tout sens, plus volumineuses, plus visibles, quelquefois serrées, et qui siégent à la fois dans la muqueuse et le tissu sous-muqueux, ou exclusivement dans ce dernier. L'intensité de la congestion peut être assez grande pour déterminer la formation d'ecchymoses qui, siégeant comme les arborisations dans la muqueuse ou sous elle, sont ordinairement très petites; elles forment comme un point noir ou une étoile de laquelle s'échappent une multitude de petits vaisseaux. Ces ecchymoses stellées s'accompagnent rarement de l'épaississement de la muqueuse; quelquefois elles coïncident avec son ramollissement.

La coloration de la muqueuse est quelquefois beaucoup plus intense que dans les deux espèces que nous venons de décrire; alors, en effet, on voit qu'une partie considérable de la membrane a pris une teinte d'un rouge foncé qui n'a pas le violet terne cadavérique ni l'apparence d'imbibition dont nous avons parlé (p. 669). Cette coloration, uniforme, quelquefois plus rose par places, souvent rouge brun, est générale, et n'est nullement le résultat d'une réunion de ramifications vasculaires; quelquefois elle offre de petites ecchymoses stellées. Elle s'accompagne toujours d'un ramollissement considérable avec boursouflement et quelquefois d'un dépôt de fausses membranes.

En résumé donc la congestion active se présente sous trois formes qui peuvent varier en intensité de coloration :

Rougeur par arborisations veineuses avec ou sans ecchymoses stellées;

Rougeur vive par bandes ou lignes vasculaires ou pointillées ;

Rougeur intense uniforme.

La première, lorsqu'elle n'est pas unie au gonflement et au ramollissement de la muqueuse, peut être confondue avec les congestions passives, mécaniques ou cadavériques. Les deux dernières sont toujours actives, et s'accompagnent d'ordinaire de ramollissement et souvent d'épaississement de la membrane.

2° *Inflammation érythémateuse.* — Cette altération est caractérisée par la réunion de la rougeur et du ramollissement avec ou sans épaississement de la membrane muqueuse. Le ramollissement est quelquefois porté à un tel degré, que pour peu que l'on racle la muqueuse, on la réduit à une boullie amorphe qui s'enlève avec la plus grande facilité, de manière à laisser à nu le tissu sous-muqueux : aussi arrive-t-il que le frottement de l'entérotome en enlève quelquefois des traînées, et ferait croire à des érosions ou à des ulcérations si l'on n'avait pas l'habitude de distinguer ces pertes de substances artificielles par leur direction, leur forme, etc.

Le ramollissement n'arrive à ce degré que dans les cas très graves, et il coïncide presque toujours avec la troisième forme de coloration inflammatoire. Dans les cas plus ordinaires, la muqueuse, qui a conservé encore une certaine consistance, cède cependant à une grattage modéré et s'enlève facilement; elle ne fournit aucun lambeau. Ailleurs encore elle permet d'en commencer un qui se casse dès son origine, et n'a pas alors plus de 1 à 2 ou 3 millimètres. On conçoit que la limite variera suivant la consistance normale des diverses parties de la muqueuse et qu'on ne devra admettre un ramollissement réel que lorsqu'il existe une différence notable avec l'état sain.

La coloration rouge et le ramollissement réunis suffisent pour caractériser l'inflammation érythémateuse sur l'existence de laquelle il ne saurait rester aucun doute lorsqu'il s'y joint l'épaississement. Il est très difficile de préciser le degré de cette dernière lésion, et même quelquefois de prouver son existence. En général, les parties épaissies font une légère saillie au-dessus des parties saines, saillie qui n'a pas de limite bien tranchée.

L'épaississement occupe quelquefois plusieurs points très petits et très rapprochés de la muqueuse; on dirait que les villosités se sont gonflées, et sont devenues saillantes, fermes et élargies. Il en résulte que la muqueuse a perdu son poli, et présente un aspect grenu tout spécial et comme chagriné. Cette forme coïncide le plus souvent avec un épaississement plus général de la muqueuse, et indique une violente inflammation.

L'épaississement, tel que nous venons de le décrire, appartient spécialement à la muqueuse, et ne s'étend pas jusqu'au tissu fibreux. Dans un certain nombre de circonstances, et surtout lorsque la maladie est chronique, les tissus sous-jacents s'hypertrophient, peuvent acquérir jusqu'à 5 et 6 millimètres d'épaisseur; le tissu sous-muqueux est fibreux, nacré, résistant; la portion du [tube digestif malade est lourde et comme formée de plus de substance que d'habitude. Cette lésion, qui n'appartient pas à l'inflammation érythémateuse, ne doit pas être confondue avec l'épaississement factice qu'offrent certaines parties du tube digestif fortement contractées et revenues sur elles-mêmes.

3° *Inflammation pseudo-membraneuse.* — L'inflammation pseudo-membraneuse est très probablement plus fréquente que ne le démontre l'autopsie. Le cours continuel des liquides et l'abondance de la sécrétion muqueuse ou purulente, entraînent les fausses membranes lorsqu'elles ne sont ni assez étendues ni assez adhérentes pour résister à cette impulsion des matières jointe à la contraction des fibres musculaires: aussi une entérite, simple à l'autopsie, peut-elle avoir été pseudo-membraneuse; comme on a vu des croups terminés par la mort ne présenter aucune fausse membrane, tandis que, pendant la vie, on avait constaté l'expulsion de ce produit.

La fausse membrane intestinale est quelquefois déposée sous forme de petites plaques d'un blanc de lait, lisses, polies, inégales et fragmentées. Cette espèce est assez rare; nous l'avons rencontrée surtout dans l'estomac.

La fausse membrane gastro-intestinale se montre encore sous l'aspect d'une lame mince, molle, grenue et chagrinée de couleur jaune fauve plus ou moins foncée. Elle adhère assez peu à la muqueuse, et lorsqu'on la racle avec le scalpel, elle ne fournit quelquefois qu'une bouillie jaune distincte des matières fécales. Aux points où elle commence, disposée par petites plaques inégales, irrégulières, rares, isolées et situées sur le sommet des plis, la fausse membrane devient bientôt plus étendue, et finit par former de larges plaques qui suivent la muqueuse dans tous ses replis et couvrent presque tout le calibre du tube intestinal. Son épaisseur va rarement au delà de 1 à 2 millimètres. Cette forme est la plus fréquente de toutes, et s'accompagne toujours d'une grave inflammation de la muqueuse sous-jacente, beaucoup plus étendue en surface que la fausse membrane elle-même. Nous l'avons vue sur la muqueuse gastrique, sur celle des derniers pieds de l'intestin grêle et dans le gros intestin.

Il est assez rare de voir dans le tube digestif des fausses membranes jaunes, lisses et semblables à celles que nous avons décrites dans l'angine et la laryngite : lorsque l'on en trouve, elles occupent assez souvent le sommet des plis, rarement leur fond ; on peut les détacher en lambeaux plus ou moins étendus, et au-dessous on retrouve la muqueuse enflammée, mais à un degré bien moindre que dans la forme précédente. Nous avons toujours mis en doute leur identité avec les fausses membranes de la diphthérite.

4° *Inflammation pustuleuse.* — Nous devons entretenir brièvement nos lecteurs d'une sorte d'inflammation pustuleuse que nous avons rarement rencontrée, et qui a toujours coïncidé avec l'administration de l'émétique. Nous ne pouvons, du reste, en donner une meilleure idée qu'en copiant textuellement une de nos observations.

L'estomac, d'une couleur gris-rosée générale, tapissé par une couche peu épaisse de mucus, est partout d'une bonne consistance. Toute son étendue, moins le grand cul-de-sac, est parsemée d'une multitude de petites élevures de 1 à 3 millimètres de diamètre : les plus petites sont à peine saillantes, les plus grosses ont 1 millimètre au moins d'épaisseur ; le plus grand nombre présente une petite dépression centrale, et est formé par une matière jaune, molle, intimement confondue avec la muqueuse et entourée d'une auréole rouge peu étendue. A partir de 1 mètre environ de l'estomac, on voit disséminées dans l'intestin grêle un assez grand nombre de saillies jaunes, pour la plupart arrondies, non ombiliquées, et formées par la même matière jaune que dans l'estomac.

Chez d'autres malades, nous avons rencontré les saillies plus volumineuses et franchement purulentes, mais alors situées sur des plaques ; en sorte que nous nous sommes demandé si, dans ces cas, la maladie était de même nature que dans le précédent, et si nous n'avions pas affaire à une suppuration des follicules avec obturation de leur orifice. En effet, quelque défectueuse que soit la première description , nous remarquons que la suppuration est combinée avec la muqueuse , et que la pustule ne résulte pas d'un soulèvement de la membrane par une gouttelette purulente.

5° *Inflammation ulcéreuse.* — Nous voulons parler ici des ulcérations qui siégent sur la muqueuse même et non sur les follicules. Nous laissons en outre de côté celles qui appartiennent à l'affection tuberculeuse et à la fièvre typhoïde. Envisagée sous ce point de vue restreint, l'inflammation ulcéreuse est assez rare , et nous ne l'avons trouvée que dans l'estomac et le gros intestin. Elle s'y présente sous deux formes : l'une, qui mérite le nom de serpigineuse, offre l'aspect de lignes fluxueuses plus ou moins allongées , de 1 à 3 millimètres de large ; elle simule parfaitement les traînées que les vers laissent sur le drap ; ses bords sont très mous, quelquefois plus rouges que le reste de la muqueuse ; son fond , gris blanchâtre , est formé par le tissu sous-muqueux. Ces ulcérations débutent par une simple érosion qui a la même forme et le même aspect que l'ulcération elle-même ; seulement on retrouve au fond une partie de la muqueuse, tandis que les bords très mous présentent le plus souvent un liséré rouge , foncé, violet même.

Lorsqu'au contraire la maladie a progressé , les ulcérations serpigineuses sont allongées , élargies ; elles s'unissent par leurs bords ou par leurs extrémités, et finissent par former de vastes ulcérations qui circonscrivent de petits îlots de muqueuse complétement ramollis et rouges. Ces ulcérations n'entament pas le tissu sous-muqueux qui est épaissi ; elles se distinguent des ulcérations tuberculeuses par ce dernier caractère , par leurs bords qui ne sont pas gonflés ni décollés, par l'absence de matière tuberculeuse , et par la présence très fréquente d'une fausse membrane qui les recouvre, et qui, de cette sorte, se trouve en contact avec le tissu sous-muqueux.

Une seconde forme qui mérite le nom de *rongeante* ou de *perforante*, est beaucoup plus rare. Nous ne l'avons pas vue, mais nous en trouvons deux exemples : l'un publié par M. Hache (1) ; trois ulcérations siégeaient dans le cæcum : l'autre rapporté par M. Rufz (2) ; ici l'ulcération occupait la petite courbure de l'estomac. Dans ces faits, les ulcérations étaient profondes, à bords très épais , rouges, ramollis. Dans le cas observé par M. Rufz , il en était résulté une perforation ; c'est sans doute à cette espèce d'inflammation qu'il faut rapporter quelques observations insérées dans les recueils médicaux, et dans lesquelles on voit des ulcérations et des perforations de l'appendice cæcal , qui ne dépendaient ni d'une fièvre typhoïde ni d'une affection tuberculeuse. L'inflammation ulcéreuse peut-elle guérir et se terminer par cicatrisation ? Nous citerons plus bas un fait qui nous a été commu-

(1) *Journal hebdomadaire,* 1837.
(2) *Gazette médicale,* 1843, p. 673.

niqué par M. Donné, et dans lequel il a paru qu'une ulcération de l'estomac était arrivée à cicatrisation presque complète.

6° *Ramollissements pultacé et gélatiniforme.* — Dans la première espèce, qui est la plus simple et qui appartient surtout aux intestins, la muqueuse, tout en conservant à peu près son aspect habituel, est cependant ramollie au point de fournir seulement des lambeaux de 1 à 3 millimètres, ou même de n'opposer aucune résistance à la traction. Le ramollissement peut alors aller jusqu'à ce point, que la muqueuse s'enlève par le raclage, et ressemble à une gelée grise, opaque, comme tiède. En même temps, cette membrane, qui n'est pas épaissie, est légèrement décolorée, et plutôt grise que rose. Lorsque cette altération siége dans l'estomac et qu'elle s'accompagne de l'amincissement, ou de la disparition de la muqueuse, elle nous paraît être chimique plutôt que morbide.

Dans la seconde espèce, le ramollissement gastro-intestinal se présente sous une forme plus grave dans laquelle la muqueuse est devenue presque transparente, semblable à du mucus ou plutôt à une gelée incolore et tremblotante ; elle n'a aucune résistance et s'enlève par le moindre effort ; quelquefois même, surtout dans l'estomac, le tissu sous-muqueux et toutes les membranes participent à cette désorganisation, et la moindre traction, le poids des liquides contenus, une adhérence légère, suffisent pour déterminer à l'autopsie de vastes déchirures artificielles.

Ce ramollissement, dénommé *gélatiniforme*, arrive rarement à ce degré extrême ; nous ne l'avons même trouvé avec ces derniers caractères qu'au grand cul-de-sac de l'estomac, au cæcum et une fois dans l'intestin grêle ; mais il n'est pas rare au premier degré, et s'étend quelquefois alors à une grande partie de la muqueuse gastro-intestinale.

Nous ne pouvons du reste mieux faire, pour en donner une juste idée que de rappeler la description de M. Cruveilhier : « Ce ra-
» mollissement procède toujours de l'intérieur vers l'extérieur. Il y
» a d'abord simple écartement des fibres que sépare un mucus gé-
» latineux, et, par conséquent, les parois de l'organe sont épaissies
» et demi-transparentes ; bientôt les fibres elles-mêmes sont envahies,
» disparaissent enfin, de telle sorte que l'estomac ou l'intestin ramollis
» ressemblent à de la gélatine transparente, arrondie en tube ou en
» portion de tube. Si la transformation est complète, les parties désor-
» ganisées sont entraînées couche par couche, et ce qui reste paraît
» aminci ; le péritoine seul résiste quelque temps ; mais enfin, envahi
» lui-même, il s'use, se déchire, et la perforation a lieu. Les parties
» ainsi transformées sont décolorées, transparentes, d'apparence inor-
» ganique, complétement dépourvues de vaisseaux, exhalant une
» odeur aigrelette semblable à celle du lait caillé, sans odeur ni de
» putréfaction ni de gangrène. Un fait digne d'intérêt, c'est que les
» parties ramollies se décomposent beaucoup moins promptement que

» les parties non altérées dans leur organisation. L'ébullition , qui
» convertit en gélatine l'estomac et les intestins, donne une idée par-
» faite de ce genre d'altération. »

Rappelons à ce sujet que l'un de nous (M. Rilliet) a publié dernièrement un mémoire dans lequel se trouvent deux observations de
ramollissement gélatiniforme, dont la description ne diffère pas sensiblement de celle que nous venons de donner. Nous joignons ici
l'étude microscopique de la lésion , faite à Genève par le docteur
Mayor fils.

« La couche blanche fragmentée du gros intestin, décrite comme
une fausse membrane ressemblant au muguet, n'est autre que la
membrane muqueuse altérée et partiellement détruite. En séparant
cette couche blanche de la couche gélatineuse et la faisant flotter sur
l'eau , on reconnaît très facilement à la loupe les villosités intestinales, dont l'épithélium à cylindre semble se désagréger, ce qui leur
ôte leur netteté et leur régularité ordinaire ; çà et là on remarque à
l'œil nu des taches blanches qui ne sont autre chose que les glandes
solitaires beaucoup plus visibles qu'à l'état normal. Partout où cette
couche blanche n'existe pas, on ne trouve aucune trace des éléments
de la muqueuse. »

« Le ramollissement gélatiniforme est formé par une infiltration
de la membrane nerveuse ou celluleuse par un liquide gélatineux. En
mettant sous le microscope un morceau de cette couche gélatineuse,
on retrouve dans son épaisseur les fibres cellulaires et les vaisseaux
qui le traversent pour gagner la muqueuse. Cette infiltration , très
épaisse dans·le tissu cellulaire placé entre la tunique musculeuse et
la tunique muqueuse, existe aussi , mais en couche beaucoup plus
mince, dans le tissu cellulaire qui unit la tunique musculeuse à la
séreuse. La matière gélatineuse est amorphe et ne contient que des
globules altérés, probablement des globules sanguins.

» Au microscope , on reconnaît l'intégrité de la tunique séreuse.
On retrouve aussi la tunique musculeuse , et l'on peut y reconnaître
ses deux ordres de fibres transversales et longitudinales. Les faisceaux
des fibres ont leurs caractères microscopiques ordinaires ; seulement
ils paraissent beaucoup plus faciles à décomposer dans leurs fibres
primitives. »

Enfin , il est une troisième forme de ramollissement dans lequel
la muqueuse, à peine épaissie ou d'épaisseur normale, a pris une teinte
blanc de lait générale : sa surface et son poli sont naturels ; mais on
dirait qu'une couche d'albumine concrète s'est entremêlée au tissu
même de la membrane. Ici le ramollissement n'est pas considérable,
et la muqueuse fournit des lambeaux de 1 à 4 millimètres. Son adhérence au tissu sous-jacent, toujours sain , est diminuée; car en la
raclant on l'enlève avec facilité , et l'on peut ainsi former des lambeaux qui ont assez bien l'apparence pseudo-membraneuse.

Ce ramollissement, plus rare que les deux précédents, occupe une grande partie du tube digestif, et nous a toujours paru morbide.

En résumé donc, le ramollissement gastro-intestinal se présente sous trois formes bien distinctes :

1° Ramollissement simple ou pultacé ;

2° Ramollissement gélatiniforme ;

3° Ramollissement blanc ou opalin.

Avant de quitter l'étude du ramollissement, nous devons rechercher ses rapports avec l'inflammation.

S'il est fréquent de trouver ces altérations isolées, il n'est pas rare non plus de les constater réunies sur le même individu : en sorte que l'on voit l'intestin grêle ramolli, tandis que le gros est vivement enflammé ; bien plus, on rencontre des tubes digestifs ramollis dans la plus grande partie de leur étendue, et qui présentent par places plus ou moins larges une inflammation réelle au milieu du ramollissement incolore. Alors la partie enflammée passe insensiblement à l'état de ramollissement simple sans limite bien distincte ; et il semble presque certain, par la seule inspection de ces altérations pathologiques, que l'inflammation a été d'abord plus générale, et qu'en se résolvant elle a laissé une lésion qui n'est plus actuellement, mais qui a été inflammatoire.

D'autre part, si nous considérons ces diverses lésions non plus sur le même individu, mais chez plusieurs à la fois, nous voyons qu'il est facile d'établir des gradations insensibles dans la décoloration depuis l'inflammation la plus vive jusqu'aux ramollissements incolores : ainsi chez tous la muqueuse est ramollie ; c'est la lésion fondamentale, la désorganisation qui résulte de la phlegmasie. La rougeur, qui est le phénomène primordial, intense chez l'un, est moins vive chez un autre, et va ainsi diminuant jusqu'à ce que la muqueuse ramollie n'ait plus qu'une teinte rosée pâle ; alors on ne saurait dire s'il y a inflammation ou ramollissement ; un peu plus, ce serait la première lésion, un peu moins, ce serait la seconde, et en réalité c'est le passage de l'une à l'autre, c'est la preuve que la dernière maladie a été dans l'origine une phlegmasie locale. Ce fait du reste n'est pas exceptionnel dans l'économie ; il peut même se reproduire presque partout où il s'est fait une stase sanguine. Ainsi le ramollissement blanc du cerveau peut avoir été rouge, et les colorations jaunes et orangées forment le passage entre ces deux extrêmes ; ainsi les épanchements de sang dans les divers organes se décolorent successivement, et laissent des résidus jaunes, puis blancs et incolores. Toutes les fois, en effet, que par suite d'une inflammation ou d'un épanchement il s'est opéré une stase sanguine, il se fait un travail soit d'imbibition, soit d'absorption par lequel la matière colorante du sang se trouve enlevée, sans que cependant les tissus malades aient toujours pu reprendre leur consistance normale.

Si l'inflammation et le ramollissement simple coïncident souvent sur le même malade, il n'en est plus de même pour le ramollissement gélatiniforme. Si l'on réfléchit d'ailleurs à la rapidité avec laquelle cette dernière lésion paraît se développer, on est conduit à penser qu'il n'y a point de rapport entre elle et l'inflammation, et qu'elle se produit sous l'influence de causes spéciales étrangères à celles qui déterminent les phlegmasies. Rappelons cependant que Billard, dans l'une de ses observations, décrit un cercle rouge et inflammatoire qui circonscrit le ramollissement.

Tous les détails dans lesquels nous venons d'entrer, et qui ont trait aux enfants âgés de plus d'un an, ont été retrouvés pareils pour la première enfance par les docteurs Friedleben et Flesch.

Les différentes lésions que nous venons de décrire (congestion, phlegmasies et ramollissements) peuvent être vues dans toutes les parties du tube digestif ; mais elles présentent dans chacune des particularités qu'il est utile de connaître.

1° *Estomac.* — La gastrite aiguë *érythémateuse* se montre le plus souvent sous forme de bandes ou lignes rouges et ramollies, au sommet de plis longitudinaux , dans toute la longueur de l'estomac, sur l'une ou l'autre face, sur la petite courbure, le plus ordinairement le long de la grande ; rarement elle est bornée au grand ou au petit cul-de-sac.

La gastrite *pseudo-membraneuse* n'occupe pas habituellement le grand cul-de-sac. L'étendue de la fausse membrane est, en général, peu considérable : cependant nous l'avons vue recouvrir une grande surface.

La gastrite *ulcéreuse* n'est pas très rare , et se présente sous les formes serpigineuses et perforantes. Nous parlerons bientôt des ulcérations à facettes que nous supposons être folliculaires.

Le ramollissement est souvent *simple*, moins souvent *gélatiniforme :* c'est ici même que l'on trouve ce dernier poussé à ce degré extrême dans lequel les trois tuniques de l'estomac forment comme une gelée demi-liquide, gluante, transparente, ou même sont entièrement détruites. Le plus ordinairement cette lésion est bornée au grand cul-de-sac, ou s'étend plus ou moins loin sur les deux faces de l'estomac. Il n'est pas très rare cependant de la voir occuper la plus grande partie de l'organe.

La couche de mucus qui tapisse l'estomac est presque toujours épaisse et transparente, quelquefois louche et grisâtre. Il ne faut qu'un peu d'attention pour ne pas la confondre avec la muqueuse. La bile existe rarement dans l'estomac des enfants, aussi bien que le sang en nature. Enfin il faut tenir compte des matières ingérées, liquides et solides, qui déjà ont subi un commencement de digestion et pris une odeur aigre, fétide, toute spéciale. Le ramollissement qui accompagne de telles matières doit presque toujours être regardé comme cadavérique (1).

(1) Afin qu'on puisse juger la fréquence relative des lésions dont nous venons

2º *Intestin grêle.* — Les diverses lésions que nous avons étudiées se présentent fréquemment et sous presque toutes les formes dans l'intestin grêle.

L'inflammation érythémateuse est ordinairement légère et peu étendue; rarement elle est générale, et, dans ce dernier cas, elle ne détermine pas une désorganisation profonde de la muqueuse. Elle consiste alors dans une rougeur peu intense et arborisée répandue sur une grande surface et presque sans ramollissement. D'autres fois elle se présente sous forme de plaques enflammées à divers degrés et diversement espacées. Il peut arriver que cette entérite soit disséminée dans toute la longueur du tube intestinal ou n'en occupe qu'une partie restreinte. Nous avons vu plusieurs fois des paquets d'ascarides enveloppés de mucus en contact avec ces phlegmasies limitées.

Assez rarement l'inflammation envahit exclusivement la partie supérieure de l'intestin ; alors elle est assez limitée pour n'occuper que le duodénum et constituer simplement une duodénite ; ailleurs on la trouve limitée au bord libre des valvules.

Mais là encore il est rare de trouver des inflammations graves. Celles-ci siégent à la partie inférieure et près de la valvule iléo-cæcale, dans une étendue variable depuis quelques centimètres jusqu'à un demi-mètre ou même un mètre ; et là elles sont non-seulement plus intenses, mais aussi plus fréquentes ; en sorte qu'on y rencontre toutes les formes légères ou graves. L'inflammation est rarement sous formes de bandes longitudinales : l'absence de plis en est sans doute cause, en sorte que la rougeur est uniforme ou disposée par places irrégulières. La lésion augmente d'intensité à mesure que l'on s'approche de la valvule, où elle est à son maximum.

Les entérites érythémateuses dont nous venons de parler sont de toutes les plus fréquentes. Les *pseudo-membraneuses*, qui siégent presque exclusivement à la partie inférieure, se présentent sous forme grenue et presque jamais en lames étendues et résistantes. Les entérites *ulcéreuses* simples sont très rares ; le plus ordinairement les ulcérations sont folliculaires (1).

Le *ramollissement*, fréquent dans l'intestin grêle, y revêt toutes les

de parler, nous en donnons les chiffres en rappelant que nous avons éliminé les tuberculeux et bon nombre d'autres malades dont la lésion stomacale nous a paru cadavérique :

Gastrite érythémateuse............	21	Ramollissement simple........	18
Gastrite pseudo-membraneuse......	4	Ramollissement gélatiniforme...	8
Gastrite avec eschare.............	2	Ramollissement opalin........	1
Gastrite pustuleuse	1		
Gastrite ulcéreuse	6		

(1) Justifions par quelques chiffres les assertions précédentes. Sur quarante-cinq enfants atteints d'entérite, vingt-quatre présentaient la maladie plus ou moins

formes que nous avons indiquées, et ne présente rien de plus spécial que ce que nous avons dit dans notre chapitre général. Occupant le plus souvent toute l'étendue de la muqueuse, depuis le duodénum jusqu'à la valvule, il est rarement borné à sa partie inférieure, plus rarement encore à sa partie supérieure.

3° *Gros intestin.* — Les inflammations du gros intestin et son ramollissement doivent être classés parmi les maladies les plus fréquentes et les plus meurtrières de l'enfance : qu'elles soient primitives ou secondaires, elles peuvent revêtir les formes les plus graves. On admettra la vérité de ces assertions, lorsqu'on saura que, d'après la totalité des faits que nous possédons (en y comprenant les tuberculeux), sur deux enfants qui meurent, il en est un qui présente une lésion plus ou moins grave du gros intestin. Si l'on réfléchit, en outre, que c'est surtout chez les plus jeunes que les choses se passent ainsi, on verra que de deux à cinq ans, il est rare qu'un enfant meure sans avoir une colite ou un ramollissement du gros intestin. Enfin ces maladies sont souvent graves, puisque sur 162 autopsies (les tuberculeux non compris), nous comptons 15 colites pseudo-membraneuses, et 28 ulcéreuses.

Colites érythémateuse, pseudo-membraneuse et ulcéreuse. — Lorsque l'inflammation siége dans le cæcum, elle se rapproche de celle que nous avons décrite dans l'intestin grêle ; c'est-à-dire qu'elle se montre sous forme d'arborisation ou de plaques, et rarement de bandes ; en général aussi l'inflammation y est assez peu intense, bien que la coloration soit beaucoup plus vive et plus foncée que dans la première portion du côlon. Nous n'y avons presque jamais vu la forme pseudo-membraneuse, et jamais l'ulcéreuse.

Il n'est pas rare de voir l'inflammation se limiter au cæcum et à une petite portion du côlon ascendant, pour diminuer ou disparaître ensuite. Dans l'arc du côlon, en effet, dans la fin du côlon ascendant et le commencement du transverse, l'inflammation est plus rare et la coloration moins vive qu'aux deux extrémités du tube ; sans doute que la pesanteur a une influence pour favoriser le développement de l'inflammation des parties déclives. Nous parlons ici des inflammations, et non des congestions ou hypérémies sanguines, dont nous avons déjà entretenu nos lecteurs.

L'inflammation par bandes ou par lignes est la plus fréquente dans l'arc du côlon, et ces bandes siégent au sommet des plis que présente si abondamment cette portion du tube digestif.

étendue sur la partie inférieure ; chez le plus grand nombre elle était légère, chez quelques-uns grave, et parmi ceux-ci la phlegmasie était deux fois pseudo-membraneuse et deux fois ulcéreuse. Deux malades présentèrent une duodénite simple, et peu grave ; chez cinq autres l'affection, encore légère, était bornée à la partie valvulaire ; chez neuf enfants elle était disséminée ou bornée à la partie moyenne ; dans deux de ces derniers cas la phlegmasie était pseudo-membraneuse ; cinq fois l'entérite était générale, mais toujours légère.

Mais, à mesure que l'on arrive vers la fin du côlon, vers l'S iliaque et le rectum, les phlegmasies deviennent plus fréquentes, plus graves, et revètent toutes les formes que nous avons décrites : cette prédominance de l'inflammation pour la fin du tube digestif est si tranchée, que lors même que l'inflammation est générale, ce qui est fréquent, elle est toujours beaucoup plus intense à la partie inférieure.

Voici l'ordre de fréquence pour le siége des inflammations du gros intestin :

1° Générale avec prédominance dans les parties inférieures ;

2° Les parties inférieures seules ;

3° Le cæcum et parties voisines du côlon ascendant ;

4° Côlon transverse et parties voisines des deux côlons, ascendant et descendant ;

5° A peu près aussi fréquemment la colite, sans être générale, est cependant disséminée dans toute l'étendue de l'intestin.

Ramollissements. — Les ramollissements de la muqueuse ne sont pas rares dans le gros intestin ; ils y revètent les différentes formes que nous avons décrites ; et, comme dans l'intestin grêle, ils sont plus souvent étendus à toute la muqueuse que bornés à une de ses parties ; cependant nous les avons vus limités au cæcum, au côlon, ou au rectum ; deux fois même nous avons vu le ramollissement disséminé dans l'intestin comme l'inflammation.

D'une manière absolue, les ramollissements sont plus fréquents dans le gros intestin que dans le grêle ; mais, comparés à l'inflammation, ils sont plus fréquents dans le grêle que dans le gros intestin ; d'où il suit une présomption en faveur de cette opinion déjà émise, que les ramollissements ne sont pas toujours la suite des inflammations.

C. *Lésions des follicules.* — Les différences que présentent les follicules sains, suivant leur siége dans l'estomac ou dans les intestins, existent aussi dans l'état morbide, en sorte que la description doit être scindée en trois parties.

Estomac. — Nous rattachons aux lésions des follicules de l'estomac les ulcérations à facettes, bien qu'il reste quelques doutes dans notre esprit sur le siége réel de cette inflammation. Nous ne pouvons mieux la décrire qu'en copiant l'une de nos observations :

Tout l'estomac, sauf le grand cul-de-sac, est criblé d'une infinité de petites ulcérations, les unes parfaitement arrondies, les autres ovalaires ; la plupart ont perforé toute la muqueuse et ont pour fond le tissu sous-muqueux ; d'autres, plus superficielles et plus petites, ont à peine l'étendue d'une petite tête d'épingle, et forment sur la muqueuse des érosions qui, rapprochées les unes des autres, rappellent l'aspect d'un dé à coudre. D'autres enfin, de l'étendue d'une petite lentille, ont détruit le tissu sous-muqueux et reposent sur la membrane musculeuse ; leurs bords sont rouges, minces et décollés dans l'étendue de plus d'un millimètre au pourtour de l'ulcération.

Ce qu'il y a de remarquable dans les plus petites érosions, c'est que leurs bords vont en dédolant, en sorte que le fond est moins largement érodé que les bords ; ce n'est que par les progrès ultérieurs de la maladie que le fond s'élargit et finit par se décoller dans une petite étendue, lorsque l'ulcération a complétement perforé les membranes. C'est cette circonstance qui nous inspire du doute sur le siége de la maladie dans les follicules.

Billard a soigneusement décrit la gastrite folliculeuse des enfants naissants. Cette inflammation·ulcéreuse, fréquente à cet âge, et qui, d'après les recherches de Billard, d'Ollivier (d'Angers) et de M. Barrier, se développe le plus souvent avant la naissance, appartient encore presque exclusivement à l'anatomie pathologique : aussi ne croyons-nous pas devoir y insister davantage.

Intestin grêle. — Les follicules isolés sont saillants, arrondis, donnent sous le doigt la sensation d'un grain de chènevis ; mais ce dernier cas est rare, et n'existe pas d'une manière générale : deux ou trois dans la longueur du tube digestif présentent cet état. D'habitude ils sont plus volumineux à sa partie supérieure qu'à l'inférieure, il est rare que le contraire ait lieu. En général plus pâles et plus transparents que le reste de la muqueuse, ils sont quelquefois entourés d'une petite auréole rouge, et ne s'affaissent pas par un grattage modéré : vient-on à les couper ou les crever , ils s'affaissent et ne semblent rien contenir à un examen superficiel. Mais si, après avoir soigneusement essuyé un follicule isolé , on vient à le piquer avec la pointe d'un scalpel , on voit manifestement sortir une gouttelette de liquide séreux. Toutes les fois que nous avons fait cette recherche, nous sommes arrivés à ce même résultat, aussi sommes-nous presque convaincus qu'il en est toujours ainsi. Rarement nous avons vu ce liquide être trouble et opalin ; une fois nous avons trouvé un follicule très dilaté entièrement vide, bien que distendu : peut-être contenait-il des gaz.

Les follicules aussi développés sont certainement dans un état morbide ; on les rencontre dans quelques circonstances spéciales, et notamment à la suite des fièvres éruptives. Nous insistons sur leur existence et sur le liquide qu'ils contiennent , parce qu'il faudrait se garder de les prendre pour une éruption vésiculeuse ; c'est un organe existant en réalité qui augmente de volume et s'emplit d'un liquide morbide.

Les follicules ainsi malades sont-ils enflammés? Nous le croyons sans pouvoir l'affirmer positivement, parce que cet état existe spécialement dans des maladies fébriles, et qu'il est rare dans les maladies apyrétiques : nous le croyons encore, parce qu'il accompagne fréquemment le développement des follicules agminés, et ici la phlegmasie est évidente, comme nous allons le démontrer.

Cette lésion des follicules isolés existe pareille chez les plus jeunes

enfants, ainsi qu'on le voit dans le mémoire des docteurs Friedleben
et Flesch. Ces auteurs ont, en outre, décrit les ulcérations des mêmes
organes dans la première enfance. Nous n'avons pas eu occasion de
les constater. Voici leur description :

« Un espace plus ou moins étendu de la muqueuse de l'iléum est
couvert d'un grand nombre de petites ulcérations arrondies , dont la
dimension varie depuis celle d'un grain de chènevis jusqu'à celle d'une
lentille. Leur cavité, assez profonde, est remplie d'une exsudation jaunâtre. Elles sont quelquefois très disséminées , souvent plus rapprochées, d'autres fois groupées au nombre de deux ou trois. On ne les
aperçoit pas en examinant l'intestin à l'extérieur. On ne trouve de
dépôt tuberculeux ni à la surface de l'ulcération ni nulle part ailleurs.
D'après nos observations , les glandes solitaires du côlon, ainsi que
les glandes de Payer et les glandes mésentériques, n'offrent pas d'altération notable. »

L'inflammation *des plaques de Peyer* est fréquente chez l'enfant , et
ne doit pas être confondue avec celle qui caractérise la fièvre typhoïde, dont l'expression anatomique est une inflammation des mêmes
plaques. Lorsque nous parlerons de cette affection, on pourra juger
des différences qui les séparent. Ici nous nous contentons de décrire
les inflammations non typhoïdes des plaques de Peyer.

En général , une plaque enflammée se boursoufle , s'épaissit , devient rouge et molle. Le grattage exercé à sa surface enlève plus ou
moins facilement des portions de membrane muqueuse ; s'il est prolongé, il finit par enlever toute la plaque, et laisse à nu le tissu fibreux,
qui le plus souvent est parfaitement sain. Il faut distinguer ce tissu
de l'appareil folliculaire lui-même, qui, adhérent à la membrane
superficielle, s'enlève avec elle en totalité.

Toutefois , l'aspect de la plaque varie suivant quelques circonstances. L'inflammation a-t-elle porté spécialement sur l'entre-croise-
ment des cloisons , il en résulte que la surface de la plaque présente
des mamelons rouges, mous, plus ou moins saillants. L'inflammation
a-t-elle porté sur toutes les cloisons, les aréoles qu'elles circonscrivent
sont rétrécies, mais toujours déprimées, en sorte que la surface de la
plaque demeure inégale et rugueuse. Il peut se faire alors que quelques aréoles , restant plus déprimées et plus larges que les autres,
simulent des ulcérations. L'un de nous , dans sa thèse inaugurale, a
déjà décrit ces fausses ulcérations , et fait voir qu'elles s'effacent
lorsque l'on promène le dos du scalpel à la surface de la plaque, ou
lorsque l'on pratique sur elle une coupe perpendiculaire qui permet
de reconnaître la muqueuse.

Les cloisons intermédiaires se développent quelquefois dans un seul
sens et avec une telle exubérance, qu'il en résulte comme des valves
qui s'imbriquent de haut en bas.

Enfin il peut se faire que l'inflammation porte aussi bien sur le fond des aréoles que sur les cloisons ; alors toute la plaque est saillante ; elle forme une surface rouge ou rosée, lisse ou à peine inégale, et souvent marquée d'une multitude de petits points déprimés, orifices des follicules.

Dans ces diverses formes l'inflammation est en général légère, c'est-à-dire que la plaque ne fait pas une saillie considérable, que la rougeur est rarement très vive, le ramollissement peu marqué ; nous n'avons jamais constaté de matière jaune. Cependant la plaque est malade et enflammée, car, comparée à celles qui existent dans l'état normal, elle est saillante, rouge et molle : bien plus, l'inflammation peut aller jusqu'à produire des érosions et des ulcérations.

Nous avons déjà prévenu qu'il ne fallait pas toujours croire à une inflammation de cette nature sur une première apparence. Mais il est certain qu'à la surface des plaques malades on trouve, rarement il est vrai, des dépressions qui résultent de la disparition d'une partie ou de la totalité de la muqueuse : on s'en assure, après avoir effacé les plis naturels, par la section perpendiculaire qui fait voir l'amincissement progressif de la membrane, et enfin son absence. Les ulcérations sont petites, de 2 à 6 millimètres de diamètre, circulaires, régulières, à bords minces, non décollés, à fond sous-muqueux.

Nous ne nous étendons pas davantage sur cette description, parce que cette inflammation des plaques est identique, sauf l'intensité, avec celle que l'on constate dans la fièvre typhoïde. En effet, l'aspect est le même, et s'il existe des différences entre ces deux maladies, c'est ailleurs que dans la lésion des plaques qu'il faut les chercher.

Les différences principales sont ici :

1° L'intensité moindre de la phlegmasie ;

2° L'absence d'inflammation des ganglions mésentériques. Ceux-ci, en effet, sont à l'état normal ; ou bien à peine deux ou trois, près de la valvule, sont rouges, un peu ramollis, légèrement augmentés de volume ; ou bien encore œdématiés et infiltrés d'un peu de sérosité sanguinolente ;

3° La différence complète des symptômes et des circonstances dans lesquelles se développe la maladie.

Toutefois, nous ne pouvons nous empêcher de voir un rapport entre cette entérite folliculaire et la fièvre typhoïde. En effet, la lésion intestinale est de même espèce, et se produit spécialement dans les fièvres éruptives, maladies qui, comme on le sait, se rapprochent singulièrement de la fièvre typhoïde, en sorte qu'il existe réellement ici un lien entre ces affections. D'autre part, ce développement des plaques, si fréquent chez les enfants, a des symptômes qui se confondent avec ceux de l'entérite non folliculaire, tandis que nous verrons quelques-unes de ces dernières revêtir la forme typhoïde ; d'où il suit encore un rapprochement entre la fièvre typhoïde et l'entérite chez l'enfant, rapport que nous avons déjà cherché à établir dans un article publié dans le *Journal des connaissances médico-chirurgicales*. Cet article avait pour but de montrer que chez les plus petits enfants les deux maladies se confondent et n'arrivent que graduellement, suivant les âges, à se séparer aussi distinctement qu'elles le sont chez l'adulte. Peut-être aussi devons-nous considérer ces entérites folliculaires avec ulcération comme des fièvres typhoïdes anomales, et rendues telles parce qu'elles sont secondaires à d'autres affections. Ainsi nous verrons la rougeole secondaire suivre une marche différente de la rougeole normale et primitive. Cette idée sera développée au chapitre de la fièvre typhoïde.

La description que nous venons de donner, applicable à la seconde enfance, n'est pas très différente de celle que MM. Friedleben et Flesch ont faite de l'inflammation des plaques de Peyer dans le premier âge. La principale différence consiste en ce que les plaques les plus inférieures sont généralement épargnées. Mais ce qui donne une tout autre valeur à cette phlegmasie des follicules agminés dans la première enfance, c'est que ces auteurs la décrivent comme une affection particulière, primitive et franchement inflammatoire.

Gros intestin. — Dans l'intestin grêle, les follicules isolés tendent à s'élever au-dessus de la surface de la muqueuse. Dans le gros intestin, au contraire, ils tendent à s'enfoncer dans le tissu sous-muqueux ; plus le follicule se développe, plus il adhère à ce tissu, qu'il finit par perforer.

Lorsque le follicule du gros intestin devient malade, son ouverture s'agrandit et se montre sous la forme d'un point gris ou noir ; en sorte qu'il est très facile d'introduire un stylet fin dans sa cavité, ce qui donne aux bords l'apparence d'être décollés dans une petite étendue. A cet état, le follicule n'est pas enflammé : on ne voit ni rougeur, ni gonflement, ni perte de consistance ; seulement la pression fait sortir un mucus abondant, visqueux, transparent ; plus souvent opaque, grisâtre, altéré en un mot. Un peu plus tard l'ouverture s'agrandit davantage, s'entoure souvent d'un petit cercle rouge et s'ulcère ; alors la muqueuse intestinale est criblée d'une multitude de pétites ulcérations superficielles de 2 à 4 millimètres d'étendue, arrondies régulièrement, et dont les bords, rouges ou pâles, ne sont nullement saillants à la surface de la muqueuse. En pressant les côtés de ces ulcérations on en fait sortir du mucus altéré, de petits caillots, et le plus souvent une gouttelette de pus homogène ; en y introduisant un stylet, on voit que la cavité des follicules est agrandie, et souvent qu'ils sont plus profonds que d'habitude, et pénètrent jusqu'au-dessous du tissu fibreux. Si l'on vient, en effet, à enlever la muqueuse comme pour juger de sa consistance, on voit que le tissu fibreux est criblé d'une multitude de très petites érosions pâles ou injectées, circulaires, et quelquefois d'ulcérations qui le traversent et arrivent jusque sur la membrane musculeuse.

La muqueuse qui environne ces petites ulcérations s'enflamme avec facilité; en sorte qu'il n'est pas rare de voir réunies sur le même individu les colites érythémateuse et folliculaire. Il arrive même que ces ulcérations s'étendent à la membrane environnante, gagnent de proche en proche, et s'unissant entre elles, perdent ainsi leur régularité ; elles finissent souvent alors par envahir la presque totalité de la muqueuse, et simulent ainsi les ulcérations serpigineuses très avancées. Mais on distingue toujours les deux formes par la trace des ulcérations folliculaires imprimées sur le tissu sous-muqueux, et qui là ne s'étendent jamais en largeur, mais bien en profondeur.

Les altérations folliculaires occupent assez souvent la totalité du gros intestin, depuis le cæcum jusqu'au rectum. En général, cependant, les follicules sont moins malades dans la partie supérieure que dans l'inférieure ; car l'iliaque et le rectum conservent leur prédisposition à être de préférence le siége des lésions graves. Malgré cela, il existe dans cette distribution une différence entre les ulcérations folliculaires et les serpigineuses. Ces dernières sont presque toujours bornées à la partie inférieure, tandis que les premières occupent le plus souvent l'intestin, bien qu'elles soient plus graves à sa partie inférieure. Lorsqu'elles sont étendues et profondes, on voit la phlegmasie envahir toutes les tuniques intestinales qui sont devenues lourdes, denses, épaisses, difficiles à déchirer.

D. *Conclusions générales.* — *Rapports entre les lésions de l'estomac et celles des intestins grêle et gros.* — Les différentes lésions que nous venons de décrire dans les diverses parties du tube digestif peuvent se rencontrer isolément dans chacune d'elles, ou bien se développer en même temps dans plusieurs ; de là des rapports qu'il est utile de signaler.

Les lésions du gros intestin sont tellement fréquentes qu'il n'est pas étonnant de les voir coïncider le plus souvent avec celles des autres parties du tube digestif. Cependant il n'est pas rare de voir l'estomac seul affecté ; les lésions qu'il offre alors sont très variées, et il n'en est aucune qui soit isolée plus souvent qu'une autre. De même lorsque l'estomac est malade en même temps que les intestins, les lésions sont assez souvent indépendantes les unes des autres et d'espèce très diverse.

Ainsi nous avons rencontré des gastrites aiguës avec des ramollissements du tube digestif, et réciproquement des ramollissements de l'estomac avec des entéro-colites aiguës ou chroniques, graves ou légères. Ailleurs la maladie n'existe que dans les deux extrémités du tube digestif ; l'estomac et le rectum sont seul affectés.

Aucune règle positive n'unit donc en général les lésions de l'estomac à celles du tube digestif. Cependant il est bon nombre de circonstances où les mêmes causes agissent sur plusieurs points à la fois, alors on trouve :

1° Des gastro-duodénites : l'anatomie pathologique a rarement l'occasion de les démontrer ;

2° Il n'en est pas de même des gastro-entérites, des gastro-entérocolites, des gastro-colites, que l'on constate assez souvent, mais que l'autopsie ne nous a jamais fait voir lorsqu'elles sont primitives.

3° On trouve aussi des ramollissements de diverses formes étendus à la totalité du tube digestif depuis le cardia jusqu'à l'anus ; et si les cas de ce genre sont rares, ils n'en sont pas moins véritables, et nous aurons occasion d'en citer des exemples. Plus souvent ce ramollissement est partiel et occupe une portion de l'estomac, et l'un ou l'autre intestin seulement (1).

Il existe des rapports plus habituels, quoique non constants, entre les lésions du gros intestin et celles de l'intestin grêle. L'entérite isolée est rare ; elle coïncide au contraire souvent avec la colite : la colite sans entérite est très fréquente.

Lorsque la colite et l'entérite sont réunies, il n'existe guère entre elles un rapport d'intensité que lorsqu'elles sont érythémateuses et légères. Lorsqu'au contraire l'une est grave, l'autre est légère, et il est rare de voir les deux intestins attaqués à la fois d'une inflammation étendue et profonde ; et même nous avons noté le plus grand nombre des colites graves sans lésion aucune de l'intestin grêle.

Les entérites et les colites folliculaires ne coïncident aussi que lorsqu'elles sont légères, et en général lorsqu'elles sont sous la dépendance des fièvres éruptives; hors ce cas, ces deux maladies, analogues par leur siége, semblent être différentes par leurs rapports de coïncidence aussi bien que par leur marche anatomique.

Les ramollissements de toutes sortes se rencontrent assez fréquemment à la fois dans les deux intestins.

Tous ces rapports cependant ne sont pas constants, et l'on trouve des ramollissements d'un intestin coïncidant avec l'inflammation de l'autre, et réciproquement ; en sorte qu'il n'existe en réalité que des différences du plus au moins (2).

(1) On se rappelle que nous possédons soixante et un exemples de lésions de l'estomac; voici leurs rapports numériques avec les lésions des intestins :

Estomac seul malade	15
Gastrite aiguë et ramollissement intestinal	2
Ramollissement de l'estomac et phlegmasie intestinale	7
Gastro-duodénite	2
Gastro-entérite	3
Gastro-entéro-colite	7
Gastro-colite et gastro-rectite	8
Gastrite et entérite ou colite folliculaire	8
Ramollissement gastro-intestinal général ou partiel	9
	61

(2) Nous donnons ici un tableau numérique qui démontre la fréquence et le

D'après les détails qui précèdent, on peut comprendre que les lésions gastro-intestinales, si diverses sous le rapport du siége et de

mode d'union des diverses lésions intestinales. Ce tableau sera utile aux personnes
qui voudront établir les rapports de ces maladies ; en outre, la diversité des com-
binaisons servira à prouver qu'il est inutile de chercher à établir la symptomatologie de chaque forme anatomique.

Entérites (érythémateuse, pseudo-membraneuse, ulcéreuse ou
    pustuleuse)   45
Colites (de même nature). 113
Entérite folliculaire. 90
Colite folliculaire. 64
Ramollissement de l'intestin grêle. 28
Ramollissement du gros intestin. 35

Ces lésions se réunissent sur le même individu de manière à former les combi-
naisons suivantes, donnant le chiffre 185, nombre des autopsies qui ont servi à
composer cet article.

Entérite seule. 2
Colite seule 32
Entéro-colite seule. 11
Entérite folliculaire seule. 12
Colite folliculaire seule. 3
Entéro-colite folliculaire seule. 10
Entérite et entérite folliculaire. 8
Colite et colite folliculaire. 12
Entérite et entéro-colite folliculaire. 2
Colite et entérite folliculaire. 17
Colite et entéro-colite folliculaire. 11
Entéro-colite et entérite folliculaire. 7
Entéro-colite et colite folliculaire. 4
Entéro-colite et entéro-colite folliculaire. 7
Ramollissement du gros intestin 8
Ramollissement de l'intestin grêle et gros. 10
Entérite et ramollissement du gros intestin. 1
Colite et ramollissement de l'intestin grêle 2
Colite et ramollissement du gros intestin 1
Entéro-colite et ramollissement du gros intestin. 2
Ramollissement de l'intestin grêle et entérite folliculaire. . . . 1
Ramollissement du gros intestin et colite folliculaire. 1
Ramollissement de l'intestin grêle et colite folliculaire 1
Ramollissement de l'intestin grêle et entéro-colite folliculaire. 1
Ramollissement du gros intestin et entérite folliculaire. 3
Ramollissement du gros intestin et entéro-colite folliculaire. . 1
Ramollissement de l'intestin grêle et gros, et entérite folli-
    culaire 2
Ramollissement de l'intestin grêle et gros, et colite folliculaire. 2
Ramollissement de l'intestin grêle et gros, et entéro-colite
    folliculaire. 3
Colite, ramollissement de l'intestin grêle, entérite folliculaire. 1

l'espèce anatomique, se mélangent de telle façon chez un même enfant comme expression d'une seule maladie, qu'il serait impossible et irrationnel de s'en servir pour la caractériser. On arriverait ainsi à des divisions tellement multipliées qu'on serait évidemment en dehors des types naturels. L'étude que nous allons faire des symptômes confirmera ces idées, en démontrant l'impossibilité de reconnaître et de spécifier pendant la vie ces diverses altérations anatomiques.

Cependant si nous voulons ne pas tenir compte de détails inutiles, et envisager le sujet sous un point de vue plus général, nous pouvons établir de grandes divisions qui ont une utilité pratique réelle.

1° Au point de vue du siége.

Il est des cas rares, il est vrai, dans lesquels la presque totalité du tube digestif est malade; et alors il se peut faire que la même espèce de lésion existe sur tous les points affectés.

Un peu plus fréquemment l'estomac est la partie principalement lésée; c'est sur lui que s'est porté l'effort du mal.

C'est par exception seulement que l'intestin grêle présente des lésions dominantes.

Le gros intestin est, au contraire, de toutes les parties du tube digestif, celle qui est tout à la fois le plus fréquemment et le plus gravement atteinte.

2° Au point de vue de l'espèce anatomique, les résultats ne sont pas moins tranchés.

Bien souvent, surtout dans la première enfance, là où des symptômes ont indiqué une maladie du tube gastro-intestinal, l'autopsie ne révèle aucune lésion des solides, ou seulement des désordres d'une minime importance. Les sécrétions seules ont été viciées.

Ailleurs, c'est la phlegmasie qui domine, quel que soit d'ailleurs son point de départ ou son espèce.

Souvent aussi l'appareil folliculaire est principalement malade, surtout dans le gros intestin. Cette lésion dont on a peut-être un peu exagéré dans ces derniers temps la fréquence et l'importance, est le plus souvent liée à la phlegmasie de la muqueuse, comme cause ou comme effet.

Enfin, dans des cas moins fréquents, le ramollissement gastro-intestinal domine et est, en réalité, la lésion importante, sinon primordiale.

E. *Dégénérescence graisseuse du foie.* — M. le docteur Legendre, dans son intéressant Mémoire sur la *diarrhée des enfants*, après avoir reconnu, comme nous l'avons déjà fait, que la transformation grais-

Colite, ramollissement de l'intestin grêle et colite folliculaire.   3

Colite, ramollissement de l'intestin grêle, entéro-colite folliculaire   3

Entéro-colite, ramollissement du gros intestin, entérite folliculaire   1

seuse du foie est loin d'être particulière à la tuberculisation, établit, comme un fait certain, l'existence de cette lésion chez les enfants atteints de diarrhées opiniâtres. Il incline à penser que l'épuisement et l'affaiblissement de la constitution amenés par ces diarrhées, suffisent pour que le foie devienne gras en dehors de toute diathèse tuberculeuse. Enfin, de même que pour lui les désordres anatomiques sont simplement une conséquence de la diarrhée, de même c'est plutôt le flux diarrhéique que les lésions intestinales qui détermine la lésion du foie.

Cette opinion est certainement très ingénieuse et déduite de faits qui ne manquent pas de valeur. Cependant nous hésitons à l'admettre, parce que plusieurs des observations que nous possédons la contredisent, bien qu'un bon nombre d'entre elles l'appuient. S'il est vrai, par exemple, que nous ayons noté que le foie était gras une fois sur onze, lorsque la diarrhée a été longue et le dépérissement notable, le résultat est tout à fait le même lorsque nous examinons les cas dans lesquels la maladie a été aiguë et la diarrhée peu prolongée.

Il nous semble bien, en réalité, que le flux intestinal peut avoir une certaine influence sur la production de l'état gras du foie ; car tous les malades qui nous ont offert cette lésion avaient eu la diarrhée (excepté un tuberculeux chez lequel nous avons noté de la constipation) ; mais il faut admettre que la prolongation du dévoiement et l'épuisement de la constitution ne sont pas des conditions indispensables ; car, une fois sur quatre, nous constatons la dégénérescence graisseuse du foie chez des enfants dont la diarrhée a duré de trois à douze jours, et a été constatée, après l'administration de vomitifs ou de purgatifs, en l'absence de tout symptôme intestinal antérieur. Dans les cas de cette nature, il faut admettre que la lésion du foie a pu se produire dans un espace de temps très court, et en dehors de l'influence du dépérissement que causent les diarrhées prolongées, ou bien qu'elle préexistait à la diarrhée, et en était par conséquent indépendante.

Art. III. — Symptômes.

Nous avons reconnu qu'il est impossible d'établir des individualités morbides d'après les lésions gastro-intestinales. Leur nombre, leur mélange, leur absence même en est la cause. La symptomatologie confirme nos vues à cet égard. En effet, chaque espèce de lésion ne correspond pas à des symptômes déterminés : on voit des symptômes graves et aigus annoncer une lésion chronique ou peu intense, ou bien une altération aiguë et légère s'accompagner de phénomènes chroniques, ou graves, ou suraigus. En un mot, la disproportion est fréquente entre la lésion matérielle et la lésion fonctionnelle. Nous nous bornerons donc à présenter l'analyse des symptômes qui correspondent à l'ensemble des lésions étudiées dans le précédent article,

Si quelqu'un d'eux appartient plus spécialement à certaines lésions anatomiques et peut servir à les signaler, nous le noterons. Mais la valeur réelle de chacun ne sera établie que dans les chapitres ultérieurs, dans lesquels nous chercherons à spécifier les maladies dont la manifestation est dans le tube gastro-intestinal.

1° *Vomissements.*—Symptôme fréquent, important, mais trompeur, le vomissement est loin d'avoir, chez les enfants, une signification aussi bien déterminée que chez l'adulte. Nous ne voulons pas parler ici des régurgitations si fréquentes dans la première enfance, et qui sont le résultat de la réplétion exagérée de l'estomac. Nous n'avons pas non plus en vue le vomissement sympathique de la souffrance d'un organe éloigné, ou symptomatique d'une fièvre telle que la variole ou la fièvre typhoïde ; nous voulons parler du vomissement, en tant que symptôme des maladies caractérisées anatomiquement par les lésions gastro-intestinales que nous avons décrites dans l'article précédent.

Dans ce cas, il marque habituellement le début du mal, se répète pendant un temps variable et cesse ensuite ; beaucoup plus rarement, il signale la fin des maladies.

D'ordinaire peu répété et peu fatigant, il est d'autres fois incessant, se prolonge avec une déplorable persistance, épuisant le jeune malade autant et plus par les efforts qu'il détermine que par l'abondance des matières rejetées.

L'enfant vomit ainsi tantôt les substances ingérées ; tantôt des quantités considérables de sérosité à peine teintes par un peu de bile ; plus rarement ce dernier liquide à peu près pur ; souvent des mucosités glaireuses, transparentes, liquides ou très collantes et rejetées avec effort. Il est rare que les matières vomies contiennent du sang.

Il est assez difficile d'apprécier, d'une manière un peu positive, la valeur symptomatique des vomissements. Ils manquent dans bien des cas où l'estomac est malade ; ils ont lieu dans beaucoup d'autres où l'estomac est parfaitement sain. On a attribué les vomissements abondants, répétés, opiniâtres, tantôt au ramollissement de l'estomac, tantôt à certaines inflammations aiguës du gros intestin ; ces deux opinions contraires et exagérées toutes deux, seront appréciées plus loin. Nous verrons aussi que, lors de l'administration des vomitifs, il se développe assez souvent une inflammation de l'estomac qui est annoncée par des vomissements bilieux plus ou moins abondants et répétés. En somme, nous croyons que, dans la première enfance, les vomissements ont une valeur symptomatique moindre que dans la seconde enfance ; pendant cette dernière période, leur signification se rapproche plus de celle qu'ils ont dans l'âge adulte.

2° *Dévoiement.*—La diarrhée est aux lésions de l'intestin ce que l'expectoration est aux lésions pulmonaires ; et de même que l'inspection de cette dernière donne quelquefois à elle seule une notion précise sur la

nature de la maladie thoracique, de même l'inspection des selles peut
devenir un des meilleurs moyens de juger l'état du tube digestif. Là,
en effet, se trouvent la sérosité, le mucus, le pus, les fausses membranes sécrétées dans l'intestin, le sang et les gaz qui s'y exhalent, les
aliments non digérés; en un mot, les résidus de cette vaste élaboration,
résidus morbides lorsque l'élaboration elle-même n'est pas normale.

Aussi pour juger convenablement des évacuations alvines, il est nécessaire, non-seulement de connaître leur fréquence et leur quantité,
mais aussi la nature de chacune. En effet, elles varient considérablement aux diverses époques de la journée; celles du matin ne sont pas
les mêmes que celles du soir ou de la nuit; celles du lendemain ne
sont plus les mêmes que celles de la veille ; il faut donc les voir toutes,
non pas mélangées, mais conservées séparément : malheureusement
les exigences de la science ne peuvent pas toujours être satisfaites, et
l'on conçoit l'impossibilité de conserver toutes les selles d'un grand
nombre d'enfants; en outre les uns satisfont leurs besoins sans prévenir, les autres salissent leurs langes, et presque toujours les matières fécales et les urines sont mélangées.

Nous avouons donc n'avoir pas pu recueillir sur la diarrhée tous
les renseignements utiles, d'autant plus que, sauf quelques exceptions,
nous n'avons jugé de la nature des selles qu'après les avoir vues. De
cette sorte, si nous avons obtenu des résultats moins nombreux, au
moins sont-ils plus certains.

Enfin, à la répugnance bien naturelle d'une pareille étude, se joint
la difficulté de reconnaître la nature des selles à un examen superficiel. Il n'est pas toujours aisé, en effet, de dire si les matières contiennent du mucus, du pus ou du sang ; le microscope et l'analyse
chimique pourraient peut-être éclairer efficacement ces questions.

De l'existence de la diarrhée. — Morbide ou provoqué, résultat
d'une désorganisation de la muqueuse ou d'une hypersécrétion sans
altération appréciable à la vue, cause efficace de dépérissement, le dévoiement est un des phénomènes les plus fréquents dans la pathologie
de l'enfance. Toutes les formes d'entérite le produisent aussi bien que
les ramollissements, les ulcérations intestinales, etc. Cependant il n'y
est pas constant, et dans quelques circonstances il manque complétement: tels sont, par ordre de fréquence, l'entérite folliculeuse, le ramollissement des intestins, l'entérite ou la colite érythémateuse légère.

Dans les cas de cette nature, il peut arriver que les selles soient normales, rarement qu'il y ait constipation; mais en tous cas ce n'est que
l'exception, et la règle est : le dévoiement avec une intensité et sous
des formes variables. D'après l'ensemble de nos observations, nous
avons calculé que le dévoiement a manqué environ une fois sur douze
cas d'inflammation ou de ramollissement des intestins. Nous devons
opposer à ce résultat, quitte à y revenir plus tard avec détails, le calcul
inverse, c'est-à-dire que sur douze enfants environ ayant une diarrhée

plus ou moins abondante, et pouvant faire croire à une colite, il en est un dont le tube gastro-intestinal est dans un état parfait d'intégrité. Ces résultats sont curieux, et acquièrent quelque valeur étant déduits de la comparaison de près de trois cents autopsies (1).

Mais, nous le répétons, et on le voit d'après les résultats numériques, le dévoiement est la règle dans les lésions intestinales, et son absence n'est constatée que dans les affections légères. Il existe toujours lorsque la maladie est grave.

Début. — Le dévoiement existe en général dès le début; au moins est-il, dans l'immense majorité des cas, le premier symptôme qui, avec le vomissement, appelle l'attention sur les voies digestives. En outre le nombre considérable de cas dans lesquels le tube digestif reste sain prouve que la diarrhée précède souvent les lésions. Toutefois, nous verrons la maladie débuter par des symptômes cérébraux et par de la constipation, ou bien encore par des douleurs abdominales ou tout autre symptôme. Ces cas, qui font exception, appartiennent tous à des inflammations aiguës à forme spéciale.

Marche. — Une fois qu'il a débuté, le dévoiement est loin de suivre toujours la même marche. Ici, peu abondant d'abord, il conserve ce même caractère et n'augmente que dans les derniers temps de la vie; là il est abondant dès le début, et reste tel pendant tout le cours de l'affection; ailleurs il diminue pour augmenter par intervalles; quelquefois il est suspendu pour quelque temps et remplacé par des selles normales ou même par de la constipation, puis il reparaît avec une nouvelle intensité. Dans la grande majorité des cas, le dévoiement devient très abondant aux approches de la mort, c'est-à-dire de un à quatre ou cinq jours avant la terminaison fatale; quelquefois cependant nous l'avons vu disparaître vers la même époque, bien que la lésion intestinale persistât. Mais nous remarquons que cette suspension du dévoiement la veille ou l'avant-veille de la mort est plus fréquente dans les diarrhées qui ne sont le symptôme d'aucune lésion intestinale. La maladie, dans ces cas, aurait-elle disparu avec le dévoiement? Nous ne le pensons pas, parce que cette disparition de la diarrhée n'est toujours qu'une exception, et parce qu'il n'y a rien d'étonnant à ce que peu de jours avant la mort il survienne un affaissement général ou une exaspération rapide d'une autre maladie locale dont le résultat soit l'arrêt de l'hypersécrétion.

La marche du dévoiement est assez rarement un indice pour déterminer le genre d'altération du tube digestif; cependant on peut dire d'une manière générale que les diarrhées intermittentes, et interrompues par des intervalles pendant lesquels les selles restent normales ou sont supprimées, sont plus communes avec les ramollissements.

____

(1) Dans ce calcul particulier rentrent les ulcérations tuberculeuses et toutes les lésions intestinales que nous avons éliminées du reste de notre travail.

On les trouve dans quelques cas de colites graves ulcéreuses ou pseudo-membraneuses, et aussi dans bon nombre de colites légères. Ces dernières, qui sont évidemment une lésion aiguë et peu ancienne, avaient sans doute alors succédé à une diarrhée chronique et sans lésion intestinale.

Au contraire, les diarrhées abondantes et continues sont presque constantes dans les affections graves et aiguës de l'intestin.

Abondance et fréquence des selles. — L'abondance et la fréquence des selles varient considérablement. Quelquefois, en effet, elles sont très abondantes et se répètent un petit nombre de fois dans les vingt-quatre heures, deux, trois, quatre ou à peine plus. D'habitude alors la diarrhée indique une lésion ancienne et apyrétique : peut-être faut-il attribuer l'abondance des matières à la quantité d'aliments que les parents ne cessent pas de donner, parce que la maladie leur paraît peu grave et qu'il n'y a pas d'anorexie.

D'autres fois les selles peu abondantes et très fréquentes se répètent jusqu'à dix, quinze à vingt fois et plus dans les vingt-quatre heures; quelquefois même il y a des épreintes, du ténesme : l'enfant demande le bassin et n'amène rien ou quelques gouttes de matières liquides. Cette forme de selles caractérise en général les colites ulcéreuses sur-aiguës, et notamment les dysenteries.

Il ne faut pas oublier cependant que ces observations toutes générales ne sont nullement constantes; car nous avons vu des selles peu nombreuses et abondantes être le symptôme de lésions graves et aiguës de l'intestin, et d'autre part, mais bien plus rarement, les diarrhées dysentériques accompagner des colites érythémateuses légères.

Selles volontaires ou involontaires. — Les selles sont en général volontaires, c'est-à-dire que les enfants, à moins qu'ils ne soient trop jeunes, demandent le bassin. Lorsque la maladie est grave et l'enfant débilité, il perd cette habitude, et laisse aller les matières dans son lit. Cette circonstance est fâcheuse, et indique en général une affection grave chez les enfants habitués à la propreté.

Aspect.—La *consistance* des matières est très différente, depuis celle d'une bouillie plus ou moins épaisse, jusqu'à la liquidité la plus grande. La *couleur* et *l'odeur* varient considérablement; et ces trois caractères, joints à la présence ou à l'absence de *bulles gazeuses*, modifient l'aspect des selles, non-seulement dans le cours de la maladie, mais aussi dans la même journée.

La diarrhée est quelquefois formée de matières très liquides comme séreuses, à peine teintes, et qui s'infiltrent presque tout entières dans les linges sans laisser de résidu à leur surface. Guersant pensait que les selles de cette nature viennent de l'intestin grêle. Celles qui sont purement séreuses sont assez rares, et le plus souvent elles sont mêlées de flocons muqueux ou bilieux, ou de matières solides demi-molles ; elles sont caractéristiques d'une des plus graves maladies de la première enfance, l'*entérite cholériforme.*

Les matières présentent plus souvent l'aspect d'une bouillie homogène, variable en couleur, depuis le brun foncé jusqu'au jaune le plus clair ; d'autres fois c'est une bouillie grumeleuse semblable à des œufs brouillés ; souvent des gaz y sont abondamment mêlés sous forme de petites bulles nombreuses, en sorte que l'on trouve une bouillie écumeuse ; ailleurs on y voit des portions d'aliments demi-digérés, et chez les plus jeunes surtout des fragments de caséum, ou un mucus gris clair demi-liquide, ou bien encore des flocons vert-pomme, gluants et plus ou moins nombreux. D'autres fois on trouve distinctes ou mêlées aux matières des stries sanglantes, sinueuses, plus ou moins larges, d'un rouge brun ou d'un rouge vif et rutilant ou sanieuses. Ces variétés se succèdent chez le même malade à différentes époques de la maladie ou même du jour, en sorte qu'il est rare qu'elles puissent donner des notions sur la nature de l'affection intestinale. Toutefois les flocons verts que l'on rencontre dans les selles des enfants, surtout des plus petits, sont en général d'un mauvais augure lorsqu'ils sont abondants et surviennent à une époque avancée de la maladie. Il est bien entendu toutefois qu'il ne faut pas confondre cette coloration verte avec la même couleur produite par l'administration du calomel.

Voici comment M. Bouchut résume l'apparence des selles chez les enfants à la mamelle :

1° Elles sont demi-molles, homogènes, verdâtres et semblables à des herbes cuites ; neutres.

2° Demi-molles, homogènes, vertes, souvent acides.

3° Demi-molles, hétérogènes, verdâtres, mélangées à des fragments jaunâtres de fèces ordinaires ; neutres.

4° Demi-molles, hétérogènes, vertes mélangées à des fragments de caséum non digéré ; acides.

5° Diffluentes, verdâtres, hétérogènes, composées par une grande quantité d'eau dans laquelle flottent des grumeaux jaunes et verts, ou des grumeaux blanchâtres ; acides.

6° Diffluentes, verdâtres comme les précédentes, et mélangées à des gaz d'une odeur fade, quelquefois aigrelettes.

7° Diffluentes complétement séreuses.

Ces différences, dans l'aspect des garde-robes, dépendent du mélange à divers degrés des substances qui parcourent le tube digestif, et de l'élaboration plus ou moins complète qu'elles y ont subie : ce sont les aliments, les sécrétions acides muqueuses, séreuses, bilieuses, pancréatiques, le pus, le sang, les fausses membranes, les gaz. Il serait sans doute utile de connaître la prédominance et l'état de chacune de ces matières. Mais, dans l'impossibilité où nous sommes de donner aujourd'hui les moyens d'y parvenir, nous pensons que la distinction réellement pratique, surtout chez les jeunes enfants, est celle qui sépare les évacuations en lientériques, séreuses, muqueuses, acides, sanguinolentes.

Les selles lientériques dans lesquelles les aliments existent sans avoir été transformés, indiquent que le travail de la digestion est suspendu ou incomplet.

Les selles séreuses dénotent d'ordinaire l'arrêt de la sécrétion biliaire et l'existence ou la menace d'une affection souvent mortelle : les unes et les autres nous paraissent survenir sous l'influence directe des troubles de l'innervation du grand sympathique.

Les selles muqueuses ou acides indiquent un trouble moins profond dans l'économie, et sont d'un pronostic moins grave.

Les selles sanguinolentes, qu'il faut distinguer des hémorrhagies intestinales (voy. II° vol.), indiquent le plus souvent l'existence des ulcérations folliculaires du gros intestin.

Les détails dans lesquels nous venons d'entrer montrent toute l'importance que mérite l'étude de la diarrhée, comme source du diagnostic des maladies intestinales ; son influence sur l'état général de l'enfant n'est pas indigne d'intérêt. Que cette diarrhée soit le produit d'une hypersécrétion de la muqueuse ou du foie, ou bien qu'elle soit la conséquence d'une lésion matérielle appréciable, il n'en résulte pas moins de nombreuses et d'abondantes déperditions ; et si nous ajoutons que l'estomac et l'intestin supérieur souvent malades font mal leurs fonctions, on comprend facilement la détérioration profonde que peut amener un pareil état ; on ne sera pas étonné de voir les enfants devenir débiles, cachectiques, perdre leurs couleurs, leur embonpoint, être disposés aux infiltrations séreuses, aux congestions hypostatiques et aux maladies inflammatoires à formes asthéniques, etc. ; c'est en effet ce qui arrive, comme nous le dirons bientôt.

Dans les cas de cette nature, la maladie est chronique et peut persister un long espace de temps ; d'autres fois, au contraire, la diarrhée abondante, fréquente, est le symptôme d'une affection suraiguë qui emporte l'enfant en peu de jours.

Terminons ce long article sur la diarrhée par une observation qui, pour n'être pas de haute portée, n'est pas cependant sans quelque intérêt, c'est que les matières fécales mélangées aux urines ne doivent pas rester en contact avec la peau des enfants, surtout des plus jeunes. Leur effet habituel, sur cette enveloppe mince et recouvrant des saillies osseuses, est de la rougir, de l'enflammer, et d'y produire des érythèmes, des eczémas permanents, ou même des ulcérations.

3° *Examen de l'abdomen.* — Les symptômes fournis par ce mode d'exploration sont les plus utiles après ceux que donne l'examen des selles. On ne doit cependant pas leur accorder trop d'importance, car ils sont souvent négatifs.

L'abdomen est fréquemment très volumineux, et on sait déjà que cette disposition est tout à fait normale chez les plus jeunes enfants, en raison de la petitesse du bassin et de l'étranglement de la base du thorax au niveau du diaphragme. L'augmentation de volume est donc assez difficile à constater à cet âge, et se manifeste mieux à une période plus avancée de la vie. Elle est souvent, mais non constamment, le résultat des affections de l'intestin ; rarement considérable, elle ne se montre guère plus fréquemment avec une forme de maladie qu'avec une autre ; tontefois elle est peut-être plus habituelle dans les formes aiguës : cette remarque est surtout juste, lorsque avec l'augmentation de volume il y a tension et ballonnement de l'abdomen.

Toutefois, il ne faudrait pas croire que ces phénomènes soient constants dans certaines formes : il est des entéro-colites très aiguës, et même graves, dans lesquelles on ne trouve aucune tension de l'abdomen, tandis qu'il existe un bon nombre de formes chroniques qui présentent ce symptôme.

D'une autre part, il est très fréquent de voir l'abdomen peu ou beaucoup développé, mais en même temps très flasque et très mou, se laisser déprimer avec facilité ; souvent alors on prend avec la main les intestins sous forme d'un paquet mou et pâteux ; en un mot, il n'y a aucune résistance des organes non plus que de la paroi abdominale. D'autres fois, cette dernière est si mince et si peu contractile qu'elle s'applique exactement sur les circonvolutions intestinales, se moule sur elles ; alors les anses de l'intestin se dessinent à l'extérieur, et il est facile de suivre leurs mouvements et leurs ondulations. Enfin il arrive encore que la peau seule, flasque et molle, a perdu son élasticité ; en sorte que si on la pince elle forme, comme dans la période algide du choléra, des plis persistants.

Ces divers aspects de la paroi abdominale sont habituels dans toutes les formes chroniques et cachectiques des maladies intestinales. Cependant nous ne voudrions pas affirmer qu'elles indiquent toujours une lésion de l'intestin. Résultat de la débilité générale plutôt que de l'affection locale, elles existent dans tous les cas de détérioration chronique, qu'il y ait ou non une maladie gastro-intestinale.

Dans quelques circonstances très rares, l'abdomen, au lieu d'être développé et ballonné, est aplati, rétracté même ; mais le plus ordinairement il faut rapporter cet état à une maladie encéphalique dont l'influence est assez grande pour empêcher le développement de l'abdomen, habituel dans les maladies de cette dernière cavité.

4° *Gargouillement*. — Ce phénomène, si fréquent dans la fièvre typhoïde, est rare dans les maladies qui nous occupent. Nous ne croyons pas cependant que sa présence ou son absence puisse être un moyen de diagnostic entre les diverses maladies du tube gastro-intestinal.

5° *Douleur*. — Il est toujours important de rechercher l'existence de la douleur, dont le siége et l'intensité indiquent quelquefois le siége et la nature de la maladie. En effet, dans les inflammations aiguës, surtout les plus intenses, mais non dans toutes, l'enfant témoigne de la douleur lorsqu'on presse la paroi abdominale, tantôt vers l'ombilic, tantôt vers l'une ou l'autre fosse iliaque, rarement vers l'épigastre: mais dans ce dernier cas la douleur doit rappeler une maladie de l'estomac plutôt que de toute autre partie du tube digestif. Ailleurs elle est presque générale ; ordinairement elle paraît peu vive, et ce caractère la distingue de celle de la péritonite. Toutefois nous avons vu quelques enfants affectés d'entéro-colites simples, avoir ou simuler une telle sensibilité de l'abdomen que le moindre attouchement leur faisait jeter les hauts cris.

La sensibilité de l'abdomen indique donc une inflammation aiguë des voies digestives, ou des accidents aigus entés sur une inflammation chronique; c'est là le cas le plus général, surtout si la maladie est primitive ; il arrive cependant de voir une inflammation simplement chronique déterminer de la douleur ; nous avons aussi noté ce symptôme dans plusieurs cas de ramollissement, et même dans les diarrhées sans aucune lésion intestinale. En tout cas la douleur est un phénomène extrêmement fugitif ; elle se développe tantôt dès le début de la maladie, tantôt pendant son cours, ou même seulement dans les derniers jours ; elle paraît et disparaît avec facilité, et n'a rien de fixe dans sa durée non plus que dans son existence.

6° *Développement du foie et de la rate.* — Dans quelques cas rares le foie et la rate se développent à peu près comme dans la fièvre typhoïde. Ce phénomène se rencontre surtout dans les formes aiguës, et aussi dans les formes chroniques lorsque le foie a subi la dégénérescence graisseuse.

7° La *langue* est le plus ordinairement à l'état normal, très rarement sèche, quelquefois rouge sur les bords et à la pointe dans les cas aigus ; elle participe souvent dans les cas chroniques à la décoloration générale de l'individu, et devient pâle.

8° L'*appétit* et la *soif* présentent ici les mêmes caractères que dans la plupart des affections fébriles ou chroniques de l'enfance. L'appétit perdu et la soif exagérée dans la première forme restent tous deux à l'état normal dans la seconde, ou ne sont modifiés que vers la terminaison de la maladie. L'exagération extrême de la soif est caractéristique dans certaines formes graves chez les plus jeunes enfants. Il faut remarquer toutefois que les lésions intestinales entraînent rarement cette soif excessive que l'on note dans quelques cas de maladie de l'estomac.

9° Il est facile de concevoir que les mêmes considérations à peu près s'appliquent à l'état du *pouls*, à la *fièvre* et à la *chaleur* dans les différentes formes d'entérite.

Ainsi dans celles qui sont aiguës et primitives, on constate quelquefois une fièvre intense, prolongée pendant toute la durée de la maladie, caractérisée par une chaleur vive avec accélération du pouls. Toutefois nous devons dire que ce cas est assez rare, et que souvent la maladie, fébrile à son début, perd bientôt ce caractère, même sans prendre l'apparence chronique. Cette dernière forme ne s'accompagne d'aucune réaction fébrile, ou donne seulement lieu à une légère accélération du pouls avec redoublement le soir; mais il n'y a pas de chaleur; souvent même on peut constater un refroidissement réel des extrémités.

Tous ces caractères subissent quelques modifications lorsqu'il survient au milieu de l'affection aiguë ou chronique quelque complication fébrile: mais la maladie première influe aussi considérablement sur la seconde, en sorte que la complication aiguë ne s'accompagne pas d'une réaction aussi vive que dans l'état de santé habituel. Ces modifications ont été ou seront du reste suffisamment indiquées dans d'autres parties de cet ouvrage. (Voyez PNEUMONIE, FIÈVRES ÉRUPTIVES SECONDAIRES, etc.)

Ces remarques sur la fièvre démontrent que les lésions matérielles ou fonctionnelles du tube gastro-intestinal déterminent moins habituellement que les lésions pulmonaires une réaction fébrile. Nous aurons aussi l'occasion de faire voir que l'appareil fébrile, souvent remarquable par ses rémittences et rappelant celui qu'on voit dans certains catarrhes pulmonaires, ne doit pas toujours être considéré comme une simple réaction contre une lésion locale, fonctionnelle ou matérielle; mais bien comme un symptôme analogue au mouvement fébrile des pyrexies et dont la cause doit être cherchée dans un état morbide général.

10° La *face* est diversement modifiée suivant que la maladie est aiguë ou chronique; cependant un caractère qui est commun aux deux formes, quoique non constant, est l'éxagération du trait naso-labial, et la traction des traits vers la partie inférieure du visage. Il ne faut pas attacher une trop grande valeur à ce signe, que l'on retrouve dans plusieurs autres maladies qui ne siégent pas dans l'abdomen. L'altération profonde des traits et l'amaigrissement rapide existent dans certaines formes graves qui surviennent pendant la première enfance principalement.

11° *Peau et sueurs.*—Lorsque la maladie a duré un certain temps, la teinte générale de la peau prend un aspect particulier; chez les uns elle devient jaunâtre, terreuse, en même temps qu'elle perd sa souplesse; et ceci est plus spécial aux inflammations chroniques sans leur être exclusif; chez d'autres, la peau s'amincit, pâlit, devient demi-transparente et d'un blanc bleuâtre: cette apparence est plus commune sans être constante chez les enfants qui ont un ramollissement chronique. Dans les deux cas que nous venons d'indiquer la peau est ordinairement sèche.

12° *Symptômes nerveux.* — Sans être très fréquents, les symptômes nerveux jouent cependant un rôle considérable dans certaines maladies gastro-intestinales. Ces phénomenes impriment à ces affections un cachet spécial et, en modifiant profondément leur physionomie habituelle, ils attirent exclusivement l'attention du médecin du côté de l'appareil de l'innervation. Tantôt c'est la forme convulsive, tantôt la forme méningitique qui domine. Dans d'autres cas, c'est une adynamie profonde caractérisée par l'ensemble des symptômes auxquels on a donné le nom d'état typhoïde; ailleurs enfin éclate une altération de la santé générale, aussi subite qu'excessive, que n'expliquent pas toujours des pertes considérables et rapides, qui rappelle le choléra, et dont une perturbation profonde du système nerveux ganglionnaire peut seule rendre un compte satisfaisant.

Résumé.—Tous ces symptômes que nous décrivons isolément sont loin d'exister réunis chez tous les malades. Ils se combinent de diverses manières pour former des groupes symptomatiques très différents, qui correspondent rarement à des lésions anatomiques déterminées. Nous insisterons bientôt sur ces rapports; mais, sans en tenir compte maintenant, nous résumons rapidement les formes symptomatiques, comme nous avons résumé les formes anatomiques.

Les unes sont aiguës, les autres chroniques : les premières sont de beaucoup les plus fréquentes, surtout en dehors des hôpitaux.

Les maladies aiguës se présentent sous les formes les plus variées. Dans les unes, les symptômes gastro-intestinaux dominent, et indiquent de prime abord la souffrance des organes abdominaux. Tantôt c'est l'estomac qui attire principalement l'attention par des symptômes légers ou graves; tantôt, au contraire, c'est le tube intestinal, et alors la diarrhée simple peut être le phénomène dominant, ou bien on reconnaît l'ensemble des symptômes de la dysenterie. Dans ces cas la maladie est apyrétique, ou bien la fièvre est peu intense ; habituellement elle revêt le type rémittent ou même intermittent : nous ne l'avons pas vue prendre les caractères de cette fièvre qui accompagne les maladies inflammatoires franches.

Dans d'autres formes aiguës, c'est en dehors du tube digestif que se manifestent les principaux symptômes qui accusent la souffrance soit de toute l'économie, soit d'un autre appareil d'organes que le tube digestif. Ainsi quelquefois la maladie simule la fièvre typhoïde; ailleurs elle est caractérisée par des symptômes cholériques; ailleurs, enfin, par des symptômes cérébraux graves méningitiques ou convulsifs.

Les formes chroniques sont presque uniquement caractérisées par des symptômes abdominaux et par le dépérissement graduel qui accompagne la plupart des maladies de long cours.

<h3 style="text-align:center">Art. IV. — Étiologie.</h3>

L'étude que nous venons de faire des lésions et des symptômes des maladies gastro-intestinales, ne peut suffire, quelle que soit son étendue, à classer en groupes naturels ces affections si variées. L'étiologie est indispensable pour atteindre ce but, et une classification qui sera basée à la fois sur les lésions, les symptômes et les causes, consacrera des distinctions réellement pratiques, et nous permettra de tirer quelques conclusions sur la nature de ces maladies.

L'étude des causes est difficile à faire. Le nombre de celles qui occasionnent des troubles dans les fonctions gastro-intestinales est considérable, et leur influence n'est pas isolée et distincte ; presque toujours plusieurs s'unissent pour produire un effet complexe ; et il est souvent difficile de se rendre un compte exact du mode d'action propre à chacune d'elles.

Ainsi, pour commencer par l'*âge*, il est bien certain que plusieurs maladies gastro-intestinales sont beaucoup plus fréquentes dans certaines périodes de l'enfance que dans d'autres ; les ramollissements de la muqueuse gastrique, les hypersécrétions muqueuses et acides, les lésions chroniques du gros intestin, les formes primitives, l'entérite cholériforme, se développent plus particulièrement dans le premier âge. Au contraire, dans la seconde enfance, on observe plus fréquemment les inflammations aiguës, les formes secondaires, la dysenterie, etc. Or l'influence de l'âge ne doit pas être calculée seulement par l'état des forces, par les changements dans la constitution, par ces alternatives de développement rapide et de temps d'arrêt qui marquent les différentes périodes de l'enfance ; mais encore par toutes les circonstances hygiéniques sur lesquelles l'âge exerce une influence prépondérante, savoir : les modifications dans la nourriture, les vêtements, les habitudes et le genre de vie. Ces conditions hygiéniques étant les causes déterminantes des maladies gastro-intestinales, il est permis de croire que l'âge modifie la forme de ces maladies plutôt qu'il ne leur donne naissance. Quelle que soit d'ailleurs la mesure de cette influence, il est certain que les maladies gastro-intestinales de la première enfance diffèrent considérablement de celles qu'on observe à partir de la fin de la première dentition. Nous résumons ainsi ces différences :

1° Ces affections sont, dans la première enfance, beaucoup plus souvent primitives que secondaires ;

2° Plus les enfants sont jeunes, plus est grande la disproportion entre la gravité des symptômes et l'étendue de la lésion ;

3° Moins est facile la distinction entre les maladies de l'estomac et celles des intestins ;

4° Moins constante aussi est la corrélation entre les formes anatomiques et symptomatiques ;

5° Plus fréquente est la complication avec les symptômes cérébraux.

Ces considérations ne sont qu'en partie applicables au *sexe ;* à l'âge qui nous occupe, cette influence est bien moindre qu'aux autres époques de la vie. Il est certain cependant que plusieurs affections du tube gastro-intestinal, les formes chroniques, par exemple, sont plus communes chez les filles que chez les garçons ; mais nous verrons aussi que, dans cette appréciation, il faut faire entrer en ligne de compte l'âge et la constitution.

En effet, le *tempérament* et la *constitution* jouent un rôle qui n'est pas sans importance sinon sur la production, au moins sur les formes des maladies gastro-intestinales. Ainsi les formes aiguës actives se développent de préférence chez les enfants robustes, tandis que les formes chroniques et cachectiques sont plus fréquentes chez les enfants débiles.

Cependant si nous considérons les prédispositions constitutionnelles sous un autre point de vue, et si nous les rapprochons des *prédispositions héréditaires*, il nous paraît probable qu'elles exercent une influence réelle sur la nature aussi bien que sur la forme des maladies gastro-intestinales. Ainsi, de même que nous avons vu les affections catarrhales pulmonaires reconnaître pour cause une prédisposition constitutionnelle héréditaire, de même nous verrons certains catarrhes du tube digestif avoir une étiologie pareille. Ainsi il n'est pas rare de voir des enfants qui ont reçu de leurs parents une prédisposition au catarrhe être pris, sans cause connue, ou sous l'influence des saisons ou des épidémies, d'un catarrhe tantôt pulmonaire, tantôt gastro-intestinal.

On comprend, du reste, combien il est difficile d'établir d'une manière suffisamment exacte la portée réelle et la fréquence de ces causes morbides. Cette même remarque s'applique aux influences *saisonnière* et *épidémique*. Il nous paraît hors de doute que les maladies qui nous occupent sont plus fréquentes dans l'été et dans l'automne que dans l'hiver et le printemps où dominent les maladies broncho-pulmonaires. Sous l'influence de ces deux causes (saison, épidémie), les organes digestifs sont atteints de maladies tantôt primitives, tantôt secondaires ; mais le plus habituellement aiguës. Les formes chroniques reconnaissent d'autres causes.

S'il est à peu près prouvé que l'action prolongée des saisons chaudes a pour résultat de prédisposer aux maladies aiguës du tube digestif, ou même de les produire, il est aussi certain que l'impression du froid peut agir sur les mêmes organes de manière à en augmenter momentanément les sécrétions naturelles. Si le jeune enfant, dont la calorification est si facilement incomplète, est vêtu d'une manière insuffisante, ou s'il est exposé à un refroidissement accidentel des membres inférieurs surtout, il peut en résulter une diarrhée plus ou moins abondante. Le froid produit rarement une maladie de longue durée, l'indisposition qu'elle occasionne est le résultat ordinairement passager d'une sécrétion exagérée. Nons en dirons autant des causes morales, dont l'influence sur le tube digestif a déjà été signalée par Rosen.

La plupart des causes que nous venons d'énumérer sont communes à tous les âges de la vie, quoique plusieurs soient prépondérantes dans l'enfance ; mais il en est quelques autres spéciales aux enfants, ou qui agissent plus fréquemment sur eux : nous voulons parler de la dentition, de la nourriture, de l'action de certains médicaments et des diverses affections qui prédisposent aux maladies intestinales.

La *dentition* a été pendant longtemps considérée comme la principale cause des maladies de cette période de l'enfance qui s'étend de six mois à deux ans, et surtout de celles du tube digestif. Si cette opinion a été exagérée, elle est cependant vraie sous quelques rapports.

Il est démontré (et tous ceux qui ont étudié les maladies des enfants sont unanimes sur ce point) qu'à l'époque de la dentition il survient très fréquemment des accidents gastro-intestinaux. Leur persistance peut amener ces maladies chroniques dont un dépérissement extrême et la mort sont une conséquence trop fréquente. Il ne faut cependant pas s'exagérer l'influence réelle de la dentition. Billard, et après lui le docteur Barrier, ont fait remarquer que le développement des dents coïncide avec un développement parallèle des glandes et des follicules muqueux, et qu'il y a plutôt coïncidence que rapport de cause à effet. Mais, comme le dit M. Barrier, cette opinion, qui rend compte de la susceptibilité du tube digestif, n'explique pas tout. En effet, outre l'influence des causes dont nous avons parlé, ou dont nous parlerons encore, il faut remarquer, non seulement cette coïncidence du développement de tous les organes digestifs, mais aussi la ponctualité avec laquelle, dans certains cas, les troubles gastro-intestinaux suivent l'éruption de chaque dent.

Il nous paraît évident que la dentition détermine presque exclusivement des accidents aigus ordinairement légers et de courte durée. Si on les voit trop souvent persister et être le point de départ de ces formes chroniques qui offrent un si grand danger, il faut moins en accuser la dentition que le mauvais régime auquel on soumet les enfants, et que cette fâcheuse idée de bien des parents qui croient la diarrhée de la dentition nécessaire pour modérer la fluxion des gencives et les accidents généraux. Nous disons fâcheuse idée, non parce qu'elle est fausse (voy. DENTITION), mais parce qu'elle engage les parents à respecter trop longtemps des accidents, utiles s'ils sont modérés et courts, mais qui en se prolongeant deviennent funestes.

Une des causes les plus habituelles des maladies gastro-intestinales dans le jeune âge est certainement une *alimentation* insuffisante ou vicieuse. Ce n'est guère que dans la première année de la vie que l'on rencontre des exemples de mort par inanition, et dans les classes inférieures de la société ils sont bien plus nombreux qu'on ne le pense.

A l'époque de l'allaitement, bien des circonstances fâcheuses et souvent inaperçues déterminent les vomissements et la diarrhée. Il peut arriver que le lait de la nourrice, lors même qu'il paraît très pur, ne convienne pas à l'enfant. D'autres fois il est trop pauvre et insuffisant, ou au contraire trop riche, ou bien il est vicié par des émotions morales*, par la mauvaise hygiène ou par la constitution trop nerveuse de la mère. L'examen du lait ne peut pas toujours, dans ces cas, rendre compte des accidents ; mais les effets produits par le changement de nourrice indiquent clairement leur origine. Ailleurs on a joint à l'allaitement des fécules mal cuites, des bouillies épaisses que l'estomac délicat de l'enfant ne saurait digérer, ou bien on l'a laissé participer prématurément à la nourriture de la famille, ou se livrer à toutes ses fantaisies, quelque dangereuses qu'elles fussent.

Enfin, ce n'est pas une chose de peu d'importance que le *sevrage* et le passage d'une nourriture aussi douce que le lait à une autre plus substantielle. Bon nombre d'enfants sont pris de diarrhée au moment où les parents les retirent de nourrice, et alors plusieurs causes déterminent ce symptôme. Si l'enfant prenait encore le sein, l'allaitement est brusquement interrompu et remplacé par une autre nourriture plus solide, que ses voies digestives sont tout a fait inhabiles à assimiler. En outre, le changement subit d'habitudes, une nouvelle aération, le séjour pendant des journées entières dans l'appartement, au lieu du plein air dont l'enfant jouissait, forment la réunion des conditions les plus favorables à l'entretien de la santé, et notamment au bon état des voies digestives. Si un hasard malheureux veut que ces causes agissent pendant le moment du travail de dentition, il sera presque impossible que l'enfant échappe à une maladie gastro-intestinale. Or, comme dans ce cas elle. se produit lentement, parce qu'elle est le résultat de causes qui agissent elles-mêmes avec lenteur, on n'y porte pas, dès l'abord, l'attention ni le remède convenables, et ainsi s'établissent bon nombre de ces formes chroniques si souvent mortelles.

A côté des maladies qui résultent d'une alimentation vicieuse semblent se placer naturellement celles que cause une *médication trop active*. Elles sont cependant très différentes les unes des autres : les premières sont habituellement chroniques ; les secondes sont presque toujours aiguës. Celles que nous avons été à même de constater étaient dues principalement à l'administration de l'émétique, du kermès, de l'ipécacuanha ou du calomel à haute dose. Plus faciles à produire que chez l'adulte, ces affections ont un cachet assez spécial.

Maladies antérieures. — Enfin une dernière cause des maladies gastro-intestinales sur laquelle nous devons insister, parce que c'est une des plus communes dont nous ayons eu à constater l'action, est l'existence antérieure de certaines maladies qui, plus que d'autres, prédisposent aux affections des voies digestives : telles sont surtout les fièvres typhoïde et éruptive, notamment la rougeole. Plus fréquentes dans la seconde enfance que dans la première, ces maladies gastro-intestinales revêtent habituellement de préférence la forme aiguë.

En résumé, il y a deux grandes causes de maladies gastro-intestinales chez les enfants :

Les vices dans l'alimentation et l'hygiène; les maladies antérieures.

Les unes agissent surtout dans la première, les autres surtout dans la seconde enfance.

Le travail de la dentition, l'impression du froid, les constitutions médicales, les épidémies, sont les principales causes *déterminantes*.

L'âge, le sexe, la constitution, l'hérédité, sont les principales causes *prédisposantes*.

Art. V. — Nature des maladies gastro-intestinales.

Nous voulons maintenant comparer entre eux les lésions, les symptômes et les causes des maladies qui nous occupent; donner notre opinion sur leur nature, et nous servir de ces considérations pour les diviser en groupes distincts.

On a pu voir par les pages qui précèdent que nous n'avons pu établir des rapports constants entre les lésions anatomiques et les symptômes. Non-seulement les phénomènes généraux peuvent dissimuler l'état local, quel qu'il soit; mais encore les symptômes locaux eux-mêmes ne correspondent pas à des lésions locales déterminées. Ainsi, que les symptômes soient graves ou légers, aigus ou chroniques, qu'ils soient ceux d'une maladie locale ou d'une affection de toute l'économie, les lésions pourront être inflammatoires ou non phlegmasiques, légères ou graves, étendues ou restreintes à une petite portion du tube digestif : souvent la lésion matérielle elle-même n'existera pas. Enfin nous ne connaissons pas le moyen d'arriver à un diagnostic local à peu près certain. Cette discordance entre les symptômes et les lésions se retrouve entre celles-ci et les causes, et même entre les causes et les symptômes. Ainsi la maladie locale qui succède à un vice de régime sera aussi bien une simple lésion de sécrétion qu'une inflammation ulcéreuse ou un ramollissement; et cette même cause donnera indifféremment lieu à un ensemble de symptômes aigus ou chroniques, graves ou légers, locaux et généraux. Ces assertions peuvent souffrir dans les détails quelques exceptions que nous indiquerons plus tard, mais, dans leur ensemble, elles sont parfaitement vraies.

Nous les avions autrefois nettement formulées à propos des enfants qui ont passé l'âge de la première dentition ; nous ajoutons ici que cette proposition est encore plus vraie pour les enfants qui n'ont pas atteint cette époque de la vie. Ce fait ressort de nos nouvelles recherches aussi bien que des observations de Billard. Cet habile médecin avait déjà fait observer avec raison qu'un grand nombre d'enfants ont le dévoiement sans entérite ; ils pâlissent, s'étiolent, tombent dans le marasme ; et l'on ne trouve à l'ouverture du cadavre aucune trace d'inflammation dans les intestins. « J'ai observé, dit-il, quinze cas de dévoiement chronique (1) sans inflammation, sur des enfants âgés de

(1) *Loc. cit.*, pag. 312.

quinze jours à deux mois quand ils sont morts. » Cette proportion est plus considérable que celle que nous avons notée jadis pour les enfants plus âgés. Mais elle est peut-être en partie le résultat de la durée plus longue de la maladie dans la seconde que dans la première enfance.

A côté de ces faits incontestables de symptômes sans lésions, Billard en a cité d'autres qui restreignent encore la part de l'inflammation. Ce sont ceux où les follicules agminés ou isolés sont malades sans être cependant enflammés (1). « Ces follicules, dit-il, éprouvent à l'époque de la dentition un surcroît d'énergie vitale qui, tout en augmentant considérablement leur sécrétion, rend leur volume plus saillant et leur nombre plus considérable, mais qui cependant ne cause pas leur rougeur, leur tuméfaction ou même leur ulcération, ainsi que cela s'observe dans l'inflammation. »

Plus loin Billard admet cependant un certain rapport entre l'hypercrinie et l'inflammation. Cet état d'excitabilité qui cause l'augmentation des sécrétions des follicules est, pour ainsi dire un degré intermédiaire entre l'état normal et l'état inflammatoire. Les docteurs Friedleben et Flesch dont les observations ont exclusivement trait aux enfants à la mamelle, rattachent la plupart des maladies intestinales aiguës et chroniques de la première enfance à l'altération des follicules intestinaux et des plaques de Peyer. Pour eux ces lésions sont de nature inflammatoire : l'inflammation aiguë des plaques de Peyer est le caractère anatomique des maladies décrites sous le nom de *cholera infantum*, *ramollissement de l'estomac*, etc.; l'inflammation chronique de ces mêmes plaques est le caractère anatomique des maladies désignées sous le nom d'*atrophie*. La description de l'inflammation aiguë des glandes de Peyer par ces médecins offre, comme nous l'avons dit, la plus grande analogie avec celle que nous avons nous-mêmes donnée dans notre première édition ; seulement ils considèrent ces lésions comme primitives, tandis que nous avons démontré qu'à une période plus avancée de l'enfance, elles étaient le plus souvent secondaires et qu'on les observait principalement à la suite des fièvres éruptives.

Des auteurs récents et estimables, MM. Legendre et Barrier, bien qu'ayant plus particulièrement étudié les maladies de la seconde enfance, attachent aussi une grande importance aux lésions de l'appareil folliculaire intestinal, mais ils les considèrent comme non inflammatoires, primitivement du moins. Si nous avons bien compris M. Legendre, la diarrhée serait la cause des lésions intestinales et non leur résultat; et cette diarrhée, simple flux, serait produite par hypercrinie des follicules intestinaux. Cette opinion est aussi celle de M. Barrier qui, à l'exemple de M. Gendrin, désigne cette altération sous le nom de *diacrise*.

(1) *Loc. cit.*, pag. 414 et 415.

M. Barrier étudie la diacrise folliculeuse qui, suivant lui, comprend les 5/6 des diarrhées de l'enfance, sous trois points de vue : 1° la diacrise folliculeuse apyrétique (correspondant à la diarrhée des auteurs) ; 2° la fièvre muqueuse (correspondant à la fièvre rémittente de Butter) ; 3° les épiphénomènes et les complications parmi lesquels il range en première ligne l'inflammation de la membrane muqueuse intestinale. M. Barrier croit pouvoir reconnaître l'inflammation surajoutée à l'élément diacritique, au moyen de symptômes spéciaux, et en particulier à des douleurs abdominales plus vives, au météorisme, à la tension du ventre, à la chaleur de cette région, à l'intensité de la soif, à la rougeur et à la sécheresse de la langue. Nous craignons que M. Barrier n'ait établi toutes ces distinctions, surtout les dernières, d'après des vues purement spéculatives, et que l'observation ne vienne chaque jour donner un démenti à ces idées théoriques. En effet, l'étude attentive des affections gastro-intestinales démontre une identité symptomatique parfaite coïncidant avec les formes anatomiques les plus dissemblables (1).

MM. Barrier et Legendre attachent une très grande importance à démontrer que les lésions qu'ils décrivent ne sont pas inflammatoires, et cependant leurs descriptions anatomiques qui sont calquées sur les nôtres, démontrent, à n'en pas douter, l'existence d'une phlegmasie. Seulement il est évident que, quand une inflammation se développe dans un follicule agminé ou isolé, elle ne peut pas présenter les mêmes caractères que lorsqu'elle envahit la couche villeuse intestinale. Toute la question est de savoir si l'inflammation existe dès le début Oui, disent MM. Friedleben et Flesch. Non, répondent MM. Barrier et Legendre, car elle est consécutive à l'hypersécrétion. Oui et non, disons-nous (2).

(1) « Une diarrhée intermittente, peu ou pas de douleurs abdominales, peuvent annoncer une colite ulcéreuse et pseudo-membraneuse étendue, tandis qu'un dévoiement intense, des douleurs abdominales plus ou moins vives et une durée considérable des symptômes graves, ne se rattachent quelquefois qu'à un ramollissement léger et partiel, à une colite d'apparence bénigne ou même à aucune lésion du tube intestinal. » (Legendre, *loc. cit.*, pag. 364.) Nous avons puisé cette citation de notre ouvrage dans celui de M. Legendre, parce qu'en nous citant il a donné son assentiment à l'exactitude de nos assertions.

(2) Quel que soit notre désir de mettre notre individualité en dehors des discussions scientifiques, il nous est difficile de ne pas répondre à quelques-unes des objections qui nous ont été faites. Cette réponse apportera d'ailleurs des preuves à l'appui de l'opinion que nous venons d'émettre.

M. Legendre, en confirmant l'exactitude de nos descriptions anatomiques, nous reproche d'avoir étudié ces lésions comme autant de maladies distinctes sous les noms d'*entérite* ou de *colite érythémateuse*, *pseudo-membraneuse*, *folliculeuse*, *ulcéreuse* : et il s'étonne que l'idée ne nous soit pas venue de les considérer comme la conséquence plutôt que comme la cause du flux intestinal.

M. Bouchut nous accuse d'avoir renfermé sous la dénomination de phlegmasie

Mais nous avouons qu'il nous est impossible d'attacher une grande importance à la solution des différentes questions soulevées par MM. Legendre, Barrier, Friedleben et Flesch. Que la lésion aiguë ou chronique de l'appareil folliculaire soit primitive et inflammatoire, comme le veulent MM. Friedleben et Flesch ; ou bien que la maladie consiste d'abord dans une simple lésion de sécrétion, et que les lésions inflammatoires ne soient que la conséquence du flux diarrhéique comme le pense M. Legendre, peu nous importe. Ces maladies n'en sont pas moins les mêmes au point de vue étiologique et symptomatique. Y a-t-il, d'ailleurs, une si grande différence entre un follicule qui est turgescent sous l'influence d'une suractivité fonctionnelle, et un follicule qui est véritablement enflammé ? Billard n'a-t-il pas déjà répondu à cette question, en admettant que cette turgescence était un degré in-

gastro-intestinale et de fièvre typhoïde les résultats de nos observations sur les maladies des voies digestives, et d'avoir subordonné la diarrhée aux altérations de texture des intestins.

Devant ces objections, nous nous sommes demandé si nos confrères avaient réellement lu les chapitres où nous traitons de ces maladies, et s'ils ne s'étaient pas contentés de les parcourir.

Nous avons dit et répété qu'il y avait désaccord complet entre les lésions gastro-intestinales et les symptômes; que les premières ne pouvaient pas servir de point de départ pour le classement et l'étude des maladies du tube digestif; que ces lésions manquaient souvent; que l'hypersécrétion intestinale pouvait exister seule (nous en avons donné le chiffre, 1 fois sur 12) ou constituer la lésion dominante. Nous avons même parlé des altérations anatomiques qui nous avaient paru succéder à la diarrhée; nous avons insisté sur l'influence fâcheuse de ces abondantes déperditions et sur le dépérissement qui en résulte, indépendamment de la lésion matérielle. En un mot, tout en décrivant longuement les lésions anatomiques, nous les avons toujours mises sur le second plan dès qu'il s'est agi de classer, de reconnaître et surtout de traiter les maladies gastro-intestinales. Après avoir rappelé la manière dont nous avons jadis envisagé ce point de doctrine, nous nous demandons quelle est la valeur des objections qui nous sont faites.

Sans doute M. Legendre eût préféré nous voir admettre que la diarrhée précède toujours la lésion anatomique, en est toujours la cause, et qu'en conséquence il faut la considérer comme une maladie existant par elle-même, comme une entité morbide. Or c'est là une opinion qu'il nous est absolument impossible d'adopter, parce qu'elle tombe devant les faits. Peut-être les lésions gastro-intestinales succèdent-elles à une hypersécrétion simple plus souvent que nous ne l'avons dit, surtout chez les jeunes enfants; mais que cela soit toujours ainsi, nous le nions.

Si en effet, au lieu de s'en tenir à l'étude d'un petit nombre de cas de maladies chroniques, on embrasse l'ensemble des maladies gastro-intestinales, on en trouve un grand nombre dans lesquelles la mort est survenue peu de jours après l'invasion de ces diarrhées muqueuses dont la persistance est si grave. Or lorsque le décès a eu lieu le second, le troisième jour, après l'apparition de la diarrhée ou dans le cours du premier septénaire, et qu'on trouve, ainsi que nous l'avons maintes fois constaté, des lésions les unes légères, les autres graves, le plus souvent inflammatoires du tube digestif, peut-on en conclure que c'est l'abondance et la persis-

termédiaire entre l'inflammation et l'état normal? Nous nous sommes rangés à son opinion en ne voyant qu'une différence de degré et de forme entre des maladies identiques à tous égards, sauf quelquefois au point de vue anatomique (1); aussi, sans nous préoccuper davantage de ces idées, nous allons développer notre opinion sur la nature des diverses maladies gastro-intestinales.

Nous croyons que sous l'influence des causes antihygiéniques qui sont le principe de presque toutes les affections gastro-intestinales aiguës et chroniques primitives et même secondaires de l'enfance, naît une altération de toute l'économie et du sang en particulier, qui, à son tour, devient la cause de la maladie intestinale et des accidents secondaires qu'elle entraîne à sa suite.

La variété dans l'intensité des altérations anatomiques, et l'absence même de ces lésions, s'expliquent aisément alors par la souffrance de

tance de la diarrhée qui les ont causées? ou plutôt ne faut-il pas dire que la diarrhée a été dans ces cas le symptôme direct de la lésion anatomique.

Bien plus, quand il n'y a pas eu diarrhée, et que cependant on trouve une lésion inflammatoire, quelle a été la cause de celle-ci? Or nous avons dit qu'une fois sur douze environ la lésion, en général légère, existe sans diarrhée; par conséquent elle n'a pas été déterminée par le flux muqueux; et elle lui aurait sans doute donné naissance, si la mort ne fût pas arrivée par une cause étrangère.

Quant à l'idée de faire de la diarrhée une entité morbide, nous avouons ne pas la comprendre. Le diarrhée est un symptôme commun à des maladies très différentes du tube gastro-intestinal, symptôme précieux pour caractériser ces diverses maladies, symptôme grave parce que l'abondance des pertes épuise les malades. Mais de là à en faire une entité morbide, il y a une distance infranchissable. Autant vaudrait décrire l'expectoration et le délire comme des maladies distinctes des voies respiratoires et du système nerveux. Nous savons bien que M. Legendre désigne par ce mot une espèce particulière de diarrhée, c'est-à-dire celle surtout qui résulte d'une hypersécrétion morbide des follicules intestinaux; mais pourquoi alors n'a-t-il pas préféré le mot de catarrhe intestinal, lui qui a d'ailleurs admis le nom de catarrhe bronchique : deux maladies dont l'analogie est incontestable?

(1) Nous ne voudrions pas qu'en lisant ces lignes on crût que nous n'attachons aucune importance à l'absence ou à l'existence des lésions, à leur gravité ou à leur étendue, en tant qu'altérations anatomiques.

Si la maladie peut être grave en l'absence de toute lésion, elle l'est plus fréquemment et d'une manière plus certaine, lorsque celle-ci est intense et étendue. Les lésions anatomiques augmentent certainement la diarrhée, et par conséquent les causes de dépérissement; elles fournissent d'ailleurs une indication pour la thérapeutique; car nous savons très bien qu'en modifiant ou en faisant disparaître cette lésion, c'est-à-dire en détruisant l'effet, nous nous plaçons dans de bonnes conditions pour faire disparaître la maladie générale, c'est-à-dire la cause. Nous chercherons donc dans les chapitres suivants les moyens d'établir le diagnostic anatomique, et d'en tirer des indications thérapeutiques.

Mais lorsque nous envisageons la question au point de la nature du mal, nous n'attachons qu'une importance secondaire à décider si l'inflammation existe ou non, si elle précède ou suit l'hypersécrétion folliculaire.

tout l'organisme (*totius substantiæ*), par l'altération plus ou moins grande des liquides, et par la résistance plus ou moins énergique de l'appareil digestif à l'influence destructive de cette cause.

Cette théorie trouve son appui dans les considérations suivantes :

1° De l'aveu de tous les auteurs, l'appareil folliculaire est l'élément anatomique le plus souvent en jeu dans le cours des affections gastro-intestinales de l'enfance. Que sa lésion soit primitive et inflammatoire, comme le pensent MM. Friedleben et Flesch ; ou consécutive à une hypercrinie, comme le croient MM. Barrier et Legendre, il n'en est pas moins positif que cet appareil est dans le plus grand nombre des cas l'agent le plus actif du principal phénomène morbide, la diarrhée.

2° D'autre part, dans les maladies auxquelles personne ne peut contester le nom de maladies générales, que l'on peut assimiler aux empoisonnements par une cause miasmatique, et dans lesquelles la chimie organique a démontré une altération bien positive des liquides ; dans les fièvres typhoïdes et dans les fièvres éruptives compliquées d'accidents grastro-intestinaux, par où se fait l'élimination des matériaux hétérogènes ? Par l'appareil folliculaire. Presque toutes les fois que l'on a constaté quelque désordre anatomique dans l'intestin, c'est dans cet appareil qu'on l'a observé.

3° A la suite des fièvres compliquées d'accidents intestinaux graves, comme à la suite des affections gastro-intestinales aiguës ou chroniques primitives, il arrive quelquefois que la lésion intestinale manque, bien que les symptômes soient identiques avec ceux observés dans le cas où la lésion existe. Ces différents faits ne concordent-ils pas merveilleusement à prouver, d'une part, l'influence d'un état général sur la production des symptômes gastro-intestinaux ; d'autre part, la dissemblance des résultats anatomiques avec des symptômes évidemment identiques ?

4° N'avons-nous pas cité aussi des exemples de fièvres typhoïdes dans lesquelles la lésion avait manqué? Ou bien, si l'on conteste l'exactitude de ces observations, n'en existe-t-il pas d'autres bien plus nombreuses où l'on trouve une disproportion énorme entre le peu d'étendue de la lésion, la persistance et la gravité des symptômes locaux abdominaux ?

5° Enfin l'état climatérique, ou l'air délétère que l'on respire dans les hôpitaux ne créent-ils pas un dérangement de la santé générale qui exerce une influence prépondérante sur la production des affections gastro-intestinales ?

Appuyés sur les propositions précédentes, nous pouvons aisément expliquer le peu de rapport qu'il y a entre les lésions et les symptômes des maladies gastro-intestinales de l'enfance en admettant :

1° Que l'affection est toujours la même, quelle que soit la lésion, car celle-ci est une conséquence et n'est pas une cause ;

2° Que les enfants les plus jeunes surtout sont constitutionnellement prédisposés à cette maladie qui peut éclater sous l'influence de la cause la plus légère en apparence, le travail de la dentition par exemple ;

3° Que les causes antihygiéniques transforment facilement cette prédisposition en un véritable état morbide, ou même le créent en l'absence d'une prédisposition, en rendant plus que probable l'altération du chyle et secondairement celle du sang ;

4° Que l'hypersécrétion intestinale est en grande partie le résultat du départ sur l'intestin, spécialement par l'intermédiaire de l'appareil folliculaire, des matériaux morbides que contient le sang et dont l'existence cause la souffrance de toute l'économie ;

5° Que suivant le degré d'altération du sang, de résistance organique de la membrane muqueuse, de résistance vitale du sujet, de durée de la maladie, il y aura tantôt une simple hypersécrétion sans lésion anatomique visible, tantôt une altération plus ou moins profonde de l'appareil folliculaire ou du reste de la membrane muqueuse gastro-intestinale.

En faisant jouer un grand rôle à la prédisposition constitutionnelle et à l'altération du sang pour la production des affections gastro-intestinales de l'enfance, et surtout de la première enfance, nous ne voulons pas méconnaître l'action irritante toute locale qu'exercent les différents agents mis en contact direct avec la membrane muqueuse. Malheureusement le fait s'est plus d'une fois reproduit expérimentalement sous nos yeux. Nous n'avons que trop souvent eu occasion d'observer les effets désastreux d'une médication intempestive et constaté que l'appareil folliculaire avait été spécialement atteint. Nous comprenons très bien, par conséquent, qu'une alimentation irritante ou disproportionnée à l'âge et aux forces digestives de l'enfant puisse exercer une action toute locale, et devienne ainsi le point de départ de l'hypersécrétion, ou de l'inflammation des follicules et de la muqueuse intestinale, mais nous croyons que dans bien des cas l'altération des liquides et de toute l'économie est antérieure et prépondérante.

Pour nous faire encore mieux comprendre, nous dirons qu'il existe dans l'enfance deux espèces d'indigestion : l'une temporaire, l'autre continue. Ces deux variétés peuvent être comparées l'une à l'empoisonnement aigu, l'autre à l'empoisonnement lent. Dans le premier cas, l'aliment indigeste ou indigéré agit à la manière des poisons irritants et produit des effets immédiats, vomissements, diarrhée, coliques, fièvre, symptômes nerveux, et probablement une lésion locale éphémère.

Dans le second, l'alimentation vicieuse ou insuffisante ne produit pas des effets locaux immédiats, la digestion continue à se faire d'une manière assez régulière, il n'y a encore ni diarrhée, ni vomissement, ni coliques, mais l'enfant pâlit, maigrit, mollit, s'étiole, perd ses forces, sa gaieté et son appétit ; puis, au bout de quelque temps, survient la diarrhée. En un mot, l'altération de l'état général précède les symptômes locaux et indique que, sous l'influence d'une alimentation vicieuse, un chyle peu réparateur n'a pu reproduire qu'un sang altéré. A son tour, l'altération du sang devient la cause des symptômes locaux par l'intermédiaire de l'appareil folliculaire intestinal qui est à la fois l'agent et qu'on nous passe le mot, la victime de cette élimination. Ces deux causes s'unissent souvent à différents degrés ; on observe alors un mélange d'indigestions aiguës agissant comme cause topique, et d'indigestions chroniques agissant comme cause d'infection ; ce mélange rend le cas encore plus fâcheux, en contribuant à l'augmentation des lésions organiques, mais il ne change rien à la nature intime de la maladie.

Ce qui nous fait attacher une grande importance à l'altération du sang et à la souffrance de toute l'économie, c'est ce qui se passe dans les maladies générales où la cause locale ne joue le plus souvent aucun rôle ; c'est ce que l'on observe aussi dans certaines constitutions épidémiques, où l'on voit, sous la seule influence climatérique, et probablement par suite d'un trouble de la perspiration cutanée et pulmonaire, se produire instantanément des hypersécrétions gastro-intestinales, qui sont évidemment le résultat d'une modification graduelle ou rapide, mais profonde, de tout l'individu.

Notre théorie sur le point de départ de la plupart des affections intestinales de l'enfance nous fait regarder comme étant au fond de la même nature les formes légères et graves, suraiguës, aiguës, subaiguës et même chroniques ; nous ne voyons entre ces maladies d'autre différence qu'une différence de degré ou de forme. L'étude attentive des faits n'a fait que nous confirmer dans notre opinion. Sans doute, si l'on se bornait à ne considérer que les cas extrêmes, rien de plus différent en apparence ; mais si l'on envisage les faits dans leur ensemble, on les voit se grouper de manière à former les anneaux d'une chaîne qu'il est bien difficile de rompre.

Ce n'est pas dans les hôpitaux, avec des cas sporadiques, dont le plus souvent on ne connaît pas le point de départ, que l'on peut résoudre la question ; c'est en ville, en étudiant un ensemble de malades placés dans les mêmes conditions étiologiques, que l'on arrive à se faire une opinion positive ; c'est en procédant ainsi que nous avons acquis la conviction que ces différentes formes ne présentent entre elles qu'une différence de degré. Dans les mois de juillet, août et septembre 1846 en particulier, l'un de nous a observé, à Genève, sur plus de cent enfants âgés de six semaines à deux ou trois ans, toutes les variétés d'affections intestinales de la première enfance, depuis la diarrhée simple ne dépassant pas un septénaire et ne s'accompagnant d'aucun symptôme fâcheux, jusqu'aux formes les plus graves de la maladie décrite sous le nom de *choléra infantum*, et comme intermédiaire il a vu des cas subaigus et même plusieurs dans lesquels la maladie a passé à l'état chronique. Si une constitution médicale épidémique nous a permis d'envisager la question d'un coup d'œil d'ensemble, l'examen des cas sporadiques nous a conduits à la même conclusion. Tous deux nous possédons entre autres faits, qui viennent à l'appui de nos remarques, les observations d'enfants sur lesquels les différentes formes d'affections gastro-intestinales se sont succédé à intervalles plus ou moins rapprochés et toujours sous l'influence des mêmes causes.

Nous pouvons comparer ces affections gastro-intestinales aux affections trachéo-bronchiques, dans lesquelles la maladie ne change pas de nature pour changer de gravité. Ainsi, la trachéite légère caractérisée par un seul symptôme, la toux, ne diffère que par le degré du catarrhe suffocant mortel; de même l'irritation folliculaire de l'intestin, caractérisée par une simple diarrhée, ne diffère non plus que par le degré d'une entérite cholériforme mortelle. La meilleure preuve de la vérité de ces propositions, c'est dans bien des cas la transformation de la trachéite en une bronchite suffocante, et le passage d'une simple hypercrinie intestinale à un *cholera infantum* bien caractérisé.

Et même, en poussant encore plus loin la généralisation, nous pouvons démontrer, sans trop de difficulté, que toutes ces différentes maladies des appareils respiratoire et digestif appartiennent à la même famille pathologique, et que les différences symptomatiques locales ou générales dépendent de l'appareil d'organe dans lequel se localise la maladie plutôt que d'une différence dans son essence. Nous nous contenterons d'indiquer ici comme preuve de l'identité de nature :

1° La coïncidence des affections trachéo-bronchiques et gastro-intestinales ;

2° Leur succession ou leur alternance ;

3° L'identité de leurs conditions étiologiques (âge, tempérament, hérédité, état climatérique, aération, nourriture, épidémie) ;

4° L'identité de leur base anatomique ;

5° L'identité d'hypersécrétion muqueuse répondant à un même besoin d'élimination de matériaux morbides;

6° La même variété dans l'existence, le nombre et l'espèce des lésions anatomiques ;

7° Le même type rémittent ou intermittent du mouvement fébrile;

8° Le succès d'une médication à peu près identique dont le but est de favoriser l'hypersécrétion muqueuse et d'en évacuer les produits.

Il y a donc à nos yeux identité de nature dans la très grande majorité des cas entre ces diverses maladies des appareils respiratoire ou digestif; et cette identité naît de ce que l'affection générale qui leur donne naissance est la même.

Il serait certainement utile de reconnaître quelle est l'espèce d'altération survenue dans la composition du liquide nourricier; mais pour la déterminer nous nous en remettons à l'avenir et aux recherches ultérieures de la chimie organique. Aujourd'hui c'est beaucoup, et cela doit nous suffire, d'avoir apporté quelques preuves à l'appui de cette idée, que, dans les maladies de la membrane muqueuse broncho-intestinale de l'enfant, il existe une modification de toute l'économie qui tient sous sa dépendance les altérations des liquides et les lésions des solides.

Nous ne savons pas davantage quelle est la nature de cet état morbide général. Elle échappe, et sans doute échappera toujours à nos investigations, comme tout ce qui a trait à la cause de la vie. Cependant nous la distinguons de toutes les autres affections par ses effets, et nous acceptons le nom de catarrhe qui lui a été donné en raison de sa manifestation la plus habituelle, c'est-à-dire l'hypersécrétion muqueuse, cette hypersécrétion étant, comme nous le disions tout à l'heure, le résultat de l'élimination au moyen de l'appareil folliculaire des matériaux morbides que contient le sang.

Le catarrhe ainsi compris peut-il rendre compte de toutes les maladies gastro-intestinales qui nous ont occupés jusqu'à présent, c'est-à-dire de toutes les lésions anatomiques et de toutes les formes symptomatiques.

Nous n'hésitons pas à dire que la plus grande partie de ces maladies, quelles que soient leurs variétés, sont de nature catarrhale.

Le fait ne peut laisser aucun doute pour toutes les formes qui ne présentent entre elles qu'une différence dans l'intensité où dans la durée. Celles-là ont un cachet commun qui les rapproche forcément.

Il n'en est plus de même pour certaines formes symptomatiques dont la physionomie toute spéciale semble indiquer une autre nature morbide que le catarrhe : telle est la maladie à laquelle on a donné le nom de *cholera infantum*, ou *entérite cholériforme ;* telles sont les formes cérébrales, typhoïdes; telles encore les maladies gastro-intestinales secondaires à d'autres affections Mais, lorsque nous voyons ces maladies naître sous la même influence épidémique ou diététique à un âge où la prédisposition naturelle est le catarrhe; lorsque nous voyons que l'appareil folliculaire est le principal siége du désordre, nous concluons que là encore le même principe morbide existe. Nous reconnaissons cependant, ou bien qu'il frappe à la fois sur les membranes muqueuses et sur d'autres organes, ou bien qu'il se complique d'états morbides d'une autre nature. Ainsi il peut arriver que le système nerveux soit atteint, et suivant que la partie ganglionnaire ou la partie encéphalo-rachidienne est plus spécialement frappée, on voit se produire les formes cholérique ou cérébrale. Dans les formes typhoïdes et même dysentériques, le catarrhe nous paraît moins évident, ou du moins il est possible qu'il soit uni à un état morbide différent. Dans d'autres cas un état inflammatoire réel peut s'allier au catarrhe.

D'autre part, les maladies que nous avons eu spécialement en vue jusqu'à présent sont surtout primitives; mais le tube gastro-intestinal peut devenir aussi malade pendant le cours ou à la suite d'autres affections. Souvent alors la coïncidence d'une cause épidémique ou diététique, ou le cachet symptomatique, dénote la nature catarrhale de la complication, ou bien aussi la maladie primitive agit de préférence sur l'appareil folliculaire (rougeole, fièvre typhoïde, etc.) et fait naître chez des enfants prédisposés un catarrhe secondaire.

Ainsi, à nos yeux, les maladies catarrhales de l'enfance sont primitives ou secondaires, simples ou compliquées d'un état nerveux, ou d'une autre affection.

Toutes ces propositions exigeraient sans doute une discussion plus étendue; mais nous ne pourrons nous y livrer avec fruit qu'après avoir décrit dans leurs détails les diverses formes que nous énumérerons bientôt d'après ces principes.

On le voit donc, en suivant une tout autre voie que MM. Barrier et Legendre, nous arrivons à un résultat à peu près pareil, à savoir, que la plupart des maladies gastro-intestinales de l'enfance sont de même nature, c'est-à-dire catarrhales. Cependant quelques-unes sont réellement indépendantes du catarrhe, même lorsque l'appareil folliculaire est spécialement frappé. Dans ce cas, l'état général est autre, ainsi que le prouvent les causes et l'ensemble symptomatique. Parmi elles, on doit citer le choléra et la fièvre typhoïde.

Nous nous sommes demandé aussi s'il n'existait pas des maladies franchement inflammatoires du tube gastro-intestinal, c'est-à-dire qui fussent aux organes digestifs ce qu'est la pneumonie lobaire aux voies respiratoires. Il est possible qu'on doive rattacher aux phlegmasies franches certaines maladies gastro-intestinales aiguës primitives, surtout chez les enfants les plus âgés. Peut-être en est-il de même de quelques cas secondaires; ainsi nous avons vu des pneumonies lobaires et inflammatoires ne pas être primitives. Cette opinion peut être appuyée tantôt sur l'absence de la cause catarrhale, tantôt sur la nature de la maladie primitive, d'autres fois sur la marche de la maladie gastro-intestinale. Jusqu'à présent toutefois, ces faits nous ont paru peu tranchés et peu positifs; et, sauf les résultats que pourront fournir des travaux ultérieurs, nous n'avons vu aucun inconvénient à les confondre dans une même description avec les maladies catarrhales.

Enfin, il est d'autres inflammations qui n'appartiennent pas aux catarrhes : telles sont certaines phlegmasies ulcéreuses et quelques autres qui, toutes locales, résultent d'une cause mécanique, par exemple de l'invagination de l'intestin, ou même de l'ingestion de substances irritantes.

Art. VI. — Classement des maladies gastro-intestinales.

Nous espérons que les détails qui précèdent serviront au praticien
de fil conducteur dans cet obscur labyrinthe des maladies gastro-intestinales de l'enfance. La classification que nous adoptons est basée
sur la nature des maladies établie surtout d'après leurs causes. La
forme symptomatique et le siége serviront aux divisions secondaires.

Les chapitres qui vont suivre seront à peu près exclusivement consacrés aux maladies de nature catarrhale. Ainsi nous ne parlerons
pas de celles qui, bien qu'affectant surtout le tube digestif, s'éloignent
cependant des catarrhes ; tels sont : le choléra , la fièvre typhoïde.

Nous conserverons parmi les maladies catarrhales certaines affections qui n'en diffèrent pas sensiblement , bien qu'elles soient peut-
être franchement inflammatoires.

Nous en décrirons à part quelques autres qui, évidemment, ne sont
pas catarrhales.

Toutes les maladies gastro-intestinales seront donc divisées en *trois
sections.*

La *première* comprendra les maladies catarrhales et sera sous-di-
visée en deux classes , dont l'une aura trait aux catarrhes et aux
phlegmasies catarrhales, primitifs ou secondaires, mais simples ; dans
l'autre, nous rangerons les maladies dans lesquelles au catarrhe se
joint un état de souffrance du système nerveux.

Dans la *seconde section* nous décrirons les maladies catarrhales douteuses, mais non inflammatoires.

Dans la *troisième section* nous nous occuperons des maladies non
catarrhales, sous-divisées en deux classes.

Ce classement, fondé sur la nature des maladies, sera justifié
par la symptomatologie, qui fournira en outre quelques divisions
secondaires.

Il est certains cas dans lesquels le siége modifie la forme de la maladie et attire forcément l'attention. Ainsi, d'une manière générale,
les maladies de l'estomac sont assez distinctes de celles des intestins.
Quelquefois, mais bien plus rarement, il semblerait que le siége à la
fin de l'intestin grêle ou à la fin du gros intestin donne au mal une
forme particulière. La lésion anatomique ne pourra en aucune façon
contribuer à l'établissement d'espèces morbides distinctes. Mais celles-
ci étant reconnues d'après leur nature, leurs symptômes et leur siége,
il sera nécessaire, dans l'application aux cas particuliers, de rechercher
les moyens de reconnaître s'il existe une lésion anatomique et si elle
fournit quelque indication spéciale au pronostic et à la thérapeutique.

En résumé , voici l'énumération des formes qu'il nous paraît utile
d'étudier comme autant de maladies particulières.

Division des maladies gastro-intestinales (1).

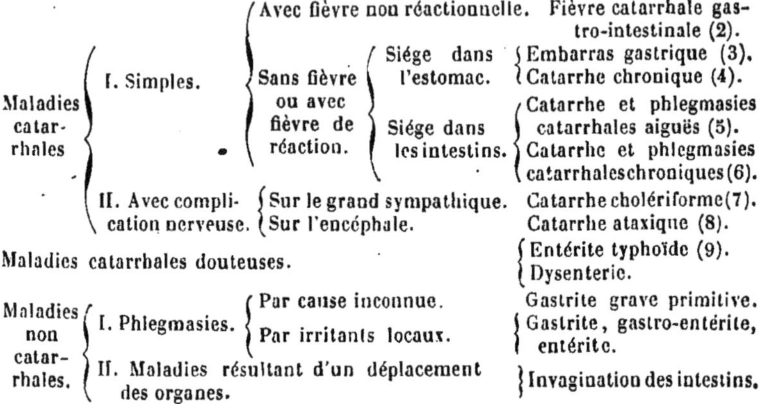

Art. VII. — Traitement.

Les maladies que nous venons d'étudier dans leur ensemble sont loin de réclamer toutes le même traitement. Dans les chapitres qui vont suivre nous insisterons sur les détails de la médication applicable à chacune d'elles et autant que possible aux cas particuliers. Mais il n'est pas inutile de donner quelques considérations générales sur les différentes sources d'indications thérapeutiques communes à la plupart de ces maladies. Ces sources d'indications sont: les causes, la nature, les symptômes, le siége et les espèces anatomiques, l'état des forces.

(1) Nous donnons ici la synonymie de toutes les maladies que nous allons décrire. Nous espérons éviter ainsi la confusion qui résulte de la variété des théories médicales et des noms qui en dérivent.

(2) Fièvre rémittente de Butter. — Fièvre muqueuse. — Fiévre gastrico-pituiteuse. — Diacrise folliculeuse fébrile.

(3) Gastrite légère (R. et B., 1ʳᵉ edit.). — Diacrise muqueuse (Gendrin, Barrier).

(4) Ramollissement chronique de l'estomac (des Allemands). — Gastrite chronique.

(5) Diacrise muqueuse apyrétique (Gendrin, Barrier). — Diarrhée catarrhale et spasmodique. — Entérite ou entéro-colite aiguë.

(6) Diacrise muqueuse chronique. — Diarrhée chronique. — Entérite ou entéro-colite chronique. — Inflammation chronique des plaques de Peyer (Friedleben et Flesch). — Atrophia infantum lactantium. — Carreau.

(7) Ramollissement de l'estomac. — Gastro-malaxia infantum. — Cholera infantum. — Entérite cholériforme (Trousseau). — Cholérine (Bourgeois). — Inflammation aiguë des plaques, etc.

(8) Diacrise muqueuse compliquée (Barrier). — Fièvre cérébrale de plusieurs auteurs.

(9) Diacrise muqueuse fébrile compliquée (Barrier). — Fièvre ataxique.

1° *Indications fournies par les causes.* — Il est un certain ordre de causes sur lequel la médecine n'a aucune puissance, mais il en est d'autres qui sont sous sa dépendance plus ou moins immédiate. Nous ne pouvons changer ni les conditions héréditaires, ni les conditions physiologiques, ni les conditions climatériques, mais nous pouvons dans bien des cas modifier complétement le mode de vivre et combattre ainsi efficacement, sinon supprimer entièrement les causes anti-hygiéniques les plus dangereuses.

La première question que le médecin doit adresser aux parents d'un enfant atteint d'une affection gastro-intestinale est celle-ci : comment l'enfant est-il nourri ? et le premier conseil qu'il doit donner est de bien régler l'alimentation.

Si l'enfant est nourri au sein, il faudra examiner avec soin la santé, les habitudes et l'hygiène de la nourrice ; il faudra s'assurer de la quantité du lait par l'inspection des seins, et de sa qualité par le microscope et le lactoscope. Si le lait ne présente pas des caractères convenables, si la nourrice laisse à désirer sous le rapport de la santé, il ne faudra pas hésiter à en conseiller le changement. Cependant, avant de prendre ce parti, il sera convenable d'étudier si le dérangement d'entrailles n'est pas la conséquence du mauvais régime que suit la nourrice et de la mauvaise distribution des repas du nourrisson. Dans le premier cas, il suffira quelquefois de modifier le régime de la femme pour obtenir la guérison de l'enfant : si son affection est légère et récente, on conseillera à la nourrice de manger principalement des soupes grasses et des viandes rôties ; à son déjeuner, elle prendra une infusion de glands de chêne torréfiés; les légumes verts, les fruits, la salade, le fromage, le café ou les autres excitants seront défendus. Si l'examen au lactoscope démontrait une trop grande richesse du lait, le bicarbonate de soude serait prescrit avec avantage. Si l'on doit attribuer le mal au mauvais régime de l'enfant, on pourra dans bien des cas, en réglant simplement les heures auxquelles la nourrice donne le sein, faire cesser l'irritation d'entrailles. Il nous est souvent arrivé de guérir des enfants souffrant de diarrhées assez anciennes, par la seule régularisation des heures du repas.

Si les modifications dans le régime de la nourrice et de l'enfant n'ont pas été suivies de succès, il ne faut pas hésiter à changer de nourrice. Nous renvoyons à l'excellent ouvrage de M. Donné, pour tous les détails relatifs à ce changement ennuyeux et délicat, et aux précautions à prendre pour qu'il réussisse.

Si l'enfant est nourri au biberon, et que la diarrhée ne diminue pas au bout de quelques jours, il faut lui donner une nourrice; mais cela n'est pas toujours possible; alors il faut parer à la difficulté au moyen du lait d'ânesse; ou bien, si l'on a affaire à de pauvres gens, au moyen d'un mélange de lait et de bouillon de veau dans la proportion de deux tiers de lait pour un tiers de bouillon: Pour les enfants aisés, nous préférons le mélange avec du bouillon de poulet. Le lait sera donné à intervalles réguliers ; on aura soin qu'il provienne toujours de la même vache, nourrie avec du foin et non avec des herbes vertes. Suivant le conseil de M Donné, nous ne faisons pas bouillir le lait, nous nous contentons de plonger dans l'eau chaude le vase qui le contient, de façon à lui donner une température de 30 degrés environ; il faut avoir soin que le vase soit tenu dans un grand état de propreté. En thèse générale, nous préférons de beaucoup l'alimentation par une nourrice, cependant nous avons observé dans notre pratique quelque cas où, après des changements multipliés de nourrice, le lait de vache a fait disparaître une affection gastro-intestinale contre laquelle le lait de femme avait été impuissant.

Nous nous sommes aussi bien trouvés dans certains cas de donner aux enfants diarrhéiques, sans supprimer le sein, de petites panades faites avec le biscuit de mer ou le pain séché au four. On rencontre aussi dans la pratique des enfants auxquels le lait de vache disconvient évidemment et qui ne peuvent être nourris qu'avec des bouillons légers. Un de nos confrères nous a dit que tous ses enfants avaient été dans ce cas, ils ne pouvaient supporter aucune espèce de lait. Mais ce sont là des anomalies qui ne changent rien à cette règle générale que l'alimentation par une bonne nourrice est pour les jeunes enfants préférable à toute autre, et qu'il faut se hâter de leur restituer cette nourriture quand ils en ont été prématurément privés.

Si l'affection gastro-intestinale survient chez un enfant sevré depuis un temps plus ou moins long, et si la maladie est grave, nous conseillons la reprise du sein. Nous avons vu des résultats vraiment merveilleux de cette pratique, et M. Donné n'a rien exagéré en en prônant les excellents effets. Il est vrai que tous les enfants ne consentent pas à reprendre le sein; mais le nombre n'en est pas considérable lorsque l'on se place dans de bonnes conditions.

La première de toutes est d'avoir une nourrice intelligente et complaisante, et une femme de confiance qui la surveille; il ne faut pas se rebuter après une première tentative infructueuse; on ne réussit quelquefois qu'après plusieurs jours de persévérance. Si l'enfant refuse positivement de prendre le sein, on peut, comme le conseille M. Donné, réunir plusieurs nourrices qui fournissent chacune une certaine quantité de lait que l'on fait boire au biberon ou dans un verre. Lorsque l'on ne peut pas agir ainsi, il faut remplacer le lait de femme par le lait d'ânesse en ayant soin de diviser la quantité totale du lait dans six ou huit petites bouteilles, pouvant chacune contenir 60 grammes de lait. On donne une de ces bouteilles toutes les trois ou quatre heures, suivant le cas, en ayant soin de remuer la fiole pour que la crème et le lait soient bien mélangés, et de la plonger dans l'eau chaude avant de l'administrer. Si l'on ne peut se procurer du lait d'ânesse, le lait de vache coupé avec le bouillon de poulet ou de viande légère est ce qu'il y a de mieux.

Si le régime lacté exclusif réussit bien, le lait de femme et celui d'ânesse doivent être donnés purs; s'il ne réussit pas, il faut ajouter au lait une certaine quantité d'eau de chaux ou de bicarbonate de soude, et avoir soin de tenir des serviettes chaudes sur le ventre de l'enfant au moment où il boit son lait. Ces simples précautions suffisent souvent pour le faire passer. On reconnaît que le régime lacté réussit quand l'enfant n'a pas de renvois, de ballonnement du ventre après avior pris son repas, ou quand la diarrhée diminue et que les selles contiennent moins de mucus et de fragments de caséum indigéré. Dans le cas où la diarrhée persiste au même degré, et lorsque le caséum continue à passer indigéré, c'est le signe que le régime lacté ne réussit pas. Alors, s'il s'agit d'un nourrisson, il faut changer de nourrice jusqu'à ce que les digestions se rétablissent. M. Donné et nous-mêmes avons conseillé ce changement de nourrice jusqu'à cinq ou six fois successivement. S'il s'agit d'un enfant sevré qui ne supporte pas le lait, ce qui est rare, il faut le nourrir avec des panades, de l'arrow-root, de la crème de riz et du bouillon de poulet; ce dernier aliment sera plus ou moins concentré, depuis l'eau de poulet jusqu'à la gelée. Une nourriture réparatrice et convenable pour un enfant épuisé par une longue diarrhée est un jaune d'œuf délayé dans du bouillon.

La nourriture des enfants du premier âge est presque toute liquide, ils prennent à la fois leurs aliments et leurs boissons, aussi nous croyons que le lait et le bouillon doivent suffire, et qu'il faut être très sobre d'autres boissons. Quelques tisanes légèrement amères données à petites doses et froides sont les plus convenables.

L'hygiène corporelle ne réclame pas moins d'attention que l'hygiène alimentaire. Est-il nécessaire de dire que les enfants doivent être tenus dans un état de propreté minutieuse; on évitera ainsi ces irritations du siége, ces érythèmes, ces pustules que l'on observe si fréquemment sur les enfants mal soignés. Il est nécessaire qu'ils soient chaudement vêtus, et que le ventre soit enveloppé dans une ceinture de flanelle.

Un point qui doit toujours attirer l'attention du médecin appelé à soigner un enfant atteint d'une affection gastro-intestinale est la dentition. Les opinions des praticiens sont loin d'être concordantes sur la valeur thérapeutique de la section des gencives. Nous avons souvent pratiqué cette petite opération en général dans des cas aigus et sur des enfants atteints d'accidents cérébraux. Nous n'en avons jamais obtenu des résultats bien évidents; mais, comme plusieurs de nos confrères nous ont dit s'en être bien trouvés, surtout dans les cas où les vomissements sont opiniâtres, nous conseillerons cette opération qui n'a pas d'inconvénient, pourvu qu'on fasse une incision cruciale un peu profonde et que l'on arrive jusque sur la dent.

Il est peu d'autres causes qui fournissent des indications bien précises. Il est probable que les mêmes maladies réclament quelquefois des traitements différents suivant les constitutions médicales ou épidémiques régnantes. Mais, outre que nous ne sommes pas suffisamment renseignés à cet égard, il est certain que ces indications spéciales ne peuvent être établies que par l'expérience acquise dans les premiers temps de ces épidémies. Aussi, aucun précepte général ne peut surgir, quant à présent, de cette considération.

L'état de santé antérieur implique souvent des modifications dans le traitement. Une même maladie ne présente pas toujours les mêmes indications lorsqu'elle est primitive et lorsqu'elle est secondaire. Nous distinguerons soigneusement ces différences dans les pages suivantes.

2° *Indications fournies par la nature de la maladie.* — Si nous connaissions en quoi consiste l'altération du sang et la lésion de toute l'économie dont nous avons admis l'existence dans la plupart des maladies gastro-intestinales, nous pourrions sans doute en tirer quelques indications précieuses, ou au moins nous rendre compte de l'efficacité d'un certain nombre de médications.

Il est impossible cependant de ne pas remarquer quels avantages on obtient de l'emploi des évacuants dans toutes les maladies que nous avons rangées parmi les catarrhes gastro-intestinaux. Nous savons, il est vrai, qu'ils exercent une action topique qui chasse les matières sécrétées en trop grande abondance, et qui modifie le mode particulier d'irritation sécrétoire, ou même la phlegmasie existante. Cela suffit sans doute à bien des pathologistes pour admettre une action exclusivement locale. Nous ne la nions pas ; et de même que nous avons reconnu l'existence de catarrhes primitivement locaux, nous reconnaissons aussi l'influence avantageuse d'une action médicamenteuse topique.

Il nous semble cependant qu'on peut aussi admettre que les évacuants s'adressent à la nature même du mal en facilitant la sécrétion plus rapide et plus abondante de ces matériaux hétérogènes et morbides que contient le sang et que doivent éliminer les follicules muqueux. Nous en trouvons la preuve dans l'influence favorable que les évacuants dirigés sur le tube digestif exercent sur les catarrhes broncho-pulmonaires. Dans ces cas l'action topique est nulle ; et cependant les sécrétions muqueuses des bronches sont rendues plus rapides et plus faciles en même temps que celles du tube digestif sont provoquées. N'est-ce pas s'adresser à la nature même de la maladie et en dehors de toute action topique, que de provoquer ces hypersécrétions abondantes, rapides et faciles ?

Nous croyons donc que la nature catarrhale de la maladie indique les évacuants même lorsqu'il existe une phlegmasie locale.

Lorsque le catarrhe n'est plus simple, lorsqu'il s'unit, par exemple, à un état nerveux, d'autres indications surgissent, mais elles varient suivant le siége ou l'intensité de cette complication.

S'il arrivait qu'un véritable état inflammatoire compliquât le catarrhe, ou existât seul, l'indication d'un traitement antiphlogistique de-
viendrait évidente; mais d'après les considérations précédentes, on
peut prévoir que cette médication est rarement applicable.

3° Les *indications fournies par les formes symptomatiques* seront
établies à propos de chaque espèce.

4° *Indications fournies par le siége et l'espèce de lésion anatomique.* —
Ce genre d'indications si important dans quelques maladies est forcément ici relégué sur le second plan. Cependant la différence du siége
dans l'estomac ou les intestins, indique l'emploi des vomitifs ou des
purgatifs, ou des topiques applicables sur la muqueuse du gros intestin. D'autres fois, une inflammation locale trop vive appelle quelques antiphlogistiques ; plus souvent cette phlegmasie toute spéciale
cède mieux aux modificateurs locaux.

5° *Indications fournies par l'état des forces.* — Nous répétons ici,
en raison de son importance, un précepte que nous avons déjà plus
d'une fois donné ; savoir, que l'état des forces doit toujours guider le
praticien dans l'emploi des remèdes. Suivant le besoin, suspendez
les évacuants lorsqu'ils affaiblissent ; quelquefois stimulez le système
nerveux qui fléchit ; plus souvent relevez-le par les toniques et l'alimentation, et que l'état général vous guide presque toujours de préférence à l'état local.

6° Enfin il est des indications fournies par la période à laquelle est
arrivé le mal, par sa durée, son état aigu ou chronique, sa marche
continue ou rémittente ; mais ces indications seront mieux étudiées
en parlant de chaque forme en particulier.

MALADIES CATARRHALES.

I. Maladies catarrhales simples.

CHAPITRE II.

FIÈVRE CATARRHALE GASTRO-INTESTINALE.

Ce nom est celui que nous donnons de préférence à la maladie
qu'on a désignée sous ceux de *fièvre muqueuse*, *fièvre rémittente*,
fièvre gastrique, *fièvre gastrico-pituiteuse*, etc.; nous le préférons,
parce qu'il représente mieux l'idée de la maladie que nous allons
décrire ici, tandis qu'il nous semble très difficile de préciser quel état
morbide on a désigné par ces diverses appellations. Bien plus, il nous

paraît certain qu'on a confondu sous ces noms plusieurs maladies très distinctes, parce qu'on a été préoccupé par des théories médicales ou trompé par la similitude des symptômes. Ainsi, dans plusieurs descriptions, on retrouve évidemment la fièvre typhoïde plus ou moins dénaturée ; d'autres auteurs, frappés par la rémittence des phénomènes fébriles, en ont fait le point culminant de la maladie, en oubliant que la rémittence est fréquente dans certaines fièvres paludéennes, dans certaines fièvres typhoïdes, et même dans quelques affections inflammatoires..Ailleurs, des auteurs, repoussant la pensée d'une phlegmasie, feraient volontiers rentrer dans la fièvre muqueuse la plupart des affections gastro-intestinales qui s'accompagnent d'un mouvement fébrile ; tandis que d'autres, frappés exclusivement par les phénomènes locaux, ne voient dans cette maladie qu'une gastrite ou une gastro-entérite.

Nous ne pouvons pas ranger parmi les fièvres les maladies dans lesquelles le mouvement fébrile est uniquement le résultat de la réaction de toute l'économie contre une ou plusieurs lésions locales.

Une fièvre, ou si l'on veut une pyrexie, est une maladie dans laquelle le mouvement fébrile, indépendant des lésions locales qui peuvent même manquer, est, comme celle-ci, la conséquence d'un état morbide général bien spécifié, quoiqu'il soit inconnu dans son essence.

Dans ces cas cependant, la lésion locale peut être assez grave pour déterminer une réaction qui s'ajoute au mouvement fébrile primitif. Alors il peut être très difficile de distinguer si les phénomènes fébriles sont seulement réactionnels, ou s'ils sont la conséquence d'une double cause, la phlegmasie locale et la diathèse.

Les anciens, qui considéraient surtout l'état général, ne voyaient guère que la pyrexie ; les modernes, plus familiers avec les lésions des organes, ne comprennent guère que la réaction ; aussi ne cherche-t-on pas de nos jours, plus qu'on ne le faisait autrefois, à établir, dans chaque cas particulier, cette distinction difficile, et plus utile à la théorie qu'à la pratique. Mais la difficulté du diagnostic n'implique pas la fausseté de l'idée ; et notre observation, dirigée dans cette voie, nous a convaincus que la fièvre peut reconnaître ces deux causes réunies ou séparées.

En cherchant à appliquer ces prémisses aux maladies catarrhales du tube digestif, nous ne pouvons admettre l'existence d'une fièvre catarrhale gastro-intestinale que si nous rencontrons, soit dans les auteurs, soit dans notre pratique, des faits particuliers dans lesquels les différents points suivants soient bien établis :

1° Existence d'un état catarrhal ;

2° Existence de lésions anatomiques ou fonctionnelles du tube digestif devant être rapportées au catarrhe ;

3° Existence d'un mouvement fébrile non expliqué par les lésions

locales, ne pouvant pas leur être entièrement rapporté, et appartenant
au catarrhe. Pour établir ce dernier point nous n'avons jusqu'à présent que deux caractères, à savoir : 1° la préexistence du mouvement
fébrile aux lésions locales ; 2° le type rémittent ou intermittent de la
fièvre coïncidant avec des lésions continues et ne pouvant pas être
expliqué par d'autres causes que par le catarrhe. Nous comprenons,
d'ailleurs, l'insuffisance de ce dernier caractère.

Existe-t-il des faits bien avérés qui réunissent toutes ces conditions?
Nous avons lu bien des descriptions de la maladie; nous ne pouvons
pas dire que nous ayons lu des observations suffisamment pro-
bantes (1). Cependant quelques faits (2) qui se sont passés sous nos
yeux concordent assez bien avec certaines descriptions, pour que
nous admettions l'existence de cette forme particulière du catarrhe.

Il en faudrait de plus nombreux pour établir sur des preuves suffisantes les variétés de cette maladie indiquées dans les auteurs d'après
le type de la fièvre ou le siége des lésions. On comprend, du reste,
facilement la possibilité de l'existence d'une fièvre catarrhale à type
rémittent, intermittent ou continu; et à lésions fonctionnelles ou anatomiques gastriques, intestinales ou gastro-intestinales.

L'admission de cette pyrexie dans le cadre nosologique ne contredit
en rien les idées que nous avons émises sur la nature des maladies
catarrhales. Bien loin de là, si nous la rapprochons de la pyrexie
analogue, dont nous avons parlé sous le nom de fièvre catarrhale
broncho-pulmonaire, il ressortira de ce rapprochement une nouvelle
preuve de l'identité des maladies catarrhales, quel que soit leur siége,
et une confirmation de notre théorie.

S'il est vrai que le catarrhe consiste en une modification morbide
de tout l'organisme cause ou résultat de l'accumulation dans le sang
de matériaux hétérogènes qui doivent être éliminés, on comprend :

Que si l'élimination se fait rapidement et facilement par les bronches
ou le tube digestif, il en résultera une maladie catarrhale broncho-
pulmonaire ou gastro-intestinale.

Que si l'élimination a de la peine à se faire, ou s'il n'existe pas une
cause particulière qui sollicité la localisation immédiate sur tel ou tel
organe, il en résultera d'abord un trouble fonctionnel général, c'est-
à-dire une fièvre catarrhale.

Que, pendant la durée de cette fièvre, la localisation pourra avoir lieu
sur la membrane muqueuse respiratoire ou digestive, ce qui donnera

(1) Toutefois, l'observation publiée par M. Lemazurier, dans les *Archives* de
1825, et rappelée par M. Barrier, tome II, page 58, nous paraît, comme à ce dernier pathologiste, en être un exemple.

(2) Nous attachons une certaine importance à ces faits (que nous pourrons pu-
blier plus tard), parce qu'ils ont été recueillis à Paris et à Genève, et que nous les
avons, alors et séparément, compris de la même manière avant de nous être communiqué nos idées sur le catarrhe.

à la pyrexie le titre de broncho-pulmonaire ou de gastro-intestinale.

Enfin, que cette localisation tardive pourra être assez violente ou assez étendue pour que les lésions locales dominent et dissimulent la pyrexie.

Dans les faits que nous avons sous les yeux (1), la fièvre s'est développée dès le début avant les symptômes locaux ou en même temps qu'eux ; elle a été remarquable par son type rémittent et même intermittent, quelle que fût la marche des manifestations locales. Nous l'avons vue persister après la disparition de ces dernières.

L'estomac a toujours donné des signes de souffrance (anorexie, dyspepsie, nausées, vomissements, langue sale, bouche pâteuse). La constipation a été habituelle ; une seule fois il y a eu de la diarrhée. Ces symptômes locaux, continus d'ordinaire, ont été une fois remarquablement intermittents.

·La maladie a duré un ou deux septénaires, et s'est terminée par guérison.

Elle s'est présentée sous deux formes très distinctes : l'une, légère, qui a les plus grands rapports avec l'embarras gastrique fébrile, que nous décrirons bientôt, et avec lequel il n'y a aucun inconvénient pratique à la confondre ; dans la seconde forme, les symptômes généraux (fièvre, agitation ou affaissement, décomposition des traits, amaigrissement rapide) et locaux (vomissements incessants de toute substance avalée) ont pris un degré d'intensité telle, que nous aurions pu croire à une maladie grave de l'estomac. Mais la rémittence, et même l'intermittence complète de tous ces symptômes, et l'influence favorable du sulfate de quinine donné en lavement, ont éloigné cette idée.

Dans la forme légère, le traitement doit être celui que nous indiquerons dans le chapitre suivant. Nous avons aussi employé les préparations d'aconit, lorsque les symptômes locaux n'attirant pas l'attention, nous voulions abréger la durée de la fièvre.

Le traitement qui nous a réussi dans la forme grave a consisté dans l'emploi :

1° Des vomitifs pendant les premiers jours ;

2° Des boissons glacées, de l'eau de Vichy, des vésicatoires à l'épigastre, lorsque la maladie a persisté malgré l'emploi du premier moyen ;

3° Du sulfate de quinine donné en lavement, lorsque l'intermittence a été manifeste.

(1) Cinq observations qui nous ont servi à rédiger ce chapitre.

CHAPITRE III.

EMBARRAS GASTRIQUE [1].

Art. I. — Symptômes.

Cette maladie, légère et rapidement terminée par le retour à la santé, débute par de la céphalalgie, une fièvre d'ordinaire peu intense et qui manque quelquefois, des vomissements bilieux ou muqueux, un sentiment de pesanteur ou même de la douleur à l'épigastre, quelques coliques accompagnées de constipation , très rarement de diarrhée. L'appétit est perdu, la soif d'ordinaire médiocre, la bouche amère ou pâteuse, la langue humide , légèrement blanche, rarement couverte d'un enduit jaunâtre épais. Le facies est naturel; il n'existe pas de toux ni de symptômes cérébraux.

Les vomissements qui existaient le premier et le second jour cessent ; très rarement ils se répètent le quatrième et le cinquième. La couche muqueuse blanche et jaune de la langue ne tarde pas à disparaître ; un léger dévoiement ou des évacuations normales remplacent la con·stipation. L'abdomen .conserve sa forme naturelle ; il n'y a pas de gargouillement dans la fosse iliaque, la douleur à l'ombilic ou à l'épigastre dure jusqu'au cinquième ou sixième jour, époque à laquelle la céphalalgie et le mouvement fébrile, presque toujours peu intenses, ont disparu. Très rarement la fièvre se prolonge au delà. La maladie a donc une très courte durée. Rarement les symptômes se dissipent avant le cinquième jour ; d'ordinaire la guérison survient du cinquième au douzième ; chez une fille de treize ans, elle s'est prolongée jusqu'au vingt-deuxième jour, mais il y avait dans ce cas rétention des matières fécales dans le gros intestin.

Insistons maintenant sur quelques détails symptomatiques: 1° la *fièvre*, lorsqu'elle existe, marque quelquefois le début et accompagne les symptômes locaux. Elle ne présente dans sa marche aucun caractère particulier. Le pouls médiocrement fréquent bat de 80 à 112 pulsations, rarement plus. La chaleur est médiocre, sans âcreté ni sécheresse.

2° Le *facies* est naturel; quelquefois le pourtour des narines et des lèvres offre une légère coloration jaune ; une seule fois nous avons constaté cette teinte sur la conjonctive ; le décubitus est indifférent, les forces incomplétement perdues.

3° Il est rare de voir des *taches rosées ;* il est plus rare encore qu'elles

---

(1) La description suivante résulte , 1° de l'analyse de dix-huit observations recueillies à l'hôpital ; 2° de plusieurs faits observés dans notre pratique.

soient abondantes et pareilles à celles qui existent dans la fièvre typhoïde. Nous n'en avons jamais vu plus de trois ou quatre sur le même malade.

4° Trois fois seulement nous avons noté des *sudamina :* ils étaient nombreux ; une fois ils ont paru le cinquième jour , une fois le huitième, une fois le dixième.

5° Nous avons suffisamment insisté sur les *symptômes abdominaux.* Nous dirons seulement qu'une seule fois l'état du tube digestif a dû attirer spécialement notre attention. Nous constatâmes alors une tumeur qui s'étendait dans toute la partie comprise entrela crête iliaque gauche et un travers de doigt au-dessus des fausses côtes. Elle s'avançait obliquement vers la ligne médiane de bas en haut, de dehors en dedans ; elle était aplatie, parfaitement unie, dure, mate à la percussion, un peu douloureuse à la pression. Cette tumeur tenait évidemment à une accumulation de matières fécales dans la fosse iliaque gauche ; elle disparut rapidement à la suite d'une évacuation avec l'huile de ricin.

6° Les *symptômes cérébraux* sont nuls ; nous en exceptons toutefois la céphalalgie et les étourdissements qui sont toujours légers et de peu de durée.

Art. II. — Diagnostic.

Cette affection pourrait être confondue avec la fièvre typhoïde légère. La différence entre ces deux maladies consiste bien plutôt dans leur durée que dans leurs symptômes propres. Ainsi chez deux jeunes filles, chez lesquelles nous avons noté des taches typhoïdes et des sudamina, la maladie n'ayant duré que de dix à quinze jours, la réaction fébrile ayant à peu près cessé à partir du neuvième, l'abdomen ayant offert sa conformation normale, les symptômes cérébraux ayant été nuls, il nous est impossible de croire que nous ayons eu affaire à une affection typhoïde.

La méningite tuberculeuse pourrait aussi être confondue, à son début, avec l'embarras gastrique, bien qu'elle offre de grandes différences sous le rapport de sa nature et de sa gravité. La méningite débute, comme l'embarras gastrique, par de la céphalalgie, des vomissements, de la constipation et de l'accélération du pouls, en sorte que, les deux ou trois premiers jours, il est souvent bien difficile de savoir à quelle affection on a affaire. Les antécédents du malade, l'hérédité tuberculeuse, les signes de tuberculisation pourront mettre sur la voie ; les caractères du pouls, ceux du facies, l'intensité de la céphalalgie, celle de la constipation, la conformation de l'abdomen serviront à assurer le diagnostic. Nous attachons peu de valeur à l'état de l'intelligence, vu que souvent elle reste parfaitement lucide au début de la méningite. Nous reviendrons d'ailleurs sur ce sujet dans notre chapitre MÉNINGITE TUBERCULEUSE.

Art. III. — Causes.

L'embarras gastrique, tel que nous le décrivons ici, c'est-à-dire isolé des maladies qu'il complique souvent, débute pendant le cours de la bonne santé soit spontanément, soit sous l'influence d'un écart de régime. Des observations plus nombreuses démontreraient, sans doute, que, chez l'enfant comme chez l'adulte, il peut être attribué à certaines constitutions épidémiques. Ce résultat, que ne nous ont pas donné les observations recueillies à l'hôpital, nous a paru ressortir de quelques faits de notre pratique.

Nous avons observé cette maladie presque exclusivement chez des enfants qui avaient dépassé l'âge de cinq ans, la plupart étant âgés de onze à quatorze ans.

Les filles, d'après nos observations, y sont plus sujettes que les garçons : ainsi, sur dix-huit malades, nous comptons onze filles et sept garçons.

Art. IV. — Nature de la maladie.

Dans l'embarras gastrique c'est évidemment l'estomac qui est le siége principal de la souffrance. La diarrhée ou la constipation peuvent bien quelquefois indiquer un état morbide du tube digestif, et démontrer l'existence d'un embarras gastro-intestinal.

Quelle est l'espèce de lésion dont l'estomac est atteint? Dans quelques cas la douleur épigastrique, la persistance des symptômes, le mouvement fébrile, peuvent faire supposer qu'il y a une phlegmasie de la membrane muqueuse. Les symptômes contraires semblent prouver qu'il existe seulement une sécrétion exagérée et viciée des liquides gastriques, et que là est le point de départ de la dyspepsie et des autres symptômes.

On sait que nous attachons une importance secondaire à résoudre cette question. Il nous paraît plus utile de déterminer, non quelle est l'espèce, mais bien quelle est la nature de la lésion gastrique.

Or lorsque les vomissements sont bilieux dès l'origine, lorsque la conjonctive et le pourtour du nez et des narines ont une teinte ictérique, lorsque la bouche est amère, la maladie doit être rapportée à un état bilieux. Nous eussions décrit à part cette variété qui est de beaucoup la plus rare chez les enfants, si nous eussions eu l'occasion de traiter d'une manière générale les affections bilieuses et de les différencier des maladies catarrhales et des maladies inflammatoires. Nous nous contenterons d'indiquer cette distinction, car nous ne voyons pas une grande importance dans un ouvrage comme le nôtre à isoler complétement l'embarras gastrique bilieux de l'embarras gastrique catarrhal.

La nature catarrhale de la maladie nous semble démontrée par les vomissements muqueux, spontanés ou provoqués, par l'état de la langue, par le goût pâteux ou acide de la bouche et par les circonstances qui déterminent le développement du mal.

La fièvre, lorsqu'elle existe, nous a toujours paru être une réaction contre l'état local.

Art. V. — Traitement.

§ I. *Indications.* — Le traitement, comme on le comprendra facilement, doit être fort simple. Les indications sont fournies par les symptômes, plus encore que par la lésion anatomique, qui certainement est très légère. On les établira d'après les considérations suivantes :

1° Ainsi, l'amertume de la bouche, la perte de l'appétit, la blancheur de la langue, sont des symptômes qui indiquent particulièrement l'emploi des vomitifs ;

2° La constipation, quelquefois opiniâtre, rend les purgatifs d'un usage utile ;

3° La douleur à l'épigastre réclame quelquefois l'emploi des antiphlogistiques directs, et toujours celui des bains et des cataplasmes.

§ II. *Médications.* — *Résumé.* — 1° Les *vomitifs* doivent être employés dès le début. On pourra les répéter pendant les deux ou trois premiers jours ; passé cette époque, ils ne nous semblent plus indiqués. Il faut préférer à l'émétique la poudre d'ipécacuanha, qui est mieux appropriée à la nature de la maladie, et qui produit une irritation locale moins intense. Cependant, si la douleur est peu vive ou nulle, nous ne verrions pas de contre-indication à l'emploi du tartre stibié, qui, donné comme vomitif, n'a pas l'effet local irritant qui résulte de son emploi à dose contro-stimulante.

2° *Purgatifs.* — Les purgatifs doivent être réservés pour une époque un peu plus avancée de la maladie ; du reste, le vomitif produit quelquefois un effet évacuant tout en débarrassant l'estomac. Il faudra, les premiers jours surtout, éviter l'emploi de l'huile de ricin ou des eaux salines, qui pourraient être rejetées par le vomissement. Il vaut mieux alors avoir recours aux lavements purgatifs avec l'huile, la manne, le miel de mercuriale, le sulfate de soude ; plus tard, si la maladie dépasse le sixième jour, surtout dans les cas où les lavements n'auraient produit que des évacuations peu abondantes, il sera convenable de prescrire à l'intérieur un ou deux purgatifs avec le calomel et le jalap. On insisterait surtout sur cette médication dans le cas où la maladie serait compliquée de constipation opiniâtre.

3° *Antiphlogistiques.* — La vivacité plus ou moins grande de la douleur épigastrique sera, comme nous l'avons dit, le guide qui dirigera le praticien dans l'emploi des émissions sanguines.

Dans le cas où l'on jugerait convenable de les mettre en usage, on prescrirait de quatres à huit sangsues, qu'on poserait à l'épigastre ; on aurait soin en même temps d'appliquer sur la même région de larges cataplasmes fréquemment renouvelés. On pourrait aussi donner deux ou trois bains tièdes d'une heure chaque. Les boissons devront être légèrement acidulées, limonade citrique, tartrique, eau de Seltz, etc.

4° Si la fièvre est vive, et surtout si elle a le caractère rémittent, les préparations d'aconit ou quelques prises de sulfate de quinine pourront être utiles.

Pendant les quatre ou cinq premiers jours, la diète devra être absolue ; dès que la fièvre sera tombée, on reprendra l'alimentation en quantité modérée. Sous l'influence de ce traitement très simple, la maladie marchera rapidement à la guérison.

CHAPITRE IV.

CATARRHE CHRONIQUE DE L'ESTOMAC (GASTRITE CHRONIQUE, RAMOLLISSEMENT CHRONIQUE DE L'ESTOMAC [1].

Les causes sous l'influence desquelles nous avons vu la maladie se développer, nous ont engagés à la ranger parmi les catarrhes ; les symptômes gastriques qui prédominent indiquent que l'estomac est malade ; le manque d'autopsie nous empêche de préciser la lésion dont cet organe est atteint.

La maladie se développe soit au voisinage de la naissance, soit à une période plus avancée, mais avant la fin de la première dentition, chez des enfants dont l'hérédité ou les circonstances hygiéniques et surtout l'alimentation ne sont pas favorables. Nous en avons observé deux formes :

1° La forme légère débute d'une manière lente et insensible par des vomissements survenant à intervalles irréguliers, par de la constipation, par de la douleur épigastrique et du ballonnement du ventre. La maladie continuant, les vomissements deviennent un peu plus fréquents ; la constipation persiste et alterne avec un peu de diarrhée passagère ; la douleur varie d'intensité ; l'abdomen et surtout l'épigastre est très gonflé, très sonore ; l'enfant rend fréquemment par la bouche des gaz fétides. Son accroissement général est lent ; il reste assez maigre, un peu pâle ; il joue avec moins de vivacité que les enfants de son âge.

Nous avons vu cette maladie ainsi entretenue pendant plus d'une

______

(1) Nous décrivons cette maladie d'après quelques faits observés à Paris et à Genève, mais trop peu nombreux pour que notre description n'ait pas besoin d'être complétée par des observations ultérieures.

année par des écarts incessants de régime, s'amender ensuite et reparaître à des intervalles irréguliers.

2° La forme grave débute par des vomissements continus, accompagnés d'une constipation opiniâtre, tantôt de ballonnement et tantôt de rétraction du ventre ; la fièvre manque ; l'impossibilité de supporter aucune alimentation est d'autant plus rapidement suivie de marasme que l'enfant est plus jeune.

La maladie poursuivant sa marche, les vomissements persistent pendant des mois entiers, ou bien au bout d'un mois ils s'arrêtent pour reparaître plus tard. La constipation est toujours opiniâtre, les enfants ne rendent qn'avec peine des scybales décolorées. Leur maigreur est squelettique, et l'on peut dire, sans être taxé d'exagération, qu'ils n'ont *que la peau sur les os.* Les yeux sont caves, les pommettes saillantes, les joues enfoncées, la peau flasque ; le ventre est volumineux ou retracté, les cuisses sont fléchies sur le bassin. Le regard est sans expression : l'enfant abattu, affaissé, ne s'occupe plus des objets qui l'entourent, et ce n'est que par des cris déchirants qu'il révèle encore son existence. Les nuits sont sans sommeil, et les journées ne sont pas meilleures. L'aspect du petit malade est, en un mot, tout à fait semblable à celui d'un enfant arrivé à la dernière période de l'entérite chronique.

Si la maladie s'est développée pendant le travail de la dentition, quelques symptômes nerveux, tels que de la fixité dans le regard, du mâchonnement, de la dilatation momentanée des pupilles, du strabisme, la cécité même, jointe à la contraction des pouces et à une semi-paralysie des bras, viennent se joindre aux phénomènes que nous avons précédemment énumérés.

L'apparition de ces symptômes nerveux, la persistance des accidents gastriques semblent incompatibles avec la prolongation de la vie.

Cependant on peut voir la maladie durer ainsi, preque sans changement et certainement sans amélioration, pendant trois, et même pendant six et sept mois. Puis, soit sous l'influence de la nature médicatrice, soit à la suite d'un traitement convenable, on voit peu à peu les symptômes s'effacer. Les vomissements s'arrêtent les premiers, la constipation est la dernière à disparaître ; mais l'appétit reprend une grande vivacité, les enfants *dévorent* (le terme n'est pas exagéré) la nourriture que la prudence commande de ne leur donner qu'avec parcimonie. Sous l'influence de l'alimentation, la maigreur diminue, puis le mouvement de reconstitution s'exécutant avec autant de rapidité que celui de décomposition, l'embonpoint va chaque jour en augmentant, et il finit par devenir tellement exagéré, qu'on peut, jusqu'à un certain point, le considérer comme morbide : c'est une véritable polysarcie. Ce symptôme est d'autant plus remarquable qu'on ne le rencontre pas à la suite des catarrhes et des phlegmasies chroniqués de l'intestin. Les enfants atteints de cette dernière maladie arrivent aussi au dernier degré de marasme, mais lorsqu'ils guérissent on n'observe pas cet appétit désordonné et cette exubérance de chairs si remarquables à la suite des affections chroniques de l'estomac.

Le traitement qui nous a paru le mieux réussir a été dans la forme légère :

1° Une alimentation très régulière ;

2° Le laitage coupé d'eau de Vichy ;

3° La magnésie dissoute dans le sirop de sucre (formule de M. Mialhe) et le sous-nitrate de bismuth ;

4° Les bains aromatiques et sulfureux.

Les mêmes moyens peuvent être essayés contre la seconde forme ; mais la gravité des symptômes et la résistance qu'ils opposent à l'action des remèdes doivent engager le praticien à les modifier dès que leur usage suffisamment prolongé a démontré leur inefficacité :

1° Les purgatifs (calomel, huile de ricin) doivent être variés et répétés pour vaincre la constipation ;

2° Le bismuth, les alcalis agiront favorablement sur l'estomac ;

3° Les vésicatoires épigastriques produiront une dérivation utile ;

4° Les calmants et les antispasmodiques (opium, oxyde de zinc) rempliront quelques indications particulières ;

5° Les amers, le quinquina, le colombo, et les divers toniques seront utiles si l'enfant s'affaiblit ;

6° Les bains gélatineux, aromatiques ou sulfureux, agiront dans le même sens (1).

CHAPITRE V.

CATARRHES ET PHLEGMASIES CATARRHALES AIGUES DES INTESTINS.

Nous divisons ce chapitre en deux parties, destinées l'une aux maladies primitives, l'autre aux maladies secondaires.

I. MALADIES CATARRHALES AIGUES PRIMITIVES.

Art. I. — Tableau. — Marche. — Durée. — Terminaison.

Nous devons distinguer deux formes symptomatiques suivant l'intensité et l'espèce des symptômes locaux et généraux : l'une légère,

(1) C'est au moyen du sirop de quinquina et des bains sulfureux que nous avons obtenu un des plus beaux succès, dans un cas de catarrhe chronique de l'estomac, chez un enfant très jeune. Le malade paraissait dans un état désespéré. Cette observation sera publiée plus tard.

franchement catarrhale, apyrétique, ou à peu près, est commune chez les très jeunes enfants, rare chez les plus âgés ; l'autre a l'apparence plus inflammatoire et est à peu près spéciale aux enfants qui ont dépassé l'âge de la première dentition.

Première forme (*diarrhée des auteurs*). — Le symptôme le plus appréciable, et souvent le seul, est la diarrhée. Les vomissements sont rares ; le ventre est ordinairement volumineux, sonore, le plus souvent indolent à la pression ; la langue est humide, l'appétit n'est pas perdu, mais il est souvent irrégulier, capricieux. Les évacuations se répètent plusieurs fois par jour, accompagnées ou non de coliques ; elles sont d'une nature variable, le plus souvent jaunâtres ou verdâtres, mélangées de mucus, de fragments de caséum ou d'autres aliments indigérés. Les petits malades ont les yeux un peu cernés, les chairs molles, le visage pâle ; la fièvre manque en général, à moins qu'elle ne soit déterminée par une autre cause, la dentition par exemple. D'ordinaire les enfants ne sont pas alités. Quelquefois les symptômes du début sont plus aigus ; il y a de la coloration du visage, de la soif, des coliques ; l'enfant est très irritable ; le pouls est fréquent, la peau un peu chaude.

Quel qu'ait été le mode de début, les symptômes, et en particulier la diarrhée, persistent pendant huit jours, quinze jours, un mois même. En général, la maladie est d'autant plus courte que le début a été plus vif et que les symptômes se rapprochent plus de ceux de la seconde forme. Dans les cas au contraire où la maladie est tout à fait apyrétique et ne s'accompagne pas d'amaigrissement ou d'autres symptômes fâcheux, la durée est en général plus longue. C'est alors qu'on voit persister les symptômes au delà de quinze jours sans que l'enfant soit très éprouvé.

La terminaison habituelle est le retour à la santé, et alors les selles diminuent de nombre, augmentent de consistance et leur aspect indique une meilleure digestion : l'appétit, s'il a été modifié, se régularise ; la soif, si elle existait, disparaît ; la pâleur du visage fait place à une coloration rosée ; et enfin la convalescence s'établit.

Malheureusement ce n'est pas toujours ainsi que la maladie se termine ; elle n'est quelquefois que le précurseur des formes aiguës graves et compliquées, ou des formes chroniques ; on voit alors apparaître la série des symptômes sur lesquels nous insisterons plus tard.

La *seconde forme* succède quelquefois à celle que nous venons de décrire, c'est-à-dire à une diarrhée simple qui a duré quelques jours ; d'autres fois son début est brusque et caractérisé d'emblée par des symptômes locaux et généraux : céphalalgie, fièvre, vomissements, diarrhée, douleurs abdominales, etc.

Alors on peut constater pendant un intervalle de quatre à dix jours environ les symptômes suivants : la figure est assez colorée, les traits tirés en bas, le sillon naso-labial très marqué ; la peau est un peu chaude, souvent moite ; le pouls est assez fréquent et bat 100 à 120 ; la fièvre, en un mot, existe, bien que peu intense. L'abomen est sensible à la pression, soit dans la région ombilicale, soit dans les flancs et les fosses iliaques, rarement à l'épigastre: mais il est assez gros, quelquefois un peu tendu, sonore ; très rarement on peut percevoir du gargouillement. Les selles sont quelquefois très abondantes, très nombreuses, très liquides, et semblent alors venir de l'intestin grêle, ou bien elles sont plus rares, moins liquides, et varient de deux à quatre, ou six, dans les vingt-quatre heures ; elles sont muqueuses et bilieuses, rarement vertes, plus souvent jaunes de diverses nuances ou brunes.

Les vomissements du début ne se renouvellent pas après un ou deux jours, ou bien il n'y a plus que quelques nausées ; la langue est humide, très rarement sèche, rouge sur la pointe et les bords, couverte à sa base d'un enduit blanc ou jaunâtre plus ou moins épais ; la bouche est mauvaise, quelquefois l'haleine est fétide ; bien rarement la peau se couvre de sudamina ; une seule de nos malades nous a présenté au quatorzième jour de l'entérite deux taches pâles, peu saillantes, mal dessinées.

En même temps les voies respiratoires restent à l'état normal, et aucun signe stéthoscopique de bronchite n'est perçu. Dans un très petit nombre de cas on entend quelques craquements muqueux, mais jamais de râle sibilant ou ronflant.

L'enfant conserve presque toujours son intelligence ; très rarement il a du délire, de l'agitation, ou même de la céphalalgie, qui sont fugaces et de peu de durée.

Après quelques jours de cet état, la fièvre baisse, la peau n'est plus chaude, le pouls tombe à 80, 72, selon l'âge ; la figure pâlit, elle maigrit même ; l'enfant reste un peu affaissé ; l'appétit revient ; le dévoiement persiste encore, mais moins intense; le ventre reprend de la souplesse et perd de sa sensibilité; puis tous les symptômes morbides diminuent peu à peu, et l'enfant est revenu à son état normal après une maladie de douze ou quinze jours ou même de trois septénaires; il ne lui reste que de la faiblesse et de l'amaigrissement.

Rarement nous avons vu l'entérite se prolonger au delà, et se rapprocher ainsi des formes chroniques. Alors l'appétit ne revient pas complétement, le dévoiement continue plus ou moins intense, avec quelques recrudescences et parfois un léger mouvement fébrile ; l'amaigrissement persiste ou augmente jusqu'à ce que le devoiement cesse.

Cette prolongation de la maladie reconnaît quelquefois pour cause un écart dans le régime; sous l'influence d'une alimentation trop abondante, le dévoiement augmente, la fièvre renaît, et chaque nouvelle ingestion d'aliments est suivie d'une pareille recrudescence.

La maladie que nous venons de décrire ne peut être confondue avec aucune autre. Cela est surtout vrai pour la première forme, qui consiste en un catarrhe simple. La seconde forme pourrait quelquefois en imposer pour une fièvre typhoïde; mais elle s'en distingue par l'absence des taches, des sudamina, du gargouillement, des râles sibilants, etc., par sa durée plus courte, par son peu de gravité.

En effet elle se termine toujours par guérison, et beaucoup plus rarement que la première forme, elle est remplacée par des accidents intestinaux graves. Un seul de nos malades a eu, pendant le cours d'une entérite légère, une pneumonie qui, vu l'âge de l'enfant, a été assez rapidement mortelle. A part cet exemple, tous ceux que nous avons eus sous les yeux ont guéri.

Art. II. — Causes.

Le catarrhe aigu primitif des intestins est une des maladies les plus fréquentes de l'enfance, et surtout des deux premières années de la vie. A l'hôpital des Enfants, on voit surtout la seconde forme; elle y est cependant rare, puisque nous n'en avons rencontré que dix-sept exemples. Quant à la première forme, c'est par exception qu'on la constate à l'hôpital, parce que les parents pauvres attachent peu d'importance à une diarrhée légère, et ne demandent l'entrée de leurs enfants dans les asiles charitables que lorsque la maladie a déjà passé à l'état chronique. Dans la pratique civile, au contraire, cette première forme est une des maladies qu'on rencontre le plus souvent. Elle appartient surtout aux plus jeunes enfants, tandis que l'autre forme est particulière à ceux qui ont dépassé la seconde année.

Les causes peuvent se résumer, pour la première variété, dans le travail de la dentition, le sevrage, une alimentation mauvaise; pour la seconde, dans un écart de régime; pour toutes deux, dans l'âge, la constitution individuelle et l'état épidémique. Nous n'avons ici rien à ajouter à l'article d'étiologie générale (p. 705).

Art. III. — Lésions anatomiques. — Nature de la maladie.

L'anatomie pathologique faisant défaut, c'est seulement par l'étude des symptômes que nous localisons la maladie dans le tube digestif. Nous pouvons même admettre que le plus ordinairement le gros intestin est surtout malade, et que quelquefois l'intestin grêle participe à la lésion. Les symptômes gastriques qui existent dans quelques cas nous font penser que l'estomac n'est pas toujours étranger à la maladie.

Quant à l'espèce anatomique de la lésion, il y a tout lieu de croire que, dans la première forme, il n'existe guère qu'une hypersécrétion de la muqueuse, sans altération appréciable du tissu : peut-être, dans les cas où il y a de la fièvre et de la douleur abdominale, s'y joint-il un certain degré de phlogose. Ce dernier fait doit être regardé comme certain; pour la seconde forme, si l'on en juge par l'intensité des symptômes locaux, et par ce qui existe dans les formes secondaires (*voy.* ci-après), où nous verrons ces mêmes symptômes coïncider avec des phlegmasies, des ramollissements, aussi bien qu'avec de simples hypersécrétions.

La nature de la maladie est certainement catarrhale dans la très grande majorité des cas. L'ensemble des symptômes et des causes, le passage des formes légères aux formes graves nous dispense de toute discussion à cet égard. Nous ne voudrions pas cependant affirmer que certains cas, appartenant à la seconde forme, ne doivent pas être rangés parmi les maladies inflammatoires franches; mais dans l'impossibilité où nous sommes de résoudre cette question, nous ne voyons que peu d'inconvénient à confondre ces faits avec les catarrhes.

Art. IV. — Traitement.

Indications. — Cette maladie légère guérit habituellement seule et par la soustraction des causes qui lui ont donné naissance. Sous ce rapport, nous n'avons rien à ajouter à ce que nous avons dit dans l'article *Thérapeutique*, page 721.

La médecine expectante, jointe à une modification convenable dans le régime alimentaire, devra donc suffire dans la grande majorité des cas. Mais il ne faut pas oublier que la diarrhée, surtout celle des plus jeunes enfants, se convertit facilement en une maladie grave, ou passe à l'état chronique; si donc elle persiste, il ne faut pas hésiter à employer une médecine active.

Les indications se tirent alors :

1° *De la nature de la maladie.* — La nature catarrhale exige l'emploi des évacuants: et, dans cette forme légère, le calomel à petite dose est de tous celui qui nous a paru agir avec le plus d'avantages.

2° *De l'espèce de lésion.* — Si la nature des évacuations indique la présence de gaz ou de sécrétions acides, les absorbants et les alcalis tels que le magistère de bismuth et la magnésie sont indiqués.

Si, au contraire, on croit qu'il existe une inflammation réelle de la muqueuse, comme cela est probable dans la seconde forme et chez les enfants les plus âgés, on devra employer les émollients, les bains, les narcotiques légers. Nous restreignons à un petit nombre de cas l'emploi des émissions sanguines locales; tels seraient, par exemple, ceux où l'enfant serait fort, la fièvre intense : la douleur abdominale vive, la forme inflammatoire, en un mot, bien tranchée. Il serait utile alors d'appliquer quelques sangsues.

3° *Du siége de la lésion.* — Cette considération est assez secondaire. Il est difficile de savoir quelle est la partie du tube digestif spécialement atteinte, et lorsqu'on le sait, le traitement n'en est que peu modifié. Cependant, comme il paraît probable que le gros intestin est le plus souvent le siége principal de la sécrétion morbide, on comprend qu'il peut être utile de porter directement sur la muqueuse certains topiques astringents ou émollients. D'autre part, si l'estomac présentait quelques signes d'embarras, il serait convenable de commencer la médication évacuante par un vomitif et de remplacer alors le calomel par l'ipécacuanha.

4° *De la forme de la maladie et de l'âge de l'enfant.* — Les indications fournies par la forme et l'âge ont une importance réelle, mais sont en grande partie résolues dans les considérations précédentes. La première forme est, en effet, purement catarrhale et appartient aux plus jeunes enfants ; la seconde forme, plus inflammatoire, appartient aux plus âgés.

5° *De la durée de la maladie ou de la prédominance de certains symptômes.* — Si le mal résiste aux moyens simples et se prolonge, ou si quelques symptômes, tels que la douleur, dominent, il faut avoir recours dans le premier cas à des astringents légers ; dans le second, aux narcotiques dont l'innocuité chez les jeunes enfants a paru assez démontrée à M. Valleix pour qu'il fasse de ces médicaments la base de sa thérapeutique.

Résumé. — *A.* Un jeune enfant est pris au moment de la dentition, ou sous l'influence d'une alimentation défectueuse, d'une diarrhée légère apyrétique, indolente, qui persiste depuis trois ou quatre jours. Nous conseillons :

1° La mise en pratique de l'hygiène indiquée page 722.

2° Pendant deux ou trois jours, une, deux ou trois prises de calomel dont la dose varie suivant l'âge (2 à 5 centigr. par prise). Le calomel produit deux effets très différents, quelquefois il supprime complétement la diarrhée, d'autres fois il l'augmente momentanément. Si le premier effet, qui est le plus rare, a lieu, nous attendons que la diarrhée reparaisse pour agir ; si elle ne reparaît pas, nous abandonnons la maladie à elle-même. Dans le cas où le calomel a augmenté le dévoiement, nous le remplaçons par le magistère de bismuth, que nous donnons à doses assez élevées, de 1 à 2 grammes dans les vingt-quatre heures, pour un enfant à la mamelle. Nous en continuons l'emploi avec persévérance jusqu'à ce que le dévoiement s'arrête. Il est rare que le succès ne vienne pas au bout de peu de jours couronner ce traitement.

B. Cependant la diarrhée continue, ou s'accompagne de coliques : nous prescrivons :

1° Même régime ;

2° Un très petit lavement d'amidon contenant une goutte de laudanum : répété, suivant le besoin, deux ou trois fois dans les vingt-quatre heures ;

3° Dans le cas de persistance de la diarrhée, nous avons souvent employé l'extrait de bois de campêche à la dose de 60 centigrammes à 2 grammes, dans les vingt-quatre heures. C'est un médicament agréable que le docteur West unit à la teinture de cachou (25 centigr. de l'extrait, 10 gouttes de la teinture), trois fois par jour.

Dans ce cas aussi, nous avons donné souvent avec succès le tannin sous forme de sirop ou de pilules, de manière à faire prendre en un jour 10 à 40 centigrammes du médicament.

Le docteur West recommande encore trois ou quatre gouttes de : Liq. kali caustici cum vino-ipeca., dans un peu de lait, toutes les quatre heures. Le soir, après un bain tiède, il fait prendre : Pulv. dow. et hydr. cum cretâ, aa 0,05.

C. La maladie a revêtu la seconde forme et s'est développée chez un enfant qui a dépassé l'âge de la dentition : cet enfant, bien portant il y a peu de jours, se plaint actuellement de douleur de ventre ; il a du dévoiement et un peu de fièvre ; la maladie est encore à sa période de croissance ; on pourra prescrire :

1° L'usage des boissons tièdes et émollientes, telles que l'eau de mauve, de violette, de bouillon blanc, etc.; ou mieux encore les tisanes légèrement astringentes, comme l'eau de riz, la décoction blanche, édulcorées avec le sirop de gomme ou de coings ;

2° L'application de cataplasmes émollients et tièdes sur l'abdomen. On les continuera jour et nuit sans les laisser refroidir. Ces cataplasmes seront faits avec la farine de lin, la mie de pain, ou bien les feuilles émollientes de la mauve ou de la guimauve ; on pourra les remplacer par des applications de compresses imbibées d'eau de guimauve, en évitant avec soin leur refroidissement, ou bien encore par une flanelle ou des serviettes chauffées ;

3° L'administration de lavements émollients avec l'eau de guimauve ou de lin, répétés deux fois chaque jour ; dans l'un des deux on fera bouillir le quart ou la moitié d'une tête de pavot. On pourra les composer aussi avec une cuillerée d'amidon dissous préalablement dans l'eau froide, avec addition de quatre à cinq gouttes de laudanum de Sydenham ;

4° L'emploi des bains généraux renouvelés tous les deux ou trois jours, et prolongés pendant une demi-heure environ. On se guidera pour leur répétition et leur durée sur l'âge du malade, sa force, l'époque de la maladie, la saison. Toutes choses égales d'ailleurs, les bains seront plus favorables au début de l'entérite ;

5° Une diète sévère et absolue.

D. Si la fièvre est vive et la douleur abdominale intense, on ajoutera aux médicaments précédents l'application de six à douze sangsues sur le point malade, on laissera couler les piqûres pendant deux à quatre heures, suivant le besoin. On ne renouvellera pas cette émission sanguine à moins d'urgente nécessité.

E. Les médications comprises sous le titre *A* seront continuées pendant toute la période croissante de la maladie. Dès que la fièvre sera tombée, que la douleur sera nulle, et qu'il ne persistera plus que du dévoiement, on suspendra les cataplasmes, on éloignera les bains, on conservera la tisane astringente et les lavements d'amidon, et l'on ne commencera l'alimentation que s'il est évident que l'enfant en a un besoin réel ; alors elle sera peu abondante, et consistera en légers potages à la crème de riz, au tapioca, à l'arrow-root, au salep, au bouillon de viande dégraissé, ou même au lait.

II. Maladies catarrhales aiguës secondaires (1).

Art. I. — Tableau. — Marche. — Durée. — Terminaison.

Cette maladie se développe à la suite d'un grand nombre d'affections aiguës ou chroniques, et présente, en raison de cette circonstance, des différences considérables dans son aspect et dans sa marche. Maladie tout à fait secondaire, elle reste sous la dépendance de la maladie principale, et influe rarement sur son expression symptomatique générale. Le plus souvent latente, elle n'empêche pas l'emploi des médications dirigées sur le tube digestif ; en sorte que le peu de symptômes qui peuvent la révéler sont attribués aux purgatifs, et qu'elle demeure tout à fait ignorée. Enfin, et indépendamment de toutes ces circonstances, sa marche est très variable, et ne se prête que peu à une description générale.

Dans la forme la plus commune, l'enfant est pris à une époque variable de la maladie primitive d'un dévoiement plus ou moins abondant, avec peu ou pas de sensibilité, de développement et de tension de l'abdomen. Ces derniers symptômes, lorsqu'ils existent, sont de peu de durée, ou reparaissent à des intervalles irréguliers ; le dévoiement persiste, la langue reste humide et devient assez souvent rouge sur les bords et à la pointe ; l'enfant maigrit, ses yeux se cavent, et le trait naso-labial se marque plus profondément ; la fièvre et tous les symptômes de la maladie première n'éprouvent pas de changement. Cet état dure un, deux, trois septénaires, ou même davantage, suivant dans son cours la maladie principale, guérissant si elle guérit, et persistant jusqu'à la terminaison fatale, si celle-ci doit être la conséquence de la lésion première. Toutefois nous remarquons que la mort survient le plus ordinairement pendant le cours du premier septénaire.

Dans une forme différente, mais beaucoup plus rare, nous rangeons quelques cas où, pendant le cours d'une maladie aiguë, les enfants sont pris de symptômes abdominaux graves, c'est-à-dire de vomissements bilieux abondants, de diarrhée fréquente et copieuse, de tension et développement de l'abdomen avec sensibilité exagérée et comme

(1) Cent quarante malades ont servi à l'étude de cette forme.

péritonéale, altération considérable des traits, affaissement extrême.
Cette forme, qui survient de préférence dans le cours de maladies
graves, peut en imposer pour le développement d'une péritonite.

Ces deux variétés correspondent assez bien à celles que nous avons
admises dans le précédent chapitre ; c'est, en effet, exactement la
même maladie, sauf les différences que détermine l'état de santé
antérieur.

On comprend, d'ailleurs, que le diagnostic en est quelquefois
difficile. Le symptôme le plus utile pour l'établir est le dévoiement spontanément survenu, ou persistant après une médication
purgative.

Les affections qui nous occupent aggravent-elles l'état de l'enfant
qui en est atteint? En considérant la rareté des formes symptomatiques graves et le peu d'influence apparente qu'a la maladie secondaire sur les symptômes de l'affection primitive, on est tenté de dire
que cette complication n'a, en général, qu'une médiocre gravité.
Cependant, en scrutant les faits, nous voyons bon nombre d'enfants
mourir dans la première semaine qui a suivi l'apparition du dévoiement : d'où il suit que la terminaison fatale paraît avoir été accélérée
par l'apparition de ce phénomène. Aussi nous comparons volontiers
ces maladies terminales aux pleurésies, aux pneumonies, aux fièvres
éruptives qui surviennent dans les derniers jours des affections aiguës
et chroniques graves, et déterminent ainsi la mort qui aurait pu n'arriver que plus tard.

Nous croyons donc que les lésions aiguës des intestins qui surviennent pendant le cours d'une autre affection, ont une certaine
gravité et doivent attirer l'attention des praticiens au point de vue du
pronostic, de la prophylaxie et de la thérapeutique.

Art. II. — Causes.

Le plus grand nombre des maladies de l'enfance peut se compliquer de maladies aiguës des intestins. La fièvre typhoïde, les fièvres
éruptives, et notamment la rougeole, sont celles qui s'en accompagnent le plus habituellement, et, dans un certain nombre de cas, les
médications purgatives nous ont paru être l'origine de la complication. Toutefois, l'entéro-colite, suite d'irritants intestinaux, se produit
d'autant plus facilement, que la maladie première donne plus de
susceptibilité à la muqueuse : telles sont la fièvre typhoïde et la
rougeole.

Les catarrhes intestinaux aigus secondaires sont plus fréquents et
nous semblent plus graves chez les garçons que chez les filles ; résultat opposé à celui que nous constaterons pour les entéro-colites secondaires chroniques. Les enfants âgés de un à cinq ans y sont évidemment plus sujets que ceux qui ont dépassé l'âge de six ans. Dans le

cours de la première enfance la maladie secondaire est rare, vu la rareté des maladies qui lui donnent naissance. Après cet âge; les maladies intestinales aiguës sont fréquentes, surtout à la suite de la fièvre typhoïde; mais cela tient à ce que cette dernière maladie est en réalité bien plus commune chez les enfants les plus âgés.

Pour qu'on puisse vérifier l'exactitude de nos propositions sur les causes des entéro-colites aiguës secondaires, nous donnons les tableaux suivants qui résument toutes nos observations de l'hôpital, en y comprenant les fièvres typhoïdes et les cas de guérison.

Fièvre typhoïde. — 27 autopsies.

17 *avec lésions aiguës des intestins en dehors des plaques.*	10 *sans lésions aiguës en dehors des plaques.*
13 Garçons ⎰ de 1 à 5 ans. 6	8 Garçons ⎰ de 4 à 5 ans. 3
4 Filles ⎱ de 6 à 15 ans. 11	2 Filles ⎱ de 6 à 15 ans. 7
Traités par les purgatifs...... 9	Traités par les purgatifs......... 3

Donc plus les enfants sont jeunes, plus facilement ils prennent l'entérite dans la fièvre typhoïde. En effet, sur vingt-sept autopsies, dont dix-huit d'enfants au-dessus de six ans et neuf au-dessous, nous comptons parmi les premiers onze entérites, tandis que parmi les seconds il y a six entérites et trois seulement sans entérites, dont aucun n'a pas moins de quatre ans.

Donc aussi les purgatifs ont de l'influence sur la production de l'entérite, puisque plus de la moitié des typhoïdes avec entérites ont été traités par les purgatifs, tandis que moins du tiers des typhoïdes sans entérites ont été traités par les mêmes moyens.

Rougeole. — Lésions intestinales aiguës, 37.

Lésions et symptômes........ 23	Lésions sans symptômes......... 4
14 Garçons ⎰ de 1 à 5 ans. 17	3 Garçons ⎰ de 1 à 5 ans. 3
9 Filles ⎱ de 6 à 15 ans. 6	1 Fille ⎱ de 6 à 10 ans. 1
Traités par les purgatifs....... 4	
Symptômes sans lésions........ 3	Guéris. 7
2 Garçons ⎰ de 4 à 5 ans. 1	6 Garcons ⎰ de 3 à 5 ans. 4
1 Fille ⎱ de 6 à 10 ans. 2	1 Fille ⎱ de 11 à 15 ans. 3
Traité par les purgatifs 1	Traités par les purgatifs........ 7

Scarlatine. — Lésions intestinales aiguës, 17.

Lésions et symptômes......... 12	Lésions sans symptômes........ 1
10 Garçons ⎰ de 1 à 5 ans. 8	1 Garçon de 6 ans. 1
2 Filles ⎱ de 6 à 15 ans. 4	
Traité par les purgatifs....... 1	Traité par les purgatifs......... 1
Symptômes sans lésions........ 2	Guéris. 2
2 Garçons de 6 à 10 ans. 2	2 Filles de 6 à 15 ans. 2
Traité par les purgatifs........ 1	

Éruptions varioliques. — *Lésions intestinales aiguës*, 17.

Lésions et symptômes......... 5			Lésions sans symptômes........ 7		
4 Garçons	de 3 à 5 ans.	3	3 Garçons	de 1 à 5 ans.	4
1 Fille	de 6 à 15 ans.	2	4 Filles	de 6 à 15 ans.	3
Traité par les purgatifs....... 1					
Symptômes sans lésions 1			Guéris. 4		
1 Fille de 12 ans.		1	1 Garçon	de 6 à 15 ans.	4
			3 Filles		

Pneumonies primitives ou secondaires. — *Lésions intestinales aiguës*, 23.

Lésions et symptômes........ 9			Lésions sans symptômes........ 5		
8 Garçons	de 1 à 5 ans.	7	3 Garçons	de 1 à 5 ans.	2
1 Fille	de 6 à 10 ans.	2		de 8 ans	1
Traités par les purgatifs....... 2			Traité par les purgatifs....... 1		
Symptômes sans lésions....... 6			Guéris. 3		
4 Garçons	de 1 à 5 ans.	4	4 Garçons	de 3 à 5 ans.	4
2 Filles	de 6 à 15 ans.	2	1 Fille	de 7 ans.	1
Traités par les purgatifs....... 5					

Maladies diverses telles que coqueluche, croup, bronchite, angine, pleurésie, etc. — *Lésions intestinales aiguës*, 29.

Lésions et symptômes........ 19			Lésions sans symptômes........ 4		
12 Garçons	de 1 à 5 ans.	14	3 Garçons	de 1 à 5 ans.	4
7 Filles	de 6 à 15 ans.	5	1 Fille		
Traités par les purgatifs....... 2					
Symptômes sans lésions....... 3			Guéris..................... 3		
2 Garçons	de 4 ans.	1	1 Garçon	de 4 ans.	1
1 Fille	de 6 à 10 ans.	2	2 Filles	de 6 à 10 ans.	2
Traité par les purgatifs....... 1					

En résumé, nous avons cent quarante exemples de lésions secondaires aiguës des intestins.

Dont il appartient à la fièvre typhoïde. 17	
— à la rougeole. 37	
— à la scarlatine. 17	
— à la variole. 17	
— à la pneumonie 23	
— à des maladies diverses. 29	

Il y a 21 enfants guéris et 119 morts.

Il y a 111 entéro-colites spontanées ; 29 enfants ont été traités par les purgatifs, et le dévoiement a continué après l'emploi de ces moyens.

Il y a 96 garçons et 44 filles.

Il y a 84 enfants âgés de un à cinq ans, et 56 au-dessus de cet âge.

Art. III. — Lésions anatomiques. — Nature de la maladie.

L'intestin grêle et surtout le gros intestin sont le siége des lésions anatomiques. Mais ici apparaît la vérité des propositions que nous avons émises sur la diversité des lésions, sur leur absence, sur le défaut de rapports qui existe entre elles et les symptômes.

On constate tantôt des phlegmasies graves par leur étendue ou par leur forme pseudo-membraneuse ou ulcéreuse ; tantôt des phlegmasies légères ; ailleurs des ramollissements de toute espèce. Très souvent les follicules intestinaux sont malades ; bien souvent aussi il n'existe aucune lésion appréciable. Enfin cette variété des altérations anatomiques n'est pas du tout annoncée pendant la vie par des variations correspondantes dans les symptômes. Et cette discordance peut être constatée non seulement sous le point de vue de l'espèce des lésions et des symptômes, mais encore sous celui de leur intensité comparée et même de leur existence.

En résumé on trouve des symptômes que ne justifie aucune lésion ; des lésions que n'a annoncées aucun symptôme ; et lorsque tous deux coexistent, on constate souvent une grande disproportion dans leur intensité (1).

(1) Afin de prouver toutes ces assertions, nous donnons les chiffres résultant de toutes les autopsies qui ont rapport au sujet qui nous occupe (*).

Sur cent vingt-sept enfants affectés de diverses maladies auxquelles ils ont succombé, quatre-vingt-quatre nous ont présenté les symptômes et les lésions anatomiques de l'entéro-colite aiguë ; vingt-quatre nous ont offert des lésions d'apparence aiguë sans symptômes, et dix-neuf des symptômes sans lésions.

Les quatre-vingt-quatre premiers avaient présenté :

Inflammation érythémateuse d'intensité variable.	52
Entérite ou colite pseudo-membraneuse.	6
Colite ulcéreuse et pseudo-membraneuse.	1
Ramollissement plus ou moins étendu de la muqueuse.	13
Pustules stibiées.	2
Développement anormal des follicules.	9
Ecchymoses.	1
	84

Les vingt-quatre seconds avaient :

Inflammation simple en général légère.	9
Développement anormal des follicules.	13
Ramollissement de la muqueuse.	2
	24

Il résulte de ce tableau que les formes symptomatiques secondaires coïncident le plus souvent avec une inflammation érythémateuse de la muqueuse, mais aussi avec des entéro-colites pseudo-membraneuses, des ramollissements, des folliculites,

(*) Nous en avons cependant éliminé un certain nombre d'enfants qui, avec une entéro-colite aiguë, présentaient des ulcérations tuberculeuses ou une fièvre typhoïde, car les symptômes peuvent, dans ce cas, être rapportés indifféremment à l'une ou à l'autre lésion intestinale. Nous avons laissé (mais seulement pour les calculs suivants) vingt-trois autopsies d'enfants tuberculeux et ayant une entérite aiguë sans ulcérations tuberculeuses.

Maintenant quelle est la nature de cette maladie ? Il y a ici un élément nouveau qui manquait jusqu'à présent, à savoir, l'existence d'une

et que les formes latentes coïncident avec les mêmes lésions, sauf les inflammations pseudo-membraneuses, mais dans des proportions différentes.

Voici maintenant le tableau du rapport d'intensité entre les lésions et les symptômes chez les trois espèces de malades :

1° *Quatre-vingt-quatre malades ayant des symptômes et des lésions.*

Rapport proportionnel entre les lésions et les symptômes. 55
>   dont 2 pour les lésions du gros intestin grêle seul.
>   — 33 pour les lésions du gros intestin seul.
>   — 20 pour les lésions des deux intestins à la fois.

Symptômes légers pour de graves lésions. 8
>   dont 1 pour l'intestin grêle seul.
>   — 3 pour le gros intestin seul.
>   — 4 pour les deux à la fois.

Symptômes graves pour des lésions légères 21
>   dont 5 pour l'intestin grêle seul.
>   — 8 pour le gros intestin seul.
>   — 8 pour les deux à la fois.

2° *Dix-neuf malades ayant des symptômes sans lésions.*

Symptômes légers 12   Symptômes graves 7

3° *Vingt-quatre malades ayant des lésions sans symptômes.*

Lésion légère. 22
>   dont 11 pour l'intestin grêle seul.
>   — 9 pour le gros intestin seul.
>   — 2 pour les deux à la fois.

Lésion assez grave du gros intestin. 2

Il résulte de ce tableau que, sur les quatre-vingt-quatre malades qui composent la première classe, il en est plus d'un tiers qui offrent des symptômes dont l'intensité n'est pas en rapport avec les lésions; et si nous y joignons les deux autres classes dont les autres n'ont pas non plus une intensité proportionnelle à celles des lésions, nous trouvons que sur cent vingt-sept enfants il en est cinquante-cinq qui offrent des symptômes et des lésions d'intensité à peu près pareilles, et soixante-douze chez lesquels la proportion n'est point gardée.

En présence d'une pareille différence, nous avons raison de dire que la forme symptomatique doit seule attirer l'attention , et non pas la forme anatomique, dont l'espèce échappe presque nécessairement. On comprend l'importance de ce résultat, parce qu'il conduit à traiter de la même manière des entéro-colites aiguës légères et graves, des ramollissements simples ou gélatiniformes, etc., toutes lésions qu'en théorie on aimerait à traiter différemment.

De ce tableau nous concluons encore qu'il est plus fréquent de trouver des symptômes graves pour des lésions légères, que des symptômes légers pour des lésions graves ; et que, lorsqu'on observe des lésions sans symptômes, ce sont, dans la très grande majorité des cas, des lésions légères.

Enfin, si nous voulons apprécier la gravité des entéro-colites secondaires, nous n'arrivons à aucun résultat satisfaisant en ne faisant attention qu'à la forme anatomique ; et d'autre part nous n'osons pas assurer qu'une lésion grave qui donne peu de symptômes n'entre que pour peu de choses dans les causes de la mort. Tou-

affection antérieure, qui est pour quelque chose dans la production de la maladie intestinale. Il est rationnel de penser que la maladie secondaire participe à la nature de celle qui lui a donné naissance, et qu'en conséquence l'affection intestinale est spécifique comme la fièvre qu'elle complique, ou inflammatoire comme la pneumonie qui la précède.

Envisagées sous ce point de vué, les maladies intestinales devraient présenter des différences suivant les diverses fièvres qui les ont causées, ou suivant les diverses maladies qu'elles compliquent. Mais quel que soit le soin que nous ayons mis à rechercher ces caractères distinctifs, il ne nous ont pas frappés, ou tout au moins il nous ont paru insignifiants. Au contraire, nous avons remarqué l'analogie qui existe entre cette maladie et celle qui fait le sujet du chapitre précédent ; nous avons constaté l'exagération de la sécrétion muqueuse, la fréquence des lésions folliculaires, et nous avons conclu à la nature catarrhale de l'affection. D'ailleurs les affections spécifiques qui s'accompagnent le plus souvent de la maladie que nous décrivons sont celles qui donnent le plus de susceptibilité à la membrane muqueuse et qui ont une grande affinité avec le catarrhe.

Ainsi nous sommes justifiés d'avoir rangé cette maladie parmi les catarrhes intestinaux. Toutefois il est probable que certains des faits qui nous ont servi pourraient être rapportés à une affection réellement inflammatoire, soit au point de vue local, soit au point de vue général, mais il en est de même ici que pour la maladie primitive, des recherches ultérieures sont nécessaires pour faire l'histoire de ces phlegmasies secondaires.

Art. IV. — Traitement.

Les catarrhes secondaires des intestins méritent-ils d'attirer l'attention du praticien, et quels médicaments la thérapeutique doit-elle leur opposer ?

L'étude des causes telle que nous l'avons faite répond à ces questions. Dépendant d'une autre affection, et entretenue par elle, la maladie intestinale coexiste en conséquence avec un état morbide de toute l'économie qui la domine. Elle diffère donc considérablement de la même maladie primitive dans laquelle l'état local l'emporte évidemment. La question thérapeutique est donc tout entière dans le traitement de la maladie principale ; dirigez surtout vos efforts contre la fièvre typhoïde ou la pneumonie, et la guérison de l'intestin suivra facilement et sans obstacle celle de ces affections. Si, au contraire, la maladie première ou ses autres complications tendent à se ter-

tefois nous remarquons que la plupart des enfants dont nous parlons avaient d'ailleurs d'autres lésions très graves suffisantes pour entraîner la terminaison funeste, et que la lésion intestinale ne pouvait être regardée que comme une cause accessoire.

miner par la mort, il est d'une complète inutilité de chercher un
traitement à la lésion intestinale.

Toutefois, dans un certain nombre de cas, des indications sont fournies par le catarrhe secondaire ; ainsi :

1° Lorsque les symptômes intestinaux attirent l'attention d'une manière spéciale ;

2° Lorsque la lésion intestinale est presque la seule complication de
la maladie première, ou lorsqu'elle persiste après la guérison des
autres complications ou de l'affection principale ;

3° Lorsque le traitement mis en usage lui donne évidemment
naissance.

Dans ces cas, la médication que l'on devra préférer est la même
que pour l'entérite primitive aiguë ; celle-là seule est réellement utile.

Mais nous éprouvons plus d'embarras lorsqu'il s'agit d'une entérite
causée par la médication. Il est presque impossible, en effet, de déterminer si les évacuations sont ou non le résultat d'une maladie intestinale, et ce n'est que la persistance des symptômes après la cessation de l'emploi des purgatifs qui peut mettre sur la voie.

Dans ces cas donc, quelle est la règle à suivre, et où s'arrêter dans
l'administration des purgatifs ?

Si la maladie prédispose aux entéro-colites, comme la rougeole, la
fièvre typhoïde, abstenez-vous des purgatifs violents, à moins que
vous n'en reconnaissiez la nécessité ou l'utilité, et dans ce cas ména-
gez-en l'emploi, et n'insistez pas sur eux ; agissez avec d'autant plus
de réserve que l'enfant sera plus jeune et plus débilité par la maladie
première. Au contraire si voulez déterminer une entérite comme
dérivation d'une maladie plus grave, persistez ; les remèdes les plus
efficaces pour produire cet effet sont : l'huile de croton, l'émétique,
le kermès et le calomel à haute dose ; mais dans ce cas encore crai-
gnez d'aller plus loin que de raison, et d'obtenir, au lieu d'une dérivation simple, une grave inflammation.

Pour nous qui sommes loin d'avoir vu d'heureux effets de cette
manière d'agir, nous la proscrivons dans l'immense majorité des cas,
et nous craignons l'emploi des purgatifs trop répétés et trop énergiques chez les enfants âgés de moins de six ans, et déjà malades ;
ils ne sont bien supportés que par des enfants non encore affaiblis par
la maladie, et dont l'affection principale ne porte pas d'une manière
primitive ou consécutive sur le tube intestinal.

Dans le cas où l'entérite secondaire se présenterait sous une forme
grave (avec douleur abdominale vive, tuméfaction du ventre très intense), il faudrait, si l'enfant n'est pas débilité :

1° Recourir à l'application d'un petit nombre de sangsues sur le
ventre, et laisser couler les piqûres pendant peu de temps ;

2° Administrer, comme *antiphlogistique*, le mercure uni à
l'opium, de façon que dans les vingt-quatre heures un enfant de un

à cinq ans prît 20 centigrammes de calomel, et 1 à 2 centigrammes d'opium; la dose serait fractionnée en huit prises. Pour un enfant de cinq à dix ans on doublerait la dose, mais en l'administrant toujours de la même manière;

3° On insisterait sur les cataplasmes narcotiques et sur les frictions avec des liniments opiacés, ou avec la pommade mercurielle;

4° On prescrirait des lavements d'eau de guimauve, d'amidon et de tête de pavot.

CHAPITRE VI.

CATARRHE ET PHLEGMASIES CATARRHALES CHRONIQUES DES INTESTINS.

Art. I. — Tableau. — Marche. — Formes. — Durée.

Le plus ordinairement primitives, ces formes sont quelquefois secondaires (1). Ce point d'étiologie est souvent difficile à éclaircir. Mais quelle que soit leur origine, l'état de santé antérieure n'établissant pas de différences analogues à celles qui existent entre les maladies primitives ou secondaires aiguës, notre division habituelle sera peu applicable ici.

Le dévoiement marque le début dans la grande majorité des cas, bien que l'aspect de la maladie ne soit pas toujours le même à cette époque; tantôt, en effet, elle débute d'une manière aiguë pour devenir ensuite chronique; tantôt elle est d'emblée chronique ou cachectique.

Le début aigu appartient surtout aux formes secondaires, et alors la maladie première, fébrile elle-même, donne à l'enfant l'aspect que nous avons indiqué dans le chapitre destiné à chaque maladie. Il s'y joint seulement du dévoiement et quelquefois de la douleur du ventre.

Dans les cas où la maladie première n'imprime pas son cachet particulier au début fébrile de l'affection intestinale, l'enfant est pris de dévoiement accompagné de douleur de ventre et quelquefois de vomissements. La fièvre est en général assez peu intense; il y a de la tristesse, de la diminution d'appétit; et cet état se prolonge pendant un temps plus ou moins long, ou bien il cesse pour reparaître plus tard, et c'est à la suite de ces recrudescences successives de diarrhée aiguë que s'établit la maladie chronique.

(1) Quatre-vingt-huit observations recueillies à l'hôpital ont servi à rédiger cet article. Nous avons vu en ville un grand nombre de faits pareils, surtout chez des enfants âgés de moins de deux ans. Ils confirment entièrement l'exactitude de notre ancienne description.

La forme primitivement chronique ne diffère des précédentes que par l'absence de la fièvre, et par la moindre abondance des évacuations alvines; le dévoiement, en effet, existe presque seul; les selles sont d'abord rares et peu abondantes; l'enfant joue encore et conserve son appétit ; toutefois il pâlit un peu, perd sa fraîcheur et l'éclat de son teint, est plus habituellement maussade. Par intervalles le dévoiement diminue ou s'arrête ; mais ce mieux est de peu de durée, et la diarrhée finit par s'établir d'une manière permanente. Alors l'appétit est encore conservé, le petit malade mange tous les aliments qu'on lui offre, il ne vomit pas; mais son dévoiement augmente évidemment sous l'influence de l'alimentation. Parfois aussi les matières contiennent des aliments à demi digérés; elles sont plus ou moins abondantes, liquides ou demi-solides, bien liées ou grumeleuses, de couleur diverse, rarement sanguinolentes; le sang, lorsqu'il existe, est clair sale, sanieux, mêlé aux mucosités et au pus. L'abdomen est chez l'un remarquablement flasque, et persiste tel; chez l'autre, il est habituellement gros, tendu et douloureux généralement, ou seulement dans les fosses iliaques ; chez un troisième, ces caractères varient fréquemment, et le ventre est tantôt ballonné, tantôt souple et flasque. La langue est humide, naturelle, rarement pâle, rarement aussi rouge, ou sèche, ou collante ; les lèvres sont pâles ou normales. En même temps le pouls est accéléré, peu développé, la peau jaune, terreuse, sèche, quelquefois un peu chaude le soir, mais ordinairement fraîche et sans réaction ; la figure est pâle, amaigrie; les yeux caves, quelquefois croûteux. L'enfant maigrit, devient triste, ne joue plus que par intervalle, sans élan et sans vivacité.

Au bout d'un temps plus ou moins long tous ces symptômes font des progrès sensibles, bien que les phénomènes abdominaux persistent les mêmes ; la maigreur augmente ; la peau appliquée sur toutes les éminences osseuses en marque les saillies aiguës; elle rougit et devient eczémateuse à la face interne et supérieure des cuisses, sur le sacrum et les fesses, surtout lorsque le petit malade, habituellement couché sur le dos, est constamment en contact avec les urines et les matières fécales. A cette époque, en effet, il reste tranquille et triste, ne voulant plus sortir du lit, s'occupant peu de ce qui l'environne, s'affaiblissant peu à peu, mais conservant son appétit; en un mot, il offre le type de l'aspect cachectique.

On observe plusieurs alternatives d'aggravation et d'amélioration avant que la maladie ait atteint cette période extrême. Quelquefois vous croyez toucher à la convalescence, et une nouvelle explosion de symptômes vous en éloigne plus que jamais. Ces nouveaux accidents, ou plutôt cette recrudescence d'un mal qui n'était pas éteint peuvent prendre une allure très vive et rappeler, par leur caractère et leur nature, ceux du catarrhe cholériforme.

Dans la période la plus avancée de l'entérite chronique, la constitution est profondément détériorée; et lors même que le dévoiement s'arrêterait par intervalles, la santé ne peut que difficilement se rétablir. Cette détérioration de toute l'économie est la source d'une multitude d'accidents qui entretiennent le dévoiement et donnent naissance à d'autres affections.

La mort peut arriver sous l'influence seule de la maladie intestinale, mais ce cas est le plus rare; alors l'enfant végète pendant plusieurs mois, quelquefois même pendant plus d'une année. Plus souvent des complications de diverse nature se développent, et l'enfant succombe au bout de un ou deux mois, ou plus, suivant l'époque à laquelle surviennent les affections secondaires. Quelle que soit l'issue de la maladie, sa durée est en général d'autant plus courte que l'enfant est plus jeune; et si la terminaison doit être favorable, des circonstances hygiéniques avantageuses contribuent puissamment à l'abréger.

Tel est en général l'aspect que présentent les affections chroniques de l'intestin chez l'enfant. Nous aurions pu facilement faire des subdivisions; mais les faits que nous avons sous les yeux ne nous semblent pas se prêter à l'établissement de variétés suffisamment distinctes.

Art. II. — Diagnostic.

La maladie que nous venons de décrire est tellement caractéristique qu'il semble superflu d'insister sur son diagnostic. On ne rencontre, en effet, chez l'enfant une détérioration générale et un aspect cachectique aussi prononcé, que dans cette maladie et dans la tuberculisation. Nous établirons ailleurs un diagnostic raisonné entre ces deux affections. Mais à part la maladie tuberculeuse, toutes les fois qu'on verra un enfant dépérir peu à peu, avec un dévoiement continu ou rarement intermittent, si le ventre est en même temps plus flasque et plus mou que d'habitude, ou tendu et douloureux; si l'appétit est conservé; si les organes thoraciques, le foie et la rate sont sains (ce dont on s'assure facilement par l'exploration directe), on pourra croire, presque sans certitude de se tromper, qu'il est atteint d'une maladie des intestins. Le diagnostic sera complet lorsqu'on sera parvenu à déterminer: 1° quelle est la lésion intestinale; 2° s'il existe des complications dans les autres organes; 3° si ces complications sont primitives ou secondaires aux lésions de l'intestin.

On trouvera quelques détails sur ces questions dans les paragraphes suivants.

Art III. — Complications.

Les complications sont le plus ordinairement sous la dépendance de la détérioration générale, ou tout au moins empruntent-elles à cet état un cachet tout particulier. Nous avons déjà plusieurs fois insisté sur ce sujet. Nous appuierons encore ici notre proposition de quelques remarques.

1° La débilitation prédispose l'enfant aux congestions séreuses. Les extrémités inférieures, puis les supérieures, s'œdématient; cet œdème est pâle, froid, variable d'étendue comme d'intensité, souvent borné aux extrémités des membres ; parfois il se propage à la face et aux paupières ; en sorte que l'extrême maigreur des bras, des cuisses et des jambes, contraste avec le développement œdémateux des pieds, des mains et de la face. Lorsque la peau est décolorée et que les chairs sont flasques, l'infiltration séreuse se fait plus généralement et est plus mollasse, la demi-transparence de la peau augmente. Les collections séreuses ne se bornent pas toujours au tissu cellulaire ; on les retrouve dans la plèvre, le péritoine, le péricarde, et il n'est pas rare de leur voir revêtir un caractère sub-inflammatoire. (Voy. HYDROPISIES.)

2° La débilité favorise encore la stase du sang à la partie déclive des organes, et notamment du poumon ; de là des congestions hypostatiques, et, si l'enfant reste habituellement couché sur le dos, des pneumonies qui ont un aspect tout spécial. (Voy. BRONCHO-PNEUMONIES SECONDAIRES CACHECTIQUES.) C'est là en effet la cause de mort du plus grand nombre des enfants affectés de la maladie que nous décrivons.

3° Peut-être aussi que cette détérioration générale, cet état de cachexie, facilite l'absorption des miasmes et de la contagion. En effet, à l'hôpital des Enfants les fièvres exanthématiques sont une complication fréquente du catarrhe intestinal chronique; mais l'éruption est d'ordinaire pâle, incomplète et irrégulière. Ces pyrexies n'en conservent pas moins leur influence, et suivant leur nature elles déterminent des pneumonies, des angines ou une surexcitation des accidents intestinaux, qui occasionnent en général une mort prompte.

Toutes ces complications plus facilement engendrées et plus funestes lorsque la maladie intestinale a duré un certain temps peuvent cependant se produire à son origine; en sorte que la mort arrive alors au quinzième, vingtième, trentième jour de la maladie première ; mais le plus habituellement il n'en est ainsi qu'après plusieurs mois ou même plus d'une année de maladie. Il arrive quelquefois que la complication survient dans un des intervalles du dévoiement, ou même le suspend. Il en résulte que l'attention de l'observateur, concentrée sur la maladie secondaire, méconnaît l'affection intestinale.

Toutes les fois que l'on constatera une lésion aiguë non intestinale chez un enfant évidemment détérioré, maigre et cachectique, on devra craindre l'existence antérieure de l'affection qui nous occupe, ou d'une tuberculisation. Souvent on s'assurera de la véritable nature de la maladie en interrogeant avec soin les parents, en recherchant les caractères symptomatiques de l'affection intestinale et surtout en explorant avec soin tous les organes.

Art. IV. — Pronostic.

Les maladies chroniques des intestins sont graves et entraînent la mort d'un grand nombre d'enfants. Mais si nous remarquons qu'à l'hôpital cette terminaison ne survient guère qu'en raison des nombreuses complications qui résultent du défaut de soins, de l'encombrement des malades, des affections contagieuses, du séjour prolongé au lit, etc.; nous devons croire que la maladie est plus facilement curable que ne l'indiquent les résultats auxquels nous sommes arrivés. Ici, en effet, il n'existe pas, comme dans la tuberculisation, un corps étranger qui se multiplie avec facilité sous l'influence d'une cause persistante et jusqu'ici inattaquable; mais seulement une inflammation quelquefois peu intense, un ramollissement peu avancé, une simple hypersécrétion nuisible par son abondance plutôt que par son espèce, et ces circonstances expliquent parfaitement tout l'empire que peut exercer une thérapeutique convenable, soutenue par une hygiène bien dirigée. En effet, depuis que nous avons pu ajouter à nos observations prises à l'hôpital des faits tirés de notre pratique, nous avons vu la maladie céder à nos efforts, et nous n'avons pas à regretter la perte d'un seul malade parmi ceux qui ont été confiés à nos soins.

Art. V. — Causes.

Souvent les causes sont difficiles à déterminer, parce que les parents n'ont pas porté leur attention sur l'époque exacte à laquelle a débuté la maladie, et n'ont pas pensé qu'une cause légère, un changement de régime, par exemple, a pu nuire à leurs enfants, lorsqu'eux-mêmes l'ont facilement supporté. Mais en remontant avec soin au début, on finit par découvrir que la presque totalité des inflammations et des ramollissements chroniques date soit de l'époque de la dentition, soit de celle du sevrage, soit de celle où est survenu un changement notable dans le genre de l'alimentation. Nous n'avons, d'ailleurs, aucun détail à ajouter à ce que nous avons dit à cet égard dans notre article général d'ÉTIOLOGIE (p. 704), qui est presque tout entier applicable à cette forme particulière du catarrhe intestinal.

On ne sera donc pas étonné lorsque nous dirons que la maladie chronique reconnaît les mêmes causes que la maladie aiguë, lui succède fréquemment, et se développe de préférence chez les plus jeunes enfants (1): c'est alors que la muqueuse intestinale a toute sa susceptibilité, et que des agents dont l'influence est nulle à une autre époque, déterminent une altération de tissu avec une grande facilité.

(1) En effet, sur 88 malades, nous en comptons seulement 18 au-dessus de six ans, et 70 avant cet âge.

Toute cause de débilité favorisera le développement des maladies catarrhales ; ainsi les constitutions primitivement lymphatiques y sont plus exposées que les constitutions fortes et sanguines ; ainsi les filles y sont plus sujettes que les garçons (1).

Art. VI. — Lésions anatomiques. — Nature de la maladie.

Nous devons sur ce sujet répéter ce que nous avons dit pour les catarrhes secondaires aigus. Les symptômes que nous avons énumérés sont l'expression de lésions intestinales très différentes : là on rencontre une colite simple assez légère, qui, d'après l'apparence anatomique, serait une colite aiguë ; ailleurs on trouve des colites graves, étendues, pseudo-membraneuses ; ailleurs un ramollissement léger et limité, ou bien encore un ramollissement de toute la muqueuse du tube digestif. Dans bon nombre de circonstances on trouve tout à la fois sur le même individu un ramollissement d'un intestin et une inflammation de l'autre, soit parce que l'inflammation a partiellement dégénéré en ramollissement, soit parce qu'une lésion inflammatoire aiguë est venue se surajouter au ramollissement plus ancien. En outre, bien que les symptômes et les lésions soient souvent dans un rapport assez exact d'intensité, la proportion est loin d'être toujours gardée. Ici, en effet, des symptômes peu tranchés, une diarrhée intermittente, peu ou pas de douleur abdominale, annonceront une colite ulcéreuse ou pseudo-membraneuse étendue. Ailleurs on aura observé un dévoiement intense, des douleurs abdominales plus ou moins vives, une durée considérable des symptômes graves ; et l'autopsie démontrera un ramollissement léger, partiel, une colite d'apparence bénigne, une altération peu marquée des follicules ou même aucune sorte de lésion du tube digestif.

Il peut paraître surprenant que les enfants dépérissent sous l'influence d'une diarrhée chronique, sans qu'un ramollissement ou une phlegmasie des intestins puisse en rendre compte. Ces faits cependant sont très réels, et l'on conçoit que l'abondance des pertes suffise à produire cet effet.

Toutefois, nous devons le dire, les cas de ce genre sont rares, nous n'en avons constaté que six exemples, et le plus ordinairement il a

______

(1) En effet, sur 70 observations de catarrhes chroniques chez des enfants âgés de moins de six ans, 30 appartiennent aux garçons et 40 aux filles ; proportion considérable, si l'on pense que la totalité de nos malades nous donne un plus grand nombre de garçons que de filles.

Au-dessus de cet âge la proportion s'égalise ; car, sur 18 malades, nous comptons 10 garçons et 8 filles. Alors, en effet, la maladie reconnaît une tout autre influence, et se développe à la suite d'affections à peu près également fréquentes dans les deux sexes, c'est-à-dire les maladies chroniques et organiques de cet âge, et quelques affections aiguës telles que la rougeole et la variole.

existé des lésions d'autres organes qui, aussi bien que la diarrhée, pouvaient expliquer le dépérissement. Un seul de ces six malades avait une diarrhée chronique depuis huit mois environ sans amaigrissement bien notable et sans autre maladie concomitante, lorsqu'une pneumonie survint qui amena la mort ; aucune lésion n'existait dans les intestins. Dans les cas de ce genre, la lésion pulmonaire a-t-elle déterminé une dérivation qui a fait disparaître l'altération de l'intestin ?

Quoi qu'il en soit, on peut, envisageant les faits d'une manière générale et laissant de côté les exceptions, présenter quelques remarques qui aideront, dans un bon nombre de cas, à reconnaître le genre de lésion intestinale. Ainsi nous avons décrit deux aspects assez différents dans l'expression générale de ces maladies, l'un réellement chronique, avec amaigrissement extrême et teinte terreuse de la peau ; l'autre avec amincissement et coloration blanche mate du tégument externe et que nous appelons cachectique.

La première forme appartient en général aux inflammations chroniques des intestins avec désorganisation profonde, avec fausses membranes et ulcérations.

Le diagnostic acquerra encore plus de certitude, si, à cet aspect général, se joignent des douleurs de ventre avec gonflement et tension de la paroi abdominale. Enfin, s'il y a en outre du sang dans les selles (nous ne parlons pas des hémorrhagies intestinales), on pourra, presque sans crainte de se tromper, diagnostiquer des ulcérations.

D'une autre part, si l'enfant est cachectique, si sa paroi abdominale est flasque, si les intestins se laissent pincer comme une masse inerte, et surtout s'il se joint à ces symptômes l'absence de douleurs abdominales, on pourra croire à un ramollissement de la muqueuse. Les diarrhées longuement intermittentes appartiennent aussi plus spécialement à ce genre de lésion.

Toutefois, nous le répétons, ceci n'est pas une règle générale, et l'on verra quelquefois ces mêmes symptômes annoncer une lésion inflammatoire profonde, et les symptômes les plus tranchés de celle-ci être l'expression d'un simple ramollissement.

Enfin il ne faut pas oublier que le siége habituel du mal est le gros intestin ; que les lésions y sont plus étendues, plus profondes, plus avancées que celles de l'intestin grêle qui manquent souvent.

Les maladies chroniques sont, comme les maladies aiguës, de nature catarrhale. Il n'est pas besoin d'insister longuement sur les preuves de cette assertion. L'identité des causes, le passage fréquent des unes aux autres, la similitude des symptômes et même des lésions suffisent pour le prouver. Les différences résultent uniquement de la durée de la maladie.

Art. VII. — Traitement.

La maladie que nous venons de décrire ne différant des précédentes que par sa marche plus lente et sa durée plus longue, les indications thérapeutiques fournies par les causes et la nature du mal sont identiquement les mêmes. D'ailleurs, comme la forme chronique succède souvent à la forme aiguë légère, ou plutôt comme son début insidieux simule souvent cette dernière, les indications que nous avons posées, et le traitement que nous avons conseillé alors, sont entièrement applicables ici.

Nous insisterons donc peu sur les préceptes d'hygiène relatifs à toutes les maladies catarrhales (voy. p. 723) et sur la thérapeutique que réclame la première période de la maladie. (Voy. p. 740)

Les indications spéciales à la forme chronique sont fournies : 1° *Par la lésion locale.* — Bien que ces lésions manquent quelquefois, bien qu'elles puissent ne consister qu'en un simple ramollissement, il est certain qu'elles sont plus souvent graves et profondes que dans les autres formes. Or les altérations des membranes muqueuses quelles que soient leur origine et leur nature sont d'habitude avantageusement modifiées par le traitement topique. Lors donc qu'on aura satisfait à l'indication d'évacuer les matières dont la présence est nuisible, il faudra porter sur la membrane des substances capables de modifier son mode inflammatoire, ou de diminuer les sécrétions dont elle est le siége. Les médicaments qui agissent le mieux en ce sens sont les astringents qui doivent être administrés soit par la bouche, soit en lavement. On doit d'autant moins négliger ce dernier mode d'emploi que les lésions occupent de préférence la partie inférieure du gros intestin.

2° *Par la période* à laquelle la maladie est arrivée.—S'il est possible que quelque circonstance indique les antiphlogistiques, ce n'est guère qu'au début qu'on peut les employer; à cette période et à une autre plus avancée, les évacuants sont en général utiles ainsi que les alcalins; mais lorsque la maladie est confirmée, les astringents, les toniques, les reconstituants deviennent nécessaires pour répondre aux indications suivantes.

3° *Par la durée.*—La durée du mal exige qu'on ait à sa disposition un arsenal assez varié de moyens. Un médicament qui a paru utile perd son effet par l'usage, malgré l'augmentation des doses ; et il faut savoir changer le remède sans modifier la médication.

4° *Par la débilité du malade.* — La forme chronique est commune chez les enfants faibles, délicats, lymphatiques, et elle augmente leur débilité constitutionnelle. De là la nécessité de soutenir les forces, soit par une alimentation appropriée à l'état maladif des voies digestives, soit par les toniques, soit par les reconstituants. D'autres fois, une stimulation momentanée est utile pour relever des forces prostrées plutôt que détruites. De là l'emploi de quelques excitants extérieurs plutôt qu'internes.

5° *Par la prédominance de certains symptômes.* — Si les symptômes inflammatoires ont quelque importance, les antiphlogistiques peu actifs seront indiqués ; les coliques, les douleurs vives, justifieront l'emploi des narcotiques ; tandis que la présence des acides ou des gaz commanderont l'usage des absorbants et des alcalins.

Examen des médications. — 1° *Évacuants.* — Ces moyens fréquemment employés par les médecins du dernier siècle, négligés ensuite et remis en honneur par les docteurs Gendrin, Barrier et Legendre, sont réellement utiles pour la cure de la forme chronique du catarrhe intestinal. Ils doivent être employés de préférence dans les premiers temps de la maladie, lorsque l'on peut supposer qu'il n'existe pas encore de lésions très graves, et que la sécrétion augmentée et viciée est le phénomène dominant. Ces moyens agissent sans doute en modifiant l'irritation sécrétoire de la membrane.

On commencera par faire vomir avec l'ipécacuanha, pour peu que l'estomac participe au malaise des intestins ; et ce médicament, qui agit quelquefois sur les voies inférieures en même temps que sur les supérieures, déterminera souvent alors un effet suffisant. Sinon dès le lendemain ou de suite, si l'on ne juge pas à propos de faire vomir, on administrera un laxatif léger, calomel, sulfate de soude ou même huile de ricin. Nous avons souvent vu ce dernier médicament produire, à la dose de 5 à 10 grammes, un très bon effet. Cependant nous préférons la magnésie, lorsque la fétidité de l'haleine ou la couleur verte des matières fécales indiquent l'exagération des sucs acides.

2° *Alcalins et absorbants.* — Lorsque l'on veut remplir cette dernière indication (absorption des acides) sans purger, ou bien lorsqu'on veut remédier à l'abondance trop grande des gaz intestinaux, on peut avec grand avantage faire succéder à la purgation l'emploi des divers alcalins et absorbants. Ceux que nous avons employés avec le plus d'avantage sont, l'eau de Vichy et l'eau de chaux qu'on mêle au lait dans la proportion d'un quart environ. M. Trousseau conseille de mêler à un litre de lait un gramme de bicarbonate de soude ou de saccharate de chaux. Parmi les absorbants, ceux que nous préférons avec la magnésie sont : le carbonate de chaux, la poudre d'yeux d'écrevisses, et surtout le sous-nitrate de bismuth qu'on mêle aux premières cuillerées de potage à chaque repas. Il nous a souvent suffi de doses très faibles pour produire un effet marqué (0,10 à 0,20 deux ou trois fois par jour). Nous l'avons aussi donné, sans inconvénient et avec succès, à la dose de 1 à 2 grammes. Le docteur Monneret (1) élève les doses beaucoup plus haut. Il croit que celles que

(1) *Gazette des hôpitaux*, 1849, pag. 188, 200.

nous indiquons sont inefficaces ; il administre trois à six cuillerées à café par jour, il va même jusqu'à 60 grammes dans les vingt-quatre heures. Il pense que ce médicament ne produit qu'un effet local qui consiste en une diminution de la sécrétion et de l'hyperesthésie intes-tinale. Il s'étend sur la muqueuse, dit-il, et lui constitue une couche protectrice, il sert d'enveloppe, de passe-port aux diverses substances qui parcourent l'intestin ; il agit mécaniquement en obturant mo-mentanément les vaisseaux. Quel que soit le degré d'importance qu'on attache à ces explications toutes mécaniques, il résulte des expériences de M. Monneret que l'on peut donner sans crainte aucune le magistère de bismuth à des doses très considérables. Mais nous pouvons affirmer qu'elles ne sont pas indispensables et qu'une quantité modérée de la poudre produit en général l'effet désiré. En outre, si nous en jugeons par la répugnance que nous avons rencontrée de la part de quelques enfants à prendre le remède pendant plusieurs jours de suite à la dose de 1 à 2 grammes et malgré son insipidité, nous doutons qu'il soit toujours possible de continuer ces doses énormes pendant un temps suffisant.

3° *Astringents.* — A une époque avancée de la maladie, ces médi-caments sont en réalité ceux dont l'emploi est le mieux indiqué, soit à cause de leur influence générale, soit plutôt à cause de leur action topique. Ils redonnent, en effet, du ton aux tissus, et si l'inflamma-tion n'a pas encore produit une profonde désorganisation, ils déter-minent la contraction des petits vaisseaux, empêchent la stase san-guine passive, et tarissent les sécrétions immodérées. Ce dernier résultat est d'autant plus important à obtenir qu'une des causes de la dété-rioration est l'abondance de ces déperditions journalières.

Nous distinguerons les substances qu'on a l'habitude d'employer en lavements de celles qui peuvent être données par la bouche. On pourra varier les lavements avec les substances suivantes : pour 150 grammes de véhicule on mettra de 30 à 50 centigrammes d'extrait de ratanhia, de 40 à 75 centigrammes de tannin ; ou bien, dans 200 grammes d'eau on fera bouillir 6 à 10 grammes de feuilles de noyer ; on pourra en-core faire dissoudre dans 150 grammes d'eau distillée, 3 à 6 grammes, de diascordium, 2 à 4 grammes d'alun, on bien 5 à 10 centigrammes de nitrate d'argent. Ce dernier médicament, employé avec succès par M. le professeur Trousseau, mérite une attention toute spéciale. Cha-cun connaît son efficacité dans les inflammations des autres mem-branes muqueuses ; on peut le promener en nature même sur les plus délicates ; à plus forte raison le pourra-t-on sur la muqueuse du gros intestin. Aux médicaments que nous venons d'indiquer, on pourra substituer tous les astringents que possède la matière médicale : la tormentille, la rose de Provins, la racine de fraisier, la bistorte. Toutes ces substances auront le plus souvent une action topique, parce qu'elles arriveront sur la partie inférieure du gros intestin, qui est ordinairement la plus malade. Cependant, comme la maladie n'est pas toujours concentrée sur ce point, et comme les médicaments administrés par la bouche ont aussi leur influence, on prescrira les mêmes remèdes ou d'autres analogues, en les dissimulant autant que possible.

M. le professeur Trousseau conseille, après l'emploi du bismuth et de la poudre d'yeux d'écrevisses, la potion suivante :

℞ Nitrate d'argent.................. 1 centigramme.
Eau distillée.................... 25 grammes.
Sirop simple.................... 10 grammes.

que l'enfant prendra en huit ou dix fois.

On peut aussi donner une potion contenant le sirop de ratanhia à la dose de 10 à 15 grammes pour 80 grammes de liquide, avec addition d'eau de fleurs d'oranger (4 à 8 grammes) pour aromatiser.

Le sirop ou les pilules de tannin, l'extrait de bois de Campêche (voy. p. 742), rendent aussi des services réels. Ces moyens pourront être remplacés par la conserve de rose ou de cynorrhodon, la confection d'hyacinthes, l'extrait de monœsia, etc.

La tisane habituelle sera l'eau de riz édulcorée avec du sirop de coing, ou bien de la décoction blanche, avec addition de 10 à 15 grammes de sirop de ratanhia, ou 40 grammes de sirop de coing par demi-litre.

Toniques. — Les Allemands ont recommandé l'emploi du colombo et de la cascarille soit en extrait, soit en infusion ou décoction. D'après eux, ces médicaments conviennent principalement dans les cas où les hypersécrétions intestinales sont accompagnées d'atonie, état qui correspond à notre ramollissement de l'intestin. Voici la formule de Gœlis pour un enfant de deux ans :

℞ Racine de colombo .... 2 grammes.
Racine de salep .... 60 centigrammes.

Faites bouillir pendant un quart d'heure dans de l'eau de fontaine ; ajoutez à la colature de 90 grammes, 15 grammes de sirop de camomille. Donnez toutes les heures plein une cuiller à dessert.

Nous avons fréquemment employé les préparations de quinquina ; le sirop à la dose d'une à deux cuillerées ou l'extrait à la dose de 1 à 2 grammes pour 60 grammes de julep gommeux.

Fer. — Un médicament utile, et dont l'emploi ne doit pas être oublié si la diarrhée est rebelle, est le pernitrate de fer qu'on administre à la dose de 6 à 10 gouttes dans un julep gommeux de 100 grammes ; on peut aussi le donner par gouttes dans une cuillerée de tisane ou de sirop, et renouveler la prise toutes les deux heures environ pendant le jour, de manière à donner 6 à 10 gouttes à la fin. C'est surtout quand on peut soupçonner un ramollissement intestinal que cette préparation est indiquée. Pommer, Hergt et Camerer ont aussi vanté l'hydrochlorate de fer (1). Employé sous cette forme, le fer agit non pas seulement comme reconstituant, mais aussi comme astringent. Lorsque la diarrhée est peu abondante et la débilitation notable, lorsque en un mot l'état général domine, il faut préférer la limaille de fer porphyrisée, ou le fer précipité par l'hydrogène, ou bien encore le chocolat et le pain ferrugineux lorsque l'alimentation sera permise. Il faut toutefois donner le médicament à faible dose et en surveiller les effets parce qu'il détermine facilement une augmentation de la diarrhée.

Préparations d'or. — Le docteur Legrand (2) a rapporté plusieurs observations d'enfants arrivés à un degré de marasme très avancé à la suite d'une entérite chronique, et chez lesquels les préparations d'or ont eu le plus heureux résultat. (Retour de l'appétit, arrêt du dévoiement, restauration des forces, embonpoint.) Il donne le perchlorure d'or et de soude à la dose d'un milligramme et demi dans la première cuillerée de soupe. Il administre aussi l'or très divisé (20 centigrammes d'or divisé, 125 grammes de miel, une cuillerée à café tous les matins; on peut donner une dose double). La pratique de l'un de nous, à Genève, confirme pleinement l'exactitude des observations du docteur Legrand.

Narcotiques. — Employés seuls, les narcotiques réussissent rarement à arrêter définitivement les diarrhées un peu persistantes. Mais ils sont utiles lorsque la maladie ne dure pas depuis longtemps et lorsqu'elle s'accompagne encore de quelques phénomènes aigus. Alors une cuillerée à thé de sirop diacode donné une, deux ou même trois fois par jour suivant l'âge et le besoin ; un petit lavement contenant une ou deux gouttes de laudanum peuvent avoir quelque avantage. Mais en général nous préférons unir l'opium aux astringents dans les cas où il existe des douleurs ou des coliques. Alors le diascordium donné par la bouche ou en lavement, ou les pilules de tannin et d'opium (0,40 à 0,75 de tannin pour 0,02 à 0,03 d'extrait d'opium en quatre à huit pilules données dans les vingt-quatre heures) nous ont souvent réussi. Par ce dernier moyen nous avons arrêté en deux ou trois jours des diarrhées qui duraient depuis six semaines ou deux mois.

Stimulants. — Le docteur West a fortement insisté sur les indications de ces moyens thérapeutiques (3). Il pense qu'en général ils doivent être employés lorsque les symptômes aigus commencent à diminuer, et très rarement dès les premiers jours de la maladie.

(1) Frankel, *practische Heilmittellehre*, etc.
(2) *Gaz. méd.*, 1846, p. 952 et suiv.
(3) *Lectures on the diseases of infancy*, etc., p. 406, et *Archives de médecine*, 1851, t. XXV, p. 446.

L'eau-de-vie suffisamment étendue de lait ou d'eau, ou mêlée à de l'arrow-root léger est le moyen qu'il préconise le plus. Il donne 2 grammes d'eau-de-vie chaque deux ou trois heures à un enfant d'un an. Cette dose est administrée par gouttes mêlées à du lait ou à du potage (1).

Nous n'avons pas employé ce moyen, et jusqu'à présent nous nous sommes bornés à l'usage des stimulants externes et surtout des bains sulfureux. Leur utilité pour exciter les forces abattues nous a paru incontestable.

Antiphlogistiques. — On doit réserver la méthode débilitante pour un petit nombre de cas bien déterminés, c'est-à-dire pour ceux où la maladie, à son début, s'accompagne de fièvre ou de douleurs abdominales et survient, chez un enfant assez âgé, soit d'emblée, soit à la suite d'une autre affection qui n'a pas amené une détérioration profonde. Alors on appliquera de quatre à douze sangsues sur l'abdomen ou à l'anus ; on aura soin que l'écoulement sanguin soit proportionné à la force de l'enfant ; en même temps on appliquera des cataplasmes émollients sur l'abdomen, et les boissons seront adoucissantes. Il est rare qu'il soit utile de pratiquer une seconde émission sanguine ; et si la maladie prend un aspect chronique, on renoncera aux débilitants qui deviendraient nuisibles.

Régime alimentaire. — Cette partie importante du traitement n'est pas la moins difficile à bien diriger. Les aliments forment un corps étranger, qui, par son passage sur la muqueuse intestinale, entretient la lésion locale et augmente la diarrhée ; d'autre part les enfants ont besoin d'être tonifiés, et une bonne alimentation est un des meilleurs moyens pour remplir cette indication.

Nous croyons qu'il résulte de cette double condition la nécessité d'essayer l'alimentation, et qu'il ne faut prescrire la diète absolue que lorsque l'expérience aura démontré que l'enfant ne peut supporter aucune nourriture.

Nous avons d'ailleurs peu de chose à ajouter à ce que nous avons dit à cet égard page 723. La diète lactée est si réellement utile que, lors même que l'enfant est sevré depuis plusieurs mois, nous prescrivons le retour à l'allaitement naturel ou artificiel, bien que la diarrhée ne paraisse pas être immédiatement sous l'influence du sevrage : l'alimentation est ainsi diminuée en même temps que le régime est plus convenable.

L'un de nous a vu à Paris une diarrhée qui durait depuis plus de dix mois chez un enfant de neuf ans, et qui avait résisté à un grand nombre

(1) « About half a drachm of brandy given every two or three hours, to a child of a year old, in a quantity of a few drops at a time, mixed with the cold milk and water or the thin arrow-root with which it is fed, will often have the effect of arresting the thickness, as well as of rallying the sunken energies of the system. »

de moyens thérapeutiques, céder à l'usage du lait de chèvre coupé d'eau de chaux, et employé comme seule nourriture et seul traitement pendant plus de deux mois.

On peut encore faire prendre un mélange de lait et d'infusion de glands de chêne. Torréfiés, moulus, et traités par l'eau chaude comme le café, ils forment un mélange de saveur agréable, et que les enfants prennent facilement et avec plaisir.

A un âge plus avancé, et si la diarrhée est peu abondante, on permettra l'usage des fécules au lait, de la crème de riz ; et si la diarrhée n'en est pas augmentée, si l'enfant témoigne un appétit réel, on augmentera graduellement la quantité des aliments ; mais ce ne sera que par degrés et avec précaution qu'on permettra la viande et un peu de vin de Bordeaux mêlé d'eau.

Les mêmes soins doivent être pris pour l'alimentation, lors de la convalescence. A cette époque, en effet, l'enfant demande souvent de la nourriture : un excès serait alors très nuisible ; et ce ne sera que graduellement qu'on devra lui permettre d'abord des crèmes de riz, des fécules, puis des potages, du poisson, etc.

L'alimentation que nous conseillons ici pour l'avoir vue réussir un bon nombre de fois est bien différente du régime recommandé par le docteur Weisse, de Saint-Pétersbourg. Lorsque la diarrhée se déclare après le sevrage, et que le retour à l'allaitement n'a pas réussi, ce médecin administre la viande crue. « On prend un bon morceau de filet dépourvu de graisse, que l'on hache en morceaux plus ou moins ténus, suivant le nombre des dents de l'enfant. Dans les premières vingt-quatre heures on fait prendre à celui-ci, en quatre fois, la valeur de deux grandes cuillerées de cette masse charnue. Chaque jour cette dose est augmentée, et bientôt on laisse l'enfant en manger à discrétion. En général il prend cette nourriture avec grand plaisir ; ce n'est que les premières fois qu'il fait quelques difficultés ; quelques petits artifices les font surmonter. S'il refuse absolument, on le nourrit avec des petites boulettes qu'on lui introduit adroitement dans la bouche, ou bien on lui met la viande dans sa boisson après l'avoir râpée au couteau (1).

Hygiène. — Il est utile d'ajouter aux préceptes que nous venons de donner, celui de placer l'enfant dans les circonstances hygiéniques les plus favorables. En général, les promenades à l'air et au soleil sont utiles ; en outre, il faut tenir aux soins de propreté les plus minutieux.

____

(1) *Journal de médecine*, août 1845, pag. 247. — L'un de nous a eu l'honneur de voir, à Genève, le docteur Weisse, et de recevoir de sa bouche la confirmation des excellents résultats qu'il obtient chaque jour par l'emploi de cette méthode. Cet excellent médecin lui a affirmé qu'il avait ainsi traité plus de cent enfants, et qu'il en avait guéri le plus grand nombre. Ce succès est très encourageant, et nous nous proposons de faire l'essai de ce mode d'alimentation dans le cas où le régime lacté resterait inefficace.

Ces soins hygiéniques, unis à une alimentation convenablement dirigée, suffisent quelquefois pour arrêter des diarrhées peu intenses à leur origine.

Résumé. — *A.* Un enfant à la mamelle et bien portant est sevré. Il prend de la diarrhée, pâlit, dépérit un peu; il n'a pas de fièvre. La maladie est encore à son début; on ordonne :

1° Le retour à l'allaitement : sinon la diète lactée ; et alors on ajoutera, dans chaque litre de lait un quart d'eau de chaux ou d'eau de Vichy, ou bien 1 gramme de bicarbonate de soude ou de saccharate de chaux ;

2° On donnera chaque jour deux quarts de lavements, dans chacun desquels on aura délayé une cuillerée à café d'amidon ;

3° S'il y a un peu de douleur et de tension de l'abdomen, on appliquera sur le ventre des cataplasmes de farine de graine de lin.

B. Si la diarrhée persiste, si des fragments de caséum sont rendus non digérés par les selles, si l'appétit est diminué, s'il y a quelques envies de vomir, si l'haleine est fétide, on donnera :

1° L'ipécacuanha (sirop d'ipéca de 15 à 30 grammes mêlé de 0,25 à 0,60 de poudre de la même substance, suivant l'âge) ;

2° Le lendemain une purgation légère avec le calomel 0,05 à 0,20, ou bien avec 5 à 10 grammes d'huile de ricin, ou 4 à 8 grammes de sulfate de soude dans un peu de bouillon ;

3° Les jours suivants les absorbants et les alcalis divers seront donnés comme il a été dit page 759.

C. La maladie persévérant, si la diarrhée augmente, si l'enfant continue à maigrir, on fera usage des astringents : on commencera par le tannin, l'extrait de bois de campêche ou de ratanhia donnés par la bouche et en lavements.

S'il y a des coliques, on ajoutera 1 à 3 centigrammes d'extrait d'opium, ou bien on se contentera du diascordium.

D. Plus tard, si ces moyens sont restés sans résultat, on les remplacera par les suivants :

1° Un lavement au nitrate d'argent, qui sera donné une fois par jour.

Lorsque la maladie est rebelle, M. le professeur Trousseau a l'habitude de donner par-dessus le lavement médicamenteux un autre avec l'eau simple, afin que, sans augmenter la quantité du caustique, son action soit portée plus loin.

2° La potion au nitrate d'argent.

3° Une nourriture composée de lait en petite quantité; l'enfant sera maintenu propre, et promené à l'air libre et au soleil, si la saison le permet.

4° Deux ou trois fois par semaine on lui donnera un bain gélatineux.

E. Un enfant plus âgé (deux à six ans) est chétif et malingre; il est sujet à une diarrhée peu abondante et de peu de durée, mais qui se renouvelle sous la moindre influence; on prescrira :

1° Pour nourriture, de la crème de riz ou des fécules au lait, dont on augmentera ou diminuera la quantité.suivant les effets produits.

2° Aux premières cuillerées de potage on mélangera de la poudre d'yeux d'écrevisses, ou mieux du sous-nitrate de bismuth, aux doses ci-dessus indiquées.

3° Chaque deux ou trois jours on donnera un bain gélatineux et sulfureux.

4° Si ce traitement réussit, on le continuera aussi longtemps que l'enfant présentera quelque symptôme morbide ; ou le prolongera même au delà ; on n'augmentera l'alimentation que par degrés, et l'on permettra le chocolat ou le pain ferrugineux, le bon vin, etc,

F. La maladie augmente, ou bien on n'est appelé que lorsqu'elle est déclarée. L'enfant dépérit beaucoup, la diarrhée est intense ; on prescrira :

1° Un lavement avec l'amidon et l'extrait de ratanhia, ou bien quelqu'un de ceux que nous avons indiqués ci-dessus ; on les donnera de' la manière suivante : Chaque matin l'enfant prendra un lavement assez copieux d'eau simple tiède, ou d'eau émolliente, et un quart d'heure après qu'il l'aura rendu on administrera le lavement astringent. Si l'enfant le conserve quelque temps, on ne le renouvellera que le soir, de manière à en donner deux par jour ; si le lavement n'est pas gardé, on en donnera immédiatement un second ou même un troisième afin que l'intestin reste en contact avec le liquide astringent.

On continuera cette médication assez longtemps avec le soin de changer le médicament de temps à autre, et aussi d'interrompre les remèdes astringents tous les quatre ou cinq jours, pour mettre un jour d'intervalle, dans lequel on donnera simplement un lavement avec une cuillerée d'amidon ou bien avec de l'eau de lin et de pavot.

Si les lavements astringents sont difficilement gardés, on diminuera la quantité du liquide et de la matière astringente jusqu'à ce qu'il y ait tolérance.

2° On fera prendre la poudre de sous-nitrate de bismuth; ou mieux encore, on donnera toutes les deux heures deux gouttes de pernitrate de fer dans une cuillerée de tisane; si ce médicament échoue, on le remplacera par les préparations d'or.

3° La tisane sera la décoction blanche de Sydenham ou l'eau de riz édulcorée, comme nous l'avons dit.

4° Tous les trois jours on donnera un bain gélatino-sulfureux ou aromatique.

5° On n'ordonnera la diète absolue que pour un temps limité, et presque toujours on pourra permettre une alimentation légère, ainsi qu'il a été dit plus haut.

II. Maladies catarrhales avec complication nerveuse.

—

CHAPITRE VII.

CATARRHE GASTRO-INTESTINAL CHOLÉRIFORME.

Art. I. — Tableau. — Marche. — Durée.

Le début a lieu tantôt au milieu d'une santé en apparence bonne, tantôt chez des enfants qui, depuis une ou plusieurs semaines, éprouvent différents troubles des voies digestives. Ce dernier cas est de beaucoup le plus fréquent. On observe alors pendant cette période prodromique les différents symptômes de la forme légère.

Au bout de cinq à douze jours, rarement moins, quelquefois plus, tout à coup la scène change et l'on voit se dérouler la série des symptômes qui indiquent une maladie de la plus haute gravité. Des vomissements incessants accompagnés de selles séreuses qui se répètent coup sur coup marquent le début; quelquefois ils manquent, la diarrhée seule existe; le ventre n'offre rien de particulier, il est rarement douloureux, la soif est extrême; la langue est humide et légèrement blanche; le pouls est fréquent, mais la température de la peau est rarement élevée. Le regard est triste, abattu, terne; les yeux sont déjà excavés; il y a ou bien de l'agitation, de l'irritabilité, des pandiculations; ou bien plus rarement de l'abattement, de l'inertie.

Après une durée variable de ces symptômes, rarement au bout de quelques heures, le plus souvent au bout de deux à quatre ou cinq jours, le visage est profondément altéré; les yeux sont caves, ternes; les pommettes saillantes; la bouche enfoncée : l'inertie a remplacé l'agitation; l'amaigrissement est énorme. La soif est inextinguible, la peau glacée et pâle surtout au nez et aux extrémités; le pouls est misérable, l'abattement extrême, l'enfant ne donne plus de signes de sensibilité; le ventre mou, affaissé, flasque, indolent, se laisse pincer comme un linge. Les vomissements continuent ainsi que la diarrhée. Si la maladie, comme cela arrive le plus ordinairement quand les symptômes ont atteint ce degré de gravité, se termine d'une manière fatale, les vomissements sont supprimés, mais ordinairement la diarrhée persiste jusqu'à la fin, ainsi que la soif; la respiration s'accélère et s'accompagne d'un léger stertor; et enfin les enfants meurent épuisés et froids. Si l'issue doit être favorable, les symptômes alarmants se dissipent au bout de vingt-quatre à quarante-huit heures; le pouls reprend de la fermeté, la peau de la chaleur, le regard a plus de vivacité; ce

n'est plus cet œil terne, ce facies de moribond qui étaient si inquiétants ;
les vomissements sont déjà arrêtés, la diarrhée se modère, peu à peu
la soif diminue ; ce symptôme et l'amaigrissement sont les derniers à
disparaître, l'amaigrissement surtout.

Il est difficile de préciser la durée de la maladie d'une manière
exacte. On peut cependant, comme pour certaines formes de bronchite ou de broncho-pneumonie suraiguë, distinguer les trois périodes de prodrome, d'augment ou de danger, et de déclin, que nous
avons signalées ailleurs. (Voy. BRONCHO-PNEUMONIE.) Ainsi, comme dans
la broncho-pneumonie, la maladie grave est souvent précédée par la
forme légère qui correspond à une affection catarrhale trachéo-bronchique de peu d'importance, et qui précède de plusieurs jours l'apparition des symptômes sérieux du catarrhe suffocant. Que la maladie ait
débuté avec ou sans prodromes, la période à laquelle on peut donner
le nom de période de danger est très courte et ne dépasse guère un,
deux ou trois jours. La période de déclin dans les cas heureux est
assez longue ; il se passe une, deux ou trois semaines avant que les
enfants aient repris leurs forces, leur appétit et leurs couleurs. Sous
ce rapport il existe une très grande différence entre la rapidité du
rétablissement des enfants atteints de catarrhe sur-aigu bronchique
ou intestinal. Cette différence s'explique par l'abondance des déperditions et par les troubles de l'innervation du grand sympathique, dans
le *cholera infantum ;* tandis que, dans le catarrhe suffocant, le système
nerveux joue un moins grand rôle et qu'il n'y a qu'un trouble momentané de l'hématose qui se dissipe avec le rétablissement de la circulation aérienne et sanguine dans les poumons.

Les auteurs allemands ont divisé la maladie en deux périodes :
l'une de réaction, l'autre de paralysie. A la première appartiennent
l'agitation, la soif et la perte d'appétit, les vomissements, la diarrhée,
la fièvre, l'amaigrissement ; à la seconde la perte des forces, la flaccidité du ventre, le refroidissement, la faiblesse du pouls, etc.

D'après le docteur Fischer, la durée totale de la maladie serait de
six à huit jours. Camerer prétend qu'elle peut se terminer d'une manière fatale en vingt-quatre heures.

Le début étant souvent difficile à préciser, la durée totale n'est pas
aisée à indiquer ; la durée la plus courte que nous ayons observée
du début à la mort a été de trois jours. La terminaison fatale est
d'ordinaire d'autant plus prompte que l'enfant est plus jeune.

A côté de la forme sur-aiguë que nous venons de décrire on peut
en placer une autre qui établit la transition entre les formes légères,
cholériques et chroniques, et qui correspond à la broncho-pneumonie
aiguë ou subaiguë. Dans cette variété c'est le dévoiement qui marque
le début, et après une diarrhée prodromique plus ou moins prolongée
mais non affaiblissante, on observe une partie des symptômes que nous
venons d'énumérer, avec cette différence qu'ils sont plus prolongés, mais

moins violents. La maladie, au lieu de se terminer rapidement par la mort ou par la guérison, a une plus longue durée, elle n'est pas sans danger, mais cependant elle laisse plus de prise à la thérapeutique.

Le ventre est gros, quelquefois douloureux ; la diarrhée très fréquente, les selles fétides, tantôt séreuses, tantôt lientériques ; d'autres fois elles sont muqueuses avec quelques stries sanguines, rarement il y a quelques vomissements intercurrents. Les enfants sont très agités, très irritables, le pouls est fréquent, mais la chaleur rarement très élevée. L'amaigrissement ne tarde pas à se manifester ; les yeux se creusent, mais la peau ne se refroidit pas, et la soif n'est pas inextinguible comme dans la forme précédente. Huit jours, quinze jours ou trois semaines se passent sans que les symptômes se modifient, ou bien il y a des alternatives de mieux ou de moins bien. Quelquefois, et pendant vingt-quatre heures, les symptômes sont plus aigus et paraissent se rapprocher de la forme précédente ; alors la diarrhée redouble, les selles deviennent séreuses ; il y a des vomissements coup sur coup, de la tendance au refroidissement ; puis ces accidents se dissipent, et la maladie poursuit sa marche. Trois cas peuvent se présenter : ou bien les symptômes diminuent graduellement pour disparaître ensuite, ou bien ils augmentent, ou bien ils restent stationnaires. Dans le premier cas, la maladie se termine par le retour à la santé ; dans le second, elle se termine par la mort ; dans le troisième, elle passe à l'état chronique.

Art. II. — Analyse des symptômes.

Fonctions digestives.—Les vomissements ne sont pas un symptôme constant, mais un symptôme fréquent. Quand ils existent, ils se manifestent le premier jour de l'apparition des accidents graves ; le plus ordinairement ils ont été précédés par la diarrhée qui toujours les accompagne. Ces vomissements sont séreux, muqueux ou aqueux, presque jamais bilieux. La sécrétion de la bile paraît en effet supprimée ; non-seulement elle ne reflue pas dans l'estomac, mais elle ne coule pas dans l'intestin, comme l'indique la décoloration des évacuations. La durée des vomissements est beaucoup plus courte que celle de la diarrhée. On ne les observe guère que pendant la période de danger. Leur nombre est en rapport avec la gravité de la maladie.

Diarrhée. — La diarrhée est un symptôme constant. Elle précède souvent le début aigu, l'accompagne toujours, et persiste jusqu'à la terminaison de la maladie. Les évacuations, avant le début, offrent des caractères variés: elles sont toujours liquides, souvent lientériques, jaunâtres et verdâtres avec des fragments de caséum indigérés. Au début des symptômes aigus et dans le cours de la maladie, elles sont entièrement séreuses. Les couches de l'enfant sont baignées comme elles les seraient par de l'urine, et au centre de cette auréole aqueuse on voit une autre tache d'un jaune clair. C'est surtout pendant la période de danger que les selles présentent au plus haut degré le caractère séreux. A la fin de la maladie, et si elle a une issue favorable, elles sont jaunâtres, mais toujours liquides ; elles deviennent quelquefois verdâtres, noirâtres ou rougeâtres sous l'influence de la médication (calomel, bismuth, bois de Campêche). Leur grande fréquence et leur abondance sont des caractères constants : cinq à six selles dans les vingt-quatre heures est le plus petit nombre ; le plus ordinairement il y en a douze, dix-huit, vingt-quatre et plus.

La soif est un des symptômes les plus fréquents et les plus importants. Nous ne connaissons aucune maladie de l'enfance, y compris les affections pulmonaires fébriles, où la soif soit comme dans cette maladie véritablement inextinguible. La description qu'en donne Nagel n'a rien d'exagéré. « C'est pitié, dit ce médecin, de voir les efforts que font les enfants pour chercher des yeux le verre qui contient leur boisson. Lorsqu'ils l'ont aperçu, leur regard brille d'un nouvel éclat, et ils emploient le peu de forces qui reste à leurs bras débiles pour l'approcher de leurs lèvres ; si l'on accède à leur désir, ils saisissent le verre et le vident jusqu'à la dernière goutte. » Les boissons sont d'ordinaire aussitôt rejetées que prises. C'est peut-être à la soif que l'on doit rapporter ce symptôme sur lequel Pommer a insisté, la sortie de la langue hors de la bouche, symptôme que nous n'avons pas du reste constaté nous-mêmes. La langue n'offre rien de particulier, la bouche n'est pas sèche, la succion n'est difficile qu'à l'époque où la maladie s'approche d'une terminaison fatale.

Il est exceptionnel (1) de constater quelques points de muguet sur le palais ; ce symptôme partiel, ultime, secondaire, n'a aucune importance.

État du ventre. — L'état du ventre n'offre rien de constant. Il est au début médiocrement ou peu développé, le plus souvent indolent ; à une période plus avancée, il est d'ordinaire mou, flasque, et se laisse pincer comme un chiffon ; ce caractère de flaccidité des parois abdominales a été spécialement noté par Romberg dans la période dite de paralysie.

Circulation. — Les symptômes du côté de la circulation offrent une haute importance ; au début des accidents aigus le pouls s'accélère, mais le plus souvent la peau n'est que médiocrement chaude. Cependant nous avons observé chez quelques enfants un mouvement fébrile véritable ou même très intense. Que la fièvre ait existé ou manqué, tôt ou tard, au bout d'un intervalle de vingt-quatre heures à cinq ou six jours, survient le refroidissement très appréciable aux extrémités et au nez ; quelquefois il est général. En même temps le pouls change,

(1) Nous l'avons constaté deux fois sur 17 malades.

il devient filiforme, insensible même. Le refroidissement est un très fâcheux symptôme, cependant il n'annonce pas une mort certaine ; il peut disparaître en même temps que le pouls se relève ; mais s'il persiste et augmente, il faut conserver peu d'espoir.

Respiration. — La respiration dans les premiers jours est inégale, anxieuse ; elle s'accélère à la fin et s'accompagne quelquefois d'un petit stertor trachéal très inquiétant.

Facies, système nerveux, forces, embonpoint —L'altération des traits est caractéristique, profonde, rapide ; la face est pâle, le nez s'effile, les pommettes sont saillantes, les orbites se creusent, l'œil est terne, incertain, voilé, le globe oscille sous la paupière entr'ouverte. Le facies est d'une grande importance pour le diagnostic. L'altération du visage se prononce avec une extrême rapidité au moment où les symptômes deviennent alarmants. Il nous est arrivé plus d'une fois de quitter notre malade sans trop d'inquiétude, et, au bout de quelques heures, de le retrouver méconnaissable. Au début les enfants sont agités, anxieux, irritables ; ils crient sans cesse, ou bien ils ont des alternatives de cris et de somnolence. Dans les derniers jours la somnolence prédomine, et l'inertie remplace l'agitation ; le petit malade, dans son ensemble, est dans le même état que l'abdomen, il est flasque, mou, inerte et donne à peine des signes de sensibilité.

L'amaigrissement est un symptôme constant et caractéristique. Il est surtout apparent au visage, mais on l'observe bientôt sur les autres points du corps. L'amaigrissement marque le début des symptômes graves, il va en augmentant jusqu'à la mort : on peut dire, sans exagération, que les enfants fondent à vue d'œil. L'émaciation continue encore pendant la convalescence, un de nos malades perdit quatorze onces pendant les sept jours que dura la maladie ; il maigrit encore de treize onces dans les dix premiers jours de la convalescence, puis il regagna une once chaque jour.

Art. III. — Diagnostic.

Les symptômes qui ont le plus de valeur pour le diagnostic, et qui permettent de distinguer l'entérite cholériforme des autres variétés d'affections abdominales aiguës, sont, après une diarrhée prodromique d'une durée variable, l'apparition des *vomissements incessants, accompagnés d'une augmentation de la diarrhée qui devient séreuse, d'une soif inextinguible, d'une altération profonde des traits, d'un amaigrissement rapide, d'un refroidissement des extrémités et du visage, et d'une petitesse extrême du pouls.*

Les autres maladies de la première enfance qui pourraient simuler l'entérite cholériforme sont peu nombreuses, et la distinction n'est pas difficile. Ainsi, dans la fièvre typhoïde, maladie infiniment rare d'ailleurs dans la première enfance, les taches, les sudamina, le ballonne-

ment du ventre, la sécheresse de la langue, et, dans la grande majorité
des cas, la fièvre intense, serviront à établir le diagnostic.

On ne peut pas non plus confondre le catarrhe cholériforme avec
la péritonite, puisque la diarrhée est très abondante, et que le ballonnement du ventre et la vive douleur à la pression sont absents.

L'invagination et l'entérite cholériforme présentent, comme symptômes communs, l'abondance des vomissements et la diarrhée ; mais
dans l'invagination les selles sont mucoso-sanguines ou sanguines et
non séreuses ; plus tard, les vomissements stercoraux, et la tumeur
abdominale, joints à l'absence de refroidissement et d'amaigrissement,
serviront à confirmer le diagnostic.

Le choléra asiatique est, sans contredit, la maladie qui ressemble
le plus à l'entérite cholériforme ; comme nous n'avons eu l'occasion
de l'observer qu'un très petit nombre de fois chez les enfants du
premier âge, nous nous contenterons de citer sur ce point le docteur Bourgeois. « Le choléra proprement dit présente des différences sensibles avec la cholérine ; ainsi, dans le premier, les crampes
affreuses qui tourmentent le malade offrent un signe auquel il est
impossible de se méprendre ; de plus, la peau est d'un bleu plus ou
moins noir, ce qui n'existe jamais dans la cholérine, au moins au
même degré ; enfin le pouls, quoique très petit, ne cesse jamais de
battre avant la mort, tandis que, dans le choléra asiatique, on ne le
sent plus, quoique le malade ne soit pas arrivé au moment de l'agonie. J'ai observé pendant l'épidémie de 1832 un assez grand nombre
de cas de la maladie chez de très jeunes enfants, et chez eux elle suivait exactement la même marche symptomatique que chez les adultes.»

Art. IV. — Pronostic.

Le pronostic est fort grave, nous avons vu mourir près des trois
quarts de nos malades. Cependant nous avons été assez heureux pour
en sauver qui paraissaient dans un état désespéré. Voici les circonstances qui nous ont semblé les plus fâcheuses : le très jeune âge, le
sexe féminin, la pauvreté, l'épidémie.

1° *Le très jeune âge.* — Les enfants âgés de trois semaines à trois
mois sont tous morts ; ceux qui ont guéri étaient âgés : un de trois
mois, un de sept mois ou de huit mois, un de onze mois, un de vingt-
deux mois.

2° *Le sexe.* — Une seule fille a guéri ; mais il ne faut pas oublier
que le nombre des enfants du sexe féminin était beaucoup moins considérable que celui des enfants du sexe masculin.

3° *Conditions sociales.*—Quatre des enfants guéris, appartenaient aux
classes supérieures ou moyennes.

4° *Épidémie.* — Les enfants qui ont guéri ont été atteints pendant
les mois où la maladie ne régnait pas épidémiquement.

Sous le rapport des symptômes, les sujets qui ont guéri nous ont offert exactement les mêmes phénomènes que ceux qui sont morts, avec cette différence que les accidents les plus inquiétants ont été quelquefois moins intenses et moins prolongés. En étudiant avec soin nos observations, nous voyons, en définitive, qu'il ne faut pas désespérer du malade quand le pouls conserve de la tenue, quand l'altération des traits n'est pas profonde, quand le refroidissement ne va pas en augmentant graduellement, ou bien lorsque après le refroidissement et la perte du pouls on peut obtenir une réaction salutaire. L'état, au contraire, est fort grave quand, d'une heure à l'autre, les enfants deviennent méconnaissables ; quand le pouls est d'une extrême petitesse ; quand le froid est général et surtout quand il persiste plus de vingt-quatre heures.

La durée est l'élément le plus important pour le pronostic, quelque formidables que soient les symptômes, il ne faut pas perdre toute espérance s'ils sont de courte durée.

Il faut, du reste, être toujours très réservé sur le pronostic, car on rencontre des cas qui, quelquefois, au premier abord paraissent peu graves ; puis, tout à coup, surviennent des symptômes très alarmants. Le médecin modifie alors son pronostic, mais il est de nouveau détrompé par l'apparition de nouveaux signes qui donnent l'espoir d'une issue favorable.

Art. V. — Causes.

Age.—L'entérite cholériforme est surtout fréquente pendant le travail de la dentition, c'est-à-dire de quatre à vingt mois. C'est l'opinion de presque tous les auteurs qui ont écrit sur le ramollissement de l'estomac. Les faits que nous avons recueillis en sont une nouvelle preuve. Nos malades étaient tous âgés de trois semaines à deux ans (1) ; mais le plus grand nombre était compris entre trois et seize mois. A l'hôpital des Enfants malades de Paris, où nous avons recueilli un si grand nombre d'observations d'affections abdominales, c'est à peine si nous avons observé un cas de *cholera infantum*, parce que nous n'avions affaire qu'à des enfants âgés de deux à quinze ans ; nouvelle preuve de la rareté de cette maladie dans cette période de la vie.

Sexe. — Les garçons, d'après les faits que nous avons recueillis, y seraient plus sujets que les filles (2).

(1)	3 semaines	1	10 mois	1
	6 semaines	2	11 mois	1
	2 mois	1	13 mois	1
	3 mois	2	14 mois	1
	5 mois	1	16 mois	1
	7 mois	1	22 mois	2
	8 mois	2	2 ans	1
(2)	Garçons	12	Filles	6

Hygiène.—Les auteurs sont unanimes pour reconnaître l'influence fâcheuse d'une mauvaise alimentation. Nos observations coïncident entièrement avec les leurs. C'est à peine si un seul de nos malades suivait les règles d'une bonne hygiène alimentaire. La plupart étaient des enfants élevés au biberon, ou prématurément sevrés, ou nourris d'aliments indigestes.

Tempérament, condition sociale, etc. — C'est aussi une remarque assez générale et vraie que les enfants qui contractent cette maladie, sont chétifs, délicats, sujets au dérangement d'entrailles. Le fait est facile à concevoir, puisque, indépendamment d'une prédisposition originelle, les circonstances antihygiéniques, au milieu desquelles ils vivent, contribuent à la débilitation générale de l'économie. Telles sont : la mauvaise nourriture, comme nous le disions tout à l'heure ; la négligence des soins de propreté, une habitation malsaine, etc. Il ne faut pas croire cependant que les enfants du peuple soient les seuls atteints de cette maladie ; on peut dire d'elle ce que Frank disait de la rougeole : *Parcet nec divitibus nec pauperibus.*

Voici comment nos malades étaient répartis sous le rapport de la position sociale : les deux tiers étaient nés de parents appartenant aux classes supérieures et moyennes de la société ; les autres devaient le jour à des parents pauvres, mais dont aucun cependant n'était dans une extrême misère. Nous ne voulons pas tirer d'autres conclusions de ces chiffres que celles que nous indiquions tout à l'heure, notre clientèle étant infiniment plus considérable dans la classe aisée que dans la classe pauvre.

Saisons. — Épidémies. — Nous sommes d'accord avec les auteurs sur l'influence de la saison ; c'est en été, et au commencement de l'automne, que cette maladie est le plus commune. La plus grande partie de nos observations ont été recueillies dans les mois d'août et de septembre, puis dans les mois de juillet, d'octobre, de novembre. Nous n'en avons pas observé un seul cas en hiver et un seul au printemps. Le docteur Cruveilhier avait déjà observé que le ramollissement de l'estomac régnait quelquefois épidémiquement. Les auteurs allemands ont fait sur ce point la même remarque. Ils ont particulièrement insisté sur l'influence des variations de la température. M. Bourgeois place en premier lieu l'élévation plus ou moins grande de la température et la disposition atmosphérique aux orages : il admet aussi la forme épidémique sur laquelle le docteur Adrien de Commercy a publié des remarques intéressantes (1). L'influence épidémique, en effet, n'est pas douteuse ; ainsi nos observations ont été recueillies non-seulement dans les mêmes mois, mais dans les mêmes années. C'est surtout dans le cours de l'été 1846 et 1849 que nous avons observé le plus grand nombre d'affections intestinales graves. Gairdner a fait la

______

(1) *Journal des connaissances médicales et chirurgicales.*

remarque que les enfants d'une même famille étaient souvent successivement atteints de cette maladie. Cette observation a été répétée par le docteur Bourgeois; le fait n'a rien d'étonnant, mais nous ne l'avons pas observé.

Maladies antérieures. D'après les faits que nous avons recueillis, la maladie est plus souvent primitive que secondaire; si les auteurs n'ont pas tous été de cet avis, c'est qu'ils ont fait une confusion entre la maladie et la lésion. Nous nous expliquons : les auteurs sont partis de ce principe que le ramollissement de l'estomac était le caractère anatomique exclusif de la maladie; ainsi ils ont compté comme autant d'unités tous les cas de ramollissement de l'estomac, trouvés à la suite des fièvres exanthématiqus, de la méningite simple ou tuberculeuse, etc., en suivant les procédés de cette détestable statistique qui s'obstine à réunir des unités dissemblables. Ce qui démontre l'absurdité de cette manière de faire, c'est que les maladies énumérées par les auteurs se manifestent précisément à l'époque de la vie où l'entérite cholériforme ne se présente jamais ou presque jamais à l'observation. En outre, dans les cas où l'on a observé le ramollissement secondaire de l'estomac à la suite des fièvres exanthématiques ou des méningites, les symptômes ont été complétement différents de ceux que nous venons de décrire.

Toutes les causes que nous avons énumérées sont des causes prédisposantes, mais quelques-unes peuvent agir comme causes occasionnelles; tels sont les changements brusques de température, les indigestions, l'administration de remèdes irritants. Nous possédons des exemples évidents de ces différentes causes. Mais à côté d'elles nous avons toujours trouvé le cortége nombreux des causes prédisposantes que nous avons énumérées.

Art. VI. — Nature de la maladie.

La maladie que nous venons de décrire est, à nos yeux, un catarrhe qui s'est localisé sur le tube digestif et sur le nerf grand sympathique. C'est de toutes les formes de l'affection catarrhale celle qui justifie le mieux l'idée d'un empoisonnement. Elle prouve aussi que les différences anatomiques ne suffisent pas pour établir la séparation des espèces morbides.

La nature catarrhale est démontrée par les causes qui sont celles de tous les catarrhes (mauvaise alimentation, épidémie, etc.), par l'analogie des symptômes, par le passage graduel des formes légères à la forme grave au moyen des cas intermédiaires; enfin parce que le catarrhe intestinal simple n'est souvent que le prodrome de l'entérite cholériforme.

Par cela seul que la maladie est catarrhale, nous admettons l'existence d'une modification de toute l'économie et d'une altération du sang.

La localisation sur le tube digestif est prouvée par l'excès et la viciation des sécrétions gastro-intestinales et par les résultats des autopsies. La nature catarrhale de la maladie fait prévoir et explique la variété ou l'absence des lésions anatomiques.

Nous ne croyons donc pas que les conclusions suivantes soient contestables.

I. Les maladies décrites sous les noms de *ramollissement de l'estomac*, d'*entérite cholériforme*, de *cholera infantum*, de *cholérine*, *inflammation aiguë des plaques de Peyer*, etc., comprennent une grande partie des maladies gastro-intestinales graves, aiguës ou sur-aiguës de la première enfance.

II. Ces maladies, décrites sous différents noms, ne sont réellement qu'une seule et même affection.

III. Cette proposition trouve sa preuve dans l'identité des descriptions étiologiques, nosographiques et thérapeutiques; l'anatomie seule diffère.

IV. Comme l'indiquent les différents noms imposés à une même maladie, l'anatomie pathologique n'a pas pu servir à établir son unité. Mais la dissemblance, dans les résultats fournis par l'examen nécropsique, ne détruit pas l'exactitude de la proposition II.

V. La lecture des descriptions anatomo-pathologiques, et surtout l'étude des faits, démontrent que le tube gastro-intestinal chez les sujets qui succombent à cette maladie peut être dans quatre états différents :

a. Ou bien l'estomac est ramolli sans aucune lésion du tube digestif ;

b. Ou bien l'estomac est ramolli, en même temps que la membrane muqueuse de l'intestin et surtout son appareil folliculaire est malade ;

c. Ou bien l'estomac est sain, tandis que l'appareil folliculaire ou la membrane muqueuse sont malades ;

d. Ou bien, enfin, le tube gastro-intestinal n'est le siége d'aucune lésion appréciable à nos sens dans l'état actuel de nos connaissances, ou présente des altérations tellement insignifiante qu'elles ne peuvent rendre compte de la gravité des symptomes.

Jusque-là, la maladie ressemble à tous les catarrhes ; mais ce qui la spécialise, c'est l'abondance des sécrétions séreuses et la souffrance du nerf grand sympathique.

La sécrétion séreuse qui paraît produite par perspiration (analogue à celle des voies respiratoire et de la peau) plutôt que par une sécrétion folliculaire, indique peut-être que l'élimination des matériaux est faite par d'autres organes que par les follicules ; peut-être aussi doit-on y voir la preuve que les matériaux à éliminer ne sont pas les mêmes que dans le catarrhe simple. Sur tous ces points nous sommes contraints de rester dans le doute : nous nous contentous de signaler le fait.

Les troubles fonctionnels du nerf tri-splanchnique jouent un grand rôle dans cette maladie : c'est sous ce point de vue qu'elle diffère de la forme légère où l'innervation est normale, et de la forme cérébrale où c'est surtout l'appareil cérébro-spinal qui est sympathiquement atteint. On peut trouver une preuve de la souffrance du système nerveux ganglionnaire dans les considérations physiologiques et nosologiques suivantes.

1° La maladie existe à l'âge et dans les conditions physiologiques (dentition) où les troubles fonctionnels du système nerveux sans lésion d'organes sont le plus fréquents ; 2° elle se complique fréquemment elle-même de ces troubles dans l'innervation générale, comme le prouve l'altération profonde de la nutrition, de la circulation et de la calorification dont l'abondance des déperditions matérielles ne peut pas toujours rendre compte. On voit quelquefois les mêmes symptômes de sidération nerveuse, notamment la petitesse extrême du pouls et le refroidissement, survenir dans quelques péritonites spontanées foudroyantes. Or ces phénomènes, qui ne peuvent pas toujours être rapportés à l'intensité de la douleur et qui n'existent pas dans la phlegmasie des autres membranes séreuses, quelle que soit la rapidité de leur marche, ne peuvent être expliqués que parce que la maladie, siégeant dans l'abdomen, enveloppe les ganglions du nerf grand sympathique.

Pour donner une démonstration mathématique de l'exactitude de cette théorie, il faudrait que l'anatomie pût découvrir la lésion du système nerveux, et la chimie la nature de l'altération des liquides. Mais d'une part il se peut qu'il n'y ait là (comme pour les follicules muqueux dans bien des cas) qu'une lésion fonctionnelle ; et d'autre part on sait combien la science est peu avancée dans la connaissance des lésions matérielles du système ganglionnaire. Nous devons donc nous contenter des preuves physiologiques que nous avons données.

Nous ne sommes pas les premiers qui ayons fait intervenir le système nerveux comme une des causes pathologiques de la maladie décrite dans ce chapitre. Plusieurs des auteurs qui ont étudié le ramollissement de l'estomac ont envisagé la question sous ce point de vue. Ainsi Lenhossek attribuait le ramollissement de l'estomac à une affection cérébrale et Teufel à une inflammation du nerf vague. L'opinion de Jæger se rapprocherait encore plus de la nôtre. Ce médecin pense que sous l'influence de la suspension de l'influx nerveux (paralysie des nerfs) une grande quantité d'acide acétique est sécrétée et ramollit l'estomac.

Le docteur Fischer, après avoir résumé et combattu toutes les théories données pour expliquer le ramollissement de l'estomac, conclut aussi à un trouble du système ganglionnaire : « *Quare equidem proximam gastromalaxiæ causam habeo imminutam vel nimis depressam nervorum, ventriculi præsertim gangliorum, vitam.* » Ce médecin explique le lieu d'élection du ramollissement dans le grand cul-de-sac par la condition anatomique suivante. Cette portion de l'estomac, dit-il, est celle qui contient proportionnellement la plus grande quantité de veines et la plus petite quantité d'artères. On comprend en conséquence que là où le sang artériel est peu abondant, là aussi la nutrition est en défaut, tandis qu'au contraire la prédominance du sang veineux contribue à la production et à l'accroissement des altérations organiques, et en particulier du ramollissement. Nous laissons à l'auteur la responsabilité du fait anatomique qu'il invoque et de la conséquence qu'il en tire, en nous contentant de faire observer que l'explication qu'il donne ne peut s'appliquer qu'à la fréquence de la lésion, puisqu'il convient lui-même que l'on trouve le ramollissement gélatiniforme dans d'autres portions de l'estomac, et dans l'intestin lui-même.

En lisant le remarquable Mémoire que le docteur Chossat (de Genève) a publié sur l'*inanition*, nous avons été frappés de l'analogie qui existe entre les résultats de l'inanition expérimentale et les principaux symptômes de l'entérite cholériforme ; nous citerons en particulier :

1° L'abaissement de la température qui, jointe à la perte de poids, est dans l'inanition, comme dans le *cholera infantum*, une des principales causes de la mort ;

2° La stupeur qui succède à l'agitation lorsque la température s'abaisse ; fait que l'on observe aussi dans l'entérite ;

3° La diarrhée colliquative des derniers jours, dont l'abondance est en rapport avec la rapidité de la terminaison fatale, et avec l'augmentation du refroidissement.

En réfléchissant d'une part qu'un des effets de l'inanition est d'altérer profondément le sang, et d'autre part en voyant l'influence de certains agents toxiques ou médicamenteux sur l'abaissement de la chaleur animale, et sur les altérations du nerf grand sympathique (1), nous trouvons dans ce rapport que nous cherchons à établir entre l'entérite cholériforme, l'inanition et l'empoisonnement une nouvelle preuve de cette double influence de l'altération des liquides et des troubles du système nerveux qui, selon nous, jouent un si grand rôle dans la production de cette grave maladie.

Ainsi dans l'entérite cholériforme le sang, le système nerveux ganglionnaire, les organes digestifs, sont dans un état morbide. Nous ne cherchons pas à déterminer laquelle de ces trois parties de l'organisme est primitivement atteinte ; il nous suffit d'établir que leur altération reconnaît le catarrhe pour cause commune.

Ici la perturbation du système ganglionnaire nous explique : la forme particulière du catarrhe, sa rapidité, l'amaigrissement instan-

(1) Voir, les Mémoires des docteurs Duméril, Demarquay et Lecomte. (*Gazette médicale*, 1851.)

tané, la prostration profonde, l'abaissement de la température, la petitesse du pouls, peut-être même la suspension de la sécrétion biliaire, et enfin l'analogie qui existe entre quelques-uns des symptômes de cette maladie, certains cas d'empoisonnement, les effets de l'inanition et la péritonite foudroyante.

Art. VII. — Traitement.

Indications. — Cette maladie offre un grand danger et réclame de prompts secours. Les indications les plus urgentes sont :

1° D'arrêter la diarrhée et les vomissements ;

2° De soutenir les forces vitales qui font défaut ;

3° De ramener, s'il est possible, la température de la peau à son état normal ;

4° D'alimenter l'enfant dès que faire se peut, afin de combattre les effets de l'inanition.

Hygiène. — Pas d'autre alimentation que du lait de femme en petite quantité ou d'ânesse ou du bouillon de poulet par cuillerées à soupe toutes les deux ou quatre heures ; donner le moins de boissons possible.

Examen des médications. — *Calomel.* — Nous avons quelquefois, à l'exemple de Coudie, arrêté les vomissements et la diarrhée au moyen du calomel donné à petites doses (1 centigramme deux à six fois par jour). Nous avons aussi donné l'*hydrargyrum cum creta* à la dose de 5 centigrammes toutes les deux heures. Le docteur West joint ce médicament à la poudre de Dower dans les cas où la maladie n'a pas une violence extrême. Coudie recommande d'ajouter au calomel de petites doses d'ipécacuanha (2 à 5 centigrammes), et Dewees une petite quantité d'acétate de plomb.

Nitrate d'argent. — Si les vomissements et les selles ont lieu coup sur coup, nous préférons le nitrate d'argent, auquel nous devons quelques succès. Nous le donnons à la dose de 1 à 3 centigrammes dissous dans 60 grammes d'eau distillée (une cuillerée à café toutes les heures) ; nous en continuons l'usage pendant toute la durée des symptômes graves.

En réfléchissant à son mode d'action spécial, nous sommes convaincus qu'il est bien plus névrosthénique qu'astringent et topique ; nouvelle preuve que l'élément nerveux est en jeu dans cette maladie.

Opium. — Beaucoup de praticiens, et en particulier M. Cruveilhier, Wiesemann, Vogel, Hufeland conseillent l'opium ; d'autres blâment son emploi de crainte des accidents cérébraux auxquels les enfants atteints d'affections gastro-intestinales sont particulièrement sujets. Nous aussi nous redoutons pour les jeunes enfants les effets du narcotisme dont nous connaissons bon nombre de cas mortels ; cependant nous avons été témoins des bons effets du laudanum donné en lavement. Nous citerons en particulier l'exemple d'un enfant de huit mois atteint d'une entérite cholériforme fort grave arrivée au cinquième jour. On donna un lavement avec quatre gouttes de laudanum à dix heures du soir ; il fut rendu à minuit; on en donna un second. L'enfant s'endormit de dix heures du matin à sept heures du soir (ce sommeil était évidemment un léger narcotisme). Le lendemain il entrait en convalescence ; le pouls était meilleur ; deux selles consistantes avaient remplacé la diarrhée.

Coudie blâme surtout l'usage de l'opium dès le commencement et à grandes doses; mais il reconnaît que de petites doses sont utiles à l'époque où il s'agit seulement de relever le système nerveux. M. Cruveilhier prescrit dès le début l'usage de la potion suivante :

> ℞ Eau .... 90 grammes.
> Extrait d'opium..................... 1 centigramme.

Toutes les deux heures une cuillerée à soupe, et en outre deux lavements contenant aussi chacun 3/4 de centigramme d'opium.

Térébenthine. — Le docteur Coudie emploie avec succès un remède que nous n'avons jamais mis en usage, l'*esprit de térébenthine*, à la dose de 10 à 30 gouttes trois ou quatre fois par jour. Les effets de ce remède, dit-il, ne sont pas limités à l'estomac : ils s'étendent à tout le tube digestif, dont les sécrétions s'améliorent et l'impressionnabilité douloureuse diminue.

Lavements salés. — Le docteur Dewees dit avoir employé plus de cent fois avec le plus grand avantage et comme remède exclusif, pour calmer la surexcitation gastrique, des lavements composés d'une solution de trois cuillerées à thé de sel marin dans trois verres d'eau. Notre expérience personnelle nous fait défaut sur ce point ; mais à priori nous aurions de la répugnance à employer un pareil remède de crainte d'augmenter l'abondance de la diarrhée.

Alcalins. — *Acides végétaux.* — Jæger conseille un mélange de liqueur de carbonate de potasse, de teinture aqueuse de rhubarbe, de sirop diacode et d'eau de fenouil, dans le but de combattre la formation des acides, causes de la maladie ; tandis que Pittschaft, qui voit dans cette maladie une sorte de putréfaction, conseille au contraire l'emploi des acides. Il prescrit la potion suivante par demi-cuillerée à soupe toutes les heures:

> ℞ Eau de fleur d'oranger............... 60 grammes.
> Acide pyroligneux.................... 4 grammes.
> Sirop émulsif .... 30 grammes.

Blasius conseille l'eau chlorée :

> ℞ Décoction de racine d'althéa .... 90 grammes.
> Eau oxymuriatée .... 15 grammes.
> Sirop d'althéa .... 30 grammes.

Toniques excitants. — Lorsque les symptômes de la seconde période apparaissent (refroidissement, petitesse du pouls, flaccidité du ventre), c'est aux toniques excitants et aux révulsifs cutanés qu'il faut avoir recours. Le vin est le tonique que nous préférons ; nous employons aussi l'esprit de gingembre, l'esprit d'ammoniaque, ainsi que l'eau de cannelle, les gouttes d'Hoffmann. Nous donnons le vin d'Espagne, de Madère ou de Porto par cuillerées ou demi-cuillerées à café tous les quarts d'heure, toutes les demi-heures ou toutes les heures, suivant la gravité du cas. Nous faisons alterner le vin avec une potion tonique; en même temps nous appliquons un large cataplasme sinapisé sur le ventre et d'autres sinapismes aux extrémités. Quelquefois même nous faisons envelopper le petit malade du cou aux pieds dans un drap trempé dans une infusion de moutarde, et maintenu collé au corps au moyen d'une couverture de laine. Nous laissons l'enfant dans cet enveloppement pendant un temps variable, depuis une demi-heure jusqu'à deux heures, et nous le renouvelons une ou deux fois par jour, si la peau n'est pas trop rouge. M. Trousseau conseille un bain de moutarde ; l'enveloppement nous paraît préférable : il réchauffe davantage. L'urtication et l'électricité pourraient peut-être réussir, mais nous ne les avons pas employées. L'important est d'agir rapidement sur une grande surface, et d'opérer à la fois le réchauffement et une stimulation du système nerveux périphérique; c'est pourquoi nous préférons la moutarde aux vésicatoires, dont l'action est beaucoup plus circonscrite. Nous en avons fait appliquer sur la région épigastrique dans quelques cas où les vomissements étaient incessants. Les bains aromatiques et toniques, les bains de bouillon ont été aussi recommandés et quelquefois employés par nous, mais ils ne tiennent qu'une place secondaire dans le traitement. Nous en disons autant des fomentations, stimulantes ou toniques. Ces différents moyens peuvent être utiles dans les cas où le danger n'est pas imminent, mais les révulsifs sont certainement préférables dans les cas graves. Pommer conseille l'application sur l'abdomen de compresses trempées dans une décoction vineuse de quina, de saule, de chêne et d'espèces aromatiques.

Il va sans dire que l'enfant sera enveloppé habituellement de linges chauds, et que l'on placera auprès de lui des cruches d'eau chaude ; ou mieux encore on le réchauffera en le tenant dans le lit de sa mère ou de sa nourrice.

Les belles recherches du docteur Chossat sur l'inanition ont démontré toute l'importance du réchauffement pour l'entretien de la vie. Il ne faut pas oublier que c'est principalement pendant la nuit que la tendance au refroidissement a lieu (d'après M. Chossat elle serait six fois plus forte la nuit que le jour). C'est donc pendant la nuit qu'il faut surtout surveiller l'enfant sous ce rapport. Les expériences du célèbre médecin genévois ont prouvé que des animaux arrivés à l'état de mort imminente ont été ressuscités par la chaleur. Il est vrai que le résultat a été d'autant plus prompt et d'autant plus complet que les animaux étaient moins élevés dans l'échelle et que l'on ne peut pas toujours conclure de la réussite des expérimentations physiologiques au succès de leur imitation en pathologie. Mais le résultat est assez frappant pour être pris en sérieuse considération dans le traitement.

Résumé. —*A.* Appelés auprès d'un enfant qui est dans la période grave de l'entérite cholériforme (diarrhée et vomissement coup sur coup avec ou sans fièvre),

Nous prescrivons :

1° La suppression de toute alimentation, à l'exception du lait de la nourrice ou d'un peu de lait d'ânesse, ou du bouillon de poule donné à froid par cuillerée à soupe toutes les deux ou trois heures ;

2° L'emploi de la potion de nitrate d'argent de façon à faire absorber 2 ou 3 centigrammes dans les vingt-quatre heures ;

3° Des cataplasmes sinapisés sur l'abdomen ;

4° La continuation de ces remèdes jusqu'à la diminution de la diarrhée et des vomissements.

B. Si la maladie est arrivée à la seconde période (refroidissement, petitesse du pouls, pâleur, assoupissement, détérioration du facies), nous prescrivons :

1° L'enveloppement dans le linge sinapisé, ou bien des applications de larges sinapismes sur différents points du corps, ou le bain sinapisé ;

2° Le vin de Malaga par cuillerée à café toutes les demi-heures ;

3° Si les vomissements sont supprimés, nous augmentons la quantité de l'alimentation, et surtout nous faisons différents essais de lait ou de bouillon ;

4° Si la diarrhée persiste très abondante, nous prescrivons un lavement avec quatre ou cinq gouttes de laudanum ;

5° Nous supprimons les enveloppements de moutarde et le vin dès que la réaction est obtenue, et si la diarrhée persiste, nous continuons les lavements opiacés ou bien nous donnons une forte dose de magistère de bismuth.

C. Dans le cas où la maladie offre des symptômes moins graves et moins urgents, nous employons au début le traitement du catarrhe léger (calomel et bismuth); mais nous remplaçons rapidement le bismuth par le nitrate d'argent, si l'état du malade s'aggrave.

CHAPITRE VIII.

CATARRHE GASTRO-INTESTINAL ATAXIQUE.

Art. I. — Tableau.— Formes.— Marche.—Durée.—Diagnostic.— Pronostic.

Cette maladie offre deux variétés correspondant aux deux variétés de la méningite franche, c'est-à-dire la forme convulsive ou éclamptique et la forme méningée.

A. *La forme convulsive* débute par des vomissements bilieux ou muqueux médiocrement abondants et des selles diarrhéiques verdâtres ou séreuses, quelquefois très fétides, puis survient une attaque d'éclampsie qui se répète à plusieurs reprises dans la journée ou dans un intervalle rapproché (voy. ÉCLAMPSIE); dans d'autres cas la convulsion est le premier symptôme. La fièvre est intense ; le ventre ballonné avec ou sans douleur ; la diarrhée verte, fétide, continue. Au bout de vingt-quatre heures les symptômes cérébraux ont disparu, sauf de l'agitation, du malaise ou de l'assoupissement qui ne tardent pas à se dissiper ; mais la diarrhée, l'anorexie et la fréquence du pouls persistent; la maladie dure d'habitude un septénaire.

On n'observe point dans cette variété le refroidissement général, la petitesse extrême du pouls, les vomissements incessants, la soif inextinguible, l'altération profonde des traits, l'enfoncement des yeux, l'amaigrissement rapide qui caractérisent la maladie précédente.

B. *Forme méningée.* — Dans d'autres cas il y a plutôt de la tendance à la constipation, du ballonnement du ventre, des cris aigus intermittents indiquant de vives coliques ; et comme symptômes nerveux, de l'assoupissement, des tressauts, une grande impressionnabilité pour le bruit et la lumière, de l'irrégularité du pouls et de la respiration ; puis, au bout de trois ou quatre jours et sous l'influence des évacuants, ces symptômes se dissipent ; d'autres fois ils se prolongent pendant un ou même deux septénaires ; c'est surtout l'assoupissement qui domine. Le pouls est fréquent, la diarrhée a remplacé la constipation. Presque toujours, quand ces symptômes se prolongent ainsi, le travail de la dentition joue un certain rôle.

C'est aux cas de cette espèce que l'on a appliqué la dénomination de *pseudo-méningite.*

Diagnostic. — L'*entérite ataxique* pourrait être confondue avec la méningite et avec l'éclampsie. Nous nous bornerons à faire observer que dans la forme éclamptique l'état cérébral ne dépasse pas vingt-quatre heures, et que la diarrhée suffit pour fixer le diagnostic. Dans la forme méningée, lorsqu'il y a constipation, la distinction peut être plus difficile ; cependant les symptômes nerveux ne sont comparables ni pour la gravité, ni pour la durée à ceux de la méningite franche, seule forme qui puisse être confondue avec cette variété d'entérite.

Pronostic. — Malgré la gravité apparente de la maladie, elle se termine le plus souvent par le retour à la santé. Dans tous les faits d'entérite cérébrale que nous avons observés, sauf un seul, la terminaison a été favorable. C'est la durée, la répétition et la gravité des symptômes éclamptiques qui font tout le danger.

Art. II. — Causes. — Nature.

Le catarrhe ataxique est une maladie du plus jeune âge. Les faits qui ont été observés par l'un de nous à Genève ont tous été recueillis chez des enfants âgés de moins de deux ans. Cependant nous avons rapporté dans notre première édition, sous le nom d'*entérite typhoïde*, l'observation d'un enfant âgé de six ans et demi dont la maladie nous paraît aujourd'hui devoir être rapportée au catarrhe ataxique.

Nous avons observé cette maladie dans les mêmes circonstances que toutes les autres formes du catarrhe. La complication nerveuse la différencie seule des formes aiguës que nous avons déjà décrites.

L'espèce des symptômes nerveux nous a engagés à considérer cette complication comme ayant son point de départ dans une perturbation du système cérébro-rachidien. Ce trouble doit être considéré soit comme un effet sympathique de la maladie générale, soit comme le résultat de son action directe sur le cerveau.

Art. III. — Traitement.

Les indications ne sont pas les mêmes que dans la forme précédente. Ici la diarrhée et les vomissements ne jouent en général qu'un rôle accessoire, le refroidissement est nul ; tout le danger de la maladie est dans les symptômes nerveux cérébro-spinaux. C'est donc le traitement de l'éclampsie qui est le plus à considérer.

Nous conseillons dans la forme éclamptique :

1° L'emploi du calomel à doses fractionnées ;

2° Les cataplasmes sur le ventre ;

3° Les bains de son ;

4° L'application des sangsues derrière les apophyses mastoïdes, si la crise éclamptique est très violente et très répétée avec des symptômes fébriles intenses ;

5° L'incision des gencives, si le cas l'exige ;

6° La diète absolue pendant l'état aigu.

Nous conseillons dans la forme méningée :

1° De petites doses d'huile de ricin ou de sirop de manne et de chicorée, si la constipation domine ; le calomel à doses fractionnées, si la diarrhée l'emporte ;

2° Les bains de son et les cataplasmes ;

3° L'oxyde de zinc, si l'état nerveux est très prononcé; seul ou uni au magistère de bismuth, si la diarrhée est abondante ;

4° La régularisation du régime.

MALADIES CATARRHALES DOUTEUSES.

Nous étudions ici deux maladies du tube digestif qui devront peut-être être rangées plus tard parmi les affections catarrhales compliquées. Mais le peu d'exemples que nous avons sous les yeux nous laissant encore des doutes, nous préférons les isoler des maladies précédentes.

CHAPITRE IX.

ENTÉRITE TYPHOÏDE.

Cette forme d'entérite, toute spéciale à l'enfance, a déjà été mentionnée par l'un de nous dans sa dissertation inaugurale, et depuis a de nouveau attiré notre attention dans un mémoire publié dans le *Journal des connaissances médico-chirurgicales*. Nous avons alors donné des observations, soit en entier, soit par extraits, et nous ne croyons plus nécessaire d'employer ce genre de preuves pour établir l'existence de l'entérite à forme typhoïde.

Les exemples de ce genre sont rares, et nous n'en avons recueilli que quatre, dont deux sont primitifs, et deux consécutifs à la rougeole et à la scarlatine. Aussi le tableau suivant, bien que présenté d'une manière générale, ne saura être regardé comme exact que lorsque de nouvelles observations seront venues s'ajouter à celles que nous possédons.

Art. I. — Tableau. — Formes. — Marche.

L'entérite typhoïde débute, soit par quelques jours de malaise avec diminution d'appétit, soit d'emblée par de la fièvre, de la céphalalgie, de la soif, de l'anorexie, de la douleur de ventre, de la constipation ou du dévoiement, rarement des épistaxis; soit encore par des vomissents fréquemment répétés, accompagnés de céphalalgie et de constipation.

La maladie suivant son cours, les forces se dépriment, l'enfant est abattu, couché sur le dos, les yeux cernés, les narines sèches, croû-

teuses ou pulvérulentes ; les lèvres sont grosses et croûteuses, la figure
pâle, surtout au pourtour du nez et des lèvres ; la langue humide,
rouge à la pointe, devient bientôt collante, puis sèche, avec ou sans
enduit jaune à la base ; l'abdomen est plus ou moins ballonné, tendu,
douloureux surtout au niveau de la fosse iliaque ; la constipation, si
elle existe, cesse bientôt, et est remplacée par un dévoiement que
nous avons vu être abondant et involontaire dès les premiers jours ;
la soif est vive, l'appétit perdu ; les vomissements du début ne se
renouvellent pas.

L'enfant est agité, anxieux ; il a même un peu de délire la nuit ; la
fièvre est intense, la peau chaude, sèche, le pouls fréquent et régulier ;
la toux est rare et peu intense ; l'auscultation fait entendre dans les
premiers jours du râle sibilant qui persiste, à moins qu'une complication pulmonaire ne vienne le modifier.

Plus tard, l'aspect typhoïde se prononce de plus en plus. Vers le huitième ou dixième jour, on aperçoit des taches typhoïdes (trois enfants
sur quatre nous en ont présenté), en général petites, peu nombreuses,
assez mal dessinées et de peu de durée ; une fois seulement nous avons
trouvé des sudamina. La langue devient sèche, grillée même pa-
fois, et râpeuse, noirâtre ; la douleur abdominale persiste ; le dévoiement est plus fréquent et abondant ; les symptômes cérébraux s'aggravent ; il y a de l'agitation, du délire continuel ou avec intervalles ;
le facies altéré, anxieux, exprime la souffrance ; l'enfant pousse des
plaintes de temps à autre ; la fièvre persiste avec chaleur et sécheresse
de la peau ; le pouls devient de plus en plus fréquent et petit ; et enfin
la mort arrive après deux ou trois septénaires.

Art. II. — Diagnostic.

D'après le peu de détails que nous venons de donner, on nous demandera peut-être quel moyen existe pour distinguer cette forme d'entérite de la fièvre typhoïde. Nous avouerons que l'aspect général est
le même dans les deux maladies, et la confusion presque impossible à
éviter. Cette assertion ressortira pleinement d'une comparaison mieux
suivie dans le chapitre de la fièvre typhoïde.

Cependant, si nous entrons dans les détails, nous voyons :

1° Que la rate n'a été développée que chez un seul de nos malades,
et encore assez peu pour échapper à l'investigation pendant la vie.
Disons de suite que la rate est loin de se développer dans toutes les
affections typhoïdes.

2° Quels que soient les symptômes abdominaux, nous n'avons constaté de gargouillement chez aucun de nos malades. Le gargouillement
assez fréquent dans la fièvre typhoïde manque cependant dans bon
nombre de cas.

3° Les taches lenticulaires ont toujours été petites, peu nombreuses et de peu de durée. Dans la fièvre typhoïde, elles manquent rarement, et ont quelquefois le même caractère que celles de l'entérite.

Du reste, la confusion entre ces deux affections est d'autant plus facile qu'il existe bon nombre de fièvres typhoïdes dont les symptômes se rapprochent considérablement de ceux de l'entérite simple; il est donc difficile de les distinguer : nous verrons bientôt si cela est utile.

Art. III. — Nature de la maladie. — Lésions anatomiques.

Si nous considérions seulement l'analogie symptomatique qui existe entre cette forme des maladies intestinales et la forme cérébrale, nous n'hésiterions pas à la ranger parmi les affections catarrhales du tube digestif; mais le petit nombre de nos observations, le peu de détails que nous possédons sur les causes et l'aspect typhoïde, nous inspirent quelques doutes.

D'autre part, les lésions intestinales ont présenté des caractères spéciaux de siége et d'espèce. Dans tous les cas nous avons trouvé une phlegmasie réelle, siégeant sur la fin de l'intestin grêle. Est-ce dans ces circonstances qu'il faut chercher la cause de la forme symptomatique? Nous l'ignorons ; mais nous devons reconnaître que l'importance de la lésion anatomique a été loin de répondre toujours à la gravité des symptômes. Ainsi nous avons constaté tantôt une inflammation érythémateuse peu intense, tantôt une désorganisation étendue et profonde, quoique nullement ulcéreuse.

Cependant un de ces enfants avait une colite grave, tandis que l'intestin grêle présentait une lésion peu intense des plaques ; lésion que nous n'avons pas rencontrée ailleurs, et dont voici la description :

« Au-dessus de la valvule on trouve deux plaques de la longueur
» d'un pouce et demi, légèrement saillantes, non ulcérées, recouvertes
» d'une fausse membrane jaune semée comme de la poudre très ténue
» et très abondante ; au-dessous la plaque est épaisse, très molle, à
» aréoles petites, et rouge par places seulement. »

A part ce cas, aucun autre malade ne nous a présenté de lésion des plaques de Peyer. Tous avaient les ganglions mésentériques à l'état normal.

Ces faits conduisent à des considérations d'un ordre différent, et qui nous ont déjà occupés. Nous avons vu ailleurs qu'il existe chez l'enfant des altérations des plaques de Payer qui rappellent celles de la fièvre typhoïde, bien que les symptômes de l'affection dont elles sont l'expression anatomique soient très différents de ceux de cette pyrexie ; nous voyons ici des symptômes typhoïdes sans altération folliculaire ni mésentérique; nous verrons enfin plus tard des dothiénentéries à forme d'entérite simple. Il nous semble naturel de grouper ensemble tous ces faits qui constitueraient une fièvre typhoïde incomplète, bâtarde, ou simplement anomale, en sorte qu'entre la fièvre typhoïde et les maladies catarrales aiguës de l'intestin il existerait une maladie intermédiaire (l'entérite typhoïde), qui tiendrait à l'une et à l'autre, tantôt par les symptômes, tantôt par l'anatomie pathologique, et qui-établirait le passage entre elles. Comme cette entérite est particulière à l'enfance, elle confirme une proposition que de nombreuses considérations nous ont déjà fait émettre : savoir, que dans le jeune âge les diverses maladies aiguës du tube digestif tendent à se confondre pour s'isoler à un âge plus avancé, et former alors des maladies très distinctes.

Cette assertion est du reste confirmée par l'âge des enfants qui nous occupent ici. Le plus jeune en effet a deux ans et demi, le plus âgé six ans et demi; il en est de même pour les malades qui ont des fièvres typhoïdes à forme d'entérite : donc le jeune âge est le point de ralliement et de confusion des maladies aiguës intestinales, qui, à cette époque de la vie, ne peuvent que difficilement être distinguées les unes des autres.

Art. IV. — Traitement.

Ces remarques, qui au premier abord peuvent paraître seulement théoriques, ont cependant une certaine valeur thérapeutique. Car, si les maladies se confondent ainsi, elles mènent à cette conclusion, que la thérapeutique ne doit pas différer plus que les formes apparentes, et que le traitement qui convient dans le jeune âge à la fièvre typhoïde convient aussi à l'entérite typhoïde, et réciproquement.

Existe-t-il une entérite dont les symptômes sont typhoïdes ? Nous penserons que la maladie est de même nature que la dothiénentérie avec une expression anatomique différente, et que la thérapeutique doit être la même. (Voy. *Traitement de la fièvre typhoïde*). Les lésions anatomiques de la fièvre typhoïde se révèlent-elles par les symptômes d'une entérite ? Nous regardons l'affection comme se rapprochant de l'inflammation simple de l'intestin, et nous lui opposons le traitement de l'entérite.

CHAPITRE X.

DYSENTERIE.

Si l'on jugeait de la fréquence de cette maladie par le nombre des enfants qui sont censés en être atteints, on la regarderait comme l'une des moins rares de l'enfance. En effet, quelques médecins et les parents des jeunes malades, surtout dans les classes inférieures, ont l'habitude de donner le nom de dysenterie à la diarrhée la plus simple, pour peu qu'elle se prolonge au delà de quelques jours.

Mais si l'on applique cette dénomination à cette maladie, qui, tantôt sporadique, tantôt épidémique, mais presque toujours apyrétique, est caractérisée par du ténesme, de vives douleurs, des selles fréquentes, petites, sanguinolentes, et qui est anatomiquement caractérisée par une violente inflammation du gros intestin, c'est de toutes les maladies intestinales la plus rare dans l'enfance.

Le catarrhe intestinal simple est si fréquent et si facile à produire qu'il est fort rare qu'il ne vienne pas se mêler à la dysenterie quand celle-ci existe. C'est ce que nous avons vu à l'hôpital soit dans les cas primitifs, soit quand la maladie est secondaire. Ainsi, dans l'observation que nous avons publiée dans notre première édition comme un exemple de dysenterie primitive, le catarrhe gastro-intestinal avait joué un grand rôle puisque le début avait été marqué par des vomissements et une diarrhée simple. C'est au quatrième jour seulement que les selles prirent le caractère dysentérique. De même dans les observations de dysenterie secondaire à la rougeole et à la variole, les évacuations caractéristiques ont été précédées de selles diarrhéiques ordinaires.

Art. I. — Tableau de la maladie. — Symptômes. — Formes.

Que la maladie apparaisse dégagée de toute complication, ou bien qu'elle soit précédée de catarrhe intestinal, ou qu'elle complique une fièvre éruptive, une fois qu'elle est bien caractérisée, elle offre des symptômes et une marche qui s'éloignent peu de ceux signalés chez l'adulte.

Les observations suivantes sont des types de dysenterie primitive. Dans la première la maladie, après avoir offert les symptômes les plus alarmants, s'est terminée par le retour à la santé. La seconde est un exemple de forme légère. Ces deux faits sont assez complets pour remplacer une description détaillée qui ne ferait que reproduire celle que l'on trouve consignée dans tous les traités de pathologie (1).

Je fus appelé par notre confrère le docteur Chanal pour voir une petite fille de quatre ans, délicate et sujette aux affections abdominales. La maladie avait débuté dans une année et à une époque où régnaient des maux de ventre graves chez les enfants.

Les premiers symptômes avaient paru sans prodromes le samedi 9 septembre 1848, et aucune cause occasionnelle ne pouvait rendre compte de la maladie. Le début avait été marqué par des envies fréquentes d'aller du ventre, accompagnées ou précédées de vives coliques. Les selles étaient muqueuses et légèrement sanguinolentes. Le phénomène capital était la douleur; la langue était humide, la soif très vive; il n'y avait pas de vomissements. Le traitement avait consisté dans une potion laudanisée, et dans 60 centigrammes de poudres de Dower dans les vingt-quatre heures.

Le 12, quatrième jour de la maladie, je vois l'enfant; elle souffre peu au moment où j'arrive; le ventre est plutôt indolent à la pression. L'examen de l'anus

(1) Observation recueillie par M. Rilliet.

n'offre rien d'anormal ; elle rend quelques débris de selles verdâtres claires, muqueuses ; chaleur modérée ; pouls, 120, peu développé, mais bien senti ; motilité bonne, intelligence nette.

Traitement. — Calomel, 60 centigrammes ; opium, 5 centigrammes ; en douze poudres, une toutes les deux heures.

Du 12 au 21, la maladie va constamment en s'aggravant (sauf la douleur qui a été en diminuant depuis le 19). Les selles continuent à être très fréquentes ; elles se répètent tous les quarts d'heure ou toutes les demi-heures ; depuis le 19 et le 20 elles sont plus éloignées (toutes les heures). Insomnie presque toute la nuit ; froid des mains et du nez, souvent des pieds ; yeux excavés ; pommettes saillantes ; facies de plus en plus mauvais. Depuis le 18, pouls très petit, 120 et 132.

Le 19, éruption pustuleuse sur les lombes et sur les fesses. La langue, depuis le 18, est souvent sèche ; grande faiblesse ; motilité conservée, mais affaiblie ; intelligence nette. Les selles sont devenues verdâtres après le calomel, et ont conservé cette teinte. Elles sont involontaires et incessantes ; peu de sang, peu de pelotons muqueux, pas de pus, ni de fausses membranes. Elle a eu après la cessation du calomel, le 15, quelques vomissements, et ils se sont reproduits le 20, après six cuillerées de l'ait d'ânesse : dans l'intervalle il n'y en avait pas eu. Le lait est digéré : pas de caséum dans les selles.

Traitement. — Du 12 au 15 au matin, elle a pris en tout : calomel 14 décigrammes ; opium, 1 décigramme. Le 13, un suppositoire de 2 décigrammes d'opium. Absorption totale, à la suite de laquelle survient de l'assoupissement, une petitesse extrême du pouls et du refroidissement. Du 16 au 20, potion avec 1 gramme de magistère de bismuth continuée chaque jour, additionnée, le 18, de 30 grammes de sirop de quinquina, et le 19 et le 20, de 20 centigrammes d'extrait de jusquiame. Depuis le 19 lait d'ânesse, deux, quatre et six cuillerées toutes les deux ou quatre heures. Bouillon de poulet.

Il s'est fait un changement en mal très frappant du 20 au 21.

Le 20 la malade paraissait mieux ; elle avait pu causer d'une assez bonne voix ; le visage était plus satisfaisant ; il y avait une légère réaction ; le pouls était à 120 bien senti, et la chaleur bonne ; les selles étaient plus éloignées. Le 21, au contraire, détestable facies, pouls d'une extrême petitesse, intermittent, refroidissement général, marasme, voix petite, presque éteinte, ventre rétracté, urines difficiles ; l'éruption pustuleuse du siége s'est desséchée. J'inscris sur la feuille de pronostic, *casus gravissimus.* La seule espérance de guérison me paraissant dépendre de la chance, bien faible cependant, de relever les forces vitales, je conseille à mon confrère l'emploi du vin de Malaga et l'alimentation au moyen du lait d'ânesse et du bouillon de poulet.

Ce traitement, plus hygiénique que pharmaceutique, réussit au delà de toute espérance.

Du 22 au 28. Dès le 22 il y avait une amélioration assez marquée. Dans les vingt-quatre heures l'enfant avait pris environ 250 grammes de lait d'ânesse et 500 grammes de bouillon de poulet, et à plusieurs reprises du vin de Malaga. La nourriture avait été supportée. Les évacuations n'avaient pas diminué de nombre ; elles étaient vertes et contenaient peu de mucosités et quelques petits caillots de sang ; mais les douleurs étaient beaucoup moins intenses ; leur diminution avait permis à l'enfant de prendre un peu de repos pendant la nuit. Le pouls était plus relevé, 128 ; la figure un peu plus animée.

Le 23 l'amélioration est encore plus marquée. Les selles tendent à s'éloigner ;

elles deviennent plus épaisses. La nourriture est bien supportée à la même dose ;
la peau est bonne, la langue humide. La maigreur est considérable, mais la
motilité est conservée ; elle l'a toujours été, même dans les plus mauvais moments. (Même traitement.)

Le 24 l'amélioration se soutient ; on augmente un peu la quantité de l'alimentation. Pendant tout le cours de la maladie, il n'y a jamais eu de pus ni de
fausses membranes dans les selles, et l'orifice anal n'a pas été dilaté.

Du 24 au 28 la guérison a été complète ; mais l'enfant est restée encore
pendant plus de trois semaines avec une diarrhée abondante. L'appétit était
excellent ; les forces et l'embonpoint revenaient rapidement.

La sœur de cette enfant, âgée de trois ans, est tombée malade dix jours après
elle ; sa maladie, quoique grave, n'a pas offert l'aspect alarmant de celle-ci :
elle s'est terminée par le retour à la santé.

La maladie est loin de se présenter toujours avec un pareil caractère
de gravité ; l'observation suivante (1) donnera le tableau de la forme
bénigne.

A. S., garçon de sept ans, bien constitué, mais blond et lymphatique, est sujet
à la diarrhée qui se montre au moindre changement de température et dure alors
pendant plusieurs jours. Un jour, sans cause appréciable, il est pris de toux grasse
fréquente, de douleurs abdominales, de selles diarrhéiques jaunes; quatre ou cinq
dans la journée. Deux jours après la scène change : les douleurs abdominales
deviennent plus vives, et se font sentir par coliques violentes durant plusieurs
heures, pendant lesquelles l'enfant se roule à terre, pousse des cris, et rend
quatre ou cinq fois de suite des matières glaireuses sanguinolentes très peu
abondantes, quelques-unes même consistent en des simples crachats sanglants
rendus avec épreintes; d'autres fois les efforts de défécation n'amènent aucun
résultat. Dans l'intervalle des crises l'enfant reprend un peu de sa vivacité habituelle. Cependant il perd son appétit. Il n'a pas de fièvre, sauf un peu le soir
et dans la nuit, où il est chaud, couvert de sueur et agité.

Cet état persiste pendant deux jours; on ne fait aucun traitement et l'on se
contente de diminuer la quantité des aliments. Je suis appelé le quatrième
jour; je trouve l'enfant levé, jouant, un peu pâli, surtout autour du nez et
des lèvres. Ses traits ne sont pas tirés; la langue est naturelle; le ventre est
souple, peu développé, indolent même à la pression. Le matin même il a eu
quatre selles exclusivement composées de mucosités sanglantes. Les crises ont
été moins violentes et moins longues que les jours précédents. Eau de riz
légère. — Lavement d'eau de riz, 100 grammes, additionné de deux gouttes
de laud. de Syd., — deux fois dans la journée. — Diète.

Les parents, pendant plusieurs jours encore, ont la faiblesse de donner à
manger des soupes, du pain, du poisson et de la viande, bien qu'en moindre
quantité. Malgré cet écart de régime, les douleurs diminuent rapidement; les
crises sont plus rares et moins longues; les selles, moins nombreuses, conservent les mêmes caractères. Il n'y a plus de fièvre; l'enfant conserve sa
gaieté et continue ses jeux. — 0,50 de sous-nitrate de bismuth à prendre en
deux fois dans le jour, même traitement du reste.

Les symptômes allèrent graduellement en déclinant, et le treizième jour
l'enfant était guéri.

(1) Recueillie par M. Barthez.

Les deux observations précédentes représentent le tableau de la forme primitive grave ou légère. Nous compléterons la description en la faisant suivre de l'exposé fait par Constant d'une épidémie de dysenterie secondaire qui a régné à l'hôpital des Enfants (1). On pourra s'assurer que peu de différences séparent les formes primitives des consécutives.

« La maladie s'annonçait ordinairement par des douleurs abdomi-
» nales accompagnées de borborygmes et d'envies fréquentes d'aller à
» la selle ; les matières excrétées étaient peu abondantes, rendues après
» beaucoup d'efforts et formées d'abord de mucosités visqueuses ver-
» dâtres ou jaunâtres ; elles étaient bientôt remplacées par un mucus
» blanchâtre taché de sang ; enfin les selles étaient constituées par du
» sang artériel soit pur, soit mêlé à une petite quantité de matières
» stercorales ou à des débris de concrétions membraniformes que les
» infirmières comparaient à des lavures de boyaux. En même temps
» épreintes, ténesme, vive douleur au fondement. Ce dernier symptôme
» a manqué dans quelques cas. Ce n'est qu'à une époque voisine de
» la mort que nous avons vu apparaître le refroidissement des extré-
» mités, l'insensibilité du pouls, l'aspect cadavéreux de la face. Du
» reste, dans aucun cas, nous n'avons observé la céphalalgie, les bour-
» donnements d'oreilles, la stupeur, les épistaxis, les taches lenticu-
» laires de la peau, les sudamina, ce râle sibilant de la poitrine que
» l'on rencontre presque constamment dans le cours des fièvres graves.
» L'intelligence est restée intacte jusqu'aux approches de la mort.
» Dans deux cas seulement, la langue a été sèche et fuligineuse.
» L'absence des symptômes que nous venons d'énumérer nous a fourni
» une nouvelle preuve qu'il existe une grande différence entre les
» fièvres graves et les phlegmasies aiguës de l'intestin.

» La terminaison a été funeste dans plus de la moitié des cas. N'ou-
» blions pas qu'elle frappait des sujets jeunes et déjà débilités par des
» maladies antérieures. »

MM. Bouchut et Pidoux ont signalé parmi les symptômes de la dysenterie la paralysie du sphincter, d'où résulte l'ouverture permanente de l'anus. L'un de nous (M. Rilliet) a observé ce symptôme sur un enfant de quatorze ans qu'il vit le jour de sa mort, dixième de la maladie. Au moment de l'examen, l'enfant était froid, profondément affaissé, avec la figure grippée, la langue sèche, les yeux éteints, il exhalait l'odeur de souris, le ventre était plat, couvert de sang ainsi que les fesses et les cuisses, tant les selles étaient fréquentes. L'anus était largement ouvert, béant, les plis étaient entièrement effacés, l'ouverture avait près d'un centimètre de diamètre.

Un autre symptôme que nous avons aussi observé une seule fois, c'est une abondante suppuration intestinale qui persista pendant plu-

____

(1) *Gazette médicale*, 1836, p. 101.

sieurs mois. Elle avait paru au bout de trois semaines précédée des plus vives douleurs. Le pus, après avoir été très abondant, avait diminué de mois en mois. Il était très fétide et strié de sang ; à plusieurs reprises il avait été mélangé à des fausses membranes. L'examen le plus attentif de l'anus ne nous fit rien découvrir d'anormal, sauf une légère rougeur. Le pus s'écoulait goutte à goutte et d'une manière continue, indépendamment des évacuations. Quand l'enfant allait du ventre, il rendait quelques scybales noirâtres entourées de pus. Le petit malade était amaigri, il avait peu d'appétit et était fort irritable. Il marchait avec difficulté, à chaque pas il grimaçait en proie à une vive douleur qu'il rapportait à l'anus.

Cet enfant nous fut amené à notre consultation au troisième mois de la maladie; nous ne l'avons vu qu'une seule fois, mais nous avons appris de la bouche du médecin qui lui donnait habituellement des soins, que la suppuration avait cessé après avoir duré quatre mois, et qu'il s'était entièrement rétabli.

Art. II. — Pronostic.

On a distingué chez l'adulte deux espèces de dysenterie : l'une légère, l'autre grave ; cette dernière règne épidémiquement. Chez les enfants la maladie sporadique elle-même peut être très sérieuse. Les exemples que nous avons cités en sont la preuve. La plupart des cas que nous avons observés en ville ont été très graves. A l'hôpital des Enfants la maladie secondaire a offert un haut degré de gravité, comme le démontrent les observations de Constant et les nôtres, puisque nous avons perdu tous nos malades, et Constant la moitié des siens ; mais il est vrai de dire que l'état de santé antérieure jouait un rôle très important. La petitesse du pouls, l'altération des traits, le refroidissement général ou partiel, l'odeur de souris, l'extrême fréquence des selles et la dilatation permanente de l'orifice anal, sont des symptômes du plus fâcheux augure. Les plus funestes de tous sont : l'odeur cadavéreuse et la paralysie de sphincter. Quand ils existent, il faut désespérer du malade, tandis qu'on peut conserver de l'espoir alors même que tous les autres signes d'un pronostic funeste sont réunis. (Voy. Obs. p. 789.)

Art. III. — Causes.

C'est en automne que nous avons observé en ville la dysenterie primitive et à l'hôpital la dysenterie secondaire.

Nous n'avons pas eu l'occasion, soit à l'hôpital, soit dans notre pratique particulière, de voir une épidémie de dysenterie, et quand on réfléchit que l'on trouve réunies à l'hôpital toutes les causes qui, au dire des auteurs, engendrent la dysenterie épidémique (et à la tête desquelles il faut placer l'entassement et une mauvaise hygiène),

on est de plus en plus convaincu que la dysenterie est exceptionnelle
dans l'enfance. La contagion a été admise par bon nombre de médecins, elle a exercé une influence bien positive dans l'épidémie dont on
doit la relation à Constant. Un malade apporté du dehors mourut au
bout d'un séjour de vingt-quatre heures dans les salles; deux jours
après, la maladie se développe sur un enfant couché dans la même
chambre, et, à partir de ce moment, elle sévit pendant plusieurs mois.
Nous avons vu en ville une jeune fille tomber malade dix jours après
sa sœur; mais nous ne saurions dire si la maladie s'est développée
sous l'influence de la contagion ou des autres conditions étiologiques
similaires sous l'influence desquelles étaient placés ces deux enfants.

Art. IV. — Nature de la maladie. — Lésions anatomiques.

Chez tous les malades de l'hôpital sans exception, nous trouvâmes
une inflammation intense des intestins et surtout du gros. La muqueuse était épaisse, boursouflée, rouge et sans consistance ; quelquefois de petites ecchymoses existaient dans le tissu sous-muqueux ;
cinq fois sur six les follicules du gros intestin étaient malades, leur
ouverture étant élargie, ulcérée, et leur aspect semblable à celui que
nous avons décrit dans l'article général ; une fois la colite était érythémateuse et assez peu intense avec amincissement de la muqueuse;
jamais elle n'a été pseudo-membraneuse ; trois fois l'inflammation
existait conjointement, mais beaucoup moins intense sur les follicules
et les plaques de l'intestin grêle.

En résumé, la colite dysentérique, distincte par ses symptômes
pendant la vie, n'a été différente des autres espèces, à l'autopsie, que
par la plus grande fréquence de lésions graves. Ce fait avait déjà été
noté par Constant, bien que sa description anatomique diffère un peu
de la nôtre : « Tous ces enfants, dit-il, ont offert des fausses mem-
» branes à la surface de la muqueuse du gros intestin. Chez tous
» cette membrane était d'un rouge foncé; elle était épaissie, rugueuse
» et inégale à sa surface, et présentait différents degrés de ramollis-
» sement. »

La constance et la gravité de la lésion locale dans la dysenterie,
opposée aux variations si remarquables des lésions catarrhales, nous
ont engagés à séparer ces maladies, et à considérer la première comme
une phlegmasie locale dont les symptômes sont expliqués par la spé-
cialité du siége (1). Nous pouvons encore moins la considérer comme
une maladie spécifique analogue aux fièvres typhoïde et éruptive. La
dysenterie que nous avons vue n'est pas plus spécifique que la pneu-

____

(1) Cependant la lésion évidente des follicules dans certains cas, dans d'autres
le début par une diarrhée simple, établissent avec les maladies catarrhales une
analogie que l'on ne saurait méconnaître.

monie : ainsi cette dernière maladie, lorsqu'elle se développe primitivement, constitue un état local morbide qui réagit consécutivement
sur l'état général ; lorsqu'elle se développe à la suite d'une fièvre typhoïde ou d'une rougeole ; elle constitue un état local morbide survenu sous l'influence d'un état général morbide, mais n'ayant pas
d'autre spécificité que celle de la fièvre typhoïde ou de la rougeole qui
lui a donné naissance. Il en a été de même de la dysenterie : primitive, elle nous a paru une maladie purement locale ; consécutive, sa
spécificité était celle de la rougeole ou de la variole, mais elle n'était
pas *sui generis*. La dysenterie diffère en cela des fièvres éruptives,
qui, bien que secondaires dans bon nombre de cas, ne conservent
pas moins leur spécificité propre.

Nous répétons, du reste, ici ce que nous avons dit en commençant
ce chapitre, c'est-à-dire que nous sommes loin de vouloir juger la
question ; nous présentons le résultat de quelques faits très peu nombreux, résultat qui doit nous laisser dans le doute en présence des
discussions encore pendantes qu'a soulevées la pathologie de cette affection chez l'adulte. Il faudrait, du reste, faire entrer en ligne de
compte la question de contagion sur laquelle nous ne pouvons nous
prononcer faute de matériaux. Mais il est un fait acquis à la science,
et qui éloigne la dysenterie des maladies générales aiguës, des pyrexies
exanthématiques et typhoïde, c'est la possibilité d'une récidive pour
la première et la presque impossibilité pour les autres.

Art. V. — Traitement.

Nous n'avons que peu de choses à dire sur le traitement de cette
forme d'entéro-colite ; elle devra être traitée comme toutes les autres
espèces aiguës ; avec plus d'énergie cependant, c'est-à-dire par quelques
applications de sangsues au début, si l'enfant est de force et de constitution à les supporter ; en outre on insistera davantage sur les préparations opiacées qui sont si utiles chez l'adulte. Toutefois, on subor-
donnera leur emploi aux remarques que nous avons faites ailleurs.
Nous préférerions donner l'opium en lavement plutôt qu'en pilules et
en potions.

Nous y joindrions l'usage de bains d'une durée proportionnée aux
forces de l'enfant ; et enfin toutes les médications et précautions dié-
tétiques dont nous avons parlé au chapitre de l'entérite primitive et
secondaire.

Dans la période d'affaissement les toniques et l'alimentation rendent d'incontestables services. (Voy. Obs. p. 790.)

Dans l'épidémie de 1835 : « Les moyens mis en usage ont été les
» émissions sanguines locales, les opiacés administrés soit par la
» bouche, soit par le rectum, et les boissons réputées astringentes.
» Lorsque la maladie résistait à ces agents thérapeutiques, et qu'elle

» tendait à passer à l'état chonique, un large vésicatoire a été appli-
» qué sur les parois abdominales. »

MALADIES NON CATARRHALES.

Dans ces maladies, qui sont assez rares, la lésion inflammatoire de
la membrane muqueuse attire l'attention par sa forme particulière, ou
par sa gravité, ou par la cause toute locale qui lui a donné naissance.
Cette dernière circonstance, ou l'absence des causes, ou quelquefois
la forme spéciale de la lésion, ou bien encore la symptomatologie,
nous justifient de décrire ces maladies en dehors de celles qui se re-
lient au catarrhe.

Nous les divisons en deux chapitres, suivant que la cause nous a
échappé ou qu'elle a été toute locale. Dans la première catégorie, nous
rangeons quelques faits d'inflammation très grave de l'estomac; nous
pourrions y joindre l'observation de phlegmasie ulcéreuse du cæcum
publiée par M. Hache et plusieurs autres, indiquées sous le nom
de perforation de l'appendice cæcal. Mais nous attendons des faits
plus nombreux avant de faire un exposé général de ces maladies,
nous contentant aujourd'hui de constater leurs rapports avec les
affections gastriques dont nous parlons. C'est aussi dans la catégorie des maladies inflammatoires de l'intestin que devrait être placée la description de cette affection à laquelle les Allemands ont
donné le nom de pérityphlite, et qui offre une grande analogie avec
celle décrite par les Français sous le nom d'abcès de la fosse iliaque.
Cette affection serait aux entérites ce que l'abcès rétropharyngien est
aux pharyngites, c'est-à-dire la maladie inflammatoire intestinale
phlegmoneuse par excellence. Nous renvoyons aux traités généraux
de pathologie, pour la description de cette affection fort rare dans
l'enfance.

Dans le second chapitre nous rangeons les faits de gastrite, de
gastro-entérite ou d'entérite causés par un irritant ou par une cause
mécanique toute locale. A ce titre nous aurions dû décrire ici l'entérite qui accompagne l'invagination, c'est bien le type du genre. Mais
nous préférons ne pas scinder un sujet important, et nous renvoyons
la description de cette variété au chapitre Invagination, où elle est à
sa véritable place.

CHAPITRE XI.

GASTRITE GRAVE PRIMITIVE.

Les faits étant trop rares pour que nous puissions donner une histoire complète de la maladie, nous nous contentons de citer en abrégé trois observations.

PREMIÈRE OBSERVATION. — *Gastrite pseudo-membraneuse avec eschare.*

Un enfant âgé d'un an, déjà souffrant et maladif depuis deux mois, avec dévoiement, diminution d'appétit, etc., est pris subitement de vomissements abondants *noirs et probablement de sang*, dit la mère ; en même temps il y a chaleur vive, pâleur de la face, râle et oppression. Nous le voyons le soir même ; il n'y a plus de vomissements, mais bien un dévoiement abondant, une soif excessive ; le ventre est souple, indolent ; la langue est blanche, humide et couverte d'un enduit blanc épais ; la figure et les lèvres sont très pâles, l'oppression est grande, la respiration à 68 ; le pouls est à 164, régulier, assez large ; la chaleur est très vive, les forces très déprimées. Le lendemain matin il y a peu de différence dans l'état du petit malade, qui meurt le soir.

A l'autopsie nous trouvons les lésions suivantes :

L'œsophage est tapissé par une couche pseudo-membraneuse jaune, molle, d'autant plus épaisse qu'on l'examine plus inférieurement ; très peu adhérente, elle laisse voir, lorsqu'on l'enlève, une muqueuse pâle et saine recouverte de son épithélium normal. Cette couche pseudo-membraneuse s'étend depuis l'origine très contractée de l'œsophage jusqu'à l'estomac, sur lequel elle arrive et s'étend au niveau du grand cul-de-sac, de la grande courbure et de la face postérieure au point qui est directement à l'opposite du cardia. En ce dernier endroit l'estomac est très contracté, la couche pseudo-membraneuse devient noirâtre et se confond avec la muqueuse elle-même, qui est escharifiée ; cette eschare, noire, molle, non détachée, s'étend jusqu'au tissu sous-muqueux ; elle a 35 millimètres de long et 20 de large ; sa forme est irrégulière. Immédiatement autour d'elle la muqueuse est épaissie, rouge, infiltrée de sérosité dans une assez grande étendue et recouverte d'une fausse membrane qui s'étend de plus en plus mince jusqu'à ce qu'elle disparaisse entièrement. Au pylore, on retrouve quelques débris de fausses membranes avec pâleur et ramollissement de la muqueuse sous-jacente. Le reste de l'estomac est d'une couleur plus rose que d'habitude, mais sans ramollissement.

La lésion que nous venons de décrire était-elle réellement une gangrène de la muqueuse, ou bien une fausse membrane devenue noire et simulant une eschare ? Nous avons rejeté cette dernière opinion, parce que nous avons parfaitement constaté que la muqueuse elle-même participait à cet état. La limite de l'eschare était bien nette, la muqueuse environnante était dans l'état où se trouve la peau sur la limite d'une partie gangrenée, et la fausse membrane était le produit d'une inflammation qui, plus tard, a été assez intense pour se terminer par la gangrène.

La nature gangréneuse de la maladie étant admise, n'y avait-il pas empoisonnement? La marche avait été suraiguë et pouvait le faire soupçonner; cependant l'examen minutieux de la bouche ne démontra les traces d'aucun caustique; les matières contenues dans l'estomac étaient peu abondantes, et n'eurent aucune action sur la table de pierre sur laquelle nous pratiquâmes l'autopsie. D'ailleurs une inflammation pseudo-membraneuse de même nature que celle de l'œsophage existait dans la trachée, mais non sur le larynx. Enfin les commémoratifs et les renseignements fournis par les parents n'indiquèrent en aucune façon l'existence d'un empoisonnement. Nous avons donc toute raison de croire que dans ce cas la gastrite suraiguë pseudo-membraneuse s'était terminée par la gangrène.

En admettant la probabilité de cette opinion, on peut croire que si les symptômes du début n'eussent pas été aussi violents et si la mort n'eût pas été si prompte, l'eschare se serait détachée et qu'il en serait résulté une gastrite ulcéreuse analogue à celle dont M. Rufz a publié l'observation et dont nous donnons un court résumé :

Obs. II. — *Perforation de l'estomac.* — *Ulcération le long de la petite courbure* (1).

Une jeune fille de treize ans, qui n'avait présenté que des troubles assez légers du côté des voies digestives, c'est-à-dire des digestions pénibles, des vomissements répétés, de la difficulté à supporter le corset, qui d'ailleurs était habituellement gaie et avait de l'embonpoint, fut prise tout à coup des symptômes d'une perforation du tube digestif et d'une péritonite consécutive. La mort arriva très rapidement; l'autopsie démontra une perforation de l'estomac siégeant sur la petite courbure au milieu d'une ulcération qui avait près de deux pouces de largeur. Les bords de l'ulcération étaient arrondis, épais; on aurait dit que la membrane muqueuse était repliée et roulée sur elle-même. Le fond portait sur la membrane séreuse noirâtre et épaissie : le reste de l'estomac était sain. Il n'y avait de tubercules nulle part.

Notre première observation nous semble cependant avoir beaucoup plus de rapports avec la suivante, que nous devons à l'obligence du docteur Donné, et qui démontre d'une manière à peu près péremptoire que les gastrites ulcéreuses peuvent se terminer par cicatrisation.

Obs. III. — *Gastrite ulcéreuse.* — *Hématémèse.* — *Sept semaines environ de maladie.* — *Cicatrice au niveau de la petite courbure.*

Le 30 avril 1843 j'ai été appelé auprès d'une petite fille de trois ans sur laquelle on m'a donné les renseignements suivants : Cette enfant appartenait à une famille aisée, était habituellement bien portante et paraissait d'une bonne

____

(1) *Gazette médicale*, 1843, pag. 675.

constitution ; elle était grasse et fraîche, vive et de bon appétit, ne toussait pas, etc. Elle avait néanmoins éprouvé quelques-unes des maladies de l'enfance, et entre autres la rougeole, qui paraît avoir été assez grave, et dont elle avait eu de la peine à se remettre.

La maladie actuelle a commencé il y a cinq semaines par une sorte d'indigestion ; l'enfant a été prise de vomissements et de garderobes, et cet accident n'a été attribué qu'à un excès de nourriture. Toutefois la mère a remarqué que l'enfant était plus affectée qu'on ne l'est ordinairement à la suite d'une simple indigestion ; il y avait du malaise, perte de force et d'appétit, lorsqu'au bout de huit jours il survint tout à coup un vomissement de sang (de sang brun-noir, me dit-on, à peu près comme du marc de café).

Cette hématémèse fut suivie d'une diarrhée assez abondante qui devint même sanguinolente.

Sous l'influence d'un régime sévère, de l'emploi de la glace à l'intérieur, de l'eau de Rabel, l'accident s'arrêta ; les garderobes se rétablirent, la nourriture put être rendue en partie et l'enfant même se leva et reprit ses jeux. Elle ne revint pas cependant à un état de santé parfaite, et bientôt les vomissements reparurent, non plus les vomissements sanguins, mais les aliments les plus légers et les tisanes les plus douces étaient rejetés.

La malade dépérit rapidement ; et lorsque je la vis pour la première fois, le 30 avril, un mois après l'hématémèse, elle était dans un état de maigreur extrême ; elle vomissait sans cesse, ne pouvant pas même supporter les petits morceaux de glace qu'on lui donnait de temps en temps ; un vésicatoire avait été appliqué à l'épigastre.

Sauf l'état de maigreur, la faiblesse et les vomissements répétés, la petite malade ne présente pas d'autres symptômes graves, tels que fièvre ardente, phénomènes nerveux, ou signe de lésion profonde du côté de la poitrine. Le pouls est petit, filiforme, d'une accélération ordinaire (110 à 120 pulsations par minute); il n'existe pas de chaleur intense, ni de soif vive ; la langue n'est pas sèche, sa couleur est d'un rouge assez vif au pourtour, qui tranche avec l'enduit muqueux blanc qui recouvre sa surface. L'intelligence est intacte et la faiblesse même n'est pas assez grande pour empêcher l'enfant de s'occuper de ce qui se passe autour d'elle ; le sommeil est assez bon.

Plusieurs consultations avaient eu lieu, dans lesquelles MM. Guersant et Blache avaient été appelés ; le cas paraissait grave, obscur, les symptômes qui viennent d'être rapportés et en particulier l'hématémèse étant rares à cet âge.

La matière des vomissements offrait un aspect pultacé qui avait fait penser à une ulcération, ou du moins à une inflammation très vive de la membrane muqueuse de l'estomac, ayant peut-être son point de départ dans la rupture d'un vaisseau qui avait donné lieu à l'hémorrhagie.

Mon premier soin fut d'examiner au microscope la matière des vomissements; je la trouvai remplie de globules purulents, qui ne pouvaient probablement provenir que de la muqueuse gastrique violemment enflammée ou ulcérée ; le mucus de l'estomac ne contenant pas à l'état normal de globules muqueux que l'on puisse confondre avec les globules de pus, il était très vraisemblable que cette matière purulente était fournie par quelque point de la muqueuse de l'estomac en suppuration.

Dans cet état, l'enfant ne pouvant rien supporter et dépérissant faute d'alimentation, tous les organes étant sains d'ailleurs et les fonctions de la circulation, de la respiration et de l'innervation s'exécutant bien, je pensai qu'il fallait chercher à soutenir la malade, afin de donner, s'il était possible, à la nature le temps de guérir la lésion de l'estomac.

On abandonna toute espèce de médicaments, de tisane, pour ne donner à l'enfant qu'une cuillerée de lait de femme toutes les deux heures. Les vomissements continuèrent encore pendant huit jours, mais en se ralentissant ; une partie du lait était digérée, des matières fécales dures ne tardèrent pas en effet à s'amasser dans le gros intestin, et elles furent évacuées à l'aide d'un lavement.

Dès lors l'enfant parut soulagée ; les vomissements devinrent rares, puis ils cessèrent entièrement ; de la toux survint et persista pendant plusieurs jours ; l'examen de la poitrine, difficile en raison de l'extrême maigreur, ne me donne pas autre chose que les signes d'une simple bronchite, un peu de râle muqueux avec respiration vésiculaire dans tous les points et sans aucune matité.

Le lait passant bien, la quantité put en être augmentée; l'enfant en prenait environ deux cuillerées à bouche toutes les heures pendant la journée ; pendant la nuit le sommeil était presque sans interruption.

Avec une semblable amélioration, j'espérais voir la malade se relever et arriver à la convalescence ; pendant trois jours surtout l'état fut très satisfaisant ; néanmoins l'enfant ne reprenait pas, l'amaigrissement augmentait pour ainsi dire encore ; la faiblesse à la vérité était moins grande, mais il survenait de temps en temps de l'abattement, une sorte d'accablement précédé d'agitation, d'impatience et de loquacité.

Les yeux avaient une expression de mort, et pendant vingt-quatre heures il se manifesta du strabisme.

Le 14 mai l'enfant se dégoûte de son lait, puis elle le reprend dans la soirée et le refuse le nouveau de 15 au matin. Je fais donner un peu de sirop de cerise et une cuillerée à café de gelée de viande. Dans la soirée l'accablement est plus prononcé ; une seconde cuillerée à café de gelée est administrée. Vers dix heures du soir les vomissements se reproduisent, sans trace marquée de matière pultacée, mais avec quelques petits filaments sanguins noirs ; un sommeil assez profond paraît calmer la malade ; mais les efforts de vomissements se renouvellent, ils persistent toute la nuit et l'enfant s'éteint à cinq heures du matin, sans effort et sans mouvements convulsifs.

Autopsie vingt-six heures après la mort. — Le cadavre est dans un état de maigreur extrême, mais ne présente aucune trace de putréfaction.

Le cerveau, les poumons, le cœur, le foie, le canal intestinal dans toute son étendue, la trachée-artère et l'œsophage, examinés avec soin, ne me présentent absolument aucune trace d'altération ; un seul petit noyau d'aspect tuberculeux occupe le centre du lobe moyen du poumon droit ; ce noyau a la grosseur d'un pois.

L'estomac est très petit, comme revenu sur lui-même, surtout dans sa portion cardiaque. Ouvert en suivant la petite courbure, il offre, près de l'orifice supérieur, une rougeur vive, pointillée, qui s'étend en s'affaiblissant jusque vers la partie moyenne, dans la direction de la petite courbure ; au centre de cette portion enflammée, est un point d'un rouge plus sombre, un peu livide et légèrement déprimé au-dessous de la surface de la muqueuse ; ce point, de la largeur d'une pièce de dix sous, est comme un peu froncé ; des rayons semblent partir de ce centre et diverger tout autour plus ou moins loin ; à l'extérieur, le point correspondant est également froncé et le tissu fibreux épaissi.

. La membrane muqueuse, dans les points où elle est fortement injectée, n'est

pas sensiblement ramollie ; on enlève assez facilement des lambeaux de 5 à
6 lignes ; mais je suppose que la couche de mucus qui recouvre la surface de
l'estomac, et qui se détache sous forme d'une bouillie épaisse, comprend la
couche d'épithélium de la muqueuse ; l'examen microscopique laisse en effet
apercevoir dans ce mucus des cellules propres à l'épithélium de cette
membrane.

MM. Bell et Barthez examinent avec moi cette pièce pathologique ; nous tom-
bons d'accord que très probablement l'estomac a été le siége d'une lésion plus
profonde que celle qui subsiste actuellement; malgré la rareté des ulcérations
de l'estomac chez les enfants, nous pensons qu'il a pu exister une ulcération de
la muqueuse, ou tout au moins une inflammation tellement forte qu'on pourrait la comparer à celle que produirait le contact d'une substance corrosive. On
se rendrait compte en effet de la lésion que nous avons sous les yeux en supposant qu'un acide corrosif aurait agi sur les parois de l'estomac. Rien n'au-
torise bien entendu à admettre une pareille cause pour cette maladie, et nous
ne la faisons intervenir ici que pour donner une idée de la lésion et de l'espèce
de travail de cicatrisation que nous remarquons autour du point principalement affecté.

Les observations que nous venons de donner ont trait à l'histoire
de la gastrite grave primitive. Nous pourrions parler ici d'un bon
nombre d'observations de gastrites secondaires, ou de lésions diverses
de l'estomac dont la cause et la nature nous ont échappé. Mais nous
croyons devoir les passer sous silence, parce que la lésion gastrique,
reconnue après la mort, ne s'était révélée pendant la vie par aucun
symptôme important; et parce que les détails que nous aurions à
donner ne seraient guère qu'une répétition de ce que nous avons exposé dans le chapitre général d'anatomie pathologique.

CHAPITRE XII.

PHLEGMASIES PAR IRRITANTS LOCAUX.

Les substances irritantes portées directement sur le tube gastro-intestinal y déterminent deux effets différents. Elles sont souvent la cause
d'une hypersécrétion avec ou sans phlegmasie de la membrane muqueuse, et la maladie revêt l'apparence et suit la marche des affections catarrhales. Le plus habituellement alors, c'est l'intestin qui est
le siége du mal. Nous ne voulons pas parler ici de cette maladie dont
l'irritation locale est l'occasion et qui a été préparée par d'autres
causes.

Nous nous occuperons seulement des faits dans lesquels une médication plus ou moins énergique a donné naissance à une phlegmasie

qui reste locale, et qui ne peut pas être rattachée aux catarrhes. Dans ces cas, l'estomac surtout est atteint.

Il n'est pas toujours facile de distinguer ces deux effets d'une même cause. Le siége, la lésion presque constamment inflammatoire, l'absence d'une cause catarrhale prédisposante, nous paraissent être jusqu'à présent les meilleurs moyens d'établir la différence.

Art. I. — Causes.

Parmi les médicaments que nous avons vus déterminer une phlegmasie gastro-intestinale, nous citerons en premier lieu la potion émétisée répétée plusieurs jours de suite. Bien que les doses n'aient pas été poussées très loin, bien que la quantité du liquide dissolvant ait été suffisante, la maladie est souvent survenue, démontrant ainsi la susceptibilité de la muqueuse. La potion était en général formulée à 10, 20, 30, ou même 40 centigrammes, graduée suivant les âges, dans 100 à 150 grammes de liquide, avec addition le plus souvent de quatre à dix gouttes de laudanum. Nous avons vu aussi la maladie débuter après l'administration du kermès, commencée à la dose de 10 centigrammes, et augmentée chaque jour de 5 à 10 centigrammes. Chez un garçon âgé de neuf ans, la gastrite débuta au cinquième jour de l'administration du kermès et lorsque la dose en était portée à 50 centigrammes ; on le continua nonobstant jusqu'à celle de 0,75.

Nous avons vu aussi la gastrite se manifester après l'administration de la potion d'huile de croton donnée à la dose de deux gouttes dans un mélange d'huile d'amandes douces, d'huile de ricin et de julep gommeux.

Des gastrites de toute sorte, simples, pseudo-membraneuses, pustuleuses ou ulcéreuses, peuvent survenir à la suite de ces médications ; aussi nous prescrivons une grande réserve dans leur emploi.

Rappelons toutefois que dans presque tous les cas où la gastrite a été le résultat d'une médication irritante, la maladie dans le cours de laquelle les préparations actives étaient prescrites était secondaire ; tandis que nous n'avons presque jamais observé de symptômes qui indiquassent l'inflammation de l'estomac lorsque l'émétique a été dirigé contre une inflammation primitive.

Art. II. — Symptômes.

Les symptômes qui annoncent le développement de cette gastrite, pour ainsi dire traumatique, sont en général trompeurs et peu positifs. Le plus important de tous est le vomissement, plus ou moins abondant et répété, de matière bilieuse. La perte de l'appétit, l'augmentation de la soif, qui est quelquefois portée à un degré extrême, la douleur légère à l'épigastre avec tension et ballonnement, sont les

seuls autres symptômes que nous ayons notés ; encore faut-il dire
que dans bien des cas ces phénomènes ont manqué.

Aussi croyons-nous devoir établir deux formes symptomatiques :

1° La maladie est complétement latente, et ne se révèle par aucun
symptôme, ou seulement par quelques phénomènes si peu apparents
qu'elle passe inappercue : tels sont, par exemple, un ou deux vo·
missements à la suite d'une potion stibiée ou d'un mélange d'émétique
et d'ipécacuanha. Ces vomissements ne se renouvellent pas et ne sont
accompagnés d'aucune douleur épigastrique.

2° L'administration d'un médicament actif est suivie de vomissements qui se répètent ; l'abdomen est un peu tendu et douloureux ; il
y a du dévoiement, la langue est naturelle ou rouge à sa pointe, la
soif est très vive, et l'apparition de ces symptômes est suivie d'un dépérissement rapide ; la mort survient assez promptement par les pro ·
grès de la maladie principale, plutôt que par l'intensité des symptômes gastriques. Dans ce cas encore la maladie passera souvent
inaperçue, bien qu'elle ait eu une certaine influence sur l'état général
de l'enfant. Nous remarquons, en effet, que la plupart de ceux qui
nous ont présenté ces symptômes sont morts de deux à cinq à jours
après l'administration du médicament et rarement plus tard.

Art. II. — Lésions anatomiques.

Que la forme symptomatique soit latente ou inflammatoire, la lésion
est habituellement une phlegmasie de l'estomac érythémateuse,
pseudo-membraneuse, pustuleuse ou ulcéreuse. Dans le petit nombre
de cas où il y eu tolérance stomacale en même temps que gastrite,
nous avons le plus ordinairement trouvé des pustules stibiées dans
l'intestin.

Rarement nous avons constaté du ramollissement de la muqueuse ;
alors les vomissements n'ont pas été aussi souvent notés que dans le
cas de gastrite, et nous avons pu avoir du doute sur l'existence de la
lésion pendant la vie. Nous citerons le cas suivant comme tout à fait
exceptionnel et peut-être comme un exemple de ramollissement
cadavérique.

Il s'agit d'une jeune fille de trois ans atteinte d'une pneumonie
double avec récidive.

Après la prise d'une potion contenant 0,10 de kermès, elle eut trois vomissements qui se renouvelèrent à la suite de la même potion répétée pendant
quatre jours avec augmentation de 0,10 de kermès chaque fois, jusqu'à 0,30 par
jour. Les vomissements devinrent de plus en plus nombreux, si bien qu'au neuvième jour la malade ne pouvait plus rien prendre sans le rejeter ; alors on lui
donna la potion stibiée à 0,10 pour 120 grammes de liquide, et les vomissements s'arrêtèrent et ne se renouvelèrent plus pendant trois jours que fut continuée la potion. Au bout de ce temps l'enfant mourut, et nous trouvâmes un

ramollissement gélatiniforme du grand cul-de-sac dont la muqueuse était presque complétement détruite, et dont les membranes gélatineuses et filantes semblaient réduites au péritoine. (L'autopsie avait été faite vingt-six heures après la mort, par un temps froid, au mois d'octobre, et l'estomac ne contenait que peu de liquides.)

Art. IV. — Traitement.

Quelle que soit la facilité avec laquelle les enfants supportent les médicaments irritants portés sur les voies digestives, quelque avantageuse que puisse être dans bien des cas cette dérivation, il est nuisible que l'action thérapeutique aille jusqu'à produire une lésion inflammatoire de la muqueuse. Le dépérissement et la mort rapide des enfants après l'administration de certains éméto-catarthiques en est la preuve évidente. Aussi nous croyons nécessaire d'éviter un effet trop violent. En conséquence, si un enfant est atteint d'une de ces maladies aiguës qui se compliquent facilement d'affection de l'estomac, et qui nécessitent l'administration de médicaments énergiques portés dans cet organe, il ne faudra en faire usage qu'avec précaution. On devra exercer une surveillance attentive sur leurs effets et se garder d'insister sur leur emploi dès qu'on verra paraître des symptômes qui pourront faire soupçonner le développement de la gastrite.

Si la cessation du remède ne suffit pas pour les arrêter promptement, on doit attaquer directement la maladie; et ici les indications se tirent de l'etat de santé antérieur, de la force de résistance de l'enfant, de l'état fébrile, et de l'intensité des symptômes locaux.

1° *Antiphlogistiques.* — Si l'enfant est robuste, si la maladie première est aiguë et n'a pas encore détérioré la constitution du petit malade, et s'il existe de la fièvre, on commencera la médication par des antiphlogistiques locaux, tels qu'une application de sangsues ou de ventouses au creux de l'estomac. On tirera une quantité de sang proportionnée à l'âge du sujet, à sa constitution, à sa résistance.

On emploiera comme adjuvants des cataplasmes émollients et des boissons mucilagineuses ; on les donnera peu sucrées, et même on s'abstiendra complétement, s'il est possible, du sucre, dont les propriétés irritantes ne peuvent qu'augmenter l'affection aiguë de l'estomac Par ce moyen on diminuera la réaction fébrile, les douleurs épigastriques, souvent même on calmera les vomissements.

2° *Réfrigérants.* — Mais ce dernier symptôme sera mieux combattu par les réfrigérants prescrits à l'intérieur. On se trouvera bien de donner les boissons froides, glacées même, ou bien encore de faire avaler, si l'enfant est en âge de le faire, de petits fragments de glace.

Les réfrigérants forment ainsi un répercussif dont l'action topique très efficace ne détermine aucun accident ; au moins n'en avons-nous pas observé dans les cas où nous avons été à même d'en faire usage : mais, comme pour toutes les médications de ce genre, il faut en faire un emploi continu.

Opiacés. — Lorsque la maladie est rapide, lorsque les moyens pré-cédents n'ont pu parvenir à l'enrayer, ou bien encore lorsqu'on craint dès l'abord qu'ils ne soient insuffisants , l'opium porté directement sur l'estomac est un moyen tout à la fois efficace et facile à employer. Conseillé dans ce cas par bon nombre de médecins, il doit être donné à doses fractionnées et avec prudence, parce que son emploi est quel-quefois suivi d'accidents cérébraux ; mais comme ces accidents cè-dent avec facilité lorsqu'on cesse le médicament, il ne faut pas s'abs-tenir de son usage par crainte de troubles nerveux. Ceux-ci, en effet, sont toujours moins graves que l'affection gastrique. On emploiera l'extrait gommeux de manière à faire prendre 2 à 5 centigrammes dans les vingt-quatre heures.

4° *Régime.* — S'il est une maladie où l'alimentation doive être sus-pendue, c'est certainement celle qui nous occupe actuellement. La diète doit être absolue. Il est de toute nécessité de tenir à ce qu'il en soit ainsi pendant tout le temps où l'affection stomacale est intense, et où les vomissements sont abondants. Toutefois , si la violence des symptômes vient à diminuer, si les vomissements s'éloignent, si la fièvre n'existe plus , il peut devenir utile de soutenir l'en-fant, qui ne saurait supporter longtemps la privation totale de nourriture.

Le lait est alors le seul aliment qu'on doive lui permettre; en très petite quantité, et avec toute la prudence possible. Si l'enfant est en-core à la mamelle, on lui donnera le sein pendant peu de temps à la fois, et peu souvent dans la journée. On ne le ramènera à ses habitudes que par des gradations lentes et successives.

A un âge plus avancé, on donnera du lait d'ânesse coupé d'eau ; on n'augmentera les quantités que progressivement, et après avoir acquis la certitude que celles déjà prises sont digérées.

§ II. *Résumé.* — *A.* Un enfant robuste est pris pendant le cours d'une autre maladie, à la suite d'une médication trop active, de vomissements, de douleurs d'estomac et de fièvre, il faut :

1° Appliquer de deux à douze sangsues à l'épigastre, suivant l'âge ; faire couler les piqûres pendant deux à quatre heures , selon l'effet produit ;

2° Entretenir sur l'épigastre des cataplasmes de farine de lin, qu'on renouvellera souvent; ne pas les appliquer très chauds , mais ne pas les laisser refroidir ;

3° Donner à l'intérieur de l'eau de mauve, de graine de lin , de violette, ou même de l'eau pure froide, ou frappée de glace.

La quantité des boissons sera modérée, ou plutôt on laissera l'enfant boire à peu près à sa soif ; cependant il sera plus utile de lui en donner très peu à la fois, et d'y revenir plus souvent.

4° Si le petit malade est assez âgé, et si la maladie première n'en contre-indique pas l'emploi, on donnera de petits morceaux de glace ;

on en surveillera l'usage, et on les suspendra s'ils n'amènent pas un résultat favorable.

5° Ce traitement sera continué tel tant que la maladie persistera; si l'enfant est fort, on le maintiendra pendant quatre ou cinq jours à la diète absolue; sinon, dès le second ou troisième on lui permettra une ou deux cuillerées de lait d'ânesse froid et coupé d'abord avec partie égale d'eau, et ensuite pur.

L'alimentation sera augmentée graduellement et lentement. Elle sera suspendue si, sous son influence, les vomissements reparaissaient ou augmentaient.

B. Dans le cas où l'enfant, déjà détérioré par la maladie première, ne saurait supporter les émissions sanguines, on supprimerait l'application des sangsues, mais le reste du traitement serait le même.

C. Si les vomissements sont très abondants, s'il s'y joint de la diarrhée, si le dépérissement est rapide, les mêmes moyens devront être employés; toutefois les sangsues ne seront pas appliquées si la réaction fébrile est peu intense, si le pouls est petit et la prostration considérable; et en tout cas, on ajoutera au reste de la médication :

Une pilule contenant un centigramme d'extrait gommeux d'opium, qu'on fera prendre toutes les deux heures de manière à en donner 3 centigrammes dans la journée. S'il ne survient pas d'accidents, et si l'âge de l'enfant le permet, on donnera la pilule toutes les heures, et on s'arrêtera après 5 centigrammes. Si l'enfant était trop jeune pour prendre une pilule, on la ferait dissoudre dans une cuillerée d'eau.

On n'augmenterait la dose que dans le cas où l'amélioration serait manifeste sans être suffisante, et où il n'y aurait aucun signe d'intoxication.

Enfin, s'il y avait quelque obstacle à la prise de l'opium à l'intérieur, on pourrait, mais avec moins de chances de réussite, appliquer un très petit vésicatoire sur l'épigastre, et aussitôt l'ampoule faite, apposer deux fois par jour un demi-centigramme d'hydrochlorate de morphine sur le derme.

CHAPITRE XIII.

DE L'INVÁGINATION [1].

On peut observer chez les enfants différentes espèces d'étranglement interne; mais la plus fréquente de toutes est sans contredit l'in-

---

[1] Ce chapitre est la reproduction d'un mémoire publié par l'un de nous (le docteur Rilliet) dans la *Gazette des hôpitaux* (janv. févr. 1852). Nous n'y avons pas fait d'autres changements que de supprimer presque toutes les observations.

vagination. Bien qu'il soit de notoriété scientifique que cette maladie est surtout l'apanage de l'enfance, elle n'a guère attiré l'attention des médecins qui s'occupent d'une manière spéciale des maladies du jeune âge. Nous n'avons trouvé, soit dans les traités généraux, soit dans les collections de mémoires sur les maladies des enfants, soit dans les journaux de médecine, aucune monographie complète sur l'invagination.

Nous ne pouvons pas en effet donner ce nom aux quelques mots que contient le traité de Billard, ou à des notes publiées par les docteurs Jahn, Dœpp et Burns, et reproduites dans les *Analekten über Kinderkrankheiten*.

Le travail du docteur Gorham, quoique très succinct, mérite une mention particulière, et nous aurons plus d'une fois occasion de le citer. Ce médecin a touché en quelques lignes les points les plus importants de l'histoire de l'invagination ; savoir, sa fréquence dans le cours de la première année, son siége dans le gros intestin, l'importance de l'hémorrhagie intestinale pour le diagnostic, l'utilité de l'insufflation pour le traitement.

Si la science est pauvre en monographies, elle ne l'est pas en observations ; nous en avons rassemblé un assez grand nombre extraites spécialement des journaux anglais et allemands. C'est avec ces faits, que nous regrettons de n'avoir pas trouvés plus complets, et avec ceux recueillis par nous ou qui nous ont été communiqués par nos confrères, que nous avons composé ce chapitre (1).

(1) NOTE BIBLIOGRAPHIQUE. — Ouvrages consultés et observations analysées.

A. Ouvrages. — Docteur F. Jahn. Bemerkungen über einige Kinderkrankheiten. (Dans Analecten über Kinderkrankheiten, Heft VII, S. 125.)

Burns. Ueber das Erbrechen und die Durchfälle der Kinder. (Même recueil, Heft III, S. 39.)

Doepp. Bemerkungen über einige Krankheiten der Säuglinge. (Même recueil, Heft III, S. 163.)

Mittchell. The Lancet (n° janvier à mars 1838). Extr. dans Gaz. méd. de Paris, 1838, p. 281.

Gorham. Guy's Hospital reports, n° 7, octobre 1838. (Extrait dans le journal de C. Canstatt; Jahresbericht über die Fortschritte der gesammten Medicin in allen Ländern; par Cohen, 1842, pag. 50-51.) — Nous n'avons pas pu consulter ce mémoire dans l'original.

Thomson. Abstract of cases in which a portion of the cylinder of the intestinal canal comprising all its coats has been discharged by stool, without the continuity of the canal being destroyed, by docteur William Thomson. (The Edinburgh medical and surgical journal, 1835, p. 296.)

Billard. Traité des maladies des enfants nouveau-nés et à la mamelle, 3ᵉ édit., 1837, p. 409.

Monneret et Fleury. Compendium de médecine pratique, t. V, p. 422.

De Laparatomia in volvulo necessaria (Dissertatio inauguralis) scripsit Theodor.-Carol.-Georg. Pfeiffer (8 mars 1843).

Depuis la publication de notre mémoire, M. Bouchut, dans la 2ᵉ édition de son

Nous avons divisé nos malades en deux séries, dont l'une correspond à la première enfance, et contient presque exclusivement des enfants âgés de quatre à dix mois, et l'autre à la seconde enfance, et comprend les enfants âgés de cinq à quinze ans. Tous les sujets de la première série avaient une invagination du gros intestin, et la plupart de ceux de la seconde une invagination de l'intestin grêle.

La symptomatologie et la marche de la maladie ont été assez généralement différentes dans ces deux groupes pour légitimer cette séparation : un seul malade de la première série ayant offert les mêmes symptômes que ceux de la seconde, et tous ceux de la seconde série ayant présenté des symptômes très différents de ceux de la première.

Art. I. — Anatomie pathologique.

Siége. — La statistique purement anatomique de l'invagination diffère complétement de sa statistique nosographique. Sur mille cadavres d'enfants de tous les âges on rencontrera une proportion assez considérable d'invaginations de l'intestin grêle, et peut-être pas une seule du gros intestin. A l'hôpital, sur plus de cinq cents autopsies d'enfants âgés de deux à quinze ans, nous n'avons observé aucun exemple d'invagination du gros intestin, tandis que l'invagination des intestins grêles sans symptômes a été assez fréquente. Les mêmes remarques

Manuel des maladies des nouveau-nés, a consacré un chapitre à l'invagination. Nous regrettons que ce médecin n'ait pas pris la peine de lire nos travaux avec plus de soin ; il aurait évité ainsi d'obscurcir de nouveau bien des points sur lesquels nous nous étions efforcés de jeter quelque lumière.

B. OBSERVATIONS. — OUVRAGES OU L'OBSERVATION EST CITÉE. — CLARKE. The Lancet, n° de janvier à mars 1838 (extrait dans Gaz. méd. de Paris, 1838, p. 213), 1 observation.

CUNNINGHAM. The London medical Gazette, n°ˢ de septembre et octobre (extrait dans Gaz. méd. de Paris, 1838, p. 777), 1 obs.

BURFORD. The Lancet, oct. 1841 (extrait dans le journal de Canstatt, 1842, p. 50), 1 obs.

MARWICK. The Lancet, juillet 1846 (extrait dans Archives de médecine, t. XV, 1817, pag. 255), 1 obs.

CARTER. The Lancet, 1849, 1 obs.

NISSEN. Kneschke summar, n° 34, 1842 (extrait dans Journal de Canstatt, 1843, pag. 146), 2 obs.

PENTZLIN. Mecklenb. med. Correspondenz-Blatt, 1842, n° 9 (extrait dans Journal de Canstatt, 1843, p. 147), 1 obs.

ABERCROMBIE. Dans la thèse de Pfeiffer, p. 42, 1 obs.

HARE. Journal für Kinderkrankheiten, 1849, p. 150, 1 obs.

THOMSON. *Loc. cit.*, obs. III, XIV, XV, XVII, XVIII, XXIX, XXXI, 7 obs.

RILLIET. Observations recueillies par nous, 4 obs.

PÉLISSIER. Observations qui nous ont été communiquées, 2 obs.

APPIA. Id., 1 obs.

COINDET. Id., 1 obs.

ont été faites à l'hôpital des Enfants-Trouvés. C'est qu'en effet il existe deux espèces bien distinctes d'invagination : l'une, qui se produit au moment de l'agonie, est presque toujours multiple, et occupe l'intestin grêle ; l'autre, qui débute longtemps avant la mort, est unique et occupe ordinairement le gros intestin.

Les détails anatomiques qui vont suivre se rapportent presque exclusivement à l'invagination du gros intestin dans la première enfance.

Les caractères anatomiques de cette maladie offrent à cet âge une telle identité, que l'on pourrait aisément généraliser d'après une seule observation. Le plus ordinairement, lorsqu'on ouvre l'abdomen, on voit les circonvolutions de l'intestin grêle distendues par des matières liquides et par des gaz occupant toute la cavité abdominale. En allant à la recherche du gros intestin, on trouve qu'il a changé de place, de forme et de longueur. L'arc de cercle décrit du cæcum à l'S iliaque du côlon a disparu, et l'intestin grêle semble s'engouffrer directement dans le rectum ou dans la fin du côlon, qui, placé au côté gauche de la colonne vertébrale ou obliquement dirigé de droite à gauche, plonge ensuite dans le bassin pour se continuer avec le rectum et aboutir à l'anus. L'intestin ainsi condensé présente à sa partie supérieure de gros plis circulaires arrondis, qui lui donnent une apparence noueuse ; il ressemble (qu'on nous passe la vulgarité de la comparaison) à une saucisse ou à un godiveau ; au toucher il est pâteux, sa consistance est celle de l'intestin rempli par des matières demi-solides. La teinte d'un rouge noir et la distension de la partie invaginée contrastent avec la pâleur et l'affaissement des portions sous-jacentes. En exerçant une traction sur le bout supérieur de l'intestin, ou, mieux encore, en refoulant de bas en haut la masse invaginée, on fait cheminer un corps étranger qui n'est autre que l'intestin invaginé. On le déplisse très aisément, si aisément même, que l'on se prend à regretter de n'avoir pas essayé pendant la vie, au moyen d'un procédé mécanique ou même d'une opération chirurgicale, une extraction que l'on exécute si facilement après la mort. La membrane séreuse d'une partie ou de la totalité de l'intestin invaginé est d'un rouge noir. La membrane muqueuse est dans un état qui participe à la fois de l'inflammation et de la congestion. Elle est tapissée de matières noires mélangées de sang et de mucus. Elle-même est inégale, grenue, molle, infiltrée de sang, quelquefois tapissée de fausses membranes grisâtres. Les parois intestinales sont épaissies ; nous les avons vues avoir dans le cæcum près d'une ligne d'épaisseur.

En les malaxant pendant longtemps, on diminue notablement leur turgescence. Cette altération des parois intestinales est très exactement limitée à la totalité ou à une portion de l'intestin invaginé.

Dans une observation qui nous a été communiquée par M. Pélissier, l'invagination existait dans le côlon transverse, qui était réduit au tiers de sa longueur, les deux premiers tiers étant invaginés dans le troisième. L'intussusception, qu'il était très facile de retirer, offrait un bourrelet annulaire de 8 à 9 lignes de largeur, complétement noir, comme gangrené; mais, en l'examinant de plus près, on trouva sa consistance normale; la couleur noire provenait d'une infiltration de sang dans toute l'épaisseur de l'intestin. Quand la maladie s'est prolongée, les lésions sont plus considérables et indiquent que l'élimination est sur le point de se faire. L'on peut alors observer une véritable gangrène de l'intestin. Ainsi, dans l'observation qui appartient au docteur Marwick, « le cæcum et la totalité du côlon étaient invaginés dans la portion sigmoïde de ce dernier intestin. Le rectum était fortement rétréci, et contrastait avec la tuméfaction de l'intestin situé au-dessus. En détachant les adhérences, on reconnut que la portion invaginée, formée du cæcum, du côlon, et peut-être d'une partie de l'intestin grêle, n'avait plus que 3 pouces de long, et était complétement gangrénée, tandis que la lumière était entièrement oblitérée par de nombreuses masses rouges ressemblant à des caillots organisés. »

Les parties supérieures ou sous-jacentes aux portions étranglées sont, en général, saines. Cependant le docteur Cunningham a noté, chez un malade, que l'intestin était généralement enflammé ; et le docteur Clarke, que l'estomac avait subi un ramollissement gélatiniforme.

La grande fréquence de l'invagination du gros intestin dans la première enfance et la facilité de son déplacement en masse s'expliquent par ce que les adhérences du cæcum à la fosse iliaque sont beaucoup plus circonscrites et moins intimes chez les très jeunes enfants que dans la seconde enfance ou dans l'âge adulte.

Plus les enfants sont jeunes, plus le gros intestin ressemble à l'intestin grêle, non seulement par sa disposition flottante, mais aussi par sa structure. On n'observe pas, en particulier dans le cæcum, ces bosselures qui indiquent un développement considérable de la tunique musculaire, et partant une plus grande facilité de résistance à la pénétration de l'intestin au travers de la valvule.

Le peu de résistance musculaire favorise donc l'invagination et la laxité de l'intestin son déplacement en masse.

Mais, quel que soit l'âge, pour que l'invagination puisse se faire, il faut que l'extrémité inférieure de l'intestin grêle soit le fil conducteur du paquet invaginé. C'est, en effet, ce que l'observation démontre dans presque tous les cas (1).

____

(1) M. Bouchut (*loc. cit.*, p. 586) nous reproche d'avoir avancé que l'invagination dans la première enfance s'accomplissait toujours aux dépens du gros intestin. Nous maintenons qu'il en est ainsi dans l'immense majorité des cas : et même, si l'invagination ne se fait pas d'un point à l'autre du gros intestin, elle a lieu de l'intestin grêle au gros, comme nous l'avons indiqué plus haut.

Deuxième enfance. — Dans la seconde enfance, l'invagination occupe le plus ordinairement l'intestin grêle. Si les malades succombent avant l'élimination, les caractères anatomiques, à l'exception des différences qui résultent du siége, sont identiques avec ceux que nous venons de décrire. Si la mort arrive après que les portions invaginées ont été expulsées, et si les enfants meurent soit d'une maladie consécutive étrangère à l'invagination, soit d'un accident auquel l'intussusception prédispose, on constate ou bien le rétablissement de la continuité de l'intestin avec ou sans rétrécissement, ou bien une rupture de cet organe au niveau de la cicatrice.

Art. II. — Symptômes.

Les symptômes principaux sont fournis par le système digestif.

Première enfance. — *Première période.* — *Vomissements.* — Ce symptôme est constant. Les deux ou trois premiers jours, les enfants rejettent tout ce qu'ils prennent, le lait de leur nourrice, les boissons en quelque petite quantité qu'on les leur donne ; ils vomissent aussi spontanément des matières muqueuses ou bilieuses, presque jamais du sang. La maladie peut suivre tout son cours et se terminer par la guérison ou par la mort sans qu'ils aient vomi de matières stercorales.

Quand les vomissements fétides, verdâtres, mousseux, rappelant l'aspect des matières fécales, apparaissent, c'est à une période voisine de la mort, la veille ou l'avant-veille. Les vomissements ont, en général, lieu sans efforts ; ils ressemblent plutôt à des régurgitations ; ils sont quelquefois suivis d'un affaissement tel que l'on peut craindre que la mort ne soit la conséquence de l'épuisement des forces vitales. Le plus souvent ils persistent jusqu'à la terminaison fatale ou à la guérison ; rarement ils s'arrêtent, sous l'influence du traitement, la veille ou l'avant-veille du dernier jour.

Seconde enfance. — Mêmes symptômes, si ce n'est que les vomissements stercoraux semblent plus fréquents. Dans la seconde période, ils s'arrêtent au moment où le cours des matières se rétablit.

Première enfance. — *Selles.* — A l'inverse de ce que l'on observe dans l'étranglement interne, la constipation est un symptôme tout à fait exceptionnel. Un seul enfant a eu une constipation opiniâtre pendant toute sa maladie, et c'est précisément chez celui-là qu'elle a eu la plus longue durée. Tous les autres ont eu des évacuations, et chez tous les selles contenaient une proportion plus ou moins grande de sang. Tantôt c'étaient de petites selles, de véritables crachats muqueux striés de sang, qui se répétaient quinze ou vingt fois par jour ; tantôt les selles étaient plus liquides, rosées ou verdâtres, mais entourées d'une large auréole rouge très évidemment sanguine. D'autres fois, enfin, des évacuations offrant ces différents caractères alternaient avec des selles de sang pur ; ou bien c'était du sang que les enfants

rendaient en premier lieu sans mélange; sa quantité a été quelquefois
assez considérable pour que l'on ait cru à une hémorrhagie intestinale.

Le sang, dans la grande majorité des cas, apparaît dans les selles
le premier jour; une fois, ce fut seulement le second, une autre fois,
le troisième jour, que l'hémorrhagie eut lieu; elle avait été précédée
de constipation. Une seule fois, et c'était dans un cas où dès le début
la perte de sang avait été considérable, l'hémorrhagie fut remplacée,
à une époque assez éloignée du début, par l'écoulement d'un mélange
de matières fécales et de détritus gangréneux d'une odeur très fétide.

Chez deux enfants qui guérirent, les selles sanguines eurent lieu le
premier jour et furent remplacées par de la constipation. La plupart
des auteurs qui ont publié des observations d'invagination ont insisté
sur la fréquence et sur la valeur de ce symptôme; nous citerons en
particulier les docteurs Gorham, Clarke, Cunningham, Nissen,
Marwick.

L'hémorrhagie intestinale a surtout de l'importance comme signe
de l'invagination du gros intestin. En effet, le changement de direction de cet organe et la proximité à laquelle la partie invaginée se
trouve placée de l'anus favorisent le rejet de l'excrétion sanguinolente. Celle-ci est évidemment le résultat de l'étranglement; une ligature produirait le même effet; on peut expliquer l'influence de l'âge
sur la fréquence de ce symptôme par les causes qui rendent les trans-
sudations sanguines de l'intestin plus faciles dans le cours de la première année qu'à toute autre époque de la vie, savoir: la richesse
vasculaire du tube digestif, son activité fonctionnelle, la minceur de
son épithélium.

Deuxième enfance. — Ici la constipation est la règle; s'il survient
de la diarrhée, ce n'est pas au début, mais presque toujours au moment où se fait le travail d'élimination de la partie invaginée. A cette
époque, les enfants rendent des évacuations brunâtres ou noirâtres
très fétides, contenant une certaine quantité de sang, accompagnées
ou suivies d'une portion plus ou moins considérable de l'intestin grêle
ou du gros intestin.

Le travail d'élimination paraît dans la plupart des cas plus prompt
dans la seconde enfance que dans l'âge adulte. En consultant le mémoire de Thomson, nous voyons que le plus ordinairement c'est au
bout de trente jours que l'élimination a eu lieu, tandis que chez les
enfants, dans cinq cas où l'on a tenu compte de l'instant écoulé entre
le début et l'apparition des selles noires, fétides, quatre fois il ne s'est
écoulé que cinq à huit jours, une seule fois trente jours.

Le véritable moment de la solution de la maladie est celui où
apparaissent les selles brunes et noires, sanguines, fétides; où le cours
des matières se rétablit, et les principaux symptômes disparaissent.
L'intestin peut très bien n'être éliminé que plus tard : ainsi dans une
observation ce fut seulement au bout de dix jours, et à l'époque où

l'enfant était convalescent que l'on retrouva un fragment d'intestin dans une évacuation.

Première enfance. — *État du ventre.* — Nous venons de voir que la constipation est un symptôme tout à fait exceptionnel ; il en est de même du ballonnement du ventre. Le fait n'a rien de bien étonnant, car dans l'invagination il n'y a pas d'ordinaire une interruption absolue au cours des gaz. Puisque les liquides intestinaux s'écoulent, les gaz peuvent aussi s'échapper ; il nous a semblé d'ailleurs qu'ils étaient sécrétés en moins grande abondance que dans d'autres espèces d'étranglement.

En général, au début, le ventre est souple ; il n'est ni développé, ni rétracté. On peut le palper sans occasionner de douleur. Il conserve quelquefois cette apparence pendant tout le cours de la maladie, d'autres fois il se distend, surtout à un moment voisin de la terminaison fatale ; mais on n'observe pas ces énormes ballonnements comme on en voit souvent dans l'étranglement interne chez l'adulte. Un autre symptôme que l'on a donné comme pathognomonique de l'intussusception, la tumeur abdominale, manque bien plus souvent qu'il n'existe, et, d'ailleurs, il est très rare de le constater au début. Une seule fois, chez un enfant de six mois, nous avons, dès le premier jour et même dès les premières heures, constaté une tumeur dans la région du côlon transverse, à gauche et au-dessus de l'ombilic. Elle avait le volume d'une grosse noix ; elle était mobile, donnait au toucher la sensation pâteuse d'un intestin rempli de matières demi-solides. La pression sur cette tumeur, pas plus que sur le reste du ventre, ne provoquait de cris aigus. La percussion était mate à son niveau, sonore ailleurs.

Le docteur Nissen a noté aussi, dans deux observations, la présence d'une tumeur abdominale à une époque voisine du début.

Dans d'autres cas, c'est peu avant la terminaison fatale que l'on a observé une tumeur dans les flancs droit ou gauche et au voisinage de la vessie. Cette tumeur a la forme et le volume d'un boudin ; elle est indolente, sauf dans les dernières heures où elle devient douloureuse. Elle correspond très exactement au paquet d'intestin invaginé.

La tumeur anale est bien plus rare encore que la tumeur abdominale. Dans une seule observation, qui appartient à Nissen, il a été fait mention d'une tumeur d'un pouce et demi de large, presque noire, couverte en partie par du sang foncé ; cette tumeur disparaissait lorsque le ténesme cessait.

Dans aucune des observations que nous avons recueillies ou consultées, nous n'avons trouvé mentionné le symptôme auquel Dance attache une grande valeur dans l'invagination de l'adulte, savoir : une dépression dans le point correspondant à l'intestin déplacé et un renflement dans la partie correspondante du côté opposé. Le docteur Gorham avait déjà noté l'absence de ce symptôme chez les jeunes enfants.

Nous avons dit que le ventre était, en général, indolent à la pression. Il est évident cependant que les enfants éprouvent des coliques ;
on les reconnaît à leurs cris aigus souvent suivis des petites selles
mucoso-sanguines que nous avons décrites. Ce symptôme a de l'importance pour le diagnostic.

Deuxième enfance. — Mêmes symptômes, si ce n'est que le ballonnement est plus marqué ; la tumeur n'est pas plus fréquente. Mais nous
serons compris en disant que l'abdomen offre davantage l'apparence
de la péritonite.

Première enfance. — *Autres symptômes digestifs.* — L'état de la
langue, quand il a été noté, n'a rien offert de particulier. La soif
manque le plus souvent ; l'absence de ce symptôme, si caractéristique
dans certains cas de ramollissement de l'estomac, est utile à mentionner pour le diagnostic.

Deuxième enfance. — La langue a été, dans quelques cas, notée
sèche et brune, et la soif vive. Cet état était en rapport avec l'intensité de la fièvre.

Première enfance. — *État fébrile.* — Le docteur Gorham dit que
le pouls est tantôt accéléré, tantôt ralenti ; le ralentissement n'est
noté dans aucune des observations que nous avons consultées ou recueillies. En général, le pouls est rapide, mais il n'est pas plein ; il
n'y a pas chaleur ; ce sont plutôt des phénomènes inverses que l'on
observe. Les pulsations artérielles sont faibles, quelquefois inégales ;
la peau est froide par moments. Ces symptômes sont d'autant plus
caractérisés qu'on approche de la terminaison fatale.

Deuxième enfance. — Chez plusieurs enfants la fièvre est intense, le
pouls est fréquent et la peau brûlante ; dans d'autres cas, les symptômes sont semblables à ceux ci-dessus décrits.

Symptômes nerveux. — *Première enfance.* — Presque tous les enfants offrent quelques symptômes nerveux. Chez les uns, au début, il
y a une vive anxiété, une agitation constante, des cris aigus, ou bien
un abattement profond comme dans le choléra, ou bien encore une
attaque d'éclampsie. L'état d'excitation du premier et du second jour
est ensuite remplacé par de la prostration, de l'assoupissement ou
même du coma.

Deuxième enfance. — L'anxiété est extrême, l'angoisse indescriptible,
la décomposition des traits complète au moment de la crise qui précède l'élimination ; mais on n'observe ni convulsions ni coma. Après
l'élimination, disparition rapide de tous ces symptômes.

Première enfance. — *Faciès.* — *Forces.* — *Embonpoint.* — Le faciès est dès le début profondément altéré ; les yeux, d'abord ternes,
deviennent rapidement caves ; le visage est étiré, amoindri. Le docteur Clarke a noté, sur un de ses malades, que la physionomie était
extrêmement abattue, comme s'il avait eu le choléra. La dépression des forces est rapide ; il y a surtout un affaiblissement remar-

quable qui succède soit aux vomissements, soit aux évacuations, soit à
ces cris aigus qui annoncent une vive douleur. Un fait remarquable et
qui a quelque importance au point de vue du diagnostic, c'est que
d'ordinaire on n'observe pas d'émaciation générale comparable à celle
qui accompagne les affections graves de l'estomac et des intestins.
L'amaigrissement ne porte guère que sur le visage.

Deuxième enfance. — Mêmes symptômes.

Art. III. — Tableau de la maladie. — Marche. — Durée. — Terminaison.

A. *Symptômes précurseurs.* — *Première enfance.* — Le plus ordinairement, la maladie débute soudainement sans qu'aucun phénomène
précurseur ait pu faire prévoir son invasion.

Dans d'autres cas, elle est précédée par différents dérangements des
fonctions digestives, qui remontent quelquefois à une époque assez
rapprochée de la naissance, ou précèdent de peu de jours le début.
Ainsi, un enfant de quatre mois paraissait habituellement éprouver
de vives douleurs au moment où il allait du ventre ; d'autres fois, il
poussait fortement sans amener d'évacuations ; le plus souvent les
selles étaient verdâtres, glaireuses et parsemées de fragments de caséum : cet état était habituel. Huit jours avant le début il fut saisi
d'une violente colique, il poussait des cris aigus et il était d'une pâleur extrême. Ces symptômes disparurent promptement ; mais pendant la semaine qui suivit, il eut plus encore que d'habitude ces envies
d'aller, ces poussées qui n'aboutissaient à rien.

Un autre enfant, dont l'observation appartient au docteur Marwick,
avait été presque continuellement malade pendant les huit premières
semaines de son existence. Il n'avait pas rendu son méconium à
l'époque ordinaire, on avait dû lui administrer des purgatifs. A l'âge
de six semaines il avait eu des accidents semblables à ceux de l'invagination (selles sanguines, etc).

Un petit malade du docteur Carter était depuis sa naissance, dit ce
médecin, sujet à des dérangements d'intestin semblables à ceux qui
paraîtraient devoir résulter d'un arrêt dans le cours des matières fécales. Dans deux autres cas le début fut précédé par du dévoiement,
une autre fois par des vomissements qui durèrent quelques jours.

Deuxième enfance. — Les symptômes précurseurs n'ont pas été
notés dans les observations que nous avons eues sous les yeux.

B. *Mode de début.* — *Première enfance.* — Qu'il y ait ou non des symptômes précurseurs, la maladie débute constamment par des vomissements de matières muqueuses ou aqueuses, accompagnés presque
toujours de petites selles muqueuses contenant une proportion plus ou
moins considérable de sang, ou bien ce sont des évacuations de sang
pur quelquefois très abondantes. L'enfant pousse des cris aigus ; il est
anxieux, agité, donne des signes de vive souffrance ; quelquefois même

une attaque d'éclampsie vient indiquer à quel degré le système nerveux est ébranlé. Le facies a l'aspect propre aux affections abdominales ; les yeux sont caves, le regard terne, la face pâle. Cependant le ventre est peu développé, non ballonné, presque toujours indolent à la pression ; il est tout à fait exceptionnel de constater une tumeur abdominale le premier jour. Le pouls est vite, mais il n'y a pas d'ordinaire de chaleur ; la soif est rarement exagérée.

Deuxième enfance. — Le début est peut-être moins violent ; la douleur peut précéder les vomissements et la maladie cheminer pendant quelques jours comme une maladie légère. Dans des cas très rares on observe les symptômes sus-indiqués.

C. *Marche.* — *Première enfance.* — La maladie suit une marche très rapide ; les vomissements persistent, fréquents, muqueux ou bilieux ; au bout de deux ou trois jours ils deviennent quelquefois stercoraux ou bien mousseux, verdâtres, fétides ; en même temps les selles continuent, petites, nombreuses, tantôt composées de mucus sanglant, tantôt de sang presque pur.

D'autres fois la constipation a succédé aux évacuations mucoso-sanguines. Le ventre reste ce qu'il était le premier jour ; cependant il augmente un peu de volume, mais très rarement il devient ballonné ; au bout de deux ou trois jours, on sent quelquefois dans l'un ou l'autre flanc ou au voisinage de la vessie une tumeur pâteuse, rappelant pour la forme et la consistance un boudin allongé. La fièvre ne s'allume pas, le pouls est petit ; il y a souvent du refroidissement des extrémités ou de la face ; l'anxiété nerveuse est grande, ou bien elle est remplacée par de la somnolence, dont l'enfant sort par moments pour pousser des cris aigus. Le visage est très éprouvé, amoindri, amaigri même ; mais on n'observe pas une émaciation proportionnelle des autres parties du corps.

Si la maladie doit avoir une issue fatale, les symptômes précités persistent, sauf les vomissements, qui s'arrêtent quelquefois avant la mort ; le pouls devient de plus en plus petit, l'enfant se refroidit, tombe dans le coma, ou succombe à une attaque d'éclampsie.

Si la guérison doit avoir lieu, les vomissements s'arrêtent ; la constipation qui avait succédé aux selles sanguines est remplacée par des évacuations normales ; la tumeur, si elle existait, a disparu, le facies devient meilleur, l'assoupissement diminue, les cris et l'agitation ne se reproduisent plus, et l'enfant entre en convalescence.

Il est un autre mode de guérison que l'on observe dans l'âge adulte et dans la seconde enfance, et qui consiste dans le rétablissement du cours des matières à la suite de l'élimination de l'intestin invaginé. Nous n'en connaissons pas d'exemple chez les enfants dans le cours de la première année (1).

____

(1) M. Marage a cité une exception à cette règle en publiant dans l'*Union méd-*

Durée. — La durée de la maladie est en effet trop courte pour que le travail réparateur ait le temps de se produire ; l'épuisement des forces et les accidents comateux ou éclamptiques emportent le malade avant la période à laquelle se fait le travail de séparation.

Dans les cas malheureux la maladie dépasse rarement le cinquième jour et se termine quelquefois le troisième ; dans les cas heureux, nous avons vu la guérison arriver au bout de trente-six heures, de quatre jours.

Deuxième enfance. — Dans la seconde enfance, la maladie offre des symptômes analogues à ceux de l'invagination chez l'adulte, savoir : de vives coliques intermittentes, accompagnées de vomissements, et ordinairement d'une constipation très opiniâtre, de tension du ventre, de ballonnement, avec ou sans tumeur. La face est grippée, l'anxiété grande, la fièvre vive ; l'apparence de la maladie est, en général, celle de la péritonite. A mesure qu'elle marche, à mesure les symptômes s'accroissent, le ballonnement du ventre augmente, les douleurs sont très vives, les vomissements deviennent souvent stercoraux, la constipation est toujours opiniâtre, l'angoisse redouble, le pouls est petit, il y a des sueurs froides, le facies est profondément altéré. Cette seconde phase ressemble beaucoup à celle de l'invagination dans la première enfance, mais elle en diffère souvent par sa terminaison.

Quelquefois la mort termine la scène au bout d'un temps plus ou moins long ; mais dans d'autres cas les enfants recouvrent la santé par l'élimination de la portion invaginée. Au moment où les symptômes généraux ont acquis leur plus haut degré de gravité, où tout semble annoncer une fin prochaine, la crise arrive, les petits malades rendent des selles fétides, noirâtres, mélangées de sang et de matières fécales ; en même temps, ou peu après, ils évacuent une portion plus ou moins considérable de l'intestin grêle ou du gros intestin. Après cette évacuation, qui est suivie de plusieurs autres selles noirâtres, fétides, le soulagement est très marqué, la fièvre baisse, les coliques disparaissent, l'abdomen s'affaisse, la langue s'humecte et se nettoie, l'appétit reparaît avec une grande vivacité, et au bout de quelques semaines la guérison est complète.

Il reste quelquefois pendant un temps plus ou moins long du dérangement des voies digestives, des alternatives de diarrhée et de constipation, des coliques continues ou intermittentes, de la difficulté dans la marche, avec propension à pencher le corps en avant, de l'amaigrissement, etc. ; mais tous ces symptômes se dissipent, et l'enfant finit par recouvrer sa santé.

dicale l'observation d'un enfant de treize mois, qui a guéri après avoir rendu le fragment invaginé garni de deux de ces diverticulum si fréquents dans l'intestin grêle du fœtus. (Bouchut, *Traité des maladies des nouveau-nés*, 2ᵉ édit., pag. 586.)

La maladie, comme dans la première enfance, suit presque toujours la marche des affections aiguës; cependant elle peut aussi suivre une marche plus lente, comme chez l'adulte. Dans les cas de cette espèce, l'apparence de chronicité est probablement le résultat d'une maladie antécédente, comme cela paraît avoir lieu dans l'observation suivante du docteur Monro (1).

Un garçon de douze ans se plaignit pendant plus d'un an de coliques souvent accompagnées de diarrhée et de selles sanguines. Lorsque l'auteur le vit, il était très émacié et faible; il avait le pouls fréquent. Deux semaines plus tard, il rendit par les selles un lambeau d'intestin livide de 13 pouces de long; les symptômes généraux persistèrent, et au bout de six semaines il mourut. A l'autopsie, on trouva :

1° Une péritonite (probablement chronique) ;

2° L'union de l'iléum au côlon, avec rétrécissement au niveau de la cicatrice.

<h3 align="center">Art. IV. — Diagnostic.</h3>

Le diagnostic de l'invagination est, au dire de presque tous les auteurs, d'une extrême difficulté. Dance, après avoir fait de légitimes efforts pour éclaircir le sujet, concluait cependant « que le diagnostic d'une invagination sera toujours une chose difficile ; qu'on pourra la soupçonner dans quelques cas, mais qu'on pourra la méconnaître dans beaucoup d'autres. »

Les auteurs français des traités de pathologie les plus récents et les plus estimés, MM. Monneret, Fleury, Grisolle, Valleix, sont du même avis. M. Barrier (2), dans la seconde édition de son *Traité sur les maladies des enfants*, s'exprime en ces termes :

« Dans l'état actuel de la science, il y a, sur l'affection qui nous occupe, une grande lacune, tant sous le rapport du diagnostic que sous celui du traitement. »

Nous espérons que la description que nous avons donnée permettra de *diagnostiquer presque tous les cas d'invagination de la première enfance et une partie de ceux de la seconde enfance.* Mais nous reconnaissons :

1° Que très rarement dans la première enfance, plus fréquemment dans la seconde, il est des cas d'invagination qu'il est impossible de distinguer des autres espèces d'obstacles au cours des matières fécales ;

2° Que, soit dans la première, soit dans la seconde enfance, le diagnostic présente beaucoup de difficultés, parce qu'un grand nombre de maladies peuvent en imposer pour l'invagination non-seulement à un observateur peu attentif, mais même à un très habile médecin.

____

(1) Voy. Thomson, *loc. cit.*, p. 317.
(2) 1845, t. II, p. 67.

Désireux d'étudier le sujet d'une manière complète, nous traiterons les trois points suivants :

1° Quels sont les symptômes pathognomoniques de l'invagination ?
2° Quelles sont les maladies avec lesquelles on peut la confondre ?
3° Quels sont les moyens de les distinguer ?

D'après le docteur Clarke, la présence d'une tumeur dans la région iliaque gauche, le prolapsus par l'anus de la portion invaginée, joints à l'hémorrhagie anale, sont les symptômes les plus importants pour le diagnostic. Le docteur Cunningham dit que la tumeur iliaque et l'écoulement sanguin par le rectum, joints aux autres caractères connus de l'étranglement, ne peuvent pas laisser de doute sur la nature de la maladie. Le docteur Gorham attache aussi beaucoup d'importance, pour le diagnostic, aux selles sanguines. Nous sommes d'accord avec ces praticiens ; mais il est bien rare de trouver réunis tous les symptômes qu'ils énumèrent. Nous avons vu dans un des articles précédents qu'on n'observait presque jamais le prolapsus de la portion d'intestin invaginée. La tumeur abdominale, quoique plus fréquente, manque chez plus de la moitié des malades, et quand elle se montre, c'est d'ordinaire à une époque éloignée du début. Quant aux symptômes classiques de l'étranglement, on a déjà pu voir combien ils sont rares. Les vomissements stercoraux manquent plus souvent qu'ils n'existent ; le ballonnement du ventre est exceptionnel ; la constipation plus exceptionnelle encore.

L'écoulement sanguin par le rectum a une valeur bien plus grande, Ce symptôme est précieux : 1° parce qu'il est presque constant dans l'invagination du gros intestin, à ce point que Cohen se demande si ce n'est pas le signe pathognomonique de l'étranglement à la valvule ; 2° parce qu'il apparaît d'ordinaire à une époque voisine du début. Seul, il ne suffit pas pour le diagnostic ; mais, lorsqu'il est joint à des vomissements continus accompagnés d'anxiété, de cris aigus intermittents et de décomposition des traits, alors même que le ballonnement du ventre, la tumeur abdominale et les vomissements stercoraux manquent, on peut le considérer comme pathognomonique de l'invagination du gros intestin (1).

Les maladies que l'on peut confondre et que l'on a en effet confondues avec l'invagination sont cette affection décrite sous le nom de *cholera infantum, de ramollissement de l'estomac, d'entérite cholériforme. — la dysenterie, — l'hémorrhagie intestinale, — les différentes espèces d'étranglement interne, — la péritonite.*

C'est presque exclusivement dans la première enfance que l'on peut

(1) M. Bouchut (*loc. cit.*, p. 591) répète « qu'à moins de *tumeur dans le ventre ou de prolapsus par le rectum* le diagnostic positif est impossible. Nous regrettons que cet estimable médecin ait donné si peu d'attention à ce que nous avons écrit, et nous maintenons l'exactitude de nos conclusions.

prendre une invagination pour un ramollissement de l'estomac ou
pour une hémorrhagie intestinale, tandis que c'est surtout dans la
seconde enfance que l'invagination peut simuler les différentes espèces
d'étranglement interne ou la péritonite.

1° *Entérite cholériforme.* — L'erreur est assez facile ; ainsi nous
prîmes nous-même pour un ramollissement de l'estomac le premier cas d'invagination que nous observâmes. Nous avions été trompé
par la fréquence des vomissements et la répétition des selles. Nous
n'aurions pas commis cette erreur si nous nous étions rappelé que
dans l'entérite cholériforme on observe des vomissements incessants
joints à des selles très abondantes, séreuses et non sanguines, que
la soif est insatiable, le ventre flasque, le refroidissement général,
l'émaciation considérable et prompte ; tous symptômes que l'on ne
trouve jamais réunis dans l'invagination.

2° La *dysenterie* offre, à certains égards, encore plus de traits de
ressemblance avec l'invagination. Quand les selles dans cette dernière
maladie sont petites, muqueuses et mélangées de stries sanguines, elles
sont tout à fait semblables aux selles dysentériques. Mais dans la dysenterie, qui d'ailleurs est infiniment rare dans la première enfance, on
n'observe pas de vomissements incessants comme dans l'invagination ;
le début n'est pas aussi brusque, la maladie ne chemine pas si rapidement ; elle est d'ailleurs le plus souvent épidémique. Nous croyons
cependant que l'invagination a été prise quelquefois pour une dysenterie, témoin une observation du docteur Twining (1).

L'hémorrhagie intestinale est quelquefois si abondante qu'elle attire
toute l'attention de l'observateur, qui prend alors le symptôme pour la
maladie principale. Le docteur Clarke raconte qu'il appela en consultation un de ses confrères, le docteur Streter, qui dans un cas d'invagination opina, ainsi que lui, pour une hémorrhagie intestinale,
et prescrivit un traitement en conséquence. Le docteur Marwick a
observé un fait bien propre aussi à induire en erreur. Il s'agit d'un
enfant de quatre mois qui avait été pris d'une hémorrhagie gastrique
et intestinale abondante. Les couches de l'enfant ne renfermaient que
du sang pur ; le petit malade était pâle, exsangue ; le pouls était
faible et fréquent ; les pupilles largement dilatées ; l'abdomen légèrement distendu et sensible ; tout semblait indiquer un mélæna, et
cependant il s'agissait d'une invagination, comme l'autopsie l'a démontré et comme les symptômes terminaux l'indiquèrent avant l'autopsie ; car les vomissements devinrent presque continus, l'abdomen
se distendit et l'hémorrhagie intestinale fut remplacée par un mélange
de matières fécales et de détritus gangréneux d'une odeur très fétide,

---

(1) Clinical Illustrations of the most important diseases of Bengal. By William
Twining. — Calcutta, 1832. Obs. XXII, p. 92. Dans le mémoire de Thomson,
loc. cit., p. 300.

Pour mettre le praticien en garde contre une erreur dangereuse, nous passerons rapidement en revue les maladies de l'enfance dans lesquelles l'hémorrhagie intestinale joue un rôle accessoire ou prépondérant. On observe quelquefois l'entérorrhagie chez les nouveau-nés. Mais ici la confusion n'est pas possible. Le mélæna des nouveau-nés diffère du tout au tout de l'invagination : d'abord les vomissements manquent ou, quand ils existent, ils sont composés de sang pur, c'est une véritable hématémèse. L'hémorrhagie est très abondante et s'accompagne de tous les symptômes généraux des grandes pertes sanguines. La maladie est jugée en vingt-quatre heures. Dans le cours de la première année, on observe quelques hémorrhagies intestinales qui se rapprochent des hémorrhagies intestinales des nouveau-nés. Nous ne serions pas étonné que quelques-uns des faits de cette nature fussent de véritables invaginations. Voici ce qui nous est arrivé à nous-même :

Il y a quatre ans, à une époque où notre attention n'avait pas encore été attirée sur l'invagination, nous fûmes appelé par un de nos confrères, le docteur Duchosal, pour voir un enfant âgé de neuf mois qui trois jours auparavant avait été pris de vomissements très fréquents, qui persistèrent sans interruption. Il rejetait tout ce qu'on lui donnait à boire. Dans la nuit il eut une selle sanguine très abondante, évaluée à un ou deux verres ; le sang était pur, sans caillots.

Les jours suivants, les vomissements continuent sans interruption ; l'enfant rejette chaque cuillerée de potion ou de liquide qu'on lui donne.

Le troisième jour il eut une seconde évacuation sanguine encore plus abondante que la première ; le sang, séreux et sans caillots, a traversé les linges, le drap de lit, et a pénétré jusqu'à la paillasse ; l'enfant est pâle, assoupi, le pouls est à 120.

Le soir, il reprend ses couleurs ; le pouls est plein, la peau est chaude, les vomissements diminuent un peu de fréquence. Du reste, on n'a point observé d'autres symptômes ; il n'y a pas eu d'autres évacuations que les selles sanguines ; l'enfant n'a pas eu de soif exagérée : le ventre n'a été ni ballonné ni douloureux.

Nous examinâmes le petit malade avec le plus grand soin le quatrième jour : il nous fut impossible de constater aucun symptôme qui pût nous éclairer sur l'origine de cette hémorrhagie. Il n'y avait pas de purpura ; le ventre était bien conformé, indolent, sans tumeur, sans ballonnement ; l'anus normal ; il n'existait aucun symptôme de fièvre éruptive ou typhoïde, ou de dysenterie. L'enfant était assez éveillé, fort pâle, avec le pouls fréquent ; le lendemain son état s'était aggravé. Les vomissements avaient presque cessé ; mais les pieds étaient glacés, ainsi que le bras et la main droite ; la figure était grippée, souffrante ; de temps en temps il poussait des cris aigus.

Le 6, yeux ternes, pupilles un peu contractiles ; les cris aigus redoublent ; pouls très rapide ; pas de nouveaux symptômes abdominaux. Le 7, convulsions qui occasionnent la mort (1).

(1) Une observation publiée par M. Bouchut (*loc. cit.*, p. 601), sous le nom d'hémorrhagie gastro-intestinale, offre une grande analogie avec la nôtre. Ce médecin n'a pas songé à une invagination, et cependant c'était dans ce cas le diagnostic le plus probable.

Malheureusement nous ne pûmes obtenir l'autopsie; mais en comparant ce fait à ceux que nous avons recueillis plus tard, nous sommes resté convaincu que nous avons eu affaire à une invagination simulant une entérorrhagie essentielle. Les vomissements incessants durant cinq jours de suite, et qui ne cessent qu'au moment où les évacuations se rétablissent; les selles sanguines et la constipation, car pendant cinq jours il n'y eut pas une évacuation naturelle, nous suffisent, même en l'absence de tout symptôme du côté du ventre, pour légitimer ce diagnostic rétrospectif. N'oublions pas de mentionner les cris aigus intermittents et la face grippée, qui sont des symptômes secondaires, il est vrai, mais non sans valeur pour le diagnostic. Il est probable que l'invagination a disparu le cinquième jour; le retour des évacuations, l'arrêt de l'hémorrhagie et des vomissements semblent l'indiquer. L'enfant aurait pu guérir si la perte sanguine n'avait pas été si considérable, et si l'épuisement des forces n'avait provoqué l'apparition des symptômes nerveux qui ont entraîné la mort.

Les enfants atteints de *polype* ou de *chute du rectum*, de *fissure à l'anus* rendent quelquefois du sang dans les selles; mais ce symptôme solitaire ne s'accompagne d'aucun autre dérangement de la santé générale. Il n'y a ni vomissements, ni ballonnement du ventre; d'ailleurs, ces petites hémorrhagies n'ont guère lieu qu'une ou deux fois par jour. Les selles ne sont pas muqueuses, striées de sang ou composées de sang pur; ce sont des matières plus ou moins dures qui se sont recouvertes d'une couche sanguine au moment de leur passage dans la dernière portion de l'intestin.

3° Dans la *fièvre typhoïde*, dans les *fièvres éruptives hémorrhagiques*, dans quelques *cas rares d'ulcération intestinale*, on observe quelquefois l'entérorrhagie. Les symptômes bien constatés des pyrexies suffisent pour assurer le diagnostic. Quant aux hémorrhagies suite d'ulcérations, elles n'offrent d'autres symptômes que l'hémorrhagie elle-même; les vomissements manquent, ainsi que tous les autres signes de l'invagination.

Dans le purpura, l'apparition antérieure des taches cutanées suffit pour fixer le diagnostic; d'ailleurs, les vomissements manquent.

Il y a des cas cependant où le diagnostic est très difficile; nous citerons en particulier le fait suivant. A l'époque où nous l'observâmes, nous n'avions pas étudié comparativement l'invagination dans la première et dans la seconde enfance; nous pensions que les symptômes étaient identiques; de là notre erreur.

Un enfant de dix ans était depuis quelques jours atteint d'une légère bronchite, lorsque soudainement il est pris d'une vive douleur dans la fosse iliaque droite. Le lendemain, il a deux selles, dont l'une contient une quantité considérable de sang; puis les évacuations sont supprimées; mais pendant quarante-huit heures il vomit continuellement ses boissons et des matières muqueuses. La douleur est vive dans la fosse iliaque; elle reparaît par crises intermittentes

accompagnées d'une grande anxiété nerveuse : ce sont des coliques très angois-
santes. Dans leur intervalle, l'enfant est calme ; mais la pression dans la fosse
iliaque est douloureuse. Le ventre est plutôt aplati que saillant ; on n'a point
perçu de tumeur abdominale. La fièvre a été modérée. (Nous tenons ces renseignements du docteur Bizot, qui nous appelle en consultation.)

Nous vîmes l'enfant le quatrième jour. Nous le trouvâmes pâle et maigre,
sans avoir cependant la pâleur de l'anémie ; la peau est peu chaude, le pouls
à 88, la respiration naturelle. Le ventre attire toute notre attention ; il est aplati,
douloureux à la pression dans la fosse iliaque droite ; mais on ne sent aucune
tumeur ni dans ce point ni ailleurs. L'anus est normal. Il n'y a ni renvoi, ni
hoquet ; les vomissements ont cessé depuis ce matin. La langue est belle. Les
urines sont naturelles. Nous n'apercevons aucune tache de purpura ni sur la
figure, ni sur le ventre.

Les vomissements qui durent depuis quarante-huit heures et qui ont été précédés d'une selle sanguine suivie de constipation, les vives coliques intermittentes, nous font craindre une invagination, malgré l'absence de la tumeur abdominale, du ballonnement du ventre et des vomissements stercoraux. Nous
conseillons l'emploi des poudres de calomel d'un décigramme, données d'heure
en heure jusqu'à effet évacuant. A la cinquième poudre, le calomel amène deux
selles, l'une contenant une grande quantité de sang, et l'autre, outre du sang,
des matières verdâtres, bilieuses, venant manifestement de l'intestin grêle.
Cette évacuation indique que le tube intestinal a été traversé tout entier, et que,
s'il a existé un obstacle, il n'existe évidemment plus. La rapidité de ce résultat,
la cessation des vomissements et des coliques nous font réfléchir, en nous donnant des doutes sur l'exactitude de notre diagnostic.

A ce moment, la mère de l'enfant nous fait remarquer que, la veille du jour
où il a rendu du sang par l'anus, elle a observé autour des malléoles quelques
petites taches ; nous les examinons, et nous reconnaissons des macules très évidentes de purpura. La question était jugée. En effet, les symptômes de *purpura hæmorrhagica* continuèrent ; l'éruption pétéchiale fut très abondante, l'hémorrhagie intestinale se répéta à plusieurs reprises, le sang passa même dans
les urines, et ce ne fut qu'au bout de six semaines que l'enfant fut entièrement
guéri. Nous eussions évité l'erreur en examinant toute la surface du corps.
L'éruption du purpura est suffisante en cas pareil pour ôter toute incertitude.

4° *Étranglement interne.* — L'invagination est le mode le plus
commun de l'étranglement interne dans la première et la seconde
enfance ; cependant on trouve dans la science, et nous avons observé
nous-même des exemples d'étranglements produits par les causes
organiques indiquées par les auteurs. Dans les cas de cette espèce,
lorsqu'il s'agit d'un sujet de la seconde enfance, il nous semble impossible de distinguer les deux maladies ; dans l'une comme dans l'autre,
on observe les symptômes classiques de l'étranglement : le vomissements continus, la constipation opiniâtre, le ballonnement du ventre,
les coliques intermittentes suivies de douleurs générales abdominales.
L'apparition de la tumeur serait le seul symptôme qui offrirait quelques secours pour le diagnostic. Mais en lisant les observations
(VII et IX) imprimées dans notre mémoire, on pourra s'assurer com-

bien l'étranglement produit par un diverticulum de l'intestin ressemble à l'invagination de la seconde enfance : on retrouve dans les
deux cas la même apparence péritonéale, les mêmes symptômes, la
même marche rapide.

Outre l'étranglement produit par un diverticulum, par l'adhérence
de l'appendice, par des brides péritonéales, on peut observer dans
l'enfance un obstacle au cours des matières par suite d'un rétrécissement de l'intestin. M. Thore (*Archives de médecine*, 4° série, t. XII,
p. 36) en a cité un exemple fort remarquable sur un nouveau-né ; le
rétrécissement était circulaire, et occupait le rectum à sa partie inférieure. Le docteur Nockler a aussi rapporté une observation de rétrécissement congénital occupant le milieu de l'S du côlon ; en ce point,
le calibre de l'intestin ne dépassait pas la dimension d'un tuyau de
plume. Dans les deux cas, on observa les symptômes de l'iléus et,
dans le second, il y eut à la fin de la maladie du sang dans les selles.

On peut confondre aussi l'invagination avec un obstacle du cours
des matières, résultat d'une accumulation des fèces dans l'intestin.
Cette erreur a été commise par le docteur Carter dans un cas où une
tumeur volumineuse et dure occupait la région cœcale ; ce médecin
crut à une accumulation de matières fécales, tandis que c'était à une
invagination qu'il avait affaire. Les amas de matières sont si rares
chez les enfants à la mamelle, que l'erreur doit être très difficile à
commettre.

5° La *péritonite* dans l'enfance se présente sous deux formes : générale et locale ; toutes deux peuvent simuler l'invagination. Les symptômes communs à la péritonite générale et à l'invagination sont : les
vomissements, la constipation, la douleur, la fièvre. Les différences
consistent pour l'invagination dans l'extrême fréquence des vomissements ; dans leur nature assez souvent stercorale ; dans l'opiniâtreté
de la constipation ; dans l'intermittence des coliques du ventre et l'insensibilité à la pression dans leur intervalle, comparées à la rareté
des vomissements qui sont toujours bilieux, au peu d'opiniâtreté de la
constipation, à la continuité de la douleur et à l'exquise sensibilité
du ventre, à la pression dans la phlegmasie péritonéale.

On voit donc qu'à l'exception des vomissements stercoraux les différences dans les autres symptômes ne sont que des nuances. Il est
des cas où, l'autopsie nous ayant été refusée, nous sommes, jusqu'à
la fin, resté en doute pour savoir que nous avions eu affaire à une invagination ou à une péritonite.

Quand l'inflammation du péritoine est localisée, on ne tarde pas à
constater une tumeur douloureuse, analogue à celle de l'invagination,
et accompagnée des symptômes généraux et locaux des péritonites.
Ici c'est la tumeur qui jette un nouvel élément d'incertitude dans le
diagnostic, et il est des cas où il est bien difficile de se prononcer,
témoin l'observation X de notre mémoire.

Art. V. — Pronostic.

Nous ne dirons rien de nouveau en annonçant que l'invagination est une maladie fort grave ; mais nous la croyons plus dangereuse dans la première enfance qu'à toute autre époque de la vie (1). La rapidité de sa marche et les complications cérébrales en sont la cause. La mort arrive avant que l'élimination ait pu se faire ; elle est souvent hâtée par des accidents comateux ou éclamptiques. Il ne faut cependant pas perdre toute espérance de guérir un enfant atteint d'invagination quand on est appelé à une époque très rapprochée du début, et quand à une ou deux selles sanguines ou séro-sanguines a succédé la constipation. Le cas est beaucoup plus fâcheux quand les selles et les vomissements se répètent coup sur coup, quand l'hémorrhagie est abondante, quand les vomissements sont stercoraux ou quand l'on sent une tumeur dans le bas-ventre, quand enfin les symptômes nerveux sont graves.

Dans la seconde enfance le pronostic est moins fâcheux, parce qu'on a toujours la chance de guérison par l'élimination de la portion invaginée.

Nous avons trouvé dans la science plusieurs cas de guérison d'enfants âgés de cinq à quinze ans, et quelques autres n'ont péri que par suite d'une imprudence Ainsi la mort a été chez deux enfants occasionnée par une indigestion, à l'époque où ils étaient en pleine convalescence, et dans ces deux cas il y a eu, sous l'influence de cette cause, une rupture de la cicatrice (2).

Art. VI. — Causes.

Causes prédisposantes. — *Age.* — C'est évidemment dans le cours de la première année que la maladie est plus fréquente. Nous ne pouvons, en effet, regarder comme une simple coïncidence que, sur huit observations recueillies à Genève, nous comptions six invaginations sur des enfants âgés de quatre à neuf mois, et deux seulement sur des en-

(1) Sur quinze enfants âgés de quatre mois à quatre ans et demi, nous comptons dix morts et cinq guéris. Deux des cas de guérison nous appartiennent (enfants de six et dix mois) ; deux autres ont été publiés (enfants de neuf mois et un an et demi) par le docteur Nissen. Un dernier fait appartient à Legoupil, et concerne un enfant de quatre ans et demi, qui guérit après l'élimination de l'intestin.

(2) Sur neuf malades, nous comptons trois morts et six guéris. Ces six derniers enfants ont recouvré la santé après l'élimination. Parmi les trois morts, l'un a succombé après une maladie de vingt-six jours, au moment où l'élimination allait se faire (observation du docteur Coindet) ; les deux autres, à une imprudence après l'élimination.

fants de huit à neuf ans (1). Toutes les espèces d'invaginations ne sont pas également fréquentes à tous les âges; celles du gros intestin paraissent plus fréquentes dans la première enfance, et celles de l'intestin grêle dans la seconde enfance. Nous avons cherché ailleurs la cause de cette différence. (Voy. ANATOMIE PATHOLOGIQUE.)

Sexe. — Thomson avait déjà fait observer que l'invagination était plus fréquente chez les hommes que chez les femmes. Sur 34 malades, il compte 20 hommes et 14 femmes. Nous sommes arrivé aux mêmes conclusions pour les enfants; sur 25 malades, nous comptons 22 garçons et 3 filles.

Mauvaise hygiène. — Chez les très jeunes enfants cette cause peut exercer une influence évidemment fâcheuse. Ce fait nous a paru non douteux chez quelques-uns de nos malades qui prenaient habituellement une nourriture peu appropriée à leur puissance digestive.

Ainsi, un enfant de sept mois, non sevré, était nourri de fruits, de gâteaux, de nougat; un autre, âgé de dix mois, mangeait de *tout ;* un troisième était allaité par sa mère, qui avait éprouvé, huit jours avant le début, un violent chagrin, etc.

Maladies antérieures. — L'invagination est, dans l'immense majorité des cas, une maladie primitive. (Nous réservons la question de l'entérite comme cause pathologique.) Cependant on a cité des cas où l'intussusception était venue compliquer une autre maladie. Ainsi, le docteur Legoupil a publié l'observation d'un enfant de quatre ans et demi qui fut atteint d'une invagination dans le cours d'une variole, et qui guérit.

Causes déterminantes. — Une violence extérieure est quelquefois la cause déterminante d'une invagination. Ainsi, un enfant de neuf ans, cinq semaines avant le début, revient de l'école pâle et décomposé, disant qu'un de ses camarades lui a donné un coup de pied dans le ventre; dès lors il maigrit et pâlit, et a des alternatives de diarrhée et de constipation. (Voy. Obs. III de notre mémoire.)

Chez deux enfants, l'invagination se produisit tout à coup, pendant que leur père les faisait sauter dans ses bras (2).

Les écarts de régime, que nous avons placés parmi les causes prédisposantes, peuvent devenir à leur tour causes déterminantes. Cette double condition s'est rencontrée sur deux de nos malades.

(1) AGE.	NOMB. DE SUJETS.	AGE.	NOMB. DE SUJETS.
4 mois	3	4 ans et 1/2	2
6 —	4	6 —	1
7 —	2	8 —	2
8 —	1	9 —	1
9 —	1	11 —	1
10 —	1	12 —	2
11 —	1	13 — 1/2	1
2 ans et 1/2	1	15 —	1

(2) FORKE, cité dans le *Compendium*, p. 428.

Cause anatomique. — Il est un point d'étiologie sur lequel les pathologistes ne sont pas d'accord : l'entérite est-elle la cause ou l'effet de l'invagination ? Dance a soutenu la première opinion. L'invagination, dit-il, n'est point une maladie primitive ; elle est ordinairement secondaire à une autre affection, et spécialement à l'irritation et à l'inflammation intestinale, qui a pour effet de troubler les contractions péristaltiques des intestins et d'exciter des mouvements généraux, et surtout partiels, dans la masse intestinale.

La vérité nous paraît être entre les deux opinions.

Si le lecteur jette de nouveau les yeux sur l'article d'anatomie pathologique, il pourra se convaincre que l'entérite est évidemment, dans le plus grand nombre des cas, la conséquence de l'invagination, et qu'elle suit très exactement, en étendue et en intensité, l'étendue et la durée de l'invagination. Elle est la plus intense là où la constriction est la plus forte. Quelquefois elle est très exactement limitée à une portion très circonscrite, à l'anneau d'étranglement; le reste du tube digestif est habituellement sain. D'un autre côté, nous ne refusons pas d'admettre que l'irritation intestinale, jointe à une prédisposition organique de structure ne puisse être le point de départ de la maladie. L'invagination est, en effet, fréquente à l'époque de l'enfance où les maladies de la membrane muqueuse intestinale sont les plus communes; elle est quelquefois précédée pendant un temps plus ou moins long par les symptômes de l'irritation des intestins. Ses causes prédisposantes antihygiéniques sont aussi celles des affections abdominales. Toutes ces considérations nous portent à croire, dans un certain nombre de cas, que l'entérite joue une rôle étiologique; mais il en est d'autres où il est impossible de l'admettre; ce sont ceux où la maladie se produit tout à coup, spontanément, sous l'influence d'une violence extérieure. (Forke.)

Art. VII. — Traitement.

Traitement préservatif. — Si une bonne hygiène alimentaire est toujours utile, elle doit être encore plus spécialement recommandée dans le cas où l'on observe chez un enfant les symptômes précurseurs de l'invagination sur lesquels nous avons attiré l'attention de nos lecteurs.

Traitement curatif de la première période. — On peut ranger sous trois chefs les médications mises en usage contre l'invagination. Ce sont : le traitement médical proprement dit, le traitement mécanique, le traitement chirurgical.

A. *Traitement médical.* — Le traitement antiphlogistique est évidemment celui qui semble le plus rationnel. Que l'entérite soit cause ou effet, il n'est pas moins vrai que la congestion inflammatoire de l'intestin est une cause incessante d'accroissement de l'invagination, et un obstacle permanent à son dégagement. Le traitement antiphlogistique doit être modéré, parce qu'il ne faut pas oublier qu'une partie de l'espoir de la guérison réside dans la chance de l'élimination , et qu'il ne faut pas jeter l'enfant dans une débilitation telle, que la réaction ne puisse plus avoir lieu.

Le raisonnement paraît contre-indiquer l'emploi des purgatifs vantés par bien des médecins, mais jugés nuisibles par d'autres (Langstaff, Johnson). Il semble, en effet, qu'en augmentant le mouvement péristaltique, on agit mécaniquement dans le sens de l'invagination. Ici l'expérience n'est peut-être pas d'accord avec la théorie. Ainsi c'est à l'emploi du calomel que nous avons dû la guérison de deux maladies ; mais il faut reconnaître que, si les purgatifs augmentent le mouvement péristaltique, d'un autre côté en dégorgeant l'intestin ils facilitent le rétablissement de son calibre.

Les préparations calmantes sont évidemment indiquées. La douleur sollicite la contraction intestinale ; en calmant la douleur, on diminue le mouvement péristaltique ; ou le diminue aussi en paralysant jusqu'à un certain point la fibre musculaire.

En résumé , le traitement médical de l'invagination à sa première période, c'est-à-dire dans les deux ou trois premiers jours, nous paraît se résumer dans l'emploi des médications antiphlogistiques modérées, purgatives, douces et calmantes. En conséquence, nous conseillons une ou deux applications de sangsues (de quatre à huit, suivant l'âge) sur le point le plus douloureux et de préférence dans le flanc droit, parce que c'est au niveau du cæcum que l'inflammation est en général la plus vive. Il faudra avoir soin que les piqûres ne coulent pas trop longtemps, pour ne pas affaiblir l'enfant. Après l'arrêt de l'écoulement sanguin , on le mettra au bain pour une heure ; puis, après l'avoir porté dans son lit, on lui appliquera sur le ventre de larges cataplasmes arrosés de laudanum ou des flanelles plongées dans une décoction de têtes de pavot. Quelques heures plus tard on donnera toutes les demi-heures une poudre de calomel de 2 grains ou une cuillerée à café d'huile de ricin toutes les heures ; l'usage des cathartiques sera soutenu par l'emploi des lavements, et spécialement des lavements d'huile pure, deux, trois ou quatre fois par jour.

Si, au bout de vingt-quatre à quarante-huit heures de cette médication, on n'obtient aucune selle venant de la partie supérieure de l'intestin, ou bien si les purgatifs ne sont pas tolérés, il faut en cesser l'usage et continuer le traitement antiphlogistique et calmant, par les bains, les cataplasmes, les potions opiacées. On proportionnera la dose d'opium à l'intensité des douleurs ; c'est sous l'influence d'une potion fortement opiacée que la crise s'est faite chez le malade qui fait le sujet de l'observation III de notre mémoire.

Certains symptômes réclament une attention particulière. Deux des principales causes de mort, chez les jeunes enfants, sont la faim et les accidents nerveux. Les vomissements continus empêchent toute alimentation : il faut donc s'efforcer de les calmer. Nous avons pu les arrêter chez un malade au moyen du nitrate d'argent ; dans un autre cas, c'est l'*acetum cantharidis* de la pharmacopée anglaise qui a réussi à les suspendre. L'opium , que nous recommandions tout à l'heure, et la glace devraient aussi être essayés. Les symptômes nerveux étant probablement le résultat de la douleur, c'est aux préparations d'opium, aux fleurs de zinc et aux calmants qu'il faut s'adresser pour combattre les complications de cette espèce.

B. *Traitement mécanique.*—On a généralement renoncé à l'emploi du mercure coulant, des balles de plomb et d'or ; mais il est un autre moyen mécanique, l'insufflation, qui mérite une attention sérieuse. Ce moyen a été employé avec succès par le docteur Wood (1) dans un cas des plus graves, et que nous citons ici, parce que ce malade, bien qu'adulte, était atteint d'une invagination offrant presque tous les caractères de l'iléus de la première enfance, y compris l'excrétion des mucosités sanguines. Le docteur Mittchell (2) ne fut pas moins heureux sur un enfant : après avoir tout essayé sans succès , il recourut à l'expédient suivant : il introduisit dans le rectum, aussi haut que possible, une canule de gomme élastique : il adapta à l'orifice de cette sonde le bec d'un soufflet de cheminée, puis il poussa de l'air en quantité. La distension intestinale, ayant déployé les anses du tube digestif, fit comme par enchantement disparaître les symptômes de l'étranglement ; des garderobes se manifestèrent, et l'enfant guérit.

Le docteur Cunningham fait observer avec quelle facilité l'insufflation débrouille sur une table un paquet intestinal , quelque intriqué qu'il soit ; la même chose a lieu sur le cadavre. Nous ajouterons que la facilité avec laquelle, au moyen d'une douce traction ou d'une légère pression de bas en haut, on dégage sur le cadavre l'intestin invaginé, rend évidente l'heureuse influence de l'insufflation ; elle réussira d'autant mieux qu'on aura affaire à une invagination du gros intestin : en effet, l'insufflation agit directement et près du siége de l'intussusception. La direction verticale ou légèrement oblique qu'a prise l'intestin par suite de son déplacement est encore une condition qui facilite le succès de l'insufflation. Comme M. Cunningham le fait observer avec raison, ce moyen n'étant pas dangereux, on ne saurait trop le recommander.

On a aussi conseillé l'injection forcée de l'eau dans l'intestin au moyen d'un instrument particulier auquel on a donné le nom d'*hydrobate*. Nous pensons qu'une douche ascendante puissante doit être mise en usage dans le cas où l'insufflation n'aurait pas réussi. Nous avons essayé sur le cadavre d'un jeune enfant d'injecter de l'eau au

---

(1) *The American Journal*, n° 30. — Dans *Archives de médecine*, 1836, 2ᵉ série, t. XII , pag. 240.

(2) *The Lancet* , n° de janvier à mars 1838. — Dans *Gazette médicale de Paris*, 1838 , p. 218.

moyen d'une seringue à courant continu, et nous sommes arrivé très facilement à remplir tout le gros intestin et même à franchir la valvule.

Les insufflations et les injections sont beaucoup plus faciles à pratiquer sur le cadavre, et doivent par conséquent l'être plus sur le vivant qu'un autre procédé mécanique recommandé par le docteur Nissen. Ce médecin a pratiqué deux fois le refoulement de la masse invaginée au moyen d'une sonde œsophagienne garnie d'une éponge. Voici ces deux observations telles que nous les trouvons consignées dans le *Journal de Canstatt.*

Une petite fille de neuf mois, très bien portante, évacua du sang par l'anus ; en même temps il sortit par le rectum une tumeur, qui se retira lorsque le ténesme cessa. A ce moment, elle rendit environ une cuillerée à café de mucus mêlé de sang, sans matière fécale. Le jour suivant, l'enfant, qui n'avait rejeté qu'une fois le lait de sa mère, fut gaie. La tumeur descendait si bas que le doigt pouvait la sentir ; elle paraissait être de la grosseur d'un œuf de pigeon ; elle était dure, douloureuse ; on la sentait dans le côté gauche du bassin, d'où elle redescendait de nouveau lorsqu'il y avait un nouveau ténesme. Les vomissements augmentèrent de fréquence, accompagnés d'agitation, de douleurs, d'insomnie, de tension du ventre et d'un facies anxieux.

Le docteur Nissen prit alors une sonde flexible garnie d'une éponge qui, malgré sa dimension (elle était grosse comme une noix), pouvait, après avoir été huilée, pénétrer dans le rectum. Par ce moyen, il fit remonter la tumeur de la région hypogastrique gauche dans le côlon descendant ; de là dans le côlon transverse et même quelques pouces dans le côlon ascendant ; il s'en assura par la palpation du ventre au moyen de la main droite. Toutefois, il fallut renouveler plusieurs fois le même manœuvre, parce que la tumeur tendait toujours à redescendre, jusqu'à ce que des lavements froids l'aient maintenue en haut.

Dans un autre cas, chez un enfant de deux ans et demi, l'intussusception apparut dans le cours d'une diarrhée. Ici encore on pouvait sentir une tumeur allongée, dure, douloureuse, grosse comme un œuf de poule, à gauche du nombril. En même temps, vomissement, expulsion de sang par le rectum, anxiété, soif, mais point de fièvre ; après le refoulement avec la sonde, qui porta la tumeur à droite du nombril, on employa des lavements froids avec de l'acétate de plomb.

Le refoulement fut encore pratiqué le second jour ; les lavements furent d'abord répétés toutes les deux heures, puis plus rarement. Le matin suivant, la tumeur et tous les autres symptômes avaient cédé ; la diarrhée persista encore pendant quelque temps, puis elle disparut.

Le procédé conseillé par le docteur Nissen est, disions-nous, très difficile à exécuter sur le cadavre. La sonde, introduite par l'anus, glisse difficilement dans l'intestin ; elle arcboute contre les angles et les sinuosités de cet organe, et il faut se servir d'une baleine bien souple et bien flexible pour qu'elle puisse s'accommoder aux difficultés de position qu'elle rencontre sur son passage. Dans les tentatives que nous avons faites, nous avons eu une peine infinie à atteindre l'angle gauche et l'arc du côlon, et nous n'avons pu le dépasser. Peut-être qu'un meilleur instrument et des expériences plus répétées nous eussent conduit à un résultat plus favorable.

C. *Traitement chirurgical.* — Le docteur Pfeiffer, dans son excellente thèse, a cité la plupart des auteurs qui ont écrit pour ou contre la gastrotomie dans l'étranglement interne. Lui-même se prononce hautement pour cette opération dans le cas de volvulus ; c'est seulement alors, dit-il, qu'elle est indispensable, parce que les efforts de la nature médicatrice sont nuls pour la guérison. Il se demande cependant si, dans le cas où l'on aurait commis une erreur de diagnostic et pris une invagination pour un volvulus, l'opération serait défavorable. Il conclut par la négative. « *Si operatio perficeretur, hac nullo modo detrimentum, imo potius emolumentum afferri ; nam hi casus intussusceptionis tam acuti et vehementes fere omnes lethales sunt* (1). »

Il appuie son opinion en citant deux cas d'invagination où la gastrotomie a été couronnée de succès (2). Dans l'un, le dégagement de l'intestin. fut obtenu au moyen d'une simple traction ; dans l'autre, au moyen d'une incision partielle de l'intestin invaginateur.

Les auteurs du *Compendium* résument les objections faites à la gastrotomie dans les propositions suivantes :

1° Impossibilité de déterminer avec certitude l'existence, la nature, le siége de l'obstacle ; risques par conséquent d'ouvrir l'abdomen sans pouvoir trouver l'oblitération, soit que celle-ci n'existe pas, soit qu'elle se dérobe aux investigations de l'opérateur ;

2° Risques, en admettant que l'on rencontre l'invagination, de ne pouvoir la réduire en raison des adhérences qui unissent presque toujours intimement les parties ;

3° Dangers de l'opération.

Nous reconnaissons l'importance de ces objections; mais il en est deux qui n'ont pas de valeur pour nous. Nous croyons que, dans bon nombre de cas, on peut déterminer la nature et le siége de l'obstacle, et que le dégagement des parties invaginées est très aisé ; nous pensons en conséquence que, le diagnostic de l'invagination étant clairement établi par les symptômes que nous avons indiqués, il ne faut pas hésiter, après avoir pendant trois ou quatre jours employé le traitement médical et fait en outre plusieurs essais d'insufflation, il ne faut pas hésiter, disons-nous, à pratiquer la gastrotomie. Reste, il est vrai, la troisième objection, la gravité de l'opération ; mais ce ne doit pas être un motif d'abstention ; en cas pareil, *melius anceps remedium quam nullum.*

Il ne nous appartient pas de tracer le procédé opératoire. Nous nous bornerons à donner le conseil de pratiquer l'incision dans le flanc droit,

(1) *Loc. cit.*, p. 45, 46.
(2) *Loc. cit.*, p. 57 et 61.

d'aller à la recherche du rectum dans le bassin, de s'assurer si cet intestin n'est pas distendu à sa partie supérieure et de refouler le paquet invaginé de bas en haut jusqu'à ce qu'il soit complétement dégagé.

Traitement de la seconde période et ses conséquences. — Au moment où la crise se déclare, les enfants doivent être tenus à une diète sévère et à un repos absolu. Il est très important de ne pas céder à leurs caprices et de ne pas leur accorder prématurément une alimentation qu'ils sollicitent à grands cris. La mort a été dans quelques cas le résultat de cette imprudence. Les aliments prescrits seront d'une facile digestion et donnés en petite quantité.

Art VIII. — Résumé.

L'invagination est dans l'enfance une maladie qui, sans être très fréquente, mérite cependant plus d'importance que ne lui en ont accordé les pœdiatres.

A l'exception de quelques observations éparses dans les journaux scientifiques et des notes publiées par les docteurs Jahn, Dœpp, Burns, Billard et Gorham, on ne trouve dans la science aucun document de quelque valeur sur la maladie qui nous occupe, et même parmi les travaux que nous venons d'énumérer celui du docteur Gorham est le seul qui mérite d'être mentionné.

L'invagination se présente sous deux formes, l'une latente, l'autre apparente. La première espèce, beaucoup plus fréquente que l'autre, prend naissance pendant l'agonie et siége dans l'intestin grêle ; la seconde constitue une maladie bien caractérisée et occupe presque toujours le gros intestin dans la première enfance ; tantôt cet organe, tantôt l'intestin grêle dans la seconde enfance. Le lieu d'élection de l'invagination, dans la première enfance, trouve son explication dans des conditions physiologiques et anatomiques spéciales à cet âge.

L'invagination du gros intestin dans la première enfance est caractérisée par des vomissements incessants, très rarement stercoraux, de petites selles muqueuses striées de sang, ou une véritable entérorrhagie. Le ventre conserve sa forme, ou bien, à une période en général assez avancée, on perçoit une tumeur dans l'un des flancs ou à l'hypogastre. La soif est peu vive ; le pouls est fréquent, sans chaleur à la peau ; l'anxiété, l'angoisse, les cris existent fréquemment ; l'assoupissement ou le coma, l'éclampsie sont plus rares. Le facies est altéré, les forces sont déprimées, mais l'amaigrissement est peu marqué.

Le début est tantôt soudain, tantôt précédé pendant plusieurs jours ou plusieurs semaines d'un dérangement des voies digestives.

La maladie dans les cas malheureux ne dépasse pas, en général, le cinquième jour, et se termine quelquefois le troisième ; dans les cas favorables, elle peut se terminer en trente-six heures ou en quatre jours.

La terminaison la plus ordinaire est la mort. Quand la guérison a lieu, c'est par suite du dégagement de la portion invaginée et presque jamais de son élimination.

Dans la seconde enfance, les vomissements existent, et souvent ils sont stercoraux ; le ballonnement du ventre est plus marqué, la tumeur rare, la constipation habituelle ; les douleurs abdominales sont vives, la fièvre est intense. L'apparence de la maladie est péritonéale.

La durée est plus longue.

La terminaison est la mort, ou bien la guérison à la suite de l'élimination d'une portion plus ou moins considérable de l'intestin grêle ou du gros intestin.

L'invagination dans la première enfance peut être, et a en effet été confondue avec le ramollissement de l'estomac (entérite cholériforme), l'entérorrhagie, la dysenterie ; et dans la seconde enfance avec différentes espèces d'étranglement interne et la péritonite. La connaissance des symptômes sus-indiqués mettra le plus souvent le praticien à l'abri de l'erreur.

L'invagination est plus grave dans la première enfance. Son siége dans le gros intestin, la rapidité de sa marche, l'extrème rareté, sinon l'impossibilité de la terminaisou par élimination, et les complications cérébrales en sont la cause.

L'invagination est plus fréquente dans la première année qu'à toute autre époque de l'enfance, plus chez les garçons que chez les filles ; une mauvaise hygiène alimentaire et l'entérite sont des causes tantôt prédisposantes, tantôt occasionnelles. Dans quelques cas rares, on a pu attribuer la maladie à une violence extérieure.

Le traitement est préservatif ou curatif. Le premier est tout entier dans une bonne hygiène alimentaire ; le second est médical, mécanique ou chirurgical. Le traitement médical consiste dans l'emploi sagement combiné des antiphlogistiques, des évacuants et des narcotiques. Le traitement mécanique repose sur trois procédés différents : le cathétérisme de l'intestin, l'insufflation, l'injection forcée de l'eau. Le traitement chirurgical consiste dans la gastrotomie ; il ne faut pas hésiter à pratiquer cette opération quand le traitement médical ou mécanique a échoué et avant que la maladie ait fait de trop grands progrès.

FIN DU TOME PREMIER.

TABLE DES MATIÈRES

CONTENUES DANS LE TOME PREMIER.

Introduction 1
CHAP. I. Considérations sur l'état physiologique. 2
CHAP. II. Considérations sur l'état pathologique. 6
   Art. I. Influence exercée par le jeune âge sur les causes morbifiques. .... ib.
   Art. II. Influence exercée par le jeune âge sur la production et la fréquence des maladies. 8
   Tableau synoptique du plan de l'ouvrage. 16
   Art. III. Influence exercée par le jeune âge sur les lésions anatomiques. 18
   Art. IV. Influence exercée par le jeune âge sur les symptômes, la marche et la durée des maladies. 19
   Art. V. Influence exercée par le jeune âge sur la simplicité et la complication des maladies. 23
   Art. VI. Influence exercée par le jeune âge sur la terminaison des maladies. 29
CHAP. III. De l'examen des enfants malades. 31
   Art. I. Examen de la surface du corps. 32
   Art. II. Examen de la tête. 36
   Art. III. Examen de la bouche et de la gorge. 38
   Art. IV. Examen de la poitrine. 39
   Art. V. Examen de l'abdomen. 59
CHAP. IV. Considérations thérapeutiques. .... ib.
   Art. I. Remarques générales. .... ib.
   Art. II. Du mode d'administration des médicaments chez les enfants. 64
   I. Médicaments prescrits par la bouche. 65
   II. Médicaments mis en contact avec la membrane muqueuse des extrémités de l'appareil digestif. 66
   III. Médicaments mis en contact avec la peau. 67

PREMIÈRE CLASSE.

CATARRHES, PHLEGMASIES, ETC.

Préliminaires 77
ENCÉPHALE. — RACHIS. 91
   A. Encéphale. 94
   CHAP. I. Méningite franche. .... ib.
     Art. I. Historique. .... ib.

Art. II. Caractères anatomiques.................... 101
Art. III. Symptômes.................... 106
Art. IV. Tableau de la maladie, forme, durée, terminaison... 109
   A. Forme convulsive.................... ib.
   B. Méningite phrénétique ou comateuse.................... 110
   C. Méningite secondaire.................... 112
   D. Méningite épidémique.................... 113
   E. Méningite ventriculaire.................... 115
Art. V. Diagnostic.................... 116
   A. Forme convulsive.................... 117
   B. Forme phrénétique.................... 119
Art. VI. Terminaison, pronostic.................... 126
Art. VII. Causes.................... 127
Art. VIII. Traitement.................... 129
   I. Prophylaxie.................... 130
   II. Traitement curatif.................... 131
   III. Résumé.................... 138
Cɴᴀᴘ. II. Congestion cérébrale.................... 140
Cɴᴀᴘ. III. Encéphalite.................... 145
Cɴᴀᴘ. IV. Ramollissement cérébral.................... 149
Cɴᴀᴘ. V. Hypertrophie et induration du cerveau.................... 152
  I. Hypertrophie et induration générales.................... 153
   Art. I. Anatomie pathologique.................... ib.
   Art. II. Symptômes, formes, marche.................... 154
   Art. III. Diagnostic.................... 156
   Art. IV. Pronostic.................... 157
   Art. V. Causes.................... ib.
   Art. VI. Traitement.................... ib.
  II. Hypertrophie et induration circonscrites.................... 158
Cɴᴀᴘ. VI. Maladies des veines cérébrales et des sinus veineux de la dure-mère.................... 161
   Art. I. Anatomie pathologique.................... 162
   Art. II. Symptômes.................... 164
   Art. III. Causes.................... 166
   Art. IV. Pronostic, traitement.................... 167

B. Rachis.................... ib.

Cɴᴀᴘ. VII. Méningite rachidienne.................... ib.
Art. I. Anatomie pathologique.................... 168
Art. II. Symptômes.................... ib.
Art. III. Causes.................... 170
Art. IV. Traitement.................... ib.
Cɴᴀᴘ. VIII. Ramollissement de la moelle (myélite).................... 171
Art. I. Anatomie pathologique.................... ib.
Art. II. Symptômes, formes, marche.................... 173
   A. Ramollissement aigu à forme tétanique.................... ib.
   B. Ramollissement à marche aiguë non tétanique.................... 175

C. Ramollissement médullaire à forme chronique......... 175
Art. III. Physiologie pathologique, nature de la maladie..... 177
Art. IV. Diagnostic 178
Art. V. Causes... ib.
Art. VI. Pronostic................................ 179
Art. VII. Traitement. 180

CHAP. IX. Induration de la moelle.......................... 182

NEZ — BOUCHE — COU..................................... 184

A. Nez... 185

CHAP. I. Coryza catarrhal................................... ib.

CHAP. II. Coryza pseudo-membraneux.......................... 188
Art. I. Anatomie pathologique............................. ib.
Art. II. Symptômes.. 190
Art. III. Marche, durée, terminaison, pronostic........... 191
Art. IV. Causes et nature de la maladie................... ib.
Art. V. Traitement.. 192
Art. VI. Historique, observation.......................... 193

CHAP. III. Coryza inflammatoire............................. 196

B. Bouche... 197

CAP. IV. Stomatite ulcéro-membraneuse....................... ib.
Art. I. Anatomie pathologique............................. 198
Art. II. Symptômes.. ib.
Art. III. Marche, durée, pronostic........................ 200
Art. IV. Causes, nature................................... 201
Art. V. Traitement.. 202
Art. VI. Historique....................................... 205

CHAP. V. Aphthes.. 206

CHAP. VI. Muguet.. 210

CHAP. VII. Dentition.. 215
Art. I. Evolution de l'appareil dentaire.................. 216
Art. II. Des accidents pathologiques qui accompagnent la dentition.. 217

C. Pharynx.. 223

CHAP. VIII. Pharyngite érythémateuse........................ 224
Art. I. Anatomie pathologique............................. ib.
Art. II. Symptômes.. ib.
Art. III. Tableau de la maladie, formes, etc.............. 226
Art. IV. Diagnostic....................................... 228
Art. V. Pronostic... ib.
Art. VI. Causes, nature................................... ib.
Art. VII. Traitement...................................... 229
Observations.. 231

Cɴᴀᴘ. IX. Hypertrophie des amygdales, ou amygdalite catarrhale
 chronique.. 236

Cɴᴀᴘ. X. Abcès rétro-pharyngiens et rétro-œsophagiens............ 239
 Art. I. Symptômes.. 240
 Art. II. Diagnostic... 243
 Art. III. Pronostic, causes .... ib.
 Art. IV. Traitement... 243

Cɴᴀᴘ. XI. Pharyngite pseudo-membraneuse .... ib.
 Art. I. Anatomie pathologique............................... 244
 Art. II. Symptômes.. 247
 Art. III. Tableau de la maladie, marche, etc................ 253
 Art. IV. Diagnostic... 254
 Art. V. Complications....................................... 256
 Art. VI. Pronostic.. 257
 Art. VII. Causes, nature, etc............................... 258
 Art. VIII. Traitement....................................... 260
 Résumé.. 264
 Art. IX. Historique... 266
Appendice au chapitre XI. Diphthérite cutanée................... 268

D. Larynx.. 270

Cɴᴀᴘ. XII Laryngite pseudo-membraneuse......................... ib.
 Art. I. Anatomie pathologique............................... 272
 Art. II. Symptômes.. 278
 Art. III. Physiologie pathologique 288
 Art. IV. Tableau de la maladie, marche, terminaison......... 291
 Art. V. Durée, récidives 294
 Art. VI. Diagnostic... 296
 Art. VII. Complications..................................... 297
 Art. VIII. Pronostic.. 299
 Art. IX. Causes... 301
 Art. X. Traitement.. 304
 § I. Indications.. ib.
 § II. Examen des médications.................................. 305
 § III. Résumé... 319
 Trachéotomie.. 323
 A. Procédé opératoire....................................... ib.
 B. Modifications au traitement précédent.................... 332
 C. Importance thérapeutique de la trachéotomie; ses indica-
 tions et contre-indications................................... 337
 Art. XI. Historique... 340

Cɴᴀᴘ. XIII. Laryngite spasmodique.............................. 346
 Art. I. Tableau, marche, durée, terminaison................. ib.
 Art. II. Symptômes 348
 Art. III. Nature de la maladie.............................. 351
 Art. IV. Diagnostic... 354
 Art. V. Complications, pronostic 355

Art. VI. Causes.. 357
Art. VII. Traitement 358
Art. VIII. Historique................................... 365

Cʜᴀᴘ. XIV. Laryngite érythémateuse et ulcéreuse aiguë 368
Art. I. Anatomie pathologique........................... *ib.*
Art. II. Symptômes 371
Art. III. Tableau de la maladie, forme, durée 374
Art. IV. Diagnostic..................................... 375
Art. V. Pronostic....................................... 377
Art. VI. Causes... 378
Art. VII. Traitement 379

Cʜᴀᴘ. XV. Laryngite chronique 382

Cʜᴀᴘ. XVI. Laryngite sous-muqueuse........................ 384
Art. I. Laryngite sous-muqueuse spontanée................ 385
Art. II. Laryngite sous-muqueuse suite de brûlure de la glotte. 386

POITRINE. 388

A. Voies respiratoires. .... *ib.*

Cʜᴀᴘ. I. Généralités sur les phlegmasies des voies respiratoires.... *ib.*
Art. I. Bronchite 389
Art. II. Pneumonie, pneumonie lobulaire, broncho-pneumonie.. 390
Art. III. Conclusions.................................... 404

PREMIÈRE SECTION. Maladies catarrhales.................. 408

Cʜᴀᴘ. II. Description générale des maladies catarrhales de la trachée, des bronches et du poumon........................... *ib.*
Art. I. Anatomie pathologique............................ 409
A. Lésions bronchiques 410
B. Lésions pulmonaires.................................... 423
C. Conclusions générales 446
Art. II. Symptômes physiques............................. 450
Art. III. Symptômes rationnels 462
Art. IV. Pronostic...................................... 468
Art. V. Causes.. 470
Art. VI. Nature de la maladie............................ 473
Art. VII. Classement des maladies catarrhales broncho-pulmonaires... 476
Art. VIII. Considérations générales sur le traitement des maladies catarrhales broncho-pulmonaires.................... 477

Cʜᴀᴘ. III. Trachéo-bronchite 480
Art. I. Tableau, forme, marche, durée.................... 481
Art. II. Diagnostic 484
Art. III. Pronostic 488
Art. IV. Traitement..................................... *ib.*

Cʜᴀᴘ. IV. Bronchite suffocante suraiguë 490

Art. I. Tableau de la maladie, terminaison, durée, etc....... 491
Art. II. Diagnostic, pronostic 493
Art. III. Traitement.................................... *ib.*

Cuap. V. Bronchite capillaire, ou broncho-pneumonie suffocante
    ou non suffocante, aiguë ou suraiguë............... 497
Art. I. Tableau de la maladie, formes 498
Art. II. Terminaison, durée, pronostic................... 500
Art. III. Traitement................................... 501

Cuap. VI. Broncho-pneumonie cachectique 507
Art. I. Formes, marche, durée.......................... 508
Art. II. Traitement.................................... *ib.*

Cuap. VII. Bronchite chronique et dilatation chronique des
    bronches 509
Art. I. Anatomie pathologique.......................... *ib.*
Art. II. Symptômes..................................... 512
Art. III. Traitement................................... 513

DEUXIÈME SECTION. Maladies inflammatoires................ 514

Cuap. VIII. Pneumonie................................... *ib.*
Art. I. Anatomie pathologique 515
Art. II. Symptômes physiques........................... 517
Art. III. Symptômes rationnels.......................... 519
Art. IV. Formes, marche, durée, terminaison.............. 525
Art. V. Diagnostic...................................... 529
Art. VI. Complications.................................. 531
Art. VII. Pronostic..................................... 533
Art. VIII. Causes....................................... 535
Art. IX. Nature de la maladie 537
Art. X. Traitement..................................... 538
  Indications, examen des médications.................... *ib.*
  Résumé... 545

Cuap. IX. Pleurésie...................................... 547
Art. I. Anatomie pathologique 548
Art. II. Symptômes physiques........................... 553
Art. III. Symptômes rationnels 564
Art. IV. Tableau de la maladie, formes, marche, durée...... 568
Art. V. Diagnostic...................................... 573
Art. VI. Complications 575
Art. VII. Pronostic..................................... *ib.*
Art. VIII. Causes 577
Art. IX. Nature de la maladie........................... 580
Art. X. Traitement, indications......................... 582
  Examen des médications................................ 583
  Thoracentèse 586
  Résumé 589
Art. XI. Historique..................................... 591

TROISIÈME SECTION, Maladies diverses........................ 595

CHAP. X. Bronchite membraneuse chronique.................. *ib.*
Art. *I.* Nature de la maladie, anatomie pathologique, étiologie. *ib.*
Art. *II.* Symptômes...................................... 595
Art. *III.* État avant le début, marche, durée, terminaison... 596
Art. *IV.* Traitement.................................... *ib.*
CHAP. XI. Emphysème du poumon........................ 597
- Art. *I.* Anatomie pathologique......................... *ib.*
Art. *II.* Symptômes.................................... 599
Art. *III.* Causes.. 600
CHAP. XII. Pneumo-thorax................................ 602
I. Pneumo-thorax en général............................ *ib.*
Art. *I.* Anatomie pathologique......................... 603
Art. *II.* Symptômes, marche, prouostic................. *ib.*
Art. *III.* Causes.. 605
Art. *IV.* Traitement.................................... 6c6
II. Pneumo-thorax suite de pneumonie.................... *ib.*
Art. *I.* Anatomie pathologique......................... *ib.*
Art. *II.* Symptômes, formes, marche.................... 608
Art. *III.* Causes, traitement........................... 610
Observations.. 611

B. Voies circulatoires................................ 620

CHAP. XIII. Péricardite.................................. *ib.*
Art. *I.* Anatomie pathologique.......................... *ib.*
Art. *II.* Symptômes physiques.......................... 623
Art. *III.* Symptômes rationnels........................ 625
Art. *IV.* Tableau de la maladie, marche, durée.......... 626
Art. *V.* Diagnostic..................................... 627
Art. *VI.* Pronostic..................................... *ib.*
Art. *VII.* Causes....................................... 628
Art. *VIII.* Traitement.................................. 629
Art. *IX.* Historique.................................... 632
CHAP. XIV. Endocardite aiguë........................... 634
Art. *I.* Anatomie pathologique......................... 635
Art. *II.* Symptômes et marche......................... *ib.*
Art. *III.* Diagnostic.................................... 637
Art. *IV.* Pronostic..................................... *ib.*
Art. *V.* Causes... 638
Art. *VI.* Traitement.................................... *ib.*
Art. *VII.* Historique................................... *ib.*
CHAP. XV. Concrétions polypiformes du cœur............. 639
CHAP. XVI. Endocardite chronique et maladies organiques du
cœur.. 642
Art. *I.* Anatomie pathologique......................... *ib.*
Art. *II.* Symptômes.................................... 645

Art. III. Tableau de la maladie 648
Art. IV. Diagnostic... 649
Art. V. Durée, terminaison, pronostic. 650
Art. VI. Causes.. *ib.*
Art. VII. Traitement 652
Art. VIII. Historique...................................... 654

ABDOMEN. 655

A. Tube gastro-intestinal.. .... *ib.*

CHAP. I. Généralités sur les catarrhes, congestions, phlegmasies et
    ramollissements de la membrane muqueuse gastro-in-
    testinale .... *ib.*
Art. I. Historique .... *ib.*
I. Maladies de l'estomac.................................... 656
II. Maladies des intestins.................................. 660
  Art. II. Étude anatomique............................... 664
I. État sain... 665
II. Altérations cadavériques 669
III. Lésions pathologiques 673
Art. III. Symptômes....................................... 694
Art. IV. Etiologie.. 704
Art. V Nature des maladies gastro-intestinales........... 709
Art. VI. Classement des maladies gastro-intestinales..... 720
Art. VII. Traitement...................................... 721

MALADIES CATARRHALES 726

Maladies catarrhales simples.. .... *ib.*

CHAP. II. Fièvre catarrhale gastro-intestinale............. *ib.*

CHAP. III. Embarras gastrique.............................. 730
Art. I. Symptômes... *ib.*
Art. II. Diagnostic 731
Art. III. Causes 732
Art. VI. Nature de la maladie .... *ib.*
Art. V. Traitement 733

CHAP. IV. Catarrhe chronique de l'estomac.................. 734

CHAP. V. Catarrhe et phlegmasies catarrhales aiguës des in-
    testins 736
I. Maladies catarrhales aiguës primitives.................. *ib.*
Art. I. Tableau, marche, durée, terminaison.............. *ib.*
Art. II. Causes 739
Art. III. Lésions anatomiques, nature de la maladie...... 739
Art. IV. Traitement, indications......................... 740
  Résumé 741
II. Maladies catarrhales aiguës secondaires 743
Art. I. Tableau, marche, durée, terminaison.............. *ib.*
Art. II. Causes 744

Art. III. Lésions anatomiques, nature de la maladie.......... 746
Art. IV. Traitement.. 749·
Cʜᴀᴘ. VI. Catarrhe et phlegmasies catarrhales chroniques des
           intestins.. 751
Art. I. Tableau, forme, marche, durée...................... ib.
Art. II. Diagnostic 753
Art. III. Complications .... ib.
Art. IV. Pronostic... 755
Art. V. Causes .... ib.
Art. VI. Lésions anatomiques, nature de la maladie......... 756
Art. VII. Traitement....................................... 758
   Indications .... ib.
   Examen des médications 759
   Résumé 765

Maladies catarrhales avec complications nerveuses 767

Cʜᴀᴘ. VII. Catarrhe gastro-intestinal cholériforme............ ib.
Art. I. Tableau, marche, durée............................. ib.
Art. II. Analyse des symptômes............................. 769
Art. III. Diagnostic....................................... 771
Art. IV. Pronostic 772
Art. V. Causes... 773
Art. VI. Nature de la maladie.............................. 775
Art. VII. Traitement....................................... 779
   Indications, médications.................................. ib.
   Résumé 782
Cʜᴀᴘ. VIII. Catarrhe gastro-intestinal ataxique............... 783
Art. I. Tableau, forme, marche, durée, diagnostic, pro-
           nostic.. ib.
Art. II. Causes, nature.................................... 784
Art. III. Traitement....................................... ib.

MALADIES CATARRHALES DOUTEUSES............................. 785

Cʜᴀᴘ. IX. Entérite typhoïde .... ib.
Art. I. Tableau, formes, marche............................ ib.
Art. II. Diagnostic.. 786
Art. III. Nature de la maladie, lésions anatomiques........ 787
Art. IV. Traitement.. 788
Cʜᴀᴘ. X. Dysenterie... ib.
Art. I. Tableau, symptômes, formes......................... 789
Art. II. Pronostic 793
Art. III. Causes... ib.
Art. IV. Nature de la maladie, lésions anatomiques......... 794
Art. V. Traitement 795

MALADIES NON CATARRHALES 796

Cʜᴀᴘ. XI. Gastrite grave primitive.......................... 797
Cʜᴀᴘ. XII. Phlegmasies par irritants locaux................. 801

Art. I. Causes 802
Art. II. Symptômes. .... *ib.*
Art. III. Lésions anatomiques 803
Art. IV. Traitement 804
Résumé 805

CHAP. XIII. Invaginations 806
Art. I. Anatomie pathologique 808
Art. II. Symptômes 811
Art. III. Tableau, marche, durée, terminaison 815
Art. IV. Diagnostic. 818
Art. V. Pronostic 825
Art. VI. Causes .... *ib.*
Art. VII. Traitement 827
   A. Traitement médical. .... *ib.*
   B. Traitement mécanique. 829
   C. Traitement chirurgical. 831
Art. VIII. Résumé 832

FIN DE LA TABLE DU TOME PREMIER.